최신 응급기도관리

THE WALLS MANUAL OF Emergency Airway Management

Sixth Edition

옮긴이

대한응급기도관리연구회
한라 · 스토니브룩 응급의료교육원

Calvin A. Brown III, MD
John C. Sakles, MD
Nathan W. Mick, MD, FACEP
Jarrod M. Mosier, MD
Darren A. Braude, MD, MPH, EMT-P

KEAMS SINCE2006
대한응급기도관리연구회

Wolters Kluwer
Philadelphia • Baltimore • New York • London
Buenos Aires • Hong Kong • Sydney • Tokyo

군자출판사

CHEJU HALLA UNIVERSITY 한라 1969

Stony Brook University

최신응급기도관리

첫째판 1쇄 발행 | 2006년 1월 10일
둘째판 1쇄 발행 | 2008년 11월 10일
셋째판 1쇄 발행 | 2013년 3월 22일
넷째판 1쇄 발행 | 2018년 10월 25일
여섯째판 1쇄 인쇄 | 2023년 9월 8일
여섯째판 1쇄 발행 | 2023년 9월 20일

지 은 이 Calvin A. Brown III, John C. Sakles, Nathan W. Mick, Jarrod M. Mosier, Darren A. Braude
옮 긴 이 대한응급기도관리연구회, 한라·스토니브룩 응급의료교육원
발 행 인 장주연
출 판 기 획 최준호
책 임 편 집 이다영
표지디자인 김재욱
편집디자인 강미란
일 러 스 트 김명곤
발 행 처 군자출판사(주)
등록 제 4-139호(1991. 6. 24)
본사 (10881) **파주출판단지** 경기도 파주시 회동길 338(서패동 474-1)
전화 (031) 943-1888 팩스 (031) 955-9545
홈페이지 | www.koonja.co.kr

This edition of THE WALLS MANUAL OF Emergency Airway Management, Sixth Edition is published by arrangement with Wolters Kluwer Health Inc., USA.

ISBN 979-11-7068-046-8
정가 48,000원

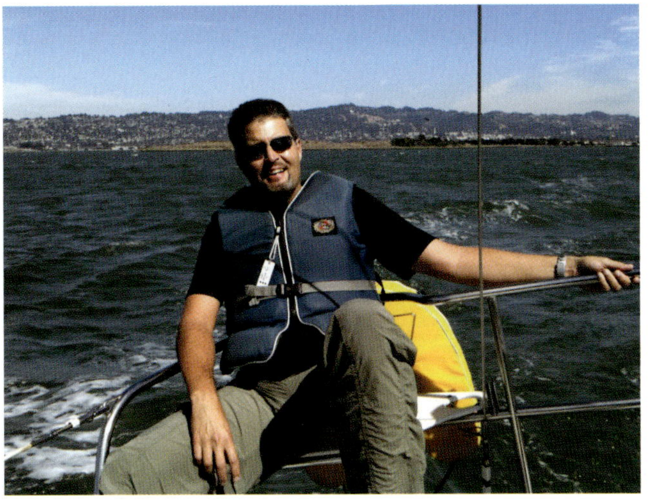

이 책을 오랜 투병 끝에 세상을 떠난 우리의 친구이자 동료인
Aaron E. Bair, MD (1966~2018)에게 바칩니다.
Aaron은 응급기도관리, 교육, 연구의 대가였으며,
그가 가진 수많은 능력은 지혜, 열정, 유머, 때로는 풍자와 어우러졌습니다.
그는 "어려운 기도 과정"의 최초 강사들 중 한 명이었으며, 기도관리를
응급의학 커뮤니티에 가르치는 데에 그의 전문적인 경력 대부분을 헌신하였습니다.
우리 중 일부는 운 좋게도 Aaron과 직접 일할 수 있었으며,
지금도 우리가 어려운 기도 환자를 처치할 때면 그의 목소리가 머릿속에서 들리는 듯합니다.
Aaron은 끊임없는 호기심을 가졌으며, 기도관리를 가르치는 방법을 개선하고
환자에게 더 나은, 더 안전한 치료를 하기 위해 항상 노력했습니다.
그는 소중한 동료이자 멘토일 뿐만 아니라 이 책에 참여한 많은 저자들의
절친한 친구이기도 했습니다. 그는 너무 일찍 우리 곁을 떠났지만, 우리가 가르치는
기도 세션에, 그리고 독자들에게 실용적이고, 근거-중심적이며,
정제된 지식을 제공하려는 우리의 비전 속에 항상 살아 숨 쉬고 있습니다.

서문

자랑스럽고 열정에 가득 찬 마음으로 "The Walls Manual of Emergency Airway Management" 제6판을 소개합니다. 이전 판과 마찬가지로, 이 책은 새로운 내용, 챕터와 기도관리에 대한 근거-중심적인 최신 지견들을 바탕으로 광범위하게 재작업 및 업데이트 되었습니다. "어려운 기도 과정: 응급", "어려운 기도 과정: 마취", "어려운 기도 과정: 중환자 치료", "어려운 기도 과정: EMS"를 우리와 함께 가르치고 있는, 매우 재능 있는 저자들과 편집자들이 모여, 실용적이지만 창의적인 방법으로 이 책을 집필하였습니다. 적절하고, 현대적이며, 임상의학의 최전선에 있을 수 있도록 각각의 주제들은 여러 문헌에서 얻은 최신 정보를 토대로 충분한 검토를 거쳤습니다.

기도관리의 기본적인 요소들은 판을 거듭할 때마다 변하지 않지만, 다른 것들은 종종 빠른 속도로 발달하여, 환자 평가, 삽관 술기, 약물 사용에 변화를 가져옵니다. 이를 위해, 6판은 몇 가지 근본적인 변화를 포함합니다. 기도관리의 기초적인 접근법인 빠른연속기관삽관의 7Ps도 역시 진화하고 있습니다. 5판에서부터, 우리는 개별적인 약리학적 처치로서의 전처치(pretreatment)를 삭제하였습니다. 이는 삽관전 최적화(preintubation optimization)로 대체되었다가, 삽관 유도 전 심폐기능 안정화와 기관삽관 전후에 발생하는 저산소혈증, 순환부전을 완화시키는 양압환기의 중요성을 강조하기 위해, 지금은 생리학적 최적화(physiologic optimization)로 명칭이 변경되었습니다. 응급기도관리를 복잡하고, 종종 위험하게 만드는 대사적, 생리적, 혈역학적 요인들을 강조하는 프레임워크를 제공하기 위해 "The Physiologically Difficult Airway"로 명명된 완전히 새로운 챕터를 만들었습니다. 새로운 연상 단어 "CRASH"를 도입하여, 고위험군 환자에서 생리학적 위험성을 나타내는 여러 신호들을 쉽게 식별할 수 있게 하였습니다. 이 새로운 내용은 "Intubating the Highly Infectious Patient" 챕터의 정보를 보강하여, 응급기도관리에서 흔히 마주하게 되는 중증 생리학적 이상을 가진 환자를 삽관할 때 안정성을 극대화하기 위한 포괄적인 접근법을 제공합니다. 기도 알고리즘은 중요한 재평가를 거쳤으며, 이에 따라 우리는 최신 알고리즘 접근법을 소개합니다. 어려운 기도 알고리즘에 여러 생리학적 비정상들을 각성하 삽관을 시도하게 하는 잠재적 트리거로 함께 고려하도록 개정되었으며, 붕괴된 기도 알고리즘은 기도관리에 대한 접근을 인지된 절박성보다 순환의 적절성에 기반하여 보다 명확하게 하기 위해 심정지 기도 알고리즘으로 변경되었습니다. 응급기도관리 중 여러 차례 삽관 시도하는 것의 부정적 영향과 구조 재산소화 방법으로의 빠른 전환이 중요함을 강조하기 위해, 우리는 실패한 기도 알고리즘을 활성화하는 데 필요한 기관삽관 시도 수를 3회에서 2회로 줄였습니다.

COVID-19 판데믹은 일선 임상의에게 새로운 도전을 불러왔습니다. 초기엔 전산소화 방법, 양압환기, 구조호흡 방법에 대한 우려가 환자와 의료진 안전에 대한 불안과 상충했습니다. 새로운 챕터인 "Intubating the Highly Infectious Patient"에서 이 문제들에 대해 정면으로 다루고, 안전하고 효과적인 기도관리에 대한 포괄적인 접근법을 설명합니다. 5판에서와 마찬가지로, 리도카인은 여전히 구식 약물로 남아있으며, 더 이상 응급기도관리의 일부가 아닙니다. 과거에 펜타닐은 고혈압 응급 상황에서 삽관이 필요한 경우 교감신경

억제제로 권장되었습니다. 중증 고혈압 위기에서 혈압 조절의 총체적 접근법의 일환으로 펜타닐을 투여할 수도 있지만, 기도관리에 대한 약리학적 이점이 불분명하여 더 이상 응급 삽관에 권장되지 않습니다. 에토미데이트는 그 효과가 확실하게 입증되고, 저혈압 환자의 진정에 가장 안전하다는 것이 최근 데이터를 통해 밝혀지면서 빠른연속기관삽관의 유도 약물로 독보적인 위치를 확보했습니다. 고화질 비디오 기술과 첨단 디자인 요소들을 결합한 더 가볍고, 더 인체공학적이며, 더 합리적인 가격의 기구들이 늘어나고 있습니다. 이전 판들과 마찬가지로 우리는 이러한 최신 기도관리 장비들을 다룹니다.

이번 판은 안전하고 효과적인 응급기도관리에 필요한 지식을 구체화하였습니다. 그러나 이 원칙들은 중환자실, 입원실, 병원 전 단계 등 다양한 임상 상황에도 적용될 수 있습니다. 이번 6판에서 우리가 제시한 개념들은 응급의학 전문의를 넘어 모든 임상의에게도 의미가 있으며, 긴급한 기도관리를 요하는 모든 영역에 확장될 수 있습니다. 새로운 도전, 감염의 위협, 끊임없이 진화하는 임상적 환경을 반영하였기에, 이 책의 최신 정보들은 모든 응급기도관리 의료진들을 위한 필수적인 자원이자 가장 널리 적용될 수 있는 매뉴얼입니다.

Calvin A. Brown III, MD
Boston, Massachusetts

John C. Sakles, MD
Tucson, Arizona

Nathan W. Mick, MD, FACEP
Portland, Maine

Jarrod M. Mosier, MD
Tucson, Arizona

Darren A. Braude, MD, MPH, EMT-P
Albuquerque, New Mexico

감사의 말

의학은 여정이지만 혼자서는 갈 수 없는 길입니다. 부모님과 가족, 그리고 멋진 두 아들 Calvin과 Caleb의 사랑과 지원이 없었다면 저는 힘들지만 놀랍도록 보람찬 학문인 응급의학에 대한 에너지와 헌신을 유지할 수 없었을 것입니다. 지난 20년 동안 제가 받은 놀라운 멘토링에 감사하며, 기도 과정 수강생들, Mass General Brigham과 하버드 의과대학의 교수진, 레지던트, 학생들로부터 계속 힘을 얻고 있습니다.

Calvin A. Brown III, MD
Boston, Massachusetts

제 가족, 동료, 환자들을 비롯한 많은 분들이 제 개인적인 삶과 학문적인 경력을 크게 풍요롭게 해 주셨습니다. 변함없는 지지를 보내주신 모든 분들께 감사드립니다. 이 매뉴얼을 중환자들의 기도관리를 담당하는 다양한 전문 분야의 모든 일선 의료진들에게 바치고 싶습니다. 통제되지 않는 환경과 어려운 조건에서도 지칠 줄 모르는 그들의 노력 덕분에 전 세계 수많은 사람들이 생명을 구할 수 있었습니다.

John C. Sakles, MD
Tucson, Arizona

매 코스마다 강사들이 참가자들만큼이나 많은 것을 얻는다는 것은 “어려운 기도 과정”의 가장 큰 비결입니다. 미국 전역과 전 세계에서 온 훌륭한 의사들과 교류하는 것 외에도, 일부는 놀랄 정도로 혹독한 환경에서 일하는 동료 교수진으로부터도 나는 매우 많은 것들을 배웁니다. 이 교훈들은 기도관리에서부터 더 일반적인 경력과 삶의 지혜를 아우릅니다. 이는 두말할 것도 없이, 제 전문적인 경력에서의 하이라이트라고 할 수 있습니다. 소아 응급 의학의 창시자 중 한 분 이자, 소아 기도관리의 진정한 선구자로서 제 심장 속에 특별한 자리를 차지하고 계신 Dr. Bob Luten께 특별한 감사를 드립니다. 잦은 출장을 감내해 준, 아내 Kellie, 딸 Gracyn과 Afton 등 내 가족에게도 감사드립니다. 가족과 떨어져 지내는 시간이 절대 쉽지 않은 것을 알지만, 저는 우리가 진정으로 변화를 만들고 있다고 느끼고 있습니다.

Nathan W. Mick, MD, FACEP
Portland, Maine

경험은 지혜가 되고, 지혜는 믿음이 되고, 믿음은... 새로운 경험에 의해 구식이 됩니다. 의학의 예술과 의학의 과학이 이처럼 순환합니다. 기도관리의 멋진 점은 기도관리를 담당하는 모든 전문가들의 협력이 증가할수록 이러한 주기가 얼마나 빠르게 진행되는지에 있습니다. 하지만, 그 결과로 도무지 쉴 틈이 없습니다. 환자들이 제게 가르쳐 준 경험들, 새로운 아이디어를 자극한 전문가, 초보자, 훈련생과 나눈 수년간의 대화들에 감사드리며, "어려운 기도 과정" 교수진으로부터 받은 멘토링과 우정에 대해서도 감사드립니다. 무엇보다도, 우리의 일은 끝나지 않기 때문에, 끊임없이 희생하고 있는 제 가족, Breann, Carter, Aubrey에게 감사의 말을 전합니다.

Jarrod M. Mosier, MD
Tucson, Arizona

저는 지난 40년 동안 병원 안팎에서 환자를 돌보는 일을 해 온 것을 행운으로 생각합니다. 저는 모든 수준의 교육에서 훌륭한 의사들과 함께 일해 왔으며 매일 그들에게 배우고 있습니다. 이러한 경험을 전수하고, 근거-중심 의학을 이 교과서와 "어려운 기도 과정"의 일부로 통합할 수 있는 기회는 엄청난 보람이자 큰 자랑입니다. "어려운 기도 과정: EMS"의 국제 교수진은 우리가 아마 절대 알지 못했을 수많은 환자들의 결과에 대단한 변화를 가져온 놀라운 그룹입니다. "어려운 기도 과정: EMS"를 오늘날의 모습으로 만드는 데 도움을 주신 Terry Steele과 Mike Steuerwald에게 특히 감사의 말씀을 전하고 싶습니다. 이 교과서에 도움을 주기 위해 귀중한 시간을 할애해 주신 모든 저자분들께는 충분한 감사를 표현할 길이 없습니다. 여러 개념들에 대한 다른 편집자들과의 열띤 토론은 건전한 논쟁과 타협에 대한 제 신념을 새롭게 했습니다. 보이지 않는 곳에서 저를 건강하고 제정신으로 유지하게 해 준 것은 제 가족과 모든 우리의 동물들이었습니다. 적어도 평생 EMS 제공자이자 응급의학과 의사가 실제로 건강하고 제정신이 될 수 있는 만큼은 말이죠.

Darren A. Braude, MD, MPH, EMT-P
Albuquerque, New Mexico

저자

Steven Bin, MD
Clinical Professor
Department of Emergency Medicine and Pediatrics UCSF School of Medicine
Medical Director Emergency Department
UCSF Benioff Children's Hospital San Francisco, California

Darren A. Braude, MD, MPH, EMT-P
Professor, Emergency Medicine and Anesthesiology University of New Mexico Health Sciences Center Medical Director and Flight Physician
Lifeguard Air Emergency Services University of New Mexico Hospital Albuquerque, New Mexico

Peter G. Brindley, MD, FRCPC, FRCP
Professor
Critical Care Medicine Anesthesiology University of Alberta
Intensivist, Critical Care Medicine University of Alberta Hospital Edmonton, Alberta, Canada

Calvin A. Brown III, MD
Associate Professor
Department of Emergency Medicine Harvard Medical School
Brigham and Women's Hospital Boston, Massachusetts

Stephen Bush, MA (Oxon), FRCS, FRCEM
Consultant in Emergency Medicine Medical Director Operations
Leeds Teaching Hospitals Emergency Department
St James's University Hospital Leeds, United Kingdom

Steven C. Carleton, MD, PhD
Professor
Department of Emergency Medicine University of Cincinnati College of Medicine Cincinnati, Ohio

David A. Caro, MD
Professor
Department of Emergency Medicine
University of Florida College of Medicine—Jacksonville Associate Chair
Department of Emergency Medicine UF Health Jacksonville Jacksonville, Florida

Brian E. Driver, MD
Associate Professor
Department of Emergency Medicine University of Minnesota Medical School Emergency Physician
Department of Emergency Medicine Hennepin County Medical Center Minneapolis, Minnesota

James C. DuCanto, MD
Clinical Adjunct Professor School of Medicine
University of Wisconsin School of Medicine and Public Health
Madison, Wisconsin Staff Anesthesiologist
Department of Anesthesiology Aurora Medical Center at Summit Summit, Wisconsin

Fred Ellinger, Jr., NRP
Deputy Chief of EMS / Paramedic/Firefighter Bryn Athyn Fire Company
Bryn Athyn, Pennsylvania

Megan Leigh Fix, MD
Associate Professor
Department of Emergency Medicine University of Utah School of Medicine University of Utah Hospital
Salt Lake City, Utah

Michael A. Gibbs, MD, FACEP, FAAEM
Professor
Department of Emergency Medicine Atrium Health
Chair
Department of Emergency Medicine Carolinas Medical Center & Levine Children's Hospital
Charlotte, North Carolina

Steven A. Godwin, MD, FACEP
Professor and Chair
Department of Emergency Medicine University of Florida College of Medicine—Jacksonville Jacksonville, Florida

Michael G. Gonzalez, MD
Chief
Department of Emergency Medicine Memorial Hermann Memorial City Medical Center
Houston, Texas

Chivas Guillote, DNP, APRN, AGACNP, ENP, FNP, LP
Harris County Emergency Corps
University of Texas Health Science Center at Houston
Houston, Texas

Alan C. Heffner, MD
Professor
Atrium Healthcare and University of North Carolina School of Medicine
Director of Critical Care
Departments of Internal Medicine and Emergency Medicine
Carolinas Medical Center Charlotte, North Carolina

Michael J. Keller, BS, NRP
Professor Emeritus
Department for EMS Education Gaston College
Dallas, North Carolina Paramedic III
Lincoln County Emergency Medical Services Lincolnton, North Carolina

Rebecca L. Kornas, MD
Chair and Medical Director Emergency Medicine
Avista Adventist Hospital Louisville, Colorado

Estêvão M. Lafuente, MD
Associate Professor
Department of Emergency Medicine CESPU
Gandra—Paredes, Portugal Intensive Care Senior HLG—Intensive Care Unit HLG Guimarães Guimarães, Portugal

Erik G. Laurin, MD
Professor
Department of Emergency Medicine UC Davis School of Medicine Attending Physician
Emergency Department UC Davis Health Sacramento, California

Joseph Loehner, BSN, RN, EMT-P, CFRN, CEN, FP-C, C-NPT
Founder
Medical Education and Dynamic Instruction Consultants (MEDiC), LLC
Reno, Nevada

Robert C. Luten, MD
University of Florida Health Sciences Center Jacksonville, Florida

Christyn F. Magill, MD, FAAP
Assistant Professor
Division of Pediatric Emergency Medicine Department of Emergency Medicine Clinical Assistant Professor
Wake Forest School of Medicine Levine Children's Hospital
Atrium Health's Carolinas Medical Center Charlotte, North Carolina

Heather Mahoney, MD
Attending Physician, Volunteer Clinical Faculty Emergency Department
Zuckerberg San Francisco General Hospital UCSF Health
San Francisco, California Attending Physician Emergency Department Mills Peninsula Hospital Burlingame, California

Lauren M. Maloney, MD, NRP, FP-C, NCEE
Clinical Assistant Professor Department of Emergency Medicine
Renaissance School of Medicine at Stony Brook University
Emergency Physician
Department of Emergency Medicine Stony Brook Medicine
Stony Brook, New York

Nathan W. Mick, MD, FACEP
Associate Professor
Department of Emergency Medicine Tufts University School of Medicine Boston, Massachusetts
Vice Chair
Department of Emergency Medicine Maine Medical Center
Portland, Maine

Katelin Morrissette, MD
Assistant Professor Department of Medicine University of Vermont Assistant Professor
Departments of Medicine, Emergency Medicine University of Vermont Medical Center Burlington, Vermont

Jarrod M. Mosier, MD
Associate Professor
Department of Emergency Medicine
Division of Pulmonary, Allergy, Critical Care and Sleep
Department of Medicine
University of Arizona College of Medicine Medical Director
Adult ECMO
Banner University Medical Center—Tucson Tucson, Arizona

Michael F. Murphy, MD, FRCPC
Professor
Department of Anesthesia, Pain Management & Perioperative Medicine
Dalhousie University Staff Anesthesiologist Department of Anesthesia
Queen Elizabeth II Health Sciences Centre Halifax, Nova Scotia, Canada

Joshua Nagler, MD
Associate Professor
Pediatrics and Emergency Medicine Harvard Medical School
Associate Chief and Director of Medical Education
Division of Emergency Medicine Boston Children's Hospital
Boston, Massachusetts

Bhupinder Natt, MD
Associate Professor Department of Medicine University of Arizona
Division of Pulmonary, Allergy, Critical Care and Sleep Banner-University Medical Center Tucson, Arizona

Bret P. Nelson, MD, RDMS, FACEP
Professor and Vice Chair, Education Department of Emergency Medicine Icahn School of Medicine at Mount Sinai Attending Physician
Department of Emergency Medicine Mount Sinai Hospital New York, New York

Tatsuya Norii, MD, FACEP
Associate Professor
Department of Emergency Medicine
University of New Mexico Health Sciences Center University of New Mexico
Associate Chief Data Officer University of New Mexico Hospital Albuquerque, New Mexico

Matteo Parotto, MD, PhD
Associate Professor
Department of Anesthesiology and Pain Management, and Interdepartmental Division of Critical Care Medicine
University of Toronto Staff Physician
Department of Anesthesia and Pain Management Toronto General Hospital
Toronto, Ontario, Canada

Rudolph Princi, MA, EMT-P, TP-C, NCEE, CIC
Clinical Assistant Professor Paramedic Program Director School of Health Professions
Renaissance School of Medicine at Stony Brook University Stony Brook, New York

Ali S. Raja, MD, MBA, MPH
Professor
Departments of Emergency Medicine and Radiology Harvard Medical School
Deputy Chair
Department of Emergency Medicine Massachusetts General Hospital Boston, Massachusetts

Robert F. Reardon, MD
Professor
Department of Emergency Medicine University of Minnesota Medical School Assistant Chief
Department of Emergency Medicine Hennepin Healthcare Minneapolis, Minnesota

John C. Sakles, MD
Professor
Department of Emergency Medicine University of Arizona College of Medicine Tucson, Arizona

Leslie V. Simon, DO
Associate Professor
Department of Emergency Medicine Mayo Clinic Alix School of Medicine Chair
Department of Emergency Medicine Mayo Clinic Florida Jacksonville, Florida

Jocelyn M. Slemko, BSc. MD
Clinical Scholar
Department of Critical Care Medicine University of Alberta Edmonton, Alberta, Canada

Michael T. Steuerwald, MD
Associate Professor Emergency Medicine
University of Wisconsin School of Medicine and Public Health
Retrievalist UW Med Flight
University of Wisconsin Hospital Madison, Wisconsin

Jamie Todd, Dip IMC, BEd BSc (Hons), MSc, MCPara
Paramedic Consultant Green Label PHEM
Global Education Director (Europe/MENA) The Difficult Airway Course: EMS Enhanced Care Paramedic
SCAS BASICS
Hampshire, United Kingdom

Eli Torgeson, MD
Associate Professor
Department of Anesthesiology and Critical Care Medicine
University of New Mexico School of Medicine Vice Chair for Education
UNM Health Sciences Center Albuquerque, New Mexico

Katren R. Tyler, MBBS
Clinical Professor of Emergency Medicine Department of Emergency Medicine
UC Davis School of Medicine Sacramento, California

Ron M. Walls, MD
Professor
Department of Emergency Medicine Harvard Medical School
Physician
Department of Emergency Medicine Brigham and Women's Hospital Boston, Massachusetts

역자 소개

(가나다 순)

강 구 현 한림대학교 강남성심병원 응급의학과

강 형 구 한양대학교병원 응급의학과

고 재 욱 연세대학교 용인세브란스병원 응급의학과

김 병 용 선린대학교 응급구조과

김 영 민 가톨릭대학교 서울성모병원 응급의학과

김 의 중 차의과학대학교 분당차병원 응급의학과

김 지 훈 가톨릭대학교 부천성모병원 응급의학과

김 태 민 한라·스토니브룩 응급의료교육원

김 현 준 순천향대학교 천안병원 응급의학과

나 상 운 순천향대학교 부천병원 응급의학과

노 지 영 연세대학교 세브란스병원

박 수 현 차의과학대학교 분당차병원 소아응급의학과

박 신 률 영남대학교병원 응급의학과

박 채 령 연세대학교 세브란스병원 응급의학과

박 현 경 서울특별시 서울의료원 응급의학과

서 혜 진 대구보건대학교 응급구조학과

양 시 용 연세대학교 세브란스병원 응급의학과

양 희 범 의정부을지대학교병원 응급의학과

오 영 민 가톨릭대학교 의정부성모병원 응급의학과

오 윤 희 서울아산병원 시뮬레이션센터

오 태 환 전북대학교병원 응급의학과

유 명 란 인제대학교

윤 수 지 영산대학교 간호학과

윤 애 린 삼성서울병원

이 건 탁 삼성서울병원 응급의학과

이 동 욱 순천향대학교 천안병원 응급의학과

이 상 훈 계명대학교 동산병원 응급의학과

이 인 혜 연세대학교 용인세브란스병원 응급의학과

이 정 우 가톨릭대학교 의정부성모병원 응급의학과

이 철 화 대구과학대학교 간호학과

임 성 미 수원 화홍병원 응급의학과

장 철 호 연세대학교 강남세브란스병원 마취통증의학과

정 지 선 삼성서울병원 마취통증의학과

조 영 순 순천향대학교 부천병원 응급의학과

차 원 철 삼성서울병원 응급의학과

최 대 해 차의과학대학교 구미차병원 응급의학과

최 솔 지 연세대학교 세브란스병원 응급의학과

최 욱 진 울산대학교병원 응급의학과

최 재 형 순천향대학교 구미병원 응급의학과

최 혁 중 한양대학교 구리병원 응급의학과

홍 성 희 연세대학교 강남세브란스병원

홍 인 화 대구과학대학교 간호학과

황 소 연 연세대학교 세브란스병원 소아응급의학과

황 승 연 삼성서울병원 응급의학과

역자 서문

응급기도관리의 기본 교과서로 사용하고 있는 Dr. Ron M. Walls의 Manual of Emergency Airway Management를 한글로 처음 번역한지 17년이 넘었습니다. 그 동안 많은 의료진이 이 책을 통해 응급기도관리의 최신 지견을 공부하며 환자를 치료해 왔습니다. 또한 이 책의 내용을 토대로 응급기도관리연구회에서는 수많은 교육과정과 연수강좌를 열면서 많은 의료진들 사이에서 응급기도관리를 주제로 지속적인 학술교류와 교육이 이루어지는 데 큰 역할을 해 왔습니다.

이 책은 새로운 판이 나올 때마다 의학적 지식과 술기, 그리고 다양한 임상 상황에 즉시 적용이 가능한 실용적이면서 근거 중심적인 최신의 내용을 담았습니다. 이번 판에서도 최신 기도 삽관 장비 사용에 대해 정립을 하면서, 새롭게 이슈가 되는 생리학적 어려운 기도와 응급기도관리에서의 인적 요인과 인간 공학에 대해서도 언급을 하고 있습니다. 또한 특수 임상적 상황에서는 임상 현장에서 어려움을 주는 다양한 상태의 기도 삽관 접근법에 대해 새롭게 다루고 있습니다. 이번 번역은 가능한 한 원문에 충실한 번역이 되도록 노력하면서, 의학용어를 통일하려고 했습니다. 또한 이해를 돕기 위해 일반적으로 통용되는 용어 중 일부는 그대로 사용하거나 적절히 원문의 표현을 병기하였습니다.

이번 번역 작업에 참여한 동료 여러분께 감사의 인사를 전하며, 특별히 작업 내내 수고해주신 연세대학교 세브란스병원의 양시용 교수님과 군자출판사 관계자 여러분께 특별히 감사의 말씀을 드립니다. 다른 의학과 마찬가지로 응급기도관리도 새로운 변화에 따라 같이 변화하고 있습니다. 변화에 맞추어 새롭게 출판된 교과서를 다시 번역하게 되는 이유입니다. 우리 역자들은 이 책의 번역에 참여하게 된 것을 자랑스럽게 생각합니다. 이 책이 현장에서 응급기도관리를 담당하며 수고해주시는 의료인들에게 믿을 만한 지침과 든든한 자료가 되기를 바라고, 그들의 지식과 술기를 통해 많은 환자들이 새로운 기회를 꼭 얻게 되기를 진심으로 바랍니다.

역자 대표 정 현 수

역자 서문

한라·스토니브룩 응급의료교육원은 2009년 당시 First Airway LLC의 Medical Director였던 Dr. Micheal Murphy를 초청하여 처음으로 제주에서 Difficult Airway EMS 과정을 개최하였습니다. Difficult Airway EMS 과정을 통하여 우리는 국내에서 생소하게 느껴졌던 다양한 기도관리 장비와 술기들을 접할 수 있었으며, 어려운 기도관리와 관련된 내용을 국내뿐만 아니라 동아시아 교육기관으로써 베트남과 중국에도 전파하기 위한 교육과정을 진행하였습니다.

2022년 First Airway LLC가 Airway Management Education Center (AMEC)로 개편되었으며, 2023년 1월 한라·스토니브룩 응급의료교육원과의 교육 협약 갱신이 체결되었습니다. 이러한 역사적 과정에 우리 한라·스토니브룩 응급의료교육원이 동행할 수 있음에 영광스럽고 감사한 마음뿐입니다. 이러한 성과는 어려운 기도관리 교육의 질을 높이기 위하여 끊임없이 함께 고민해 주시는 강사분들의 노력이 있었기에 가능한 일이었습니다.

국내에 Difficult Airway 교육과정이 자리 잡을 수 있게 물심양면으로 도움 주신 뉴욕주립대학교 스토니브룩 의과대학 응급의학과의 Dr. Mark Henry와 Edward Stapleton 그리고 Colby Rowe에 감사의 인사를 드립니다. 그리고 한라·스토니브룩 응급의료교육원이 Training Center로써 역할을 수행할 수 있도록 지원을 보내주셨던 Terry Steel에도 감사의 인사를 전합니다.

국내에서 AMEC의 Difficult Airway EMS 교육이 전파될 수 있도록 노력해 주시는 삼성서울병원, 대구과학대학교 소속 강사님들께도 감사의 인사를 드리며, 이번 최신응급기도관리 6판 번역서 출판을 기점으로 더욱 많은 교육이 진행될 수 있도록 노력해 주실 것을 부탁드립니다.

본 번역서가 출판되기까지 아낌없는 지원을 보내주신 군자출판사 관계자분들께 감사의 인사를 드리며, 마지막으로 국내에서 응급기도관리와 관련된 최신 정보와 지식을 전파하는데 중추적인 역할을 해주시는 대한응급기도관리연구회의 모든 임원 및 강사분들께 존경과 감사의 마음을 전합니다.

한라·스토니브룩 응급의료교육원 역자 대표 김 태 민

차례

Section I 기도관리의 원칙

Section II 산소화 및 환기

Section III 기본 기도관리

Section IV 기관삽관

Section V 약리학과 기도관리 테크닉

Section VI 소아의 기도관리

Section VII 응급의료서비스 단계에서의 기도관리

Section VIII 특수한 임상 상황

Section I

기도관리의 원칙

CHAPTER 1

기관삽관의 결정

(The Decision to Intubate)

Calvin A. Brown III | 강형구

서론

기도관리는 꾸준히 발전하고 있다. 주요하게는 다양한 방식의 비디오후두경 같은 새로운 기술이 등장했으며 삽관을 어렵게 만드는 여러 요소들의 이해도가 높아졌고, 기도관리 중 산소 공급과 심혈관계 안정의 중요성이 새롭게 강조되고 있다. 이로 인해 환자 안전과 최선의 예후를 위해 기본적인 의사 결정 방식도 변화하고 있다. 그러나 변함 없이 가장 중요한 것은 삽관이 정말 필요한지, 그리고 필요하다면 얼마나 시급한지를 결정하는 것이다. 삽관 결정은 응급기도관리의 첫 단계이며 실제로 삽관을 시행하기 전에 반드시 거쳐야 하는 복잡한 단계의 출발점이기도 하다.

- 환자의 상태가 삽관이 필요한지, 상황이 얼마나 시급한지 빠르게 평가하라.
- 환자의 해부학적, 생리학적 어려움을 평가해 이를 바탕으로 최적의 기도관리 방법을 결정하라.
- 어떤 약물이 필요한지, 어떤 순서, 용량으로 사용할지 결정하라.
- 첫 번째 방법으로 성공하지 못했을 때를 대비한 재산소화와 구조 삽관 계획을 준비하라. 더 나아가 계획된 첫 번째 시도가 실패했거나 실패할 것을 어떻게 하면 미리 예측할 수 있을지 파악하고, 대체(구조) 술기를 미리 준비해 놓아라.

응급기도관리를 담당하는 의사는 빠른연속기관삽관(rapid sequence intubation, RSI)에 사용되는 술기와 약물 및 응급 삽관에서 흔히 사용되는 방법들에 능숙해야 한다. 또한 신경근 차단제 사용이 금기인 경우 선택할 대체 삽관 방법에 대해서도 마찬가지이다. 백-마스크환기법, 전통적 후두경 및 비디오후두경 사용법, 굴곡내시경, 성문외 기구, 기관내관 안내도관(gum elastic bougie로 알려진)같은 부수적인 기술, 외과적 기도술기(수술적 또는 셀딩거법을 이용한 반지방패막절개술)를 포함한 모든 기도관리 방법들에 숙달되어 있어야 한다.

이번 장은 삽관 결정에 중점을 두고 있다. 다음 장에서부터 기도관리에서의 의사결정, 산소공급 방법, 기도관리를 위한 술기와 장비들, RSI 약물들, 병원 전 상황이나 소아 환자 같은 특수한 임상 상황에서 고려해야 할 사항들을 다루게 될 것이다.

기도 삽관 적응증

삽관 결정은 3가지의 기본적인 임상 평가를 기초로 한다.

1. 기도 유지 또는 보호가 되지 않거나, 그런 상황으로 진행하고 있는가?
2. 환기 또는 산소화가 되지 않거나, 그런 상황으로 진행하고 있는가?
3. 예상되는 임상 경과가 삽관을 필요로 할 것인가?

이 세가지 물음의 결과에 따라, 거의 모든 상황에서 삽관을 시행해야 할지 경과를 지켜볼지 적절히 결정할 수 있다.

기도의 유지 또는 보호에 실패하였는가?

기도를 열려 있도록 유지하는 능력이나, 흡인으로부터 보호하는 반사가 적절하지 못하면 산소화나 환기가 어렵거나 불가능할 수 있으며, 위 내용물 흡인이 발생할 수 있다. 이런 경우 이환율과 사망률이 현저히 높아진다. 의식이 있고 명료한 환자는 기도 개방 상태를 유지하고 이물질, 혈액, 위내용물, 분비물 등의 흡인을 방지하기 위해 상부 기도 근육과 다양한 보호 반사를 사용할 수 있다. 명확하고 막힘이 없는 목소리로 말할 수 있으며, 환자 스스로 기도를 유지하고 보호할 수 있다면 대뇌 관류가 적절하다고 확신될 수 있다. 심각한 질환이 있거나 중증 외상 환자는 이러한 기도 유지와 보호기전이 종종 약화되거나 없어진다. 만약 스스로 호흡할 수 있는 환자가 적절히 기도를 유지하지 못한다면, 구강내 기도기나 비인두 기도기 같은 인공기도기를 삽입해 기도 개방을 확보해야 한다. 하지만 이러한 기도기는 기도를 개방해 줄 수 있지만 흡인을 예방할 수는 없다. 마찬가지로 기도 개방을 유지할 수 없는 환자 또한 흡인을 방지할 수 없다. 따라서 일반적으로 기도 확보가 필요한 환자나 혹은 기도기 거치를 참을 수 있는 환자라 할지라도 기도 보호가 필요하다. 기도가 위협받는 원인이 아편유사제 중독같이 즉시 되돌릴 수 있는, 즉각적인 교정을 통해 기도개방 및 보호기능을 회복할 수 있는 경우는 예외적이다. 기도를 보호하기 위해서는 확실한 기도(definitive airway), 즉 커프가 달린 기관 내관을 삽입해야 하며, 기도를 보호할 수 없는 단순 개방만 유지하는 입인두, 구인두기도기는 일시적으로 사용되어야 한다. 지금까지 구역질반사(gag reflex) 유무는 기도보호반사가 있는지 평가하는 신뢰할 만한 방법으로 알려져 왔다. 사실 이 개념은 결코 충분한 과학적 검토가 이루어진 것이 아니며, 구역질반사가 나타나지 않아 기도 보호 반사가 없다고 판단하는 방법은 민감도, 특이도가 높지 않다. 같은 이유로 구역질반사가 있다고 해도 기도 보호가 가능하다고 확신할 수 없다. 게다가 누워 있는 의식 혼미 환자에서 구역질반사 유무를 검사하는 것은 구토에 의한 흡인을 유발할 수 있다. 따라서 구역질반사는 임상적인 의미가 없으며, 실제 환자에게 위험성을 초래할 수 있어 삽관 필요성을 평가하기 위한 방법으로 테스트하지 말아야 한다.

기도 보호 능력을 평가하려면 환자가 자신의 의도에 따라 삼킬 수 있는지를 평가하는 것이 더 좋다. 삼킨다는 것은 입인두 뒤쪽에 물질이 있음을 느끼고 나서 기도가 닫혀 있는 상태에서 식도로 넘어가게 하는, 일련의 복잡하고 협조된 근육 운동을 필요로 하는 반사작용이다. 환자의 입인두 뒤쪽으로 분비물이 가득하다면 기도 보호 기전이 작동하지 않는다고 볼 수 있다. 흔하게 저지르는 임상적 오류는 환자가 스스로 호흡하고 있기 때문에 기도를 보호할 능력이 있다고 판단하는 것이다. 비록 자발 호흡이 적절하다 할 지라도, 환자는 심각한 흡인 위험에 빠질 정도로 의식이 저하되어 있을 수 있다.

환기 또는 산소화에 실패하였는가?

간단히 말해서 '가스 교환'은 생명 유지 기관의 기능을 유지하는데 필수적이다. 아주 짧은 기간의 저산소증도 가능하다면 피해야 한다. 만약 환자가 적절한 환기를 할 수 없거나 산소를 공급해도 적절한 산소화가 이루어지지 않는다면 기관삽관의 적응증이 된다. 이런 상황에서의 삽관 목적은 기도를 유지하고 보호하기 위한 목적보다는 환기와 산소화를 원활히 하기 위함이다. 예를 들어 천식지속상태(status asthmaticus)와 같은 극단적인 상황에서도 기도는 개방되어 있고 보호될 수 있다. 하지만 기관지가 좁아지고 호흡근의 피로가 지속되면 환기 실패와 저산소증이 오게 되고, 치료가 시작되지 않으면 호흡정지에 따른 죽음에 이르게 된다. 따라서 악화되는 상황들을 역전시키는 치료에 충분히 반응하지 않을 것으로 판단되는 환자들은 기관삽관의 적응이 될 수 있다. 이와 유사하게 심한 급성호흡곤란증후군(ARDS) 환자 역시 기도를 보호하고 유지할 수 있지만, 점차 산소화가 어려워지고 호흡근 피로까지 동반되면 결국 삽관 후 양압 환기가 이루어져야 한다. 만약 환기나 산소화 실패가 아편유사제 중독 같은 즉시 되돌릴 수 있는 가역적인 원인에 의한 것이 아니라면, 혹은 비침습적환기법으로 잘 치료될 수 있는 상황(예: 급성폐부종에서 Bi-PAP 환기방식)이 아니라면 기관삽관이 필요할 수 있다. 설령 그런 예외적 상황일지라도 임상 의사들은 환자의 상태에 대해 긴장을 늦추지 말고 계속 재평가해야 하며, 치료 초기에 명백한 호전을 보이지 않는 경우에는 삽관을 시행해야 한다.

예상되는 임상 경과는 어떠한가?

응급으로 삽관이 필요한 대부분의 환자들은 앞서 논의한 적응증들, 즉 기도 유지, 기도 보호, 산소화 혹은 환기 실패 중 하나 이상을 가지고 있다. 하지만 최초 평가 당시에는 이런 네 가지 기본적 이상 소견이 하나도 보이지 않더라도 삽관을 시행해야 하는 중요한 경우도 많이 있다. 현재 가지고 있는 질환의 특성을 고려할 때 기도 상황이 변화할 가능성이 높고 점차 악화될 것으로 예상되거나, 질환이나 손상의 악화에 의해 호흡일(work of breathing)이 급격히 증가할 것으로 예상되는 환자들이 있다. 예를 들어 목 앞쪽 가운데 부위(zone II)를 칼에 찔려 그 부위에 혈종이 관찰되는 환자를 생각해보자. 처음에는 환자가 완전히 기도를 개방하고 있으며, 흡인으로부터 기도를 보호할 수 있고, 산소화 및 환기가 잘 이루어질 수 있다. 그러나 혈종이 있다는 것은 심각한 혈관 손상이 있다는 것을 의미하는 명확한 증거이다. 출혈이 계속되면서 밖으로 드러난 혈종이 커지는 대신 종종 목의 안쪽(예: 척추앞 공간)으로 피가 흘러 들어가서 임상적으로는 혈종의 증가를 알아채기 어려울 수 있다. 게다가 안쪽에서 커지는 혈종에 의해 해부학적 구조 변형이 진행해, 조기에 시행했으면 쉽게 성공했을 기도관리 술기들이 나중에는 어려워질 수 있다. 처음에는 의식이 명료하고 기도가 열려 있던 환자도 갑작스럽게 기도가 막힐 수 있으며, 해부학적 구조가 심하게 변형되어 기도관리가 어려워지거나 불가능해지기도 한다.

목 앞쪽 손상과 유사한 경우로 대퇴골 개방성 골절과 불안정한 골반 골절로 혈압저하를 보이는 흥분한 다발성 중증 외상 환자는 즉각적인 기도 위협 상황은 아닐지라도 기도 삽관이 필요할 수 있다. 기도 삽관은 중증 외상 환자에서 여러 손상을 안전하게 처치하는 치료과정의 일부분으로 적응증이 될 수 있다. 이러한 환자의 임상 경과를 예상해 보면 삽관의 이유는 명확해진다. 저혈압이 있다면 적극적인 수액 공급과 함께 복부 전산화 단층 촬영 등을 통해 출혈 원인을 조사해야 한다. 불안정성 골반 골절 환자는 고정술과 혈관 색전술이 필요할 수 있다. 개방성 긴 뼈 골절은 강력한 통증 조절 및 수술적 처치가 필수적이다. 가슴 손상이 의심되는 경우 혈기흉을 치료하기 위해서나 수술 중의 양압 환기를 위해서 흉관 삽입이 필요할 수 있다. 공격적인 행동을 보이는 환자는 척추고정을 유지하기 어려울 수 있고 약물을 이용한 신체구속, 진정 후 두부 전산화 단층촬영을 시행해야 한다. 이러한 모든 경우에서 환자가 쇼크 상태라면 조직 관류는 나빠지고 대사부채(metabolic debt)가 증가한다. 이 대사부채는 호흡근에 영향을 미쳐 피로가 누적되고 호흡부전을 초래한다. 최종적으로 수술실 또는 중환자실로 이동하거나, 복잡하고 통증이 유발되는 시술 혹은 진단을 위한 검사를 받기 위해 소생실 밖으로 나가야 하는 상황이라면 조기에 삽관을 시행하는 것이 좋다. 더불어 삽관은 쇼크 상태에서 조직 산소화를 향상시키고 대사부채를 줄이는데 도움이 될 수 있다.

때때로 환자가 일정시간 이송이나 처치, 영상검사 같은 보다 위험한 상황에 있을 예정이라면, 미리 삽관이 필요할 수 있다. 예를 들어 응급실에서는 다발성 외상 환자들이 상대적으로 안정된 상태에서 삽관없이 적절한 치료가 진행될 수 있다. 하지만 그 환자가 컴퓨터 단층촬영, 혈관 조영술, 혹은 장시간의 진단적 시술을 요한다면 응급실을 떠나기 전에 삽관하는 것이 적절한 방법으로 선택될 수 있다. 방사선 촬영실에서는 기도 응급이 발생하는 것을 늦게 인지하거나 적절하게 대처하지 못할 수 있기 때문이다. 이와 유사하게 그런 환자들이 다른 병원으로 전원가야 한다면 전원 과정동안 환자에게 위험도가 증가할 수 있으므로 사전 기도관리가 필수적이다.

모든 손상 환자나, 심각한 질환을 가지고 있는 모든 환자에서 삽관을 필요로 하는 것은 아니다. 하지만 일반적으로 삽관을 미루고 잠재적인 위험 상황에 환자를 노출시키는 것보다는 나중에 판단해 보았을 때 꼭 필요하지 않더라도 선제적으로 삽관을 하는 것이 더 나을 수 있다.

환자에 대한 접근

응급기도관리가 필요한지 확인하기 위해 환자를 평가할 때, 첫 단계로 해야 할 일은 기도의 개방성 및 적절성을 평가하는 것이다. 기도의 적절성은 대개 환자에게 말을 시키면서 확인해 볼 수 있다. '이름이 어떻게 되세요?' 또는 '여기가 어딘지 아시겠어요?'와 같은 질문에 대한 반응을 관찰하면 환자의 기도 및 신경학적 상태를 평가할 수 있다. 정상적인 목소리(약하거나 일그러진 목소리가 아닌)를 낸다는 것은 말하기 위해 필요한 들이마시고 내쉬는 능력이 있다는 것을 의미한다. 그리고 질문에 이해하고 지시에 따르며, 정상적인 목소리는 낸다는 것은 상부 기도 기능이 적절하다는 강력한 증거이다. 비록 이런 평가만으로 상부 기도가 확실하게 확보되어 있다고 확신할 수 없지만, 적어도 검진 순간의 기도는 적절하게 유지되고 있다는 확실한 소견으로 볼 수 있다. 이보다 더 중요한 것은 환자가 적절하게 발성을 못하거나, 침을 삼키지 못하거나, 협착음(stridor)이 들리거나, 호흡곤란이 있거나, 질문에 대한 반응을 못 할 정도로 의식변화가 있다면 기도와 환기의 적절성에 대해 면밀히 평가해야 한다는 것이다(BOX 1-1). 질문에 대한 음성 반응을 평가한 후에는 보다 자세하게 구강과 입인두를 검사해야 한다. 입안에 출혈이 있는지, 혀나 목젖이 부어 있는지, 입인두의 이상(예: 편도주위 농양)이 있는지 혹은 구강과 입인두 안에 공기의 흐름을 막는 다른 이상이 있는지 등을 검사해야 한다. 아래턱과 얼굴의 중심부가 구조적으로 온전한지 검진해 보아야 한다. 목 앞쪽의 기형, 비대칭 또는 비정상 구조에 대해 주의 깊게 눈으로 살피고, 후두와 기관을 포함한 목의 앞부분을 촉진해 보아야 한다. 촉진하면서 피하기종이 있는지도 주의 깊게 평가해야 한다. 목의 피부를 누를 때 피부아래서 구겨진 티슈페이퍼(tissue paper)를 만지는 것과 같은 느낌이 나는 경우 피하기종을 의심할 수 있다. 피하기종은 인체 내에서 공기 통로가 새고 있다는 것을 의미하는데, 종종 기도 자체의 손상일 수도 있으며 가슴이나 목의 둔상이나 관통상에서도 나타날 수 있다. 목의 피하기종은 폐손상, 식도파열, 드물지만 가스 생성 세균 감염에 의해서도 생길 수 있다. 마지막 두 경우는 즉각적으로 기도에 위협이 되지는 않지만, 갑자기 악화되면 기도관리가 필요할 수 있다. 목 앞부위에 발생한 둔상의 경우 후두를 움직일 때 통증이 있는지 살펴야 한다. 후두를 좌우로 움직이면서 후두 마찰음(laryngeal crepitus)이 나는지 평가한다. 후두마찰음은 기도가 공기가 차 있는 상부 식도와 정상적으로 인접해 있다는 것을 의미한다. 이 마찰음이 들리지 않으면 후두와 상부 식도 사이에 발생한 부종이 그 원인일 수 있다.

BOX 1-1 상부 기도 폐색을 시사하는 네 가지 중요 징후

- 미약한 목소리 또는 뜨거운 음식을 입 안 가득 넣고 말할 때 내는 듯한 "뜨거운 감자(hot potato)" 목소리
- 통증이나 폐색으로 인해 침을 삼키지 못함
- 협착음(stridor)
- 호흡곤란

처음 두 징후는 나타났다 하더라도 반드시 완전 기도 폐색이 임박했다고 할 수는 없다. 그러나 협착음은, 특히 새롭게 발생했거나 심해지고 있다면 대개 완전 기도 폐색이 임박했음을 의미한다. 호흡곤란도 주목해야 할 증상이다.

상부 기도를 눈으로 보고 만져본 후에는 환자의 호흡 양상에 주의를 기울여야 한다. 흡기 시 협착음이 들린다면, 그 소리가 약하더라도 어느 정도 상부 기도의 폐쇄가 있음을 의미한다. 성문 아래 레벨에서 하부 기도 폐쇄가 발생하면 종종 호기성 협착음이 나타난다. 협착음의 크기나 높낮이는 환기 공기 흐름의 속도 및 난기류(turbulence)와 관련이 있다. 협착음은 종종 청진기 없이도 들을 수 있다. 목에 청진기를 대고 들어보면 위태로운 기도가 될 가능성이 있는, 잘 들리지 않는 협착음을 찾아낼 수도 있다. 협착음은 완전 기도 폐쇄가 임박했을 때 나타나는 기도 폐쇄의 후기 징후인데, 기도의 직경이 큰 성인에서는 협착음이 명백히 나타나기 전에도 심각한 기도 폐쇄가 있을 수 있다. 호흡 양식을 평가할 때는 가슴을 보면서 몇차례 호흡주기를 관찰하며 대칭적이고 조화롭게 가슴이 움직이는지 확인해야 한다. 심각한 손상을 입은 경우에는 가슴의 기이운동(paradoxical movement)이 나타날 수 있다. 만약 척수 손상이 있어 늑간 근육의 기능이 떨어졌다면 횡격막 호흡(diaphragmatic breathing)이 나타날 수 있다. 횡격막 호흡은 가슴의 움직임이 거의 없고 흡기 시 횡격막이 아래로 하강함에 의해 복부가 팽창하는 것을 말한다. 공기 교환의 적절성을 평가하기 위해 흉부를 청진해야 하는데, 호

흡음이 작게 들린다면 기흉, 혈흉, 흉막삼출, 피하기종과 그 외 폐질환을 시사한다.

환기와 산소화를 평가할 때는 검사실 검사결과보다는 임상적 판단에 따라야 한다. 동맥혈 가스검사는 삽관의 필요성 결정에 추가적인 정보를 거의 주지 않으며, 오히려 잘못된 판단을 내리게 할 수도 있다. 환자의 의식수준, 호흡근 피로도, 동반 손상이나 질병의 정도에 대한 임상적 판단만이 수차례의 동맥혈 산소/이산화탄소분압 검사결과보다 더 중요하다. 맥박산소포화도 측정기를 통해 지속적으로 산소포화도를 측정할 수 있으므로 동맥산소분압을 알아내기 위해 동맥혈가스분석을 반복적으로 시행할 필요는 거의 없다. 말초 혈관 관류가 좋지 않아 산소포화도의 신뢰도가 떨어지는 경우 같은 특별한 상황에서는, 동맥혈가스분석검사와 맥박산소포화도의 상관관계를 파악하기 위해 동맥혈 가스검사가 필요할 수 있다. 지속적인 호기말 이산화탄소분압 측정은 환자의 환기 능력를 평가하는데 사용될 수 있다. 동맥혈 이산화탄소분압은 1회 검사를 통해 호기말 이산화탄소분압과 비교한 연관 기준으로 삼을 수 있지만, 추가 정보는 거의 제공하지 않는다. 정맥혈 또는 동맥혈 가스분석은 산-염기 상태와 기본적인 환기를 파악하는 데 좋은 일회성 검사가 될 수 있지만, 전반적인 환기 상태 평가는 환자의 현재 상황과 임상 경과 등을 고려한 임상적 판단으로 이루어져야 한다. 만성 폐쇄성 폐질관이나 천식 같은 폐쇄성 폐질환을 가진 환자에게 호흡근 피로가 심해진다면 이산화탄소분압이 상대적으로 낮더라도 삽관이 필요할 수 있다. 반대로 높은 이산화탄소분압을 보이는 환자라도 호전되는 임상경과를 보이는 경우(예: 의식호전이나 대화 가능, 호흡근의 피로도가 감소하는 경우)에는 삽관하지 않고도 비침습적 양압 환기 방법을 통해 성공적으로 치료할 수 있다.

상부 기도의 평가이후, 맥박산소포화도와 호기말 이산화탄소분압, 의식정도 확인으로 환자의 환기 상태를 평가한 뒤, 마지막으로 환자의 예상되는 임상경과를 예측 고려해 보아야 한다. 만약 환자의 상태가 삽관이 불가피하고 연속해서 여러 의학적 시술 및 조치가 필요하다면 삽관의 시기는 빠를수록 좋다. 이와 유사하게 만약 환자가 시간이 갈수록 악화될 위험이 있고 특히 그런 상태 악화가 기도 유지를 어렵게 만들 가능성이 높다면, 조기에 기도를 확보해야 한다. 또한 항공이나 지상으로 병원간 전원이 필요한 환자나, 소생술을 시행하기 어려운 환경에서 장시간 시술을 받아야 하는 환자에게도 위와 같은 고려가 필요하다. 전원 전에 삽관을 시행해 놓는 것이, 상태가 악화되어 열악한 통제되지 않는 환경에서 어려운 삽관을 시행하는 것보다 훨씬 낫다. 이 모든 상황에서 삽관을 위한 결정은 다른 어떤 결정보다 우선되어야 한다. 만약 환자가 삽관이 필요한지 아닌지 판단하기 어렵다면, 다소 과한 조치라고 생각되어도 삽관을 시행하는 편이 안전하다. 안전한 기도 유지없이 환자를 이송해, 예방할 수 있었던 위기가 실제 발생하는 것보다는, 삽관을 시행하고 기도를 확보해 놓는 것이 바람직하다.

근거가 되는 연구

삽관 필요성을 판단하는 데 유용한 지표들이 있나?

임상의들은 삽관 필요성을 결정할 때 임상 상황 및 병태생리, 현장 기도평가, 악화될지에 대한 예측을 기반으로 판단한다. 몇 가지 측정치나 환자의 특성이 이런 판단에 도움이 될 수 있지만, 대부분 근거가 있다기 보다는 관습에 따르는 것들이다. 우선 구역질반사는 기도 보호의 적절성 및 삽관 필요성 평가에서 중요 판단 요소로 교육되어져 왔지만 이를 뒷받침할 만한 문헌은 없다. 그 보다는 중독 환자에서 연구된 결과로 글라스고우 혼수 등급(Glasgow coma scale, GCS)이 기도 보호와 흡인 위험성의 더 좋은 예측인자라는 연구 보고가 있다.[1] 성인 환자에서 흡기 시 협착음이 들리면 나쁜 징후이며 삽관이 필요한 경우가 대부분이다. 삽관이 필요한 산소포화도나 이산화탄소분압의 절대적 기준치는 없지만 산소포화도가 80% 미만, 분당 30회 이상의 호흡수, 100 mmHg 이상의 이산화탄소분압은 삽관과 관련한 강력한 연관 인자들이다. 더 나아가 종종 많은 임상 상황들이 초기 중증의 호흡곤란 양상을 보였지만 삽관을 하지 않고도 치료가 되는 경우가 있다. 응급실에서 만성폐쇄성 폐질환이나 급성 폐부종으로 삽관하는 경우는 흔치 않으며, 대개 약물 치료나 비침습적 양압 환기 적용으로 치료할 수 있다.[2]

COVID-19로 진단되거나 의심되는 환자에서 삽관 필요성을 판단하는데 유용한 지표들이 있나?

COVID-19 환자들은 저산소성 호흡부전 중증 정도에 따라 고유량 비강 산소 요법(high flow nasal oxygen, HFNO)을 통한 대기압의 보조 산소 치료에서 기관삽관까지 다양한 전략으로 치료받을 수 있다. HFNO로 치료받는 환자에서 ROX 지표는 삽관의 필요 경향을 예측하는데 신뢰할 만하다. ROX 지표는 맥박산소포화도와 흡입산소분율(%) 비를 호흡수로 나눈 값이다(SpO_2/FiO_2/호흡수). ROX 지표가 4.88을 초과하면 삽관의 저위험군인 반면, 3.85 미만이면 호흡부전 가능성이 높아 결국 삽관의 적응증이 될 가능성이 높다.[3,4]

감사의 글

우리는 이전 판의 본 장 저자인 Ron M. Walls 교수님께 깊은 감사를 드린다.

참고문헌

1. Elzadi-Mood N, Saghaei M, Alfred S, et al. Comparative evaluation of Glasgow Coma Score and gag reflex in predicting aspiration pneumonitis in acute poisoning. *J Crit Care*. 2009;24:470.e9-470.e15.
2. Brown CA III, Bair AE, Pallin DJ, et al. Techniques, success, and adverse events of emergency department adult intubations. *Ann Emerg Med*. 2015;65(4):363-370.e1.
3. Suliman LA, Abdelgawad TT, Farrag NS, Abdelwahab HW. Validity of ROX index in prediction of risk of intubation in patients with COVID-19 pneumonia. *Adv Respir Med*. 2021;89(1):1-7.
4. Roca O, Messika J, Caralt B, et al. Predicting success of high-flow nasal cannula in pneumonia patients with hypoxemic respiratory failure: the utility of the ROX index. *J Crit Care*. 2016;35:200-205.

CHAPTER 2

해부학적으로 어려운 기도의 식별

(Identification of the Anatomically Difficult Airway)

Calvin A. Brown III | 고재욱

서론

해부학적으로 어려운 기도(difficult airway)란 기도 확보에 있어 기술적 어려움이 예상되는 인식 가능한 해부학적 속성을 의미한다. 어려운 기도 종류를 해부학적 어려운 기도와 생리학적 어려운 기도로 구분할 수 있다. 해부학적 어려운 기도는 성공적인 기도관리를 방해할 수 있는 해부학적 장애물을 의미한다면, 생리학적 어려운 기도에서는 치명적으로 낮은 산소포화도, 혈역학적 불안정, 그리고 심한 대사성 산증(3장 참조) 등이 있고, 기도관리자는 환자의 전반적인 생리 상태를 최적화 시켜야만 한다. 이번 장에서는 기도관리에 있어 해부학적 문제들을 다룰 것이다.

해부학적으로 어려운 기도는 다양하다. 삽관 전 검사를 통해 후두경 검사, 삽관, 백-마스크 환기, 성문외 기구(EGD)(예: laryngeal mask airway [LMA] or King laryngeal tube [King-LT]) 삽입, 또는 외과적 기도관리를 더욱 어렵게 만들 수 있는 신체적인 특징을 확인할 수 있다. 일부 환자들은 어려운 기도를 유발하는 한 가지의 해부학적 이유를 가지고 있는 반면에, 어떤 환자들은 다양하고 복잡한 어려운 기도 특징들을 가지고 있기도 하다. 기도관리가 필요한 모든 환자에서 해부학적으로 어려운 기도를 확인하는 것은 핵심 요소이며, 기도 알고리즘의 중요한 분기점이다(5장 참고). 어려운 기도를 확인해야 하는 주요한 이유는, 예측되는 어려움의 정도에 따라 마취 유도(induction of anesthesia)와 신경근 차단제의 사용을 유보해야할 필요성이 있기 때문이다. 예를 들면, 입인두 병변에 의한 기도폐쇄가 예측되는 상황에서 후두경 삽관이 실패하거나, 부득이한 조치(forced to act) 상황(5장 참조)에서는 가스 교환이 유지될 수 있다는 확신이 없다면 마취유도와 신경근 차단제 사용은 유보해야 할 것이다. 이러한 이유로 해부학적으로 어려운 기도가 인지되면, 어려운 기도 알고리즘이 이용되어야 할 것이다.

응급 의료 현장에서 기도관리가 어려운 이유는 해부학적 문제들이 있는 환자들이 흔하기 때문이다. 어려운 직접후두경검사(difficult direct larngoscopy, DL)는 후두경 시야 등급 III 또는 IV로 정의되며, 모든 성인 응급 삽관 중 약 10%에서 발생한다. 하지만, 비디오후두경(video laryngoscope) 사용으로 이 발생율은 현저히 낮아졌다(16장 참고). 사전에 해부학적으로 어려운 기도를 인지하고 어려운 기도 알고리즘을 통해 적절한 계획을 실행한다면 기도관리가 실패할 가능성을 최소화할 수 있다.

어려운 기도

주 응급기도관리 알고리즘에 의하면 어려운 기도가 예상되지 않는 상황에서는 빠른연속기관삽관(rapid sequence intubation, RSI)이 기도 확보를 위한 최선의 방법이다. 이를 위해서는 어려운 기도를 예측하는데 있어, 믿을 수 있고 재생 가능한 평가 방법이 필요 하다. 또한, 평가는 효율적이고, 기억하기 쉽고, 완성도가 있어야 한다.

임상에서 해부학적으로 어려운 기도는 4가지의 측면에서 존재한다.

1. 어려운 후두경검사와 삽관
2. 어려운 백-마스크환기
3. 어려운 성문외 기구
4. 어려운 윤상갑상막절개술

어려운 직접후두경검사, 어려운 백-마스크 환기, 어려운 성문외 기구와 어려운 외과적 기도를 예측하기 위해서는 명확히 평가해야 하며, 각각의 평가는 시간이 허락하는 한 기도관리가 시작되기 전에 시행되어야 한다(그림 2-1).

어려운 후두경검사: LEMON

어려운 후두경검사와 삽관의 개념은 성문의 노출 정도와 불가분한 연관성이 있다. 즉, 성문이 잘 안 보이면 직접 기관삽관은 어려워진다. 이 개념은 대부분의 삽관을 직접후두경으로 시행하던 시절에 만들어졌지만 비디오후두경 사용이 흔한 오늘날에도 변함없이 이용되고 있다. 어려운 기도에 관한 거의 모든 연구는 직접후두경을 이용한 연구들에 기반을 두고 있다. 비디오후두경이 직접후두경 보다 어려운 기도 요소의 유무나 어려운 기도를 유발하는 경우 수에 영향을 훨씬 덜 받지만, LEMON의 특정 요소들 중 극단적인 상황은 직접후두경과 비디오후두경 모두에 있어 어려운 기도이다. 예를

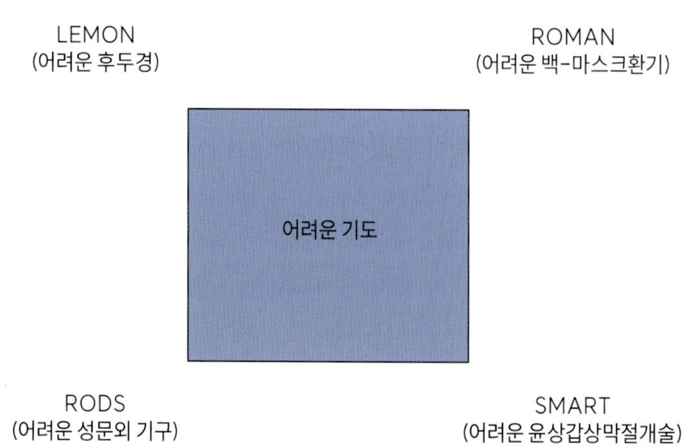

그림 2-1. 어려운 기도 상자. 네 개의 모서리가 네 가지 어려움을 나타낸다.

들면, 입벌림이 매우 제한된 상태는 어떠한 후두경 블레이드도 삽입이 불가능할 수 있다. 비정상적 LEMON 요소들은 직접 후두경 검사에 개별적으로 다르게 영향을 미치지만, 우리는 비디오후두경을 포함하여 삽관이 예정된 모든 환자들에게 LEMON 기억법을 이용하여 어려운 후두경검사에 대한 평가를 하도록 권장한다. 비디오후두경의 블레이드를 구강내 삽입이 가능하고, 특히 과굴곡 비디오후두경(hyperangulated VL, HA-VL)을 사용한다면 Cormack-Lehane 등급, C-L 등급(Cormack & Lehane Classification) III(또는 그보다 나쁜 등급)이 나오기는 힘들다. 여러 기도 축(airway axis)들을 정렬해야만 하는 직접 후두경(15장, 16장 참조)과는 달리 비디오후두경을 이용할 경우에는 기도축들을 정렬할 필요가 없다. 따라서 비디오후두경 검사에서 어려운 기도를 예측할 수 있는 근거 중심 가이드라인 개발은 매우 어렵거나 불가능할 것이다. 어려운 비디오후두경을 위한 CRANE이라는 기억법은 마취과 문헌들에서 제한된 근거들을 기반으로 개발되었으며, 응급기도관리에서의 유용성은 불확실하다. 입기관삽관이 예정된 상황에서 기도가 심하게 오염되거나 성문이 보이지 않게 할 크기의 병변이 아닌 이상, CRANE 이상이 존재하더라도 비디오후두경은 삽관 성공을 위한 최선의 선택일 수 있다. 환자가 비디오후두경, 직접 후두경 모두 불가능한 상황이어서 다른 기도관리 방법이 필요한(예: 혀의 진행된 혈관부종으로 인한 경비기관 내시경 비디오후두경) 상황이 아니라면, 기도관리자는 비디오후두경을 사용해야 한다.

Cormack과 Lehane은 현재 가장 널리 이용되는 직접 후두경 검사 시 후두가 보이는 정도를 등급화했는데, 이 체계는 후두경을 통해 가장 완전히 후두를 관찰할 수 있는 경우를 1등급으로, 가장 안 보이는 경우를 4등급으로 정의하였다(그림 2-2). C-L 3등급(후두개만 보이는 정도)과 4등급(성문 구조가

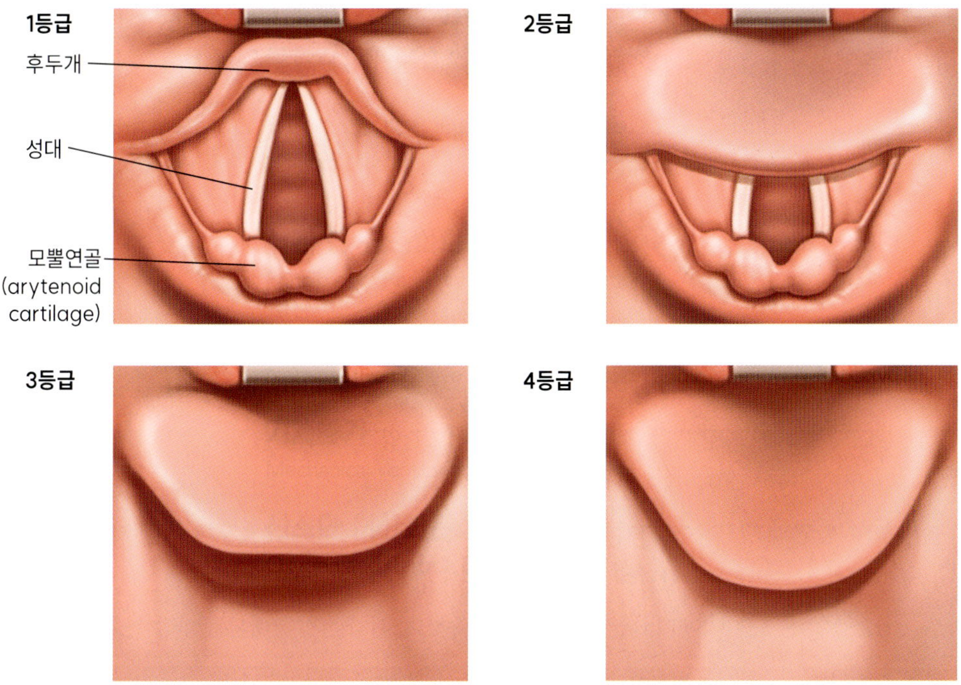

그림 2-2. Cormack-Lehane 후두 시야 등급 체계

보이지 않는 경우)에서는 삽관이 어렵거나 실패할 가능성이 높다. 1등급[성문구조 전체가 보이는 경우]와 2등급(성문 또는 모뿔연골의 후방부가 보이는 경우)에서는 대체로 삽관이 어렵지 않다. C-L 등급체계는 후두경 사용 시에 보이는 성문의 정도를 정확히 구분하고 있지는 않다. 2등급 시야는 성대가 약간 보이는 정도이거나, 성대는 전혀 안보이고 모뿔연골만 보이는 상태일 수 있다. 이러한 이유로 2a/2b 체계가 제안되었는데, 2a 등급은 성대의 일부분이 보이는 경우를 말하며, 2b 등급은 모뿔연골만 보이는 경우를 말한다. 2a 등급은 1등급과 비슷한 성적을 보이는 반면, 2b 등급은 3등급과 비슷한 성향을 갖는다. 직접 후두경이 사용될 경우, C-L 2b 등급은 전체 2등급 중 20%를 차지한다. 2a 등급 환자의 4%에서 삽관 어려움이 있지만, 2b 등급 환자의 $^{2}/_{3}$에서 삽관이 어렵다. 1등급은 성문 전체가 보이는 경우로 거의 대부분 삽관에 성공할 수 있다.

많은 임상 연구가 진행되었음에도 불구하고 삽관의 성공과 실패 여부를 확실히 예측할 수 있는 환자 속성을 발견하지 못했다. 삽관 어려움을 100% 민감도와 특이도로 예측할 수 있는 증명되고 인정된 체계는 없으므로, 의료진이 환자의 삽관 어려움 가능성을 빠르고 간단히 알아내고 어려운 기도 알고리즘을 사용하여 성공적인 삽관 계획을 세울 수 있는 접근법을 개발하는 것이 중요하겠다. 다시 말해 "어려운 기도 알고리즘을 사용할 정도로 충분히 어려운 상황인가?" 또는 "빠른연속기관삽관을 바로 시행하는 것이 적절하고 안전한가?"라는 질문에 대한 대답을 한다고 생각할 때, 특이도(어려울 것이라고 예측했을 때 그 예측이 맞을 가능성)보다 민감도에 비중을 두는 것(어려울 가능성이 있는 환자를 모두 파악하는 것)이 좋다.

응급상황에서 빠르고 신뢰성 있게 해부학적 위험성을 알아내기 위해서는 LEMON 기억법이 유용하다. 이 기억법의 요소는 마취과, 응급의학과, 그리고 중환자의학 문헌들에서 어려운 기도 예측 수단 분석을 토대로 만들어진 것이다. "The Difficult Airway Course"와 이 책 1판 집필을 위해 개발된 이 기억법은 실제 응급실 환자들에게서 그 타당성이 증명되었다. 개정된 LEMON (Mallampati 점수와 갑상연골과 턱 끝까지의 거리를 제외한 모든 평가) 기억법 역시 타당성이 증명되었는데, 전통적인 후두경과 비디오후두경 모두에서 높은 음성예측치를 보였다. LEMON은 이제 전문외상소생술(advanced trauma life support, ATLS)에서 권장하는 기도 평가 도구이다. 환자가 제대로 따르지 못하거나 의식변화 등으로 LEMON 평가를 전혀, 또는 거의 시행할 수 없을 때는 단일 턱끝 갑상선의 길이를 측정하여, 그 길이가 5 cm 미만이라면, 환자의 후두경 삽관은 적당한 민감도와 특이도로("근거가 되는 연구" 참고) 어려움이 있을 것으로 예측할 수 있다.

LEMON 기억법은 아래와 같다.

L—Look externally(외형 관찰): 겉모습으로 어려운 삽관임을 예측하는 것 자체가 특별히 민감도가 높진 않지만(즉 대부분 겉으로만 보아서는 어려운 기도인지 판단하기 어렵다는 뜻이다), 특이도는 매우 높아서, 만약 겉으로 보기에 삽관이 어려워 보인다면 아마 실제로도 어려울 것이다. 어려운 후두경검사와 어려운 삽관에 관련된 대부분의 장황한 신체적 특징들(예: 작은 턱, 큰 혀, 큰 치아, 짧은 목 등)은 LEMON의 나머지 구성요소에 속하며, 심각한 상황에서는 이러한 소견들을 일일이 기억하기 쉽지 않으므로 특별히 기억할 필요는 없다. 여기서 얘기하는 외형 관찰은 삽관이 어려울 것 같다는 "느낌"이다. 이런 느낌은 특정 관찰을 통해 유발될 수 있는데, 예를 들면 삽

관이 어려울 수 있는 안면 하부 손상과 출혈을 보이는 경우나, 분명치는 않지만 의료진이 환자를 대했을 때 어렵다는 인상을 받으면서 비롯될 수 있다. 이에 대한 예시로는 짧은 목과 작은 입을 가진 불안해 보이는 비만 환자는 정식 평가(LEMON 중 나머지 평가)를 하기 전부터 이미 만만치 않은 환자라고 느끼게 될 것이다. 이러한 환자의 "외형(gestalt)"은 환자의 특성, 환경, 그리고 의료인의 숙련도와 경험에 영향을 받고, 비디오후두경 사용 시에도 직접 후두경을 사용할 때와 같은 타당성을 가진다.

E—Evaluate 3-3-2(3-3-2 평가): 이 단계는 직접 후두경을 사용하여 성문을 관찰할 때 좋은 시야를 얻을 가능성은 입의 열림 정도, 아래턱 뼈의 크기, 그리고 후두의 위치와 관련이 있다고 보고한 많은 연구 결과들을 종합한 것이다. 이 개념은 원래 "갑상연골과 턱 끝까지의 거리(thyromental distance)"로 정의되었으나, 시간이 지나면서 더 세련된 측정법으로 발전했다. 갑상연골과 턱 끝까지의 거리는 직각 삼각형의 빗변이며, 나머지 두 변 중 한 변은 아래턱 공간(mandibular space)의 전후 길이이며, 또 한 변은 턱-목 경계(대략 목뿔뼈가 있는 위치로, 혀의 뒤쪽 끝에 해당되는 부분이다)부터 후두의 최상단까지 거리이다. 3-3-2 평가는 성공적인 직접 후두경을 위한 기하학적 필요조건들에 대한 연구로부터 파생되었으며, 이것은 삽관을 시행하는 시술자가 구강에서부터 성대까지 일직선의 시야를 확보할 수 있는 상태를 뜻한다. 이것은 과각의 비디오후두경 사용시 어려운 기도를 예측하는 데에는 적용되지 않을 가능성이 높은데 일직선의 시야를 필요로 하지 않기 때문이다. 3-3-2 평가의 전제는 다음과 같다.

- 입은 후두경 블레이드와 기관내관이 구강 내에 삽입되어 있을 때 혀 너머 뒤쪽 부분의 시야가 확보될 수 있을 정도로 충분히 벌어져야 한다.
- 직접 후두경 검사시, 아래턱뼈는 혀를 아래턱밑 공간(submandibular space) 내로 밀어 넣을 수 있도록 충분한 크기(길이)여야 한다.
- 성문은 기저로부터 아래 방향으로 충분한 거리에 위치해야 하며, 혀가 아래턱밑 공간 내로 밀려 나갔을 때 입 바깥에서 성문까지 일직선 상에 보이도록 시야가 형성되어야 한다.

따라서 첫 번째 "3"은 입벌림의 정도를 평가한다. 정상적인 환자는 위아래 앞니 사이에 자신의 손가락 3개를 넣을 정도로 입을 벌릴 수 있다(그림 2-3A). 실제, 위중하거나 상처 입은 환자에게 손가락을 입에 넣어보라고 할 수는 없기 때문에 대략적으로 측정해야 한다. 만약 환자 협조가 가능하다면, 입을 최대한 벌려보라고 요청하여, 환자가 입을 완전히 벌릴 수 있는지, 부분적 혹은 전혀 벌릴 수 없는지를 확인한다. 두 번째 "3"은 아래턱 밑 공간의 길이를 평가하는 것으로, 턱 끝과 목뿔뼈(hyoid bone) 사이에 자신의 3개 손가락을 넣을 수 있어야 한다(그림 2-3B). "2"는 혀 기저부를 중심으로 성문의 위치를 평가한다. 턱-목 경계선(목뿔뼈)에서 갑상연골 패임 사이에 손가락 2개를 넣을 수 있어야 한다(그림 2-3C). 그래서 3-3-2 법칙에서 첫 번째 3은 입으로의 접근 적절성을, 두 번째 3은 후두경 검사 시 혀를 수용할 수 있는 아래턱 밑 공간의 수용능력을 나타낸다. 세 손가락보다 많거나 적게 수용할 수 있는 경우 모두 후두경 검사 시 후두 시야 확보가 훨씬 어려워진다. 전자는 구강축의 길이가 길어지기 때문이고,

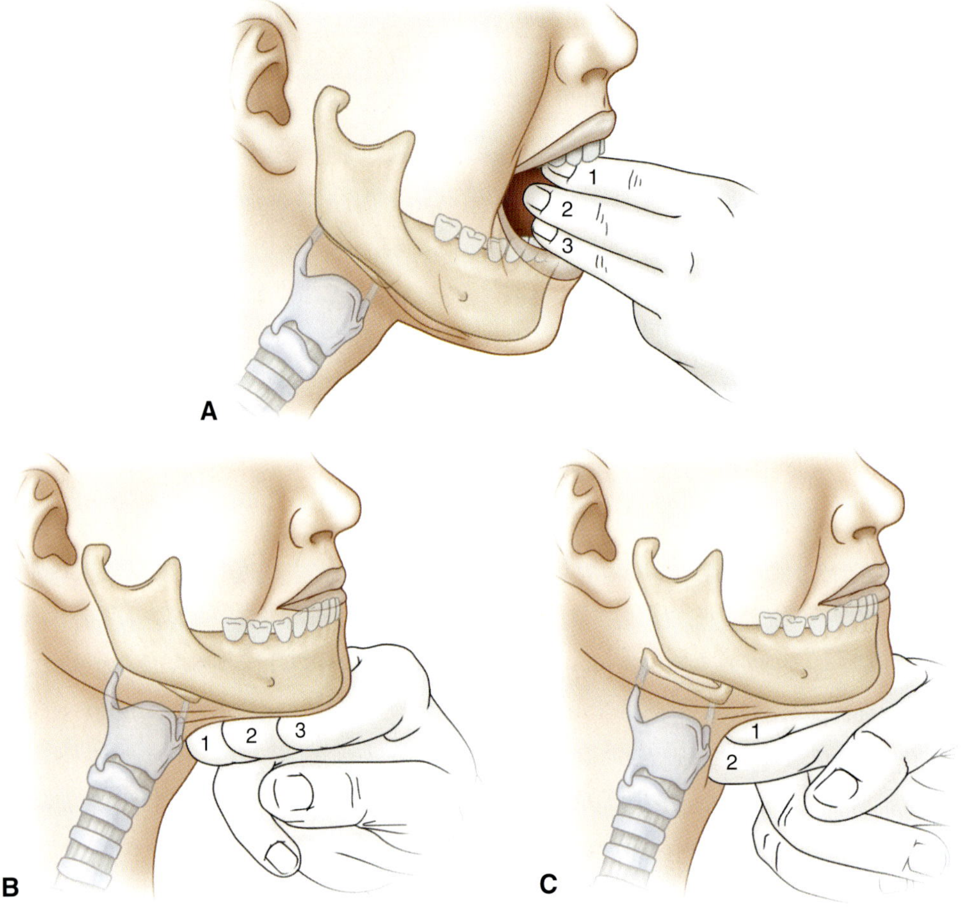

그림 2-3. **A.** 3-3-2 평가 중 첫 3. **B.** 3-3-2 평가 중 두 번째 3. **C.** 3-3-2 평가 중 2.

후자는 혀를 수용할 만한 아래턱 밑 공간이 부족하기 때문에 혀가 구강 내에 머물러 있거나 뒤로 이동하여 시야를 방해한다. 루드비히 앙기나(Ludwig angina)와 같은 침윤성 병변이 아래턱 밑 공간을 침범하였는지의 여부를 평가할 수 있다. 마지막 2는 혀의 기저로부터 후두가 어느정도 거리에 있는지를 나타낸다. 만약 두 손가락보다 훨씬 넓은 간격이 있다면, 후두가 혀의 기저로부터 멀리 떨어져 있다는 것을 의미하며, 후두경 검사 시 특히 작은 블레이드를 사용할 경우, 블레이드가 성문까지 미치지 못하여 성문을 관찰하기가 어려울 수 있다. 두 손가락 이하라면 후두가 혀 기저부 아래 감싸져 있어 노출되기 어려운 상태를 말한다. 이러한 상태를 흔히 "전방후두(anterior larynx)"라고 한다.

M—Mallampati 점수(Mallampati score): Mallampati는 입을 벌리고 혀를 쭉 내밀었을 때 입인두 후방 구조물이 얼마나 보이는지가 입인두의 크기와 혀의 크기, 입 벌림 정도의 사이의 관계를 반영한다고 하였고, 이러한 관계는 삽입 어려움과도 연관이 있다. Mallampati 평가는 환자가 곧게 앉아서 입을 최대한 크게 벌리고, 발성 없이 혀를 최대한 내밀어야 한다. 그림 2-4는

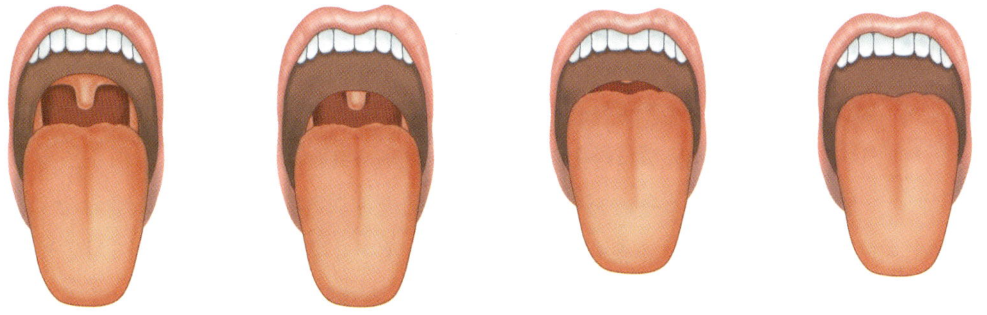

그림 2-4. Mallampati 점수. 등급 I에서는 입인두, 편도기둥과 전체 목젖이 보인다. 등급 II에서는 편도가 안 보인다. 등급 III에서는 입인두 벽 일부만 보이며, 등급 IV에서는 연구개가 보이지 않고 혀가 경구개 쪽으로 눌려 있다.

이 척도가 어떻게 구성되는지 보여주고 있다. 등급 I과 II인 환자들에게서 삽관 실패율이 낮기 때문에 신경근 차단제 사용 여부는 등급 III과 IV인 환자들에게 중요한데, 특히 삽관 실패율이 10%가 넘는 등급 IV 환자들에게는 특별히 더 중요하다. Mallampati 점수 하나만으로는 민감도와 특이도가 모두 낮고, 애초에 단독으로 이용되는 평가는 아니다. 다만 다른 어려운 기도 평가들과 함께 사용할 때 입기관삽관 난이도에 대한 유용한 정보를 얻을 수 있다. 실제 응급 상황에서는 환자를 앉히고 지시를 따르게 하는 것이 불가능한 상황들이 빈번하다. 의식 저하로 누워있는 환자에서는 설압자와 라이트를 이용하여 입을 관찰하거나, 불을 켠 후두경으로 혀 앞 부분을 누르면서 관찰하여 입 벌어짐 정도(적어도 마비 전 상태에서)를 추정하거나, 혀의 크기와 구강 크기의 정도를 추정하는 대강의 Mallampati 점수만이 가능할 수 있다. 비록 누워있는 환자에게서 이러한 측정에 대한 신뢰도가 확인된 것은 아니지만, 환자를 앉히고 적극적으로 술기를 시행하는 원래의 방법에 비해 신뢰도가 떨어진다는 증거도 없다. 구토 반사 유발에 의한 구토와 흡인 위험성 때문에 누워있는 환자에게 후두경이나 설압자를 너무 깊이 삽입해서는 안된다.

O—Obstruction/Obesity(패쇄/비만): 상기도 폐쇄는 어려운 후두경 검사의 지표이다. 상기도 폐쇄를 시사하는 4개의 주요 징후는 덮어 누른 목소리(뜨거운 감자 목소리, hot potato voice), 분비물을 삼키기가 어려움(통증 또는 폐쇄에 의해), 협착음(stridor), 그리고 호흡곤란의 느낌이다. 처음 두 징후들은 일반적으로 완전한 상기도 폐쇄가 임박했음을 의미하는 징후는 아니지만, 호흡곤란이 발생했다면 심각한 기도 폐쇄가 임박했을 가능성이 높다. 협착음은 특히 불길한 증후이다. 협착음이 있으면 일반적으로 기도 크기가 정상의 50% 미만, 또는 4.5 mm나 그 미만으로 줄어들었다는 것을 의미한다. 상기도 폐쇄 환자에 대한 치료법은 37장에서 다루고 있다. 비만 그 자체가 어려운 후두경 검사의 독립적인 지표인가, 그리고 비만이 높은 Mallampati 점수나 실패한 3-3-2 법칙과 같은 어려운 후두경 검사의 다양한 인자들과 관련이 있는가에 대해서는 논란이 있다. 하지만 비만 환자들은 종종 직접후두경 또는 비디오후두경을 사용하였을

때 성문 시야가 좋지 않기 때문에, 비만은 어려운 후두경 검사의 전조로 간주해야 한다.

N—Neck mobility(목의 유연성): 머리와 목의 위치를 조절하는 것은 직접후두경을 사용하였을 때 최적의 성문 시야를 제공하는 핵심 요소이다. 외상으로 인해 경추 고정을 해야하는 것 자체만으로 어려운 기도 알고리즘을 적용하여 빠른연속기관삽관을 하지 않을 이유는 없다. 하지만 고정된 경추는 삽관을 더욱 어렵게 만들고, 다른 어려운 기도 관련 인자들과 함께 작용하여 어려움이 가중될 수 있다. 특히, 강직성 척추염이나 류마티스 관절염 같이 내인적 경추 움직임 제한때문에 직접 후두경 삽관이 극단적으로 어렵거나 불가능할 수 있기 때문에, 경추 보호대가 필요한(반드시 경추를 바르게 고정시켜야 하는) 다른 어떠한 상황보다 더 심각한 상황으로 간주해야 한다. 비디오후두경은 사용되는 블레이드 모양에 따라 다르겠지만, 머리를 신전시킬 필요가 훨씬 적거나 거의 없다. 특히 과각의 비디오후두경을 사용한다면, 목의 굴곡이나 신전이 제한된 환자에 있어서 직접 후두경을 사용했을 때 보다 더 나은 성문 시야를 얻을 수있다. 다른 장에서 언급되는 King Vision 직접 후두경이나 Airtraq 같이 굽어져 있는 장비들을 이용하면, GlideScope이나 C-MAC 같은 전통적인 비디오후두경에 비해 이미지 크기와 선명도는 훨씬 떨어지더라도, 직접 후두경에 비해 경추 움직임을 최소화하면서 삽관할 수 있다.

어려운 백-마스크 환기: ROMAN

12장에서는 입기관내삽관 실패시 구조 술기로 백-마스크환기의 중요성을 강조하고 있다. 기도관리자는 후두경과 삽관의 성공 여부와 상관없이 유도제나 신경근 차단제를 사용하기 전에 백-마스크 또는 성문외 기구로 환기가 가능하다는 확신이 있어야 한다.

ROMAN은 다양한 임상연구에서 타당성이 확인된 어려운 백-마스크환기 지표들에 대한 기억법이며, 응급상황에서 쉽게 기억해낼 수 있다.

R—Radiation/Restriction(방사선/제한): 근거에 의하면 목에 시행하는 방사선 치료는 어렵고 실패한 마스크 환기의 강력한 인자들 중 하나이다. 여기서 '제한'이란 폐와 흉곽이 환기에 대한 저항이 높아서, 높은 압력으로 환기를 해야 하는 경우를 말한다. 이러한 환자들은 일차적으로 중간기도와 하부기도의 폐쇄를 동반한 반응성 기도질환(천식, 만성폐쇄성 폐질환), 폐부종, 급성 호흡곤란증후군, 심한 폐렴, 또는 기타 폐유순도(lung compliance)를 떨어뜨리는 질환, 그리고 백-마스크 환기에 대한 기도 저항이 증가한 상황에 있는 환자들이다.

O—Obesity/Obstruction/Obstructive sleep apnea(비만/폐쇄/폐쇄성 수면 무호흡): 우리는 이걸 "O삼총사(triple O)"라고 부르는데, 세 가지 특징들이 매우 중요하며 서로 연관되어(예: 비만과 폐쇄성 수면무호흡) 있기 때문이다. 비만 환자(BMI>26 kg/m²)에게 백-마스크로 적절히 환기시키기가 어려운 경우가 흔하다. 임신 3기의 산모에 있어서도 마스크 환기의 어려움을 경험하는데, 이는 증가한 체중과 자궁에 의해 횡격막의 운동이 제한되기 때문이다. 또한, 임산부나 비만 환자는 탈산소화가 빠르게 발생하여 백-마스크로 환기가 상당히 어렵다(38장과 43장 참고). 비만 환자는 흉벽과 복벽의 무게가 상당하며 그 외에도, 다량의 복강 내용물이 횡격막 운동을 제한하기 때문에 백-마스크 환기가 어렵다. 또한, 비만 환자의 상부기도에 과다한 조직은 공기 흐

름에 저항을 유발한다. 이러한 점들이 폐쇄성 수면 무호흡과 어려운 백-마스크의 연관성을 설명할 수 있다. 이와 유사한 방식으로 혈관부종, 루드비히 앙기나, 상기도 농양, 후두개염 등 여러 원인이 백-마스크 환기를 어렵게 한다. 모든 환자에서는 아니지만, 일반적으로 연부조직의 병변(예: 혈관부종, 크룹, 후두개염)에 의해 기도 폐쇄가 발생했더라도 백-마스크 구조 환기는 잘된다. 이와 유사하게, 성문 연축은 발생했더라도 대부분 올바른 백-마스크 기술로 환자를 환기시킬 수 있다. 그러나, 단단하고 고정된 병변, 즉 혈종, 암, 이물질에 의한 기도폐쇄인 경우는 백-마스크 환기는 상대적으로 잘 되지 않는 특성이 있어, 완전 기도 폐쇄가 발생한다면 백-마스크 환기로는 적절히 환기와 산소화시킬 수 없을 수 있다.

M—Mask seal/Mallampati/Male sex(마스크 밀봉/Mallampati/남성): 턱수염이 무성하거나, 얼굴에 피 또는 이물질이 묻어 있거나, 얼굴 아래쪽의 연속상태가 파괴된 상태는 적절한 마스크 밀착이 어려운 흔한 예이다. 일부 전문가들은 이런 상황을 개선하기 위해 얼굴에 물이 함유된 윤활제를 도포할 것을 권장하지만, 윤활제에 의해 마스크가 미끄러지는 상황을 유발할 가능성이 높다. 남성인 경우와 Mallampati 3등급 또는 4등급인 경우는 모두 어려운 백-마스크 환기의 독립적인 예측 인자이다.

A—Age(나이): 55세 이상은 백-마스크 환기가 어려울 위험성이 높은데, 이는 아마도 나이에 따라 상기도의 근육과 조직의 긴장도가 떨어지기 때문일 것으로 생각된다. 하지만 나이 기준이 절대적인 것은 아니며 개인의 조직 탄력도에 따라 차이가 있을 수 있다.

N—No teeth(치아가 없는 환자): 치아가 없는 환자는 안면부가 마스크를 적절히 받쳐줄 수 없어 적절한 마스크 밀착이 어려울 수 있다. 이를 완화시킬 방법은(가능하다면) 틀니를 유지하면서 백-마스크 환기를 하고, 삽관 시에는 제거하는 것이다. 또 다른 방법으로는 거즈를 입 안에 넣어 볼을 부풀려서 마스크 밀착을 유도하는 것이다. 마스크와 피부를 밀착시켜 공기가 새는 것을 예방하는 다른 방법으로는 아랫입술을 턱 방향으로 말아서 입술 안쪽 점막 부분을 마스크 하부와 밀착되는 포인트로 하는 것이다(12장 참고).

어려운 성문외 기구 삽입: RODS

응급상황에서 환기와 산소공급을 위한 1차 선택 장비는 전통적인 백과 마스크 보다는 성문외 기도 장비들이다. 일부 환자들(특히 병원 밖일 때)에게는 기관삽관 대용으로 성문외 기구들이 사용되며, 중요한 구조 장비로서도 이용된다. 연구자들은 성문외 기구(extraglottic device, EGD)의 사용을 방해하거나 적절한 가스 교환을 막는 요인들을 알아냈으며, 이러한 요인들은 RODS로 기억하고, 평가에 이용된다.

R—Restriction(제한): 여기서의 '제한'은 ROMAN 기억법에서 언급한 것과 유사하게 일차적으로 폐 또는 기도/기관지 병변으로 인해 폐의 용적이 줄어들고 환기저항이 증가한 것을 의미한다. 비록 백-마스크환기법 보다는 효과적이지만, 성문외 기구를 이용한 환기는 기도저항이 증가(천식)하거나 폐탄성이 감소한(폐부종) 상태에서는 매우 어렵거나 불가능하다. 게다가 입 벌림의 제한은 성문외 기구의 삽입을 방해하거나 불가능하게 만든다. 성문외 기구 삽입을 위해서는

입이 충분히 벌어져야 한다. 이러한 요구조건은 어떠한 장비가 사용되는지에 따라 차이가 있다. 최근 수술실에서의 자료에 의하면, 경추 움직임이 제한되는 경우에도 성문외 기구를 올바르게 위치시키기 어렵기 때문에 이 또한 어려운 성문외기도 사용의 위험 요인으로 분류된다.

O—Obstruction/Obesity(폐쇄/비만): 후두 또는 그 아래의 상부기도에 폐쇄가 있으면, 산소공급과 환기를 위해 적절하게 성문외 기구를 삽입하거나 올바르게 위치시키는 것이 불가능할 수 있고, 특정 상황에서는 방해물을 우회하여 삽입할 수도 없을 수 있다. 비만은 성문외 기구의 이용에 있어 두 가지 문제를 유발한다. 첫 번째는 인두의 과다한 조직으로 인해 성문외 기구의 장착을 어렵게 만들 수 있지만, 이것은 대개 심각한 문제가 되지는 않는다. 중요한 점은, 비만 환자의 경우 흉벽의 무게와 복부 내용물로 인해 더 높은 환기압력이 필요하다는 것이다. 흉벽 무게는 흉부를 팽창시키기 위해 높은 압력이 필요하므로 환기 저항을 유발하고, 복부 내용물은 횡경막을 하강시키는 데 높은 압력이 필요하기 때문에 결국 높은 환기의 저항을 발생시킨다. 사용할 성문외 기구와 환자의 자세 [환자의 머리를 30° 세우거나 역트렌델렌버그(reverse Trendelenburg) 자세에서 환기를 시도하는 것이 도움이 된다]에 따라 성문외 기구가 버틸 수 있는 압력을 능가하는 환기 저항이 발생할 수 있다. 성문외 기구 종류와 누출 압력에 대한 자세한 내용은 13장에서 확인할 수 있다.

D—Disrupted or Distorted airway(끊어지거나 변형된 기도): 여기서의 핵심 질문은 "이 환자에게 성문외 기구를 삽입하면, 비교적 정상 해부학적 구조 내에서, 올바르게 장착되고 밀착 될 것인가?"이다. 예를 들어, 경추가 굴곡되어 고정된 변형, 혈종이 동반된 목 관통상, 후두개염, 그리고 인두농양이 있는 경우에는 해부학적 구조의 변형으로 인해 성문외 기구를 올바른 위치에 장착시키기가 어려워진다.

S—Short thyromental distance(짧은 아래턱밑공간의 길이): 아래턱 공간은 아래턱밑 공간 길이로 확인 가능한데, 아래턱 공간이 작으면 혀가 하악골 보다는 구강 내에 더 많이 있다는 것을 시사한다. 이는 성문외 기구의 삽입을 방해하고 어렵게 하며, 어려운 성문외 기구 삽입과 밀접한 연관이 있다.

어려운 윤상갑상막절개술: SMART

응급 윤상갑상막절개술을 절대로 해서는 안되는 경우는 없다(19장 참고). 하지만 몇가지 경우에서는 시술이 어렵거나 불가능하므로, 윤상갑상막절개술의 성공을 기대하기 보다는 사전에 이러한 경우들을 파악하고 다른 대안을 고려할 필요가 있다. SMART 기억법은 윤상갑상막절개술이 어려울 것 같은 특징을 가진 환자들을 빠르게 찾아내는 데 도움을 준다. 이 기억법의 "A" 단계에서 시행되는 목 진찰은 시술을 위한 해부학적 위치와 장애요인을 찾는 것이다. SMART 기억법은 다음과 같이 적용된다.

S—Surgery 수술(최근 또는 과거): 해부학적 구조가 미세하게 혹은 명백히 변형되어 기도를 찾기가 어려울 수 있다. 시술할 부위에 수술 흉터가 있으면 조직면 유착으로 시술이 어렵다. 최근 수술일수록 부종이나 출혈 동반 가능성이 높아 시술이 어려울 수 있다.

M—Mass(종괴): 윤상갑상막절개술 시행 부위에 발생한 혈종(수술 후 혹은 외상성), 농양 또는 다른 종괴는 윤상갑상막절개술을 기술적으로 어렵게 만들 수 있다. 시술자는 윤상갑상막절개술 시행을 위해, 중앙선에서 벗어나거나 모호해진 랜드마크를 세심하게 다시 위치시켜야 할 필요가 있다.

A—Access/Anatomy(접근성/해부학): 비만 환자의 경우, 과도한 연조직으로 랜드마크를 찾기 어려워 수술적 기도 확보가 어렵다. 또한, 과도한 조직은 시술자가 더욱 깊은 구멍에서 작업을 하게 만든다. 이와 유사한 문제가 피하기종, 연피부조직 감염 또는 부종이 환자에서도 발생할 수 있다. 목이 짧거나, 아래턱에 파누스(pannus)가 있는 환자의 경우, 랜드마크를 찾는 것과 시술을 위한 접근 모두 어렵다. 경추 고정장치나 흉곽 고정기와 같은 외부 장치들 역시 접근을 방해할 수 있다.

R—Radiation(방사선)(그리고 다른 변형이나 흉터): 방사선 치료는 조직을 변형시키고 반흔을 형성하여 시술을 어렵게 만들 수 있었다. 또한, 정상적으로 분리되어 있어야 하는 조직을 유착시키거나 조직면을 변형시키기도 한다.

T—Tumor(종양): 종양은 기도 내에 존재하든(만성적인 쉰 목소리 환자 주의), 기도 주위에 존재하든 접근성과 출혈 가능성 측면에서 어려움을 준다.

TIPS AND PEARLS

- 삽관이 필요하다면 가장 중요한 질문은, "어려운 기도인가?"이다. 예를 들어 빠른연속기관삽관 시행 결정은 해부학적 어려움에 대한(LEMON, ROMAN, RODS, 그리고 SMART) 총체적인 검사를 바탕으로, 주응급기도관리 알고리즘과 어려운 기도 알고리즘을 사용하여 적절히 대처해야 한다. 대부분의 응급 환자는 임상 평가에서 어느 정도의 어려운 기도 요소가 있음을 확인할 수 있다. 이때 빠른연속기관삽관 시행 결정은 어려움의 정도, 튜브 삽입의 위급한 정도, 어려운 기도 장비(특히 비디오후두경) 이용 가능성, 그리고 시술자의 능력과 경험을 고려하는 복잡한 결정이 된다. 기본적으로, 시술자가 신경근 차단제를 사용하기 위해서는 산소공급이 유지되고, 계획한 방법으로 삽관이 성공할 것이라는 확신이 있어야 한다.
- LEMON은 어려운 직접후두경과 비디오후두경, 모두에서 사용되는 선별 도구이다. 임상 평가에서 LEMON 요소들이 비정상적으로(예: 경추보호대로 인해 제한된 경추의 움직임) 판단되더라도 구강의 접근성이 적당히 있고 심각하게 오염되거나, 해부학적 변형이나, 장애물이 존재하지 않는 이상 비디오후두경은 성공할 확률이 높다.
- 만약 LEMON과 ROMAN 순서대로 먼저 평가했다면, RODS에서 변형된 해부학에 속하는 D 영역을 제외하고는 모든 요소를 평가한 것과 같다. 이는 다른 말로 LEMON과 ROMAN 평가의 결과로 별다른 어려움이 발견되지 않았다면, RODS 평가에서 확인해야 할 질문은 딱 한 가지다. "내가 만약 이 환자의 인두에 성문외 기구를 삽입한다면, 기구가 적절한 위치에서 주변 정상 해부학적 구조를 감쌀 수 있을까?"
- 백-마스크나 성문외 기구로 산소화가 가능하다면 긴급 윤상갑상막절개가 필요한 "삽관불가, 산소화 불가" 상태가 아닌, "삽관불가, 산소화 가능" 상태가 될 수 있어, 다른 많은 구조 옵션들을 고려할 수

있다. 백-마스크나 성문외 기구로 환기가 어렵거나 불가능한 상황을 미리 인지하는 것은 신경근 차단제 사용여부를 결정하는 데 필수적이다.

- 입기관삽관의 성공 여부를 보증할 수 있는 단일 지표나 지표들의 조합, 또는 점수화된 체계는 없다. 어려운 기도 가능성을 체계적인 방법으로 확인하고, 상황을 분석하여 최적의 접근방법을 찾고, 예견되는 어려움의 정도, 기술, 경험, 개인의 삽관 수행능력을 판단하여 임상상황을 관리 할 최적의 방법을 결정해야 한다. 일반적으로는, 결과적으로는 아닐 수 있지만 처음부터 어려운 기도일 수 있다라고 판단 내리는 것이 그 반대의 경우보다 낫다.

근거가 되는 연구

응급실에서의 삽관 시 성문 시야가 잘 확보되지 않을 가능성은?

성문이 잘 안 보이면 삽관 성공률도 낮다. 역사상 첫 시도에 삽관성공 확률이 높았던 것은 C-L 등급 I, II 기도에서 였고, 이는 어떤 기구를 사용하는 지에 큰 영향을 받는다. 최근 미국 기도관리 연구 레지스트리(National Emergency Airway Registry, NEAR)를 통해 응급실 삽관에서 발견된 C-L 시야에 대한 정보를 확인할 수 있었다. 과각의 비디오후두경이나 표준 비디오후두경으로 삽관이 시행된 약 12,000명의 환자들을 분석한 결과, C-L 등급 I이나 II는 각각 94.1%, 87.4% 였다.[1] 국가응급기도등록체계를 이용한 두 번째 연구에서는 직접후두경이나 비디오후두경으로 빠른연속기관삽관을 시행했을 때, 89%의 환자들에서 C-L 등급 I이나 II이었다. 같은 연구에서 첫 번째 시도로 삽관이 성공할 확률은 87%에서 88% 사이였으며, 최종적으로 성공할 확률은 99% 이상이었다.[2] 2년 이상 750건의 응급실 삽관에 대한 단일기관 전향적 연구에서는 255건의 삽관이 C-MAC으로 이루어졌고 나머지는 직접후두경 검사로 시행되었는데, C-MAC를 사용했을 경우 C-L 등급 I/II는 94%였던 반면, 직접후두경에서는 83% 였다.[3] 모든 것을 감안할 때, 응급의학과 의사들은 직접후두경을 사용하였을 때 환자의 80%에서 90%까지 C-L 등급 I/II를 확보할 수 있고, 비디오후두경을 사용한다면 90%에서 95%까지 C-L 등급 I/II를 확보할 수 있을 것으로 예측할 수 있다. 비디오후두경의 경우 표준을 사용했는지 과각을 사용했는지에 따라 차이가 발생할 수 있다.

LEMON의 근거는 무엇인가?

발표된 LEMON과 수정된 LEMON의 타당성 연구는 각각 하나씩 뿐이다. 2008년도에 미국외과학회는 LEMON 기억법을 전문외상소생술 과정에 포함했다. 일본에서 시행된 다기관 연구에서는 어려운 기도 평가 후 직접후두경으로 삽관된 3,313명을 대상으로, 수정된 LEMON은 어려운 직접후두경에 대해 86% 민감도와 98% 음성 예측도를 보였다. 어려운 삽관은 2회 이상 시도가 필요한 경우로 정의하였다. 정리하면, LEMON 평가는 모든 요소들이 정상일 경우 매우 유용한데, 진정으로 LEMON 음성인 경우에는 거의 대부분 빠른연속기관삽관 대상 환자임을 의미한다. 개별요소를 독립적으로 생각하는 것은 실제 상황에서 도움이 안되며, 어려운 기도를 평가하는 기반으로 이용되어서는 안된다. 그러나, LEMON 요소들을 수행할 수 없는 협조적이지 않거나 의식변화 환자들에게는 다른 임상 평가들 보다 TMH가 효과적이다. TMH는 머리를 움직일 필요도, 환자가 협조할 필요도 없고 과정도 복잡하지 않다. 환자의 머리 위치가 중립적일 때 TMH 수치가 5 cm 미만이면, 후두경 검사가 77%의 민감도와 84%의 특이도로 어려울 수 있고, 다른 어떠한 단독 임상 검사보다 좋은 검사임이 알려졌다.[6] 환자의 외형으로 어려운 기도를 파악한다는 것은 명백하게 직감에 의한 것이며, 이는 시술자의 역량과 경험에 따라 달라진다. 현재까지 빠르게 외형을 관찰한 평가에 대한 민감도나 특이도를 연구한 논문은 없다. 3-3-2 규칙의 출처가 어디인지 잘 모른다. 아마도 Edward Crosby가 이끄는 캐나다의 어려운 기도 팀 연구가 근원일 수 있다. 하지만, 우리가 2000년도에 이 책 초판에 내용을 포함하기 전까지도 발표는 되지 않았다. 잘 알려진 4가지 항목으로 구성된 개정된 Mallampati 점수는 신뢰도가 있는 것으로 알려져 있다. Mallampati 점수 측정이 중요한데, 어려운 기도를 Mallampati 점수만으로 완전히 평가하기에는 부족하다는 점과 삽관이 필요한 응급실 환자들 중 절반 정도에게는 시행할 수 없다는 단점도 있다. 상부기도폐쇄 환자에게 삽관은 당연히 어렵다. 비만은 항상 어려운 기도의 지표로 간주된다. 하지만 비만 자체의 문제인지 비만 환자에서 높은 Mallampati 점수와 같은 다른 어려운 기도의 지표를 가질 빈도가 높아서인지, 아직 증명되지 않았다.

ROMAN의 근거는 무엇인가?

처음으로 설계가 잘된 어려운 백-마스크에 관한 연구에 의하면, 수술실 1,502명의 환자 중 어려운 백-마스크 환기는 5%의 빈도였다. 또한, 이 연구를 통해 어려운 백-마스크 환기에 대한 다섯 가지의 독립 예측인자들이 알려졌다: 수염 유무, 높은 BMI, 55세 이상, 치아의 유무, 그리고 코골이 병력. 이후, 대상군이 더 많은 후속 연구들이 진행되었다. Kheterpal 등은 22,000명이 넘는 환자들을 대상으로 어려운 백-마스크 환기의 등급을 구분하였다. 모두 네 개의 등급으로, 매우 쉬운 I등급에서 백-마스크환기가 불가능한 IV 등급이 있다. III등급은 불충분한, "불안정한", 또는 두 명의 시술자가 필요한 경우로 정의했다. III 등급(어려운) 백-마스크 환기는 313/22,600명(1.4%), IV 등급(불가능) 백-마스크 환기는 37명(0.16%)에서 발생했다. 또한, 다변량 분석으로 어려운 백-마스크에 대한 독립 예측인자를 밝혀냈다: 수염 유무, 높은 BMI, 57세 이상, Mallampati 등급 III 또는 IV, 제한된 턱 움직임, 그리고 코골이. 코골이와 갑상연골과 턱 끝까지의 거리 6 cm 미만은 불가능한 백-마스크환기의 독립적인 예측인자였다.[7] 후속해서, 같은 연구팀이 4년 동안 53,041명 대상으로 연구한 결과, 불가능한 백-마스크 환기의 독립적인 예측인자들은 수염 유무, 남성, 목 부위 방사선 치료 병력, Mallampati 등급 III 또는 IV, 그리고 수면무호흡증후군이었으며, 이 중 목 방사선 치료병력이 실패한 마스크 환기에 가장 강한 연관이 있었다.[8] 이 연구들은 다른 연구 및 저자들의 경험과 함께 ROMAN 기억법의 근거가 된다.

RODS의 근거는 무엇인가?

대부분의 성문외 기구들 사용에 있어 어려운 예측 인자들에 대한 체계적인 연구가 부족하다. 처음에는 사례 발표나 소규모 케이스들에서 정보가 나오기 시작하였다. 최근 수술실 기반 레지스트리에 의하면, LMA나 iGel을 사용한 14,480 사례의 99.8%에서 성공적인 산소화와 환기가 되었는데, 다변량 분석을 통해 성문외 기구 사용이 어려울 수 있는 4가지 예측 인자들을 확인했다: 짧은 턱아래턱밑공간 길이, 남성, 제한된 목 움직임, 그리고 나이. 이 중 짧은 아래턱밑공간 길이가 가장 높은 오즈값을 보였다(adjusted odds ratio [aOR] 4.4).[9] 흥미롭게도 비만은 예측 인자가 아니었다. 하지만 이 연구는 어려운 사례가 많지 않았고, 비만은 구조 마스크환기에 영향을 준다고 알려졌기 때문에, 우리는 RODS 기억법에서 비만을 예측인자에서 제외시키지 않았다. 따라서 이 기억법은 아직 근거 중심적이기 보다는 전문가 의견 수렴에 의한 예측인자이다. 성문외 기구를 삽입하기 위해 입의 크기를 확인하는 것은 당연하다. 백-마스크환기처럼 비만과 기도폐쇄는 성문외 기구 사용에 어려움을 초래할 수 있다. 환자에 따라 기구의 사용 가치가 달라진다. 특히 누출 압력이 높은 기구들은 비만 환자에게 적용이 더 잘되는 경우도 있다. 변형된 해부 구조는 저자들의 생각에서 나온 인자다. 이는 올바른 크기의 장치들을 선택하여 삽입한다면, 정상 해부학 구조에 제대로 안착되도록 개별 장치가 개발되었기 때문이다.

LEMON은 비디오후두경에도 적용되는가, 그리고 사용되고 있는 다른 어려운 기도 기억법이 있는가?

LEMON은 일직선상으로 혀를 지나 성문을 볼 수 있어야 의미가 있는 검사다. 비디오후두경은 일직선상의 시야 확보가 필요 없으며, 3-3-2 규칙도 적용되지 않는다. 특히 과각의 비디오후두경일 경우 적용 대상이 안된다. 응급실에서 C-MAC 비디오후두경과 직접후두경을 비교한 한 연구에서는 어려운 기도 예측 인자 정보들이 직접후두경을 이용했을 때 첫 번째 시도 성공율에 영향을 미쳤지만, 비디오후두경을 사용한 경우에는 영향이 없었다. 어려운 기도 예측인자가 없는 환자와 3개 이상 있는 환자의 첫 번째 시도 성공율을 비교한 결과, 직접후두경의 경우 첫 번째 시도 성공율은 88%에서 75%로 감소한 반면, 비디오후두경의 경우 99%에서 93%로 5%만 감소하였다.[3] Mallampati 또한 중요한 예측 인자가 아니다. 비디오후두경의 경우 대부분 혀를 지나 시야를 확보하게 되므로, Mallampati 평가가 필요치 않을 수 있다. Mallampati와 3-3-2에서 첫 "3"은 입 벌리는 정도를 평가한다. 입 벌리는 정도는 (중요성은 줄어들었지만) 비디오후두경에서도 중요하다. "CRANE" 기억법(오염과 직접후두경 이용 시 C-L 등급 3 또는 4, 방사선, 비정상적 해부학: 덩어리, 수술 이력, 제한된 입 벌림, 두꺼운 목, 후두개염 혹은 큰 혀)은 일부 의사들이 수술실에서 환자에게 비디오후두경을 사용했을 때 발생 가능한 문제들을 파악하는 데 이용하기도 했다.[10] 이전에 언급했듯이, 이 기억법이 응급기도관리 상황에서 유용성은 확실하지 않다. 수술실에서 비디오후두경이 어려울 것이라 판단될 때, 환자에게 자각 내시경 삽관을 시행할 가능성은 매우 낮다. 이는 환자의 안정도, 마취과 의사의 자각 삽관 숙련도, 내시경 도구의 이용 가능성의 이유 때문이다. 응급 환자들에게 가장 실용적인 접근은 입기관삽관이 가능한지, 또는 기도의 오염, 극도로 제한된 입벌림, 입 또는 상기도를 폐쇄할 큰 병변 때문에 실패할지에 대한 여부를 먼저 파악하는 것이다. 만약 입기관삽관이 가능하다고 판단이 되면 비디오후두경을 사용해야 하고, LEMON 평가를 사용하여 비정상적 결과가 나온다면 적절한 조치를 취해야 한다. 항공의학에서는 항공이송시 시행한 빠른연속기관삽관을 후향적으로 고찰하여, 직접후두경과 비디오후두경 사용시 어려운 기도를 "HEAVEN"(Hypoxemia, Extremes of size, Anatomic challenges, Vomit/blood/fluid in the airway, Exsanguination, and Neck mobility/ 저산소혈, 극도의 크기, 해부학적 어려움, 기도에서의 구토/피/체액, 출혈, 그리고 목의 움직임)으로 명명하여 이차적 대체 방법으로 이용하고 있다. 하지만, HEAVEN의 요소들은 과도하게 모호하거나("지나친 사이즈" 그리고 "해부학적 어려움") 너무나 자명한 요소(기도에서의 피/구토)이며, 환자 곁에서 이용하기에는 충분히 상세하거나 구체적이지 않다.

참고문헌

1. Driver BE, Prekker ME, Reardon RF, Fantegrossi A, Walls RM, Brown CA III. Comparing emergency department first-attempt intubation success with standard-geometry and hyperangulated video laryngoscopes. *Ann Emerg Med*. 2020;76(3):332-333.
2. April MD, Aran A, Pallin DJ, et al. Emergency department intubation success with succinylcholine versus rocuronium: a National Emergency Airway Registry Study. *Ann Emerg Med*. 2018;72(6):645-653.
3. Sakles JC, Mosier J, Chiu C, et al. A comparison of the C-MAC video laryngoscope to the Macintosh direct laryngoscope for intubation in the emergency department. *Ann Emerg Med*. 2012;60:739-748.
4. Reed MJ, Dunn MJ, McKeown DW. Can an airway assessment score predict difficulty at intubation in the emergency department? *Emerg Med J*. 2005;22(2):99-102.
5. Hagiwara Y, Watase H, Okamoto H, et al. Prospective validation of the modified LEMON criteria to predict difficult intubation in the ED. *Am J Emerg Med*. 2015;33(10):1492-1496.
6. Zimmerman B, Chason H, Schick A, Asselin N, Lindquist D, Musisca N. Assessment of the thyromental height test as an effective airway evaluation tool. *Ann Emerg Med*. 2021;77(3):305-314.
7. Kheterpal S, Han R, Tremper KK, et al. Incidence and predictors of difficult and impossible mask ventilation. *Anesthesiology*. 2006;105(5):885-891.
8. Kheterpal S, Martin L, Shanks AM, et al. Prediction and outcomes of impossible mask ventilation: a review of 50,000 anesthetics. *Anesthesiology*. 2009;110(4):891-897.
9. Saito T, Liu W, Chew ST, et al. Incidence of and risk factors for difficult ventilation via a supraglottic airway device in a population of 14,480 patients from South-East Asia. *Anaesthesia*. 2015;70(9):1079-1083.
10. Aziz MF, Bayman EO, Van Tienderen MM, Todd MM; StAGE Investigator Group, Brambrink AM. Predictors of difficult videolaryngoscopy with GlideScope® or C-MAC® with D-blade: secondary analysis from a large comparative videolaryngoscopy trial. *Br J Anaesth*. 2016;117(1):118-123.
11. Nausheen F, Niknafs NP, MacLean DJ, et al. The HEAVEN criteria predict laryngoscopic view and intubation success for both direct and video laryngoscopy: a cohort analysis. *Scand J Trauma Resusc Emerg Med*. 2019;27(1):50.

CHAPTER 3

생리학적으로 어려운 기도

(The Physiologically Difficult Airway)

Jarrod M. Mosier, Bhupinder Natt | 김의중

생리학적으로 어려운 기도에 대한 정의

중증 환자는 기도관리 중에 특별한 위험상황이 있다. 전통적으로, 삽관 시도를 혼란스럽게 하고 환자가 안정되지 않은 기도나 효과적인 호흡 없이 장기간 방치되는 해부학적 문제의 결과로 삽관과 관련된 합병증의 위험이 발생한다고 생각하였다. 그 위험을 줄이는 것은 후두경 장비와 기술과 밀접한 관련이 있다. 예를 들어 불응성 저산소혈증 환자가 삽관이 필요한 경우 환자가 사망하기 전에 "당신이 가장 잘하는 일을 하고" 신속하게 하는 것이었다. 단 한 번의 시도도 실패하면 합병증의 위험이 증가한다는 사실은, 임박한 심장 마비를 대비하기 위해 후두경 조작 기술에 의존하려는 충동을 강화할 뿐이다. 감사하게도, 지난 15년 동안 비디오후두경, 2세대 성문위 기도기 및 일회용 굴곡내시경 덕분에 후두경 및 구조 환기에 대한 해부학적 장애물로 인해 발생하는 문제를 크게 극복했다. 그러나 우리가 사용할 수 있는 모든 기술적 장치가 더 높은 성공률을 가져옴에도 불구하고 응급기도관리 중에 산소포화도의 감소, 저혈압 및 심정지 비율이 여전히 불안할 정도로 높다. 어려운 삽관이 이러한 합병증의 위험을 극적으로 증가시키지만, 최근의 연구는 5%의 어려운 삽관 발생에도 불구하고 모든 위독한 환자의 절반이 합병증을 가지고 있다는 것을 보여주었다("근거가 되는 연구" 참조).

생리학적으로 어려운 기도의 예측

삽관 중 환자가 생리적 장애로 인해 보상을 받지 못할 수 있는 많은 이유가 있다. 단독 또는 조합된 삽관 약물의 이상반응, 무호흡 및 양압 환기(PPV)로의 전환에 의해 악화등이 함께 환자의 심폐 상태에 영향을 미친다. 고려해야 할 가장 많이 보이는 삽관 전 이상은 CRASH로 요약된다**(BOX 3-1)**.

- Consumption(소비): 소아 환자, 패혈증, 급성 호흡곤란 증후군(ARDS) 또는 높은 산소 요구 상태인 홍분성 섬망, 갑상선중독증, 임신과 같은 경우는 모두 산소 소비를 증가시킨다. 이 요구 사항을 충족하기 위해 산소 공급의 중복이 있지만(따라서 정상적인 SvO_2는 75%이며 0%가 아니다), 전

BOX 3-1 The CRASH Mnemonic

	생리학적 이상	반응
C	증가된 산소 소비	전산소화, 무호흡 산소화 최적화
R	우심실 부전	전산소화 최적화, 폐혈관 확장제 흡입, 유도제 선택, 승압제 조기 사용
A	산증(대사성)	근본적인 원인 해결, 가능한 경우 기계환기 피하기, 무호흡 시간 최소화, 깨어 있는 삽관 고려, 증가된 분당 환기 유지
S	불포화 위험	전산소화 최적화
H	저혈압	체적 소생술, 혈압상승제

산소화 처치 동안 정상 또는 정상에 가까운 산소 포화도에도 불구하고, 산소 소비를 증가시키고 산소 전달을 감소시키는 치명적인 질병이 있는 무산소성 대사의 역치 또는 그 근처에 있는 환자는 급격한 산소불포화의 위험이 있다.

- Right Ventricular Dysfunction/Failure(우심실 기능 부전/부전): 우심실(RV) 기능 장애 또는 부전이 있는 환자는 삽관 중 탈산소화의 위험이 매우 높다. 우심실은 증가된 후부하를 극복할 여력이 거의 없다. 초기에 우심실은 좌심실과의 심실간 의존성을 통해 수축성을 증가시킬 수 있지만 삼첨판을 가로지르는 팽만 및 역류 흐름이 악화됨에 따라 수축성이 악화되고 추가 팽만은 결국 좌심실 이완기 충만을 방해한다. 심박출량은 이 시점에서 빈맥에 의해서만 유지되며 우심실의 후부하의 추가 증가 또는 우심실의 추가 용적 부하가 우심실을 너무 멀리 밀어 심정지를 초래할 수 있다. 고탄산혈증, 무기폐, 저산소혈증은 모두 독립적으로 폐혈관 저항을 증가시키고, 양압은 종종 심혈관 허탈 지점까지 우심실 후부하를 증가시킬 수 있다.
- Acidosis(산증): 중증의 대사성 산혈증은 삽관 중 보상적 환기 중단 또는 삽관 후 타의 추종을 불허하는 폐포 환기 요건으로 pH를 추가로 감소시켜 위험을 증가시킨다. 많은 환자가 삽관 중에 $Paco_2$를 증가시킬 수 있지만, 심각한 대사성 산증을 보상하려는 환자는 이 짧은 기간 동안 벼랑 끝에 몰릴 수 있다. 심각한 산증은 심장에 부정적인 수축성 영향을 미치고 쇼크 상태를 악화시키며, 악성 심실 부정맥을 유발할 수 있다.
- Saturation(포화): ARDS와 같은 공기공간 질환이 있는 중증의 환자는 적절하고 안전한 무호흡 기간을 제공하기 위해 하는 전산소화 능력에 한계가 있다. 전산소화는 안전한 무호흡 시기에 필요한 세 가지 요소인 탈질소화, 기능적 잔기 용량(FRC) 개선 및 환기/관류 불일치 감소를 중점을 두어야 한다. 호기말 산소(ETO_2) 모니터링은 최적의 탈질소화를 확인하는 데 도움이 될 수 있으며, 이는 꼭 맞는 마스크와 100% 플러시 유속 산소 또는 가온된 고유량 비강 산소(HFNO, 8장 참조)로 가장 잘 수행된다. 안전한 무호흡이 제한되거나 불가능한 환자의 경우 빠른 불포화의 가능성을 수용할 수 있도록 전략을 변경해야 한다.
- Hypotension/volume(저혈압/용량): 중환자는 여러 요인으로 인해 삽관 전후에 저혈압이 발생할 위험이 크다. 용적 고갈, 혈관마비 및 심근병증은 모두 비교적 쉽게 식별되며 삽관 전에 이를 해결하기 위한 조치를 취할 수 있다. 유도제와 양압에 대한 반응은 예측하기가 더 어려우며 전

자와 결합할 경우 비보상 상태를 촉진할 위험이 증가한다. 높은 쇼크 지수(SI)는 고위험 환자를 예측하는 데 도움이 되지만 낮은 SI가 반드시 안심할 수도 없다.

생리학적으로 어려운 기도를 위한 준비

해부학적 어려움(예: "LEMON", "ROMAN", "RODS" 및 "SMART" 니모닉, 2장 참조)을 평가한 후, 일반적으로 누가 후두경 검사, 삽관, 백-마스크 환기 및 구조 전략의 예측된 성공을 기반으로 빠른연속기관삽관(RSI)에 적격인지 또는 해부학적 문제에도 불구하고 RSI로 삽관을 강요당하는 사람을 알 수 있다(즉, 행동을 강요당함, 5장 참조). 기도의 해부학을 평가한 후 환자의 생리적 취약성을 삽관 중 대상 부전 가능성(예: "CRASH")에 대해 평가한다. 생리학적으로 평가한 후 다음 질문을 해결해야 할까?

- **생리 기능을 강화하고 전략(즉, RSI)을 진행하기 위해 무엇을 할 수 있습니까?** 예를 들어, 삽관 약물 선택, 위치 지정, 전산소 투여 조작 등
- **중재에 반응하지 않는 생리 때문에 전략을 변경해야 합니까?** 예를 들어, 불응성 저산소증 때문에 깨어 있는 삽관?

일반적인 계획이 결정되면 특정군에 대한 계획을 세울 수 있다.

생리학적으로 어려운 기도관리

산소화

전산소화의 목표는 환자가 무호흡 중에 산소 저장소를 만들고 산소포화도를 유지하는 것이다. 성공적인 전산소화는 세 가지 구성 요소에 따라 다르다. (i) 작업할 가스의 부피(FRC), (ii) 해당 가스를 산소로 대체(탈질소화)와 (iii) 폐 순환에 대한 해당 부피의 가용성(환기/관류[V/Q] 불일치 최소화) 단락(shunt). 필요한 요구 사항 중 하나 또는 조합의 이상은 후두경 검사, 삽관 및 기계환기 시작에 필요한 시간 목표를 제한한다. 예를 들어, 중증 ARDS 환자는 쉽게 탈질소화할 수 있지만 작은 부피의 FRC와 낮은 V/Q (high shunt)는 삽관에 사용할 수 있는 시간을 크게 줄인다. 높은 산소 소비량은 또한 산소 가 소비되는 속도를 증가시킨다. 이것은 주로 환자의 질병에 의해 유발되며 삽관 기간 동안 조작하기 어렵다. 산소포화도의 감소를 방지하는 것은 응급기도관리의 안전을 위한 중요한 단계다. 빨리 삽관해야 된다는 유혹으로, 스트레스가 많은 상황에서 "강제 행동"으로 삽관을 시도함으로써 저산소혈증과 '경주(racing)'하는 것은 불응성 저산소혈증 및 ARDS와 같은 많은 환자에게 위험하다. 운이 좋을 수도 있고, 시도하는 동안 산소 포화도가 심각하게 떨어지지 않았을 수도 있지만 RSI 약물에 의해 삽관 조건이 생성되기 전에도 급락할 수 있다. 폐순환을 통과하는 불포화 혈액이 손가락의 산소포화도 센서에 도달하기 때문에 시도 후에는 필연적으로 산소포화도가 떨어진다. 예상치 못한 지연이 발생하는 경우(예: 도전적이고 장기적인 후두경 검사) 서맥 정지로 전환되는 지점이 될 수 있다. 가장 안전한 옵션은 전산소화에 필요한 세 가지 변수를 최적화하는 것이다.

기능적 잔기 용량

무호흡 중에는 일회호흡이 없기 때문에 사용 가능한 가스 저장소는 호기 말에 폐에 존재하는 가스이며, 이를 기능적 잔기용량(FRC)라고 한다. 기능적 잔기용량은 키와 나이에 따라 다르다. 건강한 성인의 경우 기능적 잔기용량은 대략 25~30 mL/kg이므로 70 kg 성인의 경우 약 2 L가 된다. 폐포를 압축하거나 채우는 것은 기능적 잔기용량을 감소시킨다. 흉부 또는 복부 지방, 복수 또는 후기 임신 자궁은 모두 외부에서 폐포를 압박하는 반면 출혈, 폐렴, 부종 및 ARDS는 모두 내부에서 공기 공간을 제거한다. 폐렴 또는 저산소혈증의 다른 원인으로 삽관된 환자, 또는 복수, 후기 임신, 흉수 및 비만 환자에서 기능적 잔기용량은 종종 전산소화의 제한 요인이다. 이러한 경우 기능적 잔기용량을 증가시키기 위해 BOX 3-2를 고려한다.

BOX 3-2 전산소화를 위한 변수

제한 요인	인터벤션
기능 잔여 용량 감소	1. 환자를 똑바로 세우십시오. 2. 가용한 폐포(즉, Bi-PAP)를 모집한다.
탈질소	1. 비재호흡 마스크 또는 고유량 비강 캐뉼라를 통해 플러시 속도 산소를 사용한다. 2. 가능한 경우 ETO_2로 모니터링한다. 3. 환자가 무호흡 상태가 될 때까지 산소 공급원을 유지하십시오. 4. 흡인 위험이 낮은 환자에서 흡인 유도와 후두경 검사 사이에 조절된 백-마스크 환기. 5. 5~15 L/분의 표준 비강 튜브를 사용한 무호흡 산소화.
V/Q mismatch (shunt)	1. 고유량 비강 산소 또는 NIPPV로 호흡 작업을 줄이고 폐포를 모집한다. 2. 심각한 폐부종이 있는 환자에게는 이뇨제.

Bi-PAP, bi-level positive airway pressure; ETO_2, 호기말 산소; NIPPV, 비침습적 양압 환기.

탈질소화

기능적 잔기용량을 탈질소화하고 이를 산소로 대체하면 무호흡 중에 사용할 수 있는 산소의 잠재적인 양이 최대화 된다. 탈질소화는 환자가 폐쇄 회로 및 100% FiO_2에서 호흡하는 경우 3분 동안의 일회호흡량 호흡으로 또는 8회 폐활량 호흡으로 수행할 수 있다(정상 호흡률 및 일회호흡량으로 가정). 응급기도관리에서 폐쇄 회로는 거의 사용할 수 없으며 기존의 산소 요법을 사용하여 사용할 수 있는 대부분의 산소 공급원은 느슨하게 맞는 저장소백이 있는 비재호흡기 마스크가 포함된다. 저장소로 유입되는 산소가 일정하여 흡기 중에 사용할 수 있는 FiO_2와 양은 증가하지만, 환자가 생성한 흡기 유속은 비재호흡 마스크 주변의 실내 공기 유입으로 이어져 흡기 시 주변 공기와 혼입된다. 호흡 부전의 중증도에 따라 환자의 흡기 흐름이 종종 증가하므로 호흡 노력이 증가함에 따라 주변 공기 혼입이 악화된다. 그 결과 주변 실내 공기가 기능적 잔기용량을 희석시키고 FiO_2를 가장 많이 증가시켜야 하는 환자에서 이러한 희석의 심각도가 증가한다.

폐쇄 회로가 없을 때 주변 실내 공기의 혼입을 보상하는 가장 좋은 방법은 완전히 열린 밸브를 통해 "플러시 유량" 흐름을 사용하는 것이다(8장 및 20장 참조). 병원의 산소 시스템에 더 많은 압력이 가해질수록 더 높은 흐름이 플러시 속도로 달성된다. 플러시 속도는 90 L/min 이상으로 높을 수 있으며, 이는 개방 회로로 보충 산소를 호흡하는 높은 호흡 수요가 있는 중환자의 흡기 유량에 더 가깝게 근접할 수 있는 충분한 유량을 제공한다. 한 가지 중요한 고려 사항은 산소 공급원을 제거한 후, 임의의 자발 호흡이 빠른 재질소화를 초래할 수 있으므로 산소 공급원을 제거하기 전에 환자가 완전히 무호흡 상태여야 한다는 것이다.

탈질소화의 효과는 무호흡 중에 비인두에 지속적으로 산소를 공급함으로써 이론적으로 무한정 연장될 수 있다. 무호흡 또는 무호흡 산소화 동안 폐포 산소화를 유지하는 능력은 비인두와 폐포 사이의 압력 구배에 달려 있으며, 이는 적용되는 유량과 말초 산소 소비 속도와 연관이 있다. 성문 입구에서 폐의 가스 교환 부분으로의 이러한 산소의 수동 흐름은 "환기 질량 흐름"으로 알려져 있으며, 8장에서 자세히 설명한다. Vapotherm 또는 Optiflow와 같은 HFNO 시스템을 사용하여 수행되는 무호흡 산소화는 표준 비강 캐뉼라에서 10~15 L/min을 사용하는 무호흡 산소화보다 더 잘 수행될 것으로 예상된다. 무호흡 산소화는 안전한 무호흡 기간을 연장하고 첫 번째 시도 성공률을 높이는 것으로 나타났다(이차적으로 후두경 검사 시간이 더 길어짐). 탈질소화를 위한 개입은 **BOX 3-2**에서 찾을 수 있다.

환기/관류(V/Q) 불일치

기능적 잔기용량가 2 L이고 산소 소비량이 분당 250 mL인 완전 탈질소 환자는 몇 분 동안 안전한 무호흡을 해야 한다. 그러나 이를 위해서는 이 산소 저장소가 폐 순환에 완전히 이용 가능해야 한다. 중력으로 인해 폐에는 정상적인 환기/관류 차이가 있다. 즉, 정점은 관류보다 환기가 더 많고(사강) 기저부는 반대다(션트). 그러나 전체 환기/관류 불일치는 약 2%의 정상적인 션트 분율로 최소이며, 이는 완전히 탈질소화된 기능적 잔기용량가 폐 순환을 통과할 때 헤모글로빈을 재포화시키는 데 광범위하게 이용 가능함을 의미한다.

그러나 폐 간질 질환이 악화됨에 따라 폐포-동맥 기울기가 증가하고 환기/관류 불일치가 스펙트럼의 션트 끝 쪽으로 이동하며, 이는 최대 폐포 산소화가 여전히 달성될 수 있음에도 불구하고 헤모글로빈을 재포화하기 위해 폐포-모세혈관 계면에서 산소를 덜 이용할 수 있음을 의미한다. 응급실(ED) 환자의 경우, 환기/관류 불일치는 호기말 기도 양압(PEEP)으로 폐의 무기폐 영역을 확장하거나, 이뇨로 간질 부종을 줄이거나, 심인성 폐부종의 경우 심근 성능을 개선함으로써 개선될 수 있다. 중환자실(ICU)에서 종종 사용되는 흡입형 폐혈관확장제가 경우에 따라 도움이 될 수 있다. 때때로, 감소된 폐 순응도 및 영공 질병은 환기/관류 불일치를 개선하려는 노력에 불응한다. 이로 인해 완전히 탈질소화되었음에도 불구하고 사용 가능한 기능적 잔기용량가 작다.

각성상태의 삽관을 누구에게 해야 하나?

대부분의 난치성 사례에서 전산소화는 적절하게 이용 가능한 산소 저장소를 제공하지 못하며 허용 가능한 안전한 무호흡 시간이 불가능하다. 이러한 환자의 경우 지속적인 고유량 산소를 사용한 깨어 있는 삽관이 침습적 기계적 환기를 시작하기 위한 기도를 확보하는 가장 안전한 방법일 수 있다. 심각한 불포화반응 및 심정지의 위험은 깨어 있는 접근을 강력하게 고려해야 할 정도로 이러한 환자에서 상당히 높다. 비침습적 호흡 보조로 호전된 환자의 경우 결정이 더 어렵다. 모집 가능한 폐포가 모집된 저산소성 호흡부전 환자의 전산소화 과정이 끝나면 기능적 잔기용량가 가능한 한 최대화되고 완전히 탈질소화된 동맥혈 가스(ABG)로부터의 동맥 산소의 부분 압력(PaO_2)은 션트 정도에 대한 좋은 평가를 제공할 수 있다. PaO_2는 실질적으로 산소 전달에 기여하지 않지만, 이 경우 폐 순환에 대한 폐포의 산소 가용성을 나타내는 좋은 지표이며 따라서 안전한 무호흡 시간이다. 산소 포화도가 95%인 동일한 방법을 사용하여 전산소화한 두 명의 ARDS 환자를 비교해보자. 첫 번째 환자의 PaO_2는 220 mmH_2O이고 두 번째 환자의 PaO_2는 79 mmH_2O이다. 동일한 산소 포화도에도 불구하고 두 번째 환자의 산소 저장소는 헤모글로빈을 재포화시키는 데 훨씬 적고 유도 시 빠르게 불포화될 가능성이 매우 높다.

산소 발생 전 단계를 어떻게 전략화할까?

응급 삽관 중에는 RSI 중 환자의 안전을 위해 안전한 무호흡이 가장 중요하기 때문에 사전 산소화는 가장 중요한 유도 전단계이다. 탈질소화는 ETO_2를 측정하여 쉽게 정량화할 수 있지만 환자의 총 산소 보유량(FRC)은 측정하기 어렵고 위에서 언급한 것처럼 산소 포화도는 일부만 반영한다. ABG 샘플링과 관련된 전략은 종종 ICU에서 수행되지만 저산소혈증이 악화되는 응급실 환자에게는 비실용적이고 논리적으로 어려울 수 있다. 실제로 환자를 전산소화의 용이성에 따라 세 가지 범주 중 하나로 분류하는 것이 도움이 될 수 있다. 기본 접근 방식은 환자를 똑바로 세우거나 역 트렌델렌버그 자세로 놓고 플러시 속도 산소를 사용하는 비재호흡 마스크와 함께 표준 비강 캐뉼라를 적용하는 것이다. 포화도가 94% 미만이면 상당한 폐내 션트가 있으며 환자는 션트 비율을 줄이고 SaO_2를 개선하기 위해 HFNO 또는 Bi-PAP (bi-level positive airway pressure)로 전환해야 한다. 이 환자들에서 포화도가 개선되더라도 총 산소 보유량과 안전한 무호흡 기간은 알려져 있지 않았다. HFNO 또는 Bi-PAP에서 전산소화하는 동안 일시적으로 안정화되고 ABG를 쉽게 얻을 수 있는 경우, PaO_2:FiO_2 비율은 개선된 포화에도 불구하고 누가 RSI로 위험한 불포화 위험에 처해 있는지 임상의에게 알려줄 수 있다. PaO_2:FiO_2 비율이 100 이하의 상황은 매우 위험한 상황을 나타내며 깨어 있는 접근 방식이 선호된다. 비침습적 양압 환기(NIPPV) 또는 HFNO에도 불구하고 환자가 94% 미만으로 유지되는 경우 RSI 동안 치명적인 저산소혈증이 발생하고 진정제 및 신경근 차단제가 효과를 발휘하기 전에도 분명할 수 있다. 유사하게, 이러한 환자들은 각성 기법을 사용하여 삽관하는 것이 가장 좋다(24장 참조).

혈류역학

혈류역학적 문제는 응급실 또는 집중치료실에서 삽관이 필요한 환자에게 위험의 정점으로 부상했다. 최근의 29개국에서 진행된 세계적인 연구에서, 10% 미만의 환자들이 혈류역학적 불안정성으로 삽관되었지만, 삽관의 결과로 거의 절반이 혈류역학적 불안정성이 발생했다. 따라서 환자의 삽관 전 혈류역학적 관리는 응급기도관리를 위한 전산소화만큼이나 중요하다. 불행하게도 혈류역학적 장애는 저산소혈증과 같거나 그 이상으로 복잡하다. 가장 중요한 목표는 종종 제한되거나 예비력이 없는 환자를 무호흡 및 후두경 검사를 통해 양압환기(PPV_로 안전하게 전환하는 것이다. 이를 달성하기 위해 우리는 교감계의 자극을 무디게 하고 종종 그들 자신의 혈류역학적 결과를 갖는 약물을 가장 일반적으로 사용한다. 환자 3명 중 1명이 심혈관 허탈을 겪고 30명 중 거의 1명이 심장 마비를 겪는 상황에서 응급기도관리에는 삽관 전후의 혈류역학의 관리가 포함되어야 한다.

혈류역학 최적화에 대한 증거는 활력징후 임계값 또는 삽관기 기간에 대한 표준화된 정의의 부족으로 인해 문제가 되고 있다. 이러한 한계에도 불구하고 관찰 데이터에 따르면 삽관 전 쇼크 지수(SI, 심박수/수축기 혈압), 고령, 저혈압, 쇼크, 호흡 부전에 대한 삽관 및 더 높은 중증도 질병(APACHE) 점수는 모두 높은 삽관 후 심혈관 허탈의 가능성과 관련된 요인임을 나타내었다. 위중한 환자가 삽관을 필요로 하는 한 저혈압 비율을 줄이기 위한 다양한 방법이 시도되거나 논의되었다. 초기에 티오펜탈과 관련된 저혈압을 극복하기 위해 환자에게 사용되었다. 에토미데이트(etomidate)와 케타민(ketamine)은 20년 동안 논쟁이 되어 왔다. Bolus-dose 혈압상승제 및 수액 소생술 전략이 이러한 개입에 대한 결정적인 증거 없이 제안되고 논의되었다. 소생술은 수술 전후 기간에 번들의 일부로 사용될 때 합병증을 줄이는 것으로 나타났다. 외상 환자의 삽관 전 혈액 제제도 결과를 개선하는 것으로 나타났다. 불행하게도, 이러한 것들은 중 어느 것도 재현 가능한 것이 없으며, 이는 각 환자에 대한 개인화가 필요한 복잡한 병태생리학적 장애를 보여준다.

이 복잡한 환경을 설명하기 위해 다음의 예를 고려한다. 중증 ARDS 환자다. "산소화" 섹션에 설명된 바와 같이 기능적 잔기용량의 손실을 초래하는 중요한 공역(airspace) 질환이 있다. 이는 환기/관류 비율을 악화시켜 사전 산소화를 더욱 어렵게 만들 뿐만 아니라 폐혈관 저항을 증가시키고 우심실의 부담을 증가시킨다. 무호흡 중에 발생하는 모든 고탄산혈증 또는 저산소혈증은 폐혈관 저항을 추가로 증가시킬 수 있으며, 유도제로 유도된 정맥확장 또는 심근 억제 또는 양압으로 인한 전부하 감소가 추가되면 급격한 심혈관 허탈로 이어질 수 있다. 혈관마비는 삽관 기간 동안 나타나는 부정적인 혈역학 효과에 기여하는 주요 요인이며 쉽게 측정하거나 적절하게 해결되지 않을 수 있다. 또한, 유도제 및 혈관작용 약물의 선택은 이러한 요인에 추가된다. 이러한 요인 중 어느 것이든 취약하고 위독한 환자의 심혈관 허탈에 책임이 있을 수 있다. 따라서 이러한 동적 심폐 변화는 예측, 이해 및 최적화하기가 어렵다. 단계별 혈류역학적 접근법을 제안한다.

단계적 혈류역학 전략

삽관 후 심혈관 허탈을 유발하기 위해 공모할 수 있는 많은 요인이 있다. 따라서 삽관 전 혈역학 평가 또는 소생술에 대한 천편일률적인 접근법은 없다. 근본적인 병리생리학의 문제를 제거할 수 있는 단일 유도제는 없으며 삽관 주위 악화를 제거할 수 있는 승압제는 없다. 용적 고갈, 혈관 마비, 심실 성능, 유도제의 혈역학 효과 및 PPV는 모두 신중하게 고려해야 하는 중요한 요소다. 응급기도관리와 함께 단계별 혈역학 전략으로 이어질 수 있는 몇 가지 개념이 있다.

1. **완전한 체적 손실**: 대부분의 중환자는 체액 또는 혈액 손실, 감지할 수 없는 손실 또는 체액 이동을 통해 체액이 고갈된다. 따라서 대부분의 환자는 어떤 형태로든 수액 소생술을 필요로 한다. 용적 반응성 또는 용적 허용 오차를 평가하는 방법은 이 장의 범위를 벗어난다. 그러나 두 가지 모두를 평가하는 방법을 쉽게 사용할 수 있고 쉽게 수행할 수 있다. 체액 반응 가능성

이 있는 환자의 경우 수액 소생술을 시행해야 한다. 체액의 종류와 양은 기본 병태생리학 및 중증도에 따라 달라진다. 목표는 순환 스트레스 볼륨을 증가시키는 것이다. 스트레스 용적은 혈관벽에 압력을 가하여 혈압, 심박출량 및 산소 전달에 기여하는 순환 용적이다. 심박출량이나 혈압을 증가시키지 않는 수액 소생술은 고용량 정맥 시스템에 저장되는 볼륨인 스트레스가 없는 볼륨의 원인이 되고 있다.

2. **스트레스를 받지 않는 용적 및 혈관 마비 감소**: 증가된 심박출량에 기여하지 않는 체액 덩어리는 스트레스를 받지 않은 부피로 저장된 체액이다. 또한 혈관확장 유도제는 응력을 받은 부피를 응력을 받지 않은 부피로 변환한다. 따라서 수액 소생술에 반응하지 않는 환자는 혈관수축, 특히 정맥수축으로 스트레스를 받지 않는 부피를 줄이기 위해 승압제 주입을 시작해야 한다.

   심박수/수축기 혈압 ≥0.8인 환자는 삽관 후 저혈압이 발생할 위험이 높다. 심박수/수축기 혈압와 함께 평가할 때 100회의 심박수 및 100 mmHg의 수축기 혈압과 같이 알람경고가 울리지 않는 개별 활력 징후는 매우 우려할 수 있다. 이 환자는 심박수/수축기 혈압가 1이고 삽관 기간 동안 위험한 상태로 진행 가능성이 매우 높다. 이러한 환자는 심근 기능 저하 또는 혈관확장의 위험이 있으며 대상 부전 발생 후 이를 해결하기 위해 일시 용량 승압제에 의존하기보다는 삽관 전에 인라인 연속 승압기로 시작해야 한다.

3. **심실 성능 향상**: 수액 소생술 및 승압기 후, 다음 원칙은 진정(induction) 및 PPV로 보상되지 않는 좌심실 또는 우심실 기능 장애가 있는지 확인하는 것이다. 노르에피네프린과 같은 승압제에도 불구하고 빈약한 심실 수축력은 도부타민이나 밀리논과 같은 근수축제로 보강해야 할 수 있다. 일부 경우(예: 제한적 생리)에서 좌심실은 승압제보다 후부하 감소 및 수축제의 사용이 필요할 수 있다.

4. **유도제의 효과 완화**: RSI에 사용되는 모든 유도제는 바람직하지 않은 혈역학적 결과를 나타낸다. 첫 번째 삽관의 성공 가능성을 최대화하려면 환자의 삽관 조건 최적화와 균형을 이루어야 한다. RSI에 필요한 용량에서 프로포폴과 미다졸람은 정맥 확장을 유발하여 전부하와 혈압을 모두 감소시킨다. 에토미데이트는 혈역학적으로 중립적인 약물로 간주되지만 최근 증거에 따르면 에토미데이트는 동맥 탄성을 감소시켜 저혈압을 유발할 수 있다. 케타민은 간접적인 교감신경흥분 효과가 있지만 직접적인 심근억제제다. 어떤 환자는 교감신경흥분 효과 반응이 나타날 수도, 다른 환자는 주로 심근 억제가 발생 할 수도 있다. 최근 연구 자료에 따르면 교란요인과 성향 일치를 통제하는 경우에도 케타민이 에토미데이트보다 삽관 후 저혈압과 더 많이 관련이 있는 것으로 나타났다. 유도제 선택은 위의 2단계와 3단계에서 선택한 사항에 영향을 미치며 그 반대도 마찬가지다. 사용된 유도제에 관계없이 혈역학적 불안정 환자에게는 감소된 용량을 사용해야 한다.

5. **우심실 보호**: 우심실 부전 환자는 우심실에 초점을 둔 소생술 및 삽관을 받아야 한다. "우심실 죽음의 나선형"은 우심실 수축기 기능 감소를 포함하여 좌심실 충만을 감소시키는 우심실 압

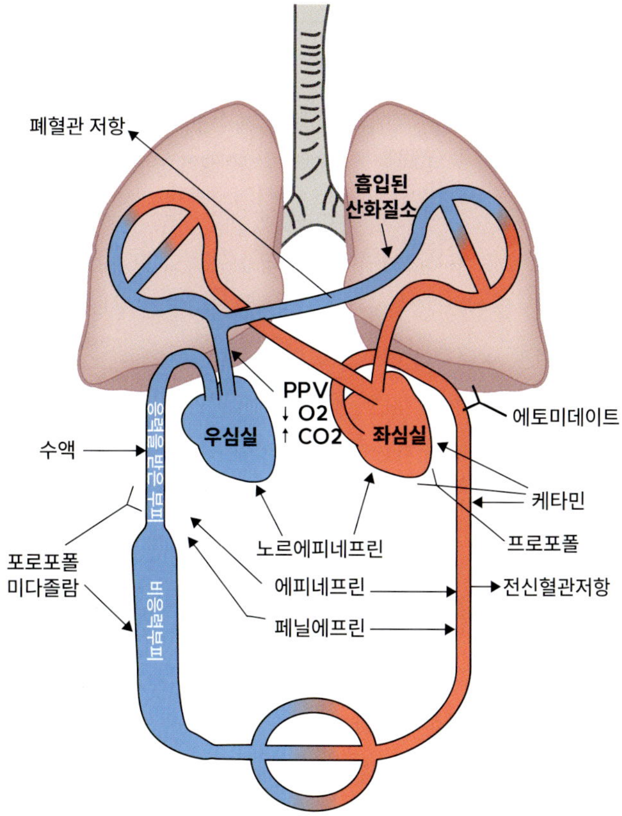

그림 3-1. 삽관 중 혈역학에 영향을 미치는 요인. 호흡 요인에는 모두 폐 혈관 저항과 우심실(RV) 후부하를 증가시키는 양압 환기(PPV), 불포화 또는 고칼슘혈증의 효과가 포함되는 반면, 흡입된 산화질소(iNO)는 폐 순환을 확장하고 RV 후부하를 감소시킨다. 수액은 종종 스트레스 볼륨을 증가시킬 수 있는 반면 진정제는 다양한 효과를 나타낸다. 프로포폴과 미다졸람은 응력(stressed)을 받는 부피를 감소시켜 비응력(unstressed) 부피를 증가시키고 전부하를 감소시킬 수 있다. 에토미데이트는 동맥 탄성을 감소시켜 저혈압을 유발할 수 있다. 프로포폴은 동맥 확장 및 좌심실(LV) 수축력 저하를 유발할 수 있는 반면, 케타민은 간접적인 교감신경흥분 효과를 통해 동맥 수축 및 좌심실 수축 증가를 유발하거나 심근 억제 효과를 통해 좌심실 억제를 유발할 수 있다. 승압제는 효능 및 수용체에 따라 심혈관계에 영향을 미친다.

력/용적 과부하로 이어지는 우심실 수축기 기능 감소, 심박출량 감소 및 저혈압 악화로 인해 우심실 기능이 추가로 감소될 수 있다. 삽관은 무기폐, 환기/관류 불일치, 무호흡과 함께 발생하는 저산소혈증 및 고탄산혈증으로 인해 발생하는 폐혈관 저항의 증가로 인해 우심실에 최종적인 손상을 줄 수 있다. 또한 양압환기로 인한 우심실 후부하의 증가는 매우 해로울 수 있으며 삽관 후 저혈압 또는 심정지까지 초래할 수 있다. 우심실 부전 환자는 궁극적으로 우심실의 후부하를 줄이기 위해 폐 혈관 확장제가 필요할 수 있다. 응급실에서의 핵심 단계는 위험에 처한 환자(예: 큰 폐색전으로 인한 폐쇄성 쇼크)를 인식하고 노르에피네프린을 시작하여 평균 동맥압을 높이고 관상동맥 관류압 및 우심실의 수축성을 유지하는 것이다.

산증의 복합적인 요인

대사 이상은 호흡기 및 심혈관계에 광범위하고 다양하며 복잡한 영향을 미친다. 대사성 산증은 이러한 이상들 중에서 가장 문제가 되는 것이다. 경증의 대사성 산증이 심박출량을 적당히 증가시킬 수 있지만, 심근 산소 요구량 증가와 부정맥 경향 증가라는 대가를 치르게 된다. 중증의 대사성 산증은 심근 기능 저하를 초래한다. 순환하는 카테콜라민에 대한 심근 반응의 둔화 또한 중요한 요인이다. 대사성 산증에 대한 반응으로 카테콜아민이 방출되면 동맥 수축이 발생하여 다시 빈맥, 충전 시간 단축 및 부정맥이 발생할 수 있다. 중증의 대사성 산증 환자들이 생명과 거의 양립할 수 없는 pH를 유지하기 위해 폐포 환기를 극대화할 때, RSI로 인한 무호흡증은 종종 $Paco_2$가 빠르게 상승하여 pH가 급락할 수 있기 때문에 심정지로 가는 균형을 깨뜨리는 극적인 변화의 시작점이 될 수 있다. 이러한 환자들에게 RSI를 시행하기 전에 가능한 한 대사성 산증의 근본적인 원인을 치료하고, 환자가 pH 강하를 견딜 수 있다고 확신하고, 환자의 현재 폐포 환기가 기계환기와 일치할 수 있는지 확인해야 한다.

어떤 이에게 각성상태에서의 삽관을 해야 하나?

저산소혈증과 마찬가지로 일부 환자는 혈역학으로 또는 산혈증으로 취약한 상태이어서 이를 적절하게 대처 될 수 없기 때문에 삽관에 대한 유일한 안전한 경로는 각성상태로 깨어 있는 삽관 접근법이다. 이것은 진정유도제 및 신경근 차단제와 관련된 혈류역학 효과 및 폐포 환기에 대한 효과를 피한다.

또한 각성 삽관을 통해 양압환기보다 점진적으로 전환할 수 있다. 이러한 경우 자발 환기와 관련된 심폐 안전을 위해 후두경 검사의 첫 시도 성공의 안전성을 희생해야 한다.

TIPS AND PEARLS

- 환자는 삽관 전 평가 중에 생리학적으로 어려운 기도에 대해 평가되어야 하며 삽관 전 계획에 완화 전략이 통합되어야 한다.
- 생리학적으로 어려운 기도는 우심실 부전 또는 중증 대사성 산증과 같이 앞의 두 가지 가능성을 높이는 요인뿐만 아니라 급속한 불포화의 위험과 심혈관 허탈의 위험이라는 두 가지 큰 요인으로 생각할 수 있다.
- 빠른 불포화와 관련된 요인에는 기능적 잔기용량 크기 감소, 탈질소화 제한, 생리학적으로 오른쪽에서 왼쪽 단락 증가 또는 말초 산소 소모 증가 등이 포함된다.
- 전산소화는 완전한 탈질소, 사용 가능한 공역 확보, 환기/관류 불일치 감소를 목적으로 세심하게 수행해야 한다. 전산소 투여에 반응하지 않는 환자의 경우 자발 환기를 유지하기 위해 각성 접근법을 강력하게 고려해야 한다.
- 심혈관 허탈은 예측 및 예방이 어려운 경우가 많으며 심혈관 허탈과 관련된 요인에는 혈관 확장을 증가시키는 요인과 심박출량을 감소시키는 요인이 포함된다. 중환자의 심혈관 허탈 위험을 최소화하기 위해서는 수액 소생술, 승압제 및 수축 촉진제 사용, 우심실의 기능 지원을 포함하는 단계적 진행이 필요하다.

근거가 되는 연구

생리학적으로 어려운 기도에 대한 증거는 무엇인가?

응급실과 집중치료실에서 진행된 응급기도관리에 대한 대부분의 연구는 삽관 주위 심정지 비율이 1~4% 사이인 것으로 나타났다.[1-3] 환자가 삽관 전에 저산소증 또는 저혈압인 경우(즉, 생리적으로 어려운 기도) 저산소증도 저혈압도 아닌 환자의 심정지 확률이 거의 6배로 조정되었다. 중환자의 경우 기도가 막히면 절반이 생명을 위협하는 합병증을 앓는다.[3,4] 그러나 중환자의 위험은 두 번째 시도에서 가장 크게 증가한다.[3,5,6] 가장 우려되는 점은 출판된 문헌에서 첫 번째 시도 성공률이 증가했음에도 불구하고 합병증 비율은 놀라울 정도로 높다는 것이다. Sakles 등, Hypes 등, De Jong 등은 모두 첫 시도 성공률이 14~30% 사이인 환자에서 대부분 저산소혈증과 저혈압과 같은 합병증 발생률을 보고했다.[5-8] Russotto 등은 최근 관찰 결과를 발표했다. 29개 국가의 중환자를 대상으로 삽관을 실시한 연구에서 환자의 95%가 한두 번의 시도로 삽관에 성공했음에도 불구하고 환자의 절반이 여전히 생명을 위협하는 합병증을 경험한 것으로 나타났다.[4] Pacheco 등은 해부학적으로 또는 생리학적으로 어려운 기도 특성은 합병증 없이 첫 번째 시도 성공률을 10%(92%에서 82%), 둘 다 존재할 때 추가로 12%(82%에서 70%) 감소시켰다.[9] 합병증 없이 첫 번째 시도 성공에 대한 조정된 교차비는 둘 중 하나가 있을 때 거의 동일했고(해부학적으로 어려운 기도 특성이 있는 경우 0.37, 생리학적으로 어려운 기도 특성이 있는 경우 0.36) 둘 다 있을 때 0.19에 불과했다. 전반적으로 출판된 문헌의 데이터는 생리학적으로 어려운 기도가 예상되는 어려운 후두경 검사와 동일한 정도로 신중한 평가 및 계획이 필요한 환자에게 뚜렷한 위험 원인임을 뒷받침한다.

불포화의 위험 요소는 무엇인가?

McKown 등은 불포화에 대한 독립적인 위험 요인을 결정하기 위해 무작위 임상 시험에 등록한 환자를 평가했다.[10] 그들은 다음과 같은 독립적인 위험 요인을 확인했다: 삽관의 적응증으로 저산소증 호흡 부전(OR 2.70), 유도 시 낮은 산소 포화도(1% 증가당 OR 0.92[95% 이상]), 젊은 연령(1년 증가당 OR 0.97), 더 높은 체질량 지수(1 kg/m^{2}당 OR 1.03[23 kg 초과]), 인종(백인 대 흑인의 경우 OR 4.58) 및 시술자 경험(삽관 <100회인 경우 OR 2.83).

저혈압의 위험 요인은 무엇인가?

상승된 SI는 삽관 후 저혈압의 특정하지만, 둔감한 지표로 일관되게 나타났다.[10-16] 최근 3건의 연구에서 심혈관 허탈의 독립적인 예측 인자에는 고령, 삽관 전 저혈압 또는 쇼크, 호흡 부전을 위한 삽관, 삽관 전 더 높은 APACHE 점수가 포함되는 것으로 나타났다.[15,17-19] 즉, 삽관이 필요한 호흡 부전 환자는 불포화 상태와 심혈관 허탈의 위험이 매우 높다.

보다 더 적절한 전산소화 방법에 대한 근거는 무엇인가?

전산소화에 대한 근거를 해석하는 것은 어렵다. 첫째, PreVent 시험은 유도 후 후두경 검사 전의 마스크 환기가 심각한 저산소증 비율을 23%에서 11%로 감소시키는 것으로 나타났다. 거의 50%의 합병증 발생률을 입증한 INTUBE 연구는 환자의 63%가 백-밸브-마스크 환기로 전산소화되었음을 보여주었다. 백-밸브-마스크와 비교하여 저산소증 환자에서 NIPPV를 사용한 전산소화는 불포화 현상이 더 적었다.[20] Vourc'h 등은 HFNO를 연구하여 어려운 삽관 비율이 HFNO 그룹에서 1.6%, 안면마스크 그룹에서 7.1%라고 보고했지만 통계적으로 유의하지는 않았다.[22] 연구는 일반적으로 무호흡 지속시간을 평가하지 않고, 대신 성공률을 평가하며, 정의 및 환자 모집단의 상당한 이질성으로 어려움을 겪고 있다. 그러나 HFNO는 일반적으로 적어도 안면 마스크 전산소화[22-25]만큼 성공률이 좋은 것으로 보이지만 무호흡 산소화를 제공하기 위해 계속 유지 할 수 있다는 추가 이점이 있으며 안면 마스크와 비교하여 불포화를 방지하고 안전한 무호흡 시간을 연장하며 그리고 불포화의 정도를 제한한다.[21-23,25-31] Miguel-Montanes 등은 HFNO가 80% 미만의 탈포화를 예방하는 독립적인 예측인자임을 발견했다(조정 교차비[aOR] 0.14).[27] RSI를 겪고 있는 가장 심각한 저산소혈증 환자에서 NIPPV는 최고의 전산소화를 제공할 수 있다.[24,25,31] 그러나 HFNO는 무호흡 산소화를 위해 제자리에 남아 있을 수 있으며 약간의 이점을 제공할 수 있다. 최근 연구에서 NIPPV는 불포화도가 더 낮았지만, NIPPV로 전산화된 환자의 13%가 70% 미만으로 불포화되었지만 HFNO 환자 중 누구도 70% 미만으로 불포화되지 않았다.[22]

소생의 근거는 무엇인가?

Jaber 등은 삽관 번들에 포함될 때 소생술이 ICU의 합병증을 상당히 감소시킨다는 사실을 발견했다.[32] 그러나 복제는 어려운 것으로 판명되었다. 삽관이 필요한 저혈압이 없는 환자를 대상으로 한 무작위 대조 시험에서 500 mL 크리스탈로이드 주입은 혈역학 허탈 가능성을 감소시키지 않았다.[33] 수술실 유도 전 수액 최적화에 대한 무작위 대조 시험에서도 결과에 차이가 없었고, 환자의 $^1/_3$이 목표 지향 최적화와 관계없이 유도 15분 이내에 승압제를 사용했다.[34] 그러나 외상 환자의 경우 삽관 전 혈액 제제 기반 소생술은 부상당한 전투 부대원에서 저혈압, 심정지 및 사망률의 발생률을 감소시켰다.[35]

유도제에 대한 증거는 무엇인가?

최근 연구에 따르면 에토미데이트의 저혈압은 감소된 동맥 탄성을 통해 매개될 수 있으며 유도 후 동맥 확장을 유발한다.[36] NEAR (National Emergency Airway Registry) 데이터베이스를 사용한 최근의 관찰 연구에 따르면 케타민은 에토미데이트에 비해 성향 일치 및 혼란 요인에 대한 수정 후에도 저혈압 발생률이 더 높은 것으로 나타났다. 이는 일본의 유사한 연구와 반대되는 결과였다.[39] 집중치료실에서의 최근 연구에 따르면 에토미데이트와 케타민은 유사한 결과를 보였고 둘 다 진정제인 프로포폴보다 더 나쁜 것으로 나타났다.[40,41]

참고문헌

1. De Jong A, Rolle A, Molinari N, et al. Cardiac arrest and mortality related to intubation procedure in critically ill adult patients: a multicenter cohort study. *Crit Care Med.* 2018;46:532-539.
2. Heffner AC, Swords DS, Neale MN, et al. Incidence and factors associated with cardiac arrest complicating emergency airway management. *Resuscitation.* 2013;84:1500-1504.
3. April MD, Arana AA, Reynolds JC, et al. Peri-intubation cardiac arrest in the Emergency Department: a National Emergency Airway Registry (NEAR) study. *Resuscitation.* 2021;162:403-441.

4. Russotto V, Myatra SN, Laffey JG, et al. Intubation practices and adverse peri-intubation events in critically ill patients from 29 countries. *JAMA*. 2021;325:1164-1172.
5. De Jong A, Molinari N, Terzi N, et al. Early identification of patients at risk for difficult intubation in the intensive care unit: development and validation of the MACOCHA score in a multicenter cohort study. *Am J Respir Crit Care Med.* 2013;187:832-839.
6. Hypes C, Sakles J, Joshi R, et al. Failure to achieve first attempt success at intubation using video laryngoscopy is associated with increased complications. *Intern Emerg Med.* 2017;12:1235-1243.
7. Sakles JC, Chiu S, Mosier J, et al. The importance of first pass success when performing orotracheal intubation in the emergency department. *Acad Emerg Med.* 2013;20:71-78.
8. De Jong A, Rolle A, Pensier J, et al. First-attempt success is associated with fewer complications related to intubation in the intensive care unit. *Intensive Care Med.* 2020;46:1278-1280.
9. Pacheco GS, Hurst NB, Patanwala AE, et al. First pass success without adverse events is reduced equally with anatomically difficult airways and physiologically difficult airways. *West J Emerg Med.* 2021;22:360-368.
10. McKown AC, Casey JD, Russell DW, et al. Risk factors for and prediction of hypoxemia during tracheal intubation of critically ill adults. *Ann Am Thorac Soc.* 2018;15:1320-1327.
11. Heffner AC, Swords D, Kline JA, et al. The frequency and significance of postintubation hypotension during emergency airway management. *J Crit Care.* 2012;27:417.e9-417.e13.
12. Heffner AC, Swords DS, Nussbaum ML, et al. Predictors of the complication of postintubation hypotension during emergency airway management. *J Crit Care.* 2012;27:587-593.
13. Green RS, Turgeon AF, McIntyre LA, et al. Postintubation hypotension in intensive care unit patients: a multicenter cohort study. *J Crit Care.* 2015;30:1055-1060.
14. Perbet S, De Jong A, Delmas J, et al. Incidence of and risk factors for severe cardiovascular collapse after endotracheal intubation in the ICU: a multicenter observational study. *Crit Care.* 2015;19:257.
15. Trivedi S, Demirci O, Arteaga G, et al. Evaluation of preintubation shock index and modified shock index as predictors of postintubation hypotension and other short-term outcomes. *J Crit Care.* 2015;30:861.e1-861.e7.
16. Smischney NJ, Kashyap R, Khanna AK, et al. Risk factors for and prediction of post-intubation hypotension in critically ill adults: a multicenter prospective cohort study. *PLoS One.* 2020;15:e0233852.
17. Smischney NJ, Demirci O, Diedrich DA, et al. Incidence of and risk factors for post-intubation hypotension in the critically ill. *Med Sci Monit.* 2016;22:346-355.
18. Halliday SJ, Casey JD, Rice TW, et al. Risk factors for cardiovascular collapse during tracheal intubation of critically III adults. *Ann Am Thorac Soc.* 2020;17:1021-1024.
19. Kim JM, Shin TG, Hwang SY, et al. Sedative dose and patient variable impacts on postintubation hypotension in emergency airway management. *Am J Emerg Med.* 2019;37:1248-1253.
20. Lee K, Jang JS, Kim J, et al. Age shock index, shock index, and modified shock index for predicting postintubation hypotension in the emergency department. *Am J Emerg Med.* 2020;38:911-915.
21. Baillard C, Fosse JP, Sebbane M, et al. Noninvasive ventilation improves preoxygenation before intubation of hypoxic patients. *Am J Respir Crit Care Med.* 2006;174:171-177.
22. Vourc'h M, Asfar P, Volteau C, et al. High-flow nasal cannula oxygen during endotracheal intubation in hypoxemic patients: a randomized controlled clinical trial. *Intensive Care Med.* 2015;41: 1538-1548.
23. Besnier E, Guernon K, Bubenheim M, et al. Pre-oxygenation with high-flow nasal cannula oxygen therapy and non-invasive ventilation for intubation in the intensive care unit. *Intensive Care Med.* 2016;42:1291-1292.
24. Doyle AJ, Stolady D, Mariyaselvam M, et al. Preoxygenation and apneic oxygenation using transnasal humidified rapid-insufflation ventilatory exchange for emergency intubation. *J Crit Care.* 2016;36:8-12.
25. Bailly A, Ricard JD, Le Thuaut A, et al. Compared efficacy of four preoxygenation methods for intubation in the ICU: retrospective analysis of McGrath Mac Videolaryngoscope versus Macintosh Laryngoscope (MACMAN) trial data. *Crit Care Med.* 2019;47:e340-e348.
26. Frat JP, Ricard JD, Quenot JP, et al. Non-invasive ventilation versus high-flow nasal cannula oxygen

therapy with apnoeic oxygenation for preoxygenation before intubation of patients with acute hypoxaemic respiratory failure: a randomised, multicentre, open-label trial. *Lancet Respir Med.* 2019;7:303-312.

27. Miguel-Montanes R, Hajage D, Messika J, et al. Use of high-flow nasal cannula oxygen therapy to prevent desaturation during tracheal intubation of intensive care patients with mild-to-moderate hypoxemia. *Crit Care Med.* 2015;43:574-583.
28. Simon M, Wachs C, Braune S, et al. High-flow nasal cannula versus bag-valve-mask for preoxygenation before intubation in subjects with hypoxemic respiratory failure. *Respir Care.* 2016;61: 1160-1167.
29. Mir F, Patel A, Iqbal R, et al. A randomised controlled trial comparing transnasal humidified rapid insufflation ventilatory exchange (THRIVE) pre-oxygenation with facemask pre-oxygenation in patients undergoing rapid sequence induction of anaesthesia. *Anaesthesia.* 2017;72:439-443.
30. Raineri SM, Cortegiani A, Accurso G, et al. Efficacy and safety of using high-flow nasal oxygenation in patients undergoing rapid sequence intubation. *Turk J Anaesthesiol Reanim.* 2017;45:335-339.
31. Lodenius A, Piehl J, Ostlund A, et al. Transnasal humidified rapid-insufflation ventilatory exchange (THRIVE) vs. facemask breathing pre-oxygenation for rapid sequence induction in adults: a prospective randomised non-blinded clinical trial. *Anaesthesia.* 2018;73:564-571.
32. Guitton C, Ehrmann S, Volteau C, et al. Nasal high-flow preoxygenation for endotracheal intubation in the critically ill patient: a randomized clinical trial. *Intensive Care Med.* 2019;45:447-458.
33. Jaber S, Jung B, Corne P, et al. An intervention to decrease complications related to endotracheal intubation in the intensive care unit: a prospective, multiple-center study. *Intensive Care Med.* 2010;36:248-255.
34. Janz DR, Casey JD, Semler MW, et al. Effect of a fluid bolus on cardiovascular collapse among critically ill adults undergoing tracheal intubation (PrePARE): a randomised controlled trial. *Lancet Respir Med.* 2019;7:1039-1047.
35. Khan AI, Fischer M, Pedoto AC, et al. The impact of fluid optimisation before induction of anaesthesia on hypotension after induction. *Anaesthesia.* 2020;75:634-641.
36. Emerling AD, Bianchi W, Krzyzaniak M, et al. Rapid sequence induction strategies among critically injured U.S. Military during the Afghanistan and Iraq conflicts. *Mil Med.* 2021;186:316-323.
37. Abou AO, Fischer MO, Carpentier A, et al. Etomidate-induced hypotension: a pathophysiological approach using arterial elastance. *Anaesth Crit Care Pain Med.* 2019;38:347-352.
38. April MD, Arana A, Schauer SG, et al. Ketamine versus etomidate and peri-intubation hypotension: a National Emergency Airway Registry study. *Acad Emerg Med.* 2020;27:1106-1115.
39. Mohr NM, Pape SG, Runde D, et al. Etomidate use is associated with less hypotension than ketamine for emergency department sepsis intubations: a NEAR cohort study. *Acad Emerg Med.* 2020;27:1140-1149.
40. Ishimaru T, Goto T, Takahashi J, et al. Association of ketamine use with lower risks of post-intubation hypotension in hemodynamically-unstable patients in the emergency department. *Sci Rep.* 2019;9:17230.
41. Wan C, Hanson AC, Schulte PJ, et al. Propofol, ketamine, and etomidate as induction agents for intubation and outcomes in critically ill patients: a retrospective cohort study. *Crit Care Explor.* 2021;3:e0435.

CHAPTER 4

실패한 기도의 식별

(Identification of the Failed Airway)

Calvin A. Brown III | 노지영

서론

실패한 기도는 삽관 방법이 실패하고 스스로 가스 교환을 할 수 없는 환자에게 가스 교환이 실패할 때 존재한다. 실패한 기도 상황은 시술자가 특정한 기도관리방식을 택하여 시행할 때(예: 빠른연속기관삽관[RSI]), 해당 방법에 의한 삽관법이 성공하지 못할 것임을 인식하여 즉시 구조적 조치를 시작해야 하는 경우에 발생한다. 돌이켜보면 확실히 실패한 기도는 삽관이 어렵거나 불가능한 것으로 판명되었기 때문에 어려운 기도라고 부를 수 있지만 "실패한 기도"와 "어려운 기도"라는 용어는 서로 다른 상황을 나타내고, 다른 조치를 취하도록 해야 하며, 기도관리 순서에서 서로 다른 부분이 발생하기 때문에 서로 구분해야 한다. 확실한 기도를 확보하는 것이 목표인 어려운 기도관리와 달리, 실패한 기도관리는 어떤 방법으로든 적절한 산소 공급을 보장하는 데 중점을 둔다. 실패한 기도 알고리즘과 관리 전략은 5장에 자세히 설명되어 있다.

실패한 기도

다음 조건 중 하나라도 해당되면 실패한 기도이다.

1. 성공하지 못한 후두경 삽관 시도 중 또는 실패한 후에 적절한 산소 포화도를 유지하지 못하거나(삽관 불가능, 산소화 불가능[CICO]),
2. 산소 포화도를 유지할 수 있는 경우에도 숙련된 시술자가 두 번의 기관삽관 시도에 실패한 경우, 또는
3. 삽관 시 "부득이한 조치(forced to act)"를 취해야 하는 상황에서 한번의 "최선의 시도(best attempt)"가 실패한 경우(5장 참조).

임상적으로 실패한 기도는 두 가지 방식으로 나타나며 이는 상황의 긴급성에 따라 결정된다.

1. **삽관 불가능, 산소화 불가능:** 일련의 구조 옵션(rescue option)을 평가하거나 시도하기에는 시간

이 부족하고, 백-마스크환기(BMV)나 성문외 기구(EGD)로 산소화를 유지할 수 없어서 즉시 기도 확보가 필요한 경우

2. **삽관 불가능, 산소화 가능:** 환자가 백-마스크환기(BMV)또는 성문외 기구(EGD)로 산소 공급을 받을 수 있기 때문에 다양한 옵션을 평가하고 실행할 시간이 있는 경우

어려운 기도는 (삽관 전) 미리 예상하고 계획하는 것이지만 실패한 기도는 (삽관 시도 후) 경험하는 것이라고 할 수 있다(특히 어려운 기도에 대한 평가를 실시하지 않고 예상하지 못한 경우). 그러나 전반적인 삽관 실패의 발생률은 1% 미만으로 매우 낮다. 삽관 실패는 환자가 삽관도 안되고 산소화도 안되는 상황이거나 기관내 튜브를 삽입하려는 여러 번의 시도가 실패했지만 BMV 또는 EGD 사용과 같은 대체 방법으로 환자에게 산소를 공급할 수 있는 상황 모두에서 일어날 수 있다. 사전에 파악되고 준비된 수술실에서 "삽관 불가, 산소화 불가"(CICO) 상황의 발생률은 드물며, 5,000~20,000건의 삽관 중 한 번 발생하는 것으로 추정된다. 응급 삽관에서 실제 "삽관불가, 산소화 불가"에 대한 발생률은 알 수 없지만, 환자의 중증도, 사전 준비 부족, 어려운 기도 요소가 많다는 점을 고려할 때 훨씬 더 흔할 가능성이 있다. 구조 윤상갑상막절개술은 산소화가 안되는 실패한 기도 때 사용하게 되지만, 비디오후두경(VL) 및 다양한 구조(rescue) 장비의 등장으로 발생률이 감소했다. 성인 기도삽관에 대한 대규모 레지스트리 데이터에 따르면 구조(rescue) 외과적 기도술은 응급실(ED)의 모든 기도관리 환자의 0.3~0.5%에서 발생한다고 한다. 또한 실패한 기도를 즉시 인식하면 실패한 기도 알고리즘을 사용하여 구조 접근 방식을 선택할 수 있다. 일부에서는 "실패"라는 용어가 너무 부정적인 의미를 내포하고 있으며 응급 기도 삽관자는 어떤 대가를 치르더라도 실패를 피하려는 본질적인 욕구를 가지고 있다고 주장한다. 기도확보에 실패했다고 표시하면 시술자가 삽관 시도를 포기하지 않고 상황을 극복하기 위한 다른 필요한 조치를 취하지 못하게 될 수 있다. 실패한 기도는 삽관자가 "환자에게 실패"했다거나 의료진 자신이 실패했다는 의미로 이해되어서는 안된다. 반대로 실패한 기도의 개념은 어려운 기도 또는 한번의 삽관 시도 실패와는 구별되어야 한다. 이는 현재의 접근 방식이 효과가 없다는 것을 명확히 인식하고 최종 기도 확보가 아닌 가스 교환에 초점을 맞춘 구조 전략이 우선시되어야 한다는 것을 이해해야 한다. 기도를 "실패"한 것으로 인식하고 정의를 내릴 수 없으면, 구조 산소 공급(EGD, BMV 또는 윤상갑상막절개술을 통해)을 제공해야 하는 전환이 필요할 때 어리석게 삽관을 시도하는 현재의 실패한 경로를 계속 유지할 위험이 있다. 기도관리에 있어 실패를 피하는 가장 중요한 방법은 삽관, BMV, EGD 삽입 또는 윤상갑상막절개술에 어려움이 예상되는 환자를 미리 파악하는 것이다. "부득이한 조치를 취해야 하는" 상황에서 기도의 어려움은 분명하지만 임상 조건(예: 안절부절, 저산소증, 급속히 악화되는 환자)이 시술자가 기관삽관을 위한 최상의 환경을 만들기 위해 RSI 약물을 투여해야 하며, 최선의 시도가 성공하지 못한 경우 실패한 기도로 즉시 진행된다(5장 참조).

근거가 되는 연구

응급실에서 실패한 기도의 삽관 불가, 산소화 불가(CICO) 발생률은 얼마인가?

응급실에서 실패한 기도의 정확한 발생률은 알려져 있지 않다. 그러나 CICO의 실패한 기도가 있는 대부분의 환자가 외과적 접근이 필요하기 때문에 윤상갑상막절개술의 비율이 합리적인 대리 지표가 될 수 있다. 미국 기도관리 연구 레지스트리인 국가응급기도등록체계 NEAR (National Emergency Airway Registry)의 4,500건 외상환자 기관삽관에 대한 최근 분석에서 4,499명의 환자 중 31명이 외과적 기도 확보가 필요했지만(0.7%, 95% CI: 0.5~1.0%), 31명중 7명(23%)은 첫 번째 시도에서 외과적 기도 확보가 이루어졌다.[1] "구조(rescue)" 외과적 기도 확보율(즉, 다른 방법을 시도한 후 시행한 윤상갑상막절개술)은 4,499명 중 24명으로 0.53%에 그치는 것으로 관찰되었다. 약 15,800건의 기관내삽관 코호트에서 18건(0.12%)의 외과적 기도확보가 레지스트리에 기록되었다.[2] 소아의 외과적 기도확보는 관찰되지 않았다.

참고문헌

1. Trent S, Haukoos J, Kaji AH, Brown CA III. Video laryngoscopy is associated with first-pass success in emergency department intubations for trauma patients: a propensity score matched analysis of the National Emergency Airway Registry. *Ann Emerg Med.* 2021;78(6):708-719.

2. April MD, Arana AA, Reynolds JC, et al. Peri-intubation cardiac arrest in the Emergency Department: a National Emergency Airway Registry (NEAR) study. *Resuscitation.* 2021;162:403-441.

CHAPTER 5

응급기도관리 알고리즘

(The Emergency Airway Algorithm)

Calvin A. Brown III | 김지훈

기도에 대한 접근 방법

이 장에서는 저자들이 25년 전부터 사용하고, 가르치고, 다듬어 왔던 응급기도관리 알고리즘을 소개하고 설명한다. 대부분 의사가 드물게 경험하지만 정상적인 시도나 조화로운 임상 처치를 방해할 가능성이 높은 상황에서 의사 결정 속도와 질을 향상시키고 실수를 줄이고자 응급기도관리 알고리즘을 만들었다.

처음 응급기도관리의 인지적인 측면(cognitive aspect)을 체계적으로 정리하고자 했을 때, 우리를 이끌어 줄 이러한 알고리즘이 전혀 없어 우리는 자유롭지만 한편 답답함을 느꼈다. 우리는 어려운 기도과정: 응급(The Difficult Airway Course: Emergency), 어려운 기도과정: 마취(The Difficult Airway Course: Anesthesia), 어려운 기도과정: 중환자(The Difficult Airway Course: Critical care) 및 어려운 기도과정: 병원 전 단계(The Difficult Airway Course: EMS)와 같은 과정을 개발하고, 수많은 모의 또는 실제 사례에 응급기도 알고리즘을 반복적으로 적용하면서, 또한 최적의 기도관리에 관해 지속적으로 배우고 이러한 이론들을 경험적으로 적용함으로써 방향을 잡을 수 있었다. 알고리즘은 최선의 근거와 응급기도관리 분야에서 가장 명망 있는 전문가들의 합의에 기초하고 있다. 이러한 알고리즘이나 그 변형은 최근 주요 응급의학 교과서나 온라인 참고문헌들에 실렸다. 또한 이 알고리즘을 전공의 수련을 위한 기도과정 및 병원 안과 밖 의료종사자 강의에 사용하고 있다. 이 알고리즘은 오랜 시간 동안 시험을 통과하였고 지속적으로 업데이트되는 장점을 가지고 있다.

응급기도관리의 주요 도구로 비디오 후두경술(video laryngoscopy)을 채택함으로써 "어려운 기도"의 정의 및 관리와 관련된 개념을 재고하게 되었다(2장과 3장 참조). 이번 판에서는 굴곡삽관 방법(flexible intubation method)과 비디오 후두경술을 포함하고 새로운 심정지 기도관리 알고리즘으로 강화된 기도관리 알고리즘 접근법의 기본 개념을 다루었고, 특히 빠른연속기관삽관 동안 '생리학적 최적화(physiologic optimization)' 단계에 중점을 두었다. 이 단계는 산소화 장애가 있거나 심혈관 예비력이 약한 환자를 인시하고 처리하여 보다 안전한 삽관 조건을 만들기 위해 고안되었다. 비록 우리가 이 단계를 빠른연속기관삽관 과정의 특정 단계로서 기술하지만(20장 참고) 시간과 자원이 허락한다면 모든 응급 기관내삽관 동안 혈역학과 산소화의 최적화는 반드시 이뤄져야 한다. 성문외 기구는 계속해서 개선되고 사용하기 쉬우며 기관내관의 삽입을 용이하게 하고, 대부분 위 감압의 이점을 제공한다. 여전히 필수적인 술기인 외과적 기도 술기는 1차 방법들과 구조 기구, 안전한 삽관 술기가 더 발전함에 따라 '드물게 하는(uncommon)'에서 '거의 하지 않는(rare)' 술기가 되었다.

이전 것과 함께 이 알고리즘은 응급기도에 관한 근본적이고 재현할 수 있는 접근으로 구성하였다. 알고리즘의 목적은 누구나 보편적으로 무작정 따라 하면 되는 "요리 레시피"나 엄격하게 따라야 하는 청사진 같은 것을 제공하려는 것이 아니라, 수행능력을 강화하고 어렵거나 도전적인 경우에서도 성공 기회를 극대화하기 위해 결정과 행동들을 재현 가능한 형태로 모아 설명해주려는 것이다.

세분화된 알고리즘은 모두 환자의 상태가 심정지 기도(cardiac arrest airway)인지, 해부학적 또는 생리학적 어려운 기도(difficult airway)인지, 혹은 실패한 기도(failed airway) 인지에 대한 주요 결정에 우선순위를 설명하는 주 응급기도관리 알고리즘(main emergency airway algorithm)의 개념으로부터 만들어진 것이다. 이와 더불어 우리는 모든 기도관리에서 시간과 자원 가용성 뿐만 아니라 환자 상태를 고려하여 생리학적 최적화에 이르는 것을 필수 단계로 추천한다. 이 알고리즘은 삽관 필요성의 결정에 대해서는 다루지 않고 있다. 그것은 제1장에서 다루었다. 그러므로 응급기도관리 알고리즘을 적용하는 시작 시점은 삽관 결정이 이루어진 바로 그 다음이다.

어려운 기도 알고리즘의 일부인 '부득이한 조치(forced to act)'는 이번 판에도 유지한다. 명백한 어려운 기도임에도 불구하고 삽관의 필요성이 즉각적이고 다른 접근 방식을 계획할 시간이 거의 없기 때문에 신경근 차단제(NMBA)를 사용하는 것이 필수적인 임상 상황이 있다. 기관내삽관을 하는 의료진은 삽관을 위한 최선의 상태을 만들기 위해 유도(induction)약물과 신경근 차단제를 '부득이한 조치'로서 사용한다. 다시 말하면, 기도를 확보하기 위한 단 한 번 최적의 기회를 만들기 위해, 그리고 일차 방법이 실패했을 때 성공적인 구조(rescue)를 위하여 그렇게 하는 것이다. 부득이한 조치는 변화하는 기도 또는 환자의 급속한 악화로 인해 시간적으로 중요한 삽관의 필요성을 의미한다. 예로서 고도비만인 어려운 기도 환자가 중환자실에서 너무 이른 시기에 스스로 기관내관을 빼버려 불안정해지고 저산소증이 발생하여 점점 악화되는 상황을 들 수 있다. 환자 체질과 기도 특성을 고려하면 통상적인 빠른연속기관삽관법을 이 환자에게 사용하기는 쉽지 않지만, 몇 분 안에 환자 기도를 확보해야 하는데 상태가 심각하게 악화되고 있기 때문에 즉각적인 행동이 필요하다. 진정 유도제와 신경근 차단제를 투여하면 비디오 후두경 검사를 위한 최적의 상태를 만들 수 있으며, 이 때 만일 기관내삽관에 실패할 경우 후두마스크기도기를 삽입하거나 외과적 기도 술기를 시행할 계획을 미리 세워 놓아야 한다.

이 알고리즘은 환자를 진료하는 장소(응급실, 입원실, 수술실, 중환자실, 병원외 장소)에 상관없이 응급기도관리를 위한 가이드라인으로 사용할 수 있도록 만들었으며, 그 목적은 기도 문제점들을 명확히 분류, 정의함으로써 응급기도관리의 일부 복잡한 면들을 단순화하기 위함이다. 예를 들어 사망이나 사망 직전의 환자들은 심정지 기도 알고리즘(cardiac arrest airway algorithm)이라는 별도로 구분된 경로를 이용해 분류하고 관리하도록 한다. 같은 방식으로, 해부학적으로 어려운 기도를 가진 환자는 반드시 구별하여 적절한 원칙에 따라 관리하여야 한다.

상당한 해부학적 왜곡은 효과적인 후두경술 및 기관내관 삽입을 방해하므로 빠른연속기관삽관법에 대한 상대적 금기 사항이다. 기관내삽관이 완료되기 전에 심각한 저산소혈증이 발생할 것으로 예상되는 경우 자각상태 삽관을 수행해야 한다. 이에 대한 예는 호흡곤란, 입벌림장애 및 상기도 폐쇄를 동반한 루드비히앙기나(Ludwig's angina) 환자이다. 이 경우 비디오 후두경을 사용하더라도 구강을 통한 고식적인 기관삽관은 어렵거나 불가능할 것으로 예상되며 환자를 무호흡 상태로 만들어 실패한 기도 상황을 초래할 수 있다.

비디오 후두경은, 도전적인 해부학적 구조가 직접적인 후두경 검사에 부과한 위험의 전부는 아니지만 많은 위험을 완화했다. 어려운 기도의 해부학적 맥락에서 빠른연속기관삽관법을 사용하기 위한 역치는 적절하게 낮아졌다. 그러나, 이것은 생리학적 측면이 도전적인 해부학만큼이나 응급기도관리에 많은 위험을 초래할 수 있다는 인식의 증가로 대체되었다. 이번 판에서는 최종 기도관리 계획을 확정하기 전에 손상된 생리학적 측면을 고려하도록 어려운 기도 알고리즘을 업데이트했다.

인적 요인(human factor) 분석에 따르면, 의학적 오류의 선행요인 가운데 패턴(pattern)을 인식하지 못했던 경우가 자주 있었다. 이 알고리즘은 의료제공자에게 "어려운 기도인가?" 그리고 "삽관 불가능 산소화 불가능(can't intubate, can't oxygenate; CICO)의 실패한 기도인가?"와 같은 특정 질문을 던지고 그 대답을 유도함으로써 패턴 인식을 돕는다. 이러한 질문에 대한 대답을 하면 특정 특성을 가진 환자들을 분류하고, 각 분류된 환자에게 필요한 일련의 행동을 보여준다. 예를 들어 어려운 기도 상황에서 어려운 기도 알고리즘을 사용하면 명확하고 그대로 실행 가능한 계획을 수립하는 데 도움이 된다. 이러한 계획이 어떤 특정 환자 개인에게 적용하도록 특별화된 것이라 하더라도 어려운 기도 환자 전체에게 두루 적용하는 알고리즘 내용에서 벗어나지 않는다.

알고리즘들은 일련의 핵심 질문들(key questions)과 결정적 행동들(critical actions)로 구성되는데, 각 질문에 대한 답을 하면 다음 단계의 중요 행동으로 유도한다. 질문에 대한 답은 인지 요인 분석(cognitive factor analysis)을 빠르고 간단하게 하기 위해 항상 '그렇다'와 '아니다' 형태로 대답하게 만들었다. 그림 5-1과 그림 5-2는 알고리즘들의 개요인데 그들이 서로 어떻게 작용하는지를 보여준다.

환자에게 삽관이 필요할 때 첫 번째 질문은 "환자가 사망 직전이나 심정지 상태인가?"이다. 사망 직전 혹은 심정지 상태의 환자는 심정지 기도관리의 대상이 되며 이전의 "붕괴된 기도"의 개념을 대체한다. 붕괴된 기도는 역사적으로 응급기도삽관이 요구되면서 중증질환에서 완전한 호흡정지 또는 심정지로 이행하는 환자를 설명하기 위한 것이다. 이 급속한 전환기에 환자를 접할 기회는 드물다. 실제로 기도관리와 함께 생리적 최적화가 우선인 위독한 환자이거나(20장 참조) 일반적으로 백-마스크 환기 또는 성문외 기구 거치를 포함하는 기도관리를 했다가 순환이 회복되면 확실한 기도관리가 이루어지는 심폐정지 환자이다. 대답이 "예"인 경우, 환자는 실제 심정지 동안 백-마스크 환기 또는 성문외 기구 거치와 함께 심정지 기도관리 알고리즘(그림 5-3)을 사용하여 관리되어야 한다. 삽관 계획은 환자가 성공적으로 소생되었거나 여전히 심정지 상태이지만 의료진이 구토, 심정지 지속 또는 기관내관 삽입이 요구되는 술기(예: 경식도 심초음파)의 필요성 때문에 확실한 기도가 필요하다고 결정되면 수립될 수있다. 대답이 "아니오"이면 그 다음 질문은 "어려운 기도인가?"이다(2장과 3장 참고). 만

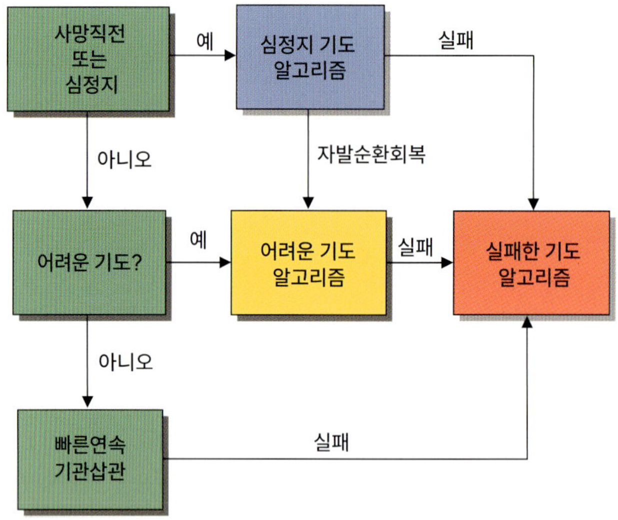

그림 5-1. 일반적(universial) 응급 기도 알고리즘. 이 알고리즘은 응급 기도 알고리즘이 어떻게 서로 작동하는지 보여준다. 모든 알고리즘에서 초록색은 주 응급기도관리 알고리즘을, 노란색은 어려운 기도 알고리즘을, 푸른색은 심정지 기도 알고리즘을, 빨간색은 실패한 알고리즘을, 주황색은 마치는 시점을 표시한다. (© 2022 The Difficult Airway Course: Emergency.)

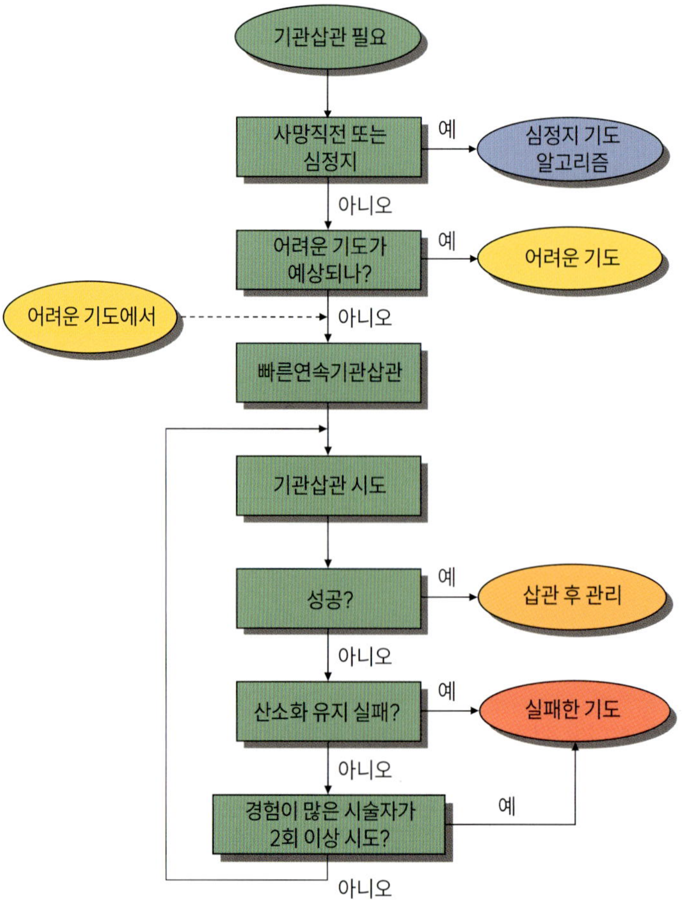

그림 5-2. 주 응급기도관리 알고리즘. 자세한 내용은 본문 참조. (© 2022 The Difficult Airway Course: Emergency.)

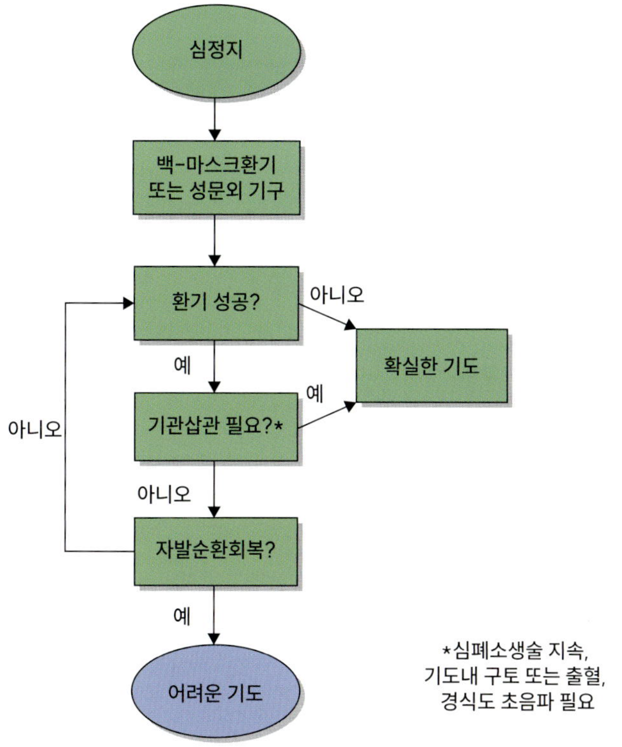

그림 5-3. 심정지 기도 알고리즘. *심폐소생술 지속, 기도내 구토 또는 출혈, 경식도 초음파 필요. (© 2022 The Difficult Airway Course: Emergency.)

약 이에 대한 대답이 "예"이면 환자는 어려운 기도로서 치료해야 한다(그림 5-4). 만약 대답이 "아니오"이면 주 응급기도관리 알고리즘에 나타난 것과 같이 빠른연속기관삽관이 추천된다(그림 5-2). 처음에 사용한 알고리즘과 상관없이 기도관리에 실패하면 즉시 실패한 기도 알고리즘(그림 5-5)을 따른다. 실패한 기도의 실제적 정의가 중요한데, 이는 다음 장에서 상세히 다루겠다. 우리 경험에 의하면 기도관리 실수는 종종 시술자가 상황(예: 실패한 기도)을 인식하지 못하거나 상황을 인식하더라도 어떤 행동을 해야 할지 몰라서 발생한다.

주 응급기도관리 알고리즘

주 응급기도관리 알고리즘은 그림 5-2에 표시했다. 이는 기관내삽관을 하기로 결정한 뒤부터 시작되며, 이 알고리즘 내에서 또는 다른 알고리즘을 거쳐 기도가 확보되었을 때 끝난다. 이 알고리즘은 아래 연속되는 핵심 질문에 대한 답에 따른 단계들을 따라 진행된다.

핵심 질문 1: 환자는 사망직전이거나 완전한 심폐정지인가?

환자가 사망직전이거나 완전한 심정지로 심폐소생술이 진행 중이거나 시작하려고 한다면 해당 환자는 심정지 기도로 정의된다. 이런 환자들은 종종 이완되어 있고, 침습적 기도 술기에 저항할 가능성이 없으며 극한 상태에 적합한 방식으로 관리된다. 심정지 기도로 인식되면 주 응급기도관리 알고리

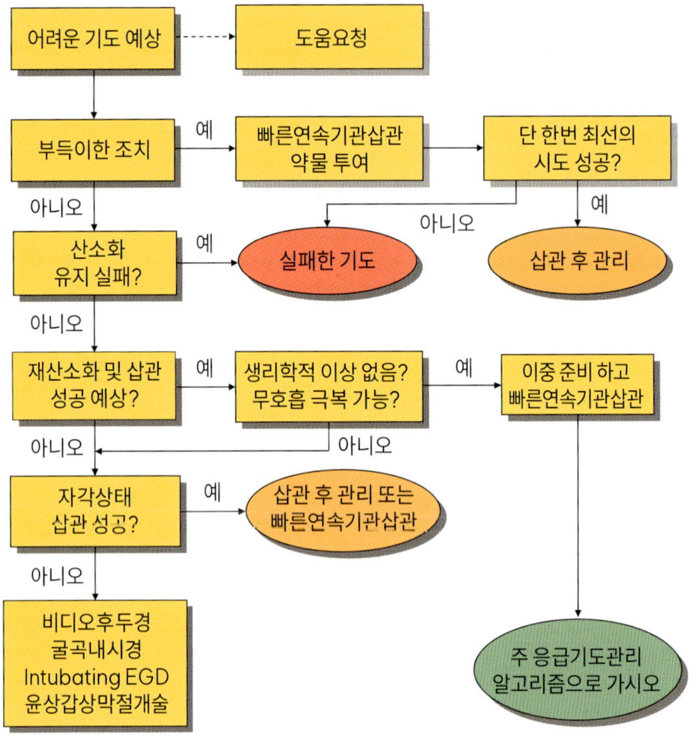

그림 5-4. 어려운 기도 알고리즘. 자세한 내용은 본문 참조. EGD, 성문외 기구 (© 2022 The Difficult Airway Course: Emergency.)

즘에서 나와 심정지 기도 알고리즘으로 들어간다(그림 5-3). 그렇지 않으면 주 응급기도관리 알고리즘에서 계속 진행한다.

핵심 질문 2: 어려운 기도(difficult airway)인가?

기도가 심정지 기도가 아닌 경우 다음 작업은 어려운 기도인지 확인하는 것이다. 기도는 변형된 해부학적 구조 또는 심하게 혼란된 생리로 인해 어려울 수 있다. 전자의 경우 해부학적 문제로 인해 기도의 시각화가 어려워지고 성공적인 기관삽관이 불가능할 수 있다. 후자의 경우 기관내관을 삽입할 수 없기 때문이 아니라 심근 기능 저하, 저혈압 및 양압 환기로 인해 순환 허탈이 발생할 수 있기 때문에 삽관 주위 부작용이 발생할 수 있다. 해부학적 어려움은 어려운 직접후두경 또는 비디오후두경 삽관법, 어려운 백-마스크 환기, 어려운 성문외 기구 사용 및 어려운 윤상갑상막절개술을 포함한다. 2장에서는 어려운 기도의 여러 범주에 해당하는 다양한 약어들(LEMON, ROMAN, RODS, SMART)을 이용해 해부학적 어려운 기도로 예상되는 환자에 대한 평가 방법들을 다루었다. 입이 충분히 벌어져 비디오 후두경 장비가 들어갈 수만 있다면 비디오 후두경이 어려운 경우는 드물다. 비록 몇 가지 예측인자가 밝혀지기 시작했지만 아직까지 비디오 후두경이 어려운 환자 특성에 대해 검증된 것은 없다. 생리학적 어려운 기도의 인지는 3장에서 다룬다. 각 요소들은 CRASH로 불린다. 사실 모든 응급삽관은 어느 정도는 어려운 삽관이라 할 수 있다. 그러나 어려운 기도관리로 예측되는 특성들에 대해 환자를 평가하는 것은 매우 중요하다. 만약 어려운 기도라고 판단하면 주 응급기도관리 알고리즘

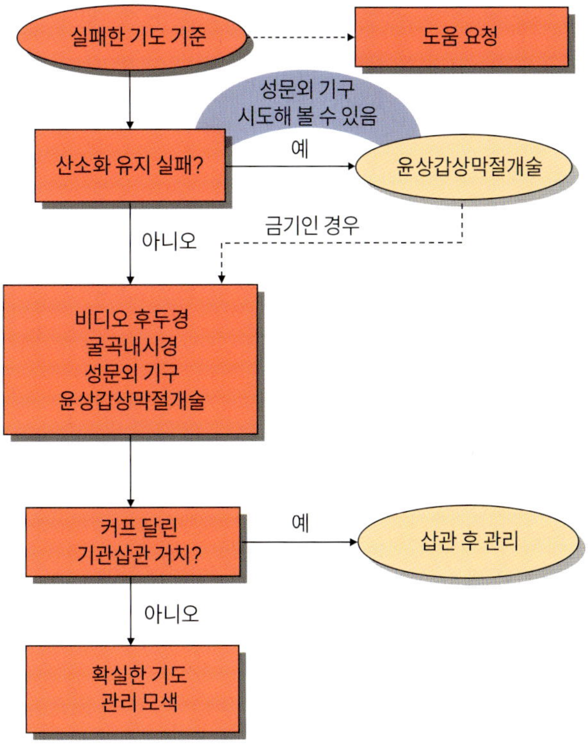

그림 5-5. 실패한 기도 알고리즘. 자세한 내용은 본문 참조. (© 2022 The Difficult Airway Course: Emergency.)

에서 빠져나와 어려운 기도 알고리즘(그림 5-4)에 따라 치료한다. 어려운 후두경술과 기관삽관을 평가하는 LEMON과 백-마스크환기 및 성문외 기구를 이용한 어려운 재산소화를 평가하는 ROMAN이 해부학적 어려운 기도를 예측하는 주요 항목이다. 그러나 다른 어려움(윤상갑상막절개술과 성문외 기구)에 대한 평가도 이 시점에서 매우 중요하다. 어려운 기도로 예상하지 않으면 계속 주 응급기도관리 알고리즘을 따라 다음 단계인 빠른연속기관삽관을 시행한다.

결정적 행동: 빠른연속기관삽관을 시행하라.

심정지 기도나 어려운 기도가 아니라고 판단했다면 응급 삽관에서 가장 먼저 선택해야 할 방법은 빠른연속기관삽관이다. 빠른연속기관삽관에 관해서는 20장에서 자세히 다룬다. 빠른연속기관삽관은 적절하게 선택한 환자에게 적용할 경우 다른 기도유지 방법보다 나쁜 결과가 적고, 성공할 가능성이 가장 높다. 이는 빠른연속기관삽관 순서(7 Ps)를 적절히 시행하였다고 가정했을 때이다. 환자가 혈역학적으로 불안정하지만 기관내삽관이 즉각적으로 필요하지 않은 경우, 기관내삽관 계획을 결정하고 약물을 잴 때까지 환자 상태를 생리학적으로 최적화하려는 노력이 필요하다. 다기관 응급 기관삽관 연구인 미국 기도관리 연구 레지스트리(National Emergency Airway Registry, NEAR)의 표준 명명법에 따르면, 1회 시도(attempt)의 정의는 기관내관을 삽입하는 것과는 상관없이 한 번 후두경을 삽입하여 지속적인 후두경술 도중 시행하는, 즉 환자 입으로 후두경을 한 번 삽입한 뒤 후두경을 빼낼 때까지 행하는 활동이다. 바꾸어 말하면, 한 번 후두경을 삽입한 뒤 기관내관을 성문으로 통과시키려고 여러 차례 시도한 경우에는 이러한 노력을 다 합쳐 한 번 시도한 것으로 정의한다. 만약 성문이 보이지 않아 기관내관을 삽입하려는 시도를 하지 못했더라도 역시 한 번 시도 한 것으로 계산한다. 이러한 정의는 이후에 다룰 실패한 기도를 정의하는데 중요하다.

핵심 질문 3: 삽관에 성공했는가?

첫 번째 입기관삽관(oral intubation)시도에서 삽관에 성공하였고, 환자가 기관내삽관이 되었다면, 삽관 후 관리를 시작하고 알고리즘은 끝이 난다. 만일 삽관에 실패하였다면 주 응급기도관리 알고리즘을 계속 따라 간다.

핵심 질문 4: 환자의 산소화를 유지할 수 있는가?

첫 삽관 시도에서 실패했어도 적절한 전산소화로 산소포화도가 유지되어 시간을 벌 수 있었다면 종종 백-마스크환기를 추가로 시행하지 않아도 두 번째 삽관 시도가 가능하다. 때로는 빠른연속기관삽관 동안 비강 캐뉼라로 계속 산소를 공급하는 무호흡 산소화(apneic oxygenation)로 탈산소화를 늦출 수 있다. 일반적으로 산소포화도가 94% 이하로 떨어지지 않는다면 적극적인 백-마스크 환기는 불필요하다. 말초 산소포화도 측정은 실제 산소헤모글로빈 수치보다 뒤쳐지고 헤모글로빈이 저장된 산소를 방출하는 속도가 이 시점에서 가속되기 때문에 산소포화도가 94% 미만으로 떨어지면 삽관술 시도를 중단하고 구조(rescue) 마스크 환기를 시작하는 것이 적절하다. 이러한 접근법은 삽관을 시도하기 전 백-마스크환기나(ROMAN, 2장 참고) 성문외 기구를 이용한 성공적인 재산소화가 가능한지 평가하는 것이 중요함을 시사한다. 대부분의 경우, 특히 신경근 차단제를 썼다면, 백-마스크환기는 환자에게 적절한 환기와 산소화를 제공할 수 있다. 백-마스크환기로 산소포화도 94% 이상을 유지하지 못하면 구강내 기도기(oral airway)나 비인두 기도기(nasal airway)를 사용하거나, 양손으로 엄지두덩 잡기를 이용해 두 명이 백-마스크환기를 하거나, 환자의 자세를 다시 적절하게 바로잡는 등 보다 나은 방법으로 효과적인 환기를 유지할 수 있다(12장 참고). 적절한 방법으로 했음에도 불구하고 재산소화 노력이 실패하고 산소포화도가 계속 떨어지면, 삽관 불가능, 산소화 불가능(can't intubate, can't oxygenate; CICO)의 실패한 기도로 간주하고 즉시 주 응급기도관리 알고리즘에서 빠져나와 실패한 기도 알고리즘(그림 5-5)으로 간다. 이것은 실패한 기도에 대해 가장 잘 알려진 정의이다. 삽관 불가능 산소화 불가능의 실패한 기도에서는 추가 탈산소화와 이로 인한 후유증, 무산소성 손상 또는 심정지를 막기 위해 즉시 구조 전략을 시작한다. 실패한 기도를 인식하는 것이 매우 중요하다. 왜냐하면 성공 가능성이 없는 무의미한 기관내삽관 시도를 계속하면서 아까운 수초, 수분의 시간을 낭비하게 되고 결과적으로 뇌손상에 이르기 전 구조 술기에 성공할 시간이 급격하게 줄어들 수 있기 때문이다.

핵심 질문 5: 숙련된 시술자에 의한 입기관삽관 시도가 2번 시행 됐나?

삽관 불가능, 산소화 불가능 외에 고려해야 할 기도 실패의 두 가지 추가 정의가 있다: (1) "숙련된 시술자에 의해 2번의 시도가 모두 실패한 경우", (2) "부득이한 조치"가 필요한 상황(어려운 기도 알고리즘 섹션에 설명됨)의 맥락에서 단 하나의 최선의 시도를 실패한 경우. 만약 숙련된 시술자에 의한 두 번의 입기관삽관 시도가 실패했다면 백-마스크를 이용해 환자 산소화가 유지되더라도 실패한 기도로 다시 정의한다. NEAR의 결과는 모든 응급실 삽관의 대다수(>95%)가 두 번의 시도 내에 성공하는 것으로 나타났다. 숙련된 시술자가 가장 유용한 후두경술(일반적으로 비디오 후두경술)로 두 번 시도했지만 성공하지 못한 경우, 세 번째 시도의 추가적인 이점이 연속적인 시도로 발생하는 기도 외상, 부종, 탈산소화 및 임상적 악화의 위험을 정당화하지 못한다. 일반적으로 시술자는 실패한 기도를 인식하고 실패한 기도 알고리즘을 사용하여 관리해야 한다. 첫 번째 시도는 실패했으나 백-마스크환기가 성공한 경우, 산소포화도가 유지되고 시술자가 개선할 수 있고 성공으로 이어질 가능성이 있는 후두경술의 요소(예: 다른 장치 사용)를 찾을 수 있다면 입기관삽관을 다시 시도하는 것이 적절하다. 비슷한 상황으로 경험이 부족한 의사(예: 수련의)가 첫 시도를 해서 실패했으나 적절하게 산소화된다면 숙련되고 경험 많은 의사가 2번까지 입기관삽관을 다시 시도할 수 있다. 만일 가능하다면 이런 경우 적어도 한번은 비디오 후두경을 사용하여야 하며 만일 기존 후두경을 가지고 첫 번째 시도가 실패하였다면 두 번째 시도에서 비디오 후두경으로 바꿀 것을 권장한다. 그러나, 이 것은 절대적인 법칙은 아니며, 실패한 기도를 선언하기 전에 네 번째 시도를 하는 것이 적절할 수도 있다. 이것은 대체로 종종 시술자가 실패한 두 번째 시도 동안에 성공을 위한 어떤 특별한 전략(예: 큰 크기의 후두경으로 후두개 조작을 더 잘 하던지, 비디오 후두경으로 교체)이 있음을 알았을 때 가능하다. 유사하게 숙련된 의사가 후두경으로 단 한 번만 시도 한 뒤에도 정상적인 입기관삽관이 불가능하다고 판단할 때도 있다. 이 경우는 환자가 삽관을 위한 적절한 자세를 취하고 있고, 충분한 이완이 이루어졌는데도 시술자가 후두경을 사용한 추가적인 입기관삽관 시도가 실패할 것으로 확신을 하는 경우로, 즉시 실패한 기도로 판단하여 실패한 기도 알고리즘으로 가야 한다. 그러므로 실패한 기도를 정의하는 것이 반드시 2번 후두경검사를 시도한 뒤에만 할 수 있는 것은 아니다. 그러나, 경험 많은 시술자가 최적의 장비를 사용한 2번 시도가 모두 실패한 경우, 한 번 더 시도하는 것을 정당화할 수 있는 특정 문제에 대한 해결책을 마련하지 못한다면 반드시 실패한 기도로 생각해야 한다.

심정지 기도 알고리즘

심정지 기도 알고리즘(그림 5-3)을 따른다는 것은 산소화 및 환기가 즉시 필요한 사망 직전 또는 심정지 환자가 인지 됐음을 의미한다. 이 알고리즘에서 전반적인 소생술 관리 및 양질의 심폐소생술이 확실한 기도관리(즉, 커프가 있는 내관의 기관내 거치)보다 우선된다. 기도관리의 목표는 산소를 공급하여 심장 활동과 자발 순환을 회복시키는 것이다. 고품질의 백-마스크 환기 또는 성문외 기구의 사용은 심정지 기도관리의 첫걸음이다.

핵심질문 1: 환자가 사망직전이거나 맥박이 없는가?

환자가 사망직전인지, 심정지 직전인지 또는 완전한 심폐 정지인지 확인한다. 이것은 호흡과 말초 맥박의 빠른 병상 평가에 의해 확인할 수 있다.

결정적 행동: 백-마스크 환기 수행 또는 성문외 기구 거치

전문심장소생술(ACLS) 권고 사항에 맞게 초기 기도관리는 백-마스크 장치 또는 성문외 기구를 통한 환기와 산소화이다. 성문외 기구는 여기서 정하지 않으며 주로 가용성과 임상의의 편의에 기반하여 사용한다. 맹목적인 기관삽관(예: LMA Fastrach)이나 굴곡내시경(예: i-gel, AirQ)을 이용한 유도 기관삽관을 용이하게 할 수 있는 성문외 기구가 선호된다.

핵심 질문 2: 환기가 성공적인가?

이는 파형 호기말 이산화탄소분압 측정, 백-마스크 환기 용이성 및 눈에 보이는 흉곽 움직임의 조합으로 결정된다. 심정지 중에는 산소포화도를 신뢰할 수 없다. 백-마스크 환기가 부적절하거나 실패한 경우, 구강 및 비강 기도기를 삽입하고 양손으로 엄지두덩 잡기를 이용한 두 명의 시술자가 백-마스크 환기를 시행한다(12장 참조). 그래도 백-마스크 환기에 실패하면 성문외 기구를 삽입 후 환기를 재시도한다. 또는 성문외 기구를 첫 번째 기도 조작법으로 시행할 수 있다.

결정적 행동: 확실한 기도 시도

백-마스크 환기와 성문외 기구가 모두 실패한 것으로 간주되는 경우(예: 카프노그램 기록 없음, 백-마스크 환기에 대한 높은 저항성, 눈에 보이는 흉곽 상승 없음), 확실한 기도 거치를 시도한다. 이는 일반적으로 약물을 사용하지 않고 수행한다. 대부분의 경우 초기 시도는 입기관삽관이다. 삽관을 실패하면 윤상갑상막절개술을 시행한다. 진행성 상부 기도 부종과 같은 드문 상황에서, 심각한 부종 때문에 임상의가 입기관삽관이 소용이 없을 것이라고 간주하면, 확실한 기도 거치를 위해 윤상갑상막절개술이 첫 번째 방법으로 선호될 수 있다. 확실한 기도 거치가 성공하면 지속적인 심폐소생술 관리를 진행한다.

핵심 질문 3: 심폐소생술 중에 기관삽관이 필요한가?

실제 심폐소생술 중에 기관삽관이 요구되거나 필요한 상황이 발생할 수 있다. 여기에는 다량의 구토 또는 활동성 출혈(흡인에 대한 기도 보호를 위해 커프가 있는 기관내관 삽입이 필요), 심정지 지속 또는 경식도 심초음파와 같은 특수 술기의 필요성이 포함된다.

결정적 행동: 확실한 기도 시도

이전 단계에서 설명한 대로 삽관을 시도한다. 삽관에 실패하면 윤상갑상막절개술을 시행한다. 삽관에 성공하면 지속적인 심폐소생술 관리를 시행한다.

핵심 질문 4: 순환이 회복되는가?

심폐소생술과 일련의 약물 투약 후에 맥박을 확인한다. 환자에게 맥박이 없으면 백-마스크 환기나 성문외 기구를 통해 환기를 재평가하고 알고리즘을 기반해 해당 단계를 따른다. 이 행위들은 심폐소생술이 종료되거나 맥박이 촉지될 때까지 계속한다.

결정적 행동: 어려운 기도 알고리즘으로 이동

순환이 회복되면 어려운 기도 알고리즘으로 이동하여 확실한 기도관리를 고려할 수 있다. 심정지 전후 기간동안 환자는 승압제에 의존적이고 혈역학적으로 불안정할 수 있다. 이런 경우 최적의 혈역학 환경을 얻을 때까지 혈역학적 최적화(20장 참조)를 지속한 다음에 신중한 약물 선택 및 빠른연속기관삽관을 시행한다.

어려운 기도 알고리즘

해부학적과 생리학적 어려운 기도에 대한 인지는 2장과 3장에서 자세히 살펴보았다. 이 어려운 기도 알고리즘(그림 5-4)은 잠재적인 어려운 기도를 예상될 때 사용하여야 할 임상적 접근법이다.

결정적 행동: 도움을 요청하라.

"도움 요청" 상자는 점선으로 그렸는데 이는 시술자 경험과 능력, 사용 가능한 장비와 자원, 가용 인력 등을 고려한 특정한 임상 상황에 따라 시행여부를 선택할 수 있는 단계이기 때문이다.

핵심 질문 1: '부득이한 조치'가 필요한 상황인가?

어떤 상황에서는 비록 어려운 기도라고 판단하더라도 환자 상태가 매우 좋지 않아서, 호흡 부전으로 인한 심정지로 급속하게 악화되기 이전에 즉각적인 삽관을 해야만 하는 경우가 있다. 이런 상황의 예는 이 장의 앞에서 설명하였다. 또 다른 예는 전산화단층촬영을 할 때 주입한 조영제에 알레르기 반응을 보여 급속히 진행하는 아나필락시스 환자이다. 이 환자는 불안해하고 안절부절못하며 심각한 상황에 있다. 이런 환자는 기도가 완전히 폐쇄되기 전에 에피네프린과 항히스타민제를 가지고 와 투여하고 재평가할 시간이 없을 수 있다. 이런 상황에서는 역동적인 기도악화가 매우 급속하게 일어나므로 빠른연속기관삽관 약물을 결정하고 후두경이든 외과적 술기이든 단 한 번 최선의 시도를 위한 환경을 만드는 것이, 환자 기도가 완전히 막혀 호흡부전으로 사망에 이르는데도 약물 치료만 하면서 즉각적으로 호전되길 기대하는 것보다 낫다. 빠른연속기관삽관 약물을 투여하면 시술자가 환자에게 기관삽관, 외과적 기도 술기 시행, 성문외 기구 삽입 혹은 백-마스크를 이용한 산소화를 용이하게 할 수 있게 된다. 시술자가 스스로 판단에 따라 단 한 번 최선의 시도를 함에 있어 가장 중요한 것은 과연 성공할 것인가이다. 기관삽관 시도가 성공적이라면 시술자는 삽관 후 관리를 진행한다. 만일 성공하지 못했다면 실패한 기도이므로 시술자는 실패한 기도 알고리즘으로 넘어간다.

핵심 질문 2: 산소포화도가 떨어지고 있나?

어려운 기도라는 맥락에서 산소는 시간이다. 재산소화 노력(20장 참조)으로 94% 이상의 안정적이고 적절한 산소포화도가 이루어지면 상당한 준비 시간이 필요하더라도 신중한 평가와 체계적이고 계획된 접근을 수행할 수 있다. 산소포화도가 떨어지고 안정화될 수 없는 경우 실패한 기도 알고리즘으로 즉시 이동한다. 이 상황은 기관내삽관도 할 수 없고(어려운 기도가 예상된다면 삽관이 불가능한 상태와 같은 것으로 간주한다) 산소화도 안 되는(적절한 산소 포화도가 유지되지 않는 상태) 실패한 기도 상태와 같다. 어떤 특정한 상황, 예를 들면 만성호흡기 질환을 가진 어려운 기도 환자는 산소 포화도가 93%에 도달하지 못할 수 있지만 89% 상황에서도 안정적일 수도 있다. 또 다른 경우로 머리 손상만 있는 환자에게 119에서 경추보호대를 하고 온 경우 경추 손상이 의심되지 않고 호흡곤란을 나타내는 표식이 없을 경우라도 어려운 기도로 생각할 수 있다. 이 예에서 비디오 후두경을 사용할 수 있는 경험 많은 기도관리자는 이런 상황을 기관삽관 할 수 없는 상황으로 생각하지 않을 것이다. 다시 말하자면 이와 같은 경우를 실패한 기도로 정의할 것인지는 산소화의 적절성과 어려운 기도의 예상 정도를 고려해서 시술자가 판단해야 할 문제이다. 만약 이를 실패한 기도가 아닌 어려운 기도 상태로 판단하고 진행했을 경우, 기관삽관을 시도할 때 탈산소화가 매우 빠르게 발생할 수 있다는 것을 반드시 염두에 두어야 하고, 빠른연속기관삽관 또는 자각상태 삽관의 적절성에 대한 최종 판단은 여전히 이루어져야 한다.

핵심 질문 3: 이런 환자에게 근이완제를 사용해야 하나?

백-마스크 또는 성문외 기구를 사용한 구조 산소화가 성공할 것으로 예상되는가? 급속한 탈산소화가 예상되는가? 후두경 검사가 성공할 것으로 예측되는가? 어려운 기도 알고리즘에 환자가 있다고 해서 빠른연속기관삽관을 배제하지는 않는다. 사실 대부분의 경우, 어려운 기도 상태에도 불구하고 빠른연속기관삽관이 최선의 접근 방식이다. 이 결정은 주로 후두경 검사의 예상되는 어려움 정도, 안전한 무호흡 시간 그리고 환자가 탈산소화 상태일 때 성공적인 구조 재산소화의 가능성에 달려 있다. 하나의 복합적인 "예 또는 아니오" 질문으로 결합된 세 가지 핵심 요소가 있다.

첫 번째이자 가장 중요한 인자는 만약 신경근 차단제 투여 뒤 환자가 근이완과 무호흡 상태인 경우에 백-마스크나 성문외 기구를 가지고 가스 교환을 유지할 수 있다는 확신이 있느냐이다. 환자에게 적절한 산소포화도를 유지하기 위해 백-마스크환기를 시행하고 있거나 어려운 기도 평가(제 2장 참고)에서 백-마스크나 성문외 기구를 사용하여 산소화 하는 데 어려움이 없을 것으로 판단했으면 그 답은 이미 나와 있는 것이다. 백-마스크나 성문외 기구를 이용한 환기가 성공할 것인지에 대해 평가하는 것은 앞에서 설명한 '부득이한 조치' 상황을 제외하고는 빠른연속기관삽관을 위해서 필수적인 준비과정이다. 어떤 사례에서는 백-마스크환기를 미리 시도해 보는 것이 바람직하게 여겨졌으나 이 방법은 환자를 마비시킨 후 시행하는 백-마스크 환기에 대한 성공을 예측할 수 없다. 두 번째로, 후두경 검사를 시작하기 전에 급격한 탈산소화로 심각한 저산소혈증이 발생하였을 때, 예상되는 위험은 무엇인가? 빠른연속기관삽관 약물 투여 후 일부 환자는 유도제로 인한 상당한 호흡저하를 보인다. 이것은 완전한 신경근 차단이 이루어지기 전에 발생하기도 한다. 결과적으로 예외적인 고위험 환자(예: COVID-19 또는 저산소혈증성 호흡 부전이 있는 비만 환자)는 삽관을 시도할 수 있는 상황이 되기 전에 위험할 정도로 탈산소화 상태가 될 수 있다. 이러한 상황에서는 후두경 검사가 간단할 것으로 예상되더라도 심정지가 발생하기 전에 성공적인 기관내관 거치 및 재산소화가 이루어지지 않을 수 있다. 백-마스크 환기 또는 성문외 기구 사용이 성공할 것으로 예상되고 빠른 탈산소화 위험이 높지 않다면 그 다음으로 어려운 기도임에도 불구하고 후두경술 및 기관삽관이 성공할지 고려해야 한다. 어려운 기도로 예상한 많은 환자들에서 응급상황에서 빠른연속기관삽관법으로(특히 비디오 후두경을 사용했을 때) 시도했을 때 성공적으로 기관내삽관을 할 수 있었다. 그래서 어려운 기도를 예상하더라도 입기관삽관 가능성이 있으면 빠른연속기관삽관을 시도할 수 있다. 이는 앞서 백-마스크나 성문외 기구를 이용한 환기가 성공적일 수 있고 산소포화도가 삽관을 시도할 만큼 충분히 오랫동안 유지될 수 있다고 판단한 것에서 이미 예측된 것이었음을 기억해야 한다.

이런 상황에서는 종종 윤상갑상막절개술 같은 구조(rescue) 계획을 명확하게 준비하고, 시술자가 빠른연속기관삽관을 성공하지 못할 때(실패한 기도) 즉각 구조 술기로 옮길 수 있는 "이중 준비(double setup)" 상태에서 빠른연속기관삽관을 실시한다. 어려운 응급 삽관의 비율이 높기 때문에 삽관이 간단할 것으로 예상되는 경우에도 외과적 구조의 가능성을 포함하여 기도 실패에 항상 대비하는 것이 현명하다. 어려운 기도임에도 빠른연속기관삽관을 시도하는 경우 대부분 술기나 문제점에 관한 분석을 선행하기 때문에 대개 성공적으로 삽관할 수 있다.

반복하자면 이러한 기본적인 원칙들, 즉 백-마스크나 성문외 기구를 이용한 환기가 성공할 것 같지 않거나 기관 내관 거치 전 심각한 탈산소화 위험이 높거나 후두경 검사가 매우 어렵거나 불가능하다고 판단되면, "부득이한 조치" 상황을 제외하고 빠른연속기관삽관을 권장하지 않는다.

결정적 행동: "자각상태(awake)" 후두경검사를 시행하라.

빠른연속기관삽관이 응급기도관리에 있어서 그런 것과 같이 자각상태 기관삽관은 어려운 기도관리에 있어 주춧돌이라 할 수 있다. 이 방법의 주요 목표는 자발 호흡을 유지하면서 환자를 편안하게 삽관하는 것이다. 이 기술은 기도의 철저한 국소마취가 필요하며 때로는 후두경술을 위해 신중한 진정제 사용이 요구된다(24장 참조). 원칙적으로 환자는 기도를 유지할 수 있고 자발 호흡도 가능하지만 기도 술기를 감내할 수 있을 정도로 충분히 마취된 상태여야 한다. 후두경술은 구강으로 굴곡내시경, 비디오 또는 직접 후두경을 이용하여, 또는 비강으로 굴곡내시경을 이용하여 시행한다. 자각상태 비디오 후두경 방법이 기존 후두경보다 필요한 구조물 확인에 드는 힘이나 블레이드의 깊이가 적기 때문에 선호된다. 이 같은 기구에 대해서는 16장에 자세히 설명하였다. 이 자각상태 후두경검사를 통해서 두 가지 결과가 가능하다. 첫째로 성문이 적절하게 노출된다. 이 경우 삽관을 진행한다. 기도를 다시 노출할 확신이 있다면 후두경을 뺐다가 빠른연속기관삽관으로 다시 시행할 수 있다. 이것도 합리적인 생각이지만 신경근 차단제를 사용하더라도 후속 후두경 검사가 더 어려울 수 있다. 따라서 삽관이 가능하도록 성문이 충분히 노출된 경우 자각 상태에서 삽관을 완료하는 것을 권고한다. 두 번째로 가능한 결과는 기관내삽관이 가능할 만큼 성문이 적절하게 노출되지 않는 경우이다. 이와 같은 경우라면 어려운 기관내삽관을 확신하고, 근이완제를 투여하지 않도록 결정해야 한다. 실패한 기도는 아직 아니며 몇 가지 선택이 남아 있다. 이 시점에서 적절한 산소화의 유지가 필수적이다.

결정적 행동: 대체(alternative) 기도유지 방법을 선택하라.

이 시점에서 우리는 환자가 어려운 기도를 가지고 있으면서 후두경을 사용하기에 적절하지 않고, 빠른연속기관삽관을 할 수 없는 경우임을 확인하였다. 산소화가 유지되는 경우 몇 가지 선택이 가능하다. 만약 직접후두경을 이용하여 자각상태 입기관 후두경검사를 했다면 비디오 후두경 혹은 굴곡내시경을 사용하여 더 좋은 성문 시야를 확보할 수 있다. 비디오 후두경으로 더 잘 보인다면 그것을 자각상태 입기관 후두경 검사의 첫번째 선택으로 고려되어야 한다. 어려운 기도에서 최후 수단은 윤상갑상막절개술이지만 삽관을 용이하게 하는 Intubating LMA (LMA Fastrach)와 같은 성문외 기구가 환자에게 보다 적합할 수도 있다. 매우 제한적인 경우이지만 해부학적으로 정상적인 상부 기도를 가지고 있는 경우라면 맹목적 경비기관삽관(blind nasotracheal intubation)도 가능할 수 있다. 일반적으로 맹목적 경비기관삽관은 굴곡내시경이 없거나 기도에 과도한 출혈이 있을 때만 사용한다. 이들 중 한 가지를 선택하는 것은 시술자의 경험, 이용할 수 있는 기구, 환자가 가지고 있는 어려운 기도의 특징, 그리고 기관내삽관의 위급도 등에 좌우된다. 사용한 방법에 관계없이 어려운 기도관리의 목표는 커프가 있는 기관내관을 기관에 거치하는 것이다. 산소화가 유지되지 않으면 실패한 기도 알고리즘로 이동한다.

실패한 기도 알고리즘

앞서 언급했던 알고리즘들 가운데 몇 가지 상황에서 기도관리가 실패했다고 할 수 있는 경우를 정의하였다. 실패한 기도의 정의(이 장의 전반부와 4장에서 논의된)는 다음의 세 가지 기준 가운데 한 가지를 만족하는지에 달려있고, 첫 번째가 가장 중요하다. (1) 백-마스크 또는 성문외 기구로 적절한 산소화가 안 되는 환자에서 기관내삽관 시도에 실패한 경우, (2) 산소화가 유지되더라도 숙련된 시술자에 의한 2회 기관내삽관 시도가 모두 실패한 경우, 그리고 (3) "부득이한 조치" 상황에서 최선의 단 한 번의 시도가 실패한 경우이다. 확실한 기도 유지를 위해 기관 내에 커프가 달린 기관내관을 삽입하는 것이 표준 처치인 어려운 기도와는 다르게, 실패한 기도에서는 사용할 수 있는 방법이 무엇이든지 간에 확실한 기도가 확보될 수 있을 때까지(그림 5-5) 환자의 질병 이환(특히 저산소성 뇌손상과 심정지)을 예방할 수 있는 충분한 산소화를 유지하는 행동이 필요하다. 그래서 실패한 기도에서 사용하는 기구는 어려운 기도에서 사용하는 것을 포함하지만 다를 수 있다. 실패한 기도가 발생했다고 결정했으면 산소화가 가능한가에 따라 대응해야 한다.

결정적 행동: 도움을 요청하라.

어려운 기도에서와 마찬가지로 실패한 기도임이 확인되면 어떠한 도움이든 이용할 수 있고 필요한 것을 가능한 빨리 요청한다. 다시 말해 즉시 응급의학과, 마취통증의학과, 혹은 외과에 대한 즉각적인 협진 또는 특수한 장비의 요청을 말한다. 병원 전 상황에서는 다른 응급 구조사나 숙련된 의료지도의사가 도움을 제공할 수 있다.

핵심 질문1: 산소화는 적절한가?

어려운 기도에서와 마찬가지로 이 질문은 구조 기도(rescue airway)를 위한 시간이 있는가에 역점을 두고 있다. 경험 있는 시술자가 2회 삽관 시도 후 발생하는 실패한 기도인 경우, 대부분은 산소 포화도가 어느 정도 적절하게 유지되기 때문에 다양한 접근 방법을 생각할 시간이 있는 경우가 많다. 그러나 기관내삽관을 할 수 없고 산소화도 유지할 수 없는(Can't intubate, Can't oxygenate; CICO) 실패한 기도의 경우는 저산소증으로 인해 뇌에 영구적인 손상이 남기까지 시간 여유가 거의 없으므로 즉각적인 행동이 필요하다. 대부분 혹은 거의 모든 CICO 환자의 경우, 외과적 기도 술기가 필요하며 이에 대한 준비를 해야 한다. 첫 번째 구조 단계에서 윤상갑상막절개술을 준비하면서 동시에 성문외 기구를 빠르게 삽입하는 단 한 번의 시도는 합리적이다. 성문외 기구를 이용하여 성공적으로 산소화를 할 수 있으면 기관내삽관이 불가능하고 산소화가 유지되지 않는 상황에서 삽관은 할 수 없으나 산소화는 가능한 상황으로 변화함을 의미하고, 기도유지를 위해 다양한 방법들을 고려해 볼 수 있는 시간을 벌 수 있다.

굴곡내시경, 비디오 후두경, 성문외 기구을 사용하거나 윤상갑상막절개술로 기도를 확보하라. 기관내삽관은 할 수 없으나, 산소화를 유지할 수 있는 경우에서는 다양한 기구들을 사용할 수 있고 또한 이들 중 대부분은 기도를 보호할 수 있는 것으로 되어 있다. 굴곡내시경이나 비디오 후두경을 이용하면 기관에 커프가 달린 기관내관을 삽관할 수 있다. 성문외 기구 가운데 Intubating LMA가 선호되는데 이는 효과적인 환기가 가능하고 이 기구를 통해 맹목적으로 또는 굴곡내시경 유도 하에 기관내삽관도 할 수 있기 때문이다(13장과 17장 참고). 윤상갑상막절개술은 언제든 다른 방법들이 실패하거나 환자의 산소화 상태가 나빠질 때 마지막 단계로 사용되어야 한다.

핵심 질문2: 그 기구가 확실한 기도를 유지할 수 있는가?

만약 사용된 기구가 확실한 기도(예: 커프가 달린 기관내관으로 기관내삽관)를 확보할 수 있다면 삽관 후 처치 단계로 이행할 수 있다. 만약 성문외 기구를 사용했거나, 이를 통한 기관내삽관에 실패했다면 확실한 기도를 유지하는 방법을 사용하여야 한다. 확실한 기도 유지는 수술실, 중환자실 혹은 응급실 영역에서 필요한 인력과 기구가 준비되었을 때 시행될 수 있다. 그 때까지 지속적으로 기도확보에 필요한 조사가 필요하고 적절한 산소를 공급해주어야 하며 항상 윤상갑상막절개술을 백업으로서 시행할 수 있게 준비해 두는 것이 필요하다.

요약

이 알고리즘들은 이들은 응급기도관리에 있어 추천되는 접근을 위한 저자들의 최선의 생각을 반영하고 있다. 이 알고리즘은 단지 지침일 뿐이다. 개별적인 사례에 있어서는 개인의 의사결정, 임상상황, 시술자의 술기능력, 이용 가능한 자원 등이 최선의 접근법을 결정하게 할 것이다. 어려운 기도와 실패한 기도에 대한 기본적인 개념의 이해, 사전에 어려운 기도 확인, 심정지에서 기도관리 역할의 이해와 함께 대부분의 응급 기관내삽관에서 생리학적 최적화 후에 빠른연속기관삽관을 사용하는 것이 예방가능한 이환율을 최소화하면서 성공적인 기도관리를 할 수 있게 할 것이다.

근거가 되는 연구

알고리즘의 근거

불행하게도 이 장에 언급된 알고리즘적 접근을 지지하는 체계적인 자료는 없다. 이 알고리즘들은 미국마취과학회[American Society of Anesthesiologist]의 어려운 기도 알고리즘, 영국의 어려운 기도학회[Difficult Airway Society of the United Kingdom]의 알고리즘, 이 분야의 전문가로서 활동하는 어려운 기도코스[The Difficult Airway Courses]의 임원들과 편집자들의 지식과 경험을 면밀히 정리한 결과물이다.[1,2] 예를 들어 삽관할 수 없고, 적절한 환기도 이루어지지 않는 상태에서 윤상갑상막절개술과 대체기도 기구의 삽관결과를 비교하는 것과 같은 연구는 환자를 무작위로 선정하는 것이 비윤리적이기 때문에 과거에도 앞으로도 없을 것이다. 따라서 이 알고리즘들은 지식의 포괄적인 결합에서 유래되었고 권장할 수 있는 접근법이지만, 이것이 어떠한 임상적 문제나 환자에게도 적용할 수 있는 가장 뛰어난 방법으로 고려될 수는 없다. 오히려 이 알고리즘들은 흔한 기도관리 상황과 흔치 않은 기도관리 상황 모두에 있어 일관된 접근을 할 수 있도록 하기 위해 고안되었다. 빠른연속기관삽관이 신경근 차단제를 사용하지 않는 다른 방법에 비해 우월하다는 근거와 비디오 후두경이 직접후두경에 비해 갖는 특징에 대한 근거는 20장과 16장에서 각각 찾을 수 있다.

감사의 글

이전 판의 저자 Ron M. Walls가 이 장에 기여한 공헌에 감사드린다.

참고문헌

1. Apfelbaum, JL, Hagberg, CA, Connis RT, et al. 2022 American Society of Anesthesiologists Practice Guidelines for Management of the Difficult Airway. *Anesthesiology*. 2022;136:31-81.
2. Frerk C, Mitchell VS, McNarry AF, et al. Difficult Airway Society 2015 guidelines for management of unanticipated difficult intubations in adults. *Br J Anaesth*. 2015;115(6):827-848.

CHAPTER 6

응급기도관리 중 인적 요소

(Human Factors During Emergency Airway Management)

Peter G. Brindley, Jocelyn M. Slemko | 김현준

서론

> "그것은 매우 어려운 일이며, 이것을 해결하기 위한 유일한 방법은 우리가 팀으로 협력하는 것입니다. 그리고 그것은 당신이 내가 말하는 모든 일을 해야 한다는 것을 의미합니다."
>
> Charlie Croker, *The Italian Job* (영화, 1969)에서

응급실에서의 밤 중에는 독특한 연극이 펼쳐질 수 있다. 기도관리 중 발생하는 문제들은 예측할 수 없으며, 팀은 갈등하기 쉽고, 환경은 위험하며, 문화적인 힘이 압도적일 수 있다. 그러나, 이는 대사를 잘 알고 있으며, 안전하거나 필요할 때 창의적으로 대처할 수 있는 능력을 가지고 있으며, 연습에 헌신하는 것에 관한 문제이다. 이는 또한 특정 기술과 다른 시각을 가진 개인들을 통합하는 것을 의미한다. 응급실 의사는 비상 상황에서 중환을 안전하게 회복시키는 임무를 맡고 있으며, 동시에 다중 작업을 수행하면서 팀의 준비 상태를 보장하고 감정의 여유를 가지고 씨름하여야 한다. 이 장에서는 응급기도관리와 관련된 인적 요소(human factors)에 대해 다루고 있다. 이는 기관삽관 그 자체로 중요하며 모든 임상의의 시간과 참여가 요구된다.

위기 상황에서의 리더십과 관리는 기술적인 문제뿐만 아니라 비기술적인 문제에 대한 전문 지식이 필요하다. 이 장에서는 비기술적인 측면에 초점을 맞추며, 탁월하거나 일상적이거나 위험한 상황 모두를 다룬다. 인적 요소는 위기 자원 관리(crisis resource management, CRM)라는 포괄 용어를 사용하여 해결할 수 있으며, 상황 인식, 의사 결정, 리더십 및 팔로워십, 팀워크, 커뮤니케이션 및 자원 활용의 여섯 가지 섹션으로 세분화할 수 있다.[1,2] 추가로, 인적 요소는 각 관련 레벨(개인, 팀, 환경, 시스템)로 설명할 수 있다. 우리는 종합적인 토대를 제공하기 위해 두 가지 접근 방식을 모두 사용할 것이다. 그럼에도 불구하고, 기술적인 요소가 직관적으로 깨닫는 것이 아니라 교육과 연습으로 습득되듯이, 비기술적인 요소 또한 마찬가지이다. 인적 요소가 중요한 이유와 오류의 근거를 설명한다. 3단계의 목표는 트리거를 인식, 결함 완화, 기술을 강화이다.[3] ("마진 게인 집합"으로 알려져 있다.) 4단계는 시스템 전반적인 변화를 추진하는 것이다. 기도관리가 성공인지, 비극인지는 모두에게 달려 있다.

인적 요소의 중요성: 인적 요소가 항상 중요한 요인

인적 요소는 사람이 수행하는 모든 환경에서 중요하다. 게다가 복잡성, 시간 압박, 감정적인 스트레스, 높은 위험성 및 낮은 오류 허용성이 있는 경우 중요도가 올라간다. 때문에, 응급기도관리에서도 인적 요소는 매우 중요하며 사실적 회상이나 손재주만큼 중요하다.[2] 따라서, 개인, 팀, 환경 및 시스템이 어떻게 성공하고 실패하는지 이해하지 않으면 진정한 기도 전문가가 될 수 없다.[4] 다른 방식으로 표현하면, 인투베이터와 기도관리팀은 후두경을 사용하는 것만큼이나 주의, 감정 및 커뮤니케이션에 능숙해야 한다. 언어 능숙성과 팀의 능숙성이 손재주만큼 중요하다고 할 수 있다.

항공 산업은 몇몇의 중대한 사고 이후 50년 전부터 공식적으로 인적 요소에 대한 연구가 시작되었다.[5] 자료에 따르면 적어도 70%의 부작용이 비기술적인 부분과 관련이 있었다. 게다가, 위험성이 높으면서 허용오차가 적은 직업에서는 사람과 팀이 위협을 인식하고, 의사결정을 내리고, 활동을 조정하며 미리 계획하는 것을 최적화함으로써 재난을 예방할 수 있음을 입증하였다. 이러한 것은 기도관리에서도 마찬가지다.[4, 6, 7] 차이점이라면 의료 퍼포먼스를 심층적으로 탐구하고, 문화를 최적화하며 시뮬레이션을 강제하는 부분에서 항공 산업에 비해 뒤떨어진다. 게다가 의학이 "예술"이나 과학으로 논쟁하는 것과 달리, 항공 산업은 "공학"(안전 장치, 체크리스트, 표준 운영절차)과 "심리학"(인지 대역폭 유지 및 인지 오프로딩) 둘 다 중요한 것으로 인지하고 있다.[2, 4, 8]

요약하면, 항공 산업에서 배운 것은 여전히 유용하다. 다른 점이라면 모두가 준비될 때까지 미룰 수 없다. 비슷하게, "비행 계획"이 잘못되는 경우 비상 착륙이 어렵다. 그러나 의학과 항공 산업은 사람들의 안전과 팀의 탄력성, 예측가능한 상황을 유지하는 중요한 미션은 공통된다. 항공 산업은 개인과 팀의 스트레스와 익숙하지 않은 상황, 의사결정과 혼란을 어떻게 관리하는지에 대한 통찰력을 제공한다.[9] 승객과 조종사와 마찬가지로 환자와 의사는 우리를 안전하게 지켜야 할 시스템에 놓여 있다.

항공 분야처럼, 인체공학을 수용해야 한다. 인체공학은 사람들이 자신의 환경에서 어떻게 작동하는지에 대한 과학이며, "작업에 적합한지" 여부를 판단한다. 의료 인체공학은 기구 설계(후두경 손잡이), 물리적인 환경(소생구역 시야), 인지 요소(어떻게 우리의 사고와 행동에 도움이 되는지)를 살펴보는 것을 의미한다. 만약 생각할 수 없다면(수용 회로), 행동(방출 회로)은 결함이 있을 가능성이 높다. 일상 언어로 "콩 심은데 콩 난다"로 표현할 수 있다.

인적 요소 관점을 통해 기도관리를 바라보는 것은 고전적인 생명공학적 관점만으로는 미처 발견하지 못한 이점이 있다. 인적 요소를 이해하는 것은 환자를 보다 견고한 시스템의 중심에 두고, "안전망", "이중확인", "중복"과 "표준 운영 절차"를 강화하는 것을 의미한다. 인적 요소를 받아들이면, 시뮬레이션(정신적 예행연습 및 팀 훈련)이 사치가 아닌 사회적 정의의 필수 요소로 여긴다.[10] 인적 요소는 정기적인 사후 검토의(사건 직후 뜨거운 보고와 진정된 이후의 차가운 사후 검토) 필요성을 강조한다.

인적 요소 관점을 채택하면 팀의 회복력을 향상시킬 수 있다. 이는 관심사를 "왜 그런 행동을 했나요?"에서 "그 시점과 상황에서 왜 그렇게 하는 것이 적절해 보였나요?"와 같은 공격적이지 않은 질문으로 바꾼다.[6] 인적 요소는 팀원들이 의견을 제시하기 전 무례한 태도가 오히려 의료 과정에 안좋은 영향을 끼칠 수 있음을 강조한다.[11] 또한, 때로는 적극적으로 듣되 화내지 않아야 하는 이유도 강조한다. 이러한 접근 방식은 의료인이 이름을 불러 비난하고 수치를 주는 것을 피하도록 도와준다. 인적 요소는 팀 간 의사소통이 의학에서 가장 중요한 "절차"일 수 있음을 강조하며 다음과 같이 표현한다: "의도된 것이 말로 전달되지 않고, 말한 것이 들리지 않으며, 들린 것이 이해되지 않고, 이해한 것이 실행되지 않는다."[12]

인적 요소를 이해하는 것은 시스템 전체의 문화 변화를 촉진할 수 있다.[13] 물론 장기적인 프로젝트지만, 비슷한 이상들에 의해 알려진다. 앞서 언급한 바와 같이, 인적 요소는 상호 존중과 공감을 촉진하면서 부정적이거나 안주하는 태도를 근절할 필요성을 부각시킨다. 이는 약간의 계층 구조가 필요하지만 과하지 않아야 함을 의미한다. 그렇지 않으면 광범위한 지식과 기술을 활용할 수 없다.[14] 팀원들이 소중하다는 의미이다. 한번의 실수 이후 방치하는 것이 아닌 장기적인 경력 개발에 헌신함으로써 이루어 진다. 이는 활발하게 말하는 사람이 활발하게 듣는 사람만큼 중요하다는 것을 의미한다. 팀 리더들이 불균형하게 분위기를 정한다는 것을 이해하면서도, 우리 모두가 문화를 가진다는 것을 의미한다. 안전이 모두의 책임이며 효율성만큼 중요하다는 원칙을 강조한다.[15]

오류 기준: 오류는 인간이다.

1700년대 시인 알렉산더 포프(Alexander Pope)가 처음으로 "실수는 인간다운 것이고, 용서는 신의 업적이다"라는 말을 했다. 이를 Institute for Health Improvement[16]에서 재인용하며 의학 분야에 심각한 안전 문제가 있음을 강조했다. 최근에 "실수는 인간다운 것이고, 비난하는 것은 관리 잠재력을 보여준다."로 변형되어 말한다. 이는 완벽을 추구하는 것은 가치 있지만 인간은 완벽하지 않고 어려움을 보여준다. 그럼에도 불구하고, 준비(수립, 공유, 확인, 수행)는 말 그대로 소생에 도움이 된다. 따라서 "기도 계획 A, B, C"는 이 개념의 핵심이다. 실수는 불가피하지만, 나쁜 결과는 필연적이지 않다.

스위스 치즈 모델(The Swiss Cheese model)은 왜, 언제, 어떻게 오류가 발생하는지 설명한다. 즉 상상의 구멍이 시간적, 공간적으로 일치할 때는 말한다.[17] 이 모델은 오류가 종종 개인의 잘못이 아닌 다중 요인에 의해 발생함을 강조한다. 때로는 운이 좋거나, 실력이 좋거나, 보호는 받아 오류가 항상 해를 끼치지 않는 이유도 설명한다. 훌륭한 팀은 안전장치를 갖추고 있다(즉, 다른 후두경과 다른 사이즈의 기도내관). 팀은 또한 실패가 빠르게 발생하거나 뒤늦게 발생할 수 있다는 점을 이해한다.[18] 빠른 실패는 병상에서 발생하므로 쉽게 확인할 수 있다(식도내 기도내관 삽관).[19] 지연된 실패는 대개 시스템 문제이고, 확인하고 귀착하기 어렵지만 중요하다. 지연된 실패는 유발요인이 필요하며, 발생하는 데 시간이 소요되고, 진단, 귀착, 치료가 어렵다.[18]

시술자는 기도에 튜브를 삽관하는데 능숙해야 한다. 그것이 전부이며, 더 이상의 논의는 불필요하다. 하지만 진정한 기도 전문가들은 포괄적인 관점을 가지고 있다. 그들은 오류(표준에 어긋나는 결정이나 행동)와 실수(도움이 되지 않는 결정이나 행동)로 인한 심각성 및 영향을 최소화하기 위해 노력한다. 개인과 팀이 방해를 받거나 편견이 있거나 익숙하지 않을 때 오류와 실수가 더 발생할 수 있다고 한다. 또한 환자가 급성으로 불안정하거나 만성적으로 취약할 때 더 큰 영향을 줄 수 있다는 점도 이해한다. 활성 오류와 잠재 오류가 발생할 때 책임을 공유하고 재발하지 않도록 한다.[19] 더 잘할 수 있고, 더 잘해야 한다는 것을 깨닫는 것부터 시작한다. 결국 "당신이 할 수 있다고 생각하든, 할 수 없다고 생각하든, 당신은 아마도 옳다."고 한다. 다행히도, 실용적인 CRM 도구들이 준비되어 있다.

CRM: 6가지 주요 사항

첫 번째 CRM은 상황인식으로 인지, 이해, 예측의 세가지 단계로 구성된다. 쉽게 말하자면 (a) 단서를 인식하는 것(예: 빈호흡, 고이산화탄소혈증, 의식상실), (b) 이러한 단서를 종합하는 것(예: 환자가 호흡곤란에 빠져 있음), 그리고 (c) 이후 상황을 예측하는 것(예: 지금 기도 삽관을 하지 않으면 심장마비를 일으킬 수 있음)을 의미한다. 상황 인식을 개선하기 위해 공유된 정신 모델을 회복하고, 모든 사람이 같은 생각으로 현재 모델에 동의할 수 있도록 요청할 수 있다.

CRM은 스트레스 상황에서의 의사결정의 이해를 의미한다. 재난 대응에는 부인, 심사숙고, 결정적 행동의 세가지 단계가 있으며, 이러한 전환을 가속화하기 위해 친숙함을 활용하고 팀원에게 명확한 지시를 내린다(예: "이 시도가 실패하면 성문외 기구를 사용합니다."). 또한 초보자에서 전문가로 발전하는 전형적인 과정을 이해하는 것이 도움이 된다. 이 과적은 "의식적으로 유능한"(모르는 것을 알고 있음으로 느리지만 쉽게 가르칠 수 있음) 단계로 시작되며, 그 다음에는 "무의식적으로 유능한"(알고 있다고 생각하지만 모르며, 때문에 가르치기가 어려우며 지나치기 쉬움) 단계를 거치게 된다. 이후 "의식적으로 유능한"(좋은 선생님이지만 효율이 떨어지고 앞을 생각하는 능력이 떨어짐 - 고급 연수생) 단계로 진행되며, 마지막으로 "무의식적으로 유능한"(훌륭한 반응속도, 본인은 잘 알고 있지만 다른 사람에게 설명하는 능력은 떨어짐) 단계에 도달한다. 위기 상황에서의 의사결정은 한정된 수의 별개 요소를 신뢰할 수 있다는 것을 포함하고, 일반적으로 이 요소는 7개로 구성되며, 초보자와 전문가의 차이는 각 상자에 얼마나 많은 것을 담을 수 있는지에 따라 달라진다. 실패 원인으로 초보자의 인지 과부하나 전문가의 자만으로 볼 수 있다.

이에 따라 업무 관리로 발전하게 되고, 여기서의 목표는 직원, 장비, 공간, 조직과정을 최적화하는 것이다. 업무관리는 역할의 명확성 부족, 책임 분산, 공유된 정신 모델이 충분하지 않거나 오프로드에 실패할 경우에 손상될 수 있다. 이러한 요소들은 낯선 구성원들로 급하게 구성된 '급조된 팀'에서 특히 위험하다.

리더십은 중요하다. 특히 누가 어떤 일을 할 수 있는지 불명확하거나 구성원들 간 서로 다른 우선순위와 개성을 가질 때 더욱 중요하다.[20, 21] 문화와 마찬가지로 리더십은 정의가 어렵고 슬로건과 유행어를 피해야 한다. 그럼에도 불구하고, 기도관리에서 효과적인 리더는 개입할 때(명시적 리더십)와 물러설 때(암시적 리더십)를 알 있다.[14] 리더들은 팀의 신뢰를 얻고, 수용 가능한 공유된 정신 모델을 제시하며, 정보 흐름을 집중화하고, 업무를 조정하고, 감정을 극복해야 한다.[12] 본인의 행동으로 리더십을 보여주고 불균형한 책임을 받아들인다. 따라서 리더십은 단순히 기도 삽관의 경험만이 아닌 성숙함과 통찰력이 필요하다.[21]

계층은 여전히 중요하지만, 리더의 자격을 쌓아야 하며 단기간에 부여되는 것이 아니다. 중요한 것은 팔로워십이 리더십만큼 중요하다는 것이지만, 지금까지 리더십에 대한 출판물이 팔로워십에 대한 출판물보다 60개 많다.[22] 팔로워(즉 상대적인 하급자)로 자신을 인식하는 것이 부정적일 수 있지만 85%의 의료 종사자가 팔로워로 인식된다. 의료 분야는 능숙한 팔로워 없이 잘 돌아갈 수 없으며, 반복적으로 가르칠 수 있고 가르쳐야 된다. 팔로워들은 필요할 때 적극적으로 참여하고, 물러나라고 요청받으면 감정적으로 받아들이지 않는다. 분명히 팔로워십은 고도의 인상적인 기술이고 충분히 인정받아야 한다.

팔로워들은 자기관리를 하며, 어떤 순간에 어떻게 기여해야 할지 감성 지능을 통해 파악한다.[14] 점차 리더와 팔로워의 구분의 중요도는 떨어지고, 기도관리 팀 구성원들은 리더십과 팔로워십 역할을 자연스럽게 전환한다. 리더를 지원하고 팔로워들을 독려하는 '첫 번째 팔로워' 역할도 종종 있다. 무엇보다 필요에 따라 적응하는 훌륭한 기능을 가진 팀원에게 집중하는 것이 좋다. 효과적인 리더와 팔로워들은 서로를 주시하며, 자신을 관리하는 동시에 다른 사람이 자신을 필요로 하는 것에 대해 소홀하지 않는다. 효과적인 팀원은 환자, 팀, 업무에 최선을 다하기 위해 상황을 판단하고 적절하게 나서거나 물러난다.

의사소통

전문적인 의사소통가가 되려면 시간, 겸손, 헌신이 필요하며 경청하고 침묵할 줄 아는 통찰력도 필요하다.[7] 침묵과 수다스러움은 항상 좋은 것은 아니다.[12] 효과적인 의사소통의 세가지 주요 요소로는 (a) 폐쇄성 의사소통 루프를 완성하는 것, (b) 생각과 계획을 구체적으로 전달하는 것, (c) 원활한 소생과정을 위한 환경을 유지하는 것이다.

언어는 간결하고 정확해야되며 쉽게 이해할 수 있어야 한다. 또한 모호한 문장이나 완화된 표현은 피해야 한다. "아마도", "어쩌면", "누군가", "언젠가"와 같은 표현은 쓰지 않는 것이 좋다. 모든 요청은 복창하며 완료되었을 때 재확인하는 것으로 강화해야 한다(닫힌 의사소통 루프). 완화 표현은 아주 위험해서 비행기 추락의 주요 원인 중 하나이다. 대게 완화 표현을 사용하는 이유는 자신감이 부족하거나 상대방의 기분을 상하게 할까봐 걱정하기 때문이다.[12] 그렇다고 명확하게 말하기 위해 무례할 필요는 없다. 폐쇄성 의사소통 루프면서 완화 표현이 없는 예는 다음과 같다.

> 팀 리더 : 전공의 선생님, 환자에게 기도삽관을 해 주시고 성공했을 때 알려 주세요.
> ("누군가 환자에게 기도삽관 할 수 있나요?"는 안됨)
> 전공의 : 지금 환자에게 기도삽관 하겠습니다.
> 3분 후
> 전공의 : 기도삽관을 완료했습니다.

폐쇄성 의사소통에는 세가지 단계가 포함된다. 특정 개인에게 지시하고, 구두로 확인하며, 성공적으로 완료됨을 확인한다.[23] 권위에 위협을 느낄 때 점진적인 단호함 또한 중요하다. 우려-불편함-안전규칙을 사용하는 것이 유용한 접근법이다.[23]

> 팀 리더 : 전공의 선생님, 기도삽관 해 주시고 성공했을 때 확인해 주세요.

전공의 : 안면부 손상으로 어려울 것 같아 우려됩니다.
(적절한 응답이 없을 경우)
전공의 : 도움과 추가 장비 없이는 기도 삽관이 어렵습니다.

이러한 경고 신호가 인지되지 않으면 "안전 위협"을 선언할 수 있다. 게다가 팀의 양 구성원이 CUS 모델을 이해하기에 망설임과 불쾌함은 줄어들 것이다. 옹호하는 또 다른 방법은 5단계 접근법이다. 항공 분야에서 개발된 이 방법은 (a) 주의 집중, (b) 우려 사항 제기, (c) 문제 제기, (d) 잠재적 해결책, (e) 동의 요청으로 구성된다.[12] 다음과 같은 예시를 들 수 있다.

실례합니다, 스미스씨. 기도관리가 어려울 것 같아 우려됩니다. 제가 잘 해내지 못할 것 같습니다. Difficult airway 카트와 마취지원이 필요합니다. 동의하시나요?

우리는 생각과 계획을 명확하게 전달해야 한다. 예를 들어, 팀 리더가 "놓친 것이 무엇인가요?"라고 물어볼 수 있다. 또한 위험성이 있는 조치를 취하기 전 이중 확인을 해야 한다. (즉, 간호사가 마취제를 투여한다고 말할 수 있다.) 이를 통해 성보 공유를 촉진하고 확인 또는 재평가를 할 수 있다.[12] 긴급 상황에서 이 같은 의사소통은 감정 없이 명확해야 한다. 가장 중요한 메시지와 질문이 먼저 나온 다음, 그 이유를 설명해야 한다. 예를 들어, "맥박이 있나요"라고 물어본 뒤 "호기말 이산화탄소분압이 떨어지고 있어 갑자기 심정지가 발생할 수 있다"라고 설명할 수 있다.[24]

효과적인 의사소통은 메시지가 지나치게 복잡하거나 소음, 감정, 시간의 압박으로 인한 방해가 있을 때 어려워진다.[7] 이로 인해 정보 과부하로 오해의 가능성이 높아진다. 따라서 우리는 "무균" 소생환경을 추구해야 한다. 필요한 경우 말을 해야되지만 기도삽관과 같은 중요한 순간에는 조용해야 한다는 것을 인식해야 한다. 이 순간 삽관하는 사람에겐 일시적인 권한이 부여되어서 다른 팀원의 의견은 보류되며, 침묵한 팀원은 불쾌해하지 않아야 한다.[12]

"의사소통"은 "의미를 공유하고 공통적으로 이해하는 것"을 목표로 한다. 이는 인적 요소 중 가장 중요하며 팀의 성능이 훌륭한지 확인하는 최선의 방법이다. 의사소통은 단순히 말뿐만은 아니다. 내용(말), 방식(톤 등), 비언어(눈맞춤, 표정, 손짓)로 구분할 수 있다. 전문 팀은 중요한 정보를 언제 공유해야 되는지 알고 있을 뿐 아니라 각 의사소통 유형에 능숙하다.[24] 또한 그들은 의사소통이 조화롭게 이루어지게 한다. 강조할 부분은, 내용이 세 가지 의사소통 유형 중 가장 중요한 것은 아니란 것이다. "도움이 필요 없어."라고 말하면서 반대의 의미를 가진 톤으로 전달된다면, 그 말은 믿지 않을 것이고, 결과적으로 혼란과 위험이 증가할 수 있다.

앞서 언급한 것처럼, 어떤 내용을 전달하는 것과 어떻게 전달하는지 둘 다 중요하다. 4가지 주요 어조가 있다. 공격적, 순종적, 협조적, 그리고 단호한 어조이다.[7, 25] 과도하게 공격적인거나 순종적인 언어의 문제는 환자가 필요를 하는 것에 주목하는 것이 아닌, 팀 구성원들의 지위와 자아가 주목되게 한다. 현대 의료진들은 점점 더 협조적이고 단호한 스타일을 사용하고 상황과 팀의 경험에 따라 더욱 세밀하게 조절할 것으로 기대된다.

팀 간 인수인계도 위험할 수 있어 손씻기와 같이 인수인계를 연습하고 완성해야 한다. 환자가 병원 전단계에서부터 응급실, 수술실, 그리고 그 다음 단계로 이동하면서 각 단계에서 오류가 발생할 수 있다. SBAR(상황, 배경, 평가, 권고)는 널리 인정받고 효과적인 전략으로 군대에서 개발되었으며 인수인계가 간결하면서 포괄적이도록 한다. 중요한 것은 이 방법이 잘 알려져 있다는 것이고, 인수인계를 받는 쪽이 마지막 구성요소(즉 매우 중요한 "권고" 부분)가 누락될 때 이를 인식할 수 있다. 기도관리에서는 역할 명확성을 가질 수 있게 한다(예: 지원 요청인지, 제가 수행해야 하는 것인지?).[12]

디브리핑은 팀이 무엇이 잘 되었는지와 어떤 문제가 발생했는지 검토할 수 있는 기회이다. 개선 방안을 찾고, 필요한 경우 정식 또는 비공식적인 검토를 결정할 수 있다.[26] 디브리핑은 감정 공유, 팀원 간 유대 강화, 윤리적이나 도덕적인 이슈에 대한 고찰의 시간이다.[27] 예외적인 상황이 아닌 일상적으로 이루어 져야 하며, 문제가 발생할 경우뿐만 아니라 성공적인 경우에도 진행되어야 한다.

개별 요소

스트레스와 다른 부정적인 생리적 상태

스트레스는 성과에 영향을 끼친다. 낮은 수준의 스트레스는 견딜 수 있으며, 심지어 선호되기도 하지만, 과도한 스트레스는 단기적인 성과와 건강에 해를 입힐 수 있다. 압박이 가해지면 성과는 세가지 주요 상태로 표현된다: 분리(부족한 스트레스), 플로우(적절한 스트레스), 그리고 당혹감(과도한 스트레스).[20] (그림 6-1) 플로우는 활기차게 집중하지만 유연하게 행동할 수 있는 최적의 상태다. 반면 당혹감은 고차원의 사고를 억제하고 주의를 좁힌다. 전체 상황을 평가하기 위해 한 발 물러서는 능력을 떨어뜨린다. 스트레스가 있을 때, 우리는 기존의 패턴에 의존하며 문제를 해결하는 능력이 떨어지고, 최악의 경우에는 멈추게 된다.[20]

과도한 스트레스로 인해 인간은 터널 비전을 경험하게 된다. 이론적으로 말하면, 우리는 단지 즉각적인 위협에만 집중하게 되어 중요한 단서들을 놓칠 수 있다. 마찬가지로, 터널 액션도 발생할 수 있으며, 이는 반복되는 행동 및 고집과 관련이 있다. 이 행동은 계속되며 익숙하기 때문에 다른 행동에 비해 우세해진다. 예를 들어, 기관삽관 시행자는 이미 플랜 B로 전환해야 함에도 계속해서 후두경을 사용에 기도 삽관을 시도하는 것이다.[24]

"골디락스" 스트레스(너무 많지 않고, 적지도 않은)는 Yerkes-Dodson 곡선으로 설명되며, "지루하고 일상적이다."와 "내 손이 떨리고 생각하거나 행동할 수 없다." 사이 어디에 위치한다.[23, 28] 그러나 개개인 마다 정도의 차이가 있고, 이는 이전 경험과 성격에 따라 달라진다.[23] 스트레스 면역 훈련은 계획

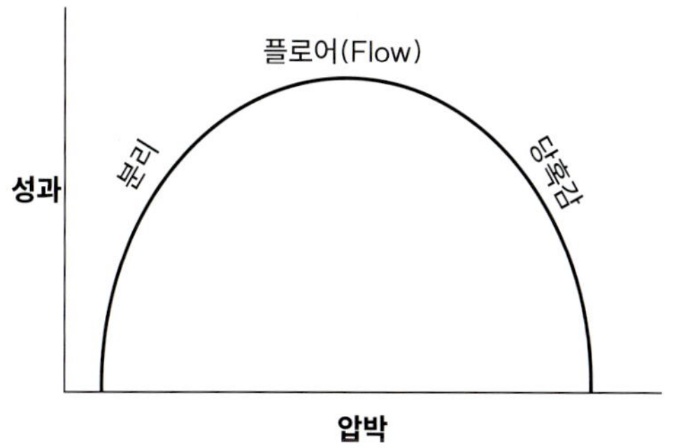

그림 6-1. 최고 성과를 얻기 위한 최적의 압박을 보여주는 성과 커브.

적이고 점진적인 스트레스를 포함하기 때문에 유용할 수 있다. 또한 시뮬레이션을 경험이 많은 사람에게는 지루하지 않도록, 초보자에게는 위협적으로 느끼지 않도록 하는 방법이다.[24]

인식은 쉽게 현실이 된다. 예를 들어, 시술자가 요구 사항이 자원을 초과한다고 느낀다면, 위협을 느끼고 업무 수행 능력이 저하될 수 있다. 이는 자신의 능력, 조력자, 장비에 대한 의심이나 실수에 대해 의심하는 것을 포함할 수 있다. 이러한 트리거는 교감신경 활동을 과도하게 유발하며 업무 수행을 저하시킨다.[29] 다른 시술자가 가지고 있는 기술과 자원이 요구사항에 부합되거나 초과된다고 인식한다면 동일한 상황을 "위협이 아닌 도전"으로 재평가할 수 있다.

다른 부정적인 생리적 상태에 대해, 항공 기술용어인 "IM SAFE"[30]는 자기 성찰을 촉진한다. 이 약어는 질병, 약물, 스트레스, 알코올, 피로, 그리고 감정의 영향을 강조한다. 물론 의료진이나 비행사는 절대로 취객 상태로 근무해서는 안되지만, 이 약어는 수면 부족이 알코올과 유사한 성능 저하를 일으킬 수 있음을 상기시켜준다. 단기적으로는 인지능력과 의사결정 능력을 저하시키고, 장기적으로는 정신적인 건강과 심혈관 건강을 저하시킨나.[31, 32] 의료인들은 여전히 수면의 중요성을 간과하고 있으며, 이는 가장 기본적은 인간 욕구 중 하나다. "잘하기 위해서는 건강해야 한다."는 것을 잊지 말아야 한다. 근무 시작 전이나 기도관리를 시작하기 전, 자기 점검을 권장한다.

인지 준비

항상 기도의 해부학적, 생리적인 어려움을 제어할 수 없지만, 상황적 난이도는 조절할 수 있다.[2] 인지 준비를 최대화함으로써 생리적 반응을 완화할 수 있다.[33] 숨쉬기 기법, 자기 긍정, 정신적 리허설과 같은 기술들이 있다. 이러한 기술들은 배우기 쉽고, 단 몇 분이면 할 수 있다.

조절된 숨쉬기는 4단계로 이루어져 있으며, 각각 4초 동안 진행된다: 천천히 깊게 숨을 들이마시기, 숨을 참기, 천천히 완전히 내쉬기, 그리고 다시 숨을 참기. 이는 마음의 평정 및 명상과 유사하며 중요한 사건 전, 중간, 후에 수행할 수 있다.[15] 긍정적인 자기 대화 또는 자기 긍정은 스스로에게 여러 차례 성공적으로 기도관리를 수행했다고 상기시키는 것이다. 이를 통해 자기 불신을 줄이고 부정적인 생각을 재구성할 수 있다.[23] 정신적 리허설 또는 인지적 상상은 성공적인 과정을 미리 상상함으로 자신감과 주관적인 통제력을 높인다.[29] 올림픽 선수들이 경기전 보여주는 것을 보면, 그들의 눈 속에서 일어날 화려한 다이빙이나 스키런을 상상할 수 있다.

인지 편향

믿음과 행동은 이전 경험에 영향을 받는다. 성공과 실패가 모두 영향을 미치며, 지나치게 스트레스를 받을 때, 이전 경험에 지나치게 의존한다. 이는 복잡한 문제에 지나치게 단순한 해결책으로 이어진다면 위험하다.[6] 그러나 중요한 점은 패턴 인식이 생명을 구하는 데 도움이 되기도 하며 시간을 절약할 수 있다는 점이다. 결국 이전에 효과가 있었고 위험한 상황을 피할 것일 수 있다. 분명히 "분석 마비"와 보지 않아야 할 패턴을 보는 것 사이 균형이 있다. 때로는 "그냥 서 있지 말고 뭔가를 하라"나 "그냥 뭔가를 하지 말고 서 있어라" 둘 다 필요할 때가 있다.[20]

인간은 컴퓨터로는 아직 할 수 없는 감정, 깊이, 추상적 사고를 할 수 있지만, 예측할 수 없고 이성적이지 않으며 주의를 산만하게 하고 피곤해하기도 한다. 또한 편향에 노출될 수 있다. 이러한 편향에는 반대 증거를 경시하는 것(조기 결론), 초기 가정에 얽매이는 것(고정성 휴리스틱), 쉽게 떠오르는 생각에 우선순위를 두는 것(가용성 휴리스틱) 및 대안을 무시하는 것(고정 관념 오류)이 포함된다. 중요한 점은 이러한 편향이 보통 의도되지는 않으며 의학적인 지식이 부족한 것이 아니라는 점이다. 해결책은 우리가 어떻게 생각하는지 고찰하고, 최선을 다하더라도 실수에 취약하다는 점을 받아들이는 것이다. 이제 하나의 인간 대신 네 명이나 다섯 명으로 곱하자. 다시 말해 팀을 최적화해 보자.

팀 요소

사전 브리핑 및 zero point survey

의료 훈련생들은 모두 ABC로 시작하는 심폐소생술을 배운다. 그러나 환자가 도착하기 전과 심폐소생술이 시작되기 전 시간이 남기도 한다. 이 시간을 낭비하지 않기 위해 사전에 준비되는 zero point survey (ZPS, 그림 6-2 참조)가 있다.[33] 이는 모든 참여자의 인지적 준비를 향상시키기 위한 것이다. 간단히 말해서 자가 준비는 앞서 언급한 IM SAFE 체크리스트를 사용한다. 팀 준비는 역할을 명확히 분담하고(예: 기도 삽관자, 두 번째 의사, 호흡치료사, 약물 관리자 등) 사전 계획을 세우는 것을 포함한다. Difficult airway kit을 가까이 가져오거나 복도를 정리하는 것과 같이 환경을 최적화하고, 환자를 평가하

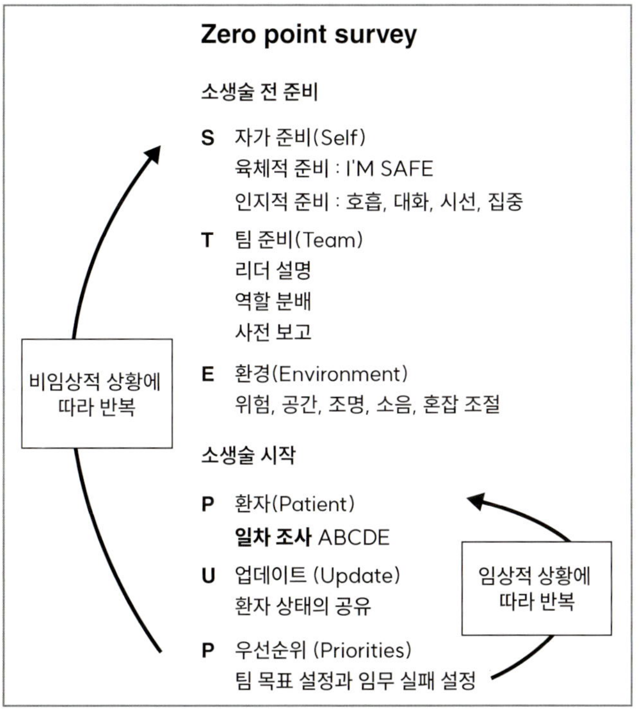

그림 6-2. 환자 도착 전후 Zero Point Survey에 대한 STEP-UP 접근법. (From Reid C, Brindley P, Hicks C, et al. Zero point survey: a multidisciplinary idea to STEP UP resuscitation effectiveness. *Clin Exp Emerg Med*. 2018;5(3):139-143.)

고 적절한 위치로 이동시킨다. 추가정보는 공유된 정신적 모델에 반영되며, 이는 절차 진행 중에도 업데이트가 가능하다(예: 조심하세요, 혈압이 떨어지고 있어요.). 우선순위는 설정되며, 예를 들어 기도 삽관 후 $ETCO_2$와 혈압 안정성을 확인한다.

"계획을 세우지 않는 것은 실패를 계획하는 것과 같다"는 주장이 있다. 사전 브리핑은 팀 구성원들에게 그들의 참여를 독려할 수 있고 우려 사항을 공유하는 좋은 기회를 제공한다. 팀의 모든 구성원들에게 우려 사항을 말할 수 있는 기회가 주어져야 한다.[23] 또한 사전 브리핑을 통해, 기관삽관자뿐만 아니라 팀 전체가 계획과 결과에 책임을 질 수 있게 된다. 문제가 발생하면 미리 합의된 대안이 준비되어 있다. 즉 팀은 재난에 대비해여 훌륭한 성과를 위한 로드맵을 가지고 있다.

팀 정신 모델

제시된 대로, 상황 인식은 세 가지 요소로 구성된다. 단서를 수집하고 의미를 부여하기 위해 종합하고 무엇이 발생하는지 예측한다.[21] 이 세 가지를 모두 수행하는 팀은 "적응 조정"을 보여준다. 항공언어로 표현하면 "비행기 앞에서 비행하는 것"을 의미한다. 기도관리 관점에서 환자가 당신의 생각이 이미 도달한 곳을 벗어나지 않도록 한다.[4, 23] 팀이 적응할 수 있으려면 구성원들이 동일한 페이지에 있어야 한다. 특히 상황이 변화함에 따라서는 더욱 그렇다. 다시 말해, 팀은 견고하고 적응 가능한 정신 모델이 필요하다. 이는 보통 리더에 의해 전달되며, 팀 구성원이 정보를 공유할 때 강화되거나 수정된다. 최고의 리더는 다른 사람들의 의견을 수렴하고 정기적인 업데이트를 공유한다.[23]

ZPS와 유사하게, 정신 모델에는 업무분담, 우선순위, 문맥 및 자원에 대한 공통된 이해가 포함된다. 과도한 소음은 피해야 하지만, "목소리로 소생시키는" 과정은 팀 구성원이 동일한 페이지에 머물 수 있도록 한다.[24] 공유된 정신적 모델에서는 계급 차이도 중요하다. 지나치면 부하 직원이 의견을 말하기 않게 되지만, 충분하지 않으면 명확성이 떨어지고 책임이 희석된다. 경험 많은 기도 팀은 낮은 권한 기울기(가로 권한)를 사용한다. 이는 팀 구성원이 말하고 리더가 들을 수 있도록 하는 것을 의미한다.[12] 경험이 부족한 팀은 명확한 조정과 수직 권한 기울기, 즉 지시 및 통제와 유사한 접근이 필요하다.[4] 공유된 정신 모델은 새롭고 복잡한 과제를 위한 대역폭을 확보하는데 도움이 되어 집단적인 안정을 증진시킬 수 있다. 이는 공유된 심리적인 로드맵을 제공하면서 창의적이고 복잡한 작업을 수행하는데 필요한 자원을 확보할 수 있기 때문이다.

인지 보조

인지 보조 도구는 체크리스트, 알고리즘 또는 기억법으로 사용된다. 이들은 혼란을 체계적으로 정리하고, 주요 단계에 대한 이해를 제공하며, 어려운 상황이나 업무수행에 어려운 상태를 해결할 수 있도록 도움을 준다. 그러므로, 체크리스트는 기도관리와 같은 상황에 적합하며 생명을 구하는 데 큰 역할을 할 수 있다. 하지만 체크리스트가 모든 문제의 해결책은 아니다. 체크리스트는 단순한 작업을 처리하는데 사용되어 의사결정과 유연성이 필요한 문제에 대한 뇌 자원을 확보할 수 있도록 도와준다. 또한 체크리스트는 압력 테스트를 통해 도움이 되는지, 속도를 높이는지, 방해가 되는지, 지

P - Preoxygenate position
산소를 유지. 산소공급을 늘린다. 환자의 기도 축을 일직선으로 조정한다.

R - Reset; Resist
생체징후를 자주 확인한다. 조기에 환자를 눕히지 않는다. 위 내용물을 비워준다.

E - Examine; Explicit
기도 진찰을 한다. 윤상갑상막을 확인한다. 애매한 명령은 피하고 단호하게 대응해야 한다.

P - Plan A, Plan B
A/B/C 계획을 확인하고 공유한다. 올바른 계획인지 확인한다. 장비와 인력을 모은다.

A - Adjust; Attention
마취제와 용량을 조정한다. "push-pressor"를 고려한다. System-1과 2에 주의를 기울인다.

R - Remain; Review
조기에 환자를 떠나지 않는다. 전신을 체크하고 향후 우려 사항을 알린다.

E - Exit; Explore
계획을 변경할 때 알린다. 이송/인계를 조정하고 전체 팀과 회고를 진행한다.

그림 6-3. 수술실 밖에서의 기도관리를 위한 PREPARE 기억도구. (Reprinted by permission from Springer Nature: Brindley PG, Beed M, Law JA, et al. Airway management outside the operating room: how to better prepare. *Can J Anesth*. 2017;64(5):530-539.)

연을 야기하는지 판단해야 한다. 중요한 점은 체크리스트는 가이드일 뿐이며, 판단력과 경험을 대체하지 않는다는 점이다.

기도 전문가들은 삽관 전후 무산소성 뇌 손상에 의한 Elaine Bromiley의 사망을 잘 알고 있다.[34] Difficulty Airway Society에서 제시한 체크리스트나 지침은 생명을 구할 수 있는 중요한 도구가 될 수 있다.[35] 하지만 과도하게 사용할 수도 있다. 예를 들어 기도관리에 대해 출판된 체크리스트와 지침은 총 38개나 된다. 이는 재앙이 닥쳤을 땐 너무 많은 숫자이다.[36] 궁극적으로, 체크리스트는 사용하는 사람에 따라 그 효과가 달라진다. 약물과 비슷하게, 체크리스트는 올바른 적응증에, 올바른 시기에, 올바른 사람에 의해 사용되어야 한다. 체크리스트는 간결해야 하며(7개 이하의 항목), 질문을 제시하고, 헛된 시간을 썼다고 생각되지 않아야 한다.[2] 좋은 인지 보조 도구는 시뮬레이션 테스트를 통해 향상될 수 있고, 팀의 피드백에 따라 개선되어야 한다.[26, 36] 그리고 사용할 장소에 큰 글꼴로 잘 보이게 표시되어야 한다. 또한 기도관리뿐만 아니라 다양한 상황에 활용될 수 있는 "Resuscitation Crisis Manual"도 추천한다.[39] 그림 6-3은 수술실 외에서(AMOTOR)로 알려진 기도관리에 사용할 수 있는 간단한 인지 보조 도구의 예시를 보여준다.[2]

환경적인 고려 사항

안전한 기도관리는 반짝이는 도구와 숙련된 손만으로 충분하지 않다. "안전하게 준비된" 환경에서 수행되어야 한다. 침대 머리는 접근하기 쉬워야 하며, 장애물은 없으며, 기도 카트는 가까이 있어야 하고 모니터는 잘 보이도록 배치되어야 한다. 적절한 조명과 팀이 움직일 수 있는 공간이 필요하지만,

팀 구성원이 소리를 지르지 않아도 되는 정도의 공간 크기여야 한다. 장비는 고유한 위험을 가지고 있다. 작동이 멈출 수 있고, 잊혀질 수도 있으며, 사용자 친화적이지 않을 수 있다. 장비와 그 위치는 표준화되어야 하며, 예비 장비가 가까이 있어야 한다. 새로운 장비는 시뮬레이션을 거친 후 사용되어야 한다.[20] 소생 환경의 잠재적인 위협을 스캔해야 한다. 침대 주변 장애물, 고장난 산소 튜브, 잘못 배치된 용품들을 포함한다.[37, 38] 모든 필요 장비의 위치와 표시는 모든 팀원들이 알고 있어야 한다.

Safety-I과 Safety-II

지금까지 안전은 주로 실패의 부재로 정의되어 왔다. 이는 "최소한의 변동과 최대한의 준수"라는 격언으로 나타났다. 이런 접근이 많은 기도관리에서는 유효하지만, 모든 기도관리에 해당되는 것은 아니다. "찾고 고치기" 전략(safety-I)은 오류가 보편적으로 존재한다 가정하고, 주요 목표는 인력을 일렬로 세우는 것이다.[39, 40] 이 시각은 이분법적인 사고를 장려한다: "모든 것이 옳거나 잘못되었다." 이는 복잡성을 이해하지 못하고 인간이 책임을 져야 한다고 가정한다.[40] 이는 관리직에 있는 사람들에게 매력적이며 엄격한 표준화와 하향식 통제를 장려한다. 그러나 실제 의료는 더 복잡하다는 것을 알고 있으며 따라서 Safety-II: 일이 잘되는 방법에 대한 보완적인 연구가 필요하다.

의료는 종종 예측할 수 없지만 기도관리는 대부분 성공적이고 사건 없이 이루어진다. 이는 복잡성과 혼돈에도 불구하고, 문제 해결자로서 인간이 적응하고 기능을 발휘하기 때문이다. Safety-II 관점은 현장 직원들에게 권한을 부여하고 직관과 경험을 존중해야 함을 강조한다. Safety-II는 실패뿐만 아니라 성공도 연구한다. 과도한 표준화가 변동보다 위험 요소로 인식된다. 예상대로 나아가기 위해서는 균형이 필요하다. Safety-I은 간단한 기도관리에 효과적일 수 있지만, 복잡한 상황에는 safety-II가 필요하다. 과도한 safety-I은 팀원들을 비난하고 참여를 제한하며 "소진"을 유발할 수 있다. Safety-II는 참여를 추구하고 웰빙을 강화할 수 있다.[39] 더 중요한 것은 의료 공급자들은 시스템 때문에 올바른 일을 하기 원한다. 그것이 안 된다면 도덕적 고통과 참여하지 못함을 야기할 수 있다. 인적 요소의 기본 개념을 이해한다면 기도 안전을 잘못 이해하는 것이 왜 비극적인지를 이해할 수 있다.

TIPS AND PEARLS

- 기도가 더 어렵고 혼란스럽고 예측되지 않을수록 생과 사 사이 인적요소가 크게 작용한다.
- 팀은 의사소통을 연마하고 리더십과 팔로워십 역할 모두에 자부심을 가져야 한다.
- 환경은 사고와 행동 모두에 최적화되어야 하며, 도움이 되는 인지 보조 도구가 포함된다.
- 시스템은 대화를 수용해야 하며, 팀원을 자산이자 파트너로 인식해야 하며 부담이나 귀찮은 존재로 보아선 안 된다.
- 문화 변화는 기관삽관보다 훨씬 오래 걸리지만 그만큼 중요하다.

참고문헌

1. Brindley PG, Cardinal P. *Optimizing Crisis Resource Management to Improve Patient Safety and Team Performance—A Handbook for Acute Care Health Professionals*. 1st ed. Royal College of Physicians and Surgeons of Canada; 2017.
2. Brindley PG, Beed M, Law JA, et al. Airway management outside the operating room: how to better prepare. *Can J Anesth*. 2017;64(5):530-539.
3. Clear J. *Atomic Habits*. 1st ed. Penguin Random House; 2018.
4. Brindley PG. Patient safety and acute care medicine: lessons for the future, insights from the past. *Crit Care*. 2010;14(2).
5. Helmreich RL. On error management: lessons from aviation. *Br Med J*. 2000;320(7237):781-785.
6. Brindley PG. Preventing medical "crashes": psychology matters. *J Crit Care [Internet]*. 2010;25(2):356-357.
7. Brindley PG. Communication: the most important "procedure" in healthcare and bioethics. *Cambridge Q Healthc Ethics*. 2019;28(3):415-421.
8. Brindley PG, Smith KE, Cardinal P, LeBlanc F. Improving medical communication: skills for a complex (and multilingual) clinical world. *Can Respir J*. 2014;21(2):89-91.
9. Hofstede G. Attitudes, values and organizational culture: disentangling the concepts. *Organ Stud*. 1998;19(3):477-492.
10. Ziv A, Wolpe PR, Small SD, Glick S. Simulation-based medical education: an ethical imperative. *Acad Med*. 2003;78(8):783-788.
11. Riskin A, Erez A, Foulk TA, et al. The impact of rudeness on medical team performance: a randomized trial. *Pediatrics*. 2015;136(3):487-495.
12. Brindley PG, Reynolds SF. Improving verbal communication in critical care medicine. *J Crit Care [Internet]*. 2011;26(2):155-159.
13. Haerkens MH, Jenkins DH, van der Hoeven JG. Crew resource management in the ICU: the need for culture change. *Ann Intensive Care*. 2012;2(1):1-5.
14. Gillman LM, Brindley PG, Blaivas M, Widder S, Karakitsos D. Trauma team dynamics. *J Crit Care*. 2016;32:218-221.
15. Russ AL, Fairbanks RJ, Karsh BT, Militello LG, Saleem JJ, Wears RL. The science of human factors: separating fact from fiction. *BMJ Qual Saf*. 2013;22(10):802-808.
16. Kohn L, Corrigan J, Donaldson M, eds. *To Err Is Human. Building a Safer Health System*. 1st ed. National Academies Press; 2000.
17. Reason J. Human error: models and management. *Br Med J*. 2000;320(7237):768-770.
18. Nickson C. Human factors [Internet]. 2019. Accessed August 7, 2020. https://litfl.com/human-factors/
19. Cohen TN, Cabrera JS, Litzinger TL, et al. Proactive safety management in trauma care: applying the human factors analysis and classification system. *J Healthc Qual*. 2018;40(2):89-96.
20. Hearns S. *Peak Performance Under Pressure: Lessons From a Helicopter Rescue Doctor*. 1st ed. Anesthesia & Analgesia. Class Professional Publishing; 2019.
21. Gillman LM, Widder S, Blaivas MKD. *Trauma team dynamics*. 2016;21-26.
22. Leung C, Lucas A, Brindley P, et al. Followership: a review of the literature in healthcare and beyond. *J Crit Care [Internet]*. 2018;46:99-104.
23. Hicks C, Petrosoniak A. The human factor: optimizing trauma team performance in dynamic clinical environments. *Emerg Med Clin North Am*. 2018;36(1):1-17.
24. Lauria M. Comm check: more on resuscitation communication [Internet]. 2020. Accessed August 6, 2020. https://emcrit.org/emcrit/comm-check-more-on-resuscitation-communication/
25. Cyna AM, Andrew MI, Tan SGM, Smith AF. *Handbook of Communication in Anaesthesia & Critical Care: A Practical Guide to Exploring the Art*. 2010;189-203. http://books.google.com/ books?id=6Ipf3pdp46QC&pgis=1
26. Fitzgerald M, Reilly S, Smit DV, et al. The World Health Organization trauma checklist versus Trauma Team Time-out: a perspective. *EMA—Emerg Med Austral*. 2019;31(5):882-885.

27. Arul GS, Pugh HEJ, Mercer SJ, Midwinter MJ. Human factors in decision making in major trauma in Camp Bastion, Afghanistan. *Ann R Coll Surg Engl*. 2015;97(4):262-268.

28. Arul G, Pugh H, Nott D. Keep calm, pack and pause. *Psychol Surg*. 2019;101(3):92-95.

29. Kent J, Thornton M, Fong A, Hall E, Fitzgibbons S, Sava J. Acute provider stress in high stakes medical care: implications for trauma surgeons. *J Trauma Acute Care Surg*. 2020;88(3):440-445.

30. Norris EM, Lockey AS. Human factors in resuscitation teaching. *Resuscitation [Internet]*. 2012;83(4):423-427.

31. Walker M. *Why We Sleep: Unlocking the Power of Sleep and Dreams [Internet]*. 1st ed. Penguin Random House; 2017. http://library1.nida.ac.th/termpaper6/sd/2554/19755.pdf

32. Groombridge CJ, Kim Y, Maini A, Smit DV, Fitzgerald MC. Stress and decision-making in resuscitation: a systematic review. *Resuscitation [Internet]*. 2019;144(September):115-122.

33. Reid C, Brindley P, Hicks C, et al. Zero point survey: a multidisciplinary idea to STEP UP resuscitation effectiveness. *Clin Exp Emerg Med*. 2018;5(3):139-143.

34. Mcintosh E. The implications of diffusion of responsibility on patient safety during anaesthesia, "So that others may learn and even more may live"—Martin Bromiley. *J Perioper Pract*. 2019; 29(10):341-345.

35. Frerk C, Mitchell VS, McNarry AF, et al. Difficult Airway Society 2015 guidelines for management of unanticipated difficult intubation in adults. *Br J Anaesth*. 2015;115(6):827-848.

36. Edelman DA, Perkins EJ, Brewster DJ. Difficult airway management algorithms: a directed review. *Anaesthesia*. 2019;74(9):1175-1185.

37. Marshall SD, Touzell A. Human factors and the safety of surgical and anaesthetic care. *Anaesthesia*. 2020;75(S1):e34-e38.

38. Catchpole K, Ley E, Wiegmann D, et al. A human factors subsystems approach to trauma care. *JAMA Surg*. 2014;149(9):962-968.

39. Smaggus A. Safety-I, Safety-II and burnout: how complexity science can help clinician wellness. *BMJ Qual Saf*. 2019;28(8):667-671.

40. Hollnagel E. *From Safety-I to Safety-II: A White Paper*. Australian Institute of Health Innovation; 2015.

CHAPTER 7

기도의 기능적 해부

(Applied Functional Anatomy of the Airway)

Michael F. Murphy | 나상운

서론

기도관리의 관점에서 볼 때 기도에는 몇 가지 두드러진 해부학적, 생리학적 특징이 있다. 이장에서는 기도관리에 관한 해부학적 특징과 상기도의 신경분포에 대해서 논의할 것이다. 24장에서는 이 해부학적 기능적 관계를 바탕으로 기도 마취방법에 대하여 설명할 것이다. 25장에서는 발생학적, 소아과적 관점에서 기도의 해부학적 특징에 대해 논할 것이다.

이 장에서는 기도로 들어갈 때 볼 수 있는 코, 입, 인두, 후두, 기관(trachea)과 같은 해부학적 구조들에 대해 순차적으로 살펴보도록 하겠다(그림 7-1).

코

외부 코는 골둥근천장(bony vault), 연골둥근천장(cartilaginous vault), 그리고 소엽(lobule)으로 이루어진다. 골둥근천장은 코뼈(nasal bones)와 위턱의 이마돌기(frontal process of maxillae), 이마뼈의 가시돌기(spine of the frontal bone)로 이루어진다. 코뼈는 골중격을 이루는 사골(ethmoid bone)의 수직판이 지지하고 있다. 연골둥근천장(cartilaginous vault)은 중격의 연골부와 만나는 상외측의 연골로 이루어진다. 코 소엽(nasal lobule)은 코끝과 하외방 연골, 콧구멍의 외측 경계를 이루는 섬유지방의 날개(fibrofatty alae), 코기둥(columella)로 이루어진다. 콧구멍의 공간은 뒤쪽으로 코인두와 연결된다.

중요한 해부학적 고찰

- 키셀바하혈관망(Little's area)은 양쪽 콧구멍 중격 앞부분에 있으며, 혈관분포가 매우 많은 부분이다. 대부분의 코피는 이곳에서 발생한다. 혈관분포가 많은 이 부분의 손상이나 출혈을 방지하려면 비인두 기도기(nasopharyngeal airway)나 경비기관내관(nasotracheal tube, NTT)을 삽입할 때, 베벨(bevel)의 선도연(leading edge, 역자 주: 뾰족한 끝 부분)이 중격에 닿지 않도록 해야 한다. 이는 왼쪽 콧구멍으로 기구를 삽입할 때는 이 기구들을 위아래를 거꾸로 넣은 다음, 끝 부분이 중

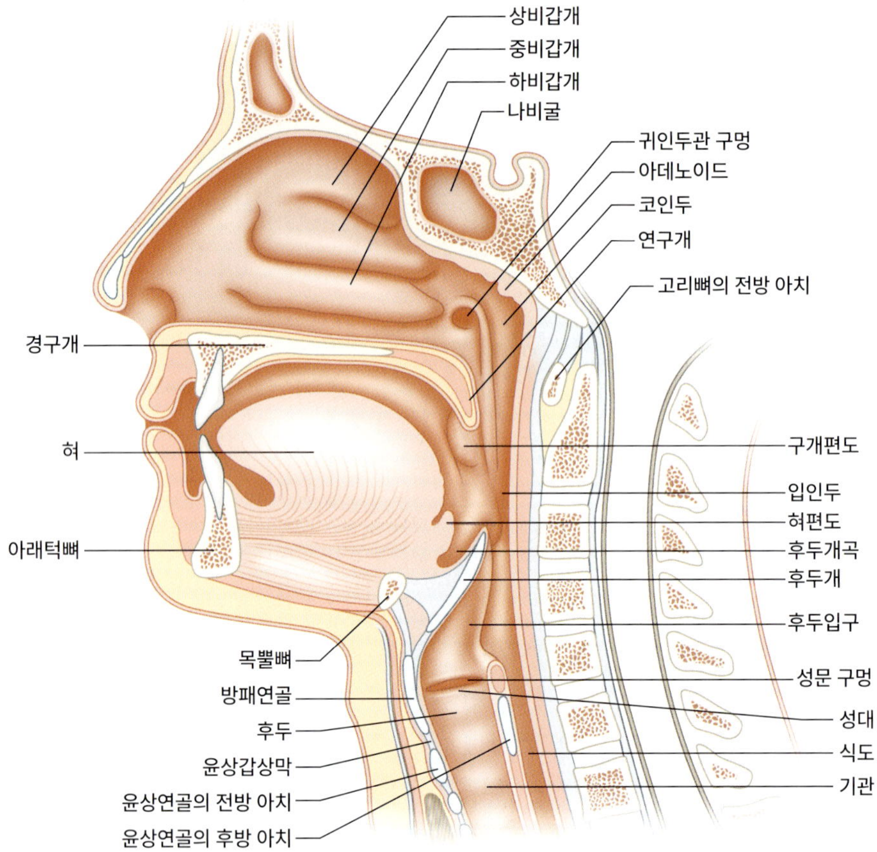

그림 7-1. 상기도의 시상단면도. 비저(floor)가 앞에서 뒤쪽 방향으로 약간 기울어진 것, 아데노이드의 위치, 혀뿌리와 후두개 사이에 있는 후두개곡(vallecula), 그리고 혀의 후방 경계부에 위치한 목뿔뼈(hyoid bone)에 주목하라.

격의 연골부를 지나면 180° 회전시켜야 함을 뜻한다. 몇몇 저자들은 반대로 베벨의 끝이 비중격쪽으로 향하게 하여 삽입해야 비갑개(turbinate)의 손상과 출혈을 줄일 수 있다고도 하지만, 베벨을 중격에서 멀리하는 것이 더 합당하다고 생각되며 이 방법을 권장한다

- 코의 주요 공기 통로는 측방에 위치한 하비갑개(inferior turbinate), 중격, 코바닥(floor)사이에 있다. 코바닥은 앞에서 뒤쪽으로 10~15° 정도 살짝 기울어져 있다. 그러므로 경비기관튜브(nasal tube), 비인두 기도기나 굴곡내시경을 코로 삽입할 때 상방이나 직후방을 향하면 안되고, 주요 공기 통로를 따라 약간 아래로 향하게 해야 한다. 몇몇 저자들은 의식 없는 성인 환자에서 경비기관삽관 시 이 주요 공기통로의 열림을 확인하고 최대한 넓혀주기 위해 장갑 낀 새끼손가락에 윤활제를 묻힌 후 부드럽게 *끝까지* 넣어 보아 확인하는 것을 권하고 있다. 또한, 기관내관(Endotrol 튜브가 더 바람직함)을 따뜻한 생리식염수나 물이 담긴 통에 넣었다가 사용함으로써 튜브를 부드럽게 하여 손상을 줄일 수 있다.
- 코점막은 국소 도포하는 페닐에프린(phenylephrine), 에피네프린, 옥시메타졸린(oxymetazoline), 코카인 등의 혈관수축제에 매우 민감하다. 코카인은 깊은 마취가 되는 추가 효과가 있고 혈관수

축작용이 있는 유일한 국소마취제이다. 나머지 국소마취제는 모두 혈관을 확장시킨다. 혈관수축제에 의해 비점막이 수축되면 비강 내경은 50%에서 75%까지 넓어지며, 근거는 빈약하지만 경비기관삽관 시 코피의 빈도를 낮출 수 있다. 코카인은 비점막으로 도포할 경우 관상동맥 수축을 일으킬 수 있으므로 심혈관질환 환자에게 투여할 때는 주의해야 한다. 국소 코카인은 응급의학에서 거의 사용되지 않는다. 코로 굴곡내시경을 넣어 기관내관을 삽관할 때는 국소혈관수축제와 국소마취제가 필요하지 않다는 근거가 있다("근거가 되는 연구" 참고).

- 비강의 뒤쪽 경계는 코인두이다. 아데노이드는 코인두의 뒤쪽, 연구개의 바로 위에 위치하며, 귀인두관(eustachian tube)이 코인두로 통하는 점막의 오목한 부분을 부분적으로 둘러싸고 있다. 경비기관삽관 시 종종 이 오목한 부분에 걸려 저항이 느껴질 수 있다. 계속 무리하게 밀어 넣을 경우 경비기관튜브가 점막을 관통해 코인두와 입인두의 점막 아래로 들어갈 수 있다(그림 7-2). 이런 상황이 생긴 것을 알게 되면 몹시 걱정스러울 수 있지만 특별한 조치는 필요하지 않으며, 튜브를 뺀 후 반대쪽 콧구멍으로 다시 시도해야 한다. 이론적으로는 감염의 위험이 있지만 아직까지 실제로 발생했다는 보고는 없다. 부작용을 기록하고 입원 시 담당 주치의에게 이러한 사실을 알리는 것이 중요하다.
- 연구개는 코로 조용히 숨 쉴 경우 혀뿌리 부분에 닿아 있으며, 앞쪽으로 구강을 닫는 역할을 한다.
- 부비동은 비강과 연결되어 있어서 경비기관삽관이 지속될 경우 부비동염이 생길 수 있다. 이러한 이유로 몇몇 의사들은 경비기관삽관을 비난하기도 하지만, 이러한 감염 우려 때문에 응급상황에서 경비기관삽관을 못 할 이유는 없다. 기도확보의 필요성은 나중의 감염 부작용이 생

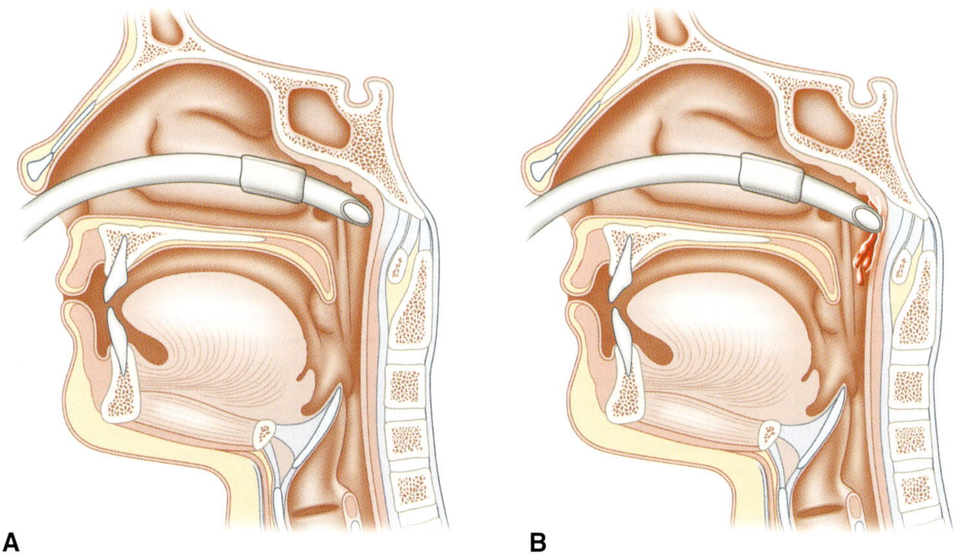

그림 7-2. 경비기관내관으로 인한 코인두 천공과 점막하 터널 형성의 기전. **A.** 귀인두관이 코인두로 들어가는 아데노이드의 오목한 곳에 걸린 경비기관내관. **B.** 점막에 천공을 일으킨 경비기관내관.

길 수 있는 가능성보다 항상 우선하며, 경비기관삽관은 필요할 경우 언제라도 입기관삽관이나 기관절개술로 전환할 수 있다.

- 두개 기저부 골절 환자, 즉 위턱뼈가 두개 기저부에서 떨어진 경우에 경비기관삽관을 시행하면 기관내관이 두개강 내로[보통 체판(cribriform plate)을 통해서] 들어갈 위험이 있으므로 경비기관삽관은 상대적 금기에 해당한다. 그러나 주의해서 삽입하면 부작용을 줄일 수 있는데, 체판은 콧구멍에서 머리 쪽으로 위치하므로 기관내삽관 방향을 약간 발쪽(caudal)으로 향하게 하여 넣어야 한다(앞서 얘기한 바 있다). 예를 들어, Le Fort fracture와 같은 위턱뼈 골절 시 비강의 연속성이 깨져 있을 수 있으므로 맹목적 경비기관삽관은 상대적인 금기에 해당한다. 굴곡내시경 등을 이용할 경우 위험을 크게 낮출 수 있다.

입

입 혹은 구강의 바깥쪽경계는 입술이며, 구강은 뒤쪽의 입인두로 연결된다(그림 7-3).

- 혀는 전면과 전측면부로 하악 결합(symphysis)에 닿아 있고, 후측면으로는 붓목뿔돌기(stylohyoid process)와, 그리고 후면으로는 목뿔뼈(hyoid bone)에 각각 닿아 있다. 목뿔뼈는 목뿔후두개인대(hyoepiglottic ligment)를 통해 후두개와 연결되어 있다. 이러한 해부학적 관계로 인해 임상 상황에서 우리가 턱밀어올리기(jaw thrust)를 시행하면 후두개가 전방으로 당겨지면서 후두의 입구가 노출되는 것이다. 혀의 후방 경계는 목뿔뼈의 위치와 일치한다(그림 7-1).

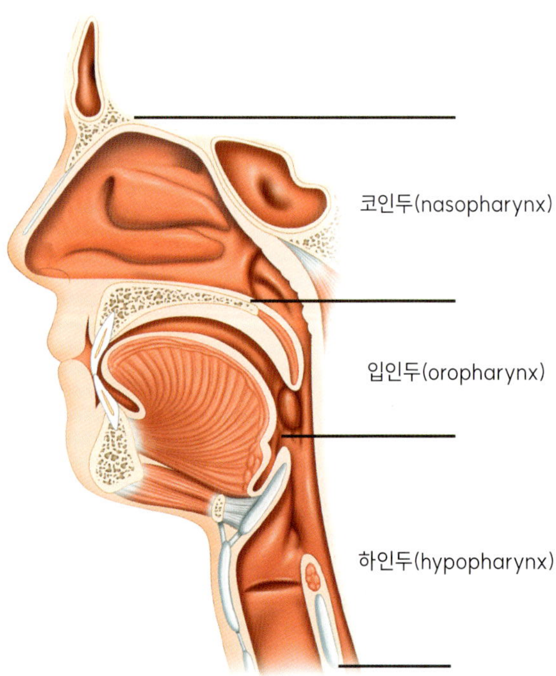

그림 7-3. 인두는 세 부분으로 나뉜다: 코인두, 입인두, 그리고 하인두.

- 아래턱 내의 잠재적인 빈 공간을 총괄하여 아래턱공간(mandibular space)이라고 하는데, 이 공간은 다시 혀 밑의 정중 솔기(midline sublingual raphe) 양편으로 턱끝밑(submental), 턱밑(submandibular), 혀밑(sublingual) 등의 세 개의 공간으로 나뉜다. 혀는 액체가 채워진 압축되지 않는 구조물이다. 전통적인 후두경검사 시 혀가 보통 좌측으로 밀려나서 아래턱공간으로 들어가면, 기관내삽관을 할 때 후두가 시야에 보이게 된다. 만일 아래턱공간이 혀의 크기에 비해 상대적으로 작으면(예: 형성이 덜 된 턱, 혈관부종 시 혀의 부종이 있는 경우, 혀의 혈종 등) 후두가 잘 보이지 않게 된다. 아래턱공간이 감염(예: Ludwig's angina)이나 혈종, 다른 병변에 의해 침범되면 혀를 이 공간으로 밀어내기 어려워져 입기관내삽관이 어려워지거나 불가능하게 된다.
- 입천장 아치(arch)가 높으면서 구강의 폭이 좁거나, 치아가 튀어나오고 구강의 앞뒤가 긴 경우처럼, 구강 구조가 약간만 변형이 되어도 시술자의 움직임과 시야를 가려서 입기관내삽관을 어렵게 만들 수 있다. 15장에서 이 주제에 대해 상세히 설명하겠다.
- 침샘에서는 침이 계속해서 나온다. 이 때문에 자각상태후두경검사(awake laryngoscopy) 혹은 얕은 진정상태에서 시행하는 후두마스크기도기(LMA) 삽입 등의 중재적 기도관리 시에 시행하는 국소마취가 충분히 안 될 수도 있다.
- 아래턱 관절융기(mandibular condyle)는 30° 정도로 입을 벌릴 때까지는 턱관절(TMJ)과 접해 있다. 30°가 넘어가면 관절융기가 턱관절 앞 광대활(zygomatic arch)로 이동한다. 이렇게 이동하면 턱밀어올리기(jaw thrust maneuver)를 시행하여 턱과 혀를 앞쪽으로 당길 수 있게 된다. 이것은 기도폐쇄를 완화하거나 백-마스크 환기 시 기도를 열어주는 데 가장 효과적인 방법이다. 위와 같은 이동이 일어나지 않으면 턱밀어올리기로 기도를 열 수 없다(12장 참조).

인두

인두는 두개저에서 제6경추 높이의 윤상연골(cricoid cartilage)의 하연까지 뻗어 있는 U자 모양의 섬유근육관(fibromuscular tube)이며 식도와 이어진다. 뒤쪽으로 경추와 추전근(prevertebral muscles)을 감싸고 있는 근막과 닿아 있다. 앞쪽으로는 비강(코인두), 입(입인두), 후두(후두인두 또는 하인두)로 열려 있다.

- 입인두의 근육은 일반골격근과 같은 보통의 긴장도를 가지며, 이 근육 긴장도는 조용한 호흡 시 기도를 열려 있게 한다. 호흡장애(respiratory distress)는 기도가 열려있도록 유지시켜주는 인두 근육의 활성도와 관계가 있다. 벤조디아제핀이나 다른 진정수면제는 이러한 근 긴장을 약화시킨다. 부분 기도폐쇄 환자에서 비록 적은 양의 진정수면제(예: 미다졸람)만으로도 완전 기도폐쇄를 일으킬 수 있음을 이것으로 설명할 수 있다.
- 국소마취와 진정 후에 후두개나 성문 후방의 구조물을 눈으로 확인하는 것을 '자각상태' 후두경검사라고 한다. 이때 보이는 성문 시야는 기관내삽관 시 신경근 차단제를 투여한 다음에는 더 향상되거나 최소한 나빠지지는 않을 것이라고 보장할 수 있다. 실제로, 성문의 시야는 일반적으로 신경근 차단제의 사용 후에 개선된다. 그러나 드물게 신경근 차단제가 인두근 긴장도를 떨어뜨려 후두를 머리쪽(cephalad)과 앞쪽으로 이동하게 만들어 직접후두경 시야를 나빠지

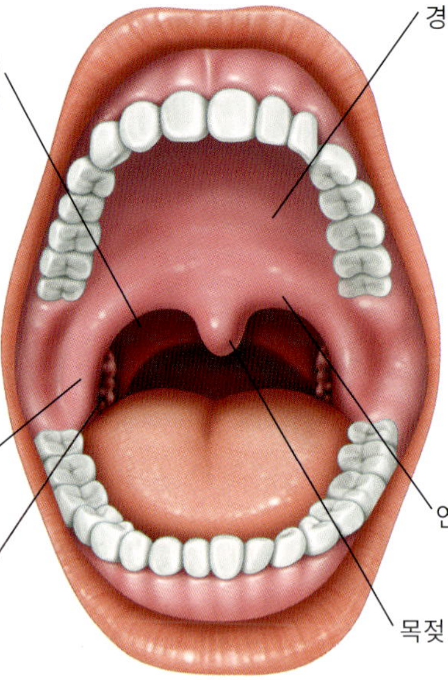

그림 7-4. 구강. 후편도기둥의 위치를 주목하라. 혀인두신경은 이 구조물의 아래를 주행한다.

게 할 수도 있다. 드물지만 이러한 경향은 매우 비만한 사람이나 임신 후기의 산모와 같이 점막하 부종이 있을 수 있는 사람에게서 높다.

- 혀인두신경(glossopharyngeal nerve)은 혀의 뒤쪽 $^{1}/_{3}$, 후두개곡(valleculae), 후두개의 위쪽 표면, 그리고 대부분의 뒤쪽 인두의 감각을 지배한다. 또한 구역질반사도 매개한다. 이 신경은 후편도기둥(posterior tonsillar pillar)으로도 알려진 구개인두근(palatopharyngeus muscle)의 바로 아래 깊이로 지나가므로 국소마취제를 도포하거나 주사를 사용하여 마취가 가능하다(그림 7-4).

후두

후두는 모뿔후두개주름(aryepiglottic fold), 후두개의 끝, 모뿔연골들 사이의 뒤맞교차(posterior commissure)로 이루어진 비스듬한 입구에서 성대를 지나 윤상연골까지 이어진다(그림 7-5).

- 미주신경의 상후두신경분지(superior laryngeal branch)는 후두개의 아래표면, 거짓 성대(false vocal cord)까지의 모든 후두, 그리고 후두의 양 측면 후측방의 조롱박오목(pyriform recess)의 감각을 지배한다(그림 7-5). 이 신경은 목뿔뼈 아래 모서리 바로 밑에서 방패목뿔막(thyrohyoid membrane)을 통과한다(그림 7-6). 이후 위쪽과 아래쪽 분지로 나뉜다. 위쪽 분지는 맨눈으로도 보이는데 점막하층을 지나 후두개곡을 통해 후두로 향하며, 아래쪽 분지는 조롱박오목 내측을 따라 주행하는데 이 부분 역시 표면에 가까워서 맨눈으로 보인다.
- 후두는 기관분기부보다도 더 많은 신경이 분포된 민감한 구조물이다. 기관내삽관 시 마취하지 않은 상태로 후두를 자극하면(미주신경이 관여한) 성문 폐쇄와 교감신경자극이 일어난다. 혈압과 심박동이 두 배까지도 상승할 수 있다. 이것은 특히 자동 조정능력이 불완전한 환자에서 두개내압의 상승을 초래하고, 심장동맥 질환자에서 심근의 허혈을 악화시키거나 초래할 수 있

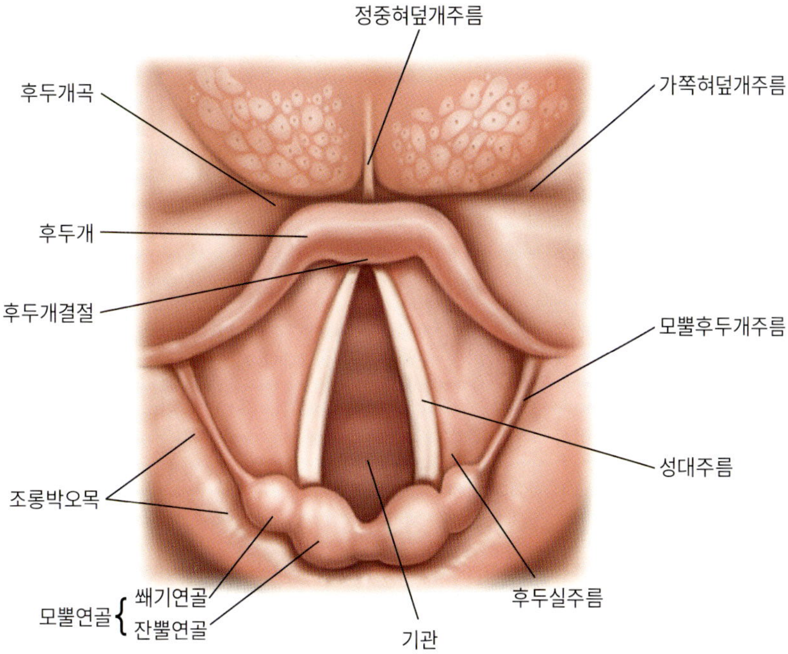

그림 7-5. 입인두 쪽에서 본 후두. 중앙의 혀후두개주름(glossoepiglottic fold)에 주목하라. 후두경블레이드의 끝이 이 부분을 누르면 후두개가 전방으로 접혀 성문이 드러나게 된다. 후두개곡과 조롱박오목(pyriform recess)이 별개의 구조물이라는 점에 주목하라. 이 둘은 마취통증의학과 문헌에서 혼동되어 사용되곤 한다. 쐐기연골과 잔뿔연골을 모뿔연골(arytenoid cartilage)이라고 한다. 그 뒤쪽 모서리는 뒤맞교차(posterior commissure)라고 한다.

다. 또는 큰 혈관들의 박리나 파열을 초래하거나 악화시킬 수도 있다(예: 경동맥의 관통상, 흉부 대동맥 박리, 복부 대동맥류 파열).

- 피라미드 모양의 모뿔연골(pyramidal arytenoids cartilage)은 후두의 뒤쪽에 있다(그림 7-5). 후두내근(intrinsic laryngeal muscles)은 이 모뿔연골들을 선회(swivel)시켜 성대를 여닫게 한다. 기관내관이 너무 크거나, 너무 오래 거치되어 있는 경우는 이 구조물들을 눌러 점막과 연골에 허혈이 유발되고 영구적인 후두손상이 올 수 있다. 기관내삽관 시 손상을 입게 되면 이 연골들의 위치가 뒤쪽으로 틀어지게 되거나(곡선형 블레이드의 외상성 합병증과 더 많이 연관) 앞쪽으로 틀어지게 된다(직선[밀러] 블레이드의 외상성 합병증과 더 많이 연관). 그러므로 이를 빨리 진단하여 바로잡아주지 않으면 영구적으로 목소리가 쉬게 된다.
- 후두는 뒤쪽으로 하인두 안으로 튀어나와 양쪽에 깊은 오목을 만드는데 이를 조롱박오목(pyriform recess) 또는 조롱박굴(pyriform sinus)이라고 부른다. 가끔 생선가시 같은 이물질들이 이 부분에 걸리게 된다. 능동적으로 삼키는 동안 후두는 상승하여 앞쪽으로 움직이게 되고 후두개는 흡인을 방지하기 위해 성문위로 접히고 음식물은 가운데를 타고 식도로 넘어가게 된다. 능동적으로 삼키기를 하지 않는 경우(예: 의식이 없는 환자)에 후두는 후방 하인두에 기대어 움직이지 않게 되고, 코위영양관이 식도와 위로 내려가려면 반드시 조롱박 오목(pyriform recess)을 지나가야 한다. 대개, 우측 콧구멍을 통해 삽입된 코위영양관은 하인두의 좌측을 지나서 조롱박

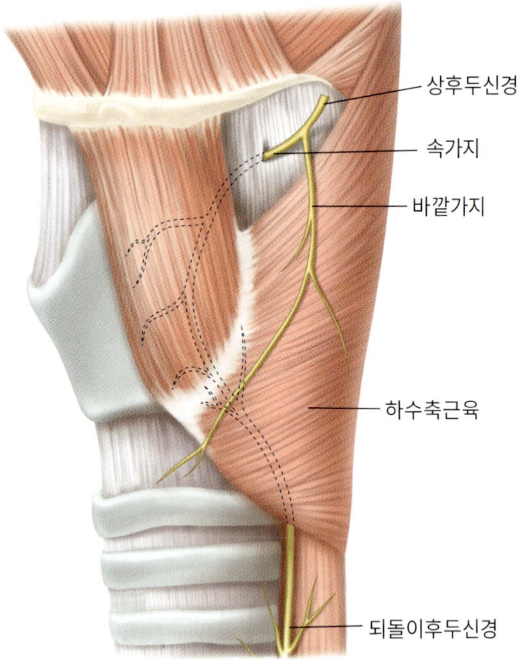

그림 7-6. 비스듬히 본 후두. 상후두신경 속가지가 목뿔뼈와 방패연골(갑상연골)의 상연 사이에서 방패목뿔막 중간부를 뚫고 들어가는 것에 주목하라.

오목의 좌측을 통과하여 식도로 내려가게 된다. 마찬가지로, 좌측 콧구멍을 통해 삽입한 경우는 우측 조롱박오목을 통해 식도로 내려가게 된다.

- 윤상갑상막(반지방패막, cricothyroid membrane)은 윤상연골(반지연골) 상연에서 갑상연골(방패연골) 하연 사이 전면에 있다. 그 높이는 남녀 모두에서 집게손가락 끝부분의 너비와 비슷하다. 윤상연골(반지방패연골)과 윤상갑상막(반지방패막)의 위치를 빠르게 알아내는 것은 기도 응급 상황에서 매우 중요한 문제이다. 일반적으로 남자는 후두융기(Adam's apple)가 두드러지기 때문에 위치파악이 쉽다. 후두융기를 확인한 후 둘째손가락 마디 폭만큼의 높이 아래에, 두드러지게 부드러운 움푹 파인 곳이 만져지며 바로 아래쪽으로 단단한 융기가 만져진다. 부드러운 움푹 파인 곳이 바로 윤상갑상막이며 그 아래의 단단한 융기가 윤상연골이다. 여자에서는 두드러진 후두융기가 없기 때문에 이 막의 위치를 찾기 어려울 수 있다. 여자에서는 목아래패임(sternal notch)에서부터 머리쪽으로 목의 중앙부위를 집게손가락으로 촉지하며 올라가다가 보면 첫 번째 나오는 두드러진 횡으로 놓인 융기가 있다. 이것이 윤상연골이다. 이 위로 윤상갑상막이 있고, 다시 그 위로 방패연골의 전면이 있고, 그 다음으로 방패목뿔공간(thyrohyoid space)과 목뿔뼈가 있다. 여자의 윤상갑상막은 남자보다 높게 위치하는데, 여자의 갑상연골이 남자보다 작기 때문이다.
- 윤상갑상막의 크기는 위아래로 대략 6~8 mm 정도이다. 윤상갑상막은 성대와 가깝게 위치하기 때문에, 외과적 윤상갑상막절개술(cricothyrotomy)을 시행할 때 성대의 손상 가능성을 최소화하기 위해 작은 크기의 기관 갈고리(tracheal hook)를 써야 한다(19장 참조).

기관

기관은 윤상연골 아래에서 시작한다. 기관점막의 감각은 미주신경의 분지인 되돌이후두신경(recurrent laryngeal nerve)이 지배한다. 성인에서 기관은 지름 9~15 mm, 길이 12~15 cm 사이이다. 나이가 들수록 커진다. 성인남자에서는 보통 8.5 mm의 내경의 기관내관이 쉽게 삽입되나, 여자에선 7.5 mm가 바람직하다. 만일 기관삽관된 환자가 입원 후 기관지 내시경을 통한 분비물 제거 등의 조작이 필요하다면(예: 만성 폐쇄성 폐질환, 기도화상), 남자에선 9.0 mm 내경, 여자에선 8.0 mm 내경의 좀 더 큰 기관내관 사용을 고려해야 한다.

요약

기능적 해부학(functional anatomy)은 전문적인 기도관리에 중요하다. 술기와 연관해서 해부학적인 미묘한 차이에 주의하는 것이 기도관리의 성공과 실패를 가르며, 특히 어려운 기도 상황에서는 더욱 그러하다. 주변 해부학적 구조물과 혈관, 신경분포에 대해 명확하게 이해하면 적절한 기관내삽관방법과 마취방법을 선택하는데 도움이 되며, 각각의 환자에 대해 최상의 접근방법을 이해하는데 도움이 될 수 있다. 또한, 어떻게 하면 합병증들을 피할 수 있는지, 만약 합병증이 발생하면 어떻게 발견해 낼 수 있는지를 이해하는 기초를 제공한다.

근거가 되는 연구

어떤 비강 구조물이 경비기관삽관 중 출혈의 위험성을 높이는가, 그리고 어떻게 그 위험을 줄일 수 있는가?

키셀바하혈관망(Little's area)은 양쪽 콧구멍 중격의 앞쪽에 있으며 혈관이 많이 분포한 영역이다. 혈관수축제는 코피를 줄여줄 수 있으며, 부가적으로 비강의 직경을 늘리는 효과도 있다. Cocaine, oxymetazoline, neosynephrine 등이 포함된 다양한 혈관수축제들이 있다. 코카인은 혈관연축(vasospasm)이 보고된 바 있기 때문에 관상동맥질환 환자에게 투여할 때는 주의해야 한다.[1] 경비기관삽관 준비 단계에서 혈관수축제를 투여하는 것은, 확고한 증거는 없지만 일반적인 치료이며 어떤 경우에는 도움이 되기도 한다.[2]

경비기관삽관 시 어떤 구조물이 손상 받기 쉬운가?

많은 구조물들이 경비기관삽관 중에 손상 받을 수 있지만, 귀인두관이 코인두의 뒤쪽으로 들어가는 점막의 오목한 부분에 기관내관의 끝부분이 걸려 점막 손상과 열상이 생길 수 있다. 특히 만성적으로 쇠약한 환자에게서 더 잘 발생한다. 이러한 손상이 의심되면, 감염이나 종격동염을 예방하기 위해 항생제가 필요할 수 있다.[3-5]

경비기관삽관 시 어떤 구조적 인자들이 문제를 일으킬 수 있나?

경비기관삽관을 고려할 때 해부학과 관련되어 중요한 두 개의 다른 인자들이 있다. 첫째, 부비동(paranasal sinus)은 코 안으로 열려 있고, 경비기관삽관 기간이 길어지면 감염의 위험이 있을 수 있다.[6]

둘째, 코를 통한 경로의 위쪽에 두개골의 체판(cribriform plate)이 있는데, 기저골 골절이 있거나 혹은 의심될 때 체판이 손상되면, 두개강 내로 코 안의 이물질들이 들어갈 가능성이 있다.[7]

윤상갑상막과 관련하여 남자와 비교해 여자는 어떻게 다른가?

윤상갑상막은 미묘하지만 중요한 남녀간 차이가 있다. 첫째, 윤상연골이 더 작아서 윤상갑상막이 더 높게, 머리 쪽에 위치한다. 둘째, 윤상연골의 상부가 덜 두드러져 있다. 그 결과, 해부학적으로 그 지점을 찾는 것이 더 어렵다.[8-10]

참고문헌

1. Lange RA, Hillis LD. Cardiovascular complications of cocaine use. *N Engl J Med*. 2001;345:351-358.
2. Sukaranemi VS, Jones SE. Topical anaesthetic or vasoconstrictor preparations for flexible fibre-optic nasal pharyngoscopy and laryngoscopy. *Cochrane Database Syst Rev*. 2011;(3):CD005606.
3. Tintinalli JE, Claffey J. Complications of nasotracheal intubation. *Ann Emerg Med*. 1981;10:142-144.
4. Patow CA, Pruet CW, Fetter TW, et al. Nasogastric tube perforation of the nasopharynx. *South Med J*. 1985;78:1362-1365.
5. Ronen O, Uri N. A case of nasogastric tube perforation of the nasopharynx causing a fatal mediastinal complication. *Ear Nose Throat J*. 2009;88:E17-E18.
6. Grindlinger GA, Niehoff J, Hughes SL, et al. Acute paranasal sinusitis related to nasotracheal intubation of head injured patients. *Crit Care Med*. 1987;15:214-217.
7. Marlow TJ, Goltra DD, Schabel SI. Intracranial placement of a nasotracheal tube after facial fracture: a rare complication. *J Emerg Med*. 1997;15:187-191.
8. Elliott DS, Baker PA, Scott MR, et al. Accuracy of surface landmark identification for cannula cricothyrotomy. *Anaesthesia*. 2010;65:889-894.
9. Aslani A, Ng SC, Hurley M, et al. Accuracy of identification of the cricothyroid membrane in female subjects using palpation: an observational study. *Anesth Analg*. 2012;114:987-992.
10. Lamb A, Zhang J, Hung O, et al. Accuracy of identifying the cricothyroid membrane by anesthesia trainees and staff in a Canadian Institution. *Can J Anaesth*. 2015;62:495-503.

Section II

산소화 및 환기

CHAPTER 8

삽관 전 산소화의 원리

(Principles of Peri-intubation Oxygenation)

Robert F. Reardon, Brian E. Driver | 오윤희

서론

응급기도관리에서 저산소혈증은 두려운 합병증이며 이로 인해 부정맥, 저산소성 뇌손상 및 심장 정지를 초래할 수 있다. 시술자가 일차적으로 후두경검사와 기관내관 삽입에만 집중하고 가스교환이나 산소화를 간과할 때 심각한 저산소혈증이 종종 발생할 수 있다. 저산소혈증은 많은 경우 삽관 전에 모든 폐포 질소를 산소로 대체하는 정확한 전산소화를 통해 피할 수 있다. 이렇게 하면 환자가 숨을 쉬지 않는 동안 사용할 수 있는 산소 저장고가 만들어진다. 그러나 불행하게도 전산소화의 원리에 대해 잘 모르고 적용하지 않는 경우가 많다.

안전한 응급기도관리에서 가장 중요한 것은 확실한 전산소화와 첫 번째 삽관 시도가 실패할 경우 백-마스크환기로 환자를 재산소화 하는 능력이다. 기도관리의 주목표는 가스교환이다. 가스교환은 성공적으로 기관내관을 삽입하면 기계적 환기가 성취될 수 있지만, 이 과정에서 발생할 수 있는 저산소혈증을 예방하는 것이 더욱 중요하다.

빠른연속기관삽관법은 응급기도관리에서 가장 일반적인 방법(흔히 RSI로 알려져 있으며, 20장에 자세히 나와 있음)이며 후두경검사를 통해 기관내관을 삽입하는 동안 환자가 무호흡 상태가 되도록 한다. 환자가 정상적인 산소포화도를 유지한다면 무호흡은 허용된다. 최적의 전산소화는 유도로부터 무호흡이 시작된 후 환자의 산소포화도가 90% 아래로 떨어질 때까지의 안전 무호흡시간을 연장한다. 안전 무호흡 시간은 환자의 신체 상태, 동반 질환, 질병의 급성도, 산소 소비량, 전산소화에 의한 산소 예비량에 따라 수 초에서 수 분까지 다양하다(그림 8-1). 안전 무호흡 시간이 길어질수록 서두르지 않고 절차에 맞는 후두경검사 및 기관내관 삽입을 시행할 수 있으나, 산소화 수치가 떨어지기 시작하면 삽관 시도 시 서두르게 되고 정신이 없어지는 느낌이 들 수 있다. 전산소화가 수행되지 않으면 심각한 저산소혈증이 발생하기 전에 올바르게 기관내관을 삽입해야 한다는 스트레스 때문에 숙련되고 경험이 있는 의료진조차도 불확실하고 서투른 술기를 하여 합병증을 유발할 수 있다.

이 장에서 우리는 환자의 자세, 산소 전달, 비침습적 양압 환기(NIPPV) 및 무호흡 산소화를 포함한

최상의 전산소화 술기를 설명할 것이다. 전산소화의 목표는 안전 무호흡 기간을 최대화하고 저산소혈증의 발생없이 조용하고 자신 있는 삽관 성공을 도와주는 데 있다. 또한 우리는 언제 수동적인 기술을 버리고 환기와 산소화를 통제해야 할 때 능동적인 백-마스크환기와 산소화를 조절할 것인지 논의해 보고자 한다.

전산소화의 원리

전산소화의 목표는 대부분이 질소로 구성된 폐포 내의 혼합가스를 산소로 대체하여 폐의 산소 비축을 확고히 하는데 있다. 산소 비축량은 환자의 기능적잔기량에 의해 결정되며 성인에서 약 30 mL/kg 정도 된다. 이는 환자가 무호흡 기간동안 폐 순환으로 산소를 공급받는 원천이 된다. 이상적으로, 폐가 완전히 탈질소화되면 계산상으로는 호기산소분율(FeO_2 또는 ETO_2라고도 하며, 산소 배출 가스의 비율로 정의됨)은 90%에 가까울 것이다(배출된 CO_2와 수증기 때문에 100%가 되지 않음). 건강한 폐를 가진 환자의 경우 3~5분 동안 100% 산소를 호흡하게 함으로써 전산소화를 최대화할 수 있다. 또 다른 방법으로, 건강한 폐를 가진 협조적인 환자가 100%의 산소로 최대 심호흡을 8회 수행하도록 함으로써 전산소화를 달성할 수 있다. 의료진은 일반적으로 사용하는 산소 공급 장치들이 제공할 수 있는 흡입산소분율(FiO_2)의 차이를 이해하고 있어야 한다(**표 8-1**). 환자가 앉아 있거나 머리를 올리고 있는 자세에서 전산소화가 가장 잘 된다. 폐 질환이 있거나 기능적잔기량이 감소된 환자는 최대 전산소화를 위해 양압이 필요할 수 있다. 이런 방법들의 세부적인 사항과 근거는 다음 장에 설명되어 있다.

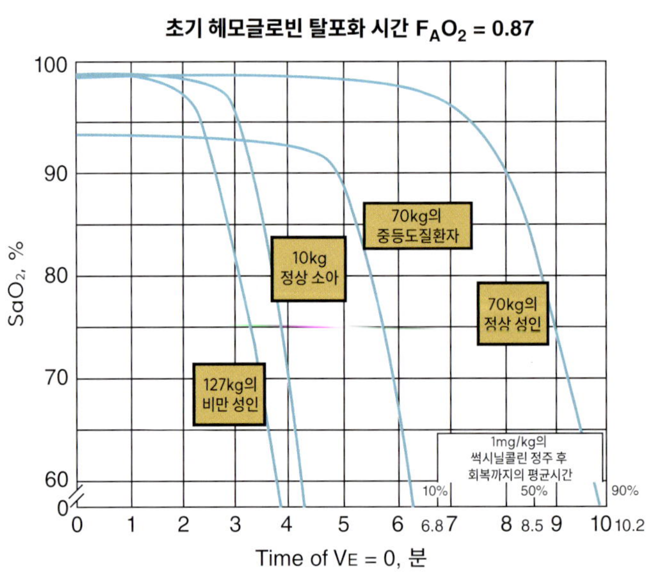

그림 8-1. 탈포화까지 걸리는 시간은 많은 인자들에 의해 영향을 받으며, 기저질환, 나이, 신체상태, 전산소화를 얼마나 잘 받았는가에 의해 결정된다. 응급 삽관이 필요한 모든 환자는 급속한 탈포화의 위험이 있는 것으로 가정하고 최대한의 전산소화를 받아야만 한다. (From Benumof JL, Dagg R, Benumof R. Critical hemoglobin desaturation will occur before return to an unparalyzed state following 1 mg/kg intravenous succinylcholine. *Anesthesiology*. 1997;87(4):979-982.)

최적의 전산소화를 위한 수직 자세 유지

전산소화를 하는 방법에 관계없이 환자는 전산소화의 효과를 극대화하기 위해 똑바른 자세여야 한다. 폐의 산소 저장 용량은 환자가 수직의 자세일 때 가장 크고 반듯이 누운 자세일 때 가장 낮으며, 여러 연구에서 직립 자세일 때 전산소화가 훨씬 더 효과적이라는 것이 확인되었다. 이를 통해 환자의 기능적잔기량을 최대한 이용할 수 있다. 기능적잔기량은 잠재적 공간이고, 정상 일상 호흡에서는 거의 사용되지 않지만, 전산소화 노력 기간에 산소 저장소로 사용되며, 이 산소는 이후 무호흡동안 폐순환을 통해 산소화를 유지시켜준다. 앉는 자세가 어려운 환자(예: 척추 주의 사항이 있는 사람)는 역방향 Trendelenburg 자세에서 전산소화를 시행해야 한다. 전산소화 하는 동안 앉는 자세나 머리부분을 올린 자세는 비만 환자에서 특히 중요하며, 비만환자는 복부 지방용적때문에 기능적 잔기량의 사용이 제한되어 무호흡 동안 탈포화가 조기에 발생한다(그림 8-1).

고농도 산소 전달 대 전통적인 장치에 의해 공급되는 산소

흔히 사용하는 산소 공급 장치에 의해 전달되는 흡입산소분율(FiO_2)에 대한 오해가 널리 퍼져 있다. 최적의 전산소화를 위해서는 100% FiO_2를 공급해야 하지만 일반적인 산소 공급 방법으로는 100% FiO_2를 제공하지 못한다(표 8-1). 튜브에는 100% 산소가 흐르지만 환자의 흡기 유량이 전달된 산소 유량을 초과하기 때문에 환자가 흡입한 모든 공기가 산소는 아니다. 전통적인 산소 공급 장치의 일차적 한계는 15 L/min 이하의 저유속 산소가 사용되며 마스크 밀착 부위에서 누출이 발생한다는 것이다. 백밸브마스크(BVM)와 비재호흡 마스크는 부적절한 기술이나 부적절한 산소 흐름이 있는 경우 전산소화에 부적합한 것으로 표 8-1에 나열되어 있다.

그러나 BVM을 사용할 때 마스크가 완전히 밀봉되고 단방향 밸브가 단단히 부착되어 있으면 비재호흡 마스크와 함께 매우 높은 산소 유량으로 100% FiO_2를 제공할 수 있다(표 8-2).

이론적으로 마스크 밀봉이 잘되고 단방향 밸브가 작동하는 경우 비재호흡 마스크는 낮은 유속에서 100% FiO_2를 제공할 수 있다. 그러나 상업적으로 사용 가능한 대부분의 비재호흡 마스크는 이

표 8-1 낮은 흡입산소분율 산소 전달 장치들(전산소화에 적합하지 않음)

장치명	원천 산소 유속(L/min)	추정 흡입산소분율(%)
코산소주입기	2~4	30~35
	6	40
단순 안면 마스크	6	45
	10	55
벤츄리마스크	15	50
비재호흡 마스크	15	70
단방향 밸브가 없거나 마스크 밀착부위 누출이 있는 백밸브마스크	15	<50

각 장치에서 흐르는 가스는 유량에 관계없이 100% 산소이지만 환자의 흡기 유량이 공급된 산소 유량을 초과하거나 마스크 누출이 있기 때문에 이 표에 나열된 장치 및 유량의 경우 각 흡입 호흡의 산소 함량은 이보다 훨씬 낮다(FiO_2 30~70%).
FiO_2, fraction of inspired oxygen. 흡입산소분율

러한 특성을 가지고 있지 않다.

이러한 비재호흡 마스크의 단점은 낮은 산소 유량을 사용할 때 환자가 많은 양의 실내 공기를 들이마시기 때문에 부적절한 전산소화를 초래하여 전체 FiO_2를 낮춘다. 이는 환자가 일반적으로 설정 유속인 15 L/min보다 높은 흡기 유량을 가지며, 일부 환자는 1분 동안 전달된 총 산소보다 높은 분 단위 환기로 호흡하기 때문이다. 즉, 환자가 각 흡입 단계 동안 장치에서 공급되는 모든 산소 분자에서 호흡하더라도 각 흡입에는 여전히 상당한 양의 실내 공기가 포함되어 있다. 따라서 환자의 미세한 환기 및 호흡 흐름이 증가함에 따라 FiO_2가 감소하는데, 이는 환자의 환기 요구량이 장치에서 제공하는 산소 전달량보다 높고 실내 공기가 그 차이를 차지하기 때문이다.

표준 유속계를 "플러쉬(flush)" 속도(~50 L/min)로 개방하여 표준 장비로 쉽게 달성할 수 있는 높은 유속을 사용할 경우, 비재호흡 마스크의 한계를 극복하고 100%에 가까운 FiO_2를 전달할 수 있다. 표 8-2는 환자의 분당 호흡량, 흡기량, 마스크 밀봉 여부에 상관없이 고농도의 산소를 공급할 수 있는 장치 및 방법을 정리해 놓았다. 100%의 산소를 공급하는 중요한 열쇠는 환자의 흡기 요구량 이상의 유속을 유지하는 것이며, 이런 경우 환자의 흡기 노력을 충분히 만족시켜 공기가 섞이지 않을 것이다. 산소의 유속이 산소 공급 장치보다 더 중요하다. 고유속 산소 공급은 시끄럽고 환자를 다소 불편하게 하지만 표준 산소마스크와 비강 캐뉼라를 통해서도 고농도의 산소를 전달할 수 있게 한다. 게다가 매우 높은 산소 유속에서는 약간의 호기말 기도 양압(PEEP)을 생성할 수 있어 폐포동원 및 전산소화 노력을 향상시킬 수 있다.

표 8-2 높은 흡입산소분율 산소 공급 장치들

장치명	원천 산소 유속(L/min)	추정 흡입산소분율(%)
비재호흡 마스크	≥40	100
단순마스크[a]	≥40	70~90
백밸브마스크(단방향밸브, 마스크 누출 없음)	15	100
고유량 비강 캐뉼라(HFNC)	40~60	100
비침습적 양압 환기(NIPPV)	Wall O_2, >50 L/min	100
마취기(플러쉬 밸브 개방)[b]	30~35	100

a. 단순마스크에서는 공기유입이나 난기류 현상이 발생할 수 있어 흡입산소분율을 정확하게 예측하기 어렵다.
b. 고유량 플러쉬는 마스크 누출을 보상할 수 있다.

양압을 사용한 전산소화와 양압을 사용하지 않은 전산소화

기저 호흡기계 질환이 없는 환자는 일반적으로 적절한 전산소화를 달성하기 위해 양압이 필요하지 않다. 이러한 환자를 위해 전산소화를 수행하는 가장 간단한 방법은 높은 유속(40 L/min 이상)으로 비재호흡 마스크를 사용하는 것이다.

저환기 환자, 병적 비만 환자, 폐렴, 무기폐 또는 기타 병적인 생리적 션트, 그리고 고유량 산소로 전산소화를 시도한 후 93% 이상의 산소 포화도를 달성하지 못한 환자는 일반적으로 비침습적 양압 전산소화를 시행한다. 일부 임상의는 자발적으로 호흡하는 환자를 위해 PEEP 밸브가 있는 BVM 장치를 사용하는 것을 선호하는데 이 접근 방식은 이론적으로 타당하지만, 전산소화 전체에 걸쳐 완벽한 마스크 밀봉을 유지해야 하기 때문에 달성하기가 어렵다.

산소 공급 장치

이 세션에서는 다양한 산소 공급 장치의 이점과 단점을 자세히 설명할 것이다. 표 8-1과 표 8-2에서 보는 바와 같이 장치 자체는 전산소화의 효과를 결정하지 않는다. 장치의 효과는 산소의 유량과 일부 장치의 경우 마스크 밀착 정도 및 기타 기술적 요인에 크게 좌우된다.

저유량 및 고유량 비강 산소

저유량 비강 캐뉼라는 종종 일차 산소 공급 장치로 사용되며, 경증의 산소 요구도가 있는 환자에서 적합하다. 일반적인 초기 공급 유속은 2~4 L/min이다. 전통적인 교육에서는 6 L/min가 최대 효과를 낼 수 있는 유속이며, 이는 35%에서 40%의 최대 흡입산소분율까지 전달한다. 저유량 비강 캐뉼라는 기본적인 전산소화 방법으로 사용할 수 없다.

최근 수년 동안 고유량 비강 산소(high-flow nasal oxygen, HFNO)에 의한 산소 전달이 일반화되고 있다. 상품화된 HFNO 시스템(예: Optiflow, Vapotherm, Comfort Flo)은 더 큰 구경의 튜브를 통해 30~70 L/min의 유속을 사용하여 거의 100% 흡입산소분율을 제공한다. 이 기기들은 가온 가습된 산소를 사용하므로 환자들이 고유속의 산소 공급에 더 잘 견딜 수 있다. HFNO는 상기도 사강을 없애 산소로 채우고, 적절한 흐름을 제공하여 호흡일을 줄이고, 어느 정도의 호기말양압을 만들어 줄 수 있다. HFNO 시스템은 저산소성 호흡부전 환자를 지원하기 위해 성공적으로 사용되어 왔으며, 유효한 증거는 HFNO가 저산소성 비양압 시스템과 비교할 때 전산소화에 유용한 도구이다. 가능하다면, HFNO는 매우 합리적이고 효과적인 전산소화 방법이다.

HFNO와 NIPPV를 비교한 두 개의 소규모 중환자실 연구가 있었고, 비침습적 양압은 산소 포화도의 비율이 다소 낮은 것으로 나타났다. HFNO가 응급실에서 NIPPV와 어떻게 비교되는지는 아직 명확하지 않다.

단순 안면 마스크

단순 안면 마스크는 입과 코를 덮는 몸에 딱 맞도록 만들어지지 않은 플라스틱 마스크이다. 외부 저장백이 없기 때문에 저유량으로 산소를 공급할 경우 각각의 호흡 시 마스크 안에 담겨있는 산소량(100~150 mL)만을 흡입할 수 있다. 전통적으로 단순 안면 마스크는 4~10 L/min의 유속을 사용했다. 이런 저유량 상태에서 흡입산소분율은 환자의 호흡 양상에 따라 마스크 주변의 공기가 섞이면서 매우 다양하게 나타난다. 전통적인 교육에서는 분당 15 L의 속도로 산소가 공급되면 대략 50%의 산소를 전달한다고 가르쳤다. 그러나 분당 40 L 이상 고유속의 산소를 공급하면 단순 안면 마스크로도 90% 이상의 산소를 전달할 수 있다. 일부 전문가들은 공기 질환이 없는 환자에서 응급 빠른연속기관삽관("근거가 되는 연구" 참조)에서 단순 안면 마스크로 고유속의 산소(≥40 L/min)를 공급하는 것이

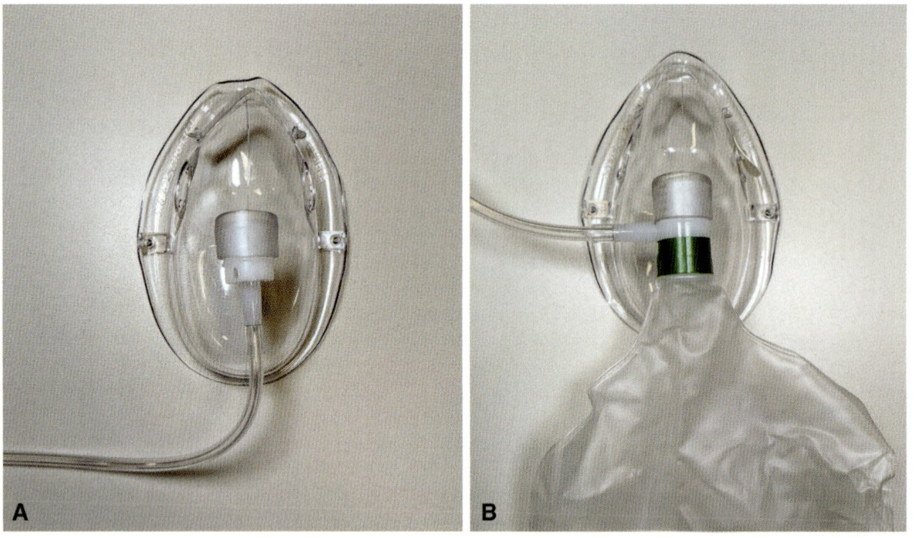

그림 8-2. **A. 단순 안면 마스크(Hudson).** 이 마스크는 분당 15 L의 유속에서 약 50%의 흡입산소분율을 전달하며 분당 40 L 이상의 유속에서 약 70%를 전달할 수 있다. 옆면의 열린 구멍들과 산소튜브 연결부에 인접한 흰색 플라스틱에 작은 구멍이 있는 것을 주목하라. 이 구멍을 통해 벤츄리 효과가 발생해 주변 공기가 유입될 수 있다. 또한, 측면 포트 근처의 난기류는 예측할 수 없는 양의 실내 공기 유입을 유발한다. **B. 비재호흡 마스크.** 이 마스크는 표준산소유량이 분당 15 L에서 약 70%의 흡입산소분율을 제공하지만 분당 40 L 이상의 플러쉬 유속에서는 100%의 흡입산소분율을 전달할 수 있다.

최대 전산소화를 위한 합리적인 방법이라고 주장한다. 그러나 두 가지 이유로 비재호흡 마스크를 사용하는 것이 더 사려 깊은 결정일 수 있다. 첫째, 가장 일반적으로 사용하는 단순 안면 마스크(Hudson DCI)는 마스크를 연결하는 산소관과 인접한 부위에 작은 구멍들이 있다. 매우 높은 산소 유속에서는 벤츄리 효과가 발생할 수 있어, 주위의 공기를 끌어와서 흡입산소분율을 희석시킬 수 있다(그림 8-2A). 둘째, 매우 높은 산소 유속은 단순마스크 측면 구멍 근처에서 난기류를 유발하고 실내 공기를 예측할 수 없어 저유속일 때 보다도 낮은 흡입산소분율을 공급할 수 있다. 대부분의 비재호흡 마스크에는 이러한 제한점들이 없다.

비재호흡 마스크

비재호흡 마스크는 흡기 시 환자가 100% 산소를 흡입할 수 있도록 500~1,000 mL의 저장백을 가지고 있는 단순 안면 마스크이다. 대부분의 비재호흡 마스크는 한두 개의 허술한 단방향 밸브가 마스크의 옆면에 있으며 이 밸브는 호기 동안 열리고 흡기 시에는 닫혀 외부 공기가 마스크 안으로 들어오는 것을 막는다. 비재호흡 마스크는 적절하게 사용될 경우 탁월한 전산소화 장치이다.

저유속에서 비재호흡 마스크로 높은 흡입산소분율을 유지하기 위해서는 마스크 밀봉이 중요하며, 단방향 밸브가 있어야 하고, 적절하게 작동해야만 하고, 모든 흡기 공기는 저장백에서 공급되어야만 한다. 실제로 마스크 밀봉이 불량하고, 단방향 밸브의 기능이 일정하지 않아 마스크 주변 공기가 유입되면 마스크 효과가 제한적일 수밖에 없다(그림 8-2B). 따라서 저유속에서 비재호흡 마스크는 전산소화 성능이 떨어지는데, 이는 산소 유량이 15 L/min인 비재호흡 마스크가 최대 65~70%의 흡입산소분율을 전달한다는 것을 여러 연구에서 보여주는 것이 확인되었다.

그러나 비재호흡 마스크와 함께 고유속 산소를 사용하면 전달된 산소 유속이 환자의 흡기 요구량을 초과하기 때문에 불완전한 마스크 밀봉 및 허술한 단방향 밸브의 한계를 극복할 수 있다. 여러 연구에서 고농도 산소유속(플러쉬 ≤ 40 L/min)을 가진 비재호흡 마스크를 사용하면 흡입산소분율이 100%에 근접하는 것으로 확인되었다("근거가 되는 연구" 참조). 이 방법은 응급 빠른연속기관삽관에 앞서 전산소화 과정에서 고농도의 산소를 공급하는 뛰어난 방법이다. 저장백이 대부분의 환자에서 항상 도움이 되는 것은 아니지만 극도로 높은 분당 환기량을 보이는 환자에서는 이론적으로 도움이 될 수 있다.

비재호흡 마스크의 장점은 사용하기 쉽다는 것이다. 마스크는 환자에게 올려놓기만 하면 유속이 최대한 증가한다. 엄격한 마스크 밀봉을 할 필요가 없다.

표준 유량계를 이용한 고유량 산소 전달 방법

유리 실린더에 최대 분당 15 L까지 눈금이 표시된 벽걸이식 표준 산소 유량계는 일반적으로 금속 본체에 표시된 플러쉬 유속으로 알려진 최대 유속이 다르다. 플러쉬 유속은 일반적으로 분당 40 L 이상이다(그림 8-3A). 플러쉬 유속을 달성하려면 산소 유량계 노브를 더 이상 돌아가지 않을 때까지 열면 된다. 고유량의 산소는 쉽게 시끄러워질 수 있다. 이를 통해 비재호흡 마스크를 사용하여 거의 100% 흡입산소분율을 제공할 수 있다. 또는 최대 분당 70 L의 유속을 허용하는 상용 산소 유량계가 있다(그림 8-3B).

경우에 따라 표준 산소 유량계가 분당 40 L 미만이 될 수 있는데 이는 유량계 본체에 표시된 최대 속도를 읽거나 유량계가 최대로 열려 있을 때 산소의 흐름을 들을 수 있다. 유속이 분당 40 L 이상이면 크고 쉽게 들리고, 분당 15 L 유속에서는 더 조용하다. 삽관이 필요할 때 저유량 산소 공급원이 있는 경우 더 높은 유량의 산소를 제공할 수 있는 산소 공급 장치를 찾아야 한다.

높은 유속은 병원 또는 구급차 전체에 걸쳐 산소 공급 라인 내의 적절한 산소 압력(일반적으로 ~50 lb/in²)에 따라 결정된다. 인공호흡기와 NIPPV도 비슷한 압력을 필요로 하기 때문에 일상적으로 기계적 환기를 제공하는 대부분의 병원은 적절한 산소 압력을 갖는다. 병원에 산소 저장소가 부족하거나 희귀하게 산소 압력이 부족한 경우에는 플러쉬 유속의 산소를 투여할 수 없다.

백밸브마스크

백밸브마스크는 무호흡 또는 거의 무호흡 환자에서 확실히 마스크 밀봉을 하고 능동적 양압 환기로 100% 흡입산소분율을 전달할 수 있다. 이것이 주된 목적이다. 환자의 흡기 시 동시에 백을 짜는 것은 일반적으로 전산소화를 위해 수행되며 자발적으로 호흡하는 환자에게 산소 공급을 증가시키는 것으로 간주되지만, 이러한 관행은 피해야 한다. 거의 동시에 백을 짜는 것은 기술적으로 어렵고, 최소한의 양압(1~2 cm H_2O)을 제공하며, 환자의 호흡 주기에 추가적인 주의가 필요하며, 백을 짜는 것 없이 확실히 마스크 밀봉을 하는 것과 유사한 성능을 발휘한다. 자발적으로 호흡하는 환자가 진정으로 전산소화를 위해 양압이 필요한 경우 시간이 허락할 때 비침습적 양압 기계를 사용해야 한다.

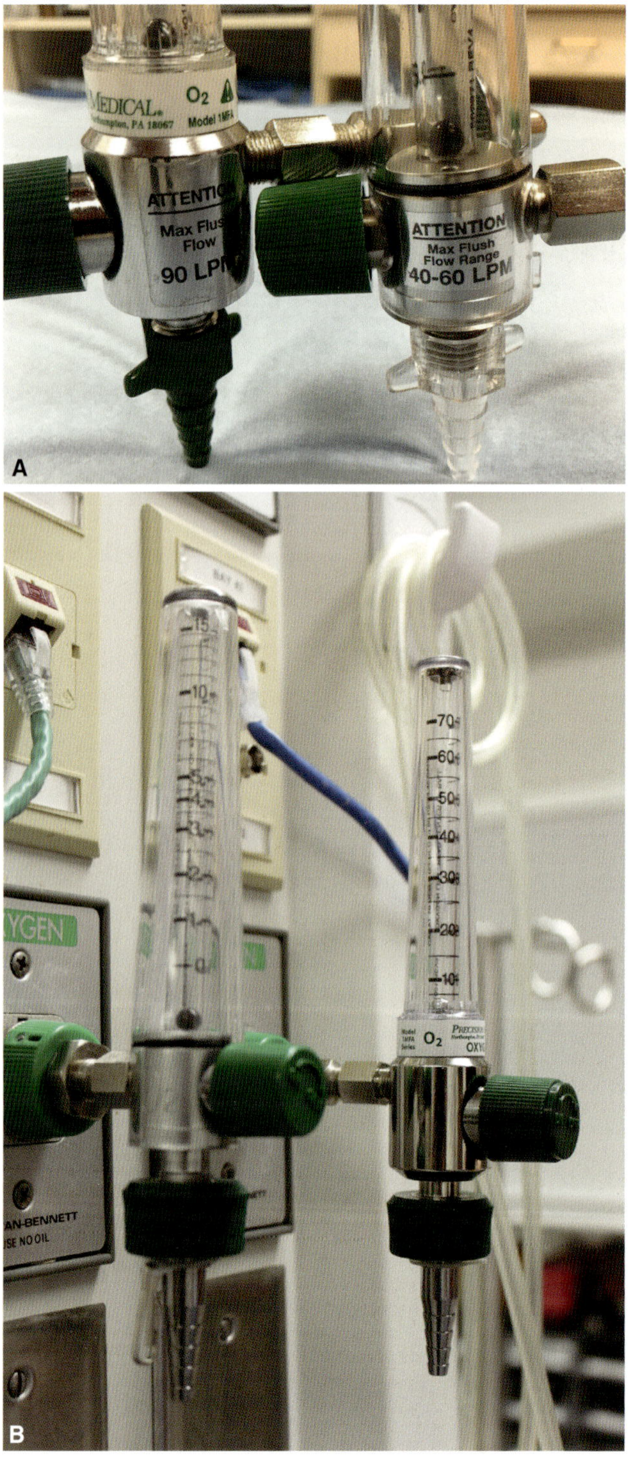

그림 8-3. **A. 표준 산소 유량계에 붙어있는 플러쉬 유속 라벨.** "플러쉬" 유속으로 불리는 최대 유속은 산소 유량계의 옆에 표시되어 있다. 표준 유량계의 최고 단계는 분당 15 L이지만 실린더의 끝까지 올리면 일반적으로 분당 40 L 이상으로 산소 공급이 가능하다. **B. 표준 및 고유량 산소 유량계.** 좌측은 표준 유량계(분당 0~15 L, "플러쉬 유속은 분당 40~60 L). 우측은 고유량계(분당 0~70 L, 플러쉬 유속은 분당 90 L).

백밸브마스크는 짜는 것 없이 자발적으로 호흡하는 환자에게 사용할 수 있다. 단방향 흡기 밸브를 여는데 필요한 음의 흡기력(NIF)의 정도는 가변적이며 크기, 나이, 횡격막 강도 및 기존 폐 질환의 존재 여부에 따라 환자가 생성할 수 있는 것 이상일 수 있다. 흡기 저항을 극복하는 데 필요한 노력도 백의 밸브 구성에 따라 달라진다. 환기 노력이 충분하지 않은 경우 이 접근 방식은 본질적으로 환자를 질식시킬 수 있으므로 피해야 한다. 또한, 90% 이상의 흡기산소분율 레벨을 달성하기 위해서는 거의 완벽한 마스크 밀봉과 단방향 호기 밸브의 기능(장치에 장착되어 있거나 PEEP 밸브 추가)이 필요하다. 마스크는 밀폐된 상태로 간단히 고정할 수 있으며 환자는 정상적으로 호흡하여 저장백에서 100% 산소를 흡수한다.

마스크 밀봉이 잘 안된 경우 환자는 흡기 중에 마스크 주변의 실내 공기를 흡입하여 흡입산소분율을 크게 낮춘다. 필요한 양을 끌어오기에 충분한 음의 흡기력을 가진 환자가 자발적으로 호흡할 때, 표준 분당 15 L 유속에서는 마스크 밀봉이 잘된 백밸브마스크의 전산소화가 비재호흡 마스크보다 낫지만, 높은 유속에서는 비재호흡 마스크와 유사하다.

환자가 극심한 빈호흡, 큰 일회호흡량(약 1,000 mL 이상) 또는 15 L/min 이상의 분당 환기를 하지 않는 경우, 마스크 밀봉이 확실하고 백밸브마스크로 높은 유량(≥40 L/min)을 사용하면 대부분의 환자에게 낮은 유속의 BVM과 동일한 산소 FiO_2(100%)를 제공한다. 이 경우 백이 실내 공기를 흡수하고 그에 따라 흡입산소분율이 감소한다.

백밸브마스크에 대해 설정된 유속과 관계없이 마스크 누출이 있는 경우 산소가 거의 공급되지 않으며, 이 경우 환자는 실내 공기를 호흡한다. 이는 백밸브마스크에 충분한 양의 압력 또는 음의 압력으로만 열리는 흡기 밸브가 있기 때문이다. 산소는 백을 짜거나 환자가 밸브를 열기 위해 흡입으로 충분한 음의 압력을 생성할 때만 공급된다. 마스크 밀봉이 제대로 안되면 환자가 마스크 내에서 흡기 밸브를 열 수 있을 만큼 충분한 음압을 발생시킬 수 없으며 마스크에 산소 흐름이 거의 없다.

응급기도관리를 수행하는 임상의는 백밸브마스크가 제조업체와 모델 간에 서로 다른 중요한 차이점이 있음을 이해해야 한다. 앞서 언급한 바와 같이 중요한 특징은 단방향 호기 밸브가 존재하고 작동하는지 여부이다. 이것이 없으면 백밸브마스크는 자발적으로 호흡하는 환자에게 대부분 실내 공기(그림 8-4)를 전달하게 된다. PEEP 밸브가 추가된 경우 이것은 단방향 밸브 역할을 하는 동시에 PEEP도 추가되는 것이다. PEEP은 환자가 양압 환기를 필요로 하는 경우에 유용하지만, PEEP은 항상 완벽한 마스크 밀봉을 한 경우에만 유지된다. BVM과 PEEP 밸브를 사용한 이러한 환자의 전산소화가 제안되었지만, 잘 연구되지 않았고 아마도 NIPPV의 좋은 대체물은 아닐 것이다.

벤츄리마스크

벤츄리마스크는 전통적으로 "고유량" 산소 보조 기구라고 불리지만, 실제로는 고농도 산소를 제공하지 않으므로 고농도의 산소를 제공할 수 있는 장치로 간주해서는 안 된다. 벤츄리마스크는 12~15 L/min의 산소 유량을 사용하도록 설계되었으며 24~50%의 산소로 공기를 공급할 수 있다.

벤츄리 마스크의 주요 이점은 실내 공기 유입 정도를 고정함으로써 일관된 흡입산소분율을 제공할 수 있다는 것이며, 이는 고유량 장치가 아닌 "정확하게 조절되는" 산소 전달 장치로 간주되어야

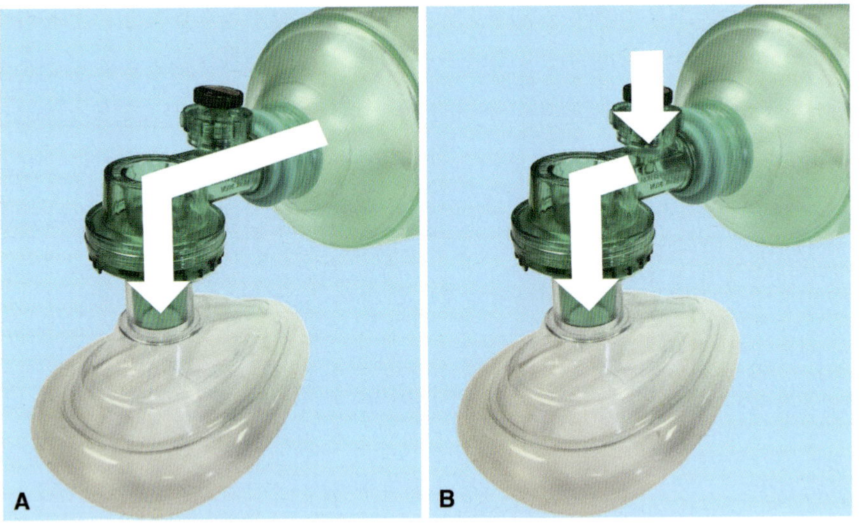

그림 8-4. **A. 자발호흡이 없는 환자에서 양압 환기(백을 짜줄 경우)를 위한 소생백.** 마스크 밀봉이 효과적으로 유지되는 동안 단방향 호기 밸브의 유무에 관계없이 저장백으로부터 100% 산소를 전달받는다. **B. 단방향 호기 밸브가 없는 자발호흡 동안의 소생백(백을 짜지 않을 때).** 백과 마스크 사이 호기 포트가 공기에 노출되어 있다. 환자가 숨을 들이 마실 때 많은 양의 실내 공기(산소 농도 21%)가 호기 포트에서 튜브로 들어가 환자가 흡입하게 된다. 저장백의 일부 공기도 흡입하게되어 흡입산소 분율이 30%까지 낮아질 수 있다. 만약 호기말 기도 양압과 같은 단방향 호기 밸브가 추가된다면(그림 없음) 공기가 호기구를 통해 유입되지 않으며 저장백으로부터 100% 산소로 호흡할수 있다.

한다. 전산소화에 사용해서는 안 되며 산소의 적정량 조절이 중요할 때나 지나친 산소 투여를 주의해야 하는 만성 폐쇄성 폐질환 환자에서 가장 유용하다.

전산소화를 위한 비침습적 양압 환기

기저 폐병변이 있는 환자는 일반적으로 최대의 전산소화를 달성하기 위해 양압환기가 필요하다. 대표적으로 폐부종, 중증 폐렴, 급성 호흡곤란 증후군이 있는 경우와 말기 임신, 대량 복수, 병적 비만 등 압착성 무기폐 같은 질환이 있다. 이 환자들은 관류는 되지만 환기가 되지 않거나 산소화 노력을 방해하는 높은 내기도압 소견을 보이고 있어 최대의 산소 저장 및 최적의 가스 교환을 위해 폐포를 열기 위해 기도압을 높여야 한다. 따라서 위험에 처한 환자는 가능할 때마다 비침습적 양압 환기를 사용하여 미리 산소를 공급해야 한다(자세한 내용은 3장 참조).

비침습적 양압 환기(NIPPV)를 사용할 때 흡기와 호기 모두 압력을 보조해 주는 것이 가장 좋다. 이 방법은 비침습적 인공호흡기의 이중수준기도양압(BiPAP)기능을 사용하거나, 표준호흡기에서 압력보조모드와 호기말 기도 양압을 함께 사용하면 된다. 기도양압을 만드는 또 다른 방법은 일회용 지속적기도양압(CPAP) 마스크를 적용하거나 표준 백밸브마스크에 호기말 기도 양압(PEEP) 밸브를 부착하는 것이다. 이중수준기도양압 전달이 가능한 특정한 비침습적 양압 환기 장치는 마스크 누출을 보상하는 기능을 가지고 있어 가장 좋은 방법일 수 있다. 대부분 호기말 기도 양압 5~10 cm H_2O와 흡기압 10~15 cm H_2O로 시작하면 적당할 것이다(NIPPV에 대한 자세한 내용은 9장 참조).

기타 전산소화 개념

호기말 산소를 이용한 전산소화 효과 모니터링

시판되는 일부 활력징후 모니터는 호기말 이산화탄소를 측정하는 것과 거의 동일한 방식으로 호기말 산소(ETO$_2$) 값을 측정할 수 있다. 응급실에서 전산소화 동안 ETO$_2$의 사용을 조사한 두 개의 소규모 연구에서 이 값을 모니터링하는 것이 대부분의 폐 질소가 산소로 대체되었음을 확인할 수 있었다. 목표 ETO$_2$는 85% 이상이다. 연구에 참여한 대부분의 환자는 BVM으로 전산소화를 받았고, ETO$_2$를 최적화하기 위해 전산소화에서 백밸브마스크의 밀봉을 개선한 것이다. 다른 변경 사항으로는 전산소화 기간 증가, 산소 흐름 증가, 비재호흡 마스크에서 백밸브마스크로의 전환이다. 따라서 ETO$_2$ 모니터링은 BVM을 전산소화에 사용할 때 가장 유용한 것으로 보이며, 마스크 밀봉에 대한 지속적인 주의가 필요하다(자세한 내용은 11장 참조).

전산소화를 촉진하기 위한 지연연속기관삽관 개념

지연연속기관삽관은 이름에서 알 수 있듯이 RSI 약물들의 전달 방식의 변화가 아니라, 전산소화 단계에서 환자의 협조를 증진시키기 위한 절차적 진정의 한 형태이며, 그렇지 않은 경우 환자의 동요로 인해 불가능해질 수 있다. 진전이나 섬망을 보이는 환자에서 케타민과 같은 진정제 투여는 호흡중추 및 기도반사에 거의 영향을 미치지 않으며, 진정작용을 보여 비침습적 양압 환기나 안면마스크로 고유량 산소 치료가 가능하다. 이 기술은 숙련된 사람에 의해 시행되어야 하며, 저용량에서 시작하여 이 용량이 효과가 없으면 신중히 더 투여한다. 전산소화가 완료되면 표준 RSI 약물을 투여한다.

지연연속기관삽관은 잘 연구되지 않았으며, 핵심 증거 기반은 환자의 편리한 샘플에서 이 기술을 사용한 전문 임상의 단일 사례이다. 광범위한 임상의 그룹에서 안전성을 뒷받침하는 증거가 부족하고 불안정한 중증질환자의 진정은 호흡 저하, 심정지, 기도 보호 불능을 초래할 수 있어 매우 조심스럽게 수행해야 한다. 이 방법을 시도하려면 기도관리자는 즉각적으로 확실한 기도관리가 가능하도록 완벽히 준비해야 한다(자세한 내용은 20장 참조).

무호흡 산소화

무호흡 산소화는 빠른연속기관삽관에서 무호흡 기간 중에 표준 비강 캐뉼라를 통해 분당 5~15 L의 유속으로 산소를 공급하는 방법을 일컫는다. 산소는 혈색소에 친화력이 높아서 폐포를 통해 이산화탄소보다 더 쉽게 확산되기 때문에 산소가 이산화탄소보다 더 많이 폐포에서 사라진다. 이 현상은 압력차를 발생시켜 "무환기 덩이 흐름(aventilatory mass flow)"으로 알려진 생리적 원리에 의해 비인두에서 폐포까지 그리고 혈관 내로 산소의 흐름을 발생시킨다. 신속한 삽관으로 전산소화가 불가능한 "부득이한 조치(force to act)"를 제외하고, 무호흡 산소화는 특히 후두경 검사가 장기화될 경우 심각한 저산소증의 위험을 줄일 수 있기 때문에 모든 기관삽관에 대해 무호흡 산소화를 고려해야 한다. 이러한 경우 예측하기가 어렵다.

무호흡 산소화를 수행하기 위해 표준 비강 캐뉼라는 주된 전산소화 장치 아래에 위치시킨다. 환자가 깨어 있다면 환자가 견딜 수 있는 한 고유속으로 산소를 공급하며, 대개 전산소화를 위해서는 분당 5~15 L로 투여한다. 환자가 혼수상태이거나 반응이 없는 경우, 초기 비강 캐뉼라의 산소투여량은 분당 15 L 또는 더 높게 맞춘다. 삽관을 위해 전산소화 마스크를 제거한 다음에도 비강 캐뉼라는 그대로 유지한다. 삽관 중에는 최소 분당 15 L로 유지한다. 비강 폐쇄가 있다면 비인두 후방으로 산소의 전달을 촉진하기 위해 비인두 기도기를 한쪽 또는 양쪽 콧구멍으로 삽입하면 좋다. 상기도를 지나는 가스의 흐름을 최적화하기 위해서는 환자는 기관삽관을 위한 자세를 취하는 것이 가장 좋으며, 머리젖히고 턱들기, 턱밀어올리기 같은 상기도 유지를 위한 수기를 시행하는 것이 좋다.

수술실에서 시행된 많은 연구에서 무호흡 산소화는 특히 비만 환자에서 안전 무호흡 시간을 증가시킨다고 알려져 있다. 최근 중환자실과 응급실의 무작위 연구에서 최적의 전산소화 후 무호흡 산소화의 이득이 없다고 알려졌다. 이 연구는 모든 환자에게 무호흡 산소화의 이득이 없음을 보여준 것이 아니라, 적절한 전산소화 후 빠르게 삽관해야 되는 일반적인 환자에게 무호흡 산소화가 이점을 제공하지 않는다는 것이다. 대신, 무호흡 산소화는 지연된 후두경 검사, 더 빠른 탈포화 또는 부적절한 폐 저장고를 가진 환자를 돕기 위한 것이다. 무작위 연구 결과가 고위험 환자나 지연된 후두경 검사를 가진 환자만을 포함할지는 불확실하지만, 무호흡 산소화가 응급 삽관을 받는 환자의 특정 하위 그룹에 훨씬 더 유익할 가능성이 높아 보인다. 게다가 최근 응급실에서 시행된 관찰연구에서 무호흡 산소화가 저산소증 발생없이 일차 시도 삽관 성공률을 증가시킨다고 보고하였다("근거가 되는 연구" 참조). 간단하고 저렴한 비강 캐뉼라를 이용한 방법이므로 우리는 무호흡 산소화는 일상적으로 시행하라고 권장한다.

무호흡 기간 동안 백짜기

빠른연속기관삽관(RSI)은 전통적으로 RSI의 무호흡 기간 동안 적극적 환기가 없는 비환기 절차이다. 최근 중환자실 환자 401명을 대상으로 한 무작위 연구에서 무호흡 기간 동안 백-마스크 환기를 할 때 평균 산소 포화도가 높고 저산소혈증이 덜 발생하고 비슷한 호흡률을 보여주었다. 이것이 유해하다는 징후는 없었지만, 응급실에서 아직 검증되지 않았으며 몇 가지 이유로 응급 환자에게 데이터를 추정하기가 어렵다. 첫째, 이들은 중환자실 환자였기 때문에 삽관이 필요한 일반적인 응급실 환자보다 더 빨리 진행되었을 가능성이 높다. 또한 흡인 위험이 높은 것으로 간주되는 환자는 연구에서 제외되었으며 표준화된 전산소화 전략이 정의되거나 준수되지 않았다. 따라서 응급실에서 수행된 모든 RSI에 대해 이 실험이 안전한지는 알 수 없지만, 위험 편익 분석을 수행하고 급속한 탈포화 위험이 있으나 흡인 위험이 높지 않은 환자에게 무호흡 기간 동안 완만하고 제어된 백-마스크 환기를 제공하는 것이 합리적인 것으로 보인다. 또한 치명적인 저산소혈증이 발생할 위험이 매우 높은 RSI 약물 투여 시 산소포화도가 93% 미만인 모든 환자는 흡인 위험과 관계없이 무호흡 기간 동안 백-마스크 환기를 받아야 한다. 임상의는 안면 마스크를 짜는 것이 어느 정도 위 흡인 유발 가능성이 있다는 것을 인식해야 한다. 그러나 이는 백을 짜는 기간이 짧을 경우 해를 끼칠 가능성은 낮지만, 백을 짜는 시간이 길어지면 수동적인 역류 및 흡인의 위험이 더 커진다. 안면마스크를 짜는 중에 윤상연골 압력을 가하면 위 흡인양이 감소할 수 있지만 적절한 환기를 막을 수도 있다(12장 참조).

구조 산소화

삽관이 실패하고, 산소 포화도가 93% 이하로 떨어지면, 기도관리자는 삽관 시도를 지속하기보다는 환기 및 산소화에 집중해야 한다. 마스크 밀봉을 제대로 한 최적의 백-마스크환기가 환기와 산소화를 향상시키는 데 일차 선택 술기이다. 목표는 후속 삽관 시도를 위해 안전한 무호흡 시간을 지속하기 위해 전산소화를 재수행하고 산소 포화도를 가능한 한(이상적으로 100%) 높이는 것이다. 적절한 백-마스크 환기를 시작하고 맥박산소포화도측정으로 산소포화도가 증가하는 데는 약 30초의 지연이 발생할 수 있다. 이러한 지연을 알면 기관삽관을 하는 사람이나 주위 팀원들의 불안감을 완화할 수 있다. 양질의 백-마스크환기가 이루어져야 하며(12장 참조), 가슴의 움직임을 관찰하고, 호흡음을 청진하며, 호기말 이산화탄소 곡선을 모니터해야 한다. 양질의 백-마스크환기는 어려운 술기임에도 과소평가되고 있으며, 많은 응급기도 제공자들이 이 절차를 잘못 시행하고 있다. 백-마스크환기 기술을 연마하고 최적화하는 것은 환자의 생명을 살리고 응급기도관리와 관련된 불안을 상당 부분 감소시킬 수 있다.

두경부의 방사선 치료, 마스크 밀착의 어려움(수염, 안면부 외상), 비만, 그 외 요인 등으로 백-마스크환기가 어려운 환자는 성문외 기구를 사용할 좋은 후보군이다. 성문외 기구는 시술자의 경험과 관계없이 거의 모든 환자에게 쉽게 삽입할 수 있으며 적절한 환기와 산소화를 제공할 수 있다. 이 상황에서 성문외 기구는 산소포화도가 상승할 때까지 환기와 산소화를 일시적으로 공급하기 위해서 백-마스크환기와 거의 동등하게 사용할 수 있다. 산소화 후에는 성문외 기구를 제거하고 그다음의 삽관 시도를 진행할 수 있다. 성문외 기구는 맹목 삽관 통로 또는 굴곡내시경을 통한 삽관 통로로 사용할 수 있다(13장 참조).

요약

전산소화는 빠른연속기관삽관 중 안전 무호흡 시간을 증가시키기 위해 폐 산소 저장량을 증대시킨다. 전통적인 보조 산소 전달 방법은 전산소화를 위해서는 부적절하다. 전산소화의 핵심은 고농도(거의 100%) 산소 공급 방법, 유속의 적절한 사용, 무호흡 산소화, 적절한 두부 거상 자세를 확립하고, 양압환기법과 구조 백-마스크환기 사용법을 익히는 것이다.

근거가 되는 연구

빠른연속기관삽관에서 전산소화의 가장 좋은 방법은 무엇인가?

환자가 기저 폐병변이 없다면 플러쉬 유속 산소(>40 L/min)의 비재호흡 마스크 또는 확실한 마스크 밀착으로 분당 15 L 백밸브마스크를 사용하면 최고의 전산소화를 제공할 수 있다. 환자가 비만이나 기저 병리적 폐 션트로 인해 양압 환기가 필요한 경우 비침습적 양압 환기를 해야 한다.

삽관 전에 100% 흡입산소분율을 제공하기 위한 최고의 표준방법은 잘 밀착된 마스크로 마취기를 이용한 방법이었다. 그러나 백밸브마스크와 비재호흡 마스크를 "플러쉬" 유속의 산소와 결합시키면 마취기와 동등한 효과를 보이는 것으로 나타났다. Groombridge 등에 의해 시행된 최근 연구에서 마취기를 이용한 몇 개의 일반적인 전산소화 방법들과(단방향 호기밸브를 부착한) 백밸브마스크 장치를 비교한 결과 비슷하다고 보고되었다. 그러나 이 연구에서는 단순마스크와 비재호흡 마스크에서 산소 유속을 분당 15 L로만 사용하였다. 더 이상 회전하지 않을 때까지 표준 유량계 노브를 돌려 유속을 분당 40 L 이상으로 비재호흡 마스크를 사용하면 산소 흐름이 분당 15 L인 백밸브마스크와 유사한 전산소화를 달성하는 것으로 나타났다. 높은 유속의 비재호흡 마스크를 사용했을 때 장점은 특별한 기기의 도움이 필요 없으며, 팀은 지속적으로 강도 높은 마스크 밀착을 할 필요성도 없어서 삽관 전 기간 동안 다른 중요한 업무를 수행할 수 있게 해주는 것이다. 단순마스크는 벤츄리 효과로 인한 공기 유입이나 난류의 발생 가능성이 있어 비재호흡 마스크가 선호된다.

백밸브마스크가 단방향 호기밸브를 날고 있으며 마스크 밀착이 제대로 되었을 때 100% 흡입산소분율을 제공한다. 많은 백밸브마스크는 단방향 밸브를 부착하지 않고 있으며, 자발적으로 호흡하는 환자에 사용할 경우 실내 공기와 유사한 산소 함량을 가진 공기가 전달된다. 또한, 백-마스크환기는 직접 수행하는 술기이므로 적어도 한 명 이상의 팀원이 완전히 집중해야 된다. 게다가 응급기도관리를 필요로 하는 많은 환자들은 완전한 마스크 밀봉을 견디기 어려워할 수 있고 저장백으로부터 적절한 양을 끌어내기에 충분한 흡기력을 가지고 있지 않다. 마스크 누출이 있는 경우 산소가 거의 공급되지 않으므로 전산소화가 아주 곤란해질 수 있다. 백밸브마스크는 주로 빠른연속기관삽관 시도 시 또는 심각한 저호흡 또는 무호흡이 나타나는 삽관 전 기간에 백 짜기가 필요하다.

가능하다면 전산소화 기간에는 앉거나 두부거상 자세를 취해야 한다. 몇몇 무작위 연구에 비만 또는 비만이 아닌 환자 모두에서 앉거나 머리를 20~25° 올린 경우 안전 무호흡 시간이 현저하게 증가하였다고 보고되었다.

최대의 수동적 산소 전달에도 불구하고 저산소혈증(산소포화도 <93%)이 있는 환자들이나 병적 비만이 있는 환자들은 최적의 전산소화를 위해서 양압환기가 필요하다. 비침습적 기계나 압력 보조 및 호기말 기도 양압 기능을 갖춘 표준인공호흡기를 사용하는 것이 최선이다. 선택적으로 일회용 지속성기도양압(CPAP)마스크를 사용해 기도양압을 적용할 수 있다. 호기말 기도 양압 밸브를 적용한 백밸브마스크도 권장되지만 아직 잘 연구되진 않았다.

HFNO는 전산소화와 무호흡 산소화를 모두 제공하는 간단한 방법이다. 저산소혈증성 중환자실 환자를 대상으로 한 전후 연구에 따르면 산소 유속이 분당 15 L로 비재호흡 마스크를 사용하는 것보다 고유량 비강 캐뉼라를 사용하는 것이 더 나은 전산소화 효과가 있었다. 중환자실 환자에서 HFNO를 NIPPV와 비교했을 때, 두 연구에서 NIPPV가 삽관 중 산소 탈포화가 약간 덜 낮다는 것을 보여주었다. HFNO과 분당 40 L 이상의 고유량 안면마스크, 마취기, 백밸브마스크 등 전산소화를 비교하는 연구들이 필요하다. 현재 전산소화 전략으로 HFNO를 공식적으로 권장하기에는 응급실 모집단에 대한 정보가 충분하지 않지만 비재호흡 마스크에서 분당 40 L에서는 매우 유사하게 수행될 것 같다.

빠른연속기관삽관 동안 무호흡 산소화가 탈포화 시간을 연장시키는가?

전신 마취하 비만 환자를 대상으로 한 연구에서, 무호흡 중 분당 5 L 유속으로 비강 캐뉼러를 사용하여 지속적인 산소 공급을 받은 대상군이 산소포화도가 95% 이상 유지된 시간이 길었고(5.3분 대 3.5분), 최소 산소포화도도 현저히 높았다(94% 대 88%)고 보고되었다. 응급실 빠른연속기관삽관 관찰 연구에서 표준 비강 캐뉼라를 통한 무호흡 산소화가 저산소혈증 발생 없는 일차 삽관 시도 성공률의 상승과 연관이 있는 것으로 나타났다. 또한 응급의료서비스 환경의 전후 연구에서는 무호흡 산소화가 빠른연속기관삽관 중 탈포화의 발생을 감소시킨다고 보고되었다. 최근 예상된 무작위 연구에서 최적의 전산소화 후 무호흡 산소화의 이점이 나타나지 않았지만, 이러한 결과를 고위험 환자 또는 예상치 못한 지연된 후두경검사를 받는 다른 그룹으로 일반화해서는 안 된다. 무호흡 산소화를 공급하는 것이 악영향을 미치는 경우가 거의 없기 때문에, 우리는 일상적으로 빠른연속기관삽관의 무호흡 기간 동안 분당 15 L의 유속으로 비강 캐뉼러를 통해 산소를 전달하는 방법을 적용하길 추천한다.

체크리스트 작성이 빠른연속기관삽관 시행 중 전산소화를 향상시키고 저산소혈증을 예방할 수 있는가?

그렇다. 중증 외상 환자에서 삽관 시술 전 체크리스트의 사용이 전산소화의 최대화와 무호흡 산소화 사용을 통해 산소 탈포화(<90%) 발생을 감소시켰다고 보고되었다.

참고문헌

1. Driver BE, Prekker ME, Kornas RL, Cales EK, Reardon RF. Flush rate oxygen for emergency airway preoxygenation. *Ann Emerg Med*. 2017;69(1):1-6.
2. Groombridge C, Chin CW, Hanrahan B, Holdgate A. Assessment of common preoxygenation strategies outside of the operating room environment. *Acad Emerg Med*. 2016;23(3):342-346.
3. Caputo ND, Oliver M, West JR, Hackett R, Sakles JC. Use of end tidal oxygen monitoring to assess preoxygenation during rapid sequence intubation in the emergency department. *Ann Emerg Med*. 2019;74(3):410-415.
4. Cullen P. Self-inflating ventilation bags. *Anaesth Intensive Care*. 2001;29(2):203.
5. Nimmagadda U, Ramez Salem M, Joseph NJ, et al. Efficacy of preoxygenation with tidal volume breathing: comparison of breathing systems. *Anesthesiology*. 2000;93(3):693-698.
6. Grauman S, Johansson J, Drevhammar T. Large variations of oxygen delivery in self-inflating resuscitation bags used for preoxygenation—a mechanical simulation. *Scand J Trauma Resusc Emerg Med*. 2021;29(1):98.
7. Driver BE, Klein LR, Carlson K, Harrington J, Reardon RF, Prekker ME. Preoxygenation with flush rate oxygen: comparing the nonrebreather mask with the bag-valve mask. *Ann Emerg Med*. 2018;71(3):381-386.
8. Altermatt FR, Muñoz HR, Delfino AE, Cortínez LI. Pre-oxygenation in the obese patient: effects of position on tolerance to apnoea. *Br J Anaesth*. 2005;95(5):706-709.
9. Baraka AS, Hanna MT, Jabbour SI, et al. Preoxygenation of pregnant and nonpregnant women in the head-up versus supine position. *Anesth Analg*. 1992;75(5):757-759.
10. Dixon BJ, Dixon JB, Carden JR, et al. Preoxygenation is more effective in the 25° head-up position than in the supine position in severely obese patients: a randomized controlled study. *Anesthesiology*. 2005;102(6):1110-1115.
11. Lane S, Saunders D, Schofield A, Padmanabhan R, Hildreth A, Laws D. A prospective, randomised con-

trolled trial comparing the efficacy of pre-oxygenation in the 20° head-up vs supine position*. *Anaesthesia*. 2005;60(11):1064-1067.

12. Ramkumar V, Umesh G, Philip FA. Preoxygenation with 20° head-up tilt provides longer duration of non-hypoxic apnea than conventional preoxygenation in non-obese healthy adults. *J Anesth*. 2011;25(2):189-194.
13. Baillard C, Fosse J-P, Sebbane M, et al. Noninvasive ventilation improves preoxygenation before intubation of hypoxic patients. *Am J Respir Crit Care Med*. 2006;174(2):171-177.
14. Cressey DM, Berthoud MC, Reilly CS. Effectiveness of continuous positive airway pressure to enhance pre-oxygenation in morbidly obese women. *Anaesthesia*. 2001;56(7):680-684.
15. Delay J-M, Sebbane M, Jung B, et al. The effectiveness of noninvasive positive pressure ventilation to enhance preoxygenation in morbidly obese patients: a randomized controlled study. *Anesth Analg*. 2008;107(5):1707-1713.
16. Futier E, Constantin J-M, Pelosi P, et al. Noninvasive ventilation and alveolar recruitment maneuver improve respiratory function during and after intubation of morbidly obese patients: a randomized controlled study. *Anesthesiology*. 2011;114(6):1354-1363.
17. Gander S, Frascarolo P, Suter M, Spahn DR, Magnusson L. Positive end-expiratory pressure during induction of general anesthesia increases duration of nonhypoxic apnea in morbidly obese patients. *Anesth Analg*. 2005;100(2):580-584.
18. Harbut P, Gozdzik W, Stjernfält E, Marsk R, Hesselvik JF. Continuous positive airway pressure/pressure support pre-oxygenation of morbidly obese patients. *Acta Anaesthesiol Scand*. 2014;58(6):675-680.
19. Weingart SD, Levitan RM. Preoxygenation and prevention of desaturation during emergency airway management. *Ann Emerg Med*. 2012;59(3):165-175.e1.
20. Miguel-Montanes R, Hajage D, Messika J, et al. Use of high-flow nasal cannula oxygen therapy to prevent desaturation during tracheal intubation of intensive care patients with mild-to-moderate hypoxemia. *Crit Care Med*. 2015;43(3):574-583.
21. Vourc'h M, Baud G, Feuillet F, et al. High-flow nasal cannulae versus non-invasive ventilation for preoxygenation of obese patients: the PREOPTIPOP randomized trial. *EClinicalMedicine*. 2019;13:112-119.
22. Frat J-P, Ricard J-D, Quenot J-P, et al. Non-invasive ventilation versus high-flow nasal cannula oxygen therapy with apnoeic oxygenation for preoxygenation before intubation of patients with acute hypoxaemic respiratory failure: a randomised, multicentre, open-label trial. *Lancet Respir Med*. 2019;7(4):303-312.
23. Ramachandran SK, Cosnowski A, Shanks A, Turner CR. Apneic oxygenation during prolonged laryngoscopy in obese patients: a randomized, controlled trial of nasal oxygen administration. *J Clin Anesth*. 2010;22(3):164-168.
24. Sakles JC, Mosier JM, Patanwala AE, Arcaris B, Dicken JM. First pass success without hypoxemia is increased with the use of apneic oxygenation during rapid sequence intubation in the emergency department. *Acad Emerg Med*. 2016;23(6):703-710.
25. Wimalasena Y, Burns B, Reid C, Ware S, Habig K. Apneic oxygenation was associated with decreased desaturation rates during rapid sequence intubation by an Australian helicopter emergency medicine service. *Ann Emerg Med*. 2015;65(4):371-376.
26. Semler MW, Janz DR, Lentz RJ, et al. Randomized trial of apneic oxygenation during endotracheal intubation of the critically ill. *Am J Respir Crit Care Med*. 2016;193(3):273-280.
27. Caputo N, Azan B, Domingues R, et al. Emergency department use of apneic oxygenation versus usual care during rapid sequence intubation: a randomized controlled trial (the ENDAO trial). *Acad Emerg Med*. 2017;24(11):1387-1394.
28. Smith KA, High K, Collins SP, Self WH. A preprocedural checklist improves the safety of emergency department intubation of trauma patients. *Acad Emerg Med*. 2015;22(8):989-992.

CHAPTER 9

비침습적 양압 환기와 고유량 비강 산소

(Noninvasive Positive Pressure Ventilation and High-Flow Nasal Oxygen)

Alan C. Heffner | 유명란

서론

급성 호흡곤란은 일반적인 응급 상황이며 침습적 및 비침습적 호흡지지 방법을 선택하는 전문지식은 Acute Care Medicine(급성 치료 의학) 분야에서 필수이다. 이 장에서는 비침습적 호흡지지법(noninvasive respiratory support strategies, NIRS)에 대해 논의하고 10장에서는 기관삽관 후 기계적 환기에 중점을 둔다. 비침습적 호흡지지법(NIRS)은 이제 종종 삽관율 감소 및 입원 기간 단축을 포함하는 환자 상태가 향상되었음을 보여주는 증거 기반 사례와 새로운 기술 덕분에 급성호흡부전을 유발하는 많은 상태를 안정시키는 일차적인 지원 방법이 되고 있다. 비침습적 호흡지지법(NIRS)은 비침습적 장치를 통해 산소와 환기를 보조하며 환자의 편안함을 높이고 말하기, 삼키기 그리고 기도 방어기전을 포함한 환자의 상호작용을 가능하게 하는 이점이 추가된다. 기관내삽관을 필요로 하는 침습적 기계환기 보조와 비교할 때, 환자는 진정제를 거의 또는 전혀 필요로 하지 않으며 기도 손상 및 병원성 폐렴의 위험이 감소하는 이점이 있다.

비침습적 호흡 보조술

비침습적 호흡지지법(NIRS)은 비침습적 양압 환기(noninvasive positive pressure ventilation, NIPPV) 또는 고유량 비강 산소(HFNO)를 통해 제공된다. 대부분의 표준인공호흡기는 비침습적 양압 환기 방식을 제공하지만 많은 센터에서는 표준 침습성 기계식 인공호흡기와는 다른 특성을 가진 전용 비침습적 양압 환기 장치를 설치하여 작동한다. 특수 비침습 인공호흡기는 공기 압축기 크기가 축소된 더 작은 휴대용 압력 인공호흡기이다. 대부분은 환자에게 산소를 공급하고 호기를 허용하는 단일 튜브회로(single-limb circuit)를 가지고 있다. 이산화탄소의 축적을 방지하기 위해, 회로(circuit)는 마스크 근처의 호기 구(port)를 통한 호기 가스의 방출과 함께 호기 단계 동안 지속적으로 보충 산소가 쏟아져 들어가게 된다. 기존 인공호흡기와 달리, 비침습적 양압 환기 장치는 공기 누출을 지속적으로 모니터링하고 부피 손실에 대해 보상을 시도한다. 따라서 비침습적 양압 환기 장치는 어느 정도의 공기 누출을 허용하고 기도 압력을 유지함으로써 보상하도록 설계되었다.

고유량 비강 산소는 가열되고 가습된 공기의 매우 높은 흐름을 촉진하는 전용 고유량 비강 캐뉼라 시스템이 필요하다. 인라인 혼합기(in-line blender)는 적정 FiO_2를 허용하며 전체 시스템은 제품에 따라 비침습적 양압 환기와 유사한 생리적 이점을 갖는데 일정하게 공기가 흘러가는 특성이 있다.

환자와 인공호흡기 사이의 물리적 접촉을 만드는 장치가 인터페이스이다. 비침습적 양압 환기 인터페이스는 개인의 콧구멍, 코 또는 코와 입, 얼굴 전체를 덮거나 헬멧처럼 착용할 수 있도록 다양한 모양과 크기로 제공된다. 인터페이스는 환자의 편안함, 최소한의 누출, 제한된 사강과 함께 밀봉이 양호하게 유지되도록 선택되어야 한다. 고유량 비강산소 인터페이스는 제품에 따라 다르며 일부(예: Fisher & Paykel Optiflow) 캐뉼라는 콧구멍을 막도록 설계되었고 다른 캐뉼라(예: Vapotherm)는 고속 흐름을 제공하도록 설계되었다.

비침습적 기계적 환기 방식

선택하는 환기 방식에 따라 특성이 달라지는 비침습적 양압 환기(NIPPV)는 인공호흡기의 모든 방식을 사용할 수 있지만(10장 참조) 비침습적 양압 환기는 다음 두 가지 배열 중 하나로 가장 자주 사용된다.

지속적 기도 양압

지속적 기도 양압(CPAP) 모드는 호흡 주기 전체에 걸쳐 일정하게 설정된 기도 압력을 적용한다. 이것은 외인성 호기말 기도 양압(PEEP)과 동일하며 평균 기도압 증가, 션트의 비율을 줄이기 위한 폐포 회복, 지속되는 기도 허탈의 약화, 폐쇄성 폐 생리 문제를 가진 환자가 공기의 흐름을 시작하는 역치 감소 등 여러 가지 생리학적 기능을 제공한다.

이상성 기도 양압

이중(bileve, BL-PAP) 또는 이상성 기도 양압(biphasic positive airway pressure, BiPAP)은 흡기 압력 지지(PS)가 추가된 지속적 기도 양압(CPAP)이다. 흡기 단계 동안의 압력을 흡기 양압(IPAP)이라고 한다. 흡기 양압(IPAP)은 항상 호기 양압(EPAP)보다 높게, 일반적으로 최소 5 cm H_2O로 설정되며 두 설정 사이의 차이는 각 호흡에서 제공되는 압력지지(PS)의 양과 같다. 호기말 기도 양압(PEEP)보다 흡기 지지의 이론적 이점은 호흡 부담의 감소로 일회호흡량이 개선된다는 것이다.

자발적 및 자발적/시간 지정 방식

자발적 방식에서 기도압은 흡기 양압과 호기 양압 사이를 순환한다. 환자의 흡기 노력은 호기 양압에서 흡기 양압으로의 전환을 유발한다. 흡기의 한계는 설정된 흡기 양압의 수준을 의미한다. 흡기

유속의 감소 신호로 환자 노력의 중단을 감지하거나 3초로 설정된 최대 흡기 시간에 도달하면 흡기 단계는 끝나고 기계는 호기 양압으로 전환한다. 일회호흡량은 호흡마다 다른데 흡기 양압, 환자 노력 및 폐 순응도에 따라 결정된다. 환자의 호흡 부담은 주로 흡기의 시작 및 유지에 의해 결정된다. 자발적 방식은 각 호흡을 시작하는 환자의 노력에 의존한다. 따라서 낮은 속도로 호흡하는 환자는 호흡성 산증을 일으킬 수 있다. 자발적/시간 지정(ST)방식은 이러한 임상적 결과를 방지한다. 자발적/시간 지정(ST) 방식에서 촉발 요인은 환자의 노력 또는 설정된 대체 호흡율에 따라 미리 결정된 경과 시간 간격일 수 있다. 환자가 정해진 간격으로 호흡을 시작하지 않으면 흡기 양압이 시작된다. 기계에 의해 시작된 호흡의 경우 인공호흡기는 설정된 흡기 시간에 따라 호기 양압으로 다시 순환한다. 환자가 시작한 호흡의 경우, 인공호흡기는 자발적 방식에서처럼 순환한다.

고유량 비강 산소

고유량 비강 산소 시스템은 유량, FiO_2 및 온도를 조절할 수 있다. 모든 고유량 비강 산소 시스템은 편안하고 점막 건조를 방지하기 위해 가열 및 가습 공기를 사용할 수 있게 한다. 유속(40~60 L/min)이 높을수록 더 많은 호기말 폐용적이 만들어져 비침습적 양압 환기에서 호기말 기도 양압호흡과 흡기 양압에서 얻을 수 있는 호기말 기도 양압호흡과 유사한 효과를 제공한다. 공기흐름과 FiO_2의 조합은 산소화를 지원하는 반면 공기 흐름 자체는 사강을 청소하고 엄격한 환기 문제에서 필요한 호흡 부담을 줄인다.

적응증 및 금기사항

응급 상황에서 비침습적 호흡지지법(NIRS)을 성공적으로 사용하는 열쇠는 환자 선택과 호흡 부전을 유발하는 질병을 전환할 적극적인 치료이다. 적용이 가능한 환자는 의식이 있어야 하며 호흡 유도 능력을 유지하고 분비물 관리 능력을 가지고 협력적이어야 한다. 비침습적 양압 환기의 주요 대상은 만성 폐쇄성 폐질환(COPD)의 급성 악화, 중등도에서 중증의 천식, 그리고 급성 폐부종과 같은 의학적 관리에 반응하여 빠르게 개선될 가능성이 있는 질병 과정을 가지고 있다. 비침습적 양압 환기 사용은 삽관을 준비하기 위한 치료 또는 안정화 시도와 같은 다른 많은 호흡기 상황으로 확장되었다. 고유량 비강산소는 COPD가 악화된 환자에게 적용할 때 비침습적 양압 환기보다 열등하지 않은 것으로 나타났으며 급성 저산소증 호흡 부전 환자에게서 효과를 보였다.

비침습적 호흡지지법은 기도에 즉각적인 위협이 있거나 협조가 불가능하거나 구강 분비물을 처리하지 못하거나 자발 호흡이 제한되는 환자에게 금기이다. 환자는 분비물 또는 구토를 위해 마스크 인터페이스를 제거할 수 있는 능력이 있어야 하고 제한되지 않아야 한다. 중증 저산소혈증 및 환기 노력 저하가 있는 극단의 환자의 경우, 일반적으로 비침습적 양압 환기의 시도보다 즉각적인 백-마스크 지지 후 삽관이 선호되지만 이러한 상황에서도 임상적 판단의 필요성을 강조한다. 점차적으로 비침습적 양압 환기와 고유량 비강 산소는 예상되는 삽관에 대비하여 전 산소화에 사용된다. 고유량 비강 산소는 또한 각성 중 구강삽관을 하는 동안 호흡 기능을 지원하기 위해 사용할 수 있다.

비침습적 호흡 지지 시작

지속적 기도 양압(CPAP) 또는 이상성 기도 양압(BiPAP)을 시작할 경우, 비강 또는 구강 마스크가 필요하다. 다양한 마스크 크기와 형태를 사용할 수 있는데 호흡 치료사는 마스크가 환자에게 잘 맞고 확실히 밀착될 수 있도록 환자를 측정해야 한다.

그리고 마스크를 착용하기 전에 마스크와 치료 과정에 대해 환자에게 설명해야만 한다. 고정 끈을 묶기 전에 환자가 얼굴에 마스크를 대도록 허용함으로써 환자의 수용도를 높일 수 있다.

일반적으로 시작 시점에서의 설정은 측정된 환자의 산소포화도와 예상되는 임상적 상태에 따라 지시되는 산소 보충량과 함께 3~5 cm H_2O의 CPAP로 시작한다. 환자에게는 5~10분마다 CPAP 2~3 cm H_2O 증가량을 순차적으로 늘리거나 환자의 호흡 노력을 지원하기 위해 흡기양압을 시작할 때 압력 변화가 생길 수 있다는 것을 설명해야 한다. 이상성 기도 양압의 경우, 일반적으로 흡기양압이 호기양압보다 5 cm H_2O 이상 높게 설정된다. 이상성 기도 양압에서 권장되는 초기 설정은 8 cm H_2O의 흡기양압과 3 cm H_2O의 호기양압으로, 5 cm H_2O의 PS (IPAP 빼기 EPAP)를 제공한다. 호기양압과 흡기양압은 3~5 cm H_2O 단계에서 호흡 보조를 최적화하도록 적정되어 각 수준에서 짧은 시험 기간을 허용한다. 유사하게, 일회호흡량 증가는 호기양압을 목표 수준으로 유지하면서 흡기양압의 3~5 cm H_2O 증가량을 연속적으로 증가시킬 때 가장 잘 달성된다. 호기양압은 일반적으로 20 cm H_2O를 초과하지 않아야 한다.

동일한 점진적 접근 방식이 고유량 비강 산소(HFNO)를 시작할 때 적용된다. 특수한 비강 캐뉼라를 장착하고 비강으로 고유량의 산소가 투여될 때의 느낌을 소개하라. 20 L/min에서 공기흐름을 시작하고 기대하는 생리적 효과와 환자가 허용하는 최대치에 도달하기 위해 필요한 공기량으로 최대 30~60 L/min의 흐름까지 신속하게 적정한다.

치료에 대한 반응

비침습적 호흡지지법의 즉각적인 목표는 폐의 가스 교환을 개선하고 호흡곤란 및 호흡 부담을 완화하는 것이다. 비침습적 호흡지지법을 적용하는 환자는 필요에 따라 호흡 부담의 임상 관찰, 활력 징후, 산소 측정, 동맥혈 가스(ABG)와 더불어 이산화탄소 도표(capnography)와 같은 친숙한 매개변수를 사용하여 면밀히 모니터링해야 한다. 비침습적 양압 환기 및 고유량 비강산소의 최대 허용치와 개선된 부분은 일반적으로 적용 첫 시간 내에 인식할 수 있다. 적극적인 의료관리가 비침습적 호흡지지법이 적용되는 동안 지속되어야 한다. 흡입성 기관지확장제 및 헬륨-산소 혼합물을 포함한 보조 치료가 비침습적 양압 환기와 고유량 비강산소와 함께 사용될 수 있다. 비침습적 호흡지지법을 시도한 환자의 최대 절반이 실패하고 기관내 삽관을 필요로 한다. 분당 30회 이상의 지속적인 빈호흡, 신경학적 기능저하, 연령, 호흡 부전의 원인인 폐렴은 비침습적 호흡지지 방법의 실패와 관련하여 잘 알려진 요인이다. 비침습적 양압 환기로부터의 이탈 및 고유량 비강 산소의 지원은 치료의 시작 및 적정 단계가 유사하다. 임상적 개선 및 안정화는 더 낮은 수준의 호흡 지원을 허용할 수도 있어 치료의 이탈과 중단도 적극적으로 검토해야 한다.

TIPS AND PEARLS

- 비침습적 호흡지지법의 환자 선정은 환자의 전반적인 상태, 인터페이스를 견디는 능력 및 근본적인 손상의 회복 가능성을 고려해야 한다.
- 뇌병증과 기도 보호 능력이 불충분한 환자는 흡인 위험으로 인한 비침습적 호흡지지법 대상자로 적합하지 않다.
- 기도가 개방되어 있고 호흡 유도 능력을 보유하고 있는 환자는 호흡 유도가 실패하더라도 비침습적 호흡지지법의 시도 대상이 될 수 있다.
- 비침습적 양압 환기에 반응하여 삽관을 피할 가능성이 가장 높은 환자는 만성폐쇄성폐질환의 악화 및 급성 심인성 폐부종과 같은 호흡 부전을 일으키는 급성 가역적 원인을 가진 환자들이다.
- 비침습적 양압 환기는 기저 질환에 대한 적극적인 의학적 치료를 동반해야 한다(예: 폐부종에 대한 혈관확장제 및 이뇨제, 반응성 기도 질환에 대한 항콜린성 에어로졸 및 코르티코스테로이드).
- 거의 모든 최신 인공호흡기는 비침습적 양압 환기, 이상성 기도양압, 지속적 기도양압을 전달할 수 있으며 응급부서(ED) 또는 병원의 기타 중환자실에서 쉽게 접근할 수 있어야 한다.
- 비침습적 호흡지지법이 실패할 경우 신속한 삽관(예: 약물, 장비 및 계획 수립과 함께 어려운 기도 평가 완료)이 가능하도록 대비해라.
- 비침습적 호흡지지법에 대한 반응은 일반적으로 시작 후 30~60분 이내에 인지된다. 비침습적 호흡지지법에 대한 반응이 악화되는 도중에 복잡한 응급 삽관을 피하기 위해서는 호전이 빠르지 않은 환자는 조기 삽관을 고려해야 한다.

근거가 되는 연구

비침습적 양압 환기(NIPPV)는 응급환자를 관리할 때 언제 가장 도움이 되는가?

대부분의 연구는 비침습적 양압 환기를 기관내삽관과 중환자실 및 입원기간의 유리한 결과 측정을 통해 표준의료와 비교한다. 사망자에 대한 혜택은 입증되지 않고 있다. 일련의 사례에서 응급 환자는 NIPPV를 통해 성공적으로 지원되었고 ICU 입원을 피할 수 있어 상당한 의료 비용을 절감했다. 가장 강력한 수준의 근거는 COPD 악화 및 급성 심인성 폐부종에 대한 비침습적 양압 환기 사용을 지지하는 것이다. 무대조군 연구는 비침습적 양압 환기가 보다 더 다양한 환자들에게서 성공할 수 있음을 시사한다.[1,2]

고유량 비강 산소(HFNO)는 무엇인가?

지금까지의 연구들은 고유량 비강산소가 활용가능하며, 급성 저산소성 호흡부전에서 효과적이고 적정 가능한 산소요법을 위한 안전한 대안임을 확인하고 있다.[3,4] 환자의 관용은 비침습적 양압 환기를 포함한 기존 산소장치와 비교하여 삽관 감소를 뒷받침하는 누적 데이터는 있지만 사망률에 미치는 영향이 불분명한 것과 비교하여 인식된 이점이다. 고유량 비강산소는 응급 삽관을 받는 환자의 전산소화를 최적화하는 자연스러운 장치이며 급성 저산소성 호흡부전을 겪는 환자의 불포화반응을 줄이는 매력적인 선택권이다.[5,6]

참고문헌

1. Schnell D, Timsit JF, Darmon M, et al. Noninvasive mechanical ventilation in acute respiratory failure: trends in use and outcomes. *Intensive Care Med*. 2014;40:582-591.
2. Ozyilmaz, E, Ozsancak U, Nava S. Timing of noninvasive ventilation failure: causes, risk factors, and potential remedies. *BMC Pulm Med*. 2014;14:19.
3. Rochwerg B, Granton D, Wang DX, et al. High flow nasal cannula compared to conventional oxygen therapy for acute hypoxemic respiratory failure: a systematic review and meta-analysis. *Intensive Care Med*. 2019;45(5):563-572.
4. Frat JP, Thille AW, Mercat A, et al; FLORALI Study Group; REVA Network. High-flow oxygen through nasal cannula in acute hypoxemic respiratory failure. *N Engl J Med*. 2015;372:2185-2196.
5. Miguel-Montanes R, Hajage D, Messika J, et al. Use of high-flow nasal cannula oxygen therapy to prevent desaturation during tracheal intubation of intensive care patients with mild-to-moderate hypoxemia. *Crit Care Med*. 2015;43(3):574-583.
6. Vourc'h M, Asfar P, Volteau C, et al. High-flow nasal cannula oxygen during endotracheal intubation in hypoxemic patients: a randomized controlled clinical trial. *Intensive Care Med*. 2015;41(9):1538-1548.

CHAPTER 10

기계환기

(Mechanical Ventilation)

Alan C. Heffner | 윤수지

서론

기계환기를 적용하고 관리하는 것은 기도를 관리하는 모든 의료인에게 중요한 술기다. 이 장에서는 기관내삽관 후의 안전하고 효과적인 침습적 기계환기에 역점을 둔다. 9장에서는 비침습적 기계환기가 필요한 호흡부전에 대해 중점적으로 다룬다.

자발 호흡은 횡격막 수축으로 인해 발생하는 음압 구배(gradient)로 공기를 폐로 끌어들이지만, 기계환기는 기도 양압을 적용하여 공기흐름에 구배(gradient)를 제공한다. 두 경우 모두 일회호흡량(V_t or TV)을 전달하는 데 필요한 음압 또는 양압의 양은 인공기도와 해부학적 기도 모두에서 공기흐름에 대한 저항을 극복하고 폐를 팽창시켜야 한다. 양압환기는 자발호흡과 비교하여 심폐 생리학에 뚜렷한 변화를 가져오며, 좌심실(주로 전부하 증가)과 우심실(주로 전부하 감소)의 심박출량의 불균형을 초래한다. 기도관리의 경우 양압환기로 전환하면 즉시 심장으로의 정맥환류를 방해하고, 폐환기/관류 매칭을 변경할 수 있다는 점이 중요하다.

기계환기 관련 용어

기계환기를 이해하는 데 중요한 요인은 다음과 같다.

- **V_t 또는 TV**는 일회호흡량 또는 일회호흡 주기의 양이다. 기계환기 동안 최근 표준 일회호흡량(TV) 목표는 표준체중(IBW)의 ≤8 mL/kg가 되는 것이다. IBW는 환자의 체중이나 전체적인 체구보다는 키에 따라 달라지는 점을 유의해야 한다. 편측성 또는 양측성 폐 경화를 유발하는 질병(가장 대표적 예, 폐렴 및 급성 호흡곤란 증후군)의 경우, 폐기능 단위의 과다팽창되어 과도한 기도압력과 관련된 기계환기관련 폐손상(ventilator-induced lunginjury, VILI)을 줄이기 일회호흡량을 6 mL/kg IBW 또는 그 이하로 감량해야 한다.
- 기도는 가스교환이 이루어지는 곳이 아니며, 매 고정된 일회호흡량에서 해부학적 사강(dead space)에 해당된다. 공기는 잘 통하지만, 관류가 부족한 폐 단위(예: apices)는 해부학적 사강을 나

타낸다. 나머지 일회호흡량은 폐포환기(분당 호흡량-해부학적 사강)를 한다. 일회호흡량이 줄어들면 상대적으로 매 호흡마다 사강의 비율이 증가한다. 이러한 이유로, 일회호흡량을 감소할 때 유효 폐포환기가 감소되는 것만큼 균형을 맞추기 위해 분당 호흡수를 늘려 분당호흡량을 증가시키는 것이 중요하다.

- **호흡수**(respiration rate, RR) 혹은 **빈도**(frequency)는 분당 호흡수를 말한다. 일반적인 호흡수는 성인에서 분당 12~18회이다. 신생아, 영아, 어린이에서는 좀 더 빠른 호흡수가 필요하다. 폐 손상이 없더라도, 적은 일회호흡량(VT)을 공급해야 하는 환자들의 경우, 분당 호흡량을 일회호흡량(VT)보다는 호흡수(RR)로 조절해야 한다는 것을 염두에 두어야 한다. 이러한 사강에 대한 보상 목적으로 호흡수를 증가시키는 것 외에도 대사성산증의 보상 기전 및 이산화탄소 생산이 가속화(예: 발열/고열, 패혈증, 과대사성 상태)되는 상황에서는 이를 보상하기 위해 호흡수를 증가시킬 수 있다.

반대로, 중증급성폐질환 환자에서, 허용성 고탄산혈증(permissive hypercapnia)의 개념은 중요하다. 허용성 고탄산혈증은 이산화탄소 정상화보다 폐 보호 환기를 우선시하여 호흡성 산증을 의도적으로 허용하는 것을 말한다. 급성 반응성 기도질환에서, 허용된 고탄산혈증 개념은 동적 과팽창(dynamic hyperinflation)과 내인성 호기말 기도 양압(auto-positive end-expiratory pressure, PEEP)을 발생하는 공기 축적을 피하기 위해 일회호흡량의 충분한 호기가 가능하도록 8~10회/분의 낮은 호흡수를 사용하여 적절한 호기시간을 보장하는 것을 말한다. 급성 호흡곤란증후군(acute respiratory distress syndrome, ARDS)의 경우, 허용된 고탄산혈증은 과도한 호흡주기 또는 손상될 정도의 높은 기도 압력 없이 낮은 일회호흡량 폐 보호 환기를 허용한다.

- **흡입산소분율**(fractional concentration of inspired oxygen, FiO_2)은 대기 중의 농도(0.21% 혹은 21%)부터 순수산소(1.0 혹은 100%)까지이다. 초기 기계환기의 시작은 흡기산소분율을 100%로 시작을 하여 지속적으로 맥박산소포화도 측정기를 이용하여 낮춘다. 급성 중증질환 동안 대부분의 경우 산소포화도(SpO_2)가 95% 이상 되도록 흡입산소분율을 적정화하는 것이 중요하다. 적절한 산소화가 유지되는데 필요한 최소한의 흡입산소분율을 사용해야 한다.
- **흡기유속**(inspiratory flow rate, IFR)은 흡기 시 전달되는 일회호흡량이 전달되는 속도이다. 정상 성인에게는 40~60 L/분 정도로 조절한다. 폐쇄성폐질환이 있는 경우 흡기시간(inspiratory time, Ti)을 줄여서 호기 시간을 늘리고 동적 과팽창의 위험을 줄이기 위해 최대 흡기유속(IFR)을 90L/분으로 증량시킬 수도 있다. 반대로 낮은 흡기유속(IFR)은, 기계환기가 제공하는 것보다 더 빠른 일회호흡량(TV)이 요구될 때 유량부족(flow starvation)이 생길 수 있으며, 이는 환자-기계환기 비동기화의 원인이다.
- **호기말 기도 양압**(positive end-expiratory pressure, PEEP)은 흡기와 호기 시에 기도에 가해지는 정적인 압력을 말하며 최소 5 cm H_2O로 설정한다. 호기말양압은 기능적 잔기용량(functional residual capacity, FRC), 전체 폐 용적, 폐와 흉각 내 압력을 증가시킨다. 환자가 흡입 산소분율 50% 이상에서도 산소화 목표에 도달하지 못할 때는 산소화를 향상시키기 위해 호기말 기도

양압을 올려 평균기도압을 증가시킨다. 그러나 과도한 호기말양압은 건강한 폐조직의 병적 과팽창을 야기하여 비효율적인 가스교환과 기계환기로 인한 폐손상을 조장할 수 있다. 흉강내압이 상승하면 정맥환류를 방해하여 혈역학적인 변화를 일으킬 수 있다.

- **최대흡기압**(peak inspiratory pressure, P_{IP})과 **고평부압**(plateau pressure, *P*plat): 최대흡기압은 흡기 시 발생하는 가장 큰 압력을 말하며, 기계환기기의 회로(ventilator circuitry, ETT)와 기관내관, 인공호흡기의 유속, 환자의 폐와 흉곽의 탄성의 함수이다. 최대흡기압은 환자 상태가 갑작스럽게 변했을 때 환자의 상태를 파악하는 데 유용하지만, 기계환기 유발 폐손상(VILI)의 위험성 또는 폐 순응도(lung compliance)는 정확하게 반영되지 않는다. 폐 과팽창의 위험성은 흡기 정지버튼을 통해 흡기 말에 측정되는 흡기말 고평부압(P_{plat})이 더 잘 반영한다. 흡기 정지 버튼은 흉부의 정지압(static thoracic pressure)을 측정하기 위해 기계환기기와 폐 단위 사이에 압력 평형이 일어나도록 한다. 고평부압은 기계환기로 인한 폐손상(f VILI)의 위험성과 연관이 있으며, 최근 권장하는 목표는 중증 폐실질성 폐질환과 관련하여 일회호흡량을 감소시켜서 30 cmH_2O 이하로 유지하는 것이다.

인공호흡기 양식

일반적으로 침습적인 기계호흡 양식에는 세 가지 변수-호흡유발(trigger), 제한(limit), 주기(cycle)가 있는데, 이 차이를 알면 인공호흡기 양식을 잘 이해할 수 있다.

- 호흡유발(trigger)은 환자의 노력이나 기계에 의한 양압으로 흡기가 시작되는 것을 말한다.
- 제한(limit)은 흡기 시에 공기의 흐름을 조절하는 요인(parameter)을 말하며, 기도의 압력이나 기류의 속도가 이 파라미터에 해당된다.
- 주기(cycle)는 흡기를 종료시킨다. 보조조절 모드(assist control [AC] modes)에서는 설정된 흡기 시간이 선택되는 반면, 압력주기환기(pressure support ventilation, PSV) 모드에서는 환자의 노력에 따라 흡기량이 감소하면 흡기 주기가 종료된다.

흔히 사용하는 양식은 다음과 같다.

- **보조조절**(assist control, AC)은 급성 호흡부전 환자에게 선호되는 초기 모드이다. 보조조절모드는 용적조절인공호흡(volume-control ventilation, VCV)에서 설정된 일회호흡량을 불어넣어 목표 용적값을 달성하거나 압력조절인공호흡(pressure-control ventilation, PCV)에서 설정된 기간동안 관리되는 설정된 팽창 압력에 따라 안내되는 일회호흡량을 전달하여 압력을 조절한다. 보조조절 모드에서 기계환기는 호흡유발(trigger)에 따라 각 호흡을 전달하고 용적 또는 압력 목표에 도달하면 흡기를 종료한다. 의사는 용적 및 압력 조절 설정에서 분당호흡수(RR), 흡기유속(IFR), 호기말양압(IFR), 흡입산소분압(IFR), 일회호흡량(V_T)이나 주입압력(driving pressure)을 선택한다.

  중요한 점은 흡기를 시작하는 호흡유발(trigger)은 자발적 환기 시도 또는 분당 호흡수를 기준으로 설정해 둔 시간 간격에 따른다. 이들 주 하나가 시작되면 기계는 설정된 목표 용적 또는 압력을 전달하게 된다. 환자의 호흡 노력에 맞추어 분당 호흡수가 조절되면, 만약 환자가 설정된 분당 호흡수 이상의 호흡 노력이 있으면, 모든 호흡은 환자에 의해 호흡이 된다고 보면 된다. 환자가 부담하는 호흡일(work of breathing, WOB)의 수준은 주로 인공호흡기에 의한 호흡을 촉발시킬 수 있을 정도만으로 제한되며, 호흡을 촉발시키는 민감도의 역치 값을 조절하면 호흡이 바뀔 수 있다.

- **동시성간헐적강제환기**[Synchronized intermittent mandatory ventilation, SIMV. 압력보조(pressure support, PS)가 있거나 또는 없는 경우]는 대부분 보조조절(AC)과 유사하다. 동시성간헐적강제환기(SIMV)는 용적 또는 압력 목표 중 하나를 선택할 수 있으며, 의사는 분당호흡수(RR), 흡기유속(IFR), 호기말양압(IFR), 흡입산소분압(IFR)과 용적이나 압력 목표 중 하나를 세팅해야 한다. 동시성간헐적강제환기 모드와 보조조절 모드의 한 가지 중요한 차이점은 환자의 호흡일(WOB)이 과도해질 수 있다는 점이다. 인공호흡을 시작하는 호흡유발(trigger)는 설정된 분당 호흡수에 대한 환자의 분당호흡수에 따라 결정된다는 것이다. 환자가 설정된 분당 호흡 수보다 적게 호흡한다면 호흡은 환자의 노력이나 경과 시간에 따라 유발된다. 환자가 정해진 호흡수보다 많이 호흡하게 되면 기계는 환자의 호흡 노력에 대해 보조하지 않으며, 환자의 호흡일과 일회호흡량은 기관내관(ETT) 및 인공호흡기 회로의 저항 수준에 따라 정해진다. 이렇게 되면 호흡일이 과도해질 수 있다.

  동시성간헐적강제환기에 압력보조를 추가한 양식은 미리 세팅한 분당호흡수를 초과하는 환자에게서 환자유발호흡마다 추가로 제공되는 흡기압을 설정한다. 적절한 압력보조환기는 인공기도의 저항 균형을 이루게 하고, 환자의 호흡일을 지나치게 증가하지 않도록 제한해서 환자 생리적인 상태를 보조해 줄 수 있다. 불충분한 압력보조환기는 빠른 분당호흡수와 적은 일회호흡량, 즉 빠르고 얕은 호흡과 관련이 있다. 분당 24회를 초과하는 지속적인 빈호흡은 압력보조환기의 수준이 환자 상태에 압력보조환기의 수준이 환자상태에 맞는지 평가하도록 알려주는 유용한 지표이다. 동시성간헐적강제환기는 보조조절환기에 비해 명확한 이점은 없다. 비록 예전에는 동시성간헐적강제환기를 점진적으로 분당호흡수 세팅 값을 줄이면 서서히 호흡일은 늘릴 수 있을 것으로 생각해서 기계환기 이탈을 위한 목적으로 사용했지만, 어느 정도 적절한 압력보조환기(PSV)가 없으면 호흡일이 상당히 증가하여 종종 과부하가 걸릴 수 있다. 동시성간헐적강제환기 없이 압력보조환기를 사용하여 자발적인 호흡을 시도하는 것이 최근 기계환기의 이탈을 위한 표준 접근방법이다.

압력보조환기

압력보조환기(pressure support ventilation, PSV)는 비침습적 양압호흡(즉, BiPAP)과 같이 환자가 호흡을 시작할 때마다 설정된 흡기 압력을 전달한다. 압력보조환기 양식에서는 환자 스스로 분당 호흡수와 매번 호흡의 시작과 끝을 결정할 수 있다. 전달되는 일회호흡량은 환자의 호흡노력과 압력보조(pressure support, PS)의 정도에 의해 결정된다. 이 양식은 인공호흡기를 떼는 동안(ventilator weaning) 자주 사용되며, 환자를 보조해 주는 필수 또는 최소 백업 속도(backup rate)가 없으므로 저환기 또는 무호흡 위험이 있는 환자에게는 절대로 사용해서는 안 된다.

인공호흡기 일회호흡량(TV) 운반

용적조절환기

용적조절환기(volume-control ventilation)는 인공호흡기 조작자가 매 호흡의 일회호흡량을 설정한다. 초기 일회호흡량은 일반적으로 ≤8 mL/kg IBW으로 설정한다. 정해진 용량을 전달하기 위한 압력은 유속, 폐와 기도회로(airway circuit)의 저항, 폐와 흉강의 순응도(compliance)에 의해 달라진다. 최대 흡기압(peak inspiratory pressurei, P_{IP})과 고평부압(plateau pressurei, P_{plat}) 감시를 통해서 안전하고 적절한 환기를 확인한다(그림 10-1).

압력조절환기

반대로 압력조절환기(pressure control ventilation, PCV)는 선택한 흡기 시간(Ti) 동안 설정된 기도확장 압력을 전달하며, 일회호흡량을 감시하면서 결정한다. 일회호흡량은 기도저항, 폐순응도, 환자의 노력에 따라 다양하게 변하나, 표준체중의 kg당 8 mL 이하로 유지하여야 한다.

압력 목표 모드(pressure targeted mode)를 사용하면 공급되는 일회호흡량의 최대유량(peak flow)과 기류 형태는 환자의 기도 및 폐 특성에 따라 다양하게 변한다. 흡기 초기에 호흡기는 미리 설정된 압력에 도달하게 충분히 빠른 유속을 설정하고, 그 압력을 유지하기 위해 유속을 변화시킨다. 설정된 흡기 시간의 끝에 한 주기를 마친다. 이 방법으로 생성된 파형은 하행램프 기류이다(그림 10-2). 정상 흡기/호기 비는 1:2이다. 만일 분당 호흡수가 10회라면 각각의 흡기, 호기 주기는 6초이다. 1:2의 흡기/호기 비는 흡기 2초당 호기 4초이다.

흡기/호기 비는 호흡 주기의 각 부분의 상대적 지속시간을 나타낸다. 정상적 흡기/호기 비는 1:2이며, 이는 인공호흡기 설정에서 일반적인 시작점이다. 흡기/호기 비를 조기에 조정해야 하는 가장

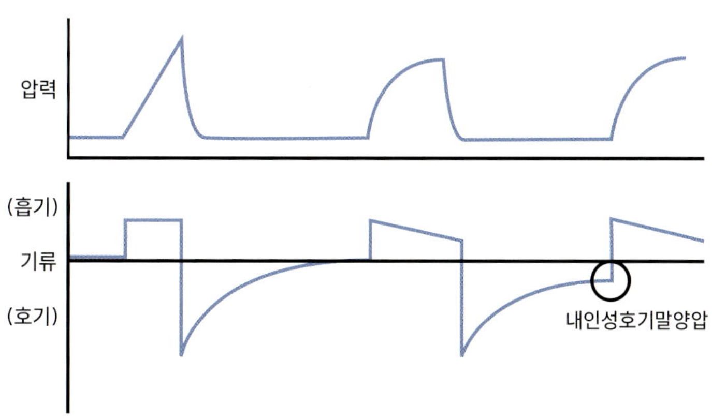

그림 10-1. 용적조절환기 아래 그림을 보면 처음에는 사각형 기류 형태로 시작하였고, 두 번째는 파형부터는 하행램프 기류 형태이다. 사각형 기류형태에 의해 발생한 최고압력이 하행램프 기류 형태의 최고압력보다 높은 것에 주목하라. 세 번째 파형에서는 호기 유량이 0에 도달하기 전에 흡기가 시작되는 것을 관찰할 수 있다. 이것이 동적과팽창과 내인성 호기말 기도 양압(PEEP)을 발생하는 호흡중첩(breathing stacking)의 예이다.

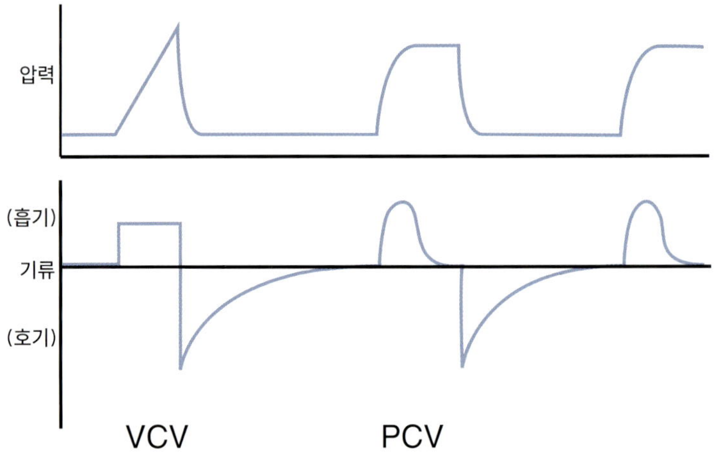

그림 10-2. 압력조절환기(PCV). 이 파형은 용적조절환기(VCV)와 압력조절환기(PCV)에서 관찰되는 당야한 파형들의 특성을 보여주고 있다. 압력조절환기에서는 용적조절환기보다 낮은 최고합이 발생되는 것에 주목하라.

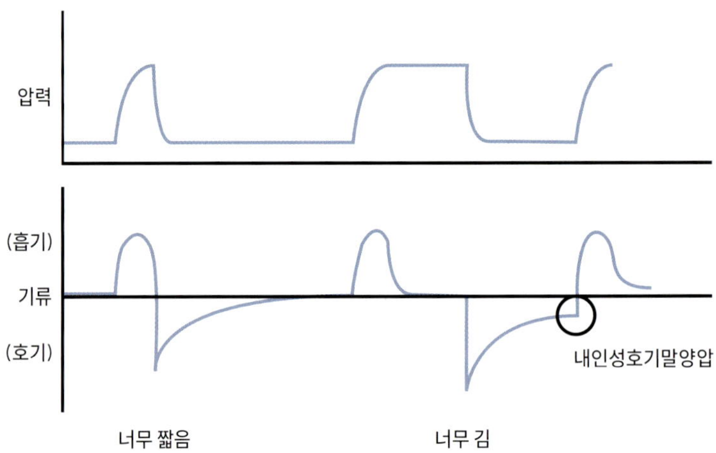

그림 10-3. 압력조절환기와 흡기-호기 비.

일반적일 때는 중증 폐쇄성 폐질환이 있는 경우이다. 인공호흡기 모니터의 압력 및 유량 파형을 통해 호기말 유량을 알 수 있다. 호기가 완전히 끝나고, 흉곽 안에 남아있는 호흡량은 없다고 말할 수 있으려면 호기말기류가 0에 도달하여야 한다. 적은 양의 일회호흡량의 일부가 남아있으면 인공호흡기에 의해 빠르게 축적되어 동정 과팽창과 흉곽내압의 상승(내인성호기말양압)을 야기함으로써 정맥환류와 호흡역학에 영향을 주고 환자는 압력손상의 위험에 놓이게 한다(그림 10-3). 반대로, 지나치게 흡기시간이 짧으면 일회호흡량이 줄어들고 저환기가 발생한다.

기계환기의 개시

자발호흡이 있는 환자는 매분당 폐로 드나드는 가스(분당 환기량, minute ventilation)를 조절하는 복잡하고 연속적인 생리적 피드백회로(feedback loop)가 있다. 이것에 의해 효율적인 가스교환과 항상성(homeostasis) 유지에 필요한 호흡량과 분당호흡수가 결정된다. 전적으로 인공호흡기에 의존하는 환자는 그러한 서보 제어[servo control-역자 주: 어떤 장치의 상태를 기준이 되는 것과 비교하고, 안정되는 방향으로 피드백(feedback)함으로써 가장 적합하도록 자동 제어하는 것. 혹은 임의의 목적 값에 가까워지도록 제어(control)하는 것을 말한다]가 없으며, 각 환자의 생리적 요구도에 맞도록 세팅한 각각의 인공호흡기 파라미터(ventilator parameter)들에 의존해야 한다. 과거에는 이러한 조절을 위해서 혈액가스분석을 자주 시행해야 했으나, 최근에는 주로 맥박산소포화도 측정과 호기말 이산화탄소분압($ETCO_2$) 측정 같은 비침습적 기술을 사용한다.

대사의 결과로 만들어져 순환계를 통해 폐로 전달된 이산화탄소를 제거하기 위해, 매분당 어느 정도 수준의 환기량(분당 환기량)이 필요하다. 이 환기량은 대사율(metabolic rate)이 정상일 때 대략 체중 kg 당 100 mL 정도이다. 대사율이 증가하거나 열이 나는 환자의 경우, 정상 상태에 비해 25%의 이산화탄소가 더 생성되므로 이를 고려하여 분당 환기량을 조절해야 한다.

성인환자에서 기계환기를 초기 적용할 때 **BOX 10-1**과 같이 시작할 것을 권장한다. 이 공식대로 시행할 경우 대다수의 환자에게 산소화와 환기에 적절한 가스 교환을 제공한다. 분당환기를 구성하는 요소들(일회호흡량과 호흡수)은 적절한 분당환기량을 제공하기 위해 조절될 수 있다. 좀 더 적은 일회호흡량을 원한다면, 보상하기 위해 호흡수를 증가시켜야 한다.

BOX 10-1	성인에서 권장되는 기계환기의 초기 세팅. 약어는 본문을 참조.
· 양식(mode)	보조 조절모드에서 용적조절 설정으로 전환
· 일회환기량(Vt)	표준체중(IBW) kg당 7 mL
· 호흡수(f)	분당 10~14회
· 흡입산소분율(FiO_2)	1.0
· 호기말 기도 양압(PEEP)	5.0 cm H_2O
· 흡기유속(IFR)	60 L/min

대부분의 기계환기는 맥박 산소 포화도 및 $ETCO_2$를 이용한 비침습적 측정으로 적정화할 수 있지만, 초기 인공호흡기 설정의 적절성 및 $ETCO_2$ 모니터링의 정확성을 평가하기 위해 초기 혈액 가스를 권장한다.

기계호흡을 하는 동안 폐포 과팽창과 정상보다 높은 기도압력은 인공호흡기 관련 폐손상(VILI)을 유발할 위험이 있으므로, 초기 일회호흡량을 8 mL/IBW (kg) 이하로 설정할 것을 권장한다. 폐렴, 급성호흡곤란 증후군과 같은 폐경화(lung consolidation) 환자는 일회호흡량과 폐 용적, 폐압력 사이의 균형을 맞추는 것이 가장 어려운 일이다. 고평부압(P_{plat})을 30 cm H_20 미만으로 할 것을 추천하고 있다. 이러한 환자들 중 다수가 산소화 수준을 개선시키기 위해 호기말양압 조정이 필요하기 때문에 일회호흡량을 표준 체중 kg당 약 5~7 mL 정도로 조절하는 것이 최선의 방법이다.

양압환기는 흉강내압을 포이고 이는 대혈관으로 전달되어 정맥환류를 감소시키거나 우심실 기능을 악화시킬 수 있다. 이러한 현상은 심각한 심혈관계의 기능감소를 유발하고 쇼크나 심정지(예: 무맥성 전기활동)를 유발할 수 있다. 높은 호기말양압이나 자동 호기말양압의 경우 심혈관계 영향의 위험이 더 크다. 이러한 영향은 저혈량증이나 우심실 기능장애가 있는 경우 더 두드러진다.

다른 상황에서는 분당환기량과 기류역학(airflow dynamics)의 균형을 목표로 인공호흡기를 저장하는 경우가 있다. 천식과 같은 폐쇄성 폐질환으로 삽관한 환자가 좋은 예이다. 분당환기량은 이산화탄소 생산량에 따라 적절한 분당환기를 공급하는 것을 목적으로 한다. 하지만 적절하지 않은 가스 배출과 과다팽창을 예방하기 위해 호기 시 완전한 일회호흡량의 균형을 맞추어야만 한다. 호흡수는 호기시간에 큰 영향을 미치며 분당 6~8회 정도로 낮게 시작하여야 한다. 흡기유속(IFR)을 올려 흡기:호기 비를 길게 함으로써 흡기 주기를 줄일 수 있지만, 흡기유속의 영향은 분당호흡수에 비해 작다.

흉부 청진은 완전한 호기(일반적으로 지속적인 천명음으로 나타남) 전에 다음 인공호흡기 일회호흡량의 시작 여부를 신속하게 확인할 수 있는 방법이다. 완전한 호기가 이루어지기 전에 다음 호흡이 시작되는 이른바 "호흡저장(breath staking)"이라고 하는 현상은 과다팽창을 유발한다. 최근 인공호흡기의 완전한 호기를 확인하기 위해 기류-시간 그래프(flow-time graph)가 호흡 주기마다 zero flow로 돌아오는지 분석해야 한다. 그러나 이마저도 기도입구에서 압력과 기류를 측정하기 때문에 불완전한 그림이다. 호기 완전히 막힌 작은 기도는 인공호흡기 파형에 나타나지 않는다.

심각한 환자의 경우 정맥환류 감소로 인한 심혈관 손상을 초래할 수 있는 동적 과팽창과 높은 흉강내압을 피하기 위해 의도적으로 과소환기를 시행하기도 한다. 허용된 고탄산혈증(pH>7.20 수주의 호흡성산증)은 분당 인공호흡전략의 예상되는 대가이다. 장비에 대한 고려사항도 기도폐쇄 시에는 중요하며, 특별한 주의가 필요하다(BOX 10-2).

BOX 10-2 성인환자를 위한 기계환기 권장 사항. 약어는 본문을 참조.

- 초기 분당호흡수를 분당 8회로 설정
- 초기 일회호흡량을 7 mL/kg IBW으로 설정
- 다음 호흡 시작 전에 기류가 완전히 중단되었는지 확인하기 위해 청진과 기류-시간 그래프 사용

TIPS AND PEARLS

- 호흡치료사(respiratory therapist, RT)를 통해 특정 의료기관에서 사용가능한 인공호흡기의 기능과 그래픽을 검토하도록 한다. 호흡기 치료사가 성인형호흡부전네트 프로토콜(ARDSnet Protocol), 고평부압(P_{plat})측정, 허용된 고탄산혈증(permissive hypercapnea) 개념을 숙지하고 있는지 확인하도록 한다.
- 환자의 상태가 악화되면 인공호흡기에서 환자를 분리하고 필요한 경우 수동 백 호흡(bag ventilation)을 하는 방법을 알아야 한다. 인공호흡기를 대기 모드로 전환하고 알람을 무음으로 설정하는 방법을 알아 두도록 한다. 이러한 단계는 호흡 치료사 또는 다른 구조대가 대응할 수 있을 때까지 조용한

상태를 유지하는데 도움이 된다. 백-마스크 환기를 이용하여 일시적으로 오작동에 효과적으로 대처하고 기도와 폐, 흉부 저항, 수능도에 대한 즉각적인 피드백을 제공한다. 백-마스크 환기를 사용할 때는 반드시 호기말 기도 양압(PEEP) 밸브를 부착하고, 인공호흡기가 전달할 수 있는 많은 양(보통 1 L 이상)에 유의해야 한다.

- 다양한 호흡기 질환에서의 전형적인 저항과 순응도 특성을 이해해야 한다. 이는 초기 인공호흡기 설정에 대한 구체적인 일회호흡량과 분당호흡수 설정에 도움이 될 수 있다.
- 초기 기도삽관 환자에게는 보조조절 양식을 사용해라. 이 양식은 저환기 위험 환자의 호흡을 완전히 지지해 주고, 인공호흡기 호흡유발(trigger) 환자에게 불필요한 호흡일을 감소시킬 수 있다. 용적조절 환기는 다수 의료진에게 더 직관적이며 초기 모드로 권장된다.

근거가 되는 연구

급성 기관지 경련에서 허용된 고탄산혈증의 개념에 대한 설명

모든 환자들은 호기가 부적절하다면, 흡기에 들어온 공기가 흉강 내에 남아 있을 수 있다. 폐쇄성폐질환 환자의 경우는 특히 완전한 일회호흡량 호기에 필요한 시간이 길기 때문에 더욱 취약하다. 동적 과팽창을 피하기 위해 정상 생리적 분당 호흡량을 충족시키지 못하는 상황이 되더라도, 기계호흡 양식을 변화시켜(예: 호흡수와 일회호흡량을 줄이고 흡기유속을 높임) 호기 기간을 최대화하는 조치가 필요할 수 있다. 허용된 고탄산혈증은 기도저항이 호전될 때까지 의도적으로 저환기를 하여 호흡성 산증을 용인하는 기술이다. 중증도에서 중증의 호흡성산증(pH>7.20)도 환자들이 잘 견뎌낸다. 이러한 상황에서는 환자의 호흡노력이 인공호흡기가 호흡을 개시(triggering)하는 것을 억제하기 위해 종종 신경근 차단이 필요한 경우가 있다. 기도 저항이 높기 때문에 적절한 설정에서도 정상 이상의 최대흡기압(P_{IP})이 흔히 발생하지만, 이 압력은 기도에서 소실된다. 정상 고평부압(P_{plat})으로 폐포 팽창 압력의 안정성을 확인할 수 있다.

급성호흡곤란증후군(ARDS) 환자에서 인공호흡기관련 폐손상(VILI)을 줄이기 위한 최근 기계호흡전략은 무엇인가?

최근 기계환기 목표는 폐질환이 없는 환자에서도 폐의 과도한 팽창으로 인한 기계환기유발 폐손상을 줄이는 것이다. 높은 흡기 기도압은 부정적인 결과와 관련이 있으며 적은 일회호흡량(≤8 mL/kg IBW)은 급성호흡곤란증후군 환자의 사망률과 인공호흡기 적용일수를 줄인다.[1] 일회호흡량은 주로 건강하고, 질환이 없는 폐조직으로 전달이 되므로, 일회호흡량을 감소시키면 기능적 폐단위(functional lung unit)의 과대 팽창 손상을 예방한다. 고평부압(P_{plat}, 목표≤30 cm H_2O)는 적절하게 일회호흡량 감소를 했는지 개인화(individualize)하기 위해 폐순응도를 측정할 때 대리 지표로 사용할 수 있다. 중증 폐질환 환자의 경우 이 목표를 달성하기 위해 팽창 압력을 최소화함으로써 일회호흡량을 더 줄이는 것(IBW kg당 5~6 mL까지)도 필요할 수 있다.

조기 신경근 차단제는 환자의 호흡 노력과 인공호흡기의 비동기화에 따른 대사요구를 제거함으로써 중증 폐질환 환자의 가스교환을 향상시킨다. 요즘에는 중증 급성호흡곤란증후군(동맥산소 분압

$[PaO_2]/FiO_2$ <150으로 정의되는) 환자에서 조기에 지속적으로 근육마비를 시키는 방법도 사망률을 줄인다고 알려져 있다.[2] 신경근 차단제를 사용하는 환자들은 환자들이 깨지 않도록 적절한 수준의 진정상태를 유지하는 것이 필수적이다.

참고문헌

1. The Acute Respiratory Distress Syndrome Network, Brower RG, Matthay MA, et al. Ventilation with lower tidal volumes as compared with traditional tidal volumes for acute lung injury and the acute respiratory distress syndrome. *N Engl J Med*. 2000;342:1301-1308.
2. Papazian L, Forem JM, Gacouin A, et al. Neuromuscular blockers in early acute respiratory distress syndrome. *N Engl J Med*. 2010;363:1107-1116.

CHAPTER 11

산소와 이산화탄소 감시
(Oxygen and Carbon Dioxide Monitoring)

Robert F. Reardon, Brian E. Driver | 이철화

맥박산소포화도 측정기

혈색소 포화도(SaO_2)로 정의되는 동맥혈의 헤모글로빈에 가역적으로 결합된 산소의 양은 전신 산소 전달의 결정적인 요소이다. 신체검사만으로 저산소혈증을 임상적으로 진단하는 것은 신뢰할 수 없다. 맥박산소포화도 측정기는 침대에서 비침습적으로 동맥혈 산소 포화도를 실시간으로 지속적인 측정이 가능하다. 이러한 장치들이 나타내는 측정값을 정확하게 해석하려면 장비와 그것의 제한점을 잘 알고 있어야 한다.

측정 원리

산소 포화도 측정은 물질의 고유한 빛 흡수 특성을 기반으로 물질의 물리화학적 특성을 분석하는 방법인 스펙트럼 분석의 원리에 의존한다. 혈액의 경우는 투과광의 흡수력은 혈색소의 농도에 따라 달라진다. 산소화된 혈색소는 적외선을 더 흡수하고 탈산소화된 혈색소보다 더 많은 적색광을 통과시킨다.

산소 측정기는 광원, 광 검출기와 마이크로 프로세서로 구성된다. 발광 다이오드(LED)는 660 nm(적색)과 940 nm(적외선) 파장에서 고주파 신호를 방출한다. 피부 혈관층의 빛을 가로지르거나 반사하도록 위치할 때 반대되는 광 검출기는 각각의 전해지는 신호의 빛 강도를 측정한다. 신호처리는 동맥 포화도를 분리하기 위하여 동맥혈의 박동 특성을 이용한다. 마이크로 프로세서는 여러 박동 주기에 걸쳐 이러한 데이터의 평균을 구하고 측정된 흡수를 참조 표준 곡선과 비교하여 혈색소 포화도를 결정하며 이는 산화혈색소(SpO_2)의 백분율로 표시된다. SpO_2와 SaO_2 상관관계는 제조업체에 따라 다르며, 정상적인 생리학적 범위와 상황 내에서 높은 정확도(±2%)의 차이를 나타내며, 이는 인종 간, 피부색이 다소 어두우면 평균에서 SpO_2가 조금 더 낮을 수 있다.

탐촉자(probe) 배치는 혈관 밀도가 높은 해부학적 위치에 부착하며, 두 개의 산소포화측정기 기술이 임상에서 사용된다. 첫 번째 투과 산소포화측정기는 신호가 조직을 통과해야 하도록 조직 저부

(예: 손가락, 코 또는 귓불)의 반대편에 LED 및 광 탐촉자를 부착한다. 두 번째는 반사 산소포화측정기는 LED와 광 검출기를 단일 표면에 나란히 배치하고 삽입된 혈관층(이마) 없이 해부학적 위치에 배치할 수 있다. 이는 신체 중심의 SaO_2에 비해 개선된 반응시간으로 근위부 센서 배치를 용이하게 한다.

적응증

산소 포화도 측정은 중요한 실시간 생리학적 데이터를 제공하며 표준 환자 활력 징후로 널리 간주되는 동맥 헤모글로빈 포화도의 표준 비침습 측정방법이다. 지속적인 감시는 급성 심폐 대상부전의 중등도이거나 악화된 환자 상태를 나타낸다. 신뢰할 수 있는 지속적인 산소 측정은 기도관리가 필요한 환자에게 필수이며, 반드시 삽관 전 모든 경우에서 준비해야할 항목이다. 탐촉자(probe)를 팔다리에 배치하는 경우 커프에 압력이 증가하면서 SpO_2 판독이 중단되지 않도록 혈압 커프의 반대쪽에 배치하는 것이 좋다.

제한과 주의사항

맥박산소포화도 측정기는 침대 옆에서 사용하고 해석하는데 영향을 미치는 몇 가지 중요한 생리적이고 기술적인 한계가 있다(표 11-1).

표 11-1 신뢰할 수 없는 맥박 산소측정의 원인과 예

원인	예
센서 위치	• 중증 질병(이마 프로브가 가장 좋음) • 외부 빛 노출
동작 잡음	• 운동 • 심폐소생술 • 경련 • 오한/떨림 • 병원 전 이송
신호 저하	• 저체온증 • 저혈압/쇼크 • 저관류 • 혈관수축 • 매니큐어/인조손톱
생리학적 범위	• 수축기 혈압 <80 mmHg일 때 점점 부정확함 • SaO_2 <75% 일 때 점점 부정확함 • 심한 빈혈 • 겸상적혈구 빈혈
저색소혈증	• 일산화탄소 헤모글로빈(CO-Hgb)(SpO_2 과대평가) • 메트헤모글로빈(Met-Hgb)(가변 반응)
정맥 주입 염료	• 메틸렌 블루 • 인도시아닌 그린

신호 신뢰도

적절한 맥박산소포화도 측정기는 다른 조직의 주변과 비교하여 동맥혈의 빛 흡수를 구별하기 위해 맥박 감지가 필요하다. 쇼크, 서맥, 혈관수축 또는 저체온증으로 인한 비정상적인 말초 순환은 박동성 흐름 감지를 방해할 수 있다. 심박동수와 혈량 파형을 나타내는 모니터는 동맥혈을 감지하며, SpO_2는 이러한 표시자에 의해 확인되지 않으면 부정확한 것으로 간주된다. 다양한 맥박 진폭은 모니터에서 쉽게 인식되며 샘플링된 혈관층에서 동맥박동의 척도를 나타낸다. 관류 지수(박동성 흐름 대 비박동성 흐름의 비율)형태의 정량화는 신호 신뢰성을 확인하고 미세혈관 흐름을 측정하기 위해 일부 소프트웨어에 통합되고 있다.

검증된 신호 감지가 있더라도 측정 편향은 생리학적 극한 상황에서 SpO_2 신뢰도를 제한한다. 수축기 혈압이 80 mmHg 미만인 진행성 저혈압으로 신뢰성이 저하된다. 이 환자의 경우 실제 SaO_2가 일반적으로 과소하게 나타난다. SaO_2가 75% 미만인 심각한 저산소혈증은 참조 표준과의 비교가 이 값 미만으로 제한되기 때문에 측정 오류 증가와도 관련이 있다. 그러나 이 정도의 저산소혈증 환자는 전형적으로 최대한의 처치가 이루어지며, 이 범위에서 면밀한 차이는 처치를 변경하는 새로운 정보를 거의 전달하지 않는다.

많은 물리적 요인이 맥박산소포화도 정확도에 영향을 준다. 신호 신뢰도는 외부 빛에 대한 센서 노출, 과도한 움직임, 인조 손톱, 매니큐어, 정맥 염료, 심한 빈혈 및 비정상적인 헤모글로빈 종류에 의해 영향을 받는다. 부지런히 탐침을 배치하고 외부 빛으로부터 탐침을 일반적으로 가려야 한다. 사지 표면의 온기는 국소 관류를 개선하여 동맥 맥박 감지를 가능하게 할 수 있지만, 이 기술로 사용되는 SpO_2정확도는 명확하지 않다.

일산화탄소 헤모글로빈(CO-Hgb)과 메트헤모글로빈(Met-Hgb)과 같은 디스헤모글로빈혈증(dyshemoglobinemias)은 다양한 파장의 빛을 흡수하고 산소 측정 판독값의 정확도에 영향을 미칠 수 있다. 산소 농도계(몇몇의 차세대 맥박산소포화도 측정기)는 이러한 형태를 선택적으로 구별하기 위하여 4가지 파장의 빛 자극을 사용한다. 그러나 일산화탄소헤모글로빈(CO-Hgb) 흡광도는 산화혈색소에 가깝기 때문에 대부분의 기존 맥박산소포화도 측정기는 측정값을 합산하고 인위적으로 높은 SpO_2를 제공한다. 메트헤모글로빈(Met-Hgb)은 산소와 메트헤모글로빈(Met-Hgb) 농도에 의하여 오류를 생산한다. SpO_2는 고전적으로 중증 독성인 경우 85% 정도 측정된다.

반응시간

맥박산소포화 측정 결과는 환자의 생리학적 상태보다 뒤떨어진다. 4~20초의 평균 신호가 연장되는 것이 전형적이다. 센서의 해부학적 위치 및 비정상적인 심장 작용 복합물에 의한 지연은 중심부 SaO_2와 상대적으로 떨어진다. 이마와 귀 탐침은 원위 사지 탐침보다 심장에 더 가까워서 더 빠르게 반응한다. 중심 SaO_2와 비교해서 차이나는 반응은 저산소혈증(산소헤모글로빈 해리 곡선의 가파른 부분에서 시작)과 심박출량 저하 상태와 같은 느린 말초 순환으로 초래된다. 이와 같이 이마 반사 탐침은 종종 중환자에게 선호된다. 이 모든 반응 지연은 기도관리 중에 발생되어 질 수 있는 급속한 산소 불포화

과정에서 임상적으로 더 중요해진다. SpO_2가 93% 이하로 떨어질 때 대부분 기관삽관 시도를 중단하라는 일반적인 권장 사항의 근거이다.

생리학적 통찰과 한계

혈색소 포화도는 전신 산소화 평가의 한 가지 방법이다. 비록 모니터링은 지속적이지만 SpO_2는 전신 산소화와 호흡기계 구역의 진정한 통찰력 없이 동맥혈 혈색소 산소포화도 정보를 실시간 제공한다. 산소 측정의 생리학적 맥락에 대한 지식은 기도관리 계획의 실행을 위한 환자의 심폐 예비력을 적절하게 해석하고 추정하는데 중요하다.

산소포화측정기는 동맥혈 혈색소 포화도를 측정하지만 동맥혈 산소 분압이나 혈액 내 산소 함유량은 측정하지 못한다. 산화혈색소 해리 곡선(20장 참조)은 동맥혈 산소 분압(PaO_2)과 동맥혈산소포화도(SaO_2)의 관계를 설명한다. S자 곡선은 지속적으로 산소와 결합하고자 하는 혈색소의 다양한 친화도에 달려있다. 환자가 호흡으로 산소를 공급할 때 동맥혈 산소 분압(PaO_2)은 산소포화도(SaO_2)와 낮은 상관관계가 있다는 점에 유의하는 것이 중요하다. 정상 동맥혈산소포화도는 넓은 범위의 산소분압(80~400 mmHg)과 관련되어 있고, 이것은 양 극단의 산소예비능(oxygen reserve)을 포함한다. 그러므로 산소분압측정기는 높은 산소분압 상태의 환자에서 지속적인 저산소혈증을 민감하게 감지하지 못한다. 산소분압과 산소포화도 변화 사이의 상관성은 저산소혈증 범위나 산소분압이 떨어짐에 따라서 급격히 탈포화가 나타나는 구간인 산화혈색소 곡선의 상위 변곡점(정상 pH에서 산소분압 60 mmHg 이하는 대략 동맥혈산소포화도 90%임)아래에서 잘 나타난다. 응급 삽관 전에 동맥혈 가스(ABG)를 확보하는 것은 종종 기술적으로나 논리적으로 어렵고 다른 준비 단계보다 우선순위를 두어서는 안 되지만, 이는 저산소성 호흡 부전 환자의 삽관 전략(즉, RSI 또는 깨어있는 삽관 중 진행 중 결정)을 개발할 때 도움이 될 수 있다. 낮은 산소분압(PaO_2)는 유량 산소 공급 또는 호기말양압으로 전산소화하는 동안 허용 가능한 SpO_2에서도 매우 높은 션트 비율을 나타내며 안전한 무호흡 시간은 RSI 약을 투여한 후 최소화되거나 존재하지 않을 수 있다(3장 참조).

혈색소 포화도는 흡입 산소분율(FiO_2) 측면에서도 해석해야 가스교환과 생리적 예비능에 대하여 깊이 있게 알 수 있다. 침상에서의 단순한 관찰은 정성적 평가만 가능하다. 더 공식적인 계산인 맥박산소포화도/흡입산소분율 비[SpO_2/FiO_2 (SF) ratio]가 중요하다. 전에 논의한 바와 같이, 맥박산소포화도/흡입산소분율 비는 저산소혈증 범위(맥박산소포화도 <90%)에서는 동맥혈산소분압/흡입산소분율 비 [PaO_2/FiO_2 (PF) ratio]와 상관성을 보이지만 정상 범위에서는 그렇지 않다. 마찬가지로 산소공급을 늘리거나 전산소화를 하기 전에 환자의 상태를 관찰해야 깊이 있게 환자의 생리적 상태를 알 수 있다. 흡입산소농도에 따른 맥박산소포화도를 정확히 해석하는 것이 또한 비침습환기 실패 여부를 평가하는 데 중요하다. 저산소혈증 그리고/또는 흡입산소분율을 70% 이상으로 투여해야 하는 상황은 전산소화와 안전하고 합병증 없는 기도삽관을 위한 생리적 예비능이 매우 좁아져 있음을 보여준다.

비록 동맥혈가스분압(PF 비를 구했든 그렇지 않든)은 폐 가스교환과 예비능력의 전통적이고 신뢰할 수 있는 측정값이지만, 기도관리 전에 동맥혈가스분석을 통한 동맥혈가스분압 측정은 일반적으로 도움이 되지 않는다(3장 참조). 모든 환자에서 전산소화를 극대화하는 목표가 이 전략보다 우선한다.

그러나 이러한 원칙과 관계에 대한 지식은 심각한 질병을 관리하는 동안 생리학적 사건과 현재 기술의 오류 가능성에 대한 통찰력을 제공한다.

심기능의 정도는 산소포화 측정 결과에 대한 해석은 중요하다. 포화 혈색소가 혈중 산소농도의 대부분을 차지하지만, 전신의 산소 전달은 주로 심기능에 의해 조절되고 제한될 수 있다. 기도관리를 할 때, 심박출량이 낮은 경우에는 빠른 탈포화와 폐 산소화반응의 지연을 예상하여야 한다.

마지막으로 산소포화도는 인공호흡기 게이지, 동맥혈 이산화탄소분압, 또는 산-염기 상태에 대한 신뢰할만한 지표가 아니다. 정상 산소포화도를 보인다고 해서 환기가 적절하다고 보장할 수 없다. 산소화는 종종 최소의 가스교환이 이루어지는 상황에서도 충분히 가능할 수 있지만, 이산화탄소의 배출은 폐 환기에 의존한다. 동맥혈가스분석은 동맥혈 이산화탄소분압을 측정하기 위한 전통적인 방법이지만, 보완적으로 비침습적 이산화탄소 감시가 추가적인 정보를 제공하기도 한다.

호기말 산소분압 감시

임상의는 숨을 내쉴 때 산소 농도인 호기말 산소분압(end tidal oxygen)을 측정하여 전산소화의 효과를 측정할 수 있다. 호기말 산소분압은 호기말 이산화탄소분압과 거의 동일한 방식으로 측정되며, 활력징후 모니터에 연결하는 별도의 모듈이 필요하다. 삽관되지 않은 환자의 경우 샘플링 라인이 있는 특수 비강 캐뉼라를 사용하여 호기말 산소를 측정할 수 있다. 삽관, 백밸브 마스크, 비침습적 양압 환기가 전산소화에 사용되는 경우 샘플링 라인을 bag 혹은 기계에 정렬하는 항목도 있다. 호기말 산소 결과를 측정값만 표시하는 것도 있고, 파형으로 보여지는 기계도 있다.

측정 가능한 최대 호기말 산소분압은 85~90%이며, 이상적인 상황에서 측정된 호기말 산소분압은 폐포의 산소 농도를 반영한다. 그러므로 전산소화를 확인하기 위해 호기말 산소분압을 사용하는 경우에 임상의는 85% 이상의 호기말 산소 결과를 달성하도록 시도해야 한다. 호기말 산소분압 사용에 대한 두 편의 소규모 응급실 기반 연구가 진행되었다. 특히, 임상의가 호기말 산소분압 정보에 접근할 수 있었던 기간과 그렇지 않은 기간을 비교하면 환자는 삽관 전에 호기말 산소분압 값이 더 높고, 삽관 동안 산소포화도가 더 낮았다. 이는 호기말 산소분압은 특히 백밸브 마스크를 사용할 때 전산소화의 효과를 평가하는데 유용하다. 호기말 산소분압 결과가 85% 초과하여 달성할 수 없을 때 일반적으로 전산소화를 개선하는 방법은 마스크 밀착 개선(백밸브 마스크를 사용하는 경우), 전산소화 기간 증가, 산소 농도 증가(비재호흡 마스크를 사용하는 경우), 일반적이지 않지만 비재호흡 마스크에서 백밸브 마스크로 전환하는 것이다. 특히, 이러한 전산소화 방법으로 전환했음에도 불구하고 환자의 $^{2}/_{3}$만이 임상의가 정보를 확인했을 때 호기말 산소분압이 85% 이상 측정했다.

그러나 호기말 산소분압 사용에는 중요한 제한점이 있다. 불충분한 전산소화인 상황에도 호기말 산소분압이 85% 초과되는 경우가 많다. 만약 환자가 무호흡이거나 호기량이 작다면, 모니터는 실제 폐포 산소 함량보다 주로 산소 유입을 감지한다. 마찬가지로, 백밸브 마스크를 사용하지만, 마스크 누출이 커서 환자가 대부분 실내 공기로 호흡하는 경우 측류 감지기(side-stream port)에서 실제 호흡이 아닌 신선한 산소 유입을 감지한다. 유능한 임상의는 환자에 대한 단순한 관찰을 통해 이러한 문제를 알아차려야 하지만, 이러한 사례는 기술을 대체하는 것이 아니라 임상적 판단을 위한 보조적인 기술로 활용되어야 한다.

호기말 이산화탄소분압 감시

이산화탄소는 체내 대사의 부산물이다. 호기 이산화탄소의 양은 세 가지 요소: 대사산물, 폐로 이산화탄소를 전달하기 위한 정맥환류와 체순환, 그리고 폐포 환기에 의존한다. 호기말 이산화탄소분압 측정(capnography)은 이러한 요소들에 대한 정보를 제공한다. 따라서, 호기 이산화탄소의 해석은 세 가지에 의존하므로 항상 쉬운 것은 아니다.

이산화탄소 감시의 기초

이산화탄소 감시는 호기 가스의 이산화탄소분압(mmHg)을 측정하는 것이다. 다양한 방법과 장비를 이용할 수 있다. 정성(또는 반정량적) 색측정법 감시기(colorimetric monitor)는 단순히 문턱농도(threshold concentration) 이상의 호기 이산화탄소를 감지한다. 정량 장비로는 비파형 호기말 이산화탄소분압측정기(non-waveform capnometers)와 각 호흡마다 이산화탄소분압을 보여주는 파형 호기말 이산화탄소분압측정기(waveform capnography)가 있다. 호기 마지막에 측정이 이루어질 때 이를 호기말 이산화탄소분압($ETCO_2$)라고 하며 이는 대략 폐포 이산화탄소분압과 같다. 파형 호기말 이산화탄소분압측정기는 지속적인 파형을 보여주고, 이는 시간 경과에 따른 호기 이산화탄소를 나타내며, 따라서 대사, 관류, 환기에 대한 가장 정확한 자료를 제공한다.

색측정 Colorimetric 이산화탄소 검출기

색측정 이산화탄소 검출기는 메타크레졸 퍼플(metacresol purple)이 주입된 pH-민감성 여과기를 사용하고, 보라색(<4 mmHg CO_2)에서 황갈색(4~15 mmHg CO_2), 노랑색(>20 mmHg CO_2)으로 색깔이 변하며, 이는 호기 이산화탄소 농도에 달려있다. 계기는 플라스틱 용기에 들어 있고, 보통 기관내관과 인공호흡기 사이에 장착한다. 정성 색측정 검출기는 값이 저렴하고 사용하기 쉬워서 기관내관의 위치를 확인하는 데 좋은 방법이다. 정성 색측정 검출기의 중요한 제한점은 폐로의 이산화탄소 순환이 없는 심정지(지속적) 시 25%의 위음성율(올바른 기관삽관이어도 색깔 변화가 없음)을 보인다는 것이다.

정량 이산화탄소 감지

정량적 감시기에는 각 호흡마다의 호기말 이산화탄소분압을 보여주는 비파형(nonwave-form) 호기말 이산화탄소분압 측정기, 일정시간 동안의 호기 이산화탄소분압을 보여주는 지속적인 파형이 포함된 파형(waveform) 호기말 이산화탄소분압 측정기가 있다(그림 11-1). 이 장치의 대부분은 적외선 센서를 이용하며, 이는 호기 가스 내에서 이산화탄소에 의해 흡수된 적외선의 양을 측정한다.

두 가지 종류의 호기말 이산화탄소분압측정기가 있다. 측류(sidestream) 감시기는 기도에서 가는 관을 통해 가스 표본을 추출하고, 주류(mainstream) 감시기는 일렬로 된 센서(in-line sensor)에서 표본은

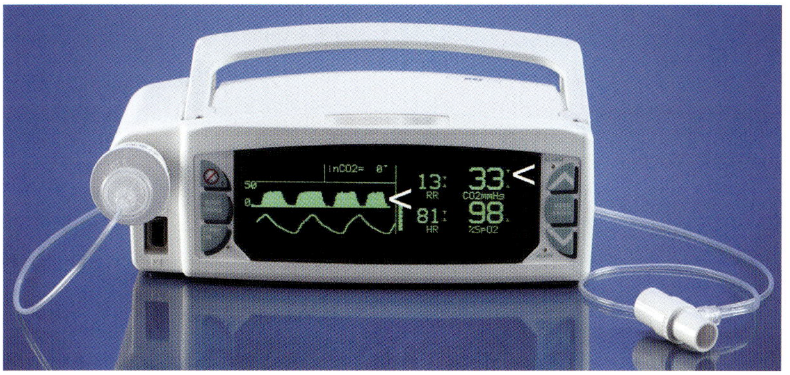

그림 11-1. **파형 호기말 이산화탄소분압기.** 시간에 따라 매 호흡마다 $ETCO_2$ 값과 호기시 이산화탄소 농도를 보여주는 파형을 나타냄.

채취한다. 두 종류 모두 기관내삽관된 환자에게 사용될 수 있다. 진정되어 있는 삽관되지 않은 환자는 대개 코 산소주입관을 통해 측류 호기말 이산화탄소분압측정기로 감시한다. 참고로 측류식 이산화탄소분압측정기 코 산소주입관은 기관내삽관 전에 적용되며, 무호흡 환자에게는 사용할 수 없다. 비강 산소공급기는 코 주입 장비는 검체도 받고, 코 앞쪽 작은 구멍을 통해 산소를 전달한다. 무호흡 산소화를 위해 비강 캐뉼라를 사용하면 비인두에 어떤 산소도 제공되지 않는다. 주류와 측류 기술을 모두 사용하는 호기말 이산화탄소분압측정기 안면 마스크는 삽관되지 않은 환자를 모니터링하는 데에도 사용할 수 있다.

호기말 이산화탄소분압 해석

건강한 환자에서, 호기말 이산화탄소분압과 동맥혈이산화탄소분압($PaCO_2$)는 상관성이 있는데, 호기말 이산화탄소분압은 대략 동맥혈이산화탄소분압보다 2~5 mmHg 정도 낮다(정상 호기말 이산화탄소분압은 35~45 mmHg). 불행하게도, 환기와 관류의 변화는 폐포와 동맥혈 가스분압 차이를 변화시키고, 따라서 절대적인 동맥혈이산화탄소분압은 호기말 이산화탄소분압측정기로 예상하기 어려울 수 있다. 그러나 이것 때문에 호기말 이산화탄소분압측정기 파형이 경향 분석에 유용하지 않다는 것은 아니다(표 11-2).

호기말 이산화탄소분압 측정기 모니터는 개별 파형 평가가 가능한 고속표시(high-recording rate)방식 또는 호기말 이산화탄소분압 경향을 평가할 수 있는 저속표시(low-recording rate) 방식으로 보여줄 수 있다(그림 11-2와 그림 11-3). 정상 파형은 특징적인 직사각형 모양을 보이고 0 mmHg에서 시작해서 0 mmHg로 돌아와야 한다. 기준선이 0보다 상승해 있는 것은 이산화탄소가 재호흡되거나 저환기 상태라는 것을 의미한다. 상승기는 빠르게 올라가며 거의 수직이다. 완만하게 상승하는 것은 기관지 경련, 만성폐질환, 또는 기관내관의 꼬임(kinking)에 의해 호기 시 폐색이 발생할 때 나타난다. 고원기(plateau)는 경사를 완만하게 이루며 호기말 이산화탄소분압이 측정되는 호기말까지 상승하는 양상이다. 흡기의 시작과 함께 수직으로 급격하게 떨어지면서 기준선으로 되돌아온다.

표 11-2 비정상 호기말 이산화탄소분압($ETCO_2$) 가치

$ETCO_2$	생리학	임상 상태
증가	이산화탄소 제거 감소	고전적 저환기
	순환 증가	심정지 시 자발적 순환회복
	이산화탄소 생산 증가	신진대사 증가(열과 경련)
감소	이산화탄소 제거 증가	과환기
	가스에 이산화탄소 부족	저호흡성 저환기
	순환 감소 표본	낮은 심박출량
	이산화탄소 생산 감소	폐 색전증
		신진대사 저하(저체온증)
Zero	무환기	식도 내 삽관
		사고 발관
		무호흡
	무순환	심정지

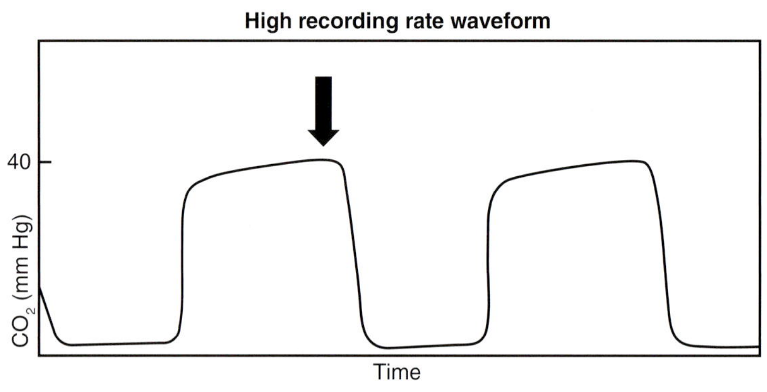

그림 11-2. 정상 호기말 이산화탄소분압기 파형은 특징적인 직사각형 모양의 높은 기록 속도(12.5 mm/초). 상승과 하강 곡선은 거의 수직이며, 정체기는 호기 전체에 따라 조금 상승하며, 호기말 이산화탄소분압 값(40 mmHg 정도)은 호기 말에 측정되어 진다(급격하게).

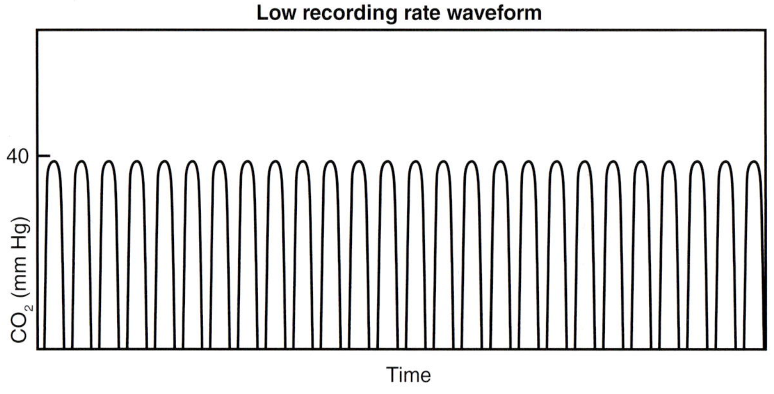

그림 11-3. 낮은 기록 속도(25 mm/min)의 정상 호기말 이산화탄소분압 파형. 낮은 기록 속도는 파형모양이 아닌 ETCO2 추세를 감시하는데 유용하다.

정량적 호기말 이산화탄소분압측정과 호기말 이산화탄소분압 측정의 임상적 유용성

기관내관 위치의 확인과 사고 발관의 발견

연속 파형 호기말 이산화탄소분압측정과 비파형 호기말 이산화탄소분압측정은 적절한 기관내삽관 튜브 배치의 위치와 지속적인 확인을 위한 가장 정확한 방법이다. 식도 내 삽관이 되면 최초 몇 번의 호흡 시에 호기말 이산화탄소분압의 값 또는 파형이 없거나 비정상이다(그림 11-4). 분명히 삽관에 성공한 직후 파형이 완전히 보이지 않으면 특히, 비디오후두경을 사용하였다면, 시술자는 기도 내 튜브를 재확인하여야 하는데 이는 모니터 오작동으로 호기말 이산화탄소분압 파형이 낮아질 수 있기 때문이다. 올바른 기관내관 위치는 적절한 호기말 이산화탄소분압 값과 특징적인 직사각형 파형을 나타낸다. 호기말 이산화탄소분압 값과 파형은 병원 전과 병원 내에서 이송되는 기간 동안에 지속적으로 감시할 수 있다. 갑작스러운 파형의 소실은 사고 발관의 초기 징후이며 산소 탈포화보다 수 분 먼저 나타날 수 있다.

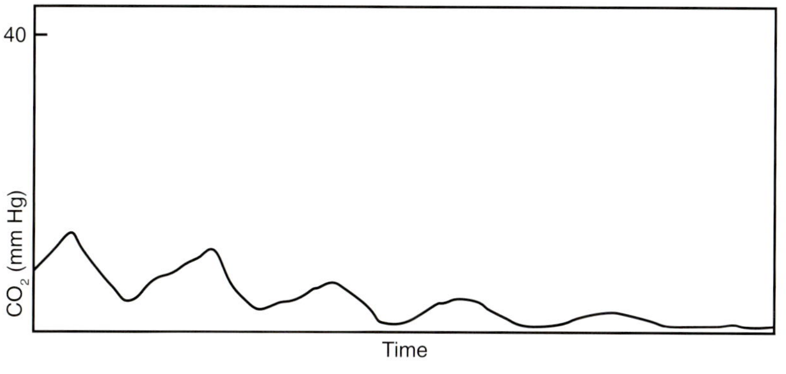

그림 11-4. 식도 내 삽관. 5-6회 호흡 내 사라지며 작아지는 비정상 파형은 보고해야 한다.

심폐소생술 동안 호기말 이산화탄소분압측정

호기말 이산화탄소분압측정은 심혈관 상태를 반영하는 민감한 표지자이다. 호기 이산화탄소는 폐순환에 의존하고, 회복되지 않은 심정지 동안에는 배출되지 않는다. 2015 미국심장협회(AHA) 가이드라인에서는 심폐소생술 동안에 가슴압박을 최적화하기 위해서 파형 호기말 이산화탄소분압측정을 지속적으로 하도록 권장한다. 효과적으로 가슴압박을 시행하면 효율적인 폐순환의 결과로 호기말 이산화탄소분압이 즉각적으로 상승한다(그림 11-5). 호기말 이산화탄소분압이 10 mmHg 미만인 경우는 심폐소생술을 시행함에도 효과적인 순환이 없거나 나쁜 예후를 보이는 지속적 심정지 상태를 시사한다. 올바르게 기관내삽관을 하고 최적의 심폐소생술을 시행함에도 호기말 이산화탄소분압이 10 mmHg 미만으로 지속되면 자발순환회복(ROSC)이 되지 않을 가능성이 높다. 심폐소생술동안 호기말 이산화탄소분압 값이 갑자기 정상(>30 mmHg)으로 증가하면 자발순환회복의 초기 지표이고, 이는 종종 다른 임상 징후보다 먼저 나타난다. 정맥 내로 중탄산염을 투여하면 이산화탄소를 방출하여 일시적으로 호기말 이산화탄소분압이 증가하는데, 이를 심폐소생술이 올바르게 시행되고 있다거나 자발순환회복이 된 것으로 해석해서는 안 된다.

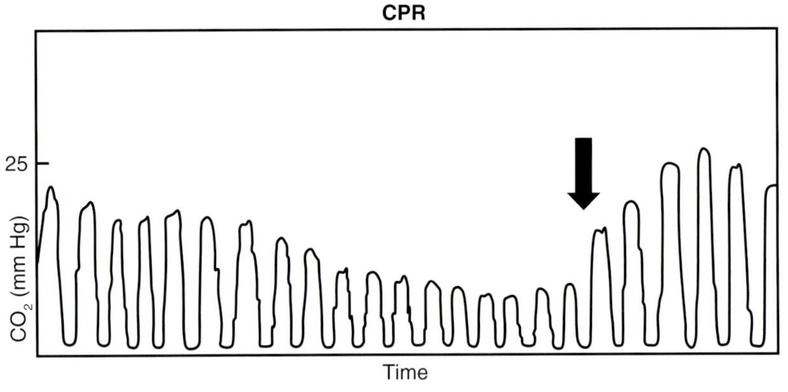

그림 11-5. 경향 분석을 위해 낮은 기록 속도로 표시되는 심폐소생술 중 호기말 이산화탄소분압 파형. 심폐소생술 중 호기말 이산화탄소분압 값은 순환과 밀접하게 관련되어 있다. 이 추세 파형은 호기말 이산화탄소분압의 증가를 보여준다. 이 경향 파동은 흉부압박이 개선(표시된 부위) 되면 호기말 이산화탄소분압이 증가하는 것을 보여준다. 자발순환회복(ROSC)은 또한 호기말 이산화탄소분압의 급격한 상승을 초래한다.

술기 진정 procedural sedation 중 환기 감시

술기 진정 시에 호기말 이산화탄소분압측정은 저환기와 무호흡의 가장 민감한 지표이다. 몇몇 연구들은 술기 진정을 받는 환자에서 저환기와 무호흡을 포함한 많은 급성 호흡기 문제가 발생하며, 이러한 문제를 발견하는데 가슴의 상승여부를 가지고 평가하는 것은 민감도가 낮다고 한다. 저환기 상태, 특히 보조 산소를 투여 받는 환자에서 산소 탈포화는 뒤늦게 나타난다. 예를 들면, 이것은 뇌사 결정을 위한 무호흡 검사의 전제이다. 무호흡으로 인해 과탄산혈증이 축적되는 동안 산소 불포화가 발생하지 않도록 보충 산소를 적용한다. 표준감시에 추가적인 호기말 이산화탄소분압측정을 하면 앞선 경고가 가능하고 저산소성 사고를 줄일 수 있다.

호흡 감소 평가를 위해 호기말 이산화탄소분압측정을 할 때 저환기는 호기말 이산화탄소분압을 증가 또는 감소시킬 수 있음을 이해하는 것은 중요하다. 호흡 감소를 나타내는 징후는 호기말 이산화탄소분압이 50 mmHg을 초과하거나, 기준보다 호기말 이산화탄소분압 10%의 변화(또는 10 mmHg 이상의 변화), 파형의 소실 등이 발생했을 때이다. 느린 호흡성(고전적인) 저환기(bradypneic hypoventilation)는 파형의 진폭과 너비를 증가시킨다(그림 11-6). 호흡저하성(얕고 효과적이지 못한) 저환기(hypopneic hypoventilation)는 폐포의 이산화탄소를 증가시키지만 낮은 진폭 파형을 나타낸다(그림 11-7). 이런 경우 사강(dead space) 가스의 양은 고정되어 있지만 호기 가스는 상대적으로 감소하기 때문에 채취된 표본의 이산화탄소가 희석되어 측정된 호기말 이산화탄소분압 값은 떨어지게 된다.

술기 진정에서 사용되는 것과 유사하게, 호기말 이산화탄소분압은 질병, 외상 또는 약물로 인한 우울한 정신 상태를 가진 환자의 경우와 유사하게 호흡 억제에 대한 우려가 있을 때마다 자발환기의 적절성을 측정하는데 사용할 수 있다.

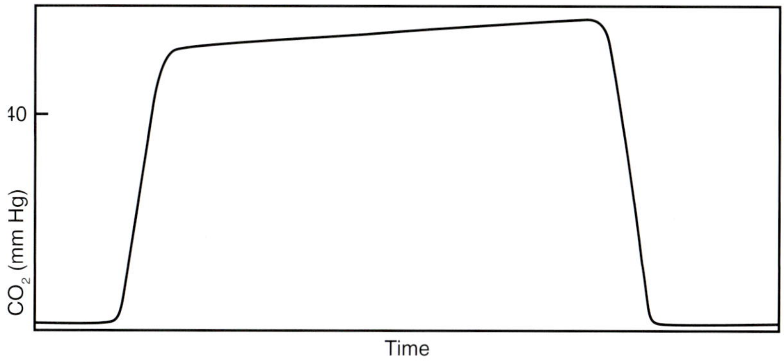

그림 11-6. 느린 호흡(고전적) 저환기. 파형이 넓고 진폭이 증가했음. $ETCO_2$ >50 mmHg.

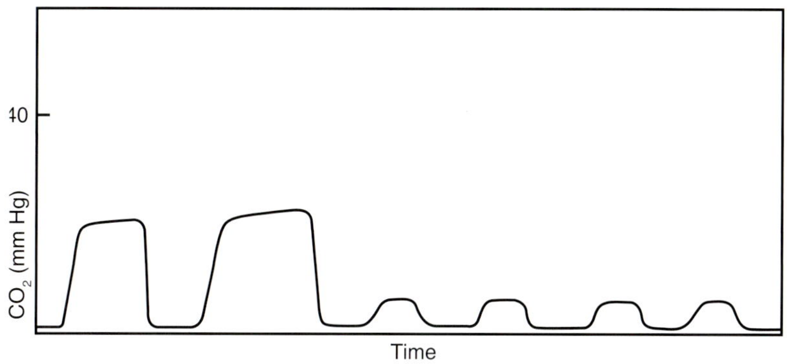

그림 11-7. 느린 호흡 저환기. 매우 얕은 호흡은 폐포 내 CO_2가 증가함에도 불구하고 진폭이 낮은 파형과 낮은 $ETCO_2$를 초래한다.

기계환기 환자에서의 관찰과 감시

호기말 이산화탄소분압은 기계적 환기를 받는 환자의 환기 적합성을 결정하고 이동 중 우발적 발관을 모니터링하는데 유용하다(예: 시술을 위한 환자 이동, 컴퓨터 단층촬영을 하는 동안, 이송 중). 비록 호기말 이산화탄소분압은 폐포-동맥 차이의 변화 때문에 동맥혈 이산화탄소분압을 예측하기에는 무리가 있지만, 호기말 이산화탄소분압은 동맥혈인산화탄소분압을 대체하여 동맥혈가스분석을 최소화할 수 있다. 초기 동맥혈가스분석으로 동맥혈이산화탄소분압과 호기말 이산화탄소분압을 비교하여 보정하여 환자의 임상적 상태에 큰 변화가 없으면 호기말 이산화탄소분압 측정을 통해 지속적인 동맥혈 이산화탄소분압을 알 수 있다. 두개강 내 고혈압 또는 뇌손상과 같이 고탄산혈증(hypercapnea) 또는 과호흡이 해로울 수 있는 삽관된 환자에서 정상탄산상태(normocapnia)를 유지하는데 특히 도움이 될 수 있다.

호흡곤란 환자의 평가와 감시

호기말 이산화탄소분압은 호흡곤란 환자를 평가하는데 유용하다. 커다란 폐색전증이 있으면 폐관류가 떨어지기 때문에 호기말 이산화탄소분압이 감소될 수 있지만, 대부분의 환자는 호흡곤란 시에 고탄산혈증 상태를 보인다. 만성폐쇄성폐질환과 기관지경련은 완만한 상승곡선의 파형을 보인다. 기저 질환을 치료하면 파형은 정상화될 수 있다. 호기말 이산화탄소분압 증가는 보통 호흡곤란의 악화를 의미하며, 호기말 이산화탄소분압 감소는 호흡곤란이 호전되었음을 나타낸다. 호기말 이산화탄소분압 값과 파형의 경향은 여러 가지 원인으로 호흡곤란을 겪는 환자에서 기관내삽관이나 중환자실 관찰과 같은 치료 방향을 결정하는데 도움이 될 수 있다.

근거가 되는 연구

응급기도관리를 하는 동안 맥박산소측정 감시의 핵심은 무엇인가?

산소포화도의 급격한 변화는 기도관리 중에 일반적이다. 지속적으로 맥박산소측정을 하지만, 말초 피부에서 시행하는 산소측정은 심부의 동맥혈산소포화도 변화를 늦게 반영한다. 감시기 평균(monitor averaging), 탐촉자 위치, 순환과 산소화 정도, 그리고 탈포화 속도 모두가 상관관계의 정도에 영향을 준다. 센서의 해부학적 위치는 쉽게 변경할 수 있는 요소이다. 이마에 부착된 탐촉자는 심장에 가까워 사지 말단 부위보다 변화에 빠르게 반응한다. 비록 모든 탐촉자가 저혈압, 저관류, 그리고 저체온 시에는 신뢰도가 떨어지지만, 이마의 반사 탐촉자(reflectance probe)는 이러한 상태에서도 신뢰도를 유지한다. 이처럼, 중환자의 치료 시에는 이마의 반사 탐촉자가 더 선호된다.

전산소화 확인을 위해 호기말 산소분압 감시가 유용한 것인가?

호기말 산소분압 값은 폐포의 산소 농도를 반영하므로 폐 내에서 질소로 대체된 산소의 비율을 평가하는데 도움이 될 수 있다. 호기말 산소분압이 85% 초과는 대체로 적정한 전산소화를 나타낸다. 단일 부서 응급파트 연구에 따르면 임상의가 호기말 산소분압 값을 확인하지 못할 때, 25%만이 전산소화의 적정한 상태에 도달하였다. 임상의가 호기말 산소분압 값을 확인하고 이 정보를 기반으로 전산소화를 조정할 수 있는 후속 연구에서 환자의 67%가 최적의 전산소화를 달성하였다. 호기말 산소분압은 전산소화에 백밸브 마스크(bag valve mask)를 사용할 때 가장 유용한 것으로 나타났다. 작은 마스크 누출이 적절한 전산소화를 위협하기 때문이다. 이러한 연구는 전산소화 동안 호기말 산소분압 모니터링의 가능한 역할을 강조하지만, 다양한 전산소화 전략에서 호기말 산소분압의 유용성을 평가하고 환자 중심 결과와의 연관성을 결정하기 위한 후속 연구가 필요하다.

응급상황에서 호기말 이산화탄소분압측정 사용에 대한 근거가 있는가?

2015 미국심장협회 상급전문심폐소생술 지침은 기관내관의 올바른 위치확인, 심폐소생술 적정성 감시, 자발순환회복 척도로서 호기말 이산화탄소분압측정기 사용을 권장한다. 기관내관의 올바른 위치를 확인하고 감시하는 가장 신뢰할 수 있는 방법으로 임상평가 이외에 지속적 파형 호기말 이산화탄소분압측정이 권장된다. 파형 호기말 이산화탄소분압측정기를 사용할 수 없을 때는 비파형 이산화탄소 검출기가 합리적 대안일 수 있다. 색측정 검출기는 심정지 동안에는 기관내관 위치 확인의 정확도가 떨어진다. 하지만 순환이 되고 있는 환자에서는 색측정과 비파형 호기말 이산화탄소분압 측정기는 올바른 기관내관 위치 확인에 거의 100% 정확도를 보인다. 미국심장협회 지침은 또한 심

폐소생술을 받고 있는 삽관된 환자에서 호기말 이산화탄소분압측정을 권장한다. 양질의 심폐소생술을 받고 있는 삽관된 환자에서 호기말 이산화탄소분압 값이 지속적으로 10 mmHg보다 낮으면 자발순환회복이 될 가능성이 낮다. 심폐소생술 동안 갑작스럽게 호기말 이산화탄소분압이 정상값(>30 mmHg)으로 증가하면 자발순환회복의 초기 지표가 된다. 술기 진정 시 파형 호기말 이산화탄소분압측정을 이용하는 것은 전 세계적으로 마취과영역에서 안전하게 실행하기 위한 표준으로 받아들여지고 있으며 권장된다. 비록 일부 응급실에서는 사용되지 않지만, 파형 호기말 이산화탄소분압측정은 저환기와 무호흡의 가장 민감한 초기 지표이며, 응급실에서 술기 진정 동안 저산소증의 발생을 감소시킨다는 보고가 있다.

참고문헌

1. Chan ED, Chan MM, Chan MM. Pulse oximetry: understanding its basic principles facilitates appreciation of its limitations. *Respir Med*. 2013;107(6):789-799.
2. Jubran A. Pulse oximetry. *Crit Care*. 2015;19:272.
3. Schallom L, Sona C, McSweeney M, et al. Comparison of forehead and digit oximetry in surgical/ trauma patients at risk for decreased peripheral perfusion. *Heart Lung*. 2007;36(3):188-194.
4. Branson RD, Mannheimer PD. Forehead oximetry in critically ill patients: the case for a new monitoring site. *Respir Care Clin N Am*. 2004;10(3):359-367, vi-vii.
5. Nesseler N, Frenel JV, Launey Y, et al. Pulse oximetry and high-dose vasopressors: a comparison between forehead reflectance and finger transmission sensors. *Intensive Care Med*. 2012;38(10):1718-1722.
6. Caputo ND, Oliver M, West JR, Hackett R, Sakles JC. Use of end tidal oxygen monitoring to assess preoxygenation during rapid sequence intubation in the emergency department. *Ann Emerg Med*. 2019;74:410-415.
7. Oliver M, Caputo ND, West JR, Hackett R, Sakles JC. Emergency physician use of end-tidal oxygen monitoring for rapid sequence intubation. *J Am Coll Emerg Physicians Open*. 2020;1:706-713.
8. Panchal AR, Bartos JA, Cabañas JG, et al. Part 3: adult basic and advanced life support: 2020 American Heart Association guidelines for cardiopulmonary resuscitation and emergency cardiovascular care. *Circulation*. 2020;142(16_suppl_2):S366-S468.
9. Ornato JP, Shipley JB, Racht EM, et al. Multicenter study of a portable, hand-size, colorimetric end-tidal carbon dioxide detection device. *Ann Emerg Med*. 1992;21(5):518-523.
10. Levine RL, Wayne MA, Miller CC. End-tidal carbon dioxide and outcome of out-of-hospital cardiac arrest. *N Engl J Med*. 1997;337(5):301-306.
11. Falk JL, Rackow EC, Weil MH. End-tidal carbon dioxide concentration during cardiopulmonary resuscitation. *N Engl J Med*. 1988;318(10):607-611.
12. Merry AF, Cooper JB, Soyannwo O, et al. International standards for a safe practice of anesthesia 2010. *Can J Anaesth*. 2010;57(11):1027-1034.
13. Deitch K, Miner J, Chudnofsky CR, Dominici P, Latta D. Does end tidal CO2 monitoring during emergency department procedural sedation and analgesia with propofol decrease the incidence of hypoxic events? A randomized, controlled trial. *Ann Emerg Med*. 2010;55(3):258-264.
14. Krauss B, Hess DR. Capnography for procedural sedation and analgesia in the emergency department. *Ann Emerg Med*. 2007;50(2):172-181.
15. Mohr NM, Wessman B. Continuous capnography should be used for every emergency department procedural sedation. *Ann Emerg Med*. 2013;61(6):697-698.
16. Waugh JB, Epps CA, Khodneva YA. Capnography enhances surveillance of respiratory events during procedural sedation: a meta-analysis. *J Clin Anesth*. 2011;23(3):189-196.

Section III

기본 기도관리

CHAPTER 12

백-마스크 환기
(Bag-Mask Ventilation)

Robert F. Reardon, Steven C. Carleton | 홍성희

서론

백-마스크 환기(BMV)에 대한 전문지식은 응급기도관리에 필요한 기본 기술이다. 백-마스크환기는 호흡이 불충분하거나 무호흡인 환자에 대한 초기 환기법이고 빠른연속기관삽관(RSI) 또는 기타 기도 확보 술기가 실패했을 때 가장 먼저 시행하는 구조 방법이다. 일회용 자가팽창 소생백(self-inflating resuscitation bags)은 어디에나 있으며, 예기치 않은 기도 응급상황이 발생한 초기에 유일하게 사용할 수 있는 장비인 경우가 많다. 어려운 백-마스크환기는 응급실 상황에서 비교적 흔하게 발생하지만, 고도로 숙련된 의료진은 이러한 환기기구를 능숙하게 관리하여 재앙을 피할 수 있다. 안타깝게도, 백-마스크환기는 상대적으로 경험이 부족한 의료진에게 맡겨지는 경우가 많고, 대부분의 의료진은 자신이 백-마스크환기 술기가 능숙하다고 생각하기 때문에, 숙련도를 향상시키기 위한 시간과 노력을 거의 들이지 않는다. 백-마스크환기 기술을 숙달하고자 하는 의료진은 어려움을 예상하고, 최적의 기술을 사용하며, 지속적으로 모니터링하여 조정하고, 문제해결을 위한 체크리스트를 활용해야 한다.

백밸브마스크 장치

본 장에서는 사용이 간편하여 응급기도관리에 획기적인 발전을 가져온 자가팽창백(그림 12-1)이 부착된 일회용 백밸브마스크(BVM) 장치 사용에 대해 중점적으로 다룰 것이다. 이는 수술실 및 신생아 소생술에 주로 사용되는 자유흐름(free-flow) 또는 흐름팽창(flow-inflating) "마취용" 백과는 구별되며, 효과적인 환기를 위해 높은 산소량과 완벽한 마스크 밀봉이 필요하다. 모든 소생백은 환자에게 저장낭(reservoir)으로부터 100% 산소를 공급하는 동시에 일련의 단방향(one-way) 밸브를 통해 환자가 내뿜는 가스를 실내로 '배출'하도록 설계되어 있다. 밸브 구성은 제조사마다 다르다. 일반적으로, 백을 짜거나 환자의 흡기에 의해 강제로 열릴 때 백의 저장낭(reservoir)으로부터 100% 산소를 공급하는

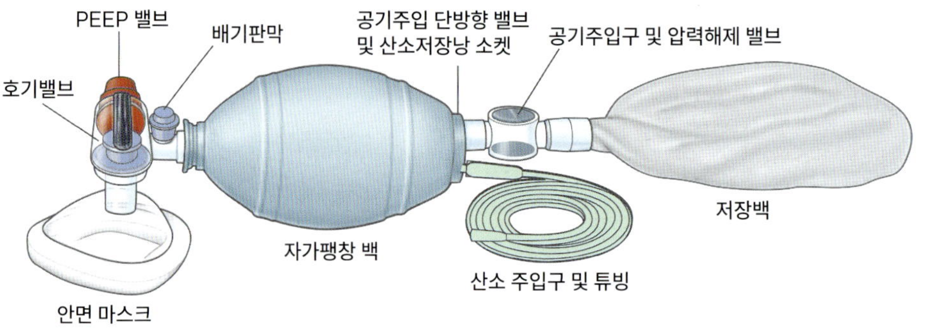

그림 12-1. 최신 성인용 백밸브마스크 장치.

덕빌 흡기밸브(duck-bill inspiratory valve)가 사용된다. 순방향 공기 흐름 동안에는 호기 밸브가 닫혀서 실내 공기유입이 제한된다. 호기 중에는 반대로 덕빌 밸브(duck-bill valve)가 닫혀서 CO_2가 저장낭으로 역류하는 것을 막는 반면, 호기 밸브가 열려 호기가스가 실내로 배출된다. 최초의 자가팽창 소생백은 1956년 덴마크 코펜하겐의 헤닝 루벤(Henning Ruben)과 홀거 헤세(Holger Hesse)가 발명했고, 테스타 래보러토리(Testa Laboratory)에서 제조되었다. 그들은 이 장치를 "AMBU"(Air Mask Bag Unit)라고 명명했고, 이후 회사이름을 AMBU로 변경했으며, "AMBU"라는 이름은 자가팽창 소생백의 대명사가 되었다. 일회용 백밸브마스크 장치는 성인용(1500~2,000 mL), 소아용(450~900 mL), 및 신생아용(220~320 mL) 크기로 제공된다. 자가팽창백은 무호흡 환자의 환기를 위해 설계되었으며, 자발 호흡 환자에게 고유량의 산소를 전달하는 데는 적합하지 않다("근거가 되는 연구" 참고). 또한 이 자가팽창백은 자유흐름 백(free-flowing bags)이 제공하는 것과 동일한 수준만큼 의료진의 순응도(compliance)에 대한 피드백을 주지는 않는다.

응급 상황에서의 안면마스크 환기 기술

많은 의료진이 처음 마스크환기(MV) 술기를 배우는 곳이 수술실인데, 수술실 환경에서는 어려운 마스크환기(MV) 상황 발생률이 낮고, 한 손(one-handed)으로 하는 술기가 일반적으로 사용된다. 하지만 어려운 마스크환기(MV)가 예상되고 한 손 기술이 권장되지 않는 응급실 환경에서는 이러한 기술이 항상 잘 적용되지는 않는다. 최적의 안면 마스크환기를 위한 중요한 요소들로는 (1) 적절한 크기의 장비 선택, (2) 아래턱 밀어올리기를 최대화할 수 있는 안면 마스크 밀봉 최적화, (3) 상기도 개방을 위한 머리와 목 위치, (4) 구강 및/또는 비강 기도기 사용, (5) 필요 시 신경근 차단제 사용, (6) 환기량, 압력 및 속도에 주의, (7) 호기말 기도 양압(PEEP) 적용, (8) 백-마스크환기 적정성 지속 평가, (9) 어려운 백-마스크환기 문제 해결을 들 수 있다.

안면마스크 밀봉 최적화

공기가 새지 않도록 적절하게 마스크를 밀봉하려면 올바른 크기의 마스크를 사용하고 마스크와 안면 구조가 서로 지속적으로 밀착하도록 해야 한다. 마스크의 쿠션은 콧날(bridge of the nose)과 광대부위, 상악골과 하악골의 치아, 하악골의 체부의 앞부분, 그리고, 턱끝과 하악골 치조능선(alveolar ridge) 사이의 골(groove)에 닿도록 해야 한다(그림 12-2). 이렇게 하면 입과 코 모두가 완전히 덮이며 쿠션의 거의 대부분이 단단한 골조직에 의하여 지지된다.

일반적으로 마스크와 얼굴 부위 밀착이 가장 취약한 부분은 볼 부위이다. 특히 이가 없는 환자의 경우에 밀봉이 어려운데, 이 경우 의치를 다시 넣거나 입안 볼 안쪽으로 거즈를 말아 넣어서 밀착이 가능한 모양이 되도록 노력해야 한다. 얼굴 연부 조직을 쿠션 바깥쪽 가장자리에 대고 안쪽으로 압박하면 새는 걸 줄일 수 있다. 마스크 쿠션의 아래쪽을 아랫입술에 닿게 하면, 이가 없는 환자의 경우 마스크와 얼굴 부위 밀봉에 도움이 될 수 있다.

백-마스크환기 시 마스크를 얼굴 방향으로 누르는 것이 아니라, 환자의 얼굴을 마스크 방향으로 들어 올리는 것이다. 이 방법이 밀착 후 마스크를 효과적으로 고정시키는 데 가장 중요한 요소가 된다. 뒤에 기술된 바와 같이, 두 손-두 사람 기술(two-handed and two-person technique)을 적용하고 양손의 엄지두덩을 이용하여 마스크를 잡도록 한다.

하악골을 최대한 밀어올릴 수 있는 안면마스크 고정—엄지두덩 마스크 고정

앙와위(supine) 자세, 의식이 저하된, 특히 신경근 차단제(NMBA)를 사용한 환자의 경우 기능적인 기도폐쇄가 흔히 나타난다. 이러한 기도폐쇄가 발생하는 이유는, 이설근(genioglossus), 이설골근(geniohyoid), 설골설근(hyoglossus)이 이완되면서 혀가 입인두 후방으로 전위되기 때문이다(그림 12-3). 아래턱 밀어올리기(mandibular advancement)는 상부 기도의 기능적 폐쇄를 극복하게 하고 의식이 없거나 마비된 환자에서 상기도를 개방하는 가장 좋은 방법이다(그림 12-4).

아래턱을 최대한 밀어 올릴 수 있는 안면마스크 고정법은 엄지두덩 마스크 고정(thenar grip)이다. 엄지두덩 마스크 고정은 손가락을 바닥을 향해 정렬한 가운데 가운데 손가락 끝으로 하악골 각 뒤를 잡게 하는 방식으로 수행된다(그림 12-5). 이를 엄지두덩 고정법(thenar grip)이라 한 것은 마스크 몸

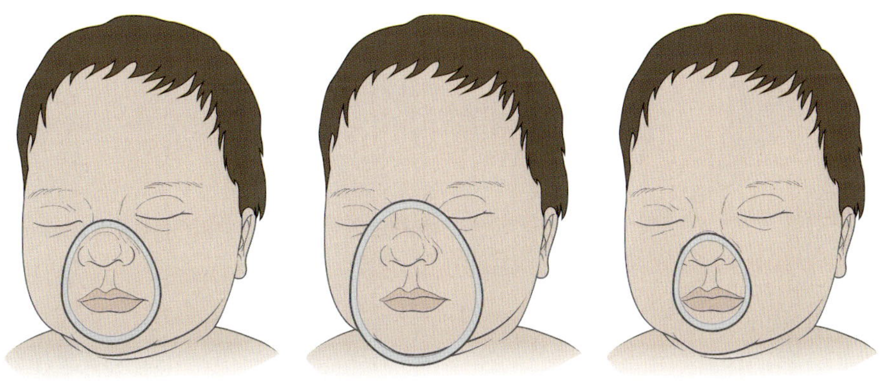

A **올바른 적용.** 입, 코, 턱을 가리고 눈은 가리지 않음.

B **잘못된 적용.** 너무 큼. 눈을 가리고 턱을 넘어감.

C **잘못된 적용.** 너무 작음. 입을 잘 가리지 못함.

그림 12-2. 안면마스크의 적절한 적용. 마스크 밀봉을 잘하려면 얼굴에 적용하기 전에 마스크의 쿠션을 펼친다. 적절한 크기의 마스크를 사용하는 것이 중요하지만, 너무 작은 마스크보다는 차라리 너무 큰 마스크를 사용하는 것이 좋다.

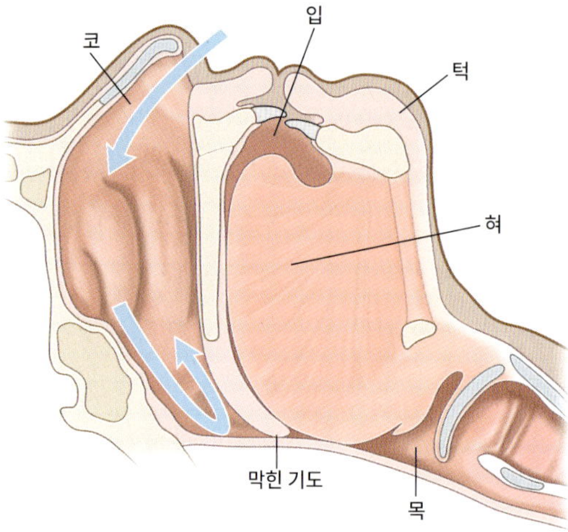

그림 12-3. 무의식 또는 마비 환자의 기능적 상기도 폐쇄

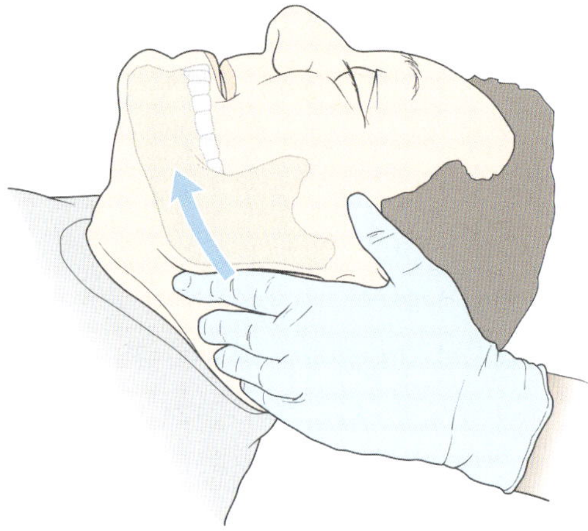

그림 12-4. 하악 전진법(mandibular advancement)(또는 턱밀어올리기). 이 방법은 아래 앞니가 위 앞니보다 앞으로 위치한 "부정교합을 만드는 것"으로 생각하면 이해하기 쉽다. 이 방법은 둔상(blunt trauma) 환자에서 목을 움직이지 않고 안전하게 상기도를 개방할 수 있는 가장 좋은 방법이다.

체에 손의 엄지두덩(thenar eminence)을 밀착시키고, 네개의 손가락이 턱뼈를 들어 올리기 때문이다. 이 기술은 침대 머리쪽(그림 12-5A)이나 환자의 옆에서 수행할 수 있다(그림 12-5B). 이 기술은 전통적으로 학습된 안면마스크 고정법과는 다르며, 안면마스크 고정법은 하악을 최대한 밀어 올리지 못한다.

전통적 한 손 마스크 고정법

한 손 기술을 시행할 때는 시술자의 우세한(dominant) 손으로 백을 짜고 반대편 손으로는 엄지와 검지를 이용하여 'OK' 모양을 유지해서 마스크의 연결 부위를 감싸듯이 잡아야 한다. 이 고정법은 "EC그립(EC grip)"이라고도 한다. 왜냐하면 마스크를 손으로 잡을 때, 셋째, 넷째, 다섯째 세손가락은

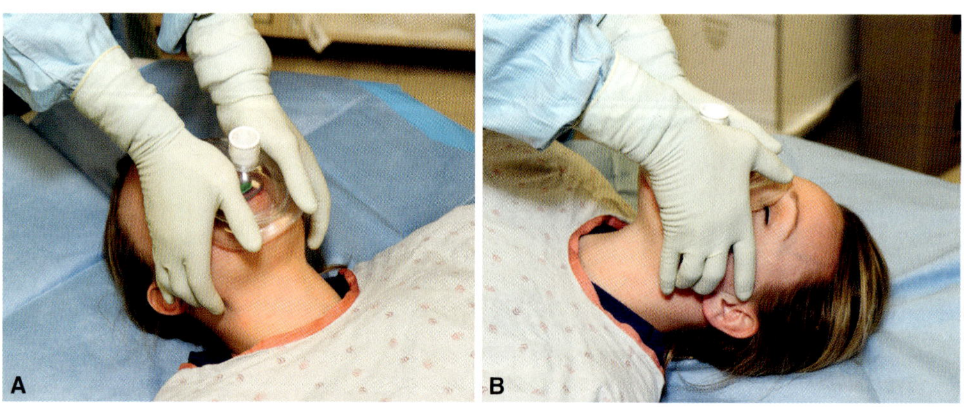

그림 12-5. 엄지두덩 마스크 고정. 이 방법은 최대한 아래턱뼈를 밀어올릴 수 있는 유일한 마스크 고정법으로, 응급상황에서 "반드시" 사용해야 하는 안면 마스크 고정법이다. 이는 침대 머리맡**(A)**이나 환자의 옆**(B)**에서 수행할 수 있다.

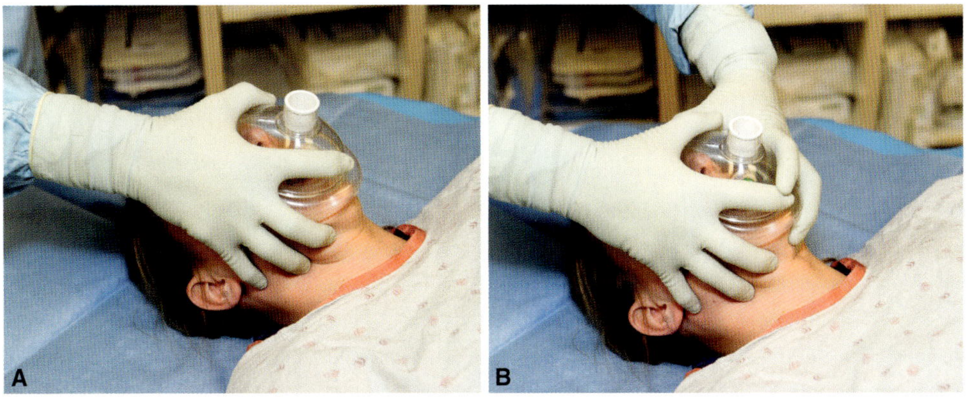

그림 12-6. A. "EC" 그립을 사용하는 한 손 마스크 고정법. B. 통상의 양손 "ED" 그립을 사용하는 두 손 마스크 고정법.

대문자 알파벳 "E"모양이 되고, 엄지와 검지는 알파벳 "C" 모양이 되기 때문이다(그림 12-6A). 한 손 마스크 고정법으로는 사실상 턱밀어올리기를 수행할 수 없다. 이 방법은 마취과 의사(anesthesiologists)가 자발호흡이 있는 환자에게 흡입마취를 시키고자 개발되었고, 저환기나 무호흡 환자에게 양압환기를 제공하는 데는 적합하지 않다. 이러한 이유로, 기존 한 손 마스크 고정법은 다른 선택의 여지가 없는 한(백을 짜 줄 보조자가 없는 경우) 응급기도관리 상황에서 사용하지 않아야 한다. 이러한 상황에서는 차선의 백-마스크환기를 수행하는 것 보다, 성문외 기구(RGD)를 사용하고 환자에게 기계환기(ventilator)를 적용하는 것이 더 좋을 수 있다(13장 참고).

전통적인 두 손 마스크 고정법

두 손 마스크 고정법은 특히 응급 상황에서의 무호흡 환자에게 적절한 환기를 제공하는데 훨씬 더 효과적이다. 두 손으로 마스크를 잡으면 의료진이 마스크를 더 잘 밀착시킬 수 있고, 아래턱을 적절하게 밀어 올릴 수 있다. 기존의 두 손 기법은 두 손 CE 기법(그림 12-6B)에 불과하지만, 이 기법을 사용하면 시술자의 손가락이 턱뼈 체부에 위치하게 되어 아래턱 밀어올리기를 최대로 수행할 수 없게 된다. 데이터는 혼재해 있지만, 여러 연구에 따르면 엄지두덩 마스크 고정을 시행하는 경우 환기량이 더 많고 환기 실패의 위험이 더 낮다고 보고하였다("근거가 되는 연구" 참고).

상기도 개방을 위한 머리와 목 자세

기도를 개방하면 가능한 최소한의 양압으로 적절한 일회호흡량을 제공할 수 있다. 앙와위(supine) 자세, 의식이 저하된, 특히 신경근 차단제를 사용한 환자의 경우 기능적인 기도 폐쇄가 흔히 나타난다. 이러한 기도폐쇄가 발생하는 이유는, 이설근(genioglossus), 이설골근(geniohyoid), 설골설근(hyoglossus)이 이완되면서 혀가 입인두 후방으로 전위되기 때문이다. 또 다른 이유로는 기도 근육의 이완으로 인해 후두개에 의한 하인두 폐쇄, 혹은 하인두 주변의 허탈이 있다. 머리 및 목의 굴곡과 입의 개방은 기도 폐쇄를 악화시킨다.

백-마스크환기를 위한 최적의 머리 및 목의 위치는 직접후두경검사(direct laryngoscopy)에서와 같다. 최적의 자세를 잡기 위해서는 환자의 크기와 체형에 따라 다른 움직임이 필요하다. 상기도 개방성을 확보하기 위한 가장 중요한 단일 매개변수는 외이도(external auditory canal, EOC)와 복장패임(sternal notch)의 높이를 맞추는 것이다. 정상 체형의 마른 성인의 경우 외이도(EOC)와 복장패임을 맞추기 위해 약 7~10 cm정도 머리를 높여야 한다. 이로 인해 하부 경추(C6-7)가 약 30° 굴곡되고 머리(환추-후두 관절, atlanto-occipital joint, C1-2)가 확장된다(그림 12-7A). 이 자세는 "스니핑 자세(sniffing position)"라고 알려져 있다. 비만 환자의 경우, 이 자세를 취하려면 어깨와 목 아래에 상당한 경사로(ramping)가 필요하다(그림 12-7B).

소아의 경우, 연령에 따라 머리를 높이는 정도가 달라진다. 작은 소아는 머리를 높일 필요가 없을 수도 있고, 조금 나이가 있는 소아는 머리를 더 많이 높여야 할 것이다(그림 12-7C와 D). 신생아와 영아는 후두부가 크기 때문에 외이도(EOC)와 복장패임(sternal notch)을 맞추기 위해 머리보다 몸통을 높여야 한다(그림 12-7E). 미취학 아동(1~5세)의 경우, 중립(neutral) 또는 약간 머리를 높이는 정도(0~13°)가 가장 좋으며, 학령기 아동(6~10세)의 경우는 머리를 약 16° 높이는 것이 좋다. 소아의 경우 가장 흔한 실수는 외이도(EOC)와 복장패임(sternal notch)의 높이를 맞추지 못하는 것과 머리를 너무 높이는 것이다(환추후두 관절, atlantooccipital joint).

구강내 및 비인두 기도기

구강내 기도기(OPA)와 비인두 기도기(NPA)는 혀에 의한 상기도 폐쇄를 역동적으로 예방하고 무의식 또는 마비 환자의 기도를 개방하는데 도움을 준다. OPA는 일반적으로 NPA보다 더 안정적으로 기도 유지를 하도록 도움을 주지만, 온전한 구역 반사나 기침 반사가 있는 환자에게는 NPA가 더 좋다. 두 가지 모두 응급기도관리에서는 많이 사용되지 않고 있다. 어려운 백-마스크환기가 발생할 때마다 이러한 보조 장치 중 하나 이상을 사용하라. 백-마스크환기 중 OPA만으로 기도 개방을 유지하기 어려운 경우, 2개의 NPA가 필요할 수 있다. 너무 크거나 너무 작은 OPA 또는 NPA는 역설적으로 기도 폐쇄로 이어질 수 있기 때문에 그 크기가 매우 중요하다.

OPA의 적절한 크기는 위턱 앞니 중앙에서 아래 턱뼈 각(angle)까지 닿아야 한다(그림 12-8A). 대부분의 여성은 8 사이즈, 대부분의 남성은 9 사이즈가 적당하다. 기도기들은 삽입했을 때 앞니 중앙부터 후두개 및 하인두 바로 앞에까지 위치하는 길이를 선택한다. OPA 삽입에 사용하는 가장 흔한 두 가지 방법이 있다. 첫 번째로, 위아래를 뒤집은 채로 기도기의 끝이 입천장을 미끄러지듯 삽입한 후 다시 180° 회전하며 기도기 원위부가 입술에 닿을 때까지 밀어 넣는 방법이다. 이 방법은 혀 때문에 삽입이 잘 안 되거나 혀를 뒤쪽으로 밀어 넣어버릴 가능성이 적다. 두 번째 방법은, 인위적으로 혀를 앞으로 끄집어내면서 기도와 구강내 기도기의 휘어진 각도에 맞춰 삽입하여 기도기의 끝테두리가 입술에 위치하는 것이다.

NPA의 크기는 윗 입술 인중에서 귀의 귓구슬까지 닿는 것이 적절하다(그림 12-8B). 대부분의 여성은 6 사이즈, 대부분의 남성은 7 사이즈가 적당하다.

윤활제를 비인두 기도기 전체에 바른 후 아래콧길(inferior nasal meatus) 쪽으로 삽입하며 원위부가 콧구멍에 닿을 때까지 밀어 넣는다. 키셀바흐 신경총(Kiesselbach plexus)의 손상과 비강 출혈의 위험을

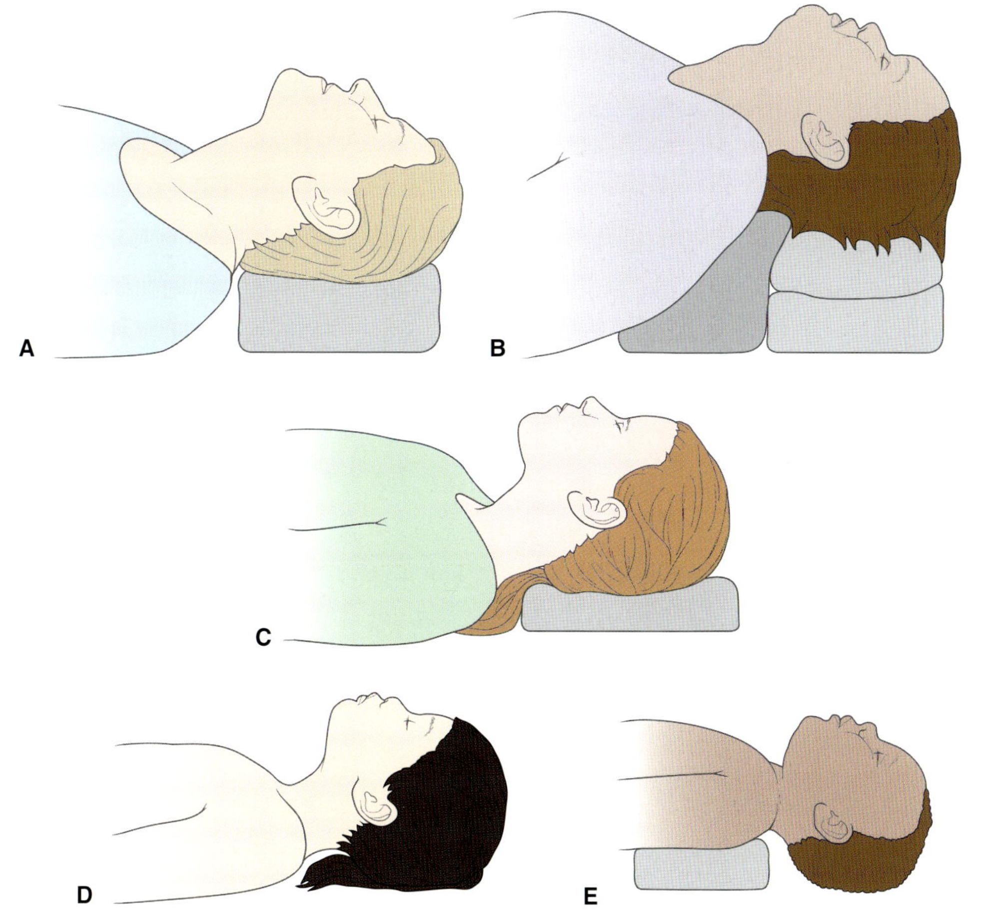

그림 12-7. 상기도 개방을 위한 최적의 머리와 목 자세. A. 정상 크기 성인. B. 병적 비만 성인. C. 8세 소아. D. 3세 소아. E. 신생아.

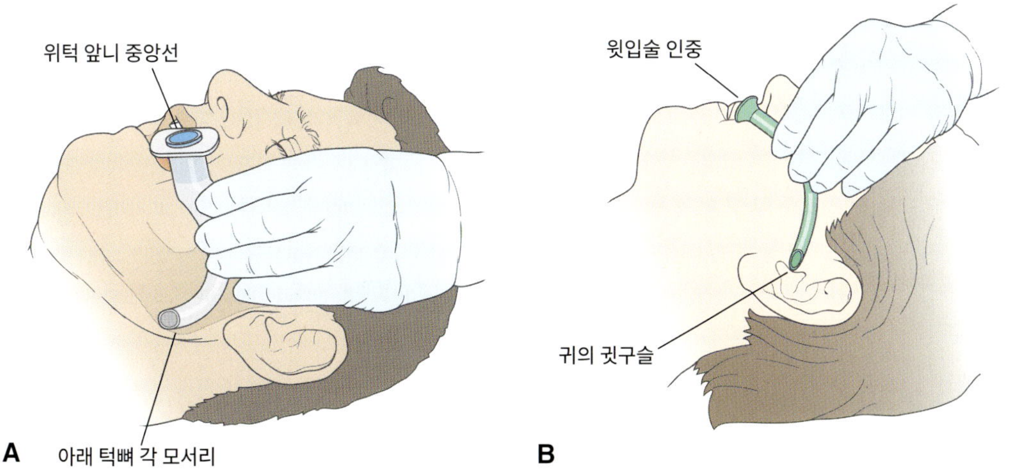

그림 12-8. 입기도기와 코기도기의 적절한 크기. A. OPA는 위턱 앞니 중앙으로부터 아래 턱뼈 각 모서리까지 닿아야 한다. 대부분의 여성은 8 사이즈, 대부분의 남성은 9 사이즈가 적당하다. B. NPA는 윗입술 인중에서 귀의 귓구슬까지 닿아야 한다. 대부분의 여성은 6 사이즈, 대부분의 남성은 7 사이즈가 적당하다.

낮추기 위해, 비인두 기도기 끝이 비중격 전방(anterior nasal septum)에 닿지않게 (기도기의 경사면이 안쪽으로 향하게) 삽입하는 것이 좋다. 만약 삽입 시 저항이 느껴진다면, 더 작은 크기로 교체하거나 반대쪽 콧구멍으로 시도해야 한다. 상대적 금기증은 출혈 소인이 있거나 기저두개골(skull base) 골절 가능성이 있는 경우다.

백-마스크환기를 용이하게 하기위한 신경근 차단제의 사용

기존 교육에서는, 마스크환기가 환자에게 성공적으로 적용되는 것이 확인되기 전에는 절대로 신경근 차단제(NMBA)를 투여하지 말도록 의료진에게 가르쳐왔다. 그러나 현재 신경근 차단제가 마스크환기 성공률을 높이고 이를 더 어렵게 만드는 경우는 거의 없다는 증거가 있다. 백-마스크환기를 쉽게 하기 위해 신경근 차단제가 사용되는 상황은, 급성 호흡정지 환자가 생명유지를 위해 적절한 호흡을 할 수 없지만, 기도 개방 조치와 양압환기를 방해할 만큼 근긴장도가 높은 경우이다. 즉시 가역적인 상태(즉, 헤로인 과다복용)가 아닌 한, 이러한 환자들은 모두 삽관하게 되므로, 삽관 준비가 완료되는 동안 어려운 산소 공급과 마스크환기를 완화하기 위해 빠른연속기관삽관(RSI) 약물을 투여하는 것이 합리적인 전략이다. 이 상황에서 신경근 차단제를 사용하면 백-마스크환기가 불가능한 경우 성문외기구(EGD)를 쉽게 적용할 수 있다는 추가적인 이점이 있다.

백-마스크환기를 위한 환기 매개변수

적절한 환기를 위해서는 적절한 일회호흡량(tidal volume)의 전달, 최대압력, 및 합병증을 최소화하기 위한 환기속도가 필요하다.

환기량

과도한 환기량과 압력을 전달하면 상.하부 식도 괄약근의 개방 압력(약 20~25 cm H_2O 압력)을 쉽게 초과하여 위장에 공기를 주입함으로써 위가 팽창되고 횡격막을 압박하여 구토와 흡인(aspiration)의 위험을 증가시킬 뿐만 아니라 기능적 잔기량(functional residual capacity)을 잃게 될 수 있다. 또한, 호흡량과 심장 기능이 좋지 않은 취약한 환자의 경우, 환기량이 클수록 정맥 복귀율(venous return)과 심박출량에 더 큰 부정적인 영향을 미친다. 대부분의 환자에게 있어서 자가팽창 소생백의 부피가 표준화되어 있지 않고 원하는 일회호흡량(tidal volumes)을 훨씬 초과하는 것은 도움이 되지 않는다. 대부분의 환자에게 있어 환기량 목표는 이상적 체중(ideal body weight) kg당 5~8 mL 즉 평균 성인의 경우 약 400 mL 이다. 일부는 과도한 환기의 위험을 최소화하기 위해 성인 환자에게 소아용 소생백을 사용할 것을 주장해 왔다. 이는 안정화된 삽관 환자에게 더 적절할 수 있지만, 심각한 중환자나 손상환자의 응급기도관리 상황에서, 이 관행을 뒷받침할 임상 연구가 없으며, 일회호흡량이 부적절하게 되는 결과를 초래할 수 있다("근거가 되는 연구" 참고).

환기압

최대흡기압(peak inspiratory pressures)을 증가시키는 요인으로는 흡기 시간 단축, 일회호흡량 증가, 불완전한 기도 개방, 기도 저항 증가, 폐 또는 흉부 유순도(lung or chest compliance)감소 등이 있다. 이 요인들 중 일부는 통제가능하며, 의료진은 기도개방 유지, 1~2초 동안 흡기 전달, 분당 1~2초에 걸쳐 흉부 상승을 유발할 수 있는 일회호흡량 수준으로 제한하는 데 주의를 기울여야 한다. 일부에서는 압력 제한 배기판막(pop-off valves)을 일상적으로 사용해야 한다고 주장하지만, 이로 인해 기도 압력이 원래 높은 환자에게 적절한 환기가 이루어지지 않을 수 있다("근거가 되는 연구" 참고).

환기속도

적절한 마스크환기(MV) 속도는 적절한 일회호흡량(tidal volumes)을 확보한 후, 분당 환기량(minute ventilation)에 적합한 연령과 조건에 따라 달라져야 한다. 과도한 환기속도는 사강(dead-space) 환기, 호흡 적체(breath-stacking) 및 저탄산혈증(호흡성 알칼리증)을 초래할 수 있다. CO_2 농도는 뇌 혈류와 직접적으로 연관되어 있으며, 외상성 두부손상 환자에게 과환기되면 상태가 악화되는 것으로 지속적으로 보고되고 있다. 또한, 성인 심정지 환자의 표준 환기속도는 분당 10회지만, 심정지 중에는 일반적으로 환기량이 과도해지기 때문에 이런 경우 큰 목소리로 횟수를 세거나 타이밍 표시등(timing light)을 사용하는 것이 도움이 될 수 있다. 또한 일부 환자(영아, 중증 산증 환자)의 경우에는 더 높은 호흡속도가 필요하므로 환자와 상황에 따라 적절한 환기속도를 결정하는 것이 중요하다.

백-마스크환기 적절성 평가

자가팽창 소생백을 짜는 의료진은 압력에 대한 백의 저항을 동시에 느끼게 되고 환기 중 환자의 가슴이 미묘하게 상승 및 하강하는지 관찰해야 한다. 이러한 피드백은 환자의 폐와 흉부 유순도에 대한 단서를 제공해 줄 수 있고 그에 따라 백 사용 기법에 영향을 줄 수 있다. 환기가 적절함을 보여주는 다른 객관적인 신호로는 호기말 이산화탄소분압 측정기(capnography)및 적절한 산소유지를 들 수 있다. 파형 호기말 이산화탄소분압 측정기(waveform capnography)은 호흡시마다 환기상태 및 속도에 대한 정보를 제공함으로써 문제를 즉시 해결할 수 있기 때문에 백-마스크환기의 적절성을 평가하는 가장 좋은 방법이다. 산소포화도 감소는 백-마스크환기 불량에 대한 늦은 지표이다. 파형 호기말 이산화탄소분압 측정기의 모양과 수치를 이용한 간단한 스코어링(scoring) 방법은 성공적인 백-마스크환기를 평가하는 최적의 방법으로 제시되어져 왔다(그림 12-9).

위 팽창, 셀릭법, 백-마스크환기의 흡인 위험

복부 팽만은 백-마스크환기에서 피할 수 없는 합병증이지만 가능하다면 이를 줄이기 위해 노력해야 한다. 백-마스크환기를 장기 사용중인 환자들과 천식, 기타 폐질환이나 비만인 환자 등 일회호흡량이 많고 압력이 높은 환자에게 복부 팽만이 발생할 가능성이 높다. 앞에서 설명한 방법을 사용하여 과환기를 줄이면 위 팽창을 줄이는데 도움이 된다. 연구에 따르면 백-마스크환기시 윤상연골 누르기(셀릭법)를 적용하여 식도를 척추 앞쪽으로 누르면 식도가 폐쇄되어 위 팽창을 줄일 수 있다. 조건이 되는 경우, 반응이 없는 환자에게 백-마스크환기를 실시하는 동안 콧등에 압력을 가하면 통증을 유발할 정도의 힘으로 부드럽게 윤상연골 누르기를 실시하는 것을 고려해야 한다. 높은 압력이나 저항이 발생하면 즉시 압박을 멈춰야 하고 일단 후두경검사를 시작한다.

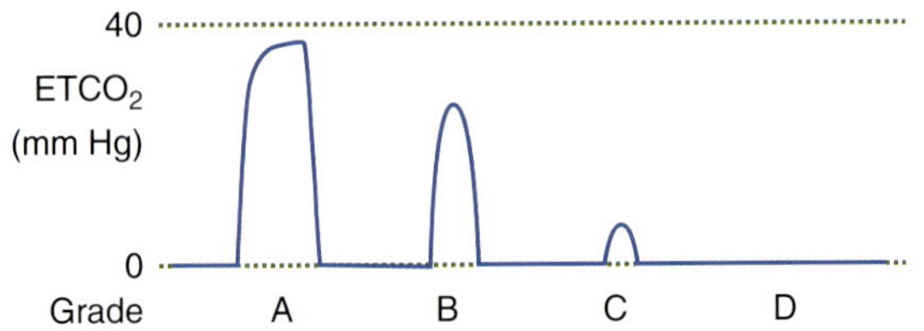

A 등급: 고원기(plateau) present
B 등급: 고원기 없음, $ETCO_2 \geq 10$ mm Hg
C 등급: 고원기 없음, $ETCO_2 < 10$ mm Hg
D 등급: $ETCO_2$ 없음

그림 12-9. 백-마스크환기의 적절성에 대한 객관적 평가를 위한 지속적인 호기말 이산화탄소분압 측정기 사용. B파형은 마스크에서 공기가 새는 걸 의미한다. (Republished with permission of Elsevier, from Lim KS, Nielsen JR. Objective description of mask ventilation. Br J Anaesth. 2016;117(6):828-829; permission conveyed through Copyright Clearance Center, Inc.)

어렵고 불가능한 마스크 환기

어려운 마스크 환기 발생율은 정의에 따라 전신마취 수술 환자의 1~15%이지만, 응급 기도 상황에서는 훨씬 더 높을 수 있다. 전신마취 환자에서 안면 마스크 환기가 불가능한 경우는 드물지만 응급실 환자의 경우에는 더 흔하다. 어렵고 불가능한 마스크 환기에 대처하는 가장 좋은 방법은 이를 예측하고 최적의 술기를 사용하며, 문제해결 계획을 세우고, 성문외 기구(EGD)와 같은 대안으로 조기에 전환하는 것이다. 어려운 마스크 환기는 부적절한 마스크 크기의 사용, 최적의 위치가 아니거나, 보조기구 부족 등 수정할 수 있는 술기 관련 요인 또는 수정할 수 없지만 예측하고 완화할 수 있는 환자 요인에 기인할 수도 있다. 체크리스트(아래 참조)를 사용하는 것이 수정 가능한 문제를 빠르게 파악하고 백-마스크환기의 어려움을 해결하는 최선의 방법이다.

어렵고 불가능한 백-마스크환기 예측하기

다음 요인은 어려운 백-마스크환기와 관련이 있는 것으로 잘 알려져 있는 내용이다.

1. 남성
2. 턱수염
3. 제한적인 목움직임
4. 고령(45세 이상)
5. 비만
6. 짧고 두꺼운 목
7. Mallampati 3등급 또는 4등급
8. 제한적인 아래턱 밀어올리기
9. 짧은 갑상연골과 턱 끝 거리(<6 cm)
10. 치아 부족

11. 움푹 들어간 뺨
12. 코골이 이력
13. 목의 방사선 치료 이력

이러한 요인 외에도, 높은 흡기압이 필요한 기저 폐질환 환자는 마스크 공기가 새거나 위 팽만, 흡인 등의 위험이 높다. 외상 환자는 일반적으로 스니핑 자세(sniffing position)나 경사로 자세(ramped position)가 아닌 중립 자세를 취하기 때문에 어렵고, 얼굴에 출혈이나 직접적인 부상이 있으면 마스크 밀봉에 영향을 미치기 때문에 어렵다. 딱딱한 경추 고정장치를 사용하는 경우 아래턱 밀어올리기가 가능하도록 앞쪽을 열어야 한다. 소아 환자는 특히 복부 팽만으로 인해 일회호흡량이 제한되고, 마스크 환기가 거의 불가능하게 될 수 있다. 성인의 경우, 불가능한 마스크 환기의 가장 중요한 임상적 예측인자는 목의 방사선 치료 이력이다.

어려운 백-마스크 환기 문제해결 및 최적의 기술

모든 환자에게 적절한 환기 및 산소 공급을 위한 최적의 기술이 필요한 것은 아니지만, 최적의 기술이 실패하지 않는 한, 마스크 환기가 어렵거나 불가능한 것으로 간주되서는 안 된다. 의료진은 종종 산소포화도에 집중하지만, 첫 번째로 확인할 것은 소생백의 순응도(compliance), 폐의 상승, 및 호기말 이산화탄소분압 측정기를 평가하여 환기가 이뤄지는지 확인해야 한다. 표 12-1의 체크리스크를 사용하여 환기 문제를 신속하게 해결하도록 한다. 적절한 환기 환경에서도 산소포화도가 부적절하다면, 산소 공급을 확보하고, 호기말 기도 양압(PEEP) 및 보조모드 사용, 저장백(reservoir)의 효과적인 이용 및 폐 질환 치료에 초점을 맞춰야 한다(표 12-1).

표 12-1	백-마스크 환기 최적화를 위한 체크리스트
1.	적절한 크기의 장비
2.	아래턱 밀어올리기를 통한 최적의 안면마스크 밀봉 확보 a. 엄지두덩 마스크 고정을 시행할 전담자 1인 b. 공기가 새는지 시각/청각적으로 확인 c. 호기말 이산화탄소분압 측정기의 파형 확인
3.	최적의 귀에서 복장패임 자세(ear-to-sternal notch positioning) 확인
4.	구강내 기도기/비인두 기도기 삽입
5.	치료가능한 폐 질환이 있는지 고려 a. 긴장성기흉(PTX) b. 천식
6.	신경근 차단제 고려
7.	최대 산소흐름, PEEP, 적절한 산소저장백
8.	기구 고장 확인, 배기판막, 개방 포트

백-마스크환기를 위한 경험, 훈련 및 학습곡선

경험부족은 종종 백-마스크환기를 어렵게 만드는 요인이 된다. 응급 상황에서 백-마스크환기가 부적절하거나 불가능한 경우 가장 경험 많은 의료진이 즉시 개입해야 한다. 안타깝게도, 많은 응급 상황에서 경험 많은 의료진이 없는 경우가 있을 수 있다. 그러므로, 응급 의료 제공자는 시간이 있을 때마다 두 손 엄지두덩 고정법으로 백-마스크환기 술기를 연습할 필요가 있음을 강조하게 된다. 백-마스크환기 교육이나 실습이 임상 환경에서 이뤄지든, 카데바(cadavers) 또는 마네킨을 이용해 실시하든지와 관계없이, 목표는 앞의 체크리스트를 이용하여 최적의 백-마스크환기 기술을 연습해야 한다는 것이다. 전신마취 수술 환자에서 백-마스크환기에 관한 최소한의 전문성을 얻는데 요구되는 훈련 횟수는 25회이나("근거가 되는 연구" 참고), 응급상황에서 전문성을 얻는데 필요한 횟수는 그보다 훨씬 더 많을 가능성이 높다. 서론에서 언급한 바와 같이, 대부분의 의료 서비스 제공자들은 자신이 백-마스크환기에 대한 충분한 기술을 습득하고 있다고 생각하기 때문에, 자신의 기술 수준을 발전시키기 위한 훈련이나 연습에 시간이나 노력을 들이지 않는다. 응급 의료 인력의 교육을 담당하는 사람들은 훈련생이 백-마스크환기에 능숙한지 여부를 평가하고, 이 필수 기술을 연습시키기 위한 모든 가능한 기회를 찾아야 한다("근거가 되는 연구" 내 "RSI 무호흡 시간 중 백-마스크환기" 참고).

요약

백-마스크환기는 응급기도관리에 있어서 가장 중요한 술기 중 하나이다. 응급 의료 제공자는 자신의 기술수준을 높여 항상 최적의 백-마스크환기를 제공하고, 어려운 백-마스크환기를 예측하며 문제를 해결하는 방법을 알기 위해 가능한 모든 노력을 기울여야 한다.

근거가 되는 연구

자발 호흡을 하는 환자에게도 백-마스크환기 장치가 잘 작동하는가?

백-마스크환기 장치는 무호흡환자에게 100% FiO_2(흡입산소분율)를 전달하도록 설계되었기 때문에 자발 호흡을 하는 환자를 "보조"하는 데 사용할 경우 성능이 떨어지는 경우가 많다. 여러 연구에서 백밸브마스크 장치가 자발호흡 환자에게 고농도 산소를 전달하지 못하는 경우가 많다고 한다.[1-7] 마스크가 완벽하게 밀봉되지 않는 한(그럴 가능성은 거의 없음), 자발 호흡 환자는 마스크 주변의 실내공기를 흡입하여 결국 낮은 농도의 산소를 마시게 된다. 수술실 환경에서는 일반적으로 마취기를 사용하여 100% FiO_2를 전달하기 위해 안면마스크를 사용하는데, 이 마스크를 사용하면 플러시 유속 산소(≥40 L/min)를 전달할 수 있어 마스크 밀봉 상태가 좋지 않은 것을 보완할 수 있다. 이는 백-마스크환기 장치에서는 잘 작동하지 않으며, 마스크 밀봉이 불량하면 저농도 산소가 전달 된다.[8,9] 또한, 여러 연구에 따르면 자발호흡 환자에게 백밸브마스크 장치를 사용하면 특히 분당 환기량을 늘리고 PEEP를 추가하면, 호흡일(work of breathing)이 증가한다고 보고 하였다.[10-12] 자발호흡 환자에게 고농도 산소가 필요한 경우는, 이상기도양압(bilevel positive airway pressure, BiPAP), 지속성기도양압(continuous positive airway pressure, CPAP), 고유량 비강 캐뉼라(high-flow nasal canula, HFNC), 또는 플러시 유속 산소(flush-rate oxygen)가 공급되는 비재호흡(nonrebreather, NRB) 마스크를 사용하는 것이 가장 좋다.[9,12-14]

백밸브마스크 장치와 함께 PEEP 밸브를 사용하는 것에 대한 근거가 있는가?

이는 일반적인 관행이지만, 이에 관한 근거는 거의 없다. 여러 연구에 따르면 신생아용 소생백에 일회용 PEEP 밸브를 추가했을 때, 이에 대한 결과의 일관성이 없었다.[15-18] 어떤 조건에서는 PEEP 밸브가 제대로 작동한 반면, 다른 조건에서는 PEEP 압력이 빠르게 소실되었으며 원하는 압력이 정확하게 전달되지 않았다.[15,16,18] 2010년 국제소생술 교류위원회(International Liaison Committee for Resuscitation, ILCOR)는 신생아 심폐소생술에 대한 권고문에서 PEEP 밸브가 장착된 자가팽창백(self-inflating bags, SIB)은 "호기말 압력을 전달하는데 종종 일관성이 없다."고 제시하고 있다.[19] 성인에서 PEEP 밸브가 달린 백밸브마스크 장치를 사용하는 방식에 관한 근거가 보고된 적은 없다. 하지만, PEEP 밸브는 해를 끼칠 가능성이 낮으며, 어려운 마스크환기 상황에서 PEEP이 필요하다고 여겨진다면 시도해봐야 한다.

신경근 차단제가 백-마스크환기에 어떤 영향을 미치는가?

기존의 교육은 성공적인 백-마스크환기가 수행되기 전에 환자를 마비시켜서는 안된다는 것이었지만, 급성 호흡정지 환자는 기도 개방 술기와 양압 환기를 방해하는 근긴장도가 있는 경우가 많다. 이는 응급기도관리가 필요한 자발호흡 환자에게 신경근 차단제(NMBA)를 투여하는 결정과는 다르다. 이러한 자발 호흡 환자에서 구조 마스크 환기가 실패할 것으로 예상되는 경우, 빠른연속기관삽관(RSI)이 초기에 금기가 될 수 있다. 신경근 차단제를 사용한 마비가 백-마스크환기를 개선한다는 것을 보여주는 여러 연구가 있다.[20-25] 중요한 점은, 이 연구에서 어떤 환자도 신경근 차단제 투여 후 백-마스크환기를 통한 인공호흡이 더 어려워지지 않았다는 것이다. Soltesz 등의 연구는 백-마스크환기가 어려운 고위험군 환자와 마스크 환기가 어려운 것으로 알려진 환자를 대상으로 연구했기 때문에 매우 흥미롭다. 연구 결과에 따르면 신경근 차단제 주입 후 일회호흡량 중앙값이 350 mL에서 600 mL로 증가했다는 것을 발견했다. 많은 최신의 어려운 기도 알고리즘에서 어려운 백-마스크환기가 발생할 경우 신경근 차단제를 시도할 것을 권장하고 있다.[26,27]

RSI의 무호흡 시간에 백-마스크환기를 수행하는 것이 적절한가?

기존 교육에서는 위 흡인 및 역류에 대한 우려로 인해 치명적인 불포화가 발생하지 않는 한 RSI의 무호흡 시간 동안 양압 환기를 하지 말 것을 요구했다. Casey는 RSI 유도와 후두경 검사 사이에 백-마스크환기를 실시하면, 중환자실(ICU)에서 흡인 증가 없이 산소 포화도를 개선하고, 중증 저산소혈증 발생을 감소시킨다는 것을 보여주었다.[28] 그러나 이러한 결과를 응급 환자에게 확대 적용하기는 어렵다. 이 연구에서는 표준화된 전산소화 전략이 없었으며, 흡인 위험이 높은 것으로 간주되는 환자는 제외되었다. 또한, 거의 모든 환자가 저산소성 호흡부전으로 인해 삽관을 하고 있었기 때문에, RSI 동안 소생백 짜기의 위험-유익 비율은 모든 응급실 환자에게 동일하지 않을 수 있다. 이러한 결과는 전산소화 노력이 제대로 이루어지지 않았기 때문일 수도 있다. 응급실에서는 임상의가 급격한 산소 포화도 저하의 위험이 흡인 위험보다 더 크다고 판단할 때 신중하고 의도적인 마스크환기를 실시하는 것이 합리적이다. 그럼에도 불구하고, 이 관행이 최적의 전산소화를 대체해서는 안 된다.

머리의 회전은 백-마스크환기를 향상시킬 수 있는가?

일부 전문가들은 머리를 회전하면 안면 마스크 환기가 개선된다고 오랫동안 가르쳐 왔다. 이 문제를 다룬 두 개의 연구 결과가 상반된 결과를 보이고 있다. 두 연구 모두 수술실 환경에서 마취된 무호흡 성인 환자를 대상으로 수행되었다. 한 연구에서는 45° 측면 머리 회전 시 안면 마스크환기 동안 일회호흡량이 유의하게 증가하는 것으로 나타났고, 다른 연구에서는 30° 머리 회전시 유의한 변화가 발견되지 않은 것으로 보고되었다.[29,30] 따라서 백-마스크환기가 어려운 경우 머리 회전을 시도해 볼 가치가 있을 수 있지만, 강하게 권장할 수는 없다.

백-마스크환기 중 윤상연골누르기를 적용해야 하는가?

충분한 인력을 확보할 수 있는 경우, 특히 장시간 백-마스크환기를 실시할 때 이 기법이 유리할 수 있다. 낮은 흡기압에서 중간 정도의 흡기압으로 백-마스크환기를 실시할 때 윤상연골누르기를 적절히 적용하면 위장으로 유입되는 공기의 양이 줄어드는 것으로 보인다.[31] 방사선학 연구에 따르면 윤상연골누르기가 식도를 안정적으로 폐쇄하지 못할 수 있다는 것이 입증되었지만,[32] 최근 임상 연구에서는 그 반대의 결과가 나타났다.[33] 윤상연골누르기가 기도 폐쇄를 야기할 수 있기 때문에, 백-마스크환기가 어려운 경우라면 즉시 중단해야 한다.[34,35]

응급 상황에서 배기판막이 항상 유용한가?

아니다. 배기판막은 정상 폐를 가진 환자의 압력손상을 예방하기 위한 것이다. 기도압이 높은 중증 환자의 경우 이 밸브가 적절한 환기를 방해하게 된다. 일부 소아과 전문의들은 응급상황에서 배기판막을 항상 비활성화할 것을 권고한다.[36,37]

성인용 소생백을 없애야 할까?

일부에서는 성인용(≈1000 mL) 소생백을 소아용(≈500 mL) 백으로 교체할 것을 제안하기도 한다.[38] 현재 이러한 변화를 뒷받침할 근거가 충분치 않다. 낮은 일회호흡량과 압력 환기는 심정지 환자나 초기 소생술 후 중환자실에 재원중인 대부분의 환자에게 적합하나, 응급 의료진은 다양한 해부학적, 생리적 이상을 지닌 환자를 관리하며, 일부 환자는 극한 상태일 때 더 높은 환기압과 환기량이 필요할 수 있다. 다양한 기도 응급상황이 발생하는 성인에게 소아용 소생백을 사용하는 것에 대한 임상 연구는 아직 없다. 수술실 환경의 삽관 환자나 마네킹의 삽관된 환자 모형을 대상으로 한 연구 데이터를 갖고 추론하는 것은 오해의 소지가 있을 수 있으며, 특히 숙련되지 않은 시술자의 경우 백-마스크환기로 전달되는 환기량이 예상보다 적은 경우가 많다는 상당한 증거가 있다.[39-41]

기존의 두 손 CE 고정 보다 엄지두덩 마스크 고정이 낫다는 증거가 있는가?

수술실 환경에서 마취된 무호흡 환자를 대상으로 한 연구에서, 두 손 엄지두덩 마스크 고정법이 초심자가 사용하는 기존의 두 손 CE 기법에 비해 훨씬 더 많은 환기량를 제공하고, 실패한 호흡은 더 적은 것으로 나타났다.[39] 또 다른 연구에서는 마취된 비만 무호흡증 환자를 대상으로 더 숙련된 시술자가 두 손 CE 고정과 두 손 엄지두덩 고정법을 비교했는데, 위와 유사한 결과를 보였다.[42]

참고문헌

1. Mills PJ, Baptiste J, Preston J, Barnas GM. Manual resuscitators and spontaneous ventilation—an evaluation. *Crit Care Med*. 1991;19(11):1425-1431.
2. Robinson A, Ercole A. Evaluation of the self-inflating bag-valve-mask and non-rebreather mask as preoxygenation devices in volunteers. *BMJ Open [Internet]*. 2012;2(5).
3. Nimmagadda U, Ramez Salem M, Joseph NJ, et al. Efficacy of preoxygenation with tidal volume breathing [Internet]. *Anesthesiology*. 2000;93(3):693-698.
4. Carter BG, Fairbank B, Tibballs J, Hochmann M, Osborne A. Oxygen delivery using self-inflating resuscitation bags. *Pediatr Crit Care Med*. 2005;6(2):125-128.
5. Mazzolini DG Jr, Marshall NA. Evaluation of 16 adult disposable manual resuscitators. *Respir Care*. 2004;49(12):1509-1514.
6. Kwei P, Matzelle S, Wallman D, Ong M, Weightman W. Inadequate preoxygenation during spontaneous ventilation with single patient use self-inflating resuscitation bags. *Anaesth Intensive Care*. 2006;34(5):685-686.
7. Grauman S, Johansson J, Drevhammar T. Large variations of oxygen delivery in self-inflating resuscitation bags used for preoxygenation—a mechanical simulation. *Scand J Trauma Resusc Emerg Med*. 2021;29(1):98.
8. Russell T, Ng L, Nathan E, Debenham E. Supplementation of standard pre-oxygenation with nasal prong oxygen or machine oxygen flush during a simulated leak scenario. *Anaesthesia*. 2014;69(10):1133-1137.
9. Driver BE, Klein LR, Carlson K, Harrington J, Reardon RF, Prekker ME. Preoxygenation with flush rate oxygen: comparing the nonrebreather mask with the bag-valve mask. *Ann Emerg Med*. 2018;71(3):381-386.
10. Hess D, Hirsch C, Marquis-D'Amico C, Kacmarek RM. Imposed work and oxygen delivery during spontaneous breathing with adult disposable manual ventilators. *Anesthesiology*. 1994;81(5): 1256-1263.
11. Kacmarek RM, Mang H, Barker N, Cycyk-Chapman MC. Effects of disposable or interchangeable positive end-expiratory pressure valves on work of breathing during the application of continuous positive airway pressure. *Crit Care Med*. 1994;22(8):1219-1226.
12. Groombridge CJ, Ley E, Miller M, Konig T. A prospective, randomised trial of pre-oxygenation strategies available in the pre-hospital environment. *Anaesthesia*. 2017;72(5):580-584.
13. Driver BE, Prekker ME, Kornas RL, Cales EK, Reardon RF. Flush rate oxygen for emergency airway preoxygenation. *Ann Emerg Med*. 2017;69(1):1-6.
14. Groombridge C, Chin CW, Hanrahan B, Holdgate A. Assessment of common preoxygenation strategies outside of the operating room environment. *Acad Emerg Med*. 2016;23(3):342-346.
15. Morley CJ, Dawson JA, Stewart MJ, Hussain F, Davis PG. The effect of a PEEP valve on a Laerdal neonatal self-inflating resuscitation bag. *J Paediatr Child Health*. 2010;46(1-2):51-56.
16. Bennett S, Finer NN, Rich W, Vaucher Y. A comparison of three neonatal resuscitation devices. *Resuscitation*. 2005;67(1):113-118.
17. Tracy M, Shah D, Priyadarshi A, Hinder M. The effectiveness of Ambu neonatal self-inflating bag to provide consistent positive end-expiratory pressure. *Arch Dis Child Fetal Neonatal Ed*. 2016;101(5):F439-F443.
18. Kelm M, Proquitté H, Schmalisch G, Roehr CC. Reliability of two common PEEP-generating devices used in neonatal resuscitation. *Klin Padiatr*. 2009;221(7):415-418.
19. Kattwinkel J, Perlman JM, Aziz K, et al. Part 15: Neonatal resuscitation [Internet]. *Circulation*. 2010;122(18_suppl_3).
20. Soltész S, Alm P, Mathes A, Hellmich M, Hinkelbein J. The effect of neuromuscular blockade on the efficiency of facemask ventilation in patients difficult to facemask ventilate: a prospective trial. *Anaesthesia*. 2017;72(12):1484-1490.
21. Sachdeva R, Kannan TR, Mendonca C, Patteril M. Evaluation of changes in tidal volume during mask ventilation following administration of neuromuscular blocking drugs. *Anaesthesia*. 2014;69(8):826-831.
22. Warters RD, Szabo TA, Spinale FG, DeSantis SM, Reves JG. The effect of neuromuscular blockade on mask ventilation. *Anaesthesia*. 2011;66(3):163-167.

23. Ikeda A, Isono S, Sato Y, et al. Effects of muscle relaxants on mask ventilation in anesthetized persons with normal upper airway anatomy. *Anesthesiology*. 2012;117(3):487-493.

24. Engelhardt T, Weiss M. Difficult mask ventilation and muscle paralysis. *Anesthesiology*. 2013;118(4):994.

25. Joffe AM, Ramaiah R, Donahue E, et al. Ventilation by mask before and after the administration of neuromuscular blockade: a pragmatic non-inferiority trial. *BMC Anesthesiol*. 2015;15:134.

26. Frerk C, Mitchell VS, McNarry AF, et al. Difficult Airway Society 2015 guidelines for management of unanticipated difficult intubation in adults. *Br J Anaesth*. 2015;115(6):827-848.

27. Combes X, Le Roux B, Suen P, et al. Unanticipated difficult airway in anesthetized patients: prospective validation of a management algorithm. *Anesthesiology*. 2004;100(5):1146-1150.

28. Casey JD, Janz DR, Russell DW, et al. Bag-mask ventilation during tracheal intubation of critically ill adults. *N Engl J Med*. 2019;380(9):811-821.

29. Itagaki T, Oto J, Burns SM, Jiang Y, Kacmarek RM, Mountjoy JR. The effect of head rotation on efficiency of face mask ventilation in anaesthetised apnoeic adults: a randomised, crossover study. *Eur J Anaesthesiol*. 2017;34(7):432-440.

30. Matsunami S, Komasawa N, Konishi Y, Minami T. Head elevation and lateral head rotation effect on facemask ventilation efficiency: randomized crossover trials. *Am J Emerg Med*. 2017;35(11):1709-1712.

31. Petito SP, Russell WJ. The prevention of gastric inflation—a neglected benefit of cricoid pressure. *Anaesth Intensive Care*. 1988;16(2):139-143.

32. Smith KJ, Dobranowski J, Yip G, Dauphin A, Choi PT-L. Cricoid pressure displaces the esophagus: an observational study using magnetic resonance imaging. *Anesthesiology*. 2003;99(1):60-64.

33. Pellrud R, Ahlstrand R. Pressure measurement in the upper esophagus during cricoid pressure: a high-resolution solid-state manometry study [Internet]. *Acta Anaesthesiol Scand*. 2018;62(10): 1396-1402.

34. Allman KG. The effect of cricoid pressure application on airway patency. *J Clin Anesth*. 1995;7(3):197-199.

35. Hartsilver EL, Vanner RG. Airway obstruction with cricoid pressure. *Anaesthesia*. 2000;55(3):208-211.

36. O'Neill J, Scott C, Kissoon N, Wludyka P, Wears R, Luten R. Pediatric self-inflating resuscitators: the dangers of improper setup. *J Emerg Med*. 2011;41(6):607-612.

37. Driver BE, Atkins AH, Reardon RF. The danger of using pop-off valves for pediatric emergency airway management. *J Emerg Med*. 2020;59(4):590-592.

38. Wenzel V, Keller C, Idris AH, Dörges V, Lindner KH, Brimacombe JR. Effects of smaller tidal volumes during basic life support ventilation in patients with respiratory arrest: good ventilation, less risk? *Resuscitation*. 1999;43(1):25-29.

39. Gerstein NS, Carey MC, Braude DA, et al. Efficacy of facemask ventilation techniques in novice providers. *J Clin Anesth*. 2013;25(3):193-197.

40. Doerges V, Sauer C, Ocker H, Wenzel V, Schmucker P. Smaller tidal volumes during cardiopulmonary resuscitation: comparison of adult and paediatric self-inflatable bags with three different ventilatory devices. *Resuscitation*. 1999;43(1):31-37.

41. Kroll M, Das J, Siegler J. Can altering grip technique and bag size optimize volume delivered with bag-valve-mask by emergency medical service providers? *Prehosp Emerg Care*. 2019;23(2):210-214.

42. Fei M, Blair JL, Rice MJ, et al. Comparison of effectiveness of two commonly used two-handed mask ventilation techniques on unconscious apnoeic obese adults. *Br J Anaesth*. 2017;118(4):618-624.

CHAPTER 13

성문외 기구

(Extraglottic Devices)

Erik G. Laurin, Leslie V. Simon, Darren A. Braude | 강구현

서론

성문외 기구(extraglottic device, EGD)는 상부 식도 또는 하인두를 통하여 삽입되고 성문을 통하지 않고 폐로 공기를 공급한다. 장치가 후두 위에 있으면 성문위기도기(supraglottic device, SGD)라고 하지만, 후두 뒤쪽, 상부식도에 있으면 성문후기도기(RGD)라 한다.

역사적으로 이러한 장치는 금식 환자의 선택적 수술 사례에 사용되었지만 시간이 지남에 따라 응급기도관리에서 핵심 역할을 하게 되었다. 성문외 기구는 일반적으로 성문을 확인하지 않고 삽입하고, 1차(대체) 또는 2차(구조) 기도기로 사용할 수 있다. 성문외 기구는 일반적으로 안면마스크 환기나 기관내 삽관보다 사용하기 쉽고, 상당한 정도의 흡인 보호하지만 완전하지는 않다.

기구가 공기 누출을 차단하는 기도 내 압력인 커프 누출 압력은 장치 및 핏에 따라 다르다. RGD는 일반적으로 커프 누출 압력이 더 높다(최대 35~40 cm H_2O로 SGD [25~30 cm H_2O]와 비교하여). 더 단단한 밀봉은 높은 기도 저항이 있는 환자(예: 천식 또는 비만) 또는 혈종, 감염 또는 종괴로 인해 성문 해부학이 왜곡된 경우 높은 인플레이션 압력이 필요한 경우에 유리할 수 있다. 이 장치는 또한 상기도 출혈에 약간의 탐포네이드 효과를 제공할 수 있다. 동물 연구에서 RGD가 SGD보다 경동맥 혈관 압력을 준다. 그러나 사람을 대상으로 한 연구는 없다.

응급기도관리를 위해 이상적인 EGD는 저렴하고, 사용하기 쉽고, 소아용이 제공되며, 다양한 임상 상황에서 위 배액을 하고, 삽관을 위한 관통기능을 하고 산소 공급 및 환기에 대한 첫 번째 시도 성공률이 높아야 한다.

이러한 기대치를 충족하는 제품이 있다. 하지만, 하나의 특정 장치가 다른 장치보다 명확하게 우월함을 보여주는 연구는 거의 없다. 그만큼 EGD 선택은 지역 병원이나 병원전단계에서 자주 사용하는 것이나 일관성과 친숙함이 중요하기 때문에 특정 항목에 대한 선호도에 따라 달라질 수 있다. 응급 상황에서 사용되는 대부분의 장치는 일회용이며 저렴하다.

RGD에는 2개의 고용량 저압 풍선이 포함되어 있으며, 하나는 식도를 막는 원위부와 다른 근위부

는 인두를 막고 풍선 사이에 있는 후두 입구를 향한 창으로 가스 교환을 한다. RGD는 단일관(King LT) 또는 이중관(식도 기관 콤비튜브[ETC], EasyTube)이 있다. 이중관은 기관에 삽입하는 경우 환기를 위해 사용하지만 드문 경우로 복잡하다. 일반적으로 RGD는 블라인드로 삽입되지만 장비와 경험이 있으면 ETC를 직접 보면서 할 수 있다는 문헌 보고 들이 있다. 이것은 EasyTube 및 King LT도 가능하다. 이러한 삽입 기술은 삽입하는 동안 이러한 장치에서 발생하는 일반적인 문제 특히 후두 인두의 외상 중 일부를 완화한다.

원형 SGD의 대표적인 예는 후두 마스크 기도기(laryngeal mask airway)이지만, 이제는 다양한 종류의 SGD가 있다. 이들 장치는 부풀리는 형태의 커프나 젤 커프로 구분될 수 있으며, 소아용으로 제공되는지 여부, 위액 배출 통로가 내장된 제품인지(2세대 장치), 블라인드 또는 내시경적 기관내삽이 가능한지 여부에 따라 구별될 수 있다.

응급기도관리에 사용하기 위한 적응증

이러한 장치에 대한 적응증은 지난 수십 년 동안 확장되었으며 이제 다음을 포함한다.

주요 기도(primary airway)

- 환자 구토 반사가 없고, 어려움이 있는 경우에는 언제든지 얼굴 마스크 환기가 필요할 때
- 소아 및 성인 환자의 심정지 기도관리(5장 참조)
- 병원 전 환경에서 약물에 의한 기도관리를 위한 RSI의 대안인 Rapid Sequence Airway (30장 참조)
- 기도 내시경 검사를 용이하게 하기 위한 도관 기능(17장 참조)

보조 기도(secondary airway)

- 기관삽관 시도가 실패한 후 양압 인공호흡이 필요한 경우 또는 추가 삽입 시도가 예상되어 실패할 가능성이 있거나 잠재적인 경우
- 수술 기도 준비를 동시에 진행하면서 "삽관 불가, 산소 공급 불가" 실패 기도 상황

사용 금기 사항

기도 응급 상황에서 EGD 사용에 대한 절대적인 금기 사항은 없다. 상대적 금기 사항이 있을 때 EGD를 시도하지 않는 것은 일반적인 잘못이다.

EGD 사용에 대한 상대적 금기 사항:

- 높은 기도압 요구 사항(폐쇄성 폐질환, 비만 등)
- 흡인 위험이 높음(혈액 또는 입안 구토)
- 원위 부종, 폐색 또는 기도 왜곡
- 온전한 구토 반사

RGD 관련 상대 금기 사항:

- 협착, 정맥류 또는 부식성 섭취와 같은 잠재적인 식도 질환(점막천공의 위험)

성문외 장치

식도 폐색기도기(esophageal obturator airway)와 식도위관기도기(esophageal gastric tube airway)는 최초의 RGD로 개발되어 현재의 EGD로 길을 만들었지만 현재에는 기도관리에서 역할을 하지 못한다. 최근 RGD는 초기 장치에 비해 극적인 개선되고 다양한 긴급 상황에서 신속한 산소화 및 환기 효능과 안전성을 입증했다. 프로토타입 RGD는 Esophageal Tracheal Combitube (ETC, Tyco-Healthcare-Kendall-Sheridan, Mansfield, MA)이고 King Laryngeal Tube (King LT, Ambu Inc. USA, Columbia, MD)로 대체되었다. ETC와 EasyTube는 각 풍선을 팽창시키는 별도의 포트가 있는 반면 King LT는 상단 및 하단 풍선을 모두 팽창시키는 단일 팽창 포트가 있다. 후자의 장점은 간단함이지만, RGD를 기관내관(ETT)으로 교환하는 동안, 후두경 사용을 위해 상부 풍선을 수축시키면서 식도 폐색을 유지할 수 있는 것이 유리할 수 있다.

Esophageal Tracheal Combitube

ETC(그림 13-1)는 다른 어떤 RGD보다 오랫동안 임상에서 사용되어 적응증, 금기, 이점 및 위험에 대한 많은 증거들이 축척 되어있다. ETC는 특히 병원 전단계와 삽관 실패 시 구조호흡에서 쉽고 효과적인 기본 기도이다. 합병증은 드물다. 그러나 때때로 매우 심각하고 낮게 보고될 가능성이 있다. 이러한 합병증은 대부분 적절한 기술 없이 무리하게 삽입하거나 풍선 팽창을 과도하여 생긴 상기도 및 식도 외상과 관련이 있다. ETC는 37 French (F) 카테터 SA(소형 성인용)와 41 F 카테터 레귤러 두 가지 크기가 있고 4피트(1.22 m) ~ 1.67 m(5 ft 6 in) 높이 및 5피트 6인치 이상 환자에게 사용된다. 그러나 시판 후 연구에 따르면 작은 성인용 사이즈는 최대 6피트 높이까지 사용해야 한다. 어린이나 키가 4피트 미만인 환자에게 사용하기에 적합한 ETC는 없다. 크고 튼튼한 풍선 덕분에 ETC는 누출이 발생하기 전(최대 40 cm H_2O)에 최고 환기 압력을 만들 수 있어 환기가 어려울 것으로 예상되는 경우 선택할 EGD일 수 있다. ETC는 장점이 있지만 삽관이 안되고, 소아용 크기가 나오지 않으며 다른 RGD보다 삽입 기술이 복잡하여 널리 사용되지 못하고 있다.

Rusch Easytube

Rusch EasyTube는 ETC를 개선한 이중 풍선 및 이중 루멘 RGD이다. 기도에 있는 경우 원위부 팁의 크기와 모양은 표준 ETT와 유사하다. 원위부 팁에서 EasyTube 장치의 더 작은 직경으로 인해 ETC에 비해 기도 외상의 위험이 감소한다고 했지만 임상 시험에서 검증되지는 않았다. EasyTube는 라텍스가 없으며 28 F 및 41 F의 두 가지 크기가 있고, ETC의 4피트 제한에 비해 키가 3피트 이하인 환자를 위한 것도 있다. LMA, ETC 또는 King LT에 비해 EasyTube의 상대적인 인간 연구의 증거는 거의 없지만 초기 데이터는 유망한 것으로 보인다. 여러 마네킹 연구에 따르면 삽입 속도, 성공적인 환기 및 기술 유지 측면에서 ETC와 유사하다. 응급기도관리에서의 역할을 결정하려면 더 많은 데이터가 필요하다.

The Laryngeal Tube Airway

후두관 기도(북미에서는 King Airway 또는 King LT로 알려짐)(그림 13-1)는 블라인드 삽입으로 항상 식도에 위치하는 것으로 기반한 라텍스가 없는 실리콘 단일 루멘 RGD이다. 두 개의 풍선은 단일 포트를 통해 동시에 팽창된다. 일회용 버전에는 “D”라는 부호가 있으며, 위 감압을 가능하게 하는 열린 원위 팁이 있는 버전에는 석션 또는 섬프에 대한 “S”라는 부호가 있다. 응급상황에서 사용하는 일반적인 버전은 King LTS-D이다. 삽입에는 ETC와 비슷한 20 mm의 치아가 벌어져야 한다. King LT의 크기는 ETC와 같이 키를 기준으로 하지만 어린이는 체중 기반 크기 가이드라인도 있다. 신생아(<5 kg)부터 성인까지 전체 크기 범위를 사용할 수 있다.

표준 ETT로 삽관을 할 수 있고 및 위 감압 포트가 있는 iLT-D 버전도 사용할 수 있게 될 것이다. 이 장치를 통한 삽관은 블라인드로 수행할 수 있지만 성공률을 높이려면 내시경을 사용하는 것이 가장 좋다. iLT-D를 통해 ETT가 성공적으로 통과한 후 iLT-D는 ETT에서 백 커넥터를 분리하고 iLT-D의 커프를 수축한 다음 ETT를 고정 후 ETT 위로 제거할 수 있다. 아직 이 제품을 평가할 수 있는 충분한 데이터가 없지만 병적 비만과 같은 기도 문제에 대한 가능성을 보여줄 수 있다.

사용 용이하여 King LT는 병원 전 단계에서 사용되는 가장 일반적인 RGD이 되었다. ETC와 유사한 방식으로 인두를 통해 블라인드로 식도로 삽입하지만 후두경을 사용한 경험이 보고된 사례가

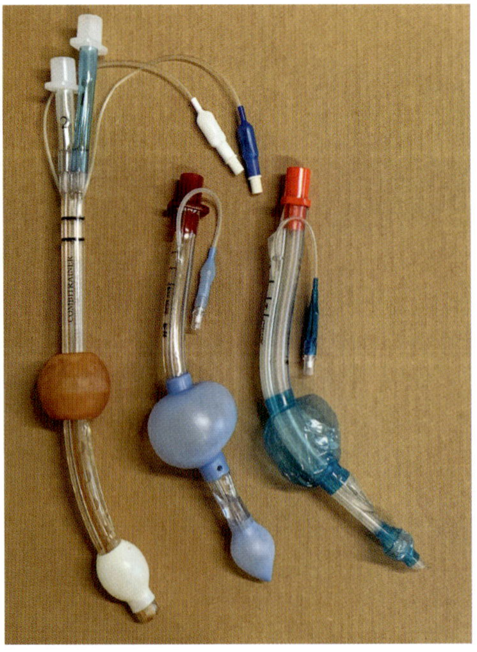

그림 13-1. 성무뒤 장치(RGD). 가장 일반적인 RGD: (왼쪽에서 오른쪽으로): Combitube, King LT-D(1세대 EGD), King LTS-D(2세대 EGD). EGD, 성문외 장치.

적고 Lipp maneuver(끝부분을 구부려 혀의 바닥부분을 탐색하는 방법)은 권장되지 않는다. 이 기술을 사용한 예상치 못한 기관 배치에 대한 보고가 드물게 발표되었다.

삽입 기술 - 시각화가 없다고 가정

1. 환자의 체중(소아) 또는 키(성인)를 기준으로 올바른 크기의 장치 선택
2. 기구 조립
3. 커프를 테스트한 다음 수축
4. 점막이 촉촉하지 않은 경우 윤활제 도포
5. 환자를 중립 또는 스니핑 자세로 배치
6. 다른 손으로 턱 들어올리기를 수행.
7. LT를 정중선에 대해 약 45° 각도로 입에 넣는다.
8. 정중선으로 회전하면서 튜브를 인두로 전진시킨다.
9. 저항이 발생하지 않는 한 색상으로 구분된 백 커넥터 플랜지가 앞니와 정렬될 때까지 부드럽게 전진시킨다.
10. 풍선은 권장되는 양의 공기를 단일 포트를 통해 팽창. 크기 4 King-LT(가장 많이 사용되는 크기)에는 60 mL의 공기가 필요하다.
11. 그런 다음 장치를 천천히 빼는 동안 인공호흡을 시도하고, 호기말 이산화탄소분압 측정 및 동등한 폐음과 함께 인공호흡 및 흉부 상승이 될 때까지 주의 깊게 모니터링한다. 원위부 환기구가 너무 깊으면 폐가 아닌 위로 공기를 전달할 수 있어 환기의 첫 징후가 확인될 때 철수를 중단하는 것이 일반적이다. 인공호흡이 처음 발생하는 지점을 지나서 약 1~2 cm(소아용 크기는 적게, 성인용 크기는 더 많이) 빼서 인공호흡이 가장 잘될 때 중단하는 것이 좋다. 이렇게 하면 모든 환기가 폐로 향하게 된다.
12. 적절한 환기를 계속한다.
13. 장치를 제 위치에 고정한다.
14. 가능한 경우 위관을 통과시켜 위를 감압한다.

적절한 크기의 장치로 환기할 수 없는 경우 일반적으로 과도하게 삽입된 경우이다. 일단 올바른 위치에 있으면 King LT는 비슷한 환기 및 산소화 기능과 흡인 보호 기능을 갖춘 ETC와 매우 유사한 방식으로 작동한다. 합병증에 대한 광범위한 보고는 없었지만 기도 외상이 보고되었다. 임상적으로 유의한 혀 부종도 보고되었으며 한 사례에서는 삽입 후 45분 내에 발생했지만 그러한 경우는 드문 것 같다. 풍선이 혀를 앞쪽으로 이동시켜 부종으로 착각을 일으킬 수 있다. 그러나 RGD를 장기간 삽입하는 것은 권장되지 않으며 안전하게 삽입할 수 있는 경우 4시간 이내에 ETT로 교체하는 것이 좋다. 점막 허혈과 대뇌 관류에 대한 가능한 영향 때문에 권장된 부피에 대신 압력계를 사용하여 풍선 압력을 확인하는 것이 좋다.

성문위 장치

SGD는 성문 위에 위치하여 근위 식도, 혀의 기저부 및 측면 성문 구조를 밀봉하는 후두 마스크 기도기(커프)와 인두를 가로질러 입을 빠져나가 백 커넥터에서 끝나는 환기관으로 구성된다. 선택할 수 있는 SGD에는 다양한 브랜드와 종류가 있다. 주요 기능적 차이점은 (a) 위관 채널의 존재, (b) 커프가 팽창형, 비팽창형, 자체 가압형인지 여부, (c) 삽관 도관으로 사용가능, (d) 삽입 용이성 및 (e) 사용 가능한 크기 범위이다. 역사적으로 SGD는 수술실에서 선택적 기도관리를 위해 특별히 설계되었지만 현재는 응급 상황에서 널리 사용되어 이러한 기본 기능을 통합하는 새로운 디자인을 개발되고 있다.

SGD는 사용하기 쉽고 성공적이며 삽입 시 혈역학적 이상반응을 거의 일으키지 않으며 구조 응급기도관리에서 중요한 역할을 한다. 인공호흡 성공률은 수술실에서 거의 100%, 응급상황에서 약 95%로 보고되었다.

블라인드 삽관은 LMA Fastrach에서 지속적으로 높은 것으로 나타났지만 이제 내시경 삽관은 대부분의 환경에서 최소한의 교육을 받은 제공자에게 많은 SGD를 통해 실현 가능하다(17장 참조). 다른 EGD와 마찬가지로 SGD도 기관에 커프가 있는 ETT로 정의되는 확실한 기도관리를 하지못 하지만 상당한 흡인 보호를 한다.

후두마스크 기도기(laryngeal mask airways)

Laryngeal Mask Company (Teleflex 소유)는 1981년에 LMA Classic이라고 하는 최초의 프로토타입 SGD를 개발했다(그림 13-2). 이 회사는 현재 응급용으로 고안된 세 가지 LMA Supreme, LMA Protector 및 삽관 LMA라고도 하는 LMA Fastrach를 포함하여 여러 다른 LMA 버전을 제공하고 있다. 다른 SGD도 구조 장치로 사용될 수 있지만 주로 기도 응급 상황에는 LMA Classic, LMA Unique, LMA Unique EVO, LMA Flexible 또는 LMA ProSeal(그림 13-3)을 권장하지 않는다.

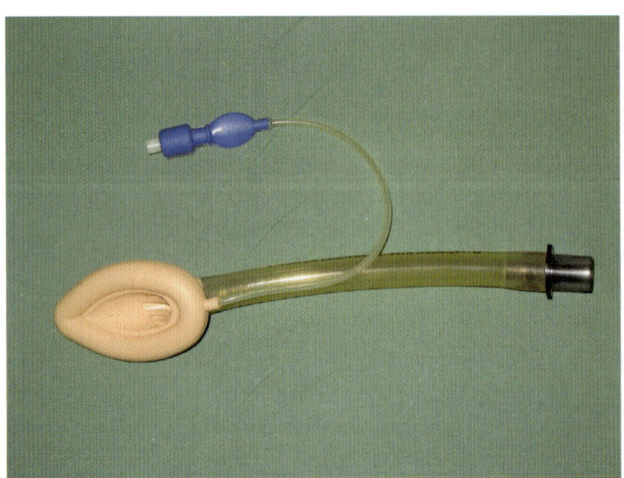

그림 13-2. LMA Classic. 후두개가 이 개구부로 밀리는 것을 막기 위한 플라스틱 튜브 끝에 있는 개구 막대.

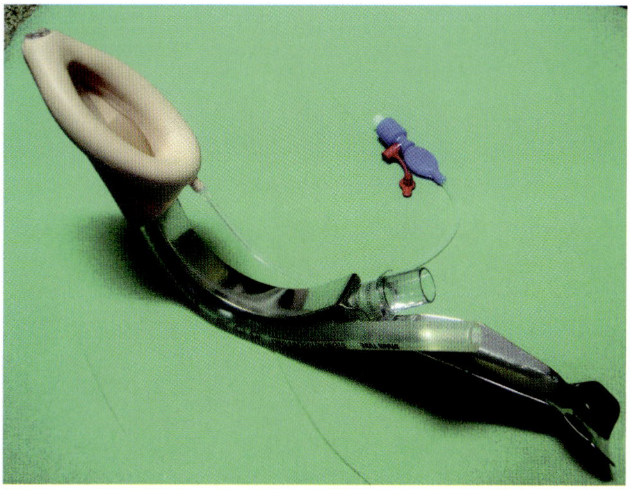

그림 13-3. LMA ProSeal. 위관 통과 및 배액을 위한 배액관 및 원위부.

LMA Supreme은 응급기도관리를 위한 우수한 장치가 되도록 설계적 특성을 가지고 있다(그림 13-4). 삽입하기 쉽고 이전 LMA보다 누출 압력이 더 높으며 바이트 블록이 내장되어 있고 위관이 통과할 수 있는 채널이 포함되어 있다. 임상 경험과 연구에 대한 좋은 결과가 있고 다양한 크기로 제공된다. LMA Supreme의 주요 제한 점은 후속 삽관을 위한 도관으로 사용할 수 없다는 것이다.

LMA Protector(그림 13-5)는 위 배액관 포트와 파일럿 풍선 압력 표시기인 Cuff Pilot 기술이 통합된 파일럿 풍선과 함께 사용할 수 있는 실리콘 일회용 장치다. 초기 연구에 따르면 Protector는 LMA Supreme보다 밀봉 압력이 우수하고 내시경 유도 삽관을 위한 도관 역할을 하지만 지금까지는 몸집이 큰 어린이와 성인에게만 사용할 수 있다.

ILMA (intubating laryngeal mask airway)라고도 하는 LMA Fastrach는 다른 LMA의 높은 삽입 및 환

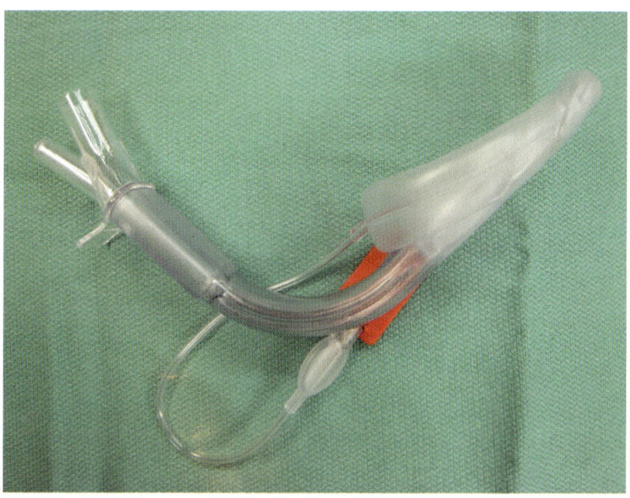

그림 13-4. LMA Supreme. 튜브의 견고한 구조와 휘어짐은 삽입을 쉽게 하고 부풀어지면 바로 밀봉이 된다.

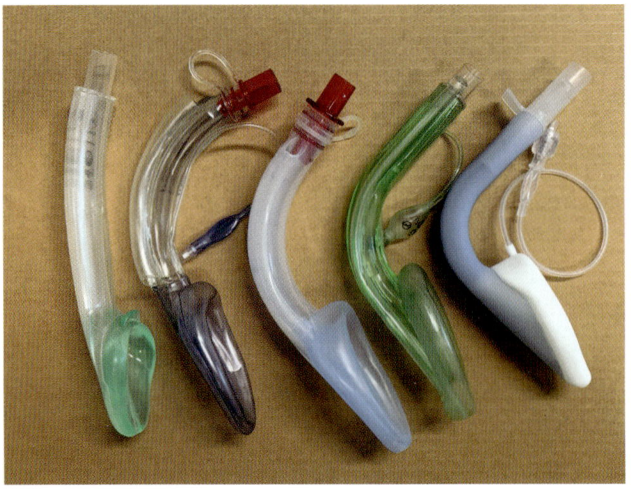

그림 13-5. 성문위 장치들. 일반적인 삽관 2세대 후두 마스크 기도기 성문외 장치 중 5개: (왼쪽에서 오른쪽으로) Intersurgical i-gel, Cookgas air-Q Blocker, Cookgas air-Q3SP(자체 가압 커프), Ambu AuraGain, LMA Protector.

기 성공률과 특수 설계 기능으로 비만, 척추 예방 조치 및 분비물에 관계없이 대부분의 경우 블라인드 삽관을 용이하게 한다(그림 13-6).

재사용 및 일회용 형태로 제공되지만 위 감압 채널이 없이 어린이와 성인에게만 사용 가능하다. 이러한 제한에도 불구하고 LMA Fastrach는 블라인드 삽관이 되는 기구로 응급기도관리에서 충분히 활용되지 않는 장치라고 생각한다.

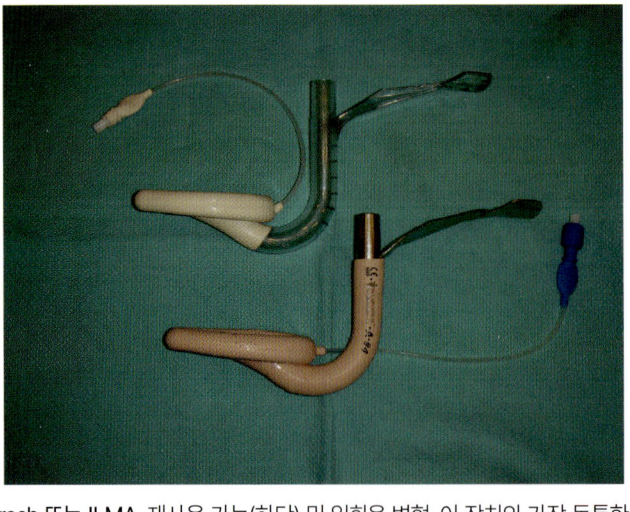

그림 13-6. LMA Fastrach 또는 ILMA. 재사용 가능(하단) 및 일회용 변형. 이 장치의 가장 독특한 특징은 기도 밀폐 및 적절한 가스 교환을 위해 하인두에 위치할 수 있는 핸들이다. 이는 실패한 기도에 중요할 수 있다.

Ambu LMA

Ambu LMA제품군에는 AuraOnce, Aura40, AuraStraight, Aura-i, AuraFlex 및 AuraGain이 있다(그림 13-5 및 그림 13-7). 이중에 AuraGain은 위관 채널이 있고 다양한 크기로 제공되기 때문에 응급기도관리에 적합하다. 또한 연구 결과 우수한 밀봉 압력과 내시경 삽관 조건이 입증되었다. 응급기도관리에서 AuraGain에 대한 데이터는 제한적이지만 병원 전 환경에서 광범위하고 긍정적인 경험이 있다.

Cookgas Air-Q

Cookgas air-Q (이전에는 Cookgas ILA로 재사용 가능 버전으로 알려짐) 장치에는 재사용 가능, 일회용, 차단기 및 새로운 air-Q3(그림 13-5)을 포함하여 여러 버전이 있다. 많은 제품에는 인공호흡시에 일부 공

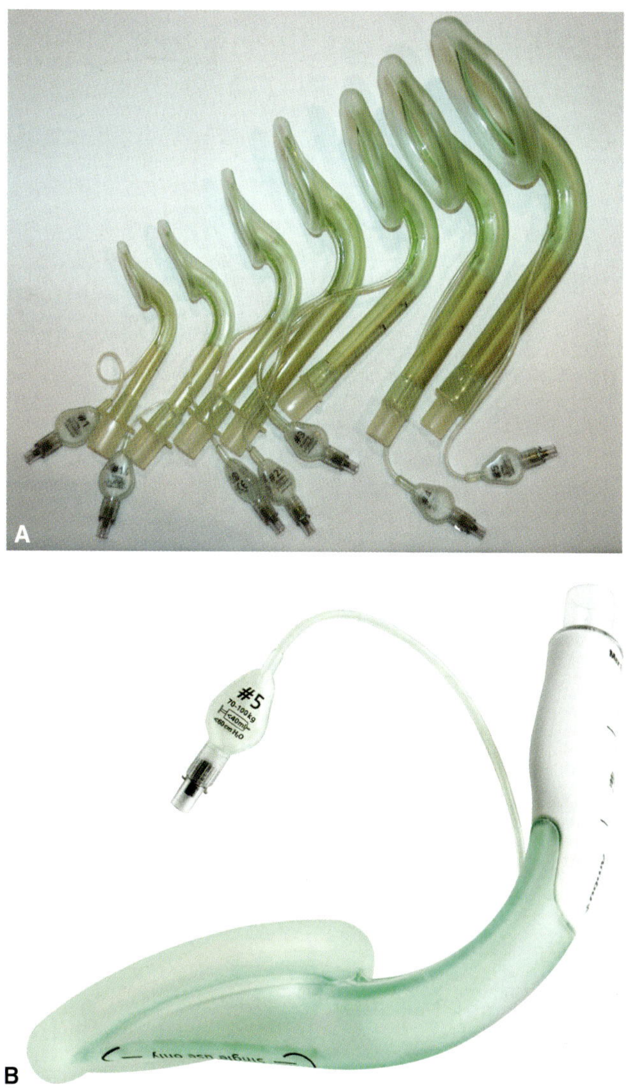

그림 13-7. **A.** Ambu AuraOnce LMA. **B.** Ambu Aura-i LMA.

기가 커프를 팽창시기켜 밀봉압력을 높이고 호기시에 일부 압력이 빠지는 점막 압력을 완화하기 위해 자가 가압(Cookgas 브랜드의 "sp") 커프 옵션도 있다.

인공호흡의 1차 성공률이 높고 크기가 다양하며 이를 통한 내시경 삽관법이 성공적이다. 블라인드 삽관은 특수한 기관내관 없이도 성인과 소아과에서 상당히 성공적인 것으로 나타났다. air-Q Blocker 및 air-Q3는 약간 더 단단하여 삽입하기 쉽고 위관 채널이 있기 때문에 응급 기도용으로 선택되는 버전이다.

Intersurgical I-GEL

I-gel(그림 13-5)은 부풀릴 필요 없이 즉시 밀봉되는 부드럽고 젤 같은 폴리머로 만든 일회용 비팽창 장치다. 삽입 직후, 환자의 하인두의 따뜻하고 습한 환경으로 젤라틴 물질이 더 유연해지고 성문 상부 연조직 간극을 채울 수 있다. 이 과정을 거친 후 밀봉은 더욱 견고해진다. 극도로 낮은 온도의 실외 환경에서 사용할 때 누출이 보고되었다. 일체형 바이트 블록이 통합되어 있으며 작은 유아부터 큰 성인까지 다양한 크기로 제공된다.

I-gel은 커프 팽창 단계 없이 삽입하기 쉽고 응급 및 병원 전 적용 분야에서 국제적으로 오랫동안 사용되었다. 내시경 삽관은 i-gel을 통해 매우 성공적이지만 블라인드 삽관의 성공은 혼합되어 있다. I-gel은 위관 채널이 있지만 상대적으로 작아서 환자가 위가 가득 찬 응급 상황에서 단점이다. 편리하게도 크기 4 i-gel은 대부분의 성인 SGD보다 훨씬 넓은 범위인 50~90 kg의 환자에게 사용할 수 있다. 심정지 중 산소 공급을 위한 포트가 포함된 i-gel O_2 버전도 있다. i-gel O 2는 하나의 버블 패키지에 윤활제와 고정 장치가 모두 포함된 "Resus Pack"으로 구입할 수 있다.

SGD 사용을 위한 기술

적절한 크기의 장치 선택

SGD 크기는 일반적으로 이상적인 체중을 기준으로 하지만 일부 제조업체에서는 실제 체중을 권장한다. 비상용 SGD는 포장 및 장치 자체에 명확한 중량 범위가 나와 있다.

삽입을 위한 장치 준비

1. 커프: 팽창식 커프가 있는 장치의 경우 기존 제조업체 권장 사항에 따라 삽입하기 전에 완전히 수축해야 한다. 최신 장치에 대한 경험에 따르면 장치에 들어오는 공기를 더하거나 빼지 않고 삽입하는 것이 종종 더 효과적이며 팁이 뒤로 젖히는 것을 방지하는 데 도움이 된다(그림 13-8). 그런 다음 필요한 경우 공기를 추가할 수 있지만 공기량이 많을수록 밀봉이 잘 되는 경향이 있다. i-gel 및 air-Q sp 모델은 팽창 또는 수축이 필요하지 않다.
2. 윤활: 입이 건조한 경우 커프와 환기관의 뒤쪽 표면에 수성 윤활제를 바르면 빠른 무외상성 삽입이 용이해진다. 커프 안쪽 윤활제를 제거한다.

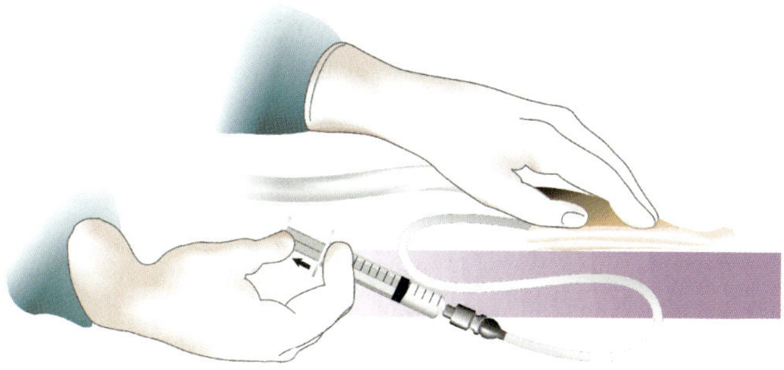

그림 13-8. LMA 커프를 수축시키는 올바른 방법.

환자 삽입 준비

1. 근이완: 응급 상황에서 근육 이완과 구역 반사의 감쇠는 임상 상태(즉, 심정지) 또는 유도제 및 마비제의 투여로 인해 발생한다. SGD 배치를 촉진하기 위한 약물의 일차적 사용은 RSA (rapid sequence airway)라고 하며 30장에서 설명한다. 일반적으로, 유도제와 마비제는 이미 RSI를 위해 투여되었으며 SGD는 삽관 시도가 실패하거나 산소 포화도를 유지할 수 없을 때 사용된다. 이러한 경우 일반적으로 충분한 잔여 근육 이완이 있지만 여러 번의 삽관 시도의 경우 추가 약물이 필요할 수 있다.
2. 자세: 경추 손상에 대한 우려로 금기 사항이 아닌 경우 스니핑 자세 또는 머리 신전이 이상적이다. 일반적으로 턱들기도 도움이 된다.

기구 삽입

입을 최대한 넓게 벌리고 SGD를 경구개를 따라 혀의 뒤쪽으로 진행하며 SGD의 자연스러운 휘어짐이 제자리에 안착될 때까지 인두와 하인두의 곡률을 따라 진행시킨다(그림 13-9~13-13).

이전의 유연한 SGD는 커프 튜브 접합부(그림 13-9)에서 손가락을 대고 입에 집어넣어야 하는 경우가 많지만(그림 13-9) 새로운 SGD에서는 단단한 환기 튜브가 있어 더 이상 필요하지 않다.

위치관리

1. SGD의 크기가 올바르고 적절하게 장착되었는지 육안으로 평가한다. 다른 사이즈가 맞다면 대체하거나 다시 삽입한다.
2. 호기말 이산화탄소분압 파형을 확인하여 호흡을 평가하고, 흉부 상승을 관찰하고, 입에서 공기가 새는 소리를 듣고/느낀다.
3. 환기가 안되는 경우 커프 끝이 뒤집혔거나 후두개가 아래쪽으로 구부러진 것이 주요 문제이다. 커프가 팽창된 상태에서 SGD를 몇 센티미터 빼내고 올바른 깊이로 다시 삽입한 다음 재평가한다.

4. 공기 누출이 있고 팽창식 커프가 있는 경우 SGD 측벽에 표시되어 있는 최대 커프 용량을 확인하고 소량의 공기를 추가한다. 과도한 커프팽창도 공기 누출을 초래할 수 있음을 명심해야 한다.
5. SGD가 제대로 작동한다고 확신하면 SGD를 고정하고 호흡기를 통해 환기를 계속할 수 있다.

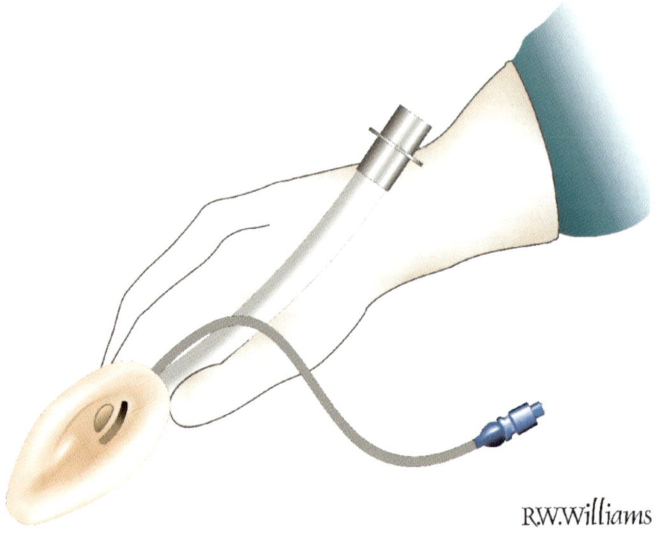

그림 13-9. LMA 삽입을 위한 올바른 손가락 위치.

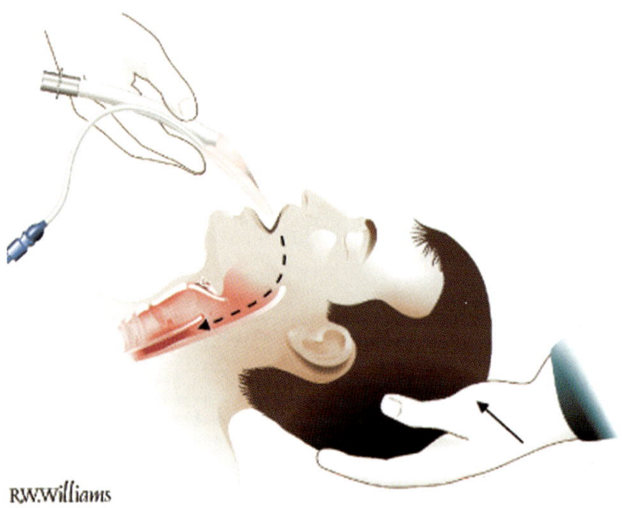

그림 13-10. LMA Classic 및 LMA Unique의 시작 삽입 위치.

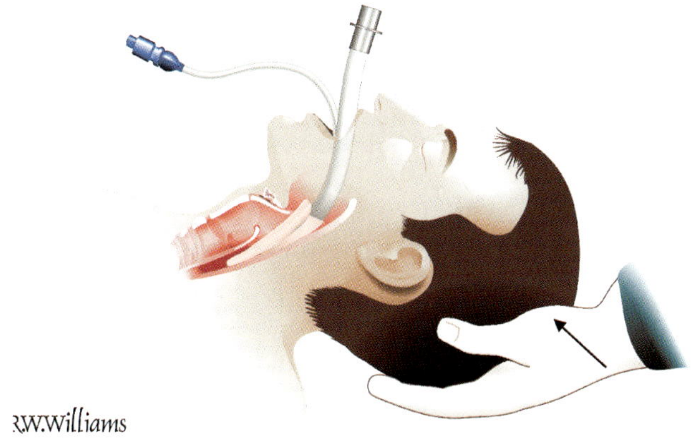

그림 13-11. 손가락 길이까지 LMA를 삽입.

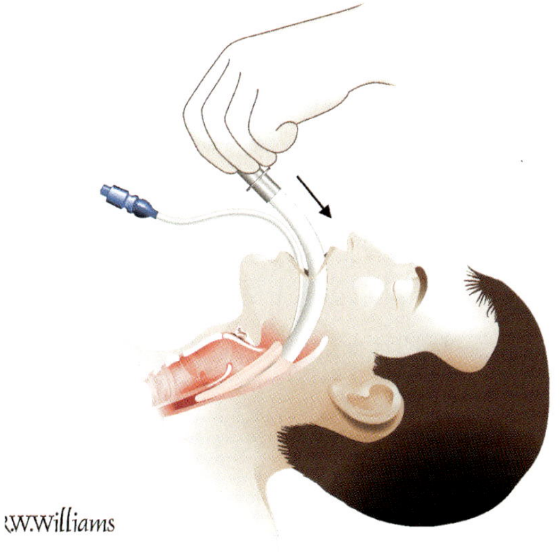

그림 13-12. 다른 손으로 LMA의 나머지 부분을 밀어 삽입을 완료.

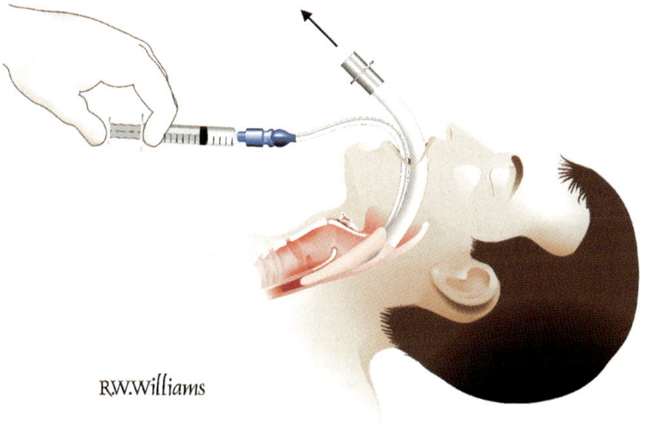

그림 13-13. LMA의 카라를 부풀린다.

부작용과 한계

커프의 끝부분이 삽입 시 뒤로 말려 최적의 위치와 커프압력에서 벗어 날수 있다. 이 과정은 인후 찰과상과 출혈 가능성이 있다. 일부에서는 도움이 된다는 증거는 거의 없지만 커프를 부분적으로 팽창시켜 끝부분 말림을 최소화한다고 권장한다. 다른 사람들은 업다운 방법을 제안하기고 한다. LMA Classic 및 LMA Unique를 "거꾸로" 삽입하고 하인두에서 제자리로 회전하는 방법도 설명되었으며 일부에서 선호한다. 우리가 선호하는 방법은 앞에서 설명한 표준 삽입이다.

SGD로 양압 환기를 가능하게 하기에 충분한 밀봉이 어려울 수 있다. 장치의 튜브 부분을 정중선에 유지하고 머리와 목의 위치를 굴곡(보다 일반적)에서 중립 또는 신전하는 것이 도움이 될 수 있다. 전반적으로 인공호흡 성공률은 모든 SGD에서 높다. 최적의 위치는 환기 효과를 개선하고 LMA Fastrach의 경우 삽관을 쉽게 한다. SGD가 응급 기도 환자의 위 내용물의 흡인에 대해 기도를 어느 정도 보호하는지 알 수 없으므로 이 장치는 임시 조치로만 간주된다.

요약

많은 EGD가 사용되고 더 많은 디자인이 시장에 출시되면서 응급기도관리 분야가 빠르게 발전하고 있다. 응급 상황에서 EGD는 효과적인 기본 및 구조 기도 역할을 할 수 있다. 이상적인 EGD는 저렴하고, 사용하기 쉬우며, 소아용이 있고, 다양한 임상 환경에서 산소 공급 및 환기에 대한 높은 첫 시도 성공률을 가지며, 위 배액을 허용하고, 삽관을 위한 도관 역할을 할 수 있다. 이제 많은 장치가 이러한 요구를 충족한다. 성문후기도기와 SGD의 차이점과 개별 제품의 뉘앙스를 이해하는 것이 중요하다.

근거가 되는 연구

King LT 기도가 EGD로 유용한가?

사용이 간단하고, 흡인 보호가 가능하고, 향후 삽관 가능성 디자인, 신생아에서 성인 크기까지의 가용성은 King LT의 장점으로 간주된다.[1-4] 이 장치는 EMS 인원이 쉽게 학습할 수 있으며 백-마스크보다 더 효과적인 환기를 제공한다는 증거가 있다.[5-7] King LT가 구조 기도 또는 삽관이 실패한 환자에게 유용하다는 증거는 제한적이며 대부분 사례 보고를 기반으로 한다.[5,8,9] 최근 연구에서 이 장치가 어렵고 실패한 기도에서 사용될 수 있다는 설득력 있는 증거가 있다.[10]

King LT에 대해 알아야 할 잠재적인 문제가 있는가?

ETC와 마찬가지로 팽창된 풍선은 점막 허혈성 손상을 유발할 수 있다. 장기간(>4시간) 제자리에 두거나 풍선이 과도하게 부풀려진 경우 위험이 더 높아진다.[4,11]

SGD는 응급 상황, 어렵고, 실패한 기도관리에 효과적인가?

SGD가 어려운 기도관리와 실패한 기도의 구조 위한 응급기도관리에 유용하다는 충분한 증거가 있다.[12-16] 1차 시도 성공, 높은 밀봉 압력 및 삽관 허용 능력을 최적화하는 SGD가 일반적으로 선호된다.

또한 많은 연구에서 SGD가 심폐소생술이 필요한 환자에게 다른 기도관리 방법으로 효과적이라는 것이 입증되었다.[17-19]

비전문가가 SGD를 성공적으로 사용하는 것이 얼마나 쉬운가?

다양한 저자들이 최소한의 훈련을 받은 비의료 구조인력, 병원 전 치료 제공자, 간호사, 호흡 치료사 및 경험이 없는 기도관리자에 의한 이전과 최신 장치 모두 성공적인 삽입 및 사용을 보고했다.[20, 21] EMS 연구 일부는 응급 의료 서비스(EMS)에서 기도관리의 기본 방법으로 사용 용이성에 의문을 제기했지만[22] 분석 결과 성공적인 사용을 위해서는 교육이 핵심인 것으로 나타났다.[23]

커프리가 없는 장치는 기존의 커프형 SGD와 어떻게 비교되나?

I-gel은 대부분의 측면에서 다른 SGD에 비해 유리하다. LMA Classic/Unique와 비교할 때 삽입에 대한 생리학적 반응은 동일하거나 개선되었으며 어린이와 성인 모두에서 위 흡입이 적고 누출 압력이 증가한다.[13, 24, 25] 증거는 혼합되어 있지만 일반적으로 삽입의 용이성과 첫 시도 통과 환기 성공에 대해 긍정적으로 되어 있다.[26, 27] I-gel의 밀봉 적합성은 대부분의 SGD와 동등한 것으로 밝혀졌다. I-gel을 통한 삽관은 블라인드로는 중간 정도의 성공이지만 내시경을 사용하면 100% 성공한다.[28-30]

삽관 SGD를 통한 삽관 성공률은 어느 정도인가?

블라인드 삽관 성공률은 일관적이지 않으며 40%에서 99%까지 다양하다. LMA Fastrach는 >90%의 성공률을 보여준다.[13,22,28,30-35] EGD를 기관삽관의 도관으로 사용하고 내시경을 사용하는 기술은 일반적으로 90% 이상의 성공률을 보인다.[22,29,31,33,35-39]

삽관을 용이하게 하기 위해 부지를 EGD에 통과시키는 것이 안전하고 효과적인가?

삽관을 용이하게 하기 위해 King LT를 통한 부지 통과는 사체 모델에서 성공적이지 않았으며 합병증을 유발할 수 있다.[40] 그러나 특정 SGD에서는 부기의 사용이 성공적인 기관삽관에 도움이 되었지만[41, 42] 점막 외상, 파열, 연골 또는 성대의 박리, 기관 천공을 피하기 위해 극도의 주의가 필요하다.

SGD를 단기간 사용하면 어떤 합병증이 발생할 수 있나?

SGD로 인한 어려운 환기 또는 주요 기도 부작용의 발생률은 낮으며 기관삽관 또는 백-마스크 환기보다 적은 것으로 생각된다.[43] SGD는 머리와 목 위치로 밀봉이 안 되어 적절한 환기가 안 될 수 있다. 위장의 흡입이 발생할 수 있다.[44, 45] SGD는 역류된 위 내용물의 흡인으로부터 완전한 보호를 제공하지 못할 수 있지만 다양한 정도의 물질의 흡인을 보호한다.[46] 윤상연골 압박은 SGD의 적절한 기능을 방해하거나 방해하지 않을 수 있지만 실제로는 각 사례별로 평가해야 한다.[47] 폐쇄에 반응하여 강한 흡입으로 인한 체액이 폐포 공간으로 전이되어 발생하는 음압 폐부종이 SGD를 물고 있는 경우 보고되었으며 바이트 블록이 있는 SGD사용하거나 양쪽 어금니 사이에 접힌 거즈를 사용하면 예방할 수 있다.[48]

EGD는 소아에서 효과적인가?

SGD가 어린이의 구조 장치로 적절하고 널리 사용되고 있다는 충분한 증거가 있다.[49, 50] 일부 저자는 어린이에게 적절한 크기를 선택하기 위한 지침을 설명했으며 제조업체는 안내하는 포켓 카드를 제공한다. 일상적, 어려운 소아기도관리 모두에서 SGD 사용을 뒷받침하는 증거도 있다.[51-54] 마네킹 연구에서 소아용 King LT가 병원 전 제공자에 의한 기관내 삽관에 비해 빠르고 더 성공적이라 한다.[55, 56] 병원 전 환경에서 소아 환자의 전문 기도관리 비율이 낮아 소아과 사용에 대한 의미 있는 데이터는 제한적이다.[57]

EGD는 흡인 보호 기능을 있는가?

EGD는 원래 생각했던 것보다 훨씬 더 많은 흡인 보호를 제공하는 것으로 보인다. 사체 모델연구에서 7개의 서로 다른 성문 외 장치의 밀봉 압력은 달랐지만 상당하였다.[44] 특히 흡인을 관찰하는 EMS 환자에 대한 소규모 연구에서 EGD의 흡인 비율은 기관내 삽관보다 통계적으로 높지 않았다.[58] 심정지에 대한 2건의 대규모 연구에서 기관삽관과 King LT 또는 I-gel 흡인률을 비교가 통계적으로 다르지 않았다.[59, 60] RSA 사용을 살펴보는 병원 전 및 ED 사례 시리즈 모두에서 흡인률이 상당히 낮았다.[61, 62] 입원한 외상 환자에 대한 연구에서는 병원 전 기도 전략이 인공호흡기 관련 폐렴 발생률에 영향을 미치지 않는 것으로 나타났다.[63, 64]

심정지 환자는 주로 EGD를 사용해야 하나?

EGD는 교육이 많이 필요하지 않고, 쉽게 삽입할 수 있고 CPR 중 중단을 최소화하므로 심정지 동안 좋은 관리 전략이 된다. 성문외 기도와 기관내 삽관 사이의 환자 결과는 두 개의 대규모 전향적, 무작위 병원 전 임상시험에서 비교되었다. 하나는 미국에서 King LT가 기관삽관에 비해 생존율과 신경학적 결과가 개선되었음을 발견했다.[60] 다른 하나는 영국에서 i-gel과 기관삽관 사이에 동등한 결과를 발견한다.[59] 많은 EMS 시스템과 일부 병원 의료자는 심정지를 위한 EGD 기반 초기 기도 전략을 지원하기 위해 이러한 데이터를 사용했다.

참고문헌

1. Gaszynski T. The intubating laryngeal tube (iLTS-D) for blind intubation in superobese patients. *J Clin Anesth*. 2019;52:91-92.
2. Agro F, Cataldo R, Alfano A, Galli B. A new prototype for airway management in an emergency: the Laryngeal Tube. *Resuscitation*. 1999;41(3):284-286.
3. Dorges V, Ocker H, Wenzel V, Steinfath M, Gerlach K. The laryngeal tube S: a modified simple airway device. *Anesth Analg*. 2003;96(2):618-621, table of contents.
4. Ulrich-Pur H, Hrska F, Krafft P, et al. Comparison of mucosal pressures induced by cuffs of different airway devices. *Anesthesiology*. 2006;104(5):933-938.
5. Asai T. Use of the laryngeal tube for difficult fibreoptic tracheal intubation. *Anaesthesia*. 2005;60(8):826.
6. Kette F, Reffo I, Giordani G, et al. The use of laryngeal tube by nurses in out-of-hospital emergencies: preliminary experience. *Resuscitation*. 2005;66(1):21-25.
7. Kurola J, Harve H, Kettunen T, et al. Airway management in cardiac arrest—comparison of the laryngeal tube, tracheal intubation and bag-valve mask ventilation in emergency medical training. *Resuscitation*. 2004;61(2):149-153.

8. Genzwuerker HV, Dhonau S, Ellinger K. Use of the laryngeal tube for out-of-hospital resuscitation. *Resuscitation*. 2002;52(2):221-224.
9. Matioc AA, Olson J. Use of the laryngeal tube in two unexpected difficult airway situations: lingual tonsillar hyperplasia and morbid obesity. *Can J Anaesth*. 2004;51(10):1018-1021.
10. Winterhalter M, Kirchhoff K, Gröschel W, et al. The laryngeal tube for difficult airway management: a prospective investigation in patients with pharyngeal and laryngeal tumours. *Eur J Anaesthesiol*. 2005;22(9):678-682.
11. Keller C, Brimacombe J, Kleinsasser A, Loeckinger A. Pharyngeal mucosal pressures with the laryngeal tube airway versus ProSeal laryngeal mask airway. *Anasthesiol Intensivmed Notfallmed Schmerzther*. 2003;38(6):393-396.
12. Frerk C, Mitchell VS, McNarry AF, et al. Difficult Airway Society 2015 guidelines for management of unanticipated difficult intubation in adults. *Br J Anaesth*. 2015;115(6):827-848.
13. Kapoor S, Das Jethava D, Gupta P, Jethava D, Kumar A. Comparison of supraglottic devices i-gel® and LMA Fastrach® as conduit for endotracheal intubation. *Indian J Anaesth*. 2014;58(4):397-402.
14. Parmet JL, Colonna-Romano P, Horrow JC, Miller F, Gonzales J, Rosenberg H. The laryngeal mask airway reliably provides rescue ventilation in cases of unanticipated difficult tracheal intubation along with difficult mask ventilation. *Anesth Analg*. 1998;87(3):661-665.
15. Wetsch WA, Schneider A, Schier R, Spelten O, Hellmich M, Hinkelbein J. In a difficult access scenario, supraglottic airway devices improve success and time to ventilation. *Eur J Emerg Med*. 2015;22(5):374-376.
16. Wong DT, Yang JJ, Jagannathan N. Brief review: the LMA Supreme supraglottic airway. *Can J Anaesth*. 2012;59(5):483-493.
17. Benoit JL, Gerecht RB, Steuerwald MT, McMullan JT. Endotracheal intubation versus supraglottic airway placement in out-of-hospital cardiac arrest: a meta-analysis. *Resuscitation*. 2015;93:20-26.
18. Grayling M, Wilson IH, Thomas B. The use of the laryngeal mask airway and Combitube in cardiopulmonary resuscitation; a national survey. *Resuscitation*. 2002;52(2):183-186.
19. Kurz MC, Prince DK, Christenson J, et al. Association of advanced airway device with chest compression fraction during out-of-hospital cardiopulmonary arrest. *Resuscitation*. 2016;98:35-40.
20. Braun P, Wenzel V, Paal P. Anesthesia in prehospital emergencies and in the emergency department. *Curr Opin Anaesthesiol*. 2010;23(4):500-506.
21. Stroumpoulis K, Isaia C, Bassiakou E, et al. A comparison of the i-gel and classic LMA insertion in manikins by experienced and novice physicians. *Eur J Emerg Med*. 2012;19(1):24-27.
22. Fukutome T, Amaha K, Nakazawa K, Kawamura T, Noguchi H. Tracheal intubation through the intubating laryngeal mask airway (LMA-Fastrach) in patients with difficult airways. *Anaesth Intensive Care*. 1998;26(4):387-391.
23. Ruetzler K, Roessler B, Potura L, et al. Performance and skill retention of intubation by paramedics using seven different airway devices—a manikin study. *Resuscitation*. 2011;82(5):593-597.
24. Ismail SA, Bisher NA, Kandil HW, Mowafi HA, Atawia HA. Intraocular pressure and haemodynamic responses to insertion of the i-gel, laryngeal mask airway or endotracheal tube. *Eur J Anaesthesiol*. 2011;28(6):443-448.
25. Maitra S, Baidya DK, Bhattacharjee S, Khanna P. Evaluation of i-gel™ airway in children: a meta-analysis. *Paediatr Anaesth*. 2014;24(10):1072-1079.
26. Belena JM, Núñez M, Vidal A, et al. Randomized comparison of the i-gel™ with the LMA Supreme TM in anesthetized adult patients. *Anaesthesist*. 2015;64(4):271-276.
27. Middleton PM, Simpson PM, Thomas RE, Bendall JC. Higher insertion success with the i-gel supraglottic airway in out-of-hospital cardiac arrest: a randomised controlled trial. *Resuscitation*. 2014;85(7):893-897.
28. Halwagi AE, Massicotte N, Lallo A, et al. Tracheal intubation through the I-gel supraglottic airway versus the LMA Fastrach: a randomized controlled trial. *Anesth Analg*. 2012;114(1):152-156.
29. Moore A, Gregoire-Bertrand F, Massicotte N, et al. I-gel versus LMA-Fastrach supraglottic airway for flexible bronchoscope-guided tracheal intubation using a parker (GlideRite) endotracheal tube: a randomized controlled trial. *Anesth Analg*. 2015;121(2):430-436.

30. Sastre JA, Lopez T, Garzon JC. Blind tracheal intubation through two supraglottic devices: i-gel versus Fastrach intubating laryngeal mask airway (ILMA). *Rev Esp Anestesiol Reanim*. 2012;59(2):71-76.

31. Erlacher W, Tiefenbrunner H, Kästenbauer T, Schwarz S, Fitzgerald RD. CobraPLUS and Cookgas air-Q versus Fastrach for blind endotracheal intubation: a randomised controlled trial. *Eur J Anaesthesiol*. 2011;28(3):181-186.

32. Garzon Sanchez JC, Lopez Correa T, Sastre Rincon JA. Blind tracheal intubation with the air-Q® (ILA-Cookgas) mask. A comparison with the ILMA-Fastrach laryngeal intubation mask. *Rev Esp Anestesiol Reanim*. 2014;61(4):190-195.

33. Karim YM, Swanson DE. Comparison of blind tracheal intubation through the intubating laryngeal mask airway (LMA Fastrach) and the Air-Q. *Anaesthesia*. 2011;66(3):185-190.

34. Liu EH, Goy RW, Lim Y, Chen F-G. Success of tracheal intubation with intubating laryngeal mask airways: a randomized trial of the LMA Fastrach and LMA CTrach. *Anesthesiology*. 2008;108(4):621-626.

35. Yang D, Deng X-M, Tong S-Y, et al. Roles of Cookgas and Fastrach intubating laryngeal mask airway for anticipated difficult tracheal intubation. *Zhongguo Yi Xue Ke Xue Yuan Xue Bao*. 2013;35(2):207-212.

36. Abdel-Halim TM, Abo El Enin MA, Elgoushi MM, Afifi MG, Atwa HS. Comparative study between Air-Q and intubating laryngeal mask airway when used as conduit for fiber-optic. *Egypt J Anaesth*. 2014;30:107-113.

37. El-Ganzouri AR, Marzouk S, Abdelalem N, Yousef M. Blind versus fiberoptic laryngoscopic intubation through air Q laryngeal mask airway. *Egypt J Anaesth*. 2011;27:213-218.

38. Galgon RE, Schroeder K, Joffe AM. The self-pressurising air-Q(R) Intubating Laryngeal Airway for airway maintenance during anaesthesia in adults: a report of the first 100 uses. *Anaesth Intensive Care*. 2012;40(6):1023-1027.

39. Kannan S, Chestnutt N, McBride G. Intubating LMA guided awake fibreoptic intubation in severe maxillo-facial injury. *Can J Anaesth*. 2000;47(10):989-991.

40. Lutes M, Worman DJ. An unanticipated complication of a novel approach to airway management. *J Emerg Med*. 2010;38(2):222-224.

41. Ruetzler K, Guzzella SE, Tscholl DW, et al. Blind intubation through self-pressurized, disposable supraglottic airway laryngeal intubation masks: an international, multicenter, prospective cohort study. *Anesthesiology*. 2017;127(2):307-316.

42. Wong DT, Yang JJ, Mak HY, Jagannathan N. Use of intubation introducers through a supraglottic airway to facilitate tracheal intubation: a brief review. *Can J Anaesth*. 2012;59(7):704-715.

43. Cook TM, Woodall N, Frerk C. Major complications of airway management in the UK: results of the Fourth National Audit Project of the Royal College of Anaesthetists and the Difficult Airway Society. Part 1: anaesthesia. *Br J Anaesth*. 2011;106(5):617-631.

44. Bercker S, Schmidbauer W, Volk T, et al. A comparison of seal in seven supraglottic airway devices using a cadaver model of elevated esophageal pressure. *Anesth Analg*. 2008;106(2):445-448, table of contents.

45. Park SH, Han S-H, Do S-H, Kim J-W, Kim J-H. The influence of head and neck position on the oropharyngeal leak pressure and cuff position of three supraglottic airway devices. *Anesth Analg*. 2009;108(1):112-117.

46. Schmidbauer W, Bercker S, Volk T, Bogusch G, Mager G, Kerner T. Oesophageal seal of the novel supralaryngeal airway device I-Gel in comparison with the laryngeal mask airways Classic and ProSeal using a cadaver model. *Br J Anaesth*. 2009;102(1):135-139.

47. Li CW, Xue FS, Xu YC, et al. Cricoid pressure impedes insertion of, and ventilation through, the ProSeal laryngeal mask airway in anesthetized, paralyzed patients. *Anesth Analg*. 2007;104(5):1195-1198, tables of contents.

48. Vandse R, Kothari DS, Tripathi RS, Lopez L, Stawicki SPA, Papadimos TJ. Negative pressure pulmonary edema with laryngeal mask airway use: recognition, pathophysiology and treatment modalities. *Int J Crit Illn Inj Sci*. 2012;2(2):98-103.

49. Greif R, Theiler L. The use of supraglottic airway devices in pediatric laparoscopic surgery. *Minerva Anestesiol*. 2010;76(8):575-576.

50. Sanket B, Ramavakoda CY, Nishtala MR, Ravishankar CK, Ganigara A. Comparison of second-genera-

tion supraglottic airway devices (i-gel versus LMA ProSeal) during elective surgery in children. *AANA J*. 2015;83(4):275-280.

51. Jagannathan N, Kozlowski RJ, Sohn LE, et al. A clinical evaluation of the intubating laryngeal airway as a conduit for tracheal intubation in children. *Anesth Analg*. 2011;112(1):176-182.

52. Jagannathan N, Roth AG, Sohn LE, Pak TY, Amin S, Suresh S. The new air-Q intubating laryngeal airway for tracheal intubation in children with anticipated difficult airway: a case series. *Paediatr Anaesth*. 2009;19(6):618-622.

53. Jagannathan N, Sohn LE, Mankoo R, Langen KE, Roth AG, Hall SC. Prospective evaluation of the self-pressurized air-Q intubating laryngeal airway in children. *Paediatr Anaesth*. 2011;21(6):673-680.

54. Kleine-Brueggeney M, Nicolet A, Nabecker S, et al. Blind intubation of anaesthetised children with supraglottic airway devices AmbuAura-i and Air-Q cannot be recommended: a randomised controlled trial. *Eur J Anaesthesiol*. 2015;32(9):631-639.

55. Byars DV, Brodsky RA, Evans D, Lo B, Guins T, Perkins AM. Comparison of direct laryngoscopy to Pediatric King LT-D in simulated airways. *Pediatr Emerg Care*. 2012;28(8):750-752.

56. Ritter SC, Guyette FX. Prehospital pediatric King LT-D use: a pilot study. *Prehosp Emerg Care*. 2011;15(3):401-404.

57. Hansen M, Lambert W, Guise J-M, Warden CR, Mann NC, Wang H. Out-of-hospital pediatric airway management in the United States. *Resuscitation*. 2015;90:104-110.

58. Steuerwald MT, Braude DA, Petersen TR, Peterson K, Torres MA. Preliminary report: comparing aspiration rates between prehospital patients managed with extraglottic airway devices and endotracheal intubation. *Air Med J*. 2018;37(4):240-243.

59. Benger JR, Kirby K, Black S, et al. Effect of a strategy of a supraglottic airway device vs tracheal intubation during out-of-hospital cardiac arrest on functional outcome: the AIRWAYS-2 randomized clinical trial. *JAMA*. 2018;320(8):779-791.

60. Wang HE, Schmicker RH, Daya MR, et al. Effect of a strategy of initial laryngeal tube insertion vs endotracheal intubation on 72-hour survival in adults with out-of-hospital cardiac arrest: a randomized clinical trial. *JAMA*. 2018;320(8):769-778.

61. Braude D, Dixon D, Torres M, Martinez JP, O'Brien S, Bajema T. Brief research report: prehospital rapid sequence airway. *Prehosp Emerg Care*. 2021;25(4):583-587.

62. Lee DH, Stang J, Reardon RF, Martel ML, Driver BE, Braude DA. Rapid sequence airway with the intubating laryngeal mask in the emergency department. *J Emerg Med*. 2021;61(5):550-557.

63. Steuerwald MT, Robinson BRH, Hanseman DJ, Makley A, Pritts TA. Prehospital airway technique does not influence incidence of ventilator-associated pneumonia in trauma patients. *J Trauma Acute Care Surg*. 2016;80(2):283-288.

64. Vezina D, Lessard MR, Bussières J, Topping C, Trépanier CA. Complications associated with the use of the Esophageal-Tracheal Combitube. *Can J Anaesth*. 1998;45(1):76-80.

CHAPTER 14

성문외 기구를 적용한 환자 관리

(Managing the Patient with an Extraglottic Device in Place)

Darren A. Braude, Eli Torgeson, Michael T. Steuerwald | 홍인화

서론

성문외 기구(EGDs)는 응급의료센터 및 병원 전 상황 모두에서 심정지 또는 기관내삽관이 실패한 경우 기도관리를 위한 기본 장치이다. 의료 제공자는 성문외 기구를 적용한 환자를 쉽게 평가하고 관리할 수 있어야 한다. 성문외 기구가 기관내삽관 시도 전에 일차적으로 적용되었는지, 실패한 기도에 이차적으로 적용되었는지 여부는 임상적으로 중요한 의미가 있다. 성문외 기구는 종종 궁극적인 기도(definitive airway)관리를 위해 기관내관으로 교체될 것이므로, 의료 제공자는 설치된 기구와 임상 시나리오에 적합한 교체 기술을 선택할 수 있어야 한다.

응급의료서비스(EMS) 기관은 일반적으로 성문외 기구 모델을 한 가지만 갖추고 있다. 병원 기반의 의료 제공자는 그들의 기관 및 지역 응급의료서비스 기관이 사용하는 성문외 기구에 익숙해져야 하며, 이를 위해 가능한 한 실전 연습과 시나리오 기반의 시뮬레이션을 해야 한다. 중환자실, 응급의료센터, 중요한 치료 이송 기관은 흔히 사용되는 성문외 기구를 신속하게 찾을 수 있도록 상비해야 한다. 자주 접하게 되는 다양한 성문외 기구에 대하여 심도 있는 지식을 갖추면 환자 치료와 추후 관리 능력이 향상될 것이다.

성문외 기구를 적용한 환자 관리

성문외 기구는 기관 내에서 작동하는 커프가 있는 관이 아니기 때문에 궁극적인 기도 장비는 될 수 없지만, 신뢰할 만한 산소화 및 환기가 가능한 내관(conduit) 역할을 하며 흡인에 대한 기도 보호도 어느 정도 가능하다. 따라서 의료진은 즉각 기관내삽관으로 교체하기보다는 환기 및 산소화에 대한 확인과 이를 위한 최선의 방법을 찾는 데 집중해야 한다. 성문외 기구를 적용한 대부분의 중환자나 외상 환자는 더 중요한 다른 문제들을 우선적으로 고려해야 하는 경우가 있다. 만약 기도 관련 술기를 안전한 상태로 뒤로 미룰 수 있다면 그동안 중요한 다른 문제들을 해결할 수 있을 것이다.

평가

가장 먼저 환기와 산소화에 대한 평가를 신속하게 시행해야 한다. 환기는 기구의 크기가 적절한지, 적절한 위치인지, 공기 주입 방식인 경우 커프의 압력이 적절한지 육안으로 평가하고, 유의미한 공기 누출이 없는지 확인한다. 가스교환은 기관내삽관을 한 경우와 동일한 방법으로 확인한다. 호흡음, 흉곽 상승, 위 팽만 같은 임상적 관찰도 중요하지만, 가장 중요한 관찰 항목은 파형 호기말 이산화탄소분압 확인이다. 또한 장비 위치 및 커프 공기량 조절 같은 교정 가능한 요인은 신속하게 해결해야 한다.

산소화 문제해결

만약 환기는 적절하지만 FiO_2가 100%임에도 불구하고 산소화가 불량하다면, 저산소증은 기구 문제보다는 환자의 기저질환에 기인하였을 가능성이 높다(그림 14-1). 이 경우, 기흉이 있다면 평가하고 치료해야 한다. 다른 흔한 원인은 임상 시나리오에 따라 다르지만, 금기증이 없다면 호기말 기도 양압(PEEP)을 높임으로써 평균 기도압의 증가에 대응할 수 있다. 일반적으로 성문외 기구에서 10 cm H_2O의 PEEP 수준을 사용하며, 후두관에서는 최대 17 cm H_2O의 수준까지 보고되었다.[1] 또한 환기 비동기화를 치료하기 위해 진정제, 진통제, 신경 근육 차단제를 추가할 수 있다.

이런 방법이 효과가 있다면 준선택적 교체(semi-elective exchange)를 시도할 수 있지만, 만약 효과가 없다면 기구 문제로 인한 산소화 실패인지 확인하기 위하여 매우 신속하게 기구를 교체해야 한다. 이때 교체 방법으로 외과적 기도 술기를 위한 "이중준비(double setup)" 상태에서 빠른연속기관삽관(RSI)을 적용할 수 있다. 이제 더 이상 다른 종류의 성문외 기구는 믿을 수 없으므로, 환자에게 적절한 진통, 진정, 근이완제를 투여한 다음 성문외 기구를 제거하고 윤상갑상막절개술의 시도 전까지 후두경을 이용한 최선의 기관내삽관을 한번 시도해볼 수 있다. 충분한 인원이 있다면, 백-마스크환기를 통해 지속적으로 산소를 공급함으로써 윤갑상막절개술을 위한 추가적인 시간을 확보할 수 있다. 이 상황에서 다른 선택지는(특히 기관내삽관이 매우 어렵다고 예상될 경우) 성문외 기구를 그대로 둔 상태에서 현재의 산소화 및 환기 상태를 유지하며 수술적인 기도를 시행하는 것이다.

환기 문제해결

그림 14-2에서 언급한 대로, 공기 누출 및 bag compliance는 추가 조치를 안내하는 중요한 정보이다. 구체적으로, 높은 저항/압력을 동반한 환기 실패는 회로나 성문외 기구의 폐색 또는 환자의 기관지경련, 후두경련, 점액 저류, 이물질 폐색, 긴장성기흉, 기도협착, 과도한 자가 호기말양압과 같은 환자의 기저질환을 강하게 시사한다. 반면, 낮은 저항/압력을 동반한 환기 실패는, 성문외 기구와 환자 기도 간의 접촉 불량 또는 드물게는 기구가 적용된 위치의 원위부 기도 손상을 나타낸다.

문제해결은 파악된 문제에 집중되어야 하며, 신속하게 교정할 수 없는 중대한 문제가 있는 경우 기구를 제거하고 백-마스크환기를 시작하며, 5장에서 제시된 어려운 기도 및 실패한 기도 알고리즘

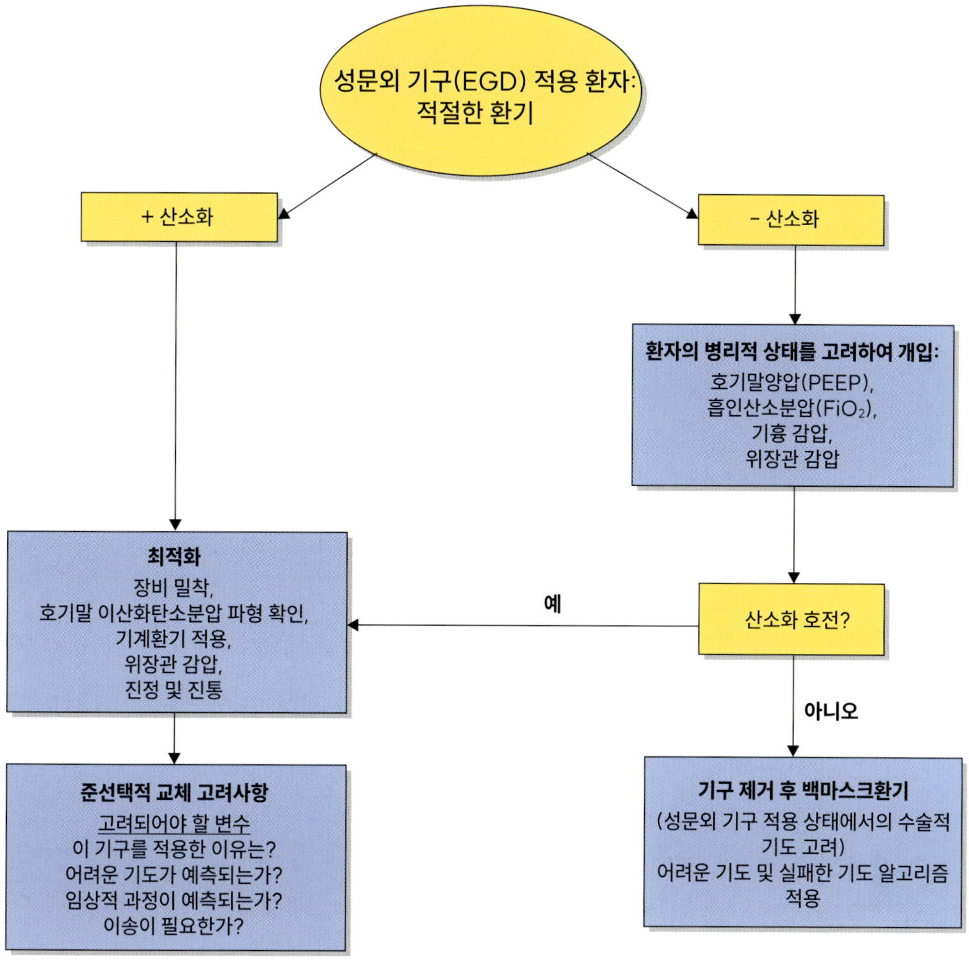

그림 14-1. 환기가 적절한 경우 성문외 기구 평가 및 문제해결을 위한 알고리즘

에 따라 추가적인 관리를 수행해야 한다. 의료 제공자가 치명적인 환기가 이루어지고 있다고 판단한 경우 산소 공급을 고려해야 한다.

성문외 기구 기능 최적화

기본적인 기능 작동을 확인했다면, 최적화에 집중해야 한다. 먼저 환자에게 삽관한 것처럼 기계환기를 적용할 수 있다. 기계환기는 손을 자유롭게 하고, 환자 상태 및 PEEP의 정확한 적용에 적합한 일관된 폐 보호 환기를 보장한다. 이런 방법은 수술실에서 매일 수많은 환자에게 적용되고 있다. 공기 누출의 확인은 기계환기 설정을 변경할 때마다 반복해야 한다. 환자는 기관내삽관과 마찬가지로 적절한 진통 및 진정이 필요하며 근이완제 사용이 필요할 수도 있다. 또한 항상 긴장성기흉과 같은 양압 환기에 의한 합병증 발생 여부를 감시해야 한다. 만약 코위관 삽입이 되어 있지 않았다면 전용 통로를 통하여 시행해야 한다. 모든 "2세대" 성문외 기구는 입위관(gastric tube) 삽입이 가능하도록 개발

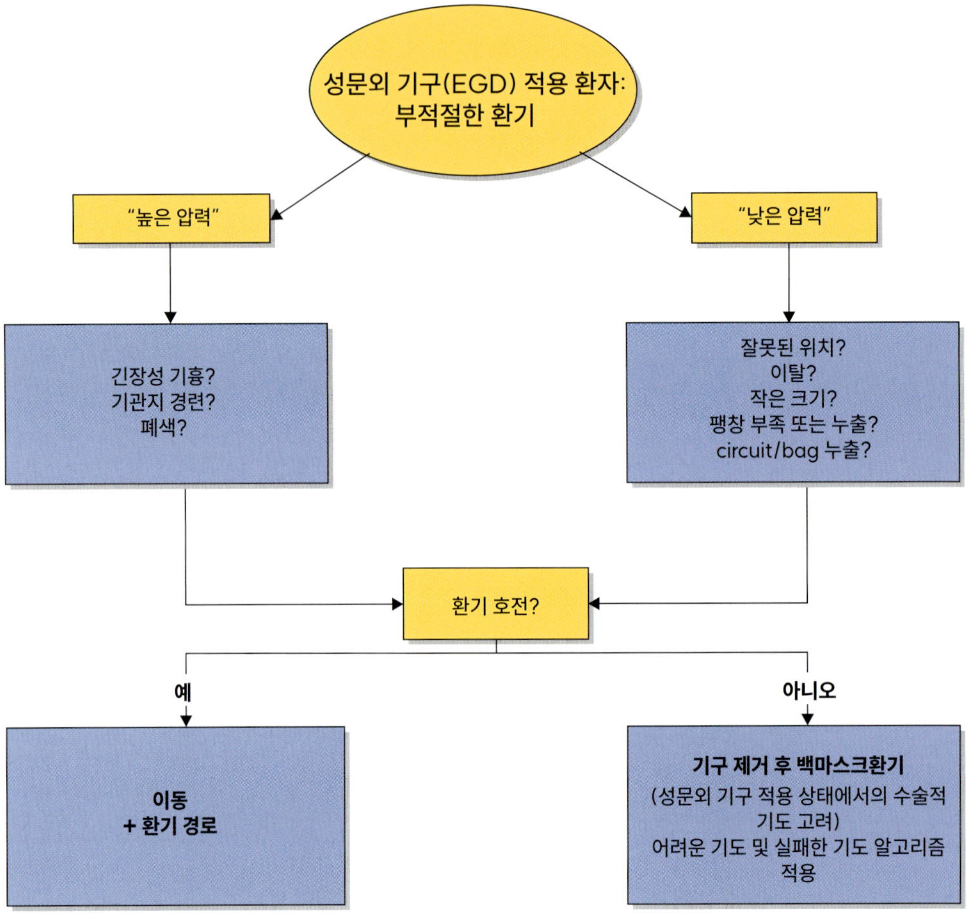

그림 14-2. 환기가 부적절한 경우 성문외 기구 평가 및 문제해결을 위한 알고리즘

되어 있지만, 모든 응급 의료 종사자들이 위장관 감압을 시행하거나, 적절한 크기의 입위관을 적용할 수 있는 것은 아니다. 자발적으로 호흡하는 환자의 경우 성문외 기구에 물림틀(bite block) 기능이 통합되어 있지 않다면 물림틀을 사용해야 한다.

언제 준선택적(SEMI-ELECTIVE) 교체를 고려하는가

앞에서 기술한 바와 같이, 기구가 제대로 작동하지 않는 것이 명확하고 문제해결에 실패했다면, 이것은 기구 적용이 실패했다는 것이고, 기구 제거 결정은 당연하다. 하지만 제 기능을 하는 성문외 기구를 제거하는 결정(즉, 준선택적 교체)은 훨씬 더 어렵고, 준선택적으로 성문외 기구를 기관내관으로 교체하는 것은 위험할 수 있다.

이런 경우 이 기구를 처음 적용한 이유를 재고해야 한다. 만약 프로토콜에 의거하여 성문외 기구를 적용한 것이라면 5장에서 제시된 LEMON, ROMAN, SMART 기억법을 이용한 기도 평가를 다시 해야만 한다.

만약 숙련자가 1회 이상의 기관내삽관에 실패한 후 성문외 기구를 적용한 것이라면, 다른 예측 인자와는 상관없이 어려운 기도로 간주해야 한다. 예상되는 임상 경과 역시 반드시 고려해야 한다. 만약 응급 영상 검사나 술기가 필요한 상황인 경우 기구의 기능에 이상이 없고, 적절한 가스교환이 이루어지고 있다면 검사나 술기를 지체해서는 안 된다. 환자가 흡입 손상과 같이 악화하는 상기도 상태로 인하여 결국 성문외 기구가 잘 작동하지 않으리라 예상된다면, 성문외 기구는 가능한 한 빨리 교체해야 한다. 응급 수술이 필요한 경우에는 마취통증의학과에 교체를 맡기는 것이 합리적일 수 있다. 반면에 중재적 방사선 시술 혹은 관상동맥 도관삽입을 위해 이동이 필요한 경우에는 기관내관으로의 교체 기준을 낮게 설정해야 할 것이다. 이 모든 결정은 주치의와 상의하며 진행해야 한다.

마지막으로, 환자가 기관 간에 이송되는 경우, 기관내삽관의 기준을 낮게 설정해야 한다. 다음과 같은 상황에서는 기능이 양호한 성문외 기구를 적용한 환자를 이송하는 것이 합리적이다.

(1) 교체가 어려울 것으로 예상되는 경우

(2) 임상 상태가 이송 과정에서 성문외 기구로 더 이상 효과적인 산소화 및 환기를 제공하지 못할 정도로 변경될 가능성이 없는 경우

(3) 성문외 기구가 허혈로 인한 점막 손상 위험을 감수할만큼 오래 유지되지 않으리라고 예상되는 경우

이런 결정은 전원 받는 병원, 이송 팀 및 이송 기관의 의료 지도자와 가능한 한 함께해야 한다.

준선택적으로 성문외 기구를 기관내관으로 교체하는 방법

기도 확보에 대해 철저히 평가되고, 기구별 계획이 수립될 때까지 성급하게 성문외 기구를 제거해서는 안 된다. 교체 기술은 각 기구의 특성, 사용 가능한 도구, 숙련도, 임상 상황에 따라 달라질 수 있다(표 14-1).

기구 제거 및 직접/비디오후두경을 이용한 통상적인 기관내삽관 시행

항상 성문외 기구는 공기를 빼낸 후에 제거할 수 있다. 이 접근법은 어떠한 성문외 기구에서든 해부학적으로 어려운 기도가 예상되지 않는 경우, 환자의 생리학적 상태가 양호한 경우, 더 안전한 교체를 위한 충분한 도구 또는 숙련도가 부족한 경우에 사용될 수 있다. 위장관 감압은 우선적으로 하는 것이 좋다. 그리고 빠른연속기관삽관을 위한 적절한 진정과 마비가 필요하다. 동일한 성문외 기구를 다시 삽입하는 것은 기관내삽관이 어렵거나 불가능한 경우, 제거 시 커프가 손상되지 않은 경우에 고려할 수 있다.

직접/비디오후두경을 이용하여 기구 주변으로 기관내삽관 시행

이 접근법은 Combitube나 King LT와 같은 성문뒤기구를 적용한 상황에서 특히 유용하다. 이러한 경우, 기구는 식도를 효과적으로 막음으로써 삽관 오류의 가능성을 제한한다. Combitube는 위역류를 최소화하기 위해 원위부(식도) 풍선 압력은 유지한 채 근위부(인두) 풍선의 공기만 빼낼 수도 있다.

표 14-1 일반적으로 사용되는 성문외 기구 및 선택적 교체 기술에 대한 특성

기구	종류	성문외 기구 내강을 통한 맹목적 기관내삽관	내시경이나 삽관용 속심을 이용한 가시화 상태의 기관내관 삽입	Aintree Catheter를 이용한 교체
Combitube	이중 풍선 이중 내강 성문뒤기구	불가능함	불가능함	불가능함
King Laryngeal Tube	이중 풍선 단일 내강 성문뒤기구	불가능함	불가능함	가능함
King iLT-D	이중 풍선 단일 내강 성문뒤기구	가능하나 검증되지 않은 신뢰성	가능함	가능함
LMA Unique	성문외 기구	신뢰성 없음	가능함	가능함
LMA Supreme	성문외 기구	불가능함	불가능함	어려움
LMA Fastrach	성문외 기구	신뢰성 있음	오직 굴곡내시경 사용으로 가능함	가능함
Intersurgical i-gel	성문외 기구	신뢰성 없음	가능함	가능함
CookGas air-Q	성문외 기구	신뢰성 없음	가능함	가능함
Ambu AuraGain	성문외 기구	신뢰성 없음	가능함	가능함

King LT의 경우 두 풍선이 단일 팽창 포트에 연결되어 있으므로, 공기가 동시에 빠지게 되어 있다. 기도 조작 전에는 가능한 위장관 감압을 해야 한다. 이런 기구들은 구강 왼쪽으로 밀어내 위치시킴으로써 후두경과 기관내관이 지나가기 용이하게 할 수 있다. 표준 비디오후두경 사용 시 공간이 매우 좁으므로 기관내관 안내도관(bougie) 사용이 도움이 될 수 있다(그림 14-3). 이 전략이 어려운 것으로 판명되었지만 충분히 안심할 수 있는 기도의 해부학적 구조가 드러난 경우 기관내삽관을 수행할

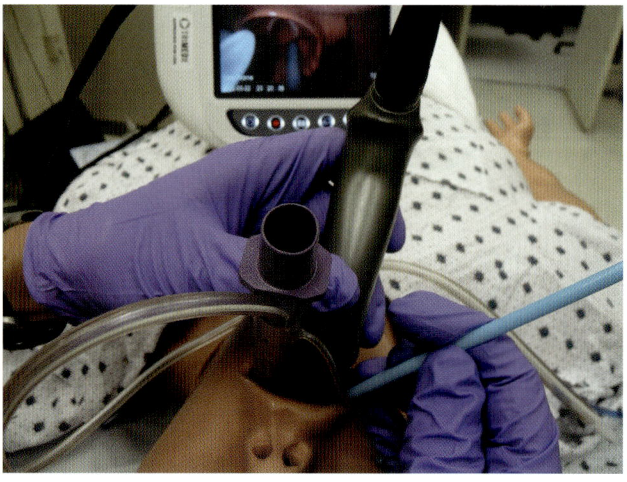

그림 14-3. King laryngeal tube 교체. 최적의 전산소화 후에 커프의 압력을 제거한다. 위관은 그대로 두고, 후두관을 입 반대쪽으로 밀어내고 후두경을 시행한다. 이 상황에서는 표준 비디오후두경과 bougie가 사용되었다.

수 있는 더 넓은 공간을 확보하기 위해 성문외 기구를 완전히 제거할 수 있다. 기관내삽관에 실패하고 기도의 해부학적 구조가 심각하게 손상된 경우, 성문외 기구의 풍선을 신속하게 재팽창시켜 환기와 산소화를 재개한다.

맹목적 교체

성문외 기구 중 유일하게 Intubating Laryngeal Mask Airway (I-LMA, Fastrach LMA)만이 보조장비가 없어도 신뢰성과 안정성이 보장된 맹목적 기관내삽관이 가능하다. air-Q나 i-gel과 같은 다른 성문외 기구를 통한 맹목적 기관내삽관 시도도 합리적일 수 있지만, 성공률은 일반적으로 Fastrach와 비교하여 훨씬 낮은 것으로 보고되었다. 새로운 Intubating Laryngeal Tube (iLTS-D)도 맹목적 기관내삽관을 허용하지만, 성공률은 아직 충분히 확립되지 않았다. 맹목적 기관내삽관의 다른 접근법으로는 성문외 기구 내강으로 bougie를 통과시키고, bougie의 끝부분이 기관 고리를 넘어서며 부딪히는 전형적인 촉각 피드백을 느끼는 것이다. 이러한 bougie를 삽입하고, 성문외 기구를 제거한 뒤 bougie를 통하여 기관내관을 삽입할 수 있다. 이 기술을 사용할 때 기도 천공 사례가 있었으며, 이는 일반적으로 유연한 bougie가 성문외 기구에서 돌출될 때 훨씬 단단해지고 모든 힘이 한 부분으로 향하기 때문일 수 있다. 따라서, 일반적으로 이 접근 방식은 권장하지 않으며, 제조업체도 마찬가지이다.

LMA Fastrach

LMA Fastrach는 30 kg 이상의 이상적인 체중이며, 6.0~8.0 사이즈의 기관내관을 적용한 환자를 대상으로 세 가지 크기(3, 4, 5)가 제공된다. Fastrach는 초기에 적용되고 환기와 산소화에 사용된다. 삽입 기술은 여기에서 설명되어 있지 않지만, 온라인, 이전 판의 이 책 및 다른 기도관리 참고 자료에서 찾아볼 수 있다. 산소포화도가 적절하다고 판단되면, 다음의 단계를 사용하여 맹목적 기관삽관을 시도할 수 있다. 제조업체에서 제공하는 실리콘 팁과 와이어 강화 직선형 기관내관(silicone-tipped and wire reinforced straight ETT)을 사용하는 것이 가장 쉽지만, "reverse loaded"할 경우 일반적인 기관내관도 사용할 수 있다.

1. "frying pan"방법을 사용하여 주로 사용하는 손으로 Fastrach 손잡이를 단단히 잡는다. 환기하는 동안, 직접후두경검사에 사용되는 방향과 유사한 방향으로(환자의 발 위의 천장 방향, 그림 14-4) 들어 올리는 동작으로 마스크를 조작한다. 이를 Chandy Second Maneuver라고 하며, 마스크의 밀봉과 기관내삽관 성공을 높인다. 최상의 마스크 위치는 마치 cuffed ETT를 통한 환기가 제공되는 것처럼 소음이 거의 없는 환기로 확인된다.
2. LMA Fastrach와 함께 제공되는 silicone-tipped 기관내관의 커프를 육안으로 검사하고 테스트한다. 커프의 공기를 완전히 빼고(중요), 기관내관에 윤활제를 충분히 바른 후 LMA Fastrach를 통과시킨다. 기관내관의 검은색 세로선이 시술자를 향하도록 한 후(베벨의 앞쪽 가장자리가 전-후 방향으로 성대를 통해 전진함을 나타냄), 기관내관을 15 cm 깊이 표시(검은색 가로선)까지 삽입한다. 이는 관의 실리콘 팁이 LMA Fastrach에서 나오려고 하며, 후두개 상승 막대(epiglottic elevating bar)를 위로 밀어 후두개를 들어올리려는 것임을 나타낸다. 기관내삽관이 완료될 때까지 기관

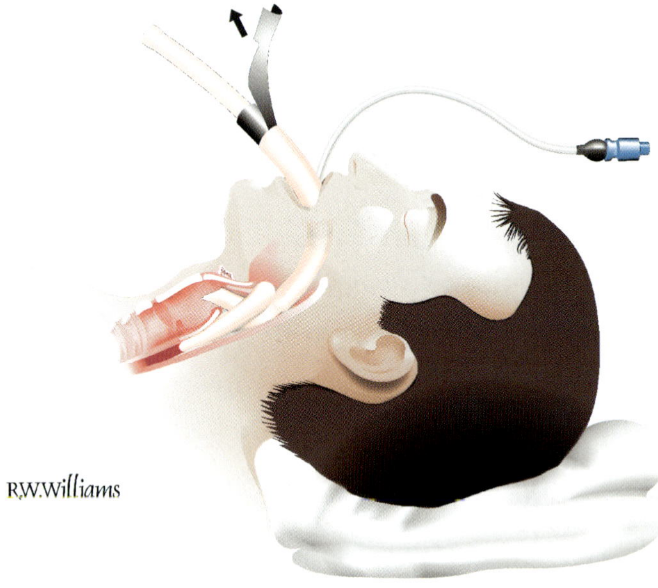

그림 14-4. Chandy maneuver. 기관내삽관의 성공을 개선하기 위해 기관내관이 후두로 막 통과하려고 할 때 LMA Fastrach의 손잡이를 들어올린다.

내관을 전진시키면서 손잡이를 사용하여 LMA Fastrach를 부드럽게 들어 올린다. 기관내관의 커프를 부풀리고, capnography로 확인한다.

3. 기관내삽관 후에는 Fastrach의 커프의 공기를 빼야 하지만 급하게 제거할 필요는 없으며, 임상 상황이 안정되고 숙련된 도움을 받을 수 있는 상황이 오기 전까지 그대로 남겨둘 수 있다.

내시경을 이용한 교체

내시경을 이용한 교체는 필수적인 장비와 숙련도, 시간이 있고, 현장의 성문외 기구가 기관내관을 수용할 수 있는 상황에서 이상적인 접근 방식이다(see Table 14.1). 이러한 교체 방식은 성문외 기구의 기능이 잘 유지되는 상황에서만 시행하며, 이 경우 성문 입구 바로 앞에 기구의 환기 통로가 위치하기 때문에 비교적 쉬우면서도 성공률이 높다. 또한 내시경을 이용한 교체는 안전한 시술 시간을 연장하는 지속적인 산소화가 가능하다.

많은 성문외 기구들은 기구의 옆면에 기구 내 통과에 적절한 기관내관의 크기를 표시해 놓는다. 어떤 경우에는 성문외 기구의 일부만 입 밖으로 보일 때 사용 중인 LMA의 제조사와 사이즈를 식별하는 것이 어려울 수 있다(그림 14-5). 이러한 이유로, 성문외 기구를 적용한 팀과의 의사소통과 다양한 성문외 기구의 외관에 대한 숙지가 중요하다.

먼저 윤활제를 충분히 도포한 기관내관을 성문외 기구에 넣어 커프가 내강 안에 위치하도록 하고, 고정하기에 충분한 공기를 넣어 풍선을 부풀릴 것을 권장한다(일반적으로 약 2~3 mL 정도). 일부 의료 제공자는 광섬유 내시경(fiberoptic endoscope)과 보다 편안하게 연결되는 tapered 기관내관을 선호하며, 이는 기관내관이 통과할 때 후두근육(arytenoids)에 걸릴 가능성을 줄여준다. Genesis Airway

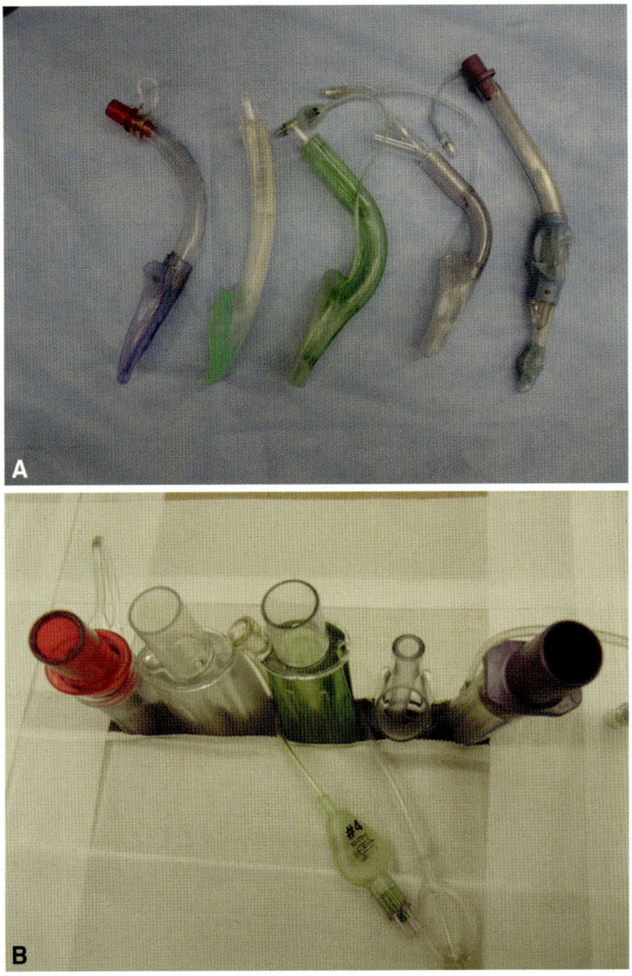

그림 14-5. A. 측면 전체를 볼 수 있는 유사한 배열이다. 각 성문외 기구는 고유한 특징을 가지고 있다. 왼쪽부터 오른쪽으로 CookGas air-Q SP, Intersurgical i-gel, Ambu AuraGain, LMA Supreme, King Laryngeal Tube. B. 삽입 후 의료 제공자가 마주하는 형태로 표현된 대표적인 성문외 기구들.

Innovations는 성문외 기구를 통해 보다 쉽게 배치할 수 있도록 특별히 설계된 Rescue Endroachal Tube를 제작했으며, 나중에 설명할 제거를 위한 확장 장치가 함께 제공된다.

내시경 삽입 시에도 백-마스크나 기계환기를 통해 지속적으로 환기와 산소화를 유지할 수 있도록 하는 3방향 연결관(i.e., "endoscopic port adapter" or "bronch adapter" or "bronch elbow" or "swivel adaptor")을 기관내관 말단에 장착하는 것이 가장 좋다(그림 14-6). 윤활제를 도포한 내시경을 기관내관 안으로 진입시킨 후(그림 14-7) 기관지가 보이는 상태가 되면 내시경을 안내도관으로 하여 기관내관 삽관을 시작한다. 이 시점에서 기관내관 커프의 공기를 빼서 기관지경을 통해 기도로 진입할 수 있도록 한다. 인공호흡기는 일시적인 볼륨 손실을 감지하고 경보를 작동시킬 수 있다. 기관내관이 기도 내로 들어간 후에는, 완전한 기계호흡이 가능하도록 풍선을 다시 팽창시킨다. 그 후에 성문외 기구는 제거하거나 그대로 둘 수 있다.

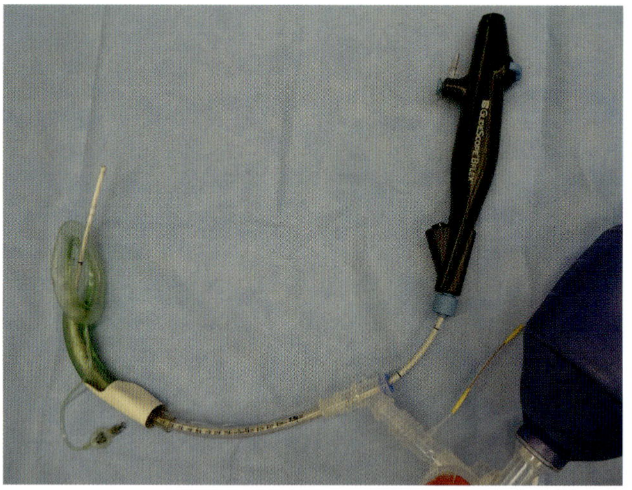

그림 14-6. 성문외 기구 내관 안에 기관내관이 삽입되어 있으며(실제로 장치를 연장시키고 추가적인 사강을 만드는 것과 유사), 회전 어댑터(swivel adapter)로 내시경이 기관내관과 성문외 기구를 통해 기관 내에 도달하는 동안 산소화와 환기를 유지할 수 있다.

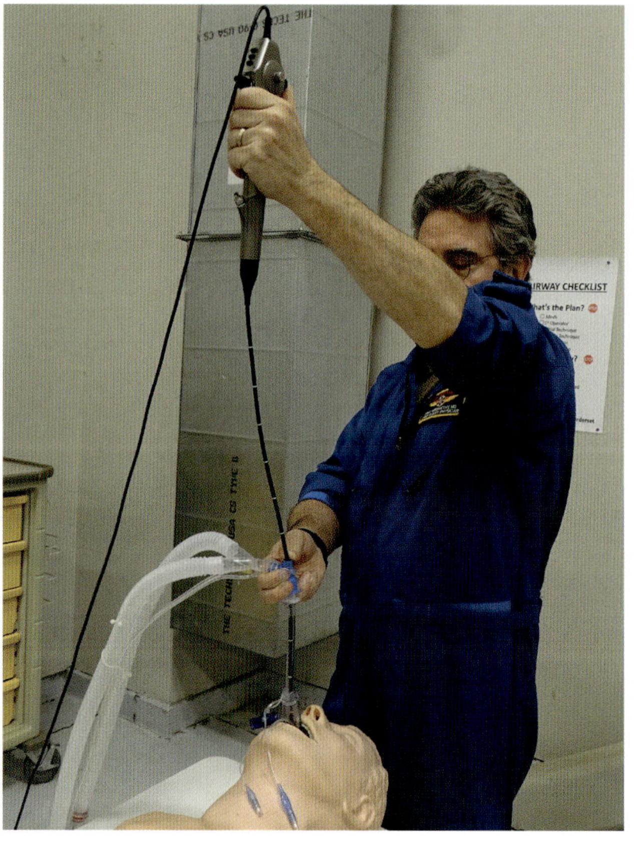

그림 14-7. **성문외 기구를 통한 내시경적 기관내삽관.** 성문외 기구인 Cookgas air-Q 내관 안에 기관내관이 삽입되어 있는 상태이다. 기관내관 커프에 2-3 mL의 공기를 주입하여 공기 누출을 방지하였다. 내시경 포트 어댑터는 환기 회로를 유지하기 위해 사용되고 있다. 산소화와 환기가 유지되는 상태에서 비디오 내시경을 기관내관과 성문외 기구로 무리 없이 통과시킬 수 있다. 기관 내로 scope이 도달한 후, 기관내관을 단순히 밀어넣으면 된다.

기관지경을 제거하기 전에 기관내관의 깊이를 빠르게 확인하고 조절할 수 있다. 이를 위해, scope camera를 용골(carina)까지 전진시키고, 기관지 어댑터에 들어가는 지점에서 scope를 잡고, 같은 위치에 손가락을 유지하면서 scope를 빼낸다. 기관내관의 원위부 끝이 처음 보일 때, 손가락부터 기관지 어댑터까지의 거리는 용골부터 기관내관 끝까지의 거리이다.

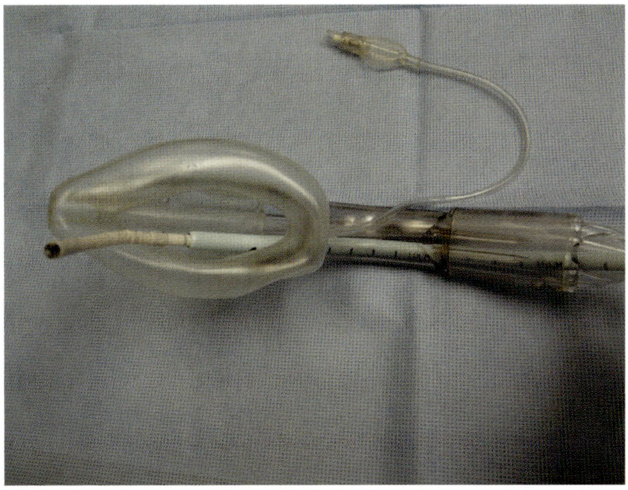

그림 14-8. LMA Supreme을 이용한 기관내삽관. LMA supreme은 커프가 있는 기관내관을 수용할 수 없다. 대신, Aintree catheter를 통해 소아용 기관지경을 사용할 수 있다. LMA supreme의 기도 내강은 위 감압 배액관으로 나뉘어져 있다. 이로 인해 교체를 위하여 사용 가능한 공간이 크게 감소한다. 또한, Aintree catheter는 후두날개보다 전방에 위치해야 LMA Supreme의 bowl에서 빠져나올 수 있으며, 그렇지 않으면 갇힐 수 있다.

LMA Supreme 또는 King LTS-D와 같이 기관내관을 수용할만큼 내강 크기가 충분하지 않은 성문외 기구는 내시경을 이용한 교체가 필요한 경우 Aintree Catheter(그림 14-8) 또는 Arndt Airway Exchange Catheter Kit 등의 기타 기도 교체용 키트가 필요하다. 이러한 기술은 응급의학 전문의(EP)가 할 수 있는 범위에 속하지만, 이전의 접근 방식보다 복잡하다.

Aintree Catheter는 소아용 굴곡내시경이 통과해서 그 말단부에서 조작이 가능하도록 설계된 속이 빈 bougie 형태이다. Aintree Catheter의 외경은 19 F(6.33 mm)이고 내경은 4.7 mm이다. 이는 대부분의 성인용 기관지경의 외경이 이보다 크기 때문에 중요하다. aScope 4 Broncho Slim은 외경(O.D.)이 3.8 mm이며, GlideScope BFlex line도 3.8 mm 버전이 있다. 하지만 이 두 인기 있는 일회용 기관지경의 다른 버전은 Aintree Catheter에 삽입하기에는 너무 크다. Aintree Catheter를 윤활된 기관지경 위로 밀어 넣은 다음, scope은 지속적인 환기 상태로 기관지경 어댑터를 통해 성문외 기구의 내강 아래쪽인 기도로 내려갈 수 있다. socpe와 성문외 기구는 Aintree 위에서 조심스럽게 제거하고, Aintree는 기관내관을 제 위치로 안내하는 bougie처럼 기관에 남겨둔다. 성문외 기구가 제거된 후에는 제한된 환기만 가능하며, 제공된 15 mm 어댑터가 Aintree에 부착되어 있어야 한다.

bougie를 이용한 기관내삽관과 마찬가지로, Aintree Catheter에 압력이 가해져서 인두 후방으로 휘어진다면 기관내관의 진행을 방해할 수 있기 때문에 후두경을 이용하여 혀를 하악 공간으로 밀어 넣어야 한다. 교체 과정에서 Aintree catheter를 기관 내에 유지하는 것이 최우선이지만, 기흉이나 기관지 손상의 위험이 있으므로 catheter가 세기관지까지 너무 깊게 들어가지 않도록 하는 것이 중요하다.

교체용 키트 역시 비슷한 원리지만, 내시경 채널을 통하여 와이어를 넣어 놓고 내시경 제거 후 카테터가 상부를 쉽게 통과할 수 있게 한다. 이 기술은 응급실에서는 잘 사용하지 않는다.

선택할 수 있는 다른 방법이 없고, 의료 제공자가 일회용 기관지경을 사용할 수 있지만 호환되는 Aintree Catheter가 없는 경우 scope를 bougie처럼 사용할 수 있다. 다시 말해서 일회용 scope를 통해 기도 시야를 확보한 상태에서 외상용 가위로 원위부를 절단함으로써 bougie처럼 사용하는 것이다.

이는 일회용이며 전기는 흐르지 않는다. 이렇게 하면 기도 시야 확보 능력은 당연히 소실된다. 아직 이에 대한 심도 있는 연구는 없지만, 제한적인 사례에서 성공적이었다. 하지만 막대가 짧을 수 있고 최근에 사용되고 있는 대부분의 bougie에 비해 경도가 부족하여 매우 어려울 수 있다.

삽관 후 제거

기관내삽관이 완료된 후 성문외 기구를 제거하는 과정은 불안을 유발할 수 있으며, 환자가 우발적으로 발관할 위험이 있다. 다행히, 이 단계는 종종 필수적이지 않다. 만약 어려운 기도가 예상되는 상황에서 교환을 수행한 경우, 추가적인 자원을 이용할 수 있을 때까지 성문외 기구에서 팽창 가능한 모든 커프의 압력을 제거하고, 그 위치에 남겨둘 것을 권장하는데, 중환자실, 수술실 또는 다른 기관으로 이송해야 할 경우가 이에 해당한다.

어떤 이유에서든, 성문외 기구를 기관내삽관을 위한 통로로 사용한 후 긴급히 제거할 필요가 있다고 판단되는 경우, 제거의 중심 원칙은 성문외 기구가 기관내관 위로 물러날 때 기관내관을 고정된 위치에 단순히 유지하는 것이다. LMA Fastrach 및 Cookgas air-Q는 제품 전용으로 상품화된 튜브 교체 기구를 사용할 수 있다. Genesis Rescue Endotracheal Tubes는 "extender"를 포함하고 있어 지속적으로 환기를 하면서 쉽게 교체할 수 있다(그림 14-9 및 그림 14-10 참조). 5.5~8 mm 크기로 제공되며 모든 성문외 기구와 함께 사용할 수 있다. 상품화된 기구 사용이 불가능한 경우, 이미 삽입된 기관내관의 길이를 "연장(extend)"하기 위해 동일한 크기 또는 더 작은 크기의 기관내관을 사용할 수 있다(그림 14-11). 연장하는 기관내관이 삽입된 기관내관에 끼이지 않도록 주의해야 한다. 이는 연장한 관의 끝이 삽입된 기관내관의 끝에 단단히 눌려 있는 경우 더 자주 발생할 수 있다. 기관내관의 반대쪽 끝은 이러한 합병증을 피하기 위한 연장관으로 사용될 수 있다고 보고되었다(그림 14-12).

어떤 기술을 사용하더라도 삽입된 기관내관의 길잡이 풍선(pilot balloon)은 결국 기존의 성문외 기구에 들어가기 시작한다. 이때, 성문외 기구의 추가 이동이 방해를 받거나 길잡이 풍선 또는 팽창 튜브가 찢어질 위험이 있다(참고: 매우 큰 내경을 가진 성문외 기구에는 해당되지 않을 수 있음).

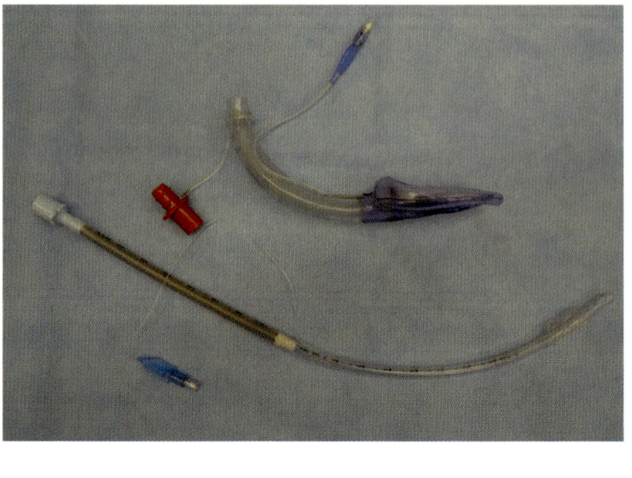

그림 14-9. CookGas air-Q 옆에 보이는 Genesis Airway Innovations Rescue Endotracheal Tube. 연장된 부분은 성문외 기구를 제거하는 동안 지속적 환기를 가능하게 한다.

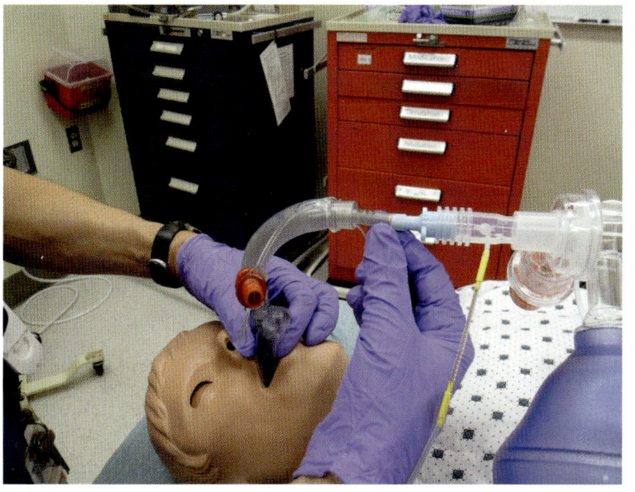

그림 14-10. 기관내삽관 후 성문외 기구 제거. air-Q EGD가 지속된 환기 및 capnography 모니터링과 함께 Rescue Endotracheal Tube 위로 제거되고 있다. 시술자는 입천장에 관을 고정하기 위해 손가락을 입 안으로 넣을 준비가 되어 있다.

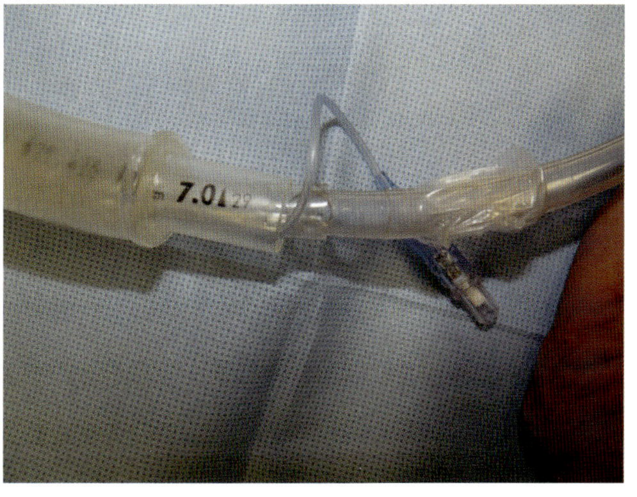

그림 14-11. 쉽게 제거하기 위해 기관내관의 길이를 연장한다. 주요 관의 끝에 0.5 mm 작은 직경의 기관내관을 연결하여 "tube stop" 역할을 할 수 있다. 쉽게 제거하기 위하여 꽉 끼우지 않도록 주의해야 한다.

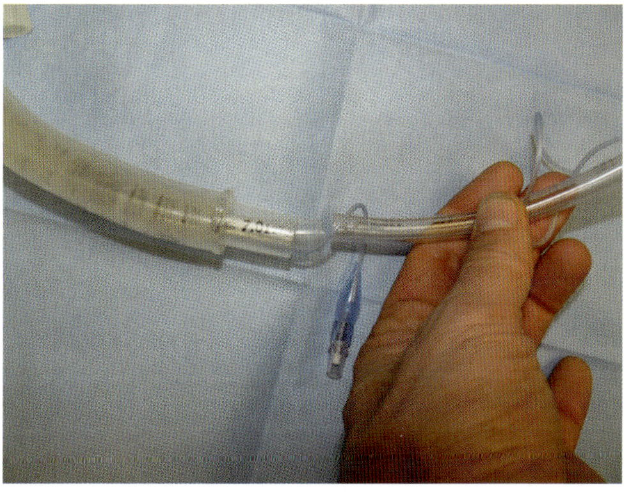

그림 14-12. 튜브 스탑으로 사용된 기관내관의 반대쪽 끝. 이 끝은 기관내관의 팁이 쐐기로 고정되어 기본 기관내관의 내부에 끼이는 것을 방지하는데 사용될 수 있다.

수술적 기도

"교체"의 마지막 방법으로는 성문외 기구를 통하여 환기를 유지하면서 수술적 기도(surgical airway)를 시도하는 것이다. 이는 성문외 기구로 어느 정도의 산소화가 가능한 경우, 기관내삽관이 매우 어려울 것으로 예상되는 경우, 내시경을 이용한 교체를 위한 시간, 장비, 숙련도가 부족한 경우, 내시경 통과가 불가능한 Combitube와 같은 기구가 있는 경우 합리적인 접근 방식이다. 이러한 방법에 대한 높은 수준의 근거가 부족하기는 하지만 직관적으로 타당하며, 본 저자들은 이러한 방법을 매우 드문 상황에서 사용하였고 매우 효과적임을 발견하였다.

근거가 되는 연구

성문외 기구를 적용한 상태에서 사망선고가 가능한가?

심폐소생술 후 사망 선고가 성문외 기구만을 적용한 상태에서도 가능한 것인지, 혹은 표준적인 치료인 기관내삽관을 시행한 이후에 비로소 가능한 것인지 의문이 들 수 있다. 저자들은 성문외 기구로 환기가 가능한 상태에서 심폐소생술 종료 전의 무의미한 기관내삽관 교체는 하지 않는 것이 합리적인 결정이라 제안한다.

병원 전 처치의 패러다임 변화가 성문외 기구를 적용한 환자의 응급실 이송을 늘어나게 했는가?

지난 10년 동안 많은 지역에서 병원 전 기도관리 관행이 변화되었고, 특히 심정지 환자의 경우 기관내삽관을 덜 강조하고 있다. 많은 구급대원들은 초기 기도관리 방법으로 성문외 기구를 적용하고 있으며, 이를 보조로 사용하는 기회가 훨씬 더 많아졌다.[2,3] 따라서 응급의학과 의사는 성문외 기구가 현장에서 적용된 환자를 치료하는 경우가 많아질 것이다. 성문외 기구가 적절히 기능을 하지 않거나 응급의학과 의사에게 익숙하지 않을 경우 문제의 소지가 있다.

성문외 기구의 전통적인 역할이 응급실 환자에게도 확장되는가?

응급의료서비스에서의 성문외 기구는 실패한 기관내삽관을 "구조"하는 것이었다. 성문외 기구는 이제 많은 응급실에서 심정지 환자를 위한 일차적 기도로 적용되고 있다. 성문외 기구는 마스크 환기 시에 밀착이 어려운 경우에도 사용될 수 있다. 유도와 근육 마비를 통해 성문외 기구를 1차적 기도로 배치하는 것은 "급속한 기도절차(rapid Sequence Airway, RSA)"라고 불리며, 전산소화를 돕기 위한 응급실 옵션으로 지지되고 있다.[4,5]

성문외 기구는 얼마나 오랫동안 제 위치에서 그리고 안전하게 기능을 할 수 있는가?

장기간 삽입에 대한 경험은 제한적이지만, EMS 이송 시간이 긴 시골 지역에서 응급환자의 병원 간 이송을 용이하게 하거나, 예상되는 어려운 교체를 위해 컨설턴트의 도착을 기다리는 경우 등 필요한 상황이 있다. Braude 등은 9시간 동안 합병증 없이 LMA Supreme을 사용하였다고 보고하였다.[6] 반면에 LMA Fastrach의 합병증은 훨씬 짧은 시간에 나타났다.[7] Gaither 등의 보고서에서 King LTS-D를 3시간 적용한 후 심한 혀 울혈이 보고되었다.[8] 더 많은 자료가 나올 때까지, 우리는 비팽창형 성문외 기구(i-gel, self-pressurizing air-Q)는 6시간, 팽창형 성문외 기구는 4시간, 성문뒤기구(King laryngeal tube)는 2시간으로 제한하고자 한다. 압력계를 사용하여 커프의 팽창 압력을 측정하면 이 기간이 연장될 수 있다. 저자들은 합병증 없이 9시간 동안 LMA Supreme을 사용한 증례를 확인하였다. 반면 일부 다른 유사 기구에서 더 짧은 시간 내 합병증이 발생한 경우도 있었다. Gaither 등이 발표한 증례에서는 심각한 혀의 부종 상황에서 3시간 동안 King LTS-D를 적용한 사례를 보고하였다. 비록 다수의 사용 정보는 없으며 장비 간의 유지력 차이도 존재하겠지만, 이송 시간 혹은 도착 시간, 어려운 기도가 예상되는 경우 도움을 받기까지의 시간이 4시간이 넘지 않는다면 성문외 기구의 유지는 적절한 것으로 보인다. 사용 지속시간은 기관내삽관을 위한 통로로 사용된 후 공기를 빼낸 상태라면 늘어날 수도 있겠지만, 현재 지식 수준에서 이에 대한 명확한 평가는 어렵다.

성문외 기구를 통한 맹목적 기관내삽관이 합리적인 선택인가?

다수의 연구에서 가시화 상태의 교체의 실효성을 확인했지만, 맹목적 기관내삽관을 안정적이고 안전하게 할 수 있는 것으로 입증된 성문외 기구는 LMA Fastrach뿐이었다. 이 방법은 권장되는 기술을 사용하였을 때 첫 번째 시도에서 성공률이 90% 이상이었고, 비만, 분비물, 자궁 경부 주의사항 여부와 관계없이 3회 이내 성공률이 97% 이상이었다.[2] i-gel이나 air-Q와 같은 다른 기구들의 맹목적 기관내삽관 성공률은 매우 다양하게 나타났다.[9-20] 만약 이와 같은 성문외 기구를 만나게 된다면 이 기술을 연습하는 것이 합리적일 수 있으며, 내시경을 이용한 교체를 위한 장비가 즉시 사용하기 어려울 때에는 한 번 조심스럽게 시도하는 것을 고려한다.

King laryngeal tubes를 이용한 교체가 평가되었는가?

한 센터에서는 후두관이 적용된 상태로 응급실에 이송된 환자들에서 수술적 기도의 비율이 높았다고 보고하였다.[21] 그 후, 약 600건의 응급실 사례에 대한 비디오를 분석한 대규모 연구에서는, 단순히 후두관을 제거하고 기관내삽관을 하는 것의 성공률이 매우 높다는 사실을 발견하였지만, 선호되는 기술은 기구를 입의 왼쪽으로 이동시키고 주변에 삽관하는 것이었다.[22] 이 연구에서 수술적 기도는 후두관을 가지고 도착한 환자의 1% 미만에 그쳤다.

내시경을 이용한 교체는 정말 응급실에서 초보자가 시도할 수 있는 기술인가?

비수면 내시경을 이용한 기관내삽관은 초보자에게 어려울 수 있지만, 한 연구에서 성문외 기구를 통해 내시경적 교체를 시행할 때 초보자와 전문가 사이에 차이가 없는 것으로 나타났다.[23]

참고문헌

1. Hopkins JB, Roginski MA, Braude DA, Cathers AD, Johnson T, Steuerwald MT. Troublshooting hypoxemia after placement of an extraglottic airway. *Air Med. J.* 2019;38:228-230.

2. Benger JR, Kirby K, Black S, et al. Effect of a strategy of a supraglottic airway device vs tracheal intubation during out-of-hospital cardiac arrest on functional outcome: the AIRWAYS-2 randomized clinical trial. *JAMA.* 2018;320(8):779-791.

3. Wang HE, Schmicker RH, Daya MR, et al. Effect of a strategy of initial laryngeal tube insertion vs endotracheal intubation on 72-hour survival in adults with out-of-hospital cardiac arrest: a randomized clinical trial. *JAMA.* 2018;320(8):769-778.

4. Braude D, Southard A, Swenson K, Sullivan A. Using rapid sequence airway to facilitate preoxygenation and gastric decompression prior to emergency intubation. *J Anesth Clin Res*. 2010;01:001-003.
5. Souza LF, Pereira AC, Lavinas PS. Use of preoxygenation with the laryngeal mask airway in critical care. *Am J Respir Crit Care Med*. 2007;175(5):521
6. Braude DA, Southard A, Bajema T, Sims E, Martinez J. Rapid sequence airway using the LMA-supreme as a primary airway for 9 hours in a multi-system trauma patient. *Resuscitation* 2010;81(9):1217.
7. Gerstein NS, Braude D, Harding JS, et al. Lingual ischemia from prolonged insertion of a Fastrach laryngeal mask airway. *West J Emerg Med*. 2011;12(1):124-127.
8. Gaither JB, Matheson J, Eberhardt A, et al. Tongue engorgement associated with prolonged use of the King LT laryngeal tube device. *Ann Emerg Med*. 2010;55:367-369.
9. Bhandari G, Shahi KS, Asad M, Parmar NK, Bhakuni R. To assess the efficacy of i-gel for ventilation, blind tracheal intubation and nasogastric tube insertion. *Anesth Essays Res*. 2013;7(1):94-99.
10. Van Dijck M, Houweling BM, Koning MV. Blind intubation through an i-gel in the prone position: a prospective cohort study. *Anaesth Intensive Care*. 2020;48(6):439-443.
11. Sastre JA, Lopez T, Garzon JC. Blind tracheal intubation through two supraglottic devices: i-gel versus Fastrach intubating laryngeal mask airway (ILMA). *Rev Esp Anesthesiol Reanim*. 2012;59(2):71-76.
12. Halwagi AE, Massicotte N, Lallo A, et al. Tracheal intubation through the I-gel supraglottic airway versus the LMA FastrachTM: a randomized controlled trial. *Anesth Analg*. 2012;114(1):152-156.
13. Kapoor S, Jethava DD, Gupta P, Jethava D, Kumar A. Comparison of supraglottic devices i-gel and LMA Fastrach as conduit for endotracheal intubation. *Indian J Anaesth*. 2012;58(4):397-402.
14. Erlacher W, Tiefenbrunner H, Kastenbauer T. CobraPLUS and Cookgas air-Q versus Fastrach for blind endotracheal intubation: a randomized controlled trial. *Eur J Anaesthesiol*. 2011;28:181-186.
15. Karim YM, Swanson DE. Comparison of blind tracheal intubation through the intubating laryngeal mask airway (LMA Fastrach) and the air-Q. *Anesthesia*. 2011;66:185-190.
16. Garzon Sanchez JC, Lopez Correa T, Sastre Rincon JA. Blind tracheal intubation with the air-Q (ILA-Cookgas) mask. A comparison with the ILMA-Fastrach laryngeal intubation mask. *Rev Esp Anesthesiol Reanim*. 2014;61(4):190-195.
17. Kkeine-Brueggeney M, Nicolet A, Nabecker S et al. Blind intubation of anesthetised children with supraglottic airway devices AmbuAura-I and air-Q cannot be recommended: a randomised controlled trial. *Eur J Anaestheiol*. 2015;32(9):631-639.
18. Pandey RV, Subramanium RK, Darlong V et al. Evaluation of glottic view through air-Q intubating laryngeal airway in the supine and lateral position and assessing it as a conduit for blind endotracheal intubation in the supine position. *Paeditr Anaesth*. 2015;25(12):1241-1247.
19. Yamada R, Maruyama K, Hirabayashi G, Koyama Y, Andoh T. Effect of head positon on the success rate of blind intubation using intubating supraglottic airway devices. *Am J Emerg Med*. 2016;34(7):1193-1197.
20. El-Emam EM, Abd El Motlb EA. Blind tracheal intubation through the air-Q intubating laryngeal airway in pediatric patients: reevaluation—a randomized controlled trial. *Anesth Essays Res*. 2019;13(2):269-273.
21. Subramanian A, Garcia-Marcinkiewicz AG, Brown DR et al. Definitive airway management of patients presenting with a pre-hospital inserted King LT(S)-DTM laryngeal tube airway: a historical cohort study. *Can J Anaesth*. 2016;36:114-119.
22. Driver BE, Scharber SK, Horton GB, Braude DA, Simpson NS, Reardon RF. Emergency department management of out-of-hospital laryngeal tubes. *Ann Emerg Med*. 2019;74:403-439.
23. Hodzovic I, Janakiraman C, Sudhir G, Goodwin N, Wilkes AR, Latto IP. Fiberoptic intubation through the laryngeal mask airway: effect of operator experience. *Anaesthesia*. 2009;64:1066-1071.

Section IV

기관삽관

CHAPTER 15

직접후두경 검사

(Direct Laryngoscopy)

Robert F. Reardon, Steven C. Carleton, Leslie V. Simon | 오영민

직접후두경 검사

1913년에 Chevalier Jackson과 Henry Janeway는 직접후두경(direct laryngoscopy, DL)을 활용한 기관삽관에 대한 논문을 각각 발표했다. 100년이 지난 지금에는 비디오 보조 후두경 검사가 우세한 기술이 되었다. 그러나 앞으로도 직접 후두경법은 응급 의사들에게 필수적 술기로 남을 것이다. 직접 후두경 장비는 저렴하고 보편적으로 사용할 수 있다. 비디오후두경(video laryngoscopy, VL)이 등장하고 비디오후두경이 삽관 성공률과 안전성을 향상시킨다는 증거가 늘어남에 따라, 많은 전문가들은 직접후두경 기술을 가르치고 유지하는 가장 효율적인 방법은 표준 형태(Macintosh 형) 비디오후두경(standard geometry video laryngoscopy, SG-VL)이라고 생각하는데, 이는 직접후두경 시야 확보에 대한 기회를 제공하면서 상황에 따라 비디오후두경에 즉시 의지할 수 있는 추가 이점이 있다. 이 접근 방식을 통해 강사는 비디오후두경 모니터를 보고 감독한다("근거가 되는 연구" 참고). 또한, 직접후두경과 비디오후두경을 모두 허용하는 장비는 초회 통과 삽관 성공(first pass intubation success)에 최적의 장비일 수 있는데, 해부학적 어려움을 극복하는 데에는 비디오후두경으로 활용할 수 있고, 분비물, 혈액 또는 구토로 인해 비디오후두경 카메라의 사용이 불가능한 상황에서는 직접후두경으로 활용할 수 있기 때문이다.

직접후두경 검사의 기본

직접후두경의 개념은 간단한다. 성문을 눈으로 확인하기 위해 입에서 후두까지 일직선으로 시선을 확보한다. 혀는 직접후두경의 가장 큰 장애물이다. 후두경은 혀를 컨트롤하여 시야를 방해하지 않도록 하는 데 사용된다. 후두경은 핸들, 블레이드 및 광원으로 구성된다. 후두경은 시술자가 오른손잡이인지 왼손잡이인지에 상관없이 왼손으로 조작한다. 일반적으로 직접후두경 블레이드는 곡선형(Macintosh) 또는 직선형(Miller)이다(그림 15-1). 두 블레이드 모두 신생아용부터 체격이 큰 성인용까

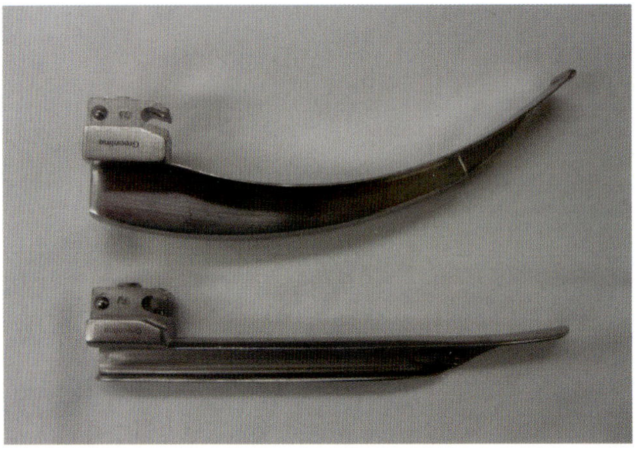

그림 15-1. Macintosh(위) 및 Miller(아래) 후두경 블레이드. 곡선형 블레이드는 사이즈 4 독일형 매킨토시로, 플랜지 높이가 더 높은 미국형 디자인과 달리 성인에게 일상적으로 사용하기에 좋은 블레이드이다. 직선형 블레이드는 보통 크기의 성인용 사이즈 3 밀러이다. 대부분의 밀러 블레이드는 사진에 나온 것처럼 왼쪽에 광원이 있어 혀에 파묻힐 수 있지만 개선된 디자인의 밀러 블레이드에는 광원이 오른쪽에 있다.

지 다양한 크기로 제공되며, 보통 3번과 4번 사이즈가 성인에게 사용된다. 매킨토시 블레이드는 완만한 커브, 혀를 옆으로 밀기 위한 수직 플랜지, 상대적으로 넓은 사각형 팁에는 노브(knob)가 있다. 수직 플랜지의 높이가 더 낮고, 광원에서 팁까지의 거리가 더 짧은 형태의 매킨토시 블레이드도 생산되고 있다. 3번과 4번 사이즈 블레이드의 수직 플랜지 높이는 비슷하므로, 대부분의 성인에게 길이가 더 긴 4번 사이즈 블레이드부터 시작하는 것이 합리적이다. 곡선형 블레이드의 팁은 후두개곡(vallecula)으로 전진하도록 되어 있으며, 팁의 손잡이가 정중혀후두개주름(midline vallecular fold) 및 그 아래의 후두개 인대(hyoepiglottic ligament)를 밀면 후두개가 올라가 성문이 노출된다(그림 15-2).

밀러 블레이드는 직선형 블레이드 중 가장 흔한데, 더 좁고 짧은 플랜지와 노브없이 약간 구부러진 팁을 가지고 있다. 더 작은 플랜지는 입이 충분히 벌어지지 않을 때 유리할 수 있지만 혀를 컨트롤하기가 더 어렵고 시야 확보 및 기관내관을 삽입할 충분한 공간 확보가 어려울 수 있다. 3번과 4번 사이즈의 밀러 블레이드는 길이를 제외하고 동일하므로 대부분의 성인에게 (더 긴) 4번 블레이드로 시작

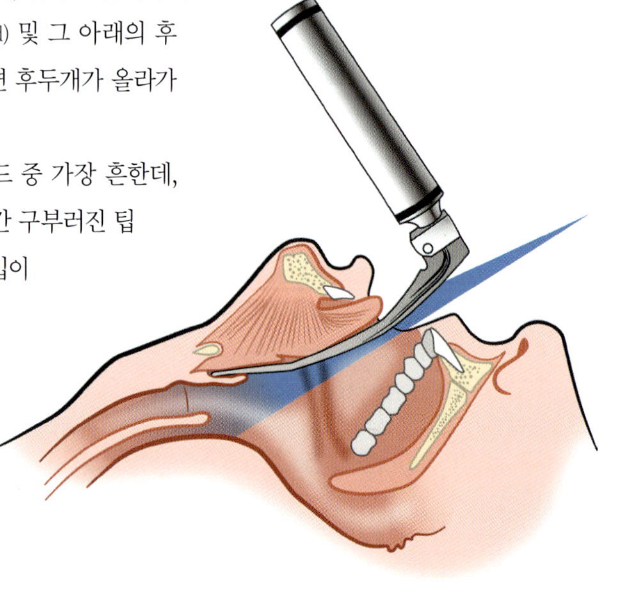

그림 15-2. Macintosh 블레이드를 사용한 직접 후두경 검사. 블레이드의 끝을 후두개곡(vallecula) 기저부에 적절하게 위치시키고 후두개 인대(hyoepigrottic ligament)를 밀어서 후두개를 들어 올린다.

하는 것이 합리적일 수 있다. 밀러 블레이드는 성문을 노출시킬 때 후두개를 직접 들어올리기 위해 후두개 뒤쪽으로 지나쳐 진입하도록 되어 있다(그림 15-3).

많은 시술자들이 곡선형 매킨토시 블레이드를 선호하는데 그 이유는 블레이드의 폭이 더 넓고 혀를 컨트롤하기에 더 유리하기 때문이다. 그러나 직선형 밀러 블레이드는 위아래의 앞니 간격이 좁거나, 입 벌림이 제한되어 있거나, 또는 후두개가 크고 늘어진 환자와 같은 어려운 기도 시나리오에서 더 나은 성문 시야를 제공할 수도 있다. 이러한 이유로 곡선형 및 직선형 블레이드 직접후두경 검사 테크닉을 모두 익히는 것이 중요하다.

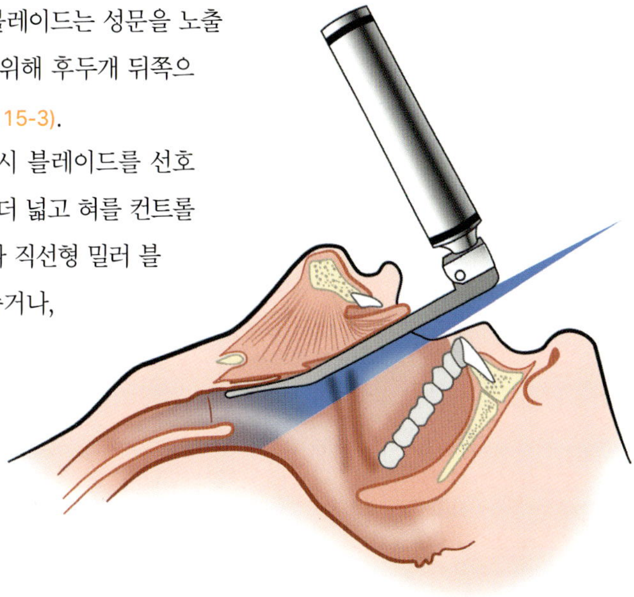

그림 15-3. Miller 블레이드를 사용한 직접 후두경 검사. 블레이드의 끝으로 후두개를 직접 들어 올린다.

직접후두경 검사를 위한 해부학

기관삽관은 후두경을 조작하여 시야를 확보한 후 성문을 통해 기관내관(ETT)을 통과시키는 것이다. 해부학적 구조물의 인식은 직접후두경 검사의 성공에 매우 중요하다. 가장 중요한 구조물들은 후두개(epiglottis)와 후두개곡(vallecula), 후방 모뿔연골(posterior arytenoid cartilage), 모뿔사이패임(interarytenoid notch), 성문이다. 성문이 잘 보이면 성공 가능성이 더 높고(직접후두경을 사용하여) 전체 성대를 볼 수 있으면 거의 확실하다(그림 15-4A). 그러나 기관삽관이 항상 성문을 볼 수 있어야만 가능한 것은 아니라는 점을 인식하는 것이 중요하다. 후방 연골만 보이는 경우에도, 기관내관을 정중선에 있는 구조물의 앞쪽으로 통과시킬 수 있으며 이 방법으로 대부분 기관으로 들어간다(그림 15-4B). 게다가 후두개 밖에 볼 수 없는 경우에도 부지(bougie, ETT introducer)를 사용하면 삽관이 가능할 수 있다(그림 15-4C). 이런 면에서 후두개를 찾는 것은 후두경 조작의 가장 핵심적인 단계이다. 후두개를 볼 수 없는 경우 기관삽관의 성공 가능성은 매우 낮다(그림 15-4D).

중요한 해부학적 구조물 중 하나로, 목뿔덮개인대(hyoepiglottic ligament) 위에 있는 정중혀후두개주름(median glossoepiglottic fold, midline vallecular fold)이 있다. 비디오후두경에 비해 직접후두경으로는 잘 보이지 않지만 이 해부학적 구조물은 곡선형 블레이드 후두경 검사에 중요하다. 후두경 블레이드 끝으로 이 구조물에 부드럽게 압력을 가하면 후두개가 들어올려지고 후두가 노출된다(그림 15-5). 낮게 매달린 후두개로 인해 매킨토시 후두경 검사 중 성문이 덜 노출되는 경우, 종종 목뿔덮개인대를 제대로 누르지 못하는 것이 이유일 수 있다("근거가 되는 연구" 참조).

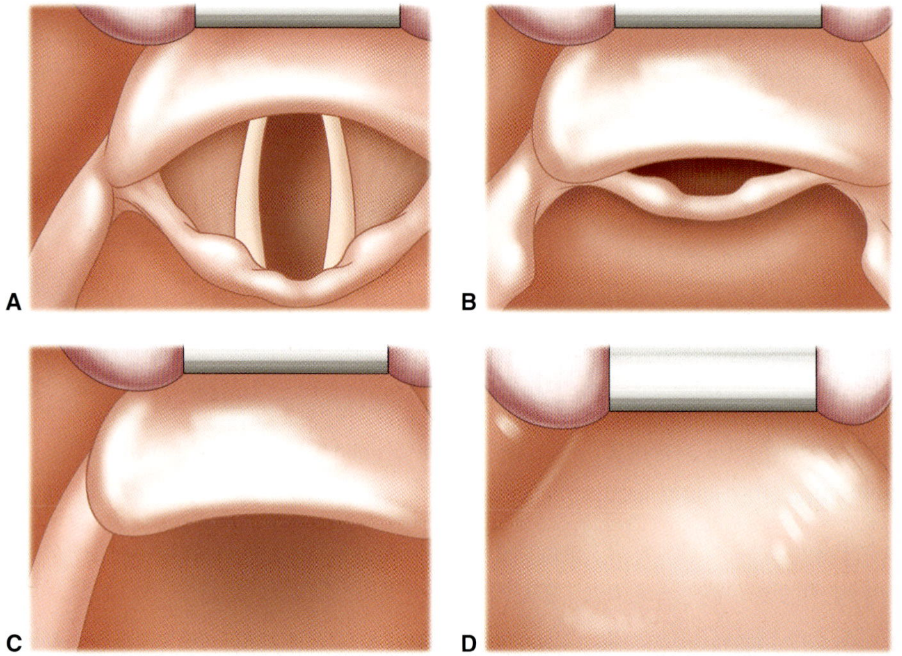

그림 15-4. 후두경 시야(Cormack-Lehane 시스템). A. 성문의 전체가 보인다(등급 1). B. 후방 성문 구조와 연골만 보인다(등급 2). C. 후두개만 보인다(등급 3). D. 후두개도 성문 구조도 보이지 않고 연구개만 보인다(등급 4).

준비와 보조

삽관을 위해 직접후두경 검사를 시작하기 전에 삽관자는 다음 장비를 사용할 수 있는지 확인해야 한다(정맥로 확보, 환자 모니터 및 빠른연속기관삽관[RSI] 약물은 별도로 논의됨).

- 후두경 블레이드 및 핸들 작동 확인
- 윤활제를 바른 기관내관 및 더 작은 크기의 백업용 기관내관
- 구부려서 원하는 모양을 만들 수 있는 속심(stylet)
- 커프 팽창용 10 mL 주사기
- 기관내관 안내도관(gum elastic bougie, ETT introducer)
- 적절한 흡인 장치
- 호기말 이산화탄소분압($ETCO_2$) 측정 장치
- 튜브 고정 장치
- 환자에게 산소를 공급하고 환기시키는 수단(백-밸브 마스크 또는 인공호흡기)
- 최소 한 명의 숙련된 보조자(환자의 오른쪽에 위치하는 것이 바람직하다)

보조자는 다음을 수행할 수 있어야 한다.

- 생체징후를 관찰하고 보고한다.
- 필요한 경우 시술자에게 장비를 전달한다.
- 경추의 안정화를 유지한다.

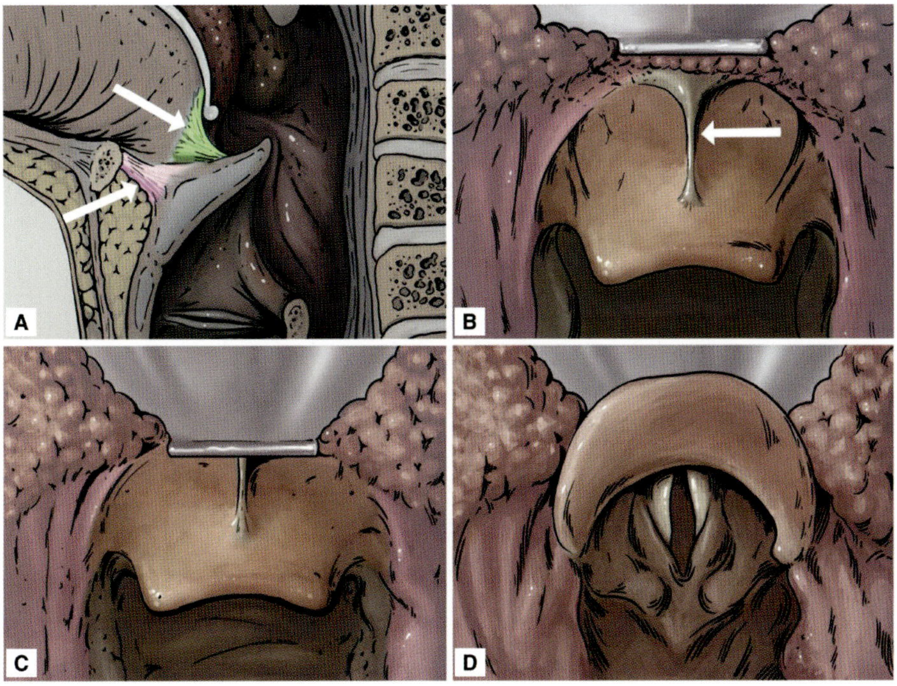

그림 15-5. 곡선형 블레이드 후두경 검사 중 정중혀후두개주름(midline vallecular fold)의 중요성. A. 정중혀후두개주름(위쪽 화살표)과 목뿔덮개인대(hyoepiglottic ligament, 아래쪽 화살표)의 측면도. B. 곡선형 블레이드 후두경 검사 중에 후두개곡 기저부에서 보이는 정중혀후두개주름. C. 곡선형 블레이드의 끝이 정중혀후두개주름과 맞닿아 있다. D. 정중혀후두개주름이 눌리고 그 결과 목뿔덮개인대에 압력이 전달되면, 간접적으로 후두개가 들어올려지고 성문 입구가 노출된다.

- 혀를 들어 올리는 데 도움이 되도록 아래턱 내밀기(mandibular advancement)를 시행한다.
- 지시에 따라 외부 후두 조작을 수행한다.
- 삽관 중에 환자의 오른쪽 입꼬리를 당겨준다.
- 부지를 먼저 위치시키고 그 위로 기관내관을 내려 보낼 때 보조한다.

삽관 전 평가와 기구 선택

2장과 3장에서 논의된 바와 같이 삽관 전 기도 평가는 필수적이며 시간이 허락하는 경우 신경근 차단제를 투여하기 전에 모든 환자에게 수행해야 한다. 성공적인 후두경 검사의 기본은 후두경 조작 중에 혀를 놓치지 않고 왼쪽으로 그 다음은 앞쪽으로 쓸어내어, 혀를 아래턱 공간으로 이동시켜 기도를 직접 보는 데 문제가 없을 만큼 충분히 넓고 긴 곡선형 또는 직선(밀러) 블레이드 선택이다. 곡선형 매킨토시 블레이드의 더 큰 플랜지는 일반적으로 직선형 밀러 블레이드의 얇은 블레이드에 비해 혀를 컨트롤하기에 유리하다. 대부분의 응급기도관리 상황에서 많은 삽관자가 적절한 블레이드 길이를 확보하기 위해 4번 사이즈의 매킨토시 블레이드를 선호한다. 그러나 후두경 블레이드의 선택과 삽관에 사용되는 테크닉의 선택은 삽관자의 환자 평가, 개인적 선호 및 그리고 삽관자의 숙련도에 따르는 것이 바람직하다.

후두경 조작 및 시술자의 자세

후두경의 핸들을 손에 쥘 때는 블레이드의 근위부가 왼손의 엄지 두덩 또는 새끼 두덩(thenar or hypothenar eminence)에 위치할 정도로 핸들의 아래쪽을 잡는다. 이 그립을 사용하면 후두경 검사 중에 어깨로부터 들어 올리는 힘이 생기고 팔꿈치를 낮게 유지하고 손목이 꺾이지 않게 시술자의 자세를 유지하는데 도움이 된다. 시술자는 환자에게 다가가기 위해 몸을 구부리거나 기대지 않고 바로 서도록 하고, 팔과 손이 편안한 시술 높이를 유지해야 한다. 가능하면 환자의 침대를 삽관하기에 최적인 높이로 올려야 하며 후두경 검사 동안 환자에게서 조금 떨어져 자신의 등을 곧게 펴는 자세를 유지하는 편이 좋다.

환자 자세

직접후두경 검사를 위한 최적의 머리와 목 위치는 종종 “스니핑 자세(sniffing position)”라고 부른다. 이 자세는 경추 하부는 굴곡(lower cervical flexion)되고, 환추-후두부는 신전(atlanto-occipital extension)된 상태이다(그림 15-6). 금기 사항이 없으면 축을 이렇게 정렬하여 후두경을 통한 시야를 최적화할 수 있다. 하부 경추가 적절히 굴곡되면, 환자를 옆에서 보았을 때 외이도(external auditory meatus)의 높이가 복장패임(sternal notch) 또는 어깨관절의 앞면(anterior surface) 높이와 같게 된다. 표준 체형 성인 환자의 경우, 일반적으로 후두부 아래 4~6 cm 패드를 받치는 것으로 적절히 경추를 굴곡시킬 수 있다. 대안으로, 삽관자가 후두경 조작 중에 최적의 자세를 파악하기 위해 오른손으로 환자의 머리를 받쳐 올릴 수 있다. 그런 다음 환자 오른쪽에 있는 보조자가 머리를 받쳐주면 그 동안 삽관자는 기관내관을 삽관하거나 외부 후두 조작(external laryngeal manipulation)을 시행할 수 있다. 병적 비만 환자에서 최적의 자세를 만들기 위해서는, 외이도를 복장패임과 같은 높이로 정렬하기 위해 종종 상체, 어깨, 목 및 뒷머리 아래에 침대 커버 또는 패드를 받쳐 경사로 자세(ramped position)를 만들어야 한다(43장 참조). 이러한 목적으로 상품화된 기도 경사로(airway ramp)도 있다. 어린아이는 뒤통수가 튀어나와 있기 때문에 외이도를 적절한 높이로 맞추려면 머리보다는 몸통을 들어 올려야 한다(26장 참조). 사람마다 해부학적 구조에 차이가 있기 때문에 최적의 머리와 목의 위치를 미리 아는 것은 종종 불가능하며, 미리 맞춰 놓은 자세가 적절하지 않다면 삽관 시도 중에 경험적으로 조정해야 한다. 삽관 절차를 시작하기 전 어떤 방법이든 환자의 자세를 적절하게 해 두는 것이 매우 중요하다. 외상 환자와 기타 다른 이유로 머리를 움직일 수 없이 고정된 상태에서 직접 후두경 조작을 할 때의 어려움을 겪어 본다면, 머리와 목의 위치를 최적의 상태로 만드는 것의 진가를 깨닫게 될 것이다.

표준 직접후두경검사 테크닉

다음은 곡선형 블레이드와 직선(밀러) 블레이드 모두에 사용되는 표준 테크닉 중 하나이다.

- 시술자의 오른손 집게손가락과 엄지손가락으로 입을 최대한 넓게 벌린다.
- 블레이드가 윗니와 아랫니 사이에 수직 방향으로 삽입되도록 한다.

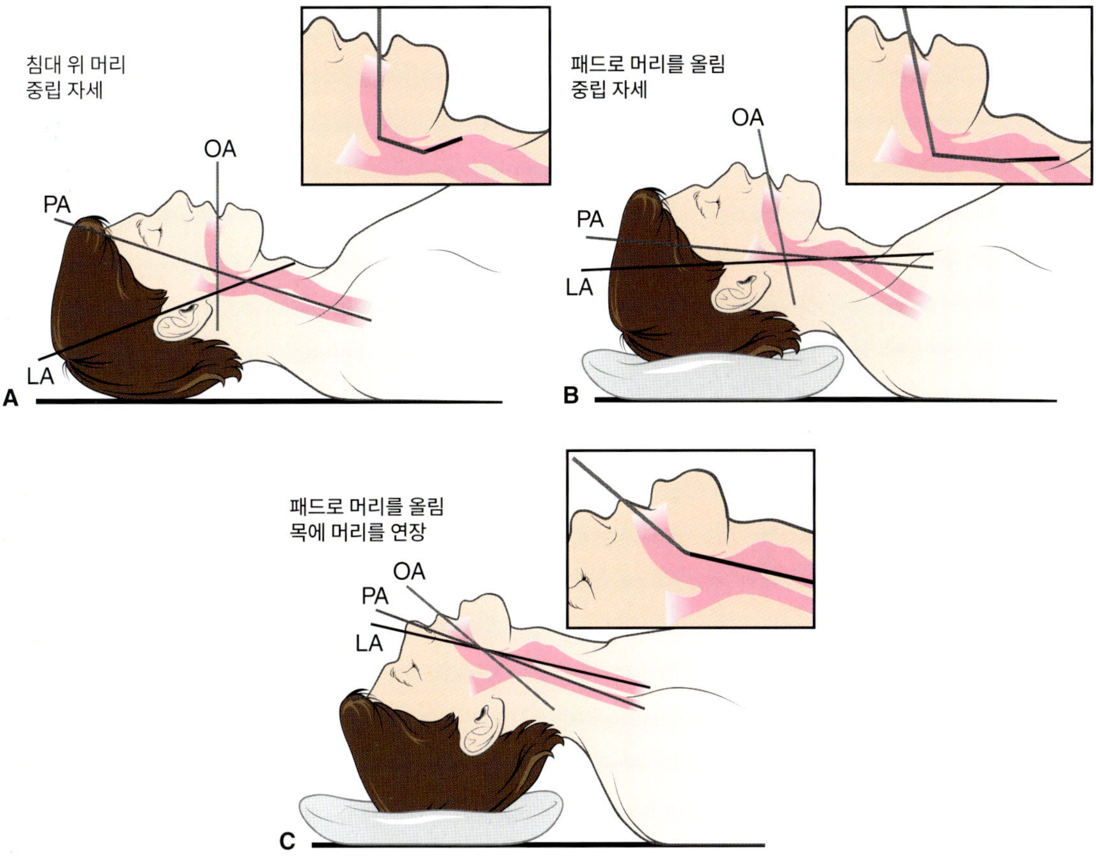

그림 15-6. A. 해부학적 중립 자세. 구강 축(oral axis, OA), 인두 축(pharyngeal axis, PA) 및 후두 축(laryngeal axis, LA)이 정렬되지 않았다. **B.** 머리는 여전히 중립 자세. 머리 뒤에 베개를 받쳐 올려서 하부 경추를 굴곡시켜 인두 축과 후두 축을 일직선으로 정렬한다. **C.** 머리를 경추에 대해 신전시켜 구강 축을 인두 축과 후두 축에 맞추면 최적의 삽관 자세인 '스니핑 자세(냄새 맡는 자세, sniffing position)'가 된다.

- 블레이드를 아래 어금니 안쪽을 따라 혀의 오른쪽으로 삽입하고 블레이드 끝을 정중선으로 가져오면서 혀를 왼쪽으로 쓸어낸다(그림 15-7).
- 블레이드의 끝을 조심스럽게 단계별로 혀 아래로 전진시킨 다음 간헐적으로 들어 올려 후두개가 보일 때까지 블레이드 끝의 위치를 해부학적 구조물을 찾아가는 '보면서 전진하기'(look as you go) 접근 방식을 사용한다. 후두개는 직접후두경 검사의 주요 해부학적 구조물이다.
- 성문 구조를 직접 확인할 수 있도록 후두개를 앞쪽으로 이동시킨다. 곡선형 블레이드를 사용할 때는 정중혀후두개주름(median glossoepiglottic fold, midline vallecular fold)과 후두개 기저부에 있는 목뿔덮개인대(hyoepiglottic ligament)를 눌러 간접적으로 후두개를 들어올린다. 직선형 블레이드를 사용할 때는 블레이드 끝으로 후두개를 직접 들어 올린다(그림 15-8).
- 후방 연골과 모뿔사이패임을 확인한다. 이 구조물은 성문의 후방 경계를 이루며 식도와 기관 입구를 나누는 경계가 되며 직접후두경 검사의 두 번째로 중요한 구조물이다. 성문이 보이지 않는 경우에도 이 구조물 앞쪽으로 기관내관을 통과시키면 삽관이 가능하다.

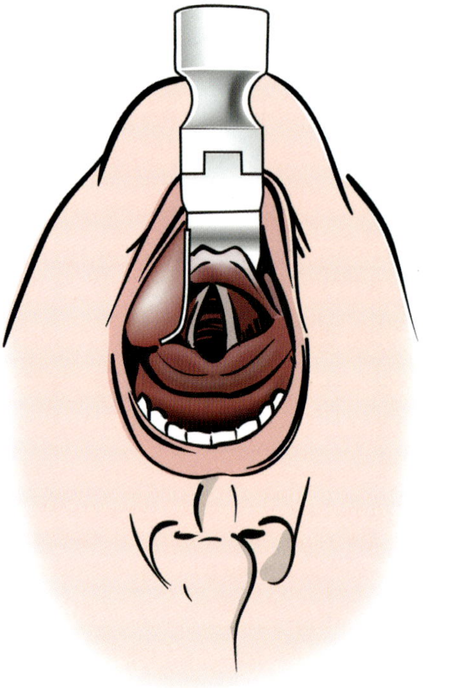

그림 15-7. 매킨토시 블레이드를 사용한 직접 후두경 검사. 입을 크게 벌리고, 매킨토시 칼날의 큰 플랜지를 이용해 혀를 잘 제어하여 완전히 왼쪽으로 유지한다(이것이 전통적인 방식이다). 다른 방법으로는 블레이드를 처음부터 끝까지 정중선에 유지시켜 조작할 수도 있다(이 접근법은 정중선의 해부학적 구조물들을 단계별로 더 쉽게 확인할 수 있는 방식이다). 목젖을 확인한 다음 후두개를 확인하고 블레이드의 끝으로 정중혀후두개주름을 밀어 후두개를 들어 올리고 성문을 노출시킨다. 블레이드의 뒷부분을 윗니 방향으로 기울이지 말고 블레이드 전체를 위로 들어 올려야 한다.

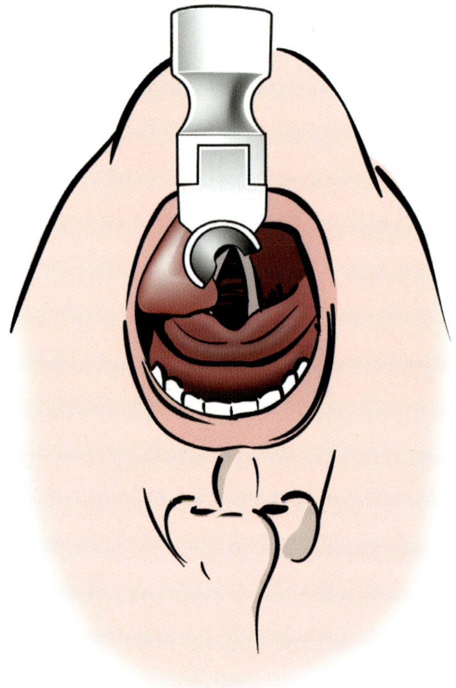

그림 15-8. 밀러 블레이드를 사용한 직접 후두경 검사. 입을 크게 벌리고, 혀는 밀러 블레이드의 작은 플랜지로 완전히 제어하기 어렵지만 전체적으로 왼쪽으로 유지한다. 후두개를 찾은 다음 성문을 노출시키기 위해 블레이드 끝으로 들어 올려(이 단계에서 후두개는 더 이상 보이지 않는다). 블레이드의 뒷부분을 윗니 방향으로 기울이지 말고 블레이드 전체를 위로 들어 올려야 한다.

- 가능하면 기관내관을 통과시키기 전에 성문을 눈으로 확인한다.
- 성문을 눈으로 볼 수 없는 상황에서도 기관내관을 후방 연골 앞쪽으로 통과시키면 성문을 통과해 기관으로 삽입된다.

혀 옆(paraglossal) 어금니 뒤(retromolar) 직선형 블레이드 테크닉

이것은 돌출한 앞니, 큰 혀 또는 제한된 입 벌림으로 인해 표준 직접후두경 검사가 예기치 않게 어려울 때 유용하게 활용할 수 있는 대체 기술이다.

- 직선형 블레이드를 입의 오른쪽 구석으로 삽입한다.
- 혀와 편도 사이의 홈을 따라 블레이드를 통과시킨다.
- 블레이드의 뒷면이 어금니에 인접한 입의 오른쪽에 있도록 유지하면서 블레이드의 끝을 정중선 쪽으로 전진시킨다(그림 15-9).

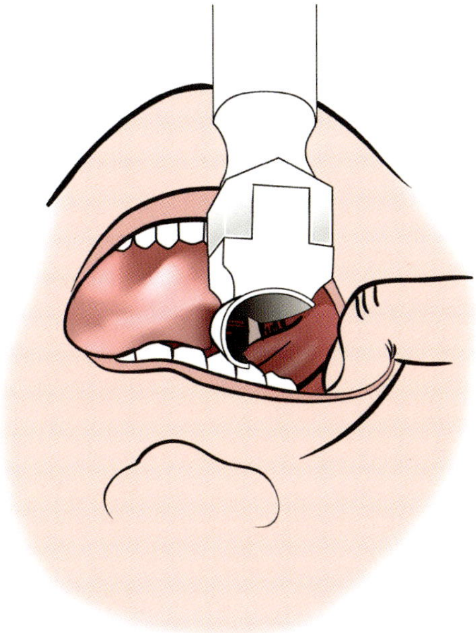

그림 15-9. 혀 옆(paraglossal) [또는 어금니뒤(retromolar)라고도 부름] 직선형 블레이드 조작. 오른쪽 접근 방식의 경우, 밀러 블레이드를 입의 오른쪽 모서리로 넣고 팁은 정중선을 향해 전진시키는데 블레이드 근위부는 입의 오른쪽에 남아있도록 한다. 혀는 블레이드의 왼쪽에 있다. 이 기술은 어려운 상황에서 성문을 더 잘 볼 수 있게 해주지만 기관내관이 통과 할 공간이 충분하지 않다. 그림과 같이 보조자가 입꼬리를 당겨 더 많은 공간을 만들어준다. 이 기술을 사용할 때 기관내관이 통과 할 공간이 거의 없어 채널 아래로 부지를 먼저 진입시켜야 할 수도 있다.

- 다른 방법으로 입의 왼쪽 모서리에서 같은 방식으로 접근할 수도 있지만 기술적으로 더 어렵다.
- 후두개를 확인하고 그 끝을 들어올려 성문을 노출시킨다.
- 보조자가 오른쪽 입꼬리를 당기도록 한다.
- 성문을 지나 기관으로 기관내관을 통과시킨다. 공간이 좁아 튜브의 전진이 어려우면 후두경의 채널 아래로 기관내관 안내도관(bougie)를 사용해야 한다. 부지는 이 목적을 위해 특별히 만들어진 것이다.

직선형 블레이드 맹목삽관법(blind insertion)

직선형 블레이드를 이용한 이 방법은 신생아, 영아 및 작은 소아 또는 다른 방법으로 삽관에 실패했거나 삽관이 어려울 것으로 예상되는 성인에게 종종 적용할 수 있는 대안이다. 또한 구조를 확인하지 못했지만 지금 블레이트의 팁이 너무 깊은지 너무 얕은지 확신할 수 없는 초보자가 직선형 후두경 검사의 일반적인 문제를 극복하는 데 도움이 될 수 있다. 이 기술을 사용할 때에는 중요한 해부학적 구조물을 눈으로 확인할 수 있을 때까지 한 방향으로만 이동할 수 있다. 이 방법에는 두 단계가 있다. (1) 성문 입구를 넘어 식도로 후두경 블레이드 끝을 맹목적으로 삽입하고, (2) 다시 물러나면서 성문을 눈으로 확인한다. 눈으로 보지 않고 블레이드를 삽입하는 동안 상부 식도 괄약근이 열림으로 인한 식도 및 기관 손상 또는 역류의 가능성은 아직까지 밝혀진 바 없다.

- 블레이드를 입 오른쪽에 놓고 혀를 왼쪽으로 유지한다. 이전에 설명한 바와 같이 '스니핑 자세(냄새 맡는 자세, sniffing position)'를 제대로 유지하는 것이 좋다.
- 손가락 끝으로 후두경을 잡고 블레이드의 전체 길이를 맹목적으로 정중선을 향해, 혀의 기저부를 지나, 성문 뒤쪽을 거쳐 경부 식도까지 부드럽게 전진시킨다. 저항이 있는 경우 멈추고 약간 후퇴한 다음 다시 정렬하고 완전히 전진한다.
- 기도를 들여다보면서 블레이드를 들어 올린 다음 성문이 시야에 들어올 때까지 천천히 신중하게 후퇴시킨다. 후두개도 시야에 들어오면 블레이드 후퇴를 멈추고 다시 후두개를 앞쪽으로 들어 올려 성문을 노출시킨다.
- 성문을 지나 기관으로 기관내관을 통과시킨다.

기관에 삽관하기(튜브 통과시키기)

일반적으로 성문의 일부가 직접 보이면 기관내관을 기관으로 쉽게 통과시킬 수 있다. 그러나 성문이 잘 보이는데도 불구하고 삽관 중에 기관내관이 시야를 가릴 수 있다. 이런 문제를 최소화하기 위해서는, 보조자가 오른쪽 입꼬리를 당겨주도록 하고 삽관자는 입의 맨 오른쪽 모서리에서 기관내관을 삽입하고 기관내관이 성문 쪽으로 전진하는 동안 기관내관이 성문을 향한 시선 아래에 있도록 유지하다가 마지막 단계에서만 후방 구조물 위로 들어 올려 준다. 기관내관 내강에 미리 장착해 놓은 부지를 먼저 삽입하고, 부지를 통해 기관내관을 기관으로 유도할 수 있다. 부지는 기관 튜브보다 훨씬 얇으며 삽관 중에 성문 입구를 시각적으로 차단할 가능성이 적다. 튜브 모양도 삽관 중 시야에 영향을 줄 수 있다. 튜브의 풍선(balloon) 바로 근위부를 약 35° 정도 구부리고 다른 부위는 곧게 펴서 "하키스틱" 모양으로 하면 기관내관이 성문을 통과할 때까지 시선(line of sight) 밖에 있게 되므로 쉽게 성문 시야를 유지할 수 있다(그림 15-10). 기관내관이 성문에 가까워지면 후방 구조물 위로 올려 성문을 통과시킨다. 반달 모양의 튜브는 삽입하는 동안 시선의 축과 두 번 간섭하게 되어 시야를 방해할 수 있다.

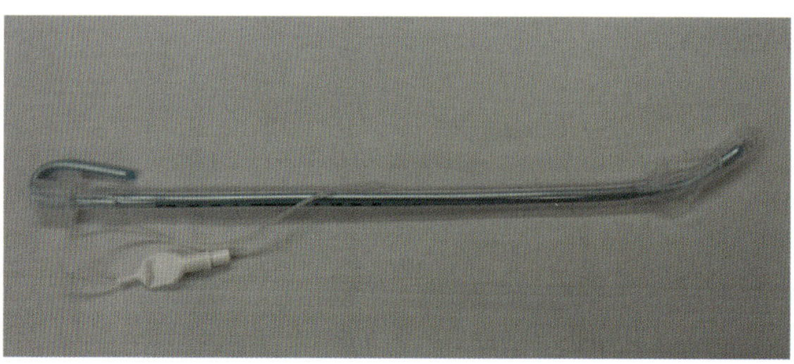

그림 15-10. 최적의 기관내관(ETT)/속심 모양. 전체를 똑바로 펴고 말단부를 35° 미만으로 구부린 "하키스틱"모양의 기관내관. 이러한 모양의 기관내관을 사용하면 시선을 가리지 않고 기관내관을 삽관할 수 있다.

어려운 직접후두경검사의 문제 해결

마비(paralysis)

신경근 차단제(neuromuscular blockade)를 투여하면 직접후두경검사가 상당히 쉬워진다. 진정제만 투여하고 신경근 차단제를 사용하지 않은 환자의 경우 상기도의 반사작용 및 근긴장을 극복하기 어렵다. 기도관리자는 신경근 차단제의 적응증과 사용에 익숙해야 한다.

외부 후두 조작(external laryngeal manipulation)

방패연골(thyroid cartilage)에 보조자의 손을 올려놓고, 그 위에 시술자의 오른손으로 성문이 더 잘 보이게 하는 기술을 '양손후두경조작(bimanual laryngoscopy)'이라고 한다(그림 15-11). 보조자가 방패연골을 뒤쪽, 위쪽(머리쪽), 오른쪽으로 누르는 술기(backward, upward, and rightward pressure; BURP)는 후두경 검사 중 성문 시야를 개선할 수 있지만 그렇지 않을 수도 있다. 후두경 시술자에 의한 최적의 외부 후두 조작(optimal external laryngeal manipulation, OELM)은 보조자가 수행하는 BURP보다 훨씬 낫다. 방패연골 부위를 어떻게 조작하면 최적의 시야를 얻을 수 있는지 시술자가 즉각적인 피드백을 받고 신속하게 결정할 수 있기 때문이다. 이런 동작에는 BURP도 해당될 수 있지만 성문의 시야를 향상시키는 모든 움직임이 포함된다. 방패연골을 아래로 강하게 누르면 성문이 뒤로 이동하여 후두경 검사자의 시야에 들어온다. 또한 굴곡형 후두경 검사 중에 방패연골을 아래로 누르면 블레이드의 팁을 목뿔덮개인대(hyoepiglottic ligament) 쪽으로 더 밀어 넣게 되고, 후두개를 충분히 들어 올려 시야를 향상시킨다. 후두경 검사자가 최적의 시야를 찾으면 보조자는 기관내관이 삽입되는 동안 최적의 외부

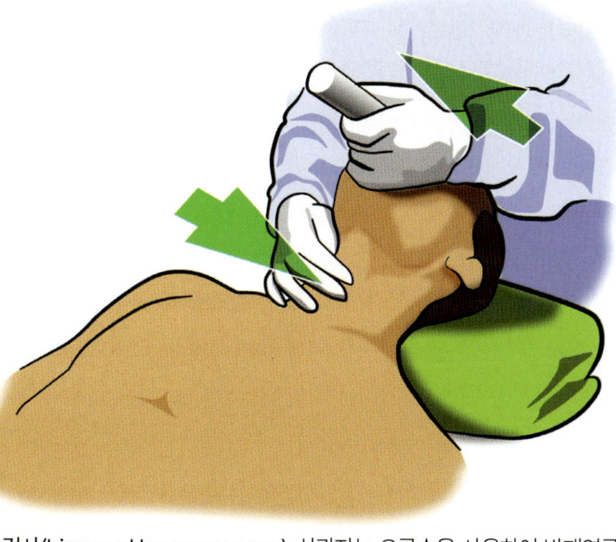

그림 15-11. 양손 후두경 검사(bimanual laryngosocopy). 삽관자는 오른손을 사용하여 방패연골을 조작한다. 최적의 외부 조작은 종종 방패연골을 강하게 누르면서 오른쪽으로의 움직이는 방식(뒤쪽, 위쪽[머리쪽] 및 오른쪽으로)일 수 있다. 이 조작으로 후두경 검사자(보조자가 아니라)가 얻는 이점은, 즉시 시각적 피드백을 받아 외부 후두 조작을 어떻게 해야 하는지 빠르게 결정할 수 있다는 점이다.

후두 조작 위치를 유지한다. 이때 보조자의 손을 미리 방패연골 위에 올려두지 않으면, 삽관자와 보조자가 손을 교대할 때 성문 시야를 놓칠 가능성이 크다. 삽관자가 아직 OELM에 능숙하지 않은 경우 BURP가 교육 목적으로 여전히 선호될 수 있다. 양손후두경조작은 백-마스크환기 중 위식도 역류를 피하기 위해 많이 시행되어왔던 '윤상연골 압박'(Sellick maneuver)와 혼동해서는 안 된다. 윤상연골 누르기가 잘못 적용될 경우 성문 시야가 나빠지고 튜브가 통과하기 어려워질 수 있다.

자세(positioning)

성문을 제대로 보기 어려운 경우, (경추 보호가 필요하지 않은 경우) 시술자는 최적의 자세를 만들기 위해 후두경의 블레이드를 빼지 않은 채 오른손으로 환자의 머리를 들어 올린 다음 보조자가 환자의 머리를 받쳐주도록 할 수 있다. 환자의 자세를 더 많이 교정해야 하는 상황이라면 첫 번째 삽관 시도를 포기해야 할 수 있으며, RSI 약물을 투여한 후 몸집이 큰 환자의 자세를 이 방법으로 교정하는 것은 매우 어려울 수 있다. 이런 점 때문에 특히 몸집이 큰 환자에서 RSI 약물 투여 이전에 최적의 환사 자세를 만들어 놓는 것이 중요하다.

아래턱 내밀기(mandibular advancement)

후두경 검사 중 보조자가 윗니보다 아랫니가 앞으로 나오게 아래턱을 밀어 올리면. 혀를 밀어내고 성문 시야를 개선하는데 도움이 될 수 있다. 보조자가 환자 옆에 서서 삽관자를 방해하지 않도록 주의하면서 아래에서 양손으로 턱을 밀어내는 방법으로 시행한다. 이는 환자의 몸집이 크면서 삽관자의 몸집이 작고 후두경 블레이드로 혀와 아래턱을 움직일 힘이 부족한 경우에 특히 유용하다.

부지(bougie, endotracheal tube introducer, 기관내관 안내도관)

부지는 성문을 보기 어려울 때 삽관 성공률을 높일 수 있는 간단하고 저렴한 보조 기구이다(그림 15-12). 후두개는 보이지만 성대와 후방 연골이 보이지 않는 Cormack-Lehane 시스템 등급 3 환자에게 가장 유용하다. 부지는 길고 가느다란(60~70 cm, 5 mm) 유연한 플라스틱 또는 나일론 재질로, 원위부가 40°각도로 고정되어 있다(Coudé tip). 미리 성형되어 있는 제품들도 있지만, 직선으로 포장된 제품의 경우 원위부 팁에서 약 10~15 cm 지점을 전방으로 약 60° 구부려주면 삽입이 용이한 경우가 많다(그림 15-12, 네모 박스 안의 그림). 부지는 끝이 위를 향하도록 손에 쥔다. 후두경을 이용해 눈으로 보면서 후두개 바로 아래에서 위쪽 방향으로, 기관의 입구라고 생각하는 방향으로 전진한다(그림 15-13). 삽입하는 동안 부지의 구부러진 끝(쿠데 팁)이 기관연골고리(tracheal ring)의 앞쪽에 부딪히면서 진동이 뚜렷이 느껴지면 부지가 기관 내에 들어가 있다는 것을 알 수 있다. 또는 40 cm 정도 전진했을 때 막혀서 더 이상 진행할 수 없는 느낌이 들면 기관 내에 있음을 확인할 수 있다. 부지가 식도로 내려가는 경우에는 이런 저항이 생기지 않는다. 보조자가 부지를 통해 기관내관을 삽입하여 부지의 근위부 끝부분을 잡을 때까지 삽관자는 후두경으로 혀를 아래턱으로 밀어낸 상태를 그대로 유지해야 한다. 이 점이 매우 중요한데 잘 지켜지지 않는다(그림 15-14). 그런 다음 더 이상 부지가 내려가지 않도록 보조자가 잡고있도록 하고 삽관자는 기관내관을 밀어 넣는다. 다른 방법으로 삽관자가

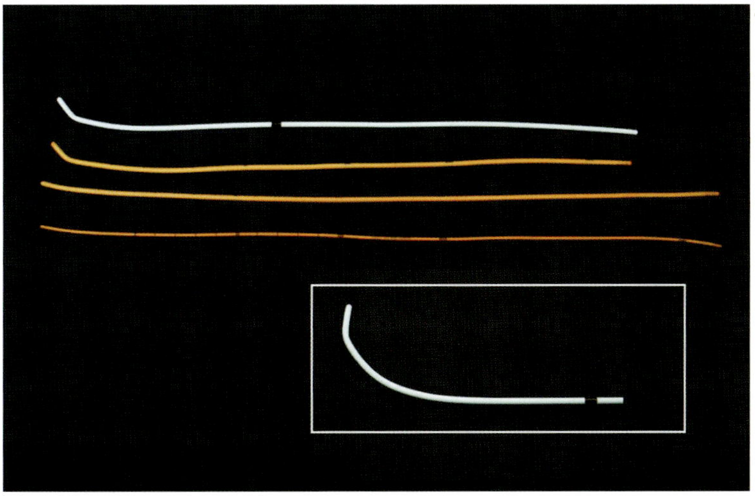

그림 15-12. 부지(bougie). 전통적인 고무 탄성 부지(노란색)는 재사용이 가능하고 길이가 60~70 cm이며 직선 형태에 Coudé tip이 있다. 재사용 가능한(파란색) 폴리에틸렌 부지는 쿠데 팁이 있으며 길이는 60 cm이다. 성인용 기관내관 안내도관의 직경은 5 mm이다. 더 얇은 소아용 안내도관은 4.0 mm 기관내관까지 통과시킬 수 있다. 오른쪽 하단 박스에 삽입된 사진은 후두경으로 성문 구조를 볼 수 없고 후두개만 보일 때 삽관을 시도하기에 최적인 60°커브이다.

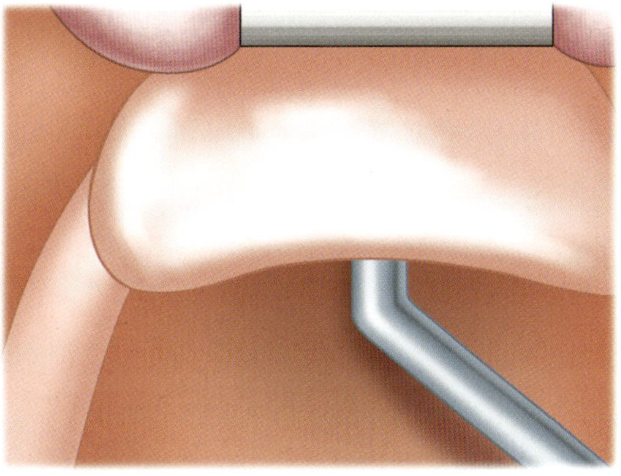

그림 15-13. 어려운 후두경 검사 상황(등급 3, 후두개만 보이는 경우)에서 삽관에 도움이 되는 부지. 일회용 파란색 안내도관을 후두개 아래로 진입시킨 다음 환자의 앞쪽 및 발쪽으로 전진시켜 성문 입구를 통과시킨다. 시술자는 안내도관이 기관연골에 부딛히는 느낌을 느끼거나 안내도관이 주기관지로 들어갈 때의 강한 저항을 느끼면 안내도관이 기관 내에 있다는 것을 확인할 수 있다.

부지를 성문 아래로 통과시킨 후, 왼손으로 후두경과 부지를 함께 쥐고 고정하는 방법도 있다. 튜브의 끝이 성문에 접근하면 삽관자는 기관내관을 시계 반대 방향으로 회전시켜 튜브의 끝이 모뿔연골(arytenoid cartilage)의 능선 아래에 걸리는 것을 방지하여 성문을 통과하기 쉽게 한다(그림 15-15). 응급 상황에서는 예상치 못한 어려운 기도의 발생율이 높고 부지는 단점이 거의 없기 때문에 모든 응급 삽관에 부지를 사용하는 것이 가장 좋다. 부지를 루틴으로 사용하면 부지의 활용 능력이 향상되고 편하게 느낄 수 있다.

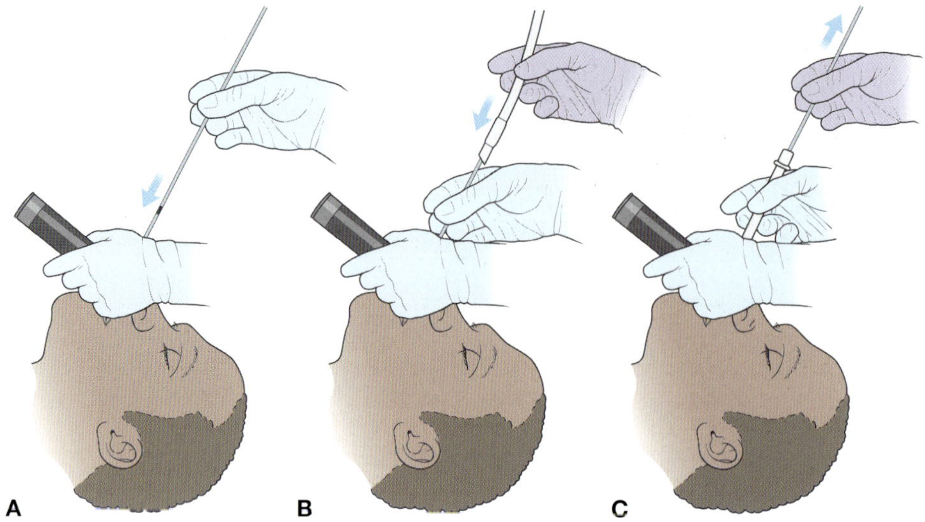

그림 15-14. 부지를 통한 삽관 테크닉. 최상의 성문 시야를 얻은 후 부지(삽관자가 원하는 대로 미리 성형됨)를 삽관자의 오른손에 쥐고 강한 저항이 느껴질 때까지 기관에 전진시킨다. 그런 다음 보조자가 부지 위로 기관내관을 끼우고 삽관자는 기관내관을 잡아 적절한 깊이까지 밀어 넣어 고정한다(기관내관 팁이 성대를 통과하기 직전에 시계 반대 방향으로 90°회전, 그림 15-15. 참조). 그런 다음 보조자가 부지를 제거한다. 삽관자는 처음부터 끝까지 성문을 계속 보고있어야 한다.

실패한 후두경검사 및 기관내삽관

기관삽관에 성공하지 못하고 산소포화도가 93% 이하로 떨어지면 백-마스크환기 및 고유량 산소 투여로 재산소화 되어야 한다. 그러는 동안 삽관자는 가능한 실패 원인을 체계적으로 분석해야 한다(표 15-1). 성공 가능성을 높이는 쪽으로 방법을 바꾸지 않고 그대로 두 번째 후두경 삽관을 시도하는 것은 거의 의미가 없다.

다음 질문에 답을 해야 한다.

- 환자가 후두경 검사 및 삽관을 위한 최적의 자세인가? 환자가 처음부터 스니핑 자세를 유지하고 있으며 후두가 여전히 상당히 앞쪽에 나타나면, 머리 신전 정도를 줄여주는 것이 도움이 될 수 있다. 기도가 전방으로 치우친 환자에서 더 나은 후두경 시야를 확보하기 위해서 때로는 삽관자의 오른손으로 환자의 머리와 목을 들어 올리면서 굴곡 시키는 것이 도움이 되기도 한다.
- 다른 블레이드가 더 나은 시야를 제공하는가? 첫 시도가 곡선형 블레이드로 수행된 경우 직선형 블레이드로 바꿔볼 수 있고 그 반대의 경우도 마찬가지이다. 또는 블레이드의 크기를 바꾸는 것도 도움이 될 수 있다.
- 환자가 충분히 이완되어 있는가? 적절한 신경근 차단은 후두경 검사의 전체 Cormack-Lehane 시스템 시야를 향상시킬 수 있다. 신경근 차단제를 투여한 후 너무 빨리 후두경 검사를 시도했거나 용량이 부적절했을 수 있다. 석시닐콜린이 투여되었는데 그 효과가 사라질 만큼의 시간이 지났다면, 두 번째 석시닐콜린을 완전 이완 가능 용량으로 투여하는 것이 권장된다. 때때로 석시닐콜린의 반복 투여로 인한 서맥을 치료하기 위해 아트로핀이 준비되어 있어야 한다.

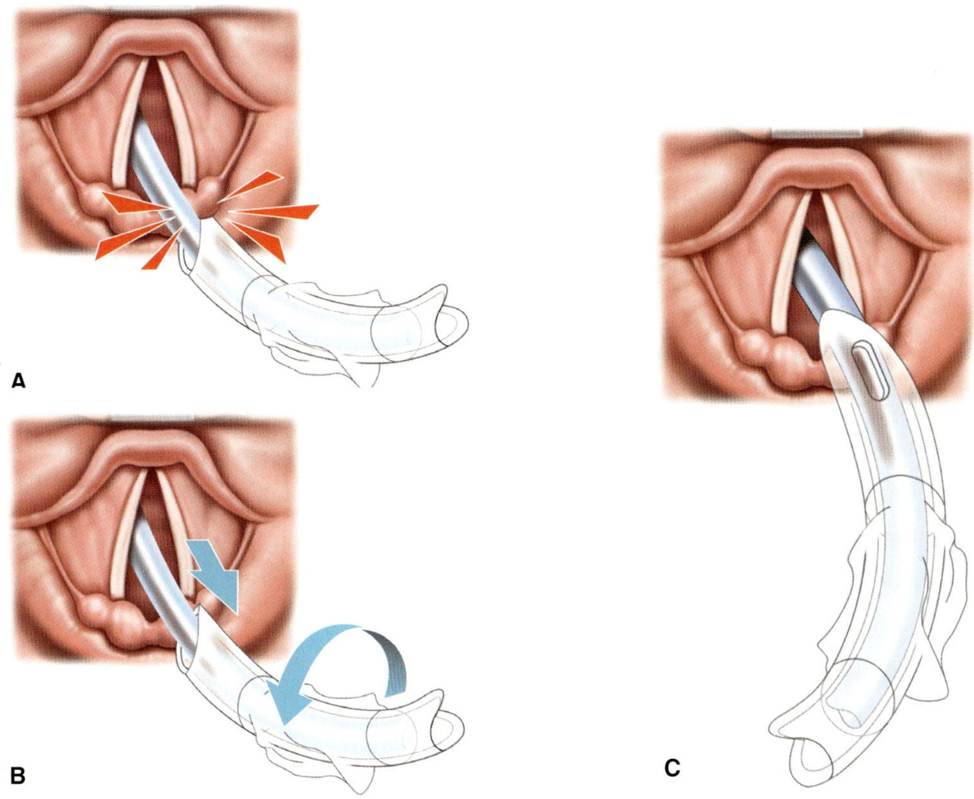

그림 15-15. 부지를 통해 삽입하는 동안 기관내관을 시계 반대 방향으로 돌리는 방법. **A.** 기관내관의 끝이 성문 근처에 걸려있다. 이런 일은 흔히 발생한다. **B.** 기관내관을 1~2 cm 후퇴시킨 다음 시계 반대 방향으로 90°회전시킨다. **C.** 사면(bevel)이 후방을 향하고 있어 기관내관이 성문을 부드럽게 통과한다.

- 외부 후두 조작이 도움이 될 것인가? 앞에서 설명한 바와 같이 삽관자나 보조자가 방패연골을 조작하면 후두 시야가 전체 Cormack-Lehane 시스템이 한 등급 향상되는 경우가 많다.
- 경험이 더 많은 삽관자가 있는가? 그렇다면 도움을 요청하는 것이 적절할 수 있다.
- 직접후두경을 잘 조작했는데도 삽관에 성공하지 못한 경우이면서 비디오후두경을 사용할 수 있는 환경이라면, 조기에 비디오후두경 삽관을 고려해야 한다.

표 15-1 실패한 후두경 검사와 관련된 오류

서두르거나 흥분한 상태	환자가 빠르게 탈산소화되면 급히 삽관을 시도하지 말고 백-마스크를 사용하여 산소화를 개선한 다음 편안하고 체계적인 후두경 검사를 수행하라.
무계획	블레이드를 넣으면 무조건 성문이 보일 거라고 기대하지 말라. 일반적으로 블레이드를 너무 깊게 진입시켜 중요한 해부학적 구조물들을 다 지나쳤을 때 흔히 이런 상황이 된다. 해부학적 구조물들을 단계별로 확인하는 체계적인 접근 방식을 사용해야 한다. 혀를 따라 후두개를 찾은 다음 후두개에서 성문까지 도달하는 접근법을 활용하라.
컨트롤되지 않은 혀	블레이드 오른쪽에 혀가 보이지 않아야 성문이 잘 보이고 기관내관이 쉽게 통과할 수 있다.
인체공학적으로 불리한 자세	후두경을 잘못 잡고, 어색한 자세로 몸을 구부리고, 팔꿈치를 환자나 침대에 받치고, 삽관 중 환자의 입에 눈을 너무 가까이하는 것은 실패하는 사람들의 특징이다.

기관내 삽관의 확인

삽관 후에는 기관내관이 기관 내에 있는지 확인해야 한다. 호기말 이산화탄소분압(ETCO$_2$) 측정이 오랫동안 기관내 튜브 확인을 위한 표준으로 여겨져 왔다. 정성적인 비색 검출기(colorimetric detector) 및 정량적 호기말 이산화탄소분압 측정(capnography) 둘 다 심정지 상태가 아닌 환자의 기관 내 튜브 위치를 확인하는 데 거의 100%의 정확도를 보인다. 심정지 상황에서 연속 파형 호기말 이산화탄소분압 측정(continuous waveform capnography)은 올바른 기관내관 위치를 확인하는 가장 신뢰할 수 있는 방법이다. 비색 ETCO$_2$ 감지기는 ETCO$_2$가 감지되면 보라색(purple, "poor")에서 노란색(yellow, "yes")으로 빠르게 바뀐다. 이러한 색 변화는 기관삽관 후 몇 번의 호흡 내에 발생해야 하며 색이 변하지 않으면 식도 삽관을 의미한다. 드물게 위장에서 나오는 CO_2로 인해 노란색으로 변색될 수 있지만 이 경우 6번의 환기 내에 보라색으로 되돌아간다. 기관삽관이 적절하다면 환기될 때마다 보라색에서 노란색으로 계속 변해야 한다. 밝은 노란색이 아닌 황갈색으로 변하는 것은 식도로 삽관했거나 또는 기관내관이 성문 위쪽으로 빠져버렸음을 의미한다. 심정지 상황에서는 ETCO$_2$가 색 변화 감지의 한계 농도(보통 호기 가스중 이산화탄소 5%)보다 낮을 수 있기 때문에 비색 감지기의 값이 표시되지 않으므로 호기말 이산화탄소분압 측정을 우선적으로 사용해야 한다. 흡인 식도 감지 장치(suction esophageal detection device)도 있지만 응급 의학 영역에서는 거의 사용되지 않는다. 기관내관이 제대로 위치했는지 의심스럽고 색상 변화가 명확하지 않은 경우, 삽관자는 기관내관이 기관에 없다고 가정하고 위치를 확인하거나 삽관했던 기관내관을 빼고 다시 삽관해야 한다. 연속 파형 호기말 이산화탄소분압 측정을 사용하는 경우 최소 6회 호흡 동안 연속적인 사각 파형이 관찰되면 기관내 삽관으로 확인한다. 파형이 나타나지 않으면 식도 내 삽관으로 판단한다. 심정지 상황에서는 파형의 존재가 기관내 삽관을 의미하는 반면, 파형이 관찰되지 않는다는 것만으로는 판단하기 어려우므로 대체 감지 방법을 사용해야 한다.

직접후두경과 비디오후두경을 모두 쓸 수 있는 상황에서는 즉각적인 기관내 삽관 확인이 가능하다. 기관삽관 후 비디오후두경이나 기관지내시경을 통해 확인하는 것은 확인은 특히 심정지 상황과 같이 다른 확인 방법의 결과가 혼동될 때 도움이 된다. 청진은 주기관지 삽관 및 폐의 병리 상태를 감지하는 데 중요하지만 기관 내 기관내관의 위치를 확인하는 데는 신뢰할 수 없다. 흉부 X-레이는 기관내관이 기관에 있는지 식도에 있는지 구별하는 데 사용해서는 안 되며 적절한 기관내관 깊이를 평가하고 주기관지 삽관 여부를 판단하기 위해서만 사용해야 한다. 기관내관의 김서림(응축)은 완전히 신뢰할 수 없는 방법이므로 기관삽관 후 사용해서는 안 된다.

근거가 되는 연구

비디오후두경 시대에도 여전히 직접후두경의 역할이 있는가?

비디오후두경이 거의 모든 기도 시나리오에서 직접후두경 보다 우수하다는 강력한 증거들이 있으며 대부분의 전문가들이 이에 동의한다. 또한 응급 치료 제공자가 비디오후두경과 직접후두경 모두에 숙련되는 것이 최적이라는 데 대부분 동의한다. 또한 시야 확보가 아닌 기관내관의 삽관이란 면에서 표준 형태 비디오후두경(standard geometry video laryngoscope, SG-VL)블레이드가 과굴곡 비디오후두경(hyperangulated video laryngoscope, HA-VL) 블레이드보다 우수하다는 증거가 있다.[1] 또한 표준 형태 비디오후두경은 직접후두경과 비디오후두경 어느 쪽으로든 사용할 수 있어 해부학적으로 어려운 기도에는 비디오후두경으로 사용할 수 있고, 비디오후두경 카메라가 혈액, 토사물, 분비물 등으로 막힌 경우 직접후두경으로 사용할 수 있다. 부지 우선 대 튜브 속심의 응급실 기반 무작위 SG-VL(Storz C-MAC) 연구에서 부지 우선 사용 그룹의 초회 통과 삽관 성공률(first pass intubation success)이 가장 높았다(98%).[2] Storz C-MAC을 활용했지만 직접후두경으로 활용할지 아니면 비디오후두경으로 활용할지 여부는 삽관자의 선택이었고, 부지 그룹의 환자 중 58%는 [삽관 중 어떤 단계에서도 C-MAC의 모니터를 보지 않는] 직접 시야에서 삽관을 받았다. 이는 매우 높은 초회 통과 삽관 성공률에 기여했을 수 있다. 실제로 매킨토시형 비디오후두경 장비는 동일한 삽관 시도 중에 직접후두경 및 비디오후두경 어느 쪽으로든 활용이 가능하며, 이는 특히 응급기도관리의 예측할 수 없는 설정에서 초회 통과 삽관 성공률을 향상하는 데 중요할 수 있다. 기도관리에서의 직접후두경의 역할은 해가 갈수록 관련성이 줄어들고 있지만 직접후두경 검사가 응급 의학에서 완전히 사라질 가능성은 없다.

응급 상황에서 직접후두경 검사를 가르치는 가장 안전하고 효과적인 방법은 무엇인가?

응급 상황이 아닌 경우 직접후두경에 능숙해지려면 최소 50회의 삽관이 필요한다.[3] 응급 상황에서 직접후두경 검사를 가르치고 배우기는 더 어려우며, 어려운 응급 기도에서 능숙해지기 위해 필요한 삽관 횟수는 50회보다 훨씬 더 많을 것이다. 응급 상황에서 통상적인 후두경으로 직접후두경 검사를 가르치는 것은, 기도를 직접 볼 수 있는 사람이 한 번에 한 명뿐이기 때문에, 훈련생과 강사 모두에게 어려울 수 있다.[4] 삽관을 여러 번 시도하는 경우 합병증 발생률이 급격히 증가하므로 첫 번째 시도에 성공하는 것을 목표로 해야 한다.[5,6] 비디오후두경은 어려운 기도에서도 삽관 성공률을 높이는 것으로 나타났다. 그러나 과굴곡 비디오후두경(HA-VL) 장비는 직접후두경과는 기능적 구조에서 차이가 있다.[7-9] 비디오후두경은 전기 및 디지털 오작동에 취약하기 때문에, 직접후두경 검사는 교육생이 숙달해야 하는 중요한 기술로 남아 있다. 오늘날 성인 및 소아 환자 모두에게 직접후두경 검사 및 비디오후두경 검사 어느 쪽으로든 활용 가능한 여러 장비가 있다.[10-12] 이러한 장치가 직접후두경 검사를 익히는데 필요한 기간을 단축한다는 주관적, 객관적인 증거가 있다.[10-13] 표준 형태 비디오후두경인 C-MAC 또는 직접후두경으로 삽관한 198명의 환자를 대상으로 한 소규모 무작위 연구에서 첫 번째 시도 성공률은 비디오후두경에서 더 높았지만(92% 대 86%) 표본 크기가 작아 통계적으로 유의하지 않았다.[14] 8명의 환자(8%)가 첫 번째 시도에서 직접후두경 삽관에 실패했고 두 번째 시도에서 모두 비디오후두경을 사용하여 성공적으로 삽관되었다. 흥미롭게도 본 연구에 참여한 레지던트는 C-MAC을 이용하여 직접후두경 검사를 학습하였으며, 이는 매킨토시 형태의 비디오후두경 장치로 직접후두경 검사 학습 및 수행의 효과를 입증한 최초의 응급실 기반 연구이다.

직접후두경 검사를 위한 최적의 머리와 목 위치는 무엇인가?

Cormack과 Lehane은 후두경으로 얻은 후두의 시야를 분류하는 가장 널리 받아들여지는 시스템을 고안했다.[15] 스니핑 자세(머리 신전 및 목 굴곡)는 기관삽관을 위한 최적의 자세로 널리 받아들여져 왔다. 그러나 머리를 높이거나(목의 굴곡 증가) 단순히 신전(머리 신전 및 목 신전)하는 것이 스니핑 자세보다 더 나을 수 있다는 상충되는 증거가 있다.[16,17] 최적의 머리 위치에 대한 질문은 남아 있지만 환자마다 다를 수 있다. 이 때문에 삽관 중 양손을 사용하는 기술이 중요하며, 후두경 검사 중 환자마다 개별화된 조정이 중요하다. 병적 비만 환자는 귀구슬(tragus)에서 복장패임(sternal notch)까지 수평선을 그을 수 있을 정도로 어깨, 목, 머리를 크게 올려 "경사로(ramp)" 자세를 만들어야 한다.[18-20]

외부 후두 조작 및 아래턱 내밀기가 직접후두경 검사에 도움이 되는가?

외부 후두 조작(external laryngeal manipulation)은 평균적으로 한 등급 정도 후두 시야를 향상시키는 것으로 나타났으며 BURP도 그 한 예이다. 또한, 최근의 한 연구에서는 성문 구조물이 최대한 잘 보이게 하려는 시도로 삽관자 주도하는 외부 후두 조작(보조자 주도 조작과 반대)의 중요성을 입증했다.[21] 후두경 검사가 양손 기술이란 점의 중요성은 방패연골이 이동하는 방향에 관계없이 중요하다. 또한 한 수술실 기반 연구에서는 BURP에 아래턱 내밀기(mandibular advancement)까지 더하면, 경험이 적은 삽관자가 직접후두경 검사를 시행할 때 성문 시야가 개선되는 것으로 나타났다.[22]

부지가 정말 도움이 되는가?

문헌은 특히 C-L 등급 3인 경우 삽관 성공률을 향상시키기 위해 부지 사용을 분명히 권장한다.[23-26]

또한 응급실 기반 대규모 무작위 시험에서 모든 삽관에 부지를 사용하면 초회 통과 삽관 성공률이 87%에서 98%로 향상되는 것으로 나타났다.[2] 이 연구에서는 Storz C-MAC이 사용되었지만 삽관자는 직접 시야 또는 비디오 모니터를 통해 삽관하는 방법을 선택할 수 있었다. 부지를 사용할 때 기관내관이 부지 위로 전진하는 동안 후두경 검사를 계속하고 후두를 통과할 때 기관내관을 시계 반대 방향으로 90°회전시키는 것이 중요하다. 또한 기관내관이 부지를 통해 전진할 때 윤상연골 압박을 완화하는 것이 도움이 될 수 있다.[27]

어떤 형태의 블레이드를 사용하는지가 중요한가?

일반적으로 후두경 블레이드의 선택과 삽관을 보조하는 테크닉의 선택은 개인의 선호와 경험에 따르는 것이 가장 좋다.[28,29] 문헌에 따르면 직선형 블레이드는 후두경 시야(성문의 노출 증가)를 주로 개선하는 반면 곡선형 블레이드는 더 나은 삽관 조건(튜브 통과 중 성문을 계속 볼 수 있다는 점)을 제공한다.[28]

기관내관의 위치가 올바른지 확인하는 가장 좋은 방법은 무엇인가?

완벽한 확인 방법은 없으므로 삽관자는 항상 임상 평가와 탐지 장치를 함께 사용해야 한다. 미국심장학회는 튜브의 위치가 올바른지 확인하고 모니터링하기 위한 가장 신뢰할 수 있는 방법으로 연속 파형 호기말 이산화탄소분압 측정을 권장한다.[30,31] 파형 호기말 이산화탄소분압 측정은 $ETCO_2$의 정량적 측정뿐만 아니라 대부분의 심정지 사례에서도 기관내관 위치를 지속적으로 모니터링할 수 있는 뚜렷한 반복 파형을 제공한다. $ETCO_2$ 파형은 심정지가 오래 지속되거나 모니터가 오작동하는 경우에는 나타나지 않을 수 있지만 가슴 압박이 양호하고 생존 가능한 환자라면 일반적으로 감지 가능한 파형을 생성한다. 비색(colorimetric) 및 비파형(nonwaveform) $ETCO_2$ 감지기는 심정지에는 유용하지 않지만 심정지 상태가 아닌 환자의 기관내관 위치가 올바른지 확인하는 데는 거의 100% 정확하다. 위장 내 이산화탄소가 포함된 탄산 음료는 몇 번의 호흡 동안 폐에서 호기로 나오는 이산화탄소로 오인될 수 있으며, 이를 콜라 합병증이라고 한다. 이 혼란스러운 결과는 6회 호흡 이상으로 지속되지 않는다. 튜브에 음압을 생성하여 식도 벽이 튜브 끝 주위에 허탈되도록 하여 식도 삽관을 감지하는 여러 유형의 식도감지기구 장치가 있다. 이러한 장치는 식도 삽관의 약 99%를 감지할 수 있고 심정지가 오래 지속된 경우 더 우수하지만 일반적으로 $ETCO_2$ 장치보다 정확도가 떨어진다. 또한 현대의 응급기도관리 중에는 거의 사용되지 않는다. 후두에 들어가는 기관내관을 직접 보는 것이 튜브 위치가 올바른지 확인하는 신뢰할 수 있는 방법이지만, 숙련된 공급자가 기관내관을 삽관하는 경우에도 추가적인 확인 방법이 필요한 것으로 나타났다. 흉부 청진으로 호흡음을 확인하고 상복부 청진으로 공기가 들어가는 소리가 들리지 않음을 확인하고 환기 중 가슴이 오르내리는 것을 관찰하는 것 등은, 널리 행해지고 있지만 기관내관의 위치가 올바른지 확인하는 방법으로는 부정확하기로 악명이 높다. 기관내관 내부의 김서림을 찾는 것은 기관내관의 위치를 확인하는데 절대 신뢰할 수 없는 방법이다. 이러한 기술 중 어느 것도 삽관이 제 위치에 되었는지 여부를 보장하지 않는다.

참고문헌

1. Lewis SR, Butler AR, Parker J, Cook TM, Schofield-Robinson OJ, Smith AF. Videolaryngoscopy versus direct laryngoscopy for adult patients requiring tracheal intubation: a Cochrane systematic review. *Br J Anaesth*. 2017;119:369-383.
2. Driver BE, Prekker ME, Klein LR, et al. Effect of use of a bougie vs endotracheal tube and stylet on first-attempt intubation success among patients with difficult airways undergoing emergency intubation: a randomized clinical trial. *JAMA*. 2018;319:2179-2189.
3. Buis ML, Maissan IM, Hoeks SE, Klimek M, Stolker RJ. Defining the learning curve for endotracheal intubation using direct laryngoscopy: a systematic review. *Resuscitation*. 2016;99:63-71.
4. Sagarin MJ, Barton ED, Chng Y-M, Walls RM, National Emergency Airway Registry Investigators. Airway management by US and Canadian emergency medicine residents: a multicenter analysis of more than 6,000 endotracheal intubation attempts. *Ann Emerg Med*. 2005;46:328-336.
5. Mort TC. Emergency tracheal intubation: complications associated with repeated laryngoscopic attempts. *Anesth Analg*. 2004;99:607-613, table of contents.
6. Sakles JC, Chiu S, Mosier J, Walker C, Stolz U. The importance of first pass success when performing orotracheal intubation in the emergency department. *Acad Emerg Med*. 2013;20:71-78.
7. Michailidou M, O'Keeffe T, Mosier JM, et al. A comparison of video laryngoscopy to direct laryngoscopy for the emergency intubation of trauma patients. *World J Surg*. 2015;39:782-788.
8. Sakles JC, Mosier J, Chiu S, Cosentino M, Kalin L. A comparison of the C-MAC video laryngoscope to the Macintosh direct laryngoscope for intubation in the emergency department. *Ann Emerg Med*. 2012;60:739-748.
9. Sakles JC, Patanwala AE, Mosier JM, Dicken JM. Comparison of video laryngoscopy to direct laryngoscopy for intubation of patients with difficult airway characteristics in the emergency department. *Intern Emerg Med*. 2014;9:93-98.
10. O'Shea JE, Thio M, Kamlin CO, et al. Videolaryngoscopy to teach neonatal intubation: a randomized trial. *Pediatrics*. 2015;136:912-919.
11. Kaplan MB, Ward DS, Berci G. A new video laryngoscope—an aid to intubation and teaching. *J Clin Anesth*. 2002;14:620-626.
12. Viernes D, Goldman AJ, Galgon RE, Joffe AM. Evaluation of the GlideScope direct: a new video laryngoscope for teaching direct laryngoscopy. *Anesthesiol Res Pract*. 2012;2012:820961.
13. Howard-Quijano KJ, Huang YM, Matevosian R, Kaplan MB, Steadman RH. Video-assisted instruction improves the success rate for tracheal intubation by novices. *Br J Anaesth*. 2008;101:568-572.

14. Driver B, Dodd K, Klein LR, et al. The bougie and first-pass success in the emergency department. *Ann Emerg Med.* 2017;70:473-478.e1.
15. Cormack RS, Lehane J. Difficult tracheal intubation in obstetrics. *Anaesthesia*. 1984;39:1105-1111.
16. Levitan RM, Mechem CC, Ochroch EA, Shofer FS, Hollander JE. Head-elevated laryngoscopy position: improving laryngeal exposure during laryngoscopy by increasing head elevation. *Ann Emerg Med.* 2003;41:322-330.
17. Adnet F, Baillard C, Borron SW, et al. Randomized study comparing the "sniffing position" with simple head extension for laryngoscopic view in elective surgery patients. *Anesthesiology*. 2001;95:836-841.
18. Brodsky JB, Lemmens HJM, Brock-Utne JG, Saidman LJ, Levitan R. Anesthetic considerations for bariatric surgery: proper positioning is important for laryngoscopy. *Anesth Analg*. 2003;96:1841-1842.
19. Brodsky, JB, Lemmens, HJM, Brock-Utne JG, Vierra M, Saidman LJ. Morbid obesity and tracheal intubation. *Anesth Analg.* 2002;94:732-736.
20. Collins JS, Lemmens HJM, Brodsky JB, Brock-Utne JG, Levitan RM. Laryngoscopy and morbid obesity: a comparison of the "sniff" and "ramped" positions. *Obes Surg.* 2004;14:1171-1175.
21. Levitan RM, Kinkle WC, Levin WJ, Everett WW. Laryngeal view during laryngoscopy: a randomized trial comparing cricoid pressure, backward-upward-rightward pressure, and bimanual laryngoscopy. *Ann Emerg Med.* 2006;47:548-555.
22. Tamura M, Ishikawa T, Kato R, Isono S, Nishino T. Mandibular advancement improves the laryngeal view during direct laryngoscopy performed by inexperienced physicians. *Anesthesiology*. 2004;100:598-601.
23. Combes X, et al. Unanticipated difficult airway in anesthetized patients: prospective validation of a management algorithm. *Anesthesiology*. 2004;100:1146-1150.
24. Green DW. Gum elastic bougie and simulated difficult intubation. *Anaesthesia*. 2003;58:391-392.
25. Henderson JJ. Development of the "gum-elastic bougie." *Anaesthesia*. 2003;58:103-104.
26. Noguchi T, Koga K, Shiga Y, Shigematsu A. The gum elastic bougie eases tracheal intubation while applying cricoid pressure compared to a stylet. *Can J Anaesth.* 2003;50:712-717.
27. McNelis U, Syndercombe A, Harper I, Duggan J. The effect of cricoid pressure on intubation facilitated by the gum elastic bougie. *Anaesthesia.* 2007;62:456-459.
28. Arino JJ, Velasco JM, Gasco C, Lopez-Timoneda F. Straight blades improve visualization of the larynx while curved blades increase ease of intubation: a comparison of the Macintosh, Miller, McCoy, Belscope and Lee-Fiberview blades. *Can J Anesth*. 2003;50:501.
29. Apfelbaum JL, Hagberg CA, et al. Practice guidelines for management of the difficult airway: an updated report by the American Society of Anesthesiologists Task Force on Management of the Difficult Airway. *Anesthesiology.* 2013;118:251-270.
30. Panchal AR, Berg KM, Hirsch KG, et al. 2019 American Heart Association focused update on advanced cardiovascular life support: use of advanced airways, vasopressors, and extracorporeal cardiopulmonary resuscitation during cardiac arrest: an update to the American Heart Association Guidelines for Cardiopulmonary Resuscitation and Emergency Cardiovascular Care. *Circulation*. 2019;140-145.
31. Silvestri S, Ralls GA, Krauss B, et al. The effectiveness of out-of-hospital use of continuous end-tidal carbon dioxide monitoring on the rate of unrecognized misplaced intubation within a regional emergency medical services system. *Ann Emerg Med.* 2005;45:497-503.

CHAPTER 16

비디오후두경

(Video Laryngoscopy)

Brian E. Driver, John C. Sakles | 조영순

서론

과거에는 응급의료센터에서 기관내삽관을 시행하는 주요 방법으로 직접후두경을 사용했다. 직접후두경의 사용 목적은 상부기도 조직을 누르고 들어 올려서 기관내삽관 시술자의 눈과 후두입구 사이를 일직선으로 만들어 시야를 확보하는 것이다. 후두경 검사의 선구자인 Chevalier Jackson은 1922년에 "입을 벌릴 수 있는 모든 환자의 후두를 직접 노출할 수 있지만, 그 난이도는 환자에 따라 크게 달라진다."라고 언급했다. 실제로 후두가 보이는 정도는 환자에 따라 매우 큰 차이가 있으며, 후두 시야 등급은 기관내삽관 성공과 높은 상관 관계가 있기 때문에 비디오후두경이 개발되었다. 비디오후두경을 이용하면, 입과 후두 사이에 일직선적인 시야를 확보하지 않아도 기관내삽관을 성공할 수 있다.

의료 영역에 광섬유 기술이 도입되면서 Bullard 후두경 같은 경직성 광섬유후두경(rigid fiber-optic laryngoscope) 개발에 박차를 가할 수 있었다. 이러한 장비들은 근본적으로 경직성후두경(rigid laryngoscope)이었는 데, 광섬유 다발이 내장되어 있고 접안렌즈를 장착하여 삽관자가 효과적으로 혀 주위를 볼 수 있도록 했다. 이 광섬유 후두경은 디자인적으로 훌륭했지만 효과적으로 사용하기 위해서는 삽관자의 숙련도가 상당한 수준에 도달해야 했다. 광섬유 장비는 고유한 한계, 즉 시야가 좁고 접안 렌즈가 필요한 점, 렌즈에 김이 서리거나 렌즈가 더럽혀지기 쉽다는 점 때문에 대중화되지 못했다. 비디오카메라가 극소형화 되면서 후두경 블레이드에 장착될 수 있었고, 후두경 검사에 대한 새로운 기회가 생겼다.

의사 John A. Pacey는 최초로 상용 비디오후두경인 GlideScope를 개발했고 이 장비는 2001년부터 임상에서 사용되고 있다. 비디오카메라를 통해 간접적으로 기도를 관찰하고 비디오 모니터를 보면서 삽관할 수 있다.

그 이후로 다양한 비디오후두경이 개발되어 임상에 사용되고 있다. 비디오후두경은 장비마다 디자인이 크게 다르다. 블레이드 형태(표준 형태[standard geometry] vs 과굴곡[hyperangulated]), 기관내관 삽입 방법(자유형 vs 내장된 채널 가이드), 모니터 위치(후두경 손잡이 위 vs 외부 모니터), 재사용가능성(일회용

vs 재사용 가능) 등 다양하다. 이러한 다양한 비디오후두경의 공통점은 후두입구와 주위 해부학적 구조물을 비디오 모니터를 통해 간접적으로 비춰주어, 가로막고 있는 조직을 밀어내지 않고 삽관이 가능하게 해 준다는 점이다. 또한 시야의 범위가 직접후두경으로 관찰할 때보다 비약적으로 넓다(직접후두경은 10° vs 과굴곡 비디오후두경은 최대 60°까지).

현재 비디오후두경은 다양한 응급 기관내삽관에 사용되고 있으며, 최근에 발표된 논문에 따르면 비디오후두경이 직접후두경보다 우수하다는 근거가 많다. 이 장에서는 비디오후두경 사용에 대한 일반적인 개요를 기술하고, 각각의 비디오후두경 사용법에 대해 설명하도록 하겠다.

비디오후두경의 장점

- 기도를 직접 관찰하기 위해 눈에서 기도까지 직선의 시선(direct line of sight)을 확보할 필요가 없다.
- 기도를 확대해서 볼 수 있다.
- 삽관하기 위해 직접후두경보다 힘을 덜 주어도 된다.
- 보조자가 삽관 과정을 시술자와 함께 보면서 도울 수 있다.
- 감독자(supervisor)가 삽관 과정을 원격으로 감독할 수 있다.
- 문서화나 교육 목적으로 사진과 비디오 영상을 기록할 수 있다.

비디오후두경의 분류

기본적으로 블레이드 형태에 따라 비디오후두경을 두 가지로 분류할 수 있다. 표준 형태(매킨토시 형태) 또는 과굴곡 형태. 또한, 소아 기관내삽관에 사용되는 작은 직선형(Miller) 블레이드를 사용할 수 있는 장비도 있다. 표준 형태 비디오후두경은 표준 매킨토시 직접후두경과 매우 유사한 형태이며, 블레이드에 카메라가 장착되어 있다. 과굴곡 블레이드는 끝부분이 약 60°의 각도이고, 이 각도는 최적의 후두 시각화를 위한 것이지만, 블레이드의 각도가 작은 표준 형태 블레이드보다 기관내관의 삽입이 어려울 수 있다. 과굴곡 블레이드는 기관내관 가이드 채널이 있는 것과 없는 것으로 나눌 수 있다.

Karl Storz (C-MAC)와 Verathon (GlideScope) 두 대표적인 비디오후두경 제조업체와 다른 소규모 회사들은 이제 표준 형태 및 과굴곡 블레이드 형태를 모두 포함하는 비디오후두경 장비를 보유하고 있다. 블레이드 형태가 장비 간의 구별 요소가 아니기 때문에 블레이드 형태에 따라서 장비 구매결정을 할 필요가 없다. 그림 16-1은 표준 형태와 과굴곡 블레이드의 예시를 보여준다. 표 16-1은 다양한 상용 비디오후두경 및 그 특징을 보여준다.

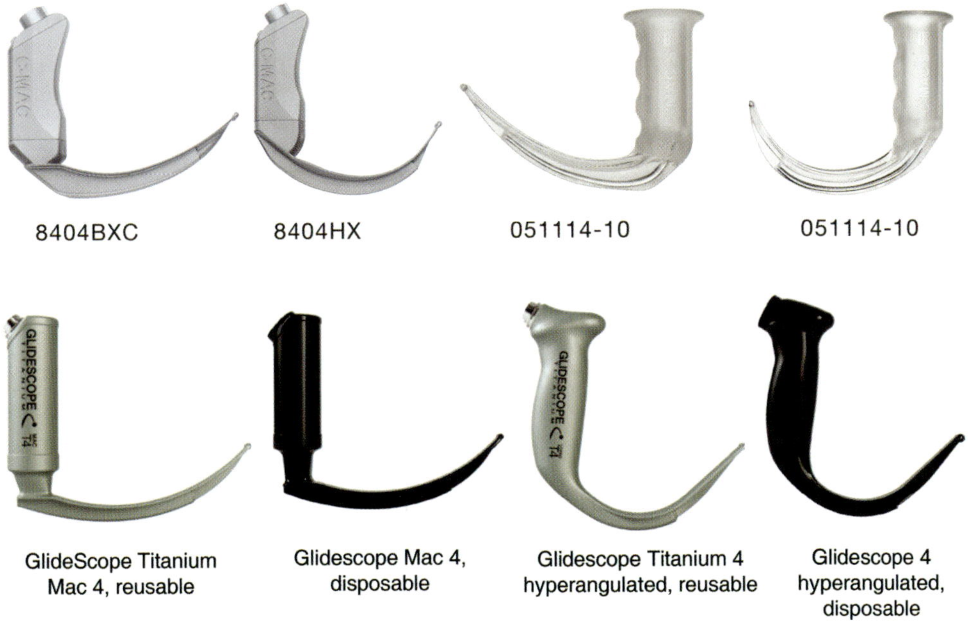

그림 16-1. 매킨토시와 과굴곡 비디오후두경 블레이드의 예시. 주요 비디오후두경 제조업체들은 매킨토시와 과굴곡 형태의 블레이드를 재사용 및 일회용으로 제공한다. Storz C-MAC (상단 행)과 GlideScope (하단 행)의 블레이드 사진. (상단 행: ©2022 KARL STORZ Endoscopy-America, Inc.; 하단 행: copyright Verathon Inc.)

직접후두경 대신 비디오후두경을 사용해야 하는 경우

비디오후두경은 점점 더 저렴하게 보급되어 어디에서나 사용할 수 있게 되었고, 후두 시각화가 우수하고, 다수의 메타분석에서 비디오후두경 사용 시 첫 시도 성공률이 직접후두경보다 높다는 것을 보여 주고 있으므로, 직접후두경을 사용할 이유는 거의 없다. 직접후두경 사용의 장점(간단하고, 장비 문제가 일어날 가능성이 적고, 체액에 의해서 카메라가 더럽혀지지 않고, 기관내관을 삽입하기 쉬움)이 몇 가지 있기는 하지만, 이러한 장점이 직접후두경을 표준 방법으로 사용해야 하는 이유가 될 수는 없다. 표준 형태 비디오후두경을 사용하면서 직접후두경 술기 능력을 유지할 수 있으며, 기관내관 삽입이 어렵다고 판단되면 비디오 모니터를 참조하여 직접후두경을 수행할 수 있다.

장비 작동의 오류와 카메라의 오염은 드물게 발생하며, 이러한 어려움을 고려해도 비디오후두경의 성공률은 직접후두경보다 높다. 비디오후두경에서 주로 언급되는 카메라 오염이 응급 기관내삽관에서 발생할 확률은 1%에 불과하다. 또한, 입안에 체액이 있는 경우 직접후두경과 비디오후두경 모두 첫 번째 시도 성공률이 낮으며, 직접후두경의 경우에는 성공률이 현저히 낮다.

일부 사람들은 기관내삽관이 쉬워 보이는 기도에는 직접후두경을 사용하고 어려운 기도에는 비디오후두경을 사용해야 한다고 주장한다. 그러나 이 주장은 두 가지 이유로 설득력이 부족하다. 첫째, 환자의 기도가 어려운지 여부를 항상 후두경 사용 전에 알 수 있는 것은 아니다. 둘째, 어려운 기도에서 필요한 장비를 유용하게 사용하려면 시술자는 해당 장비에 대한 술기을 잘 알고 있어야 한다. 거의 모든 다른 술기들과 마찬가지로, 시술자의 술기는 반복적인 연습을 통해 향상된다. 해부학적으로 어려운 기도를 가진 환자에게 비디오후두경을 이용하여 성공적으로 기관내삽관을 하려면 시술자는 해당 술기에 대한 상당한 연습이 필요하다. 그러나 이러한 연습을 어려운 기도만을 대상으로 해서는 안 된다. 왜냐하면 실제로 어려운 기도의 발생률은 매우 낮기 때문에 시술자가 충분한 연습을 할 수 없을 수도 있다.

비디오후두경과 직접후두경 간의 기술적 차이점

비디오후두경은 후두를 더 명확하게 보여주긴 하지만, 항상 직선적인 기관내관 삽입 경로를 제공하는 것은 아니므로 기술적으로 직접후두경과 다르다. 이 장의 뒷부분에서 표준 형태 비디오후두경 및 과굴곡 비디오후두경에 대한 구체적인 사용 방법을 다룬다. 비디오후두경과 직접후두경의 기술적인 차이점은 다음과 같다.

- 혀를 완전히 밀어내지 않아도 기도를 잘 볼 수 있다. 시술자가 삽관 중에 화면을 보고 있으면, 혀가 시야를 가로막지 않는다. 그러므로 블레이드를 혀의 중앙에 놓아도 된다.
- 기도 시각화가 향상된다. 적절한 기술을 사용하면, 피나 침 등의 체액이 있더라도 기도를 잘 볼 수 있다.
- 삽관 과정이 더 어려울 수 있다. 직접후두경에 비해 비디오후두경을 사용할 때는 혀를 덜 밀어내기 때문에, 시술자가 화면에 보이는 후두에 기관내관을 넣으려면 곡선 형태로 기관내관을 조작해야 한다. 이 곡선 형태를 통과하는 것이 일반적으로 비디오후두경을 사용하는 기관내삽관의 가장 어려운 측면이다. 특히 과굴곡 블레이드를 사용할 때 더욱 그렇다.
- 과굴곡 블레이드를 사용할 때는 특별한 스타일렛을 사용해야 한다. 과굴곡 블레이드를 사용할 때 시술자는 블레이드의 곡선과 일치하는 강성 스타일렛을 사용해야 한다. 그렇지 않으면 곡선을 따라 관을 조작하는 것이 매우 어려울 수 있다.
- 때로는 카메라가 체액으로 오염될 수 있다. 하지만, 이런 일은 드물게 발생하며 적절한 술기를 사용하면, 체액에 오염되는 것을 방지할 수 있다.
- 시술자는 삽관 과정 동안, 필요한 순간에 순서대로, 입안과 화면을 보아야 한다. 이렇게 함으로써 블레이드와 기관내관을 입안에 삽입할 때 편도 및 기타 구강 후두 구조물에 손상을 가하지 않을 수 있다.

표준 형태 비디오후두경(매킨토시 형태)

표준 형태 비디오후두경은 매킨토시 직접후두경과 매우 유사하며, 블레이드에 카메라가 추가된 것을 제외하고는 거의 동일하다. 이러한 이유로 이 유형의 비디오후두경은 직접후두경으로도 사용할 수 있다. 전통적인 후두경의 기계적 특성을 가지고 있어서 입에서 성대 입구까지의 경로가 상당히 직선적이며, 따라서 곡선 모양의 강성 스타일렛이 필요 없다. 입과 후두 사이의 경로가 비교적 일직선이므로 기관내관 삽입이 용이하고, 일반적으로 기관내관 또는 부지가 기관의 앞쪽에 걸리는 것을 막을 수 있다. 표준 형태 비디오후두경을 사용하면 직접후두경 기술을 사용할 수 있고, 기관내관 삽

표 16-1 비디오후두경의 분류

비디오후두경 장비	매킨토시 형태 블레이드 크기, 성인	과굴곡 블레이드 크기, 성인	기관내관채널이 있는 과굴곡형	소아 블레이드 크기	일회용 가능 여부	재사용 가능 여부	전원	모니터 위치: 손잡이 또는 외부모니터	연성 내시경 (flexible endoscope) 설치 가능
C-MAC 재사용	Mac 0,2,3,4	D-blade와 D-blade peds	No	Mac 0,2 Miller 0,1,2	NA	Yes	충전 가능 배터리	모두 선택 가능	일회용, 재사용 가능
C-MAC 일회용	Mac 3,4	D-blade	No	Miller 0,1	Yes	No	충전 가능 배터리	모두 선택 가능	일회용, 재사용 가능
GlideScope 재사용	Mac T3, T4	LoPro T3, T4	No	LoPro T2	NA	Yes	충전 가능 배터리	모두 선택 가능	재사용 가능
GlideScope 일회용	DVM S3, S4 GVL 3,4	LoPro S3, S4	No	LoPro S1, S2, S2., Miller S0 Miller S1	Yes	No	충전 가능 배터리	모두 선택 가능	재사용 가능
McGrath MAC	Mac 3,4	X blade size 3	No	Mac 1,2	Yes	No	자체 배터리 교체	손잡이	No
Venner AP Advance	Mac 3, 4	Difficult airway blade	Difficult airway blade with channel	Miller 1, 2	Yes	No	AA배터리와 충전 가능 배터리	손잡이	No
View	Similar to Mac 4	No	No	None	Yes	No	자체 배터리-전체 일회용	손잡이	No
King Vision	No	Size 3	Size 3	Size 1, 2	Yes	No	AAA 배터리	손잡이	No
Pentax AWS	No	No	Yes	Yes	Yes	No	AA 배터리	손잡이	No
Airtraq*	No	No	Yes	Yes	Yes	No	자체 배터리-전체 일회용	손잡이	No
Vividtrac	No	No	Yes	Yes	Yes	No	배터리 없음. USB 전원	태블릿, 컴퓨터 등 사용	No
CoPilot VL	No	Size 3, 4	No	No	Yes	No	충전 가능 배터리	선으로 연결된 모니터	No
OneScope	Size 3, 4	Size 3, 4	No	Size 1,2	Yes	No	충전 가능 배터리	손잡이	No

*Airtraq는 기도 구조를 보여주기 위해서 거울을 사용하므로, 기술적으로는 비디오후두경이 아니다. 그렇지만, 기능은 다른 채널이 있는 비디오후두경과 비슷하다.

입도 더 간단하기 때문에 응급 기관내삽관에 일반적으로 선호된다. 특히 교육 프로그램에서 사용될 수 있다.

이전에는 C-MAC 장비(Karl Storz, Tuttlingen, Germany)가 표준 형태 비디오후두경 블레이드를 포함한 주요 장비였고, GlideScope (Verathon Inc, Bothell, WA)는 과굴곡 블레이드만 있었다. 현재는 이러한 제조업체뿐만 아니라 다른 많은 비디오후두경 제조업체들이 표준 형태과 과굴곡 블레이드를 모두 생산한다. 그러므로 필요에 따라서 두 가지 블레이드 형태 모두로 기관내삽관을 할 수 있어야 한다.

표준 형태 비디오후두경으로 삽관하기

기도 시야 확보 단계

1. 환자의 자세를 귀부터 복장패임까지 일직선 상태로 만든다. 임상적 상황이 허용하는 한도 내에서 환자의 머리를 가능한 높이 들어준다.
2. 직접 눈으로 보면서 블레이드를 혀의 중앙에 위치하게 밀어 넣고, 블레이드의 끝이 비디오 모니터에 보일 때까지 조금씩 혀를 누르면서 서서히 전진한다.
3. 삽관자는 블레이드를 천천히 조금씩 혀를 누르면서 전진시키고 후두개를 찾는다. 후두개는 혀가 끝나는 지점에서 보이기 시작하기 때문에, 혀의 중앙을 유지하고 블레이드를 세심하게 전진하면, 후두개를 찾는 것은 어렵지 않다.
4. 블레이드의 끝을 후두개곡(vallecula)(가장 좋음. 그림 16-2) 또는 후두개 아래(좋은 후두 시야를 확보하기 어렵다면, 대체 방법으로)에 놓으면, 성대 입구를 볼 수 있다. 성대 입구를 가장 잘 확인하기

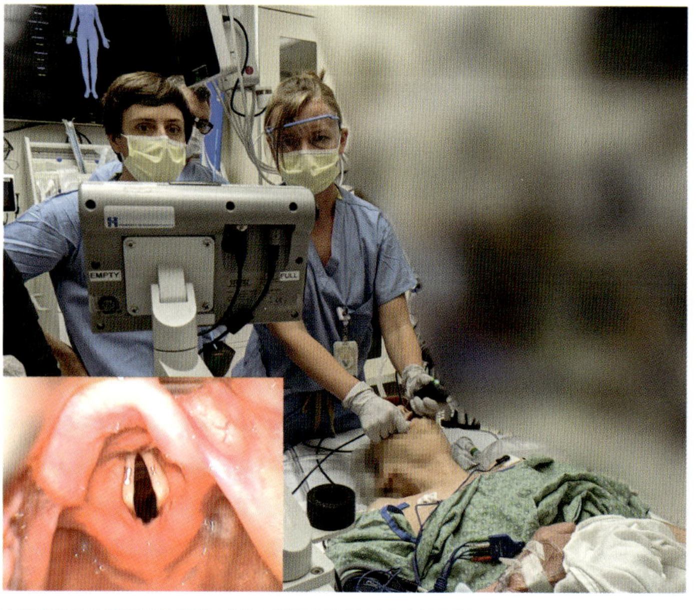

그림 16-2. 매킨토시 비디오후두경의 임상적 사용. 매킨토시 비디오후두경(Storz C-MAC Macintosh 3)이 응급의료센터에서 기관내삽관을 위해 사용되고 있다. 시술자는 기관내관 삽입 전에 브레이드의 위치를 최적화하기 위해서 스크린을 보고 있다. 이상적으로 환자의 침대는 시술자의 배꼽 높이 또는 그 보다 살짝 높은 것이 좋다.

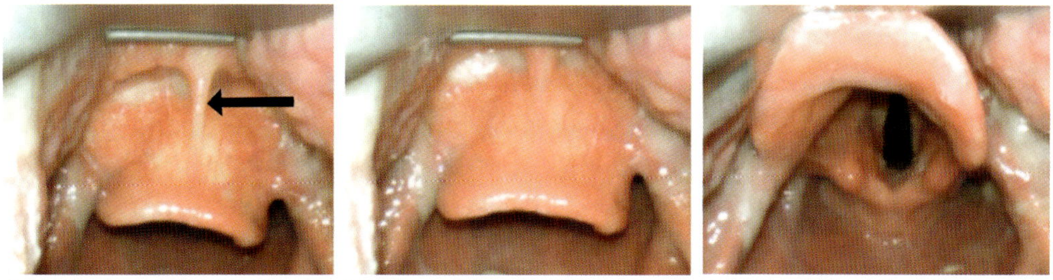

A B C

그림 16-3. 정중혀후두개주름 접힘을 강조한 적절한 매킨토시 비디오후두경 블레이드 팁의 위치. A. 삽관자의 시선에서 본 중앙 후두개곡 접힘(화살표 표시), 블레이드를 후두개곡에 놓으면 보이는 혀와 후두개를 연결하는 중앙 점막 접힘. B. 블레이드를 후두개곡 접힘에 더 밀어 넣으면, 후두개가 위로 들어 올려진다. 삽관자는 블레이드의 팁을 후두개곡에 깊게 밀어 넣어야 하고, 혀 쪽으로 너무 얕거나 후두개 쪽으로 너무 깊지 않게 조절해야 한다. C. 후두개를 들어올린 상태에서 보이는 후두 시야.

위해서는 블레이드를 후두개곡의 가장 깊은 곳(혀 위에 너무 얕게 놓지 않고, 후두개에 너무 깊게 놓지 않고)에 놓는 것이 중요하다.

5. 후두개곡 안에서, 블레이드 팁이 있어야 하는 위치는 혀와 후두개가 연결된 후두개곡의 가운데 표면 점막 접힘(superficial mucosal fold)이다(해부학적 용어로는 중앙 혀-후두개 접힘[glossoepiglottic fold] 또는 정중혀후두개주름 접힘[midline vallecular fold]으로 불리며, 그림 16-3 참조). 블레이드 끝을 이 접힘에 가볍게 밀어 넣으면, 후두개를 한쪽으로 치우치지 않게 들어 올릴 수 있고, (블레이드가 후두개곡의 가운데에 놓이지 않은 것과 비교하여) 후두를 잘 관찰할 수 있다. 삽관자는 후두개곡 내에서 블레이드를 조금씩 움직여서 후두를 가장 잘 관찰할 수 있는 위치를 찾아야 한다. 힘의 방향을 변경하거나, 블레이드 끝을 중앙으로 이동하거나, 블레이드 끝을 더 깊게 또는 얕게 이동하면서 좋은 시야를 확보할 수 있다. 환자의 머리를 들어 올리거나, 외부 후두 조작을 수행하거나, 턱을 밀어 올리는 것도 도움이 될 수 있다.

환자의 입에 체액이 있는 경우, 카메라 렌즈가 얼룩지지 않도록 특별한 주의가 필요하다. 이런 경우에는 블레이드를 천천히 밀어 넣기 전에, 블레이드를 혀 쪽으로 들어 주면서, 시야에 보이는 체액을 흡인해 줘야 한다. 체액이 보이는 가운데에 블레이드를 삽입하면 안 된다. 과굴곡 블레이드도 마찬가지이다.

기관내관 삽입

입에서 후두까지의 경로는 비교적 직선이며, 기관내관은 기존 직접후두경과 비슷한 곡선 모양으로 사용하면 된다.

1. 기관내관 + 스타일렛을 사용하는 경우, 기관내관은 커프까지 직선 모양으로 만들어야 하며, 커프까지는 직선이며 커프 부분은 25~35° 각도로 구부린다(15장 그림 15-10 참조).
2. 부지를 사용하는 경우 부지는 쿠데(coude) 팁이 있어야 한다. 어려운 기도가 예상되지 않는 경우에는 부지를 직선 모양으로 사용할 수 있다. 어려운 기도가 예상되는 경우, 부지의 끝부터

15~20 cm 지점에서 최대 60° 각도로 구부릴 수 있다. 구부리는 각도는 환자마다 다를 수 있다. 불필요하게 구부리거나 과도하게 구부리지 말아야 한다.

3. 기관내관이나 부지는 끝 부분에서 멀리 떨어진, 기관내관의 어댑터 근처를 잡아야 하며, 부지는 끝 부분에서 약 40 cm 떨어진 곳을 잡아야 한다.
4. 기관내관이나 부지를 입의 오른쪽 맨 끝 쪽에서 삽입한 다음 후두까지 그 팁을 이동시키는데, 기관내관이나 부지를 계속 눈으로 보면서 기도를 향해서 전진시킨다.
5. 후두에 진입하는 바로 그 때, 기관내관이나 부지를 후방연골 위로 올려 준다. 기관내관 + 스타일렛을 사용하는 경우, 튜브를 원하는 깊이만큼 삽입한 다음 스타일렛을 제거한다.
6. 부지가 후두에 진입했지만 앞쪽 기관에 막혀서 전진하지 못하는 경우에는, 부지를 약간 뒤로 뺀 다음 시계 방향으로 적어도 90° 회전한 다음 다시 넣어 본다. 이러한 문제는 주로 블레이드를 너무 깊이 삽입하여, 후두가 위쪽 방향으로 들어 올려진 상태에서 블레이드와 기관의 각도가 증가하여 발생한다.
7. 부지가 기관에 진입하면, 삽관자는 블레이드를 후두개곡에 위치시키고, 보조자는 부지를 따라서 기관내관을 전진시켜서 삽관자의 손에 들어가도록 한다. 후두에 들어가기 직전에, 기관내관을 시계 반대 방향으로 90° 회전시켜 오른쪽 모뿔 연골에 부딪히지 않도록 베벨을 위치시킨다(15장 그림 15-15 참조).

요약

표준 형태 비디오후두경은 직접후두경과 비교하여 상당히 우수할 뿐만 아니라, 직접후두경을 훈련하고 수행할 수 있는 능력을 유지하는데도 도움이 된다. 이러한 형태의 비디오후두경을 응급 기관내삽관을 위한 기본 장비로 고려해야 한다.

과굴곡 비디오후두경

과굴곡 비디오후두경은 거의 모든 경우에 뛰어난 기도 시야를 제공하는 유용한 기관내삽관 장비이다. 일상적인 기관내삽관 및 심각한 해부학적 왜곡이나 실패한 기도 상황에서 사용할 수 있다. 과굴곡 형태 덕분에 대부분의 경우 후두를 적절하게 볼 수는 있지만, 경우에 따라서는 기관내관을 삽입하는 것 자체가 어려울 수 있다. 기관내삽관을 위해서 삽관자는 화면을 보아야 한다. 직접후두경은 이것이 불가능하다. 비디오후두경을 사용하면 입을 통해서 후두를 직접 볼 필요가 없기 때문에, 경추 움직임이나 입을 벌리는데 제한이 있는 경우에 유용하다.

과굴곡 비디오후두경을 이용한 기관내삽관

이 섹션을 세 가지 부분으로 나누었다: 기도 시야를 확보하기 위해 후두경 사용하는 방법, 채널이 없는 장비를 사용한 기관내관 삽입(더 일반적), 채널이 있는 장비를 사용한 기관내관 삽입(덜 일반적).

기도 시야 확보 단계

1. 환자의 자세를 귀부터 복장패임까지 일직선 상태로 만든다. 임상적 상황이 허용하는 한도 내에서.
2. 왼손으로 후두경 손잡이를 잡고, 기존의 후두경과 동일한 방식으로 후두경 블레이드의 끝을 시술자의 눈으로 직접 보면서, 입 안의 중앙으로 부드럽게 삽입한다.
3. 후두경 블레이드가 입 안으로 들어 갈 때 손잡이를 중앙으로 유지하고, 블레이드를 서서히 전진하면서 중앙에 위치한 주요 구조물인 목젖을 확인해야 한다. 혀를 왼쪽으로 밀어 젖히지 말라. 이렇게 하면 주요 구조물을 식별하는 것이 더 어려워진다.
4. 후두경 블레이드의 끝이 치아를 통과하자마자, 시술자는 모니터 화면을 보면서 해부학적 주요 구조물을 확인하고 블레이드를 기도 방향으로 밀어 넣는다. 블레이드로 혀를 누르면서 목젖을 지나고, 약간 위쪽으로 블레이드를 들어 올리면서 진행시켜 후두개를 관찰한다.
5. 블레이드의 끝을 후두개곡에 넣고, 부드럽게 위로 가하는 힘을 사용하여 간접적으로 후두개를 들어올린다. 블레이드는 궁극적으로 매킨토시 블레이드와 유사한 방식으로 후두개곡에 위치해야 한다. 다만 한 가지 중요한 차이점은 기도가 아주 가까이 잘 보이면, 오히려 기관내관 삽입이 어려울 수 있다. 이렇게 보이는 것이 이상적인 것은 아니다(그림 16-4). 기관내관 삽입을 쉽게 하려면, 모니터 상에 기도의 모습이 살짝 멀리 있는 것처럼 느껴지고, 화면의 위 쪽 절반에 후두 개구부(laryngeal opening)가 보이는 것이다(그림 16-5).
6. 삽관자는 후두경 브레이드를 성대 개구부(glottic aperture)에 너무 가까이 두지 않도록 주의해야 한다. 목표물을 크고 더 명확하게 볼 수는 있다고 해서 기관내관을 쉽게 삽입할 수 있는 것은 아니다. 다음의 두 가지 이유로 인해 오히려 기관내관 삽입과 통과가 더 어려워진다.

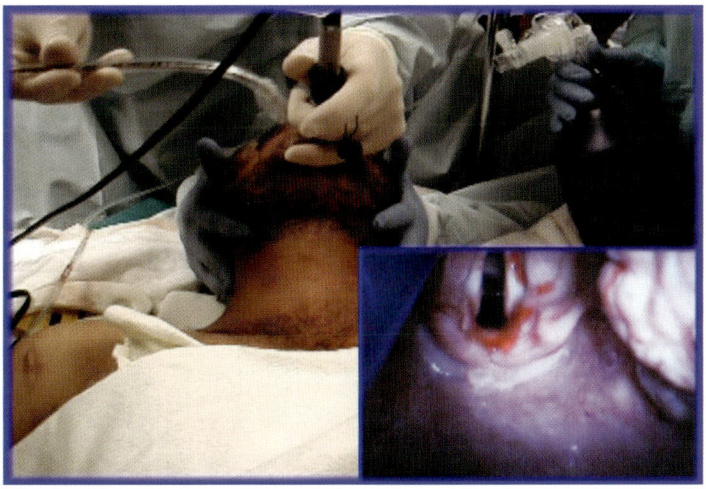

그림 16-4. 과굴곡 비디오후두경을 임상에서 사용할 때 블레이드를 너무 깊이 넣은 모습. 응급의료센터에서 외상환자의 기관내삽관을 위해 GlideScope이 사용되는 모습이다. 경추보호대를 제거하고, 보조자가 경추를 움직이지 않게 일직선으로 잡고 있다. 후두의 입구가 잘 보이기는 하지만, 시술자가 블레이드를 너무 깊이 넣어서, 후두가 위쪽으로 들어 올려졌고, 이런 경우에는 기관내관 삽입이 어렵다.

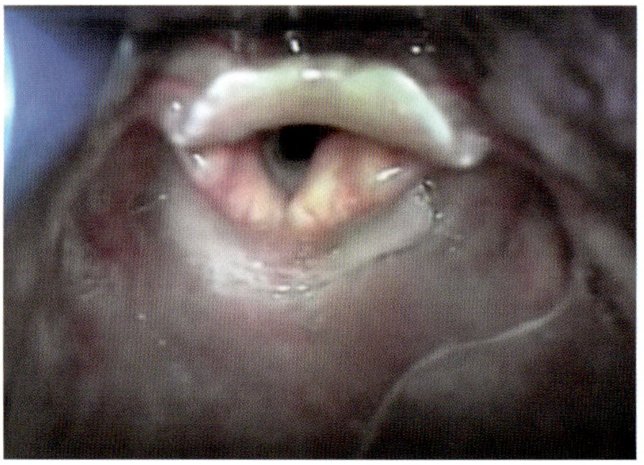

그림 16-5. 과굴곡 비디오후두경 블레이드가 적절한 위치에 있는 모습. 그림 16-4와 다르게, 이 화면은 과굴곡 비디오후두경 블레이드의 끝이 더 적절한 위치에 있다. 블레이드가 후두개곡에 위치해 있고, 기도 개구부가 약간 멀리 떨어져서 보이며, 회면의 위쪽 중간에 있다. 후두가 완전히 보이는 상태는 아니다. 후두가 완전히 보이는 것에 비해서, 이렇게 보일 때 기관내관 삽입이 더 쉽다.

a. 이렇게 하면 후두의 축이 위쪽 방향으로 기울어지고, 후두경 블레이드와 기관 사이의 각도가 증가한다(즉, 기관내관이 기관으로 들어가기 전에 위로 더 올라가야 함을 의미한다. 이러한 문제 때문에 기관내관의 삽입이 불가능할 수도 있다).

b. 기관내관 삽입을 위해 보이는 영역의 크기가 줄어들고, 기관내관을 조작할 수 있는 공간 여유가 없어, 기관내관을 위치하는데 있어 더 정밀함이 요구된다.

7. 후두 시야가 충분하지 않을 경우, 종종 손잡이를 부드럽게 기울이면 완전히 보일 수 있다. 이것은 들어올리는 방향의 움직임을 사용해야 하는 전통적인 후두경의 조작법과는 다르다. 만약 후두 개구부가 여전히 드러나지 않는다면, 블레이드를 약간 뒤로 뺀 다음, 후두개의 아래에 놓고, 밀러(Miller) 블레이드를 사용하는 것처럼 후두개를 직접 위로 들어 올린다. 그러나 이러한 동작은 후두를 더욱 가파른 각도로 기울어지게 할 수 있어서, 기관내관을 기관 안으로 삽입하는 것이 더 어려워질 수 있다.

과굴곡 비디오후두경을 이용하여 기관내관 삽입

과굴곡 비디오후두경으로 성대를 확인하고 노출시키는 것은 일반적으로 쉽다. 그러나 블레이드의 큰 각도로 인해 기관 안으로 기관내관을 넣는 것은 어려울 수 있다. 과굴곡 후두경을 사용하면서 구인두를 지나 후두로 기관내관을 통과시키는 것은 기술적으로 어려울 수 있다. 첫째로, 과굴곡 블레이드는 끝이 위쪽 방향으로 곡선 모양인데 앞쪽을 향하면서 가파른 각도(약 60°)이고, 기관은 뒤쪽 방향으로 아래로 내려간다. 삽관자는 블레이드의 곡선이 위쪽으로 향하고, 기관이 아래쪽으로 향하는 것을 염두에 두면서 기관내삽관을 시행해야 한다(그림 16-6). 둘째로, 전통적인 직접후두경과 달리, 모니터 화면을 보면서 눈-손 조정력(hand-eye coordination)을 이용하여 성대방향으로 기관내관을 움직여야 한다.

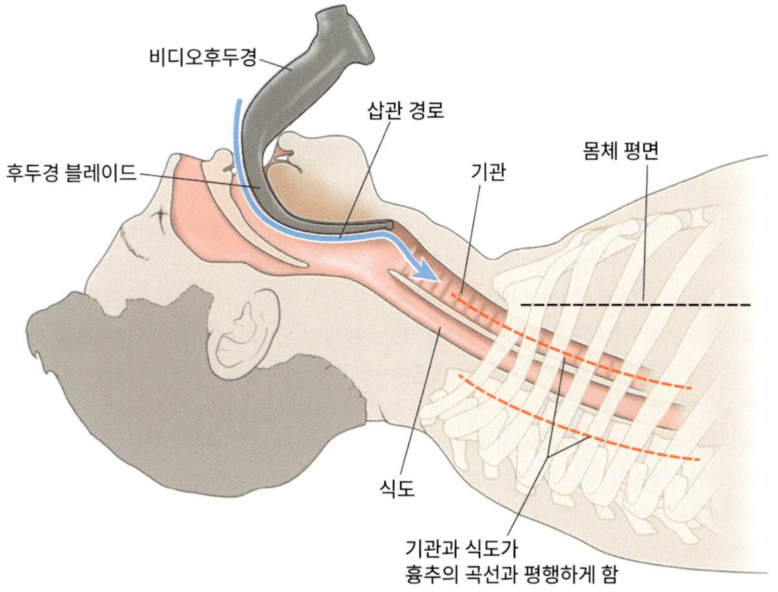

그림 16-6. 기관의 뒷쪽 진행. 기관이 놓여 있는 방향. 유명한 후두경시술자인 Chevalier Jackson이 1915년 발표한 내용을 수정한 이 그림을 보면, 기도 개구부는 상대적으로 앞쪽에 있고, 기관 전체 구조는 구강과 수직이 아니고, 그 보다는 일반적인 흉추가 놓인 방향을 따라서 뒤쪽으로 놓여 있다. 이렇게 기관이 뒤쪽으로 놓여 있기 때문에, 비디오후두경을 사용하는 삽관자는 처음에는 기관내관을 블레이드의 곡면을 따라서 밀어 넣어야 하고, 나중에는 앞쪽(위쪽) 방향으로 밀어 넣어야 한다. 이후에는 다시 뒤쪽(아래쪽) 방향으로 기관내관을 삽입해야 한다. 기관이 놓여 있는 방향 때문에 비디오후두경을 사용하면서 기관내관을 삽입하기 어렵다.

다음은 과굴곡 비디오후두경을 사용하여 기관내관을 삽입하는 이상적인 단계이다.

1. 과굴곡 후두경으로 삽관에 성공하려면, 기관내관의 모양을 블레이드의 곡선과 일치하도록 조절해야 한다. 따라서 시술을 시작하기 전에 강성 과굴곡 스타일렛을 기관내관 안에 넣어 준다. 스타일렛과 기관내관 내부에 윤활제를 바르는 것을 권장하는데, 이렇게 해야 스타일렛을 쉽게 제거할 수 있다.
2. 위에서 설명한 기도 시야를 확보한 후, 보조자가 기관내관 + 스타일렛을 시술자에게 건네준다.
3. 눈으로 직접 보면서, 기관내관의 끝을 환자의 입 오른쪽 구석에 지면과 거의 수평이 되게 삽입한다. 손을 2시에서 3시 방향에 위치한다. 기관내관을 약간 전진시키고, 블레이드 옆을 따라 기관내관이 좀 더 수직이 되도록 돌린다.
4. 기관내관이 입 안으로 들어가고 혀 주변에 있을 때까지 직접 눈으로 관찰하고, 그 이후에 비디오 모니터에 기관내관이 나타나는 것을 확인한다. 강성 스타일렛이 끼워져 있는 기관내관을 직접 눈으로 보지 않고 삽입하면, 인두 및 하인두의 천공 발생 위험이 있다.
5. 기관내관이 입 안에 잘 삽입되서, 수직방향으로 놓여있고, 블레이드 손잡이에 평행하게 되면, 시술자는 모니터 화면을 보면서 기관내관을 곡선 축을 따라 전진시켜 후두 입구로 가까이 다가간다. 곡선을 이루고 있는 기관내관이 앞쪽으로 향하게 하여 후두 개구부로 들어가도록 한다.

6. 기관내관이 성대를 통과하고 기관 안으로 들어가면 과굴곡 스타일렛이 기관의 전방벽에 부딪히게 된다. 이 시점에서 시술자나 보조자가 스타일렛을 약간 빼서 기관내관의 끝이 펴지도록 해야 한다. 시술자의 엄지손가락을 사용하여 스타일렛을 몇 센티미터 뒤로 빼주면, 기관내관을 좀 더 기관 안으로 전진시키는데 도움이 된다.
7. 기관내관이 계속 기관 안에서 전방벽에 부딪히면, 블레이드를 약 2 cm 뒤로 빼서, 후두가 아래로 떨어지게 하고, 접근 각도를 줄이면, 기관내관을 전진시키기 쉬워진다.
8. 강성 곡선 스타일렛은 많이 굽혀져 있고 휘어지지 않으므로, 환자의 가슴을 향해 둥근 활모양을 그리면서 기관내관에서 빼내야 한다. 강선 곡선 스타일렛을 잘 휘는 일반적인 스타일렛처럼 직접 빼내면, 기관내관이 실수로 함께 빠져나갈 수 있다.

채널이 있는 과굴곡 비디오후두경을 이용하여 기관내관 삽입

일부 과굴곡 비디오 또는 광학 후두경(예: 채널이 있는 King Vision, Airtraq, Pentax AWS)은 기관내관 삽입을 쉽게 하기 위해서 블레이드 측면에 기관내관 채널을 갖고 있다. 이 채널은 스타일렛 없이도 기관내관을 블레이드 곡선을 따라 기도 안으로 들어갈 수 있게 한다. 비디오 장비를 입에 삽입하기 전에 *스타일렛 없이* 잘 윤활된 기관내관을 채널 안에 넣어야 한다. 이때 최대한 시야를 가리지 않도록 기관내관을 넣어야 한다.

이러한 장비들은 일반 후두경보다 길어서, 비만하거나 큰 환자의 경우 삽입 중 장비의 끝 부분이 환자의 앞가슴벽에 닿을 수 있다. 이런 경우에는, 전체 장비를 시계 방향으로 90° 돌린 상태에서 환자의 입에 넣는다. 삽입 후에는 장비를 환자의 중앙선으로 다시 돌린다.

이러한 장비로 후두 시야를 확보하는 방법은 채널이 없는 장비와 유사하며, 기관내관을 삽입하기 위한 가장 좋은 시야는 가장 가깝게 보이는 시야가 아니라는 점을 기억해야 한다. 블레이드 끝은 후두개구 내부에 위치해야 하며, 후두개를 직접 들어올리지 않아야 한다. 기관내관 통과 전에 기도 개구부는 시야의 중앙에 있어야 한다.

기도 개구부가 보이는 상태에서, 기관내관을 채널을 따라 앞으로 전진시키면, 기도로 삽입된다. 기관내관을 기도 방향으로 전진시킬 때는 채널에서 기관내관을 반시계 방향으로 돌려주는 것이 중요하다. 이렇게 하면 기관내관이 우측 모뿔연골에 걸려서 진행이 안되는 것을 방지할 수 있다. 기관내관이 기도 안으로 들어가지 않는 경우, 기관내관을 원래 위치로 되돌리고, 전체 장비를 다시 조작하여 기관내관의 궤적을 기도 개구부와 더 잘 맞추어야 한다. 이는 어렵지 않지만 능숙함을 갖추기 위해서는 약간의 연습이 필요하다.

요약

과굴곡 블레이드를 사용하면 어려운 기도인 경우에도 거의 항상 후두 입구를 완전히 볼 수 있다. 비디오 장비를 이용하여 큰 곡선을 따라 모니터로 보는 것이기 때문에, 다른 장비들보다 기관내관을 삽입하기는 어려울 수 있고, 항상 강성 스타일렛을 항상 사용해야 한다.

비디오후두경의 합병증

적절하게 사용할 때, 비디오후두경은 안전하고 효과적인 장비이다. 합병증 위험은 직접후두경과 비슷하다. 부적절한 사용 때문에 비디오후두경 특유의 합병증이 발생할 수 있다. 예를 들어, 기관내관을 삽입하는 동안 환자를 눈으로 직접 보지 않는다면 상기도에 손상을 입힐 수 있고, 연구개, 편도 등 일부 구조물에 천공 손상을 줄 수 있다. 때로 비디오후두경을 이용하면 기도로 기관내관을 삽입하는데 어려움이 발생할 수 있고, 삽관에 더 많은 시간이 소요될 수 있다. 올바른 기술을 연습하고 블레이드를 올바른 위치와 깊이로 유지하며 적절한 모양의 스타일렛을 사용함으로써 해결할 수 있다.

결론

비디오후두경은 직접후두경에 비해 적은 힘으로 더 우수한 기도 시야를 제공하며, 일반적인 기도와 어려운 기도 모두에서 일차적인 기관내삽관 방법으로 고려해야 한다. 비디오후두경은 전통적인 후두경과 비교하여 특히 입이 잘 벌어지지 않는 환자, 경추 고정, 두부 및 안면 손상이 있는 환자에서 우월한 성능을 발휘한다. 대부분의 사용자들은 비디오후두경으로 몇 번의 기관내삽관을 해보면, 일반적이고 일상적인 기관내삽관 장비로 사용할 수 있다고 보고하고 있다. 직접후두경보다 비디오후두경을 더 빨리 배울 수 있다는 연구들이 이러한 주장을 뒷받침한다. 몇몇 모델은 일회용으로 제공되어 청소 시간을 크게 줄이고 감염성 요인의 전파 가능성을 줄일 수 있다.

비디오후두경은 기관내관이 삽입된 위치가 의문스러운 환자의 기관내관 위치 확인, 상기도 폐쇄 및 이물질의 확인, 어려운 기관내관 교환 확인에도 도움이 된다. 가장 중요한 것은 비디오후두경을 이용하면, 보조 및 기도관리 교육을 위한 실시간 피드백을 제공할 수 있다는 점이다. 시술자가 후두경을 잘 다루면서 기관내삽관에 성공할 수 있도록 강사가 조언을 할 수 있다.

약 100년 전에 처음으로 직접후두경이 의료 현장에 도입되어 기관내삽관을 위해 사용되었다. 그 이후로 적용 범위와 시행 방법 측면에서는 큰 변화가 없었다. 지난 20년 동안 비디오후두경 개발을 통해 후두경 및 기관내삽관 분야에서 중요한 진전이 있었다. 현재의 문헌과 전문가 의견을 기반으로 판단하면, 응급 기관내삽관에서 비디오후두경이 직접후두경보다 안전하고 효과적인 도구임이 분명하다. 비디오후두경은 더 좋은 후두 시야 제공, 첫 번째 시도 성공률의 향상, 식도 삽관률 및 합병증 발생률의 감소와 관련되어 있다. 모든 기도관리자는 비디오후두경을 익숙하고 편안하게 사용할 수 있어야 한다.

TIPS AND PEARLS

비디오후두경 사용

- 항상 중앙선 접근법을 사용하라.
- 뒤쪽 인두부로부터 카메라에 오염물질이 묻는 것을 막기 위해서는 입 안에서 비디오후두경을 높은 위치에서 조작해야 한다.
- 블레이드를 후두에 너무 가까이 전진시키지 않도록 주의해야 한다.
- 과굴곡 블레이드를 사용할 때는 적절한 곡선의 강성 스타일렛을 사용하고, 기관 안으로 넣을 때 스타일렛을 천천히 제거해야 한다.

근거가 되는 연구

응급의료센터에서 비디오후두경의 역할에 대해 알려진 사항은 무엇인가?

응급의료센터에서 직접후두경과 비교한 문헌들은 비디오후두경이 응급 기관내삽관에 있어 직접후두경 보다 우수하거나 동등함을 일관되게 보여주고 있다. 미국 기도관리 연구 레지스트리(National Emergency Airway Registry, NEAR) 11,714건의 기관내삽관에 대한 Brown 등의 최근 분석에 따르면, 비디오후두경은 부지 및 외부 후두 조작, 램핑(ramping)을 사용한 직접후두경보다 높은 성공률을 보였다.[1] Driver 등의 무작위 대조 시험에서는 C-MAC의 첫 번째 시도 성공률이 92%로 직접후두경의 86%보다 높았으나 이 차이는 통계적으로 유의미하지 않았다.[2] Sakles 등의 관찰 연구에서 C-MAC은 매킨토시 직접후두경에 비해 높은 첫 번째 시도 성공률과 전체 성공률을 보였다.[3] 응급의료센터에서 어려운 기도 특성을 가진 환자들을 대상으로 한 Sakles 등의 연구에서, GlideScope 또는 C-MAC의 사용이 직접후두경보다 높은 첫 번째 시도 성공률을 보였다.[4] Sakles 등은 응급의료센터에서 첫 번째 기관내삽관 시도가 실패한 경우에, 두 번째 시도에서 C-MAC을 사용하면 직접후두경보다 성공할 가능성이 높다는 것을 보여주었다.[5] 응급의학 레지던트가 사용한 경우 비디오후두경은 직접후두경보다 식도 삽관이 훨씬 적게 발생했다(1% 대 5%).[6] Sakles 등은 또한 비디오후두경에 대한 학습 곡선이 직접후두경보다 훨씬 좋았으며, GlideScope를 사용하는 응급의학 레지던트들이 3년 동안 74%에서 90%로 첫 번째 시도 성공률을 16% 향상시켰으나 직접후두경은 4%(69~73%)만 향상시켰다는 것을 발견했다.[7] 최근 출판된 코크란 리뷰에서 표준 형태 비디오후두경은 기관내삽관이 실패할 가능성(RR 0.41)과 저산소혈증 가능성(RR 0.72)을 감소시켰다. 또한 과굴곡 비디오후두경도 기관내삽관 실패(RR 0.51)와 식도 삽관(RR 0.39) 가능성을 감소시켰다.[8] 비디오후두경 사용은 시간이 지남에 따라 증가하고 있다. 2016년부터 2019년까지 19,000건 이상의 성인 기관내삽관을 대상으로 한 NEAR 연구 결과에 따르면 비디오후두경은 응급의료센터 기관내삽관의 약 60%에서 첫 번째 시도로 사용되었다.[9]

중환자실에서 비디오후두경의 역할에 대해 알려진 내용은 무엇인가?

중환자실에서의 비디오후두경의 역할에 대해 알려진 내용은 다양하다. 대부분의 관찰 데이터는 비디오후두경이 중증 환자의 기관내삽관에 있어 직접후두경보다 우수함을 시사한다.[10-14] 그러나 어려운 기도를 가진 환자들을 연구 대상에서 제외한 많은 무작위 대조 시험들은 부정적인 결과를 보였다.[15,16] 371명의 성인 중환자를 대상으로 한 프랑스 다기관연구에서 비디오후두경과 직접후두경 사이의 성공률은 유의미하게 차이 나지 않았다(VL 67.7%, DL 70.3%).[16] 그러나 두 그룹 모두 성공률이 상당히 낮으며, 이 연구에서는 스타일렛을 사용하지 않았기 때문에 일반적인 상황에 적용하기에는 제한이 있을 수 있다. Hypes 등은 중환자실에서 비디오후두경에 대한 대규모 연구를 수행하였으며, 그들의 성향 점수 분석(propensity score analysis)은 비디오후두경이 첫 시도 성공률이 더 높고, 산소포화도 감소율 및 식도삽관 발생률이 적다는 것을 보여주었다.[13]

현장 응급처치에서 비디오후두경의 역할에 대해 알려진 내용은 무엇인가?

현장 응급처치에서 비디오후두경 사용에 대한 정보는 제한적이지만, 기존 문헌은 비디오후두경의 사용에 우호적이다. Wayne과 McDonnell은 도시지역 응급의료서비스(EMS) 시스템에서 GlideScope와 직접후두경을 비교하여, GlideScope를 사용할 때 응급구조사들이 더 적은 시도로 성공적으로 기관내삽관을 수행할 수 있음을 발견했다.[17] Jarvis 등은 EMS 시스템에서 King Vision과 직접후두경을 비교하는 연구를 수행하여, King Vision을 사용할 때 첫 시도 성공률이 직접후두경에 비해 증가(74% 대 44%)하고, King Vision의 전체 성공률도 증가함을 발견했다(92% 대 65%).[18] Boehringer 등은 C-MAC 포켓 모니터를 공중의료 비행(aeromedical flight) 프로그램에 도입하면, 첫 시도 성공률이 75%에서 95%로 향상되고, 전체 성공률이 95%에서 99%로 향상됨을 발견했다. 비디오후두경과 직접후두경을 비교하는 자료에 대한 체계적인 검토와 메타분석은 경험이 많은 사람들보다 기관내삽관 경험이 적은 사람들이 비디오후두경으로부터 얻는 이득이 많다는 것을 보여주었다.

참고문헌

1. Brown CA III, Kaji AH, Fantegrossi A, et al. Video laryngoscopy compared to augmented direct laryngoscopy in adult emergency department tracheal intubations: a National Emergency Airway Registry (NEAR) study. *Acad Emerg Med*. 2020;27(2):100-108.
2. Driver BE, Prekker ME, Moore JC, Schick AL, Reardon RF, Miner JR. Direct versus video laryngoscopy using the C-MAC for tracheal intubation in the emergency department, a randomized controlled trial. *Acad Emerg Med*. 2016;23(4):433-439.
3. Sakles JC, Mosier J, Chiu S, Cosentino M, Kalin L. A comparison of the C-MAC video laryngoscope to the Macintosh direct laryngoscope for intubation in the emergency department. *Ann Emerg Med*. 2012;60(6):739-748.
4. Sakles JC, Patanwala AE, Mosier JM, Dicken JM. Comparison of video laryngoscopy to direct laryngoscopy for intubation of patients with difficult airway characteristics in the emergency department. *Intern Emerg Med*. 2014;9(1):93-98.
5. Sakles JC, Mosier JM, Patanwala AE, Dicken JM, Kalin L, Javedani PP. The C-MAC® video laryngoscope is superior to the direct laryngoscope for the rescue of failed first-attempt intubations in the emergency department. *J Emerg Med*. 2015;48(3):280-286.
6. Sakles JC, Javedani PP, Chase E, Garst-Orozco J, Guillen-Rodriguez JM, Stolz U. The use of a video laryngoscope by emergency medicine residents is associated with a reduction in esophageal intubations in

the emergency department. *Acad Emerg Med*. 2015;22(6):700-707.

7. Sakles JC, Mosier J, Patanwala AE, Dicken J. Learning curves for direct laryngoscopy and GlideScope® video laryngoscopy in an emergency medicine residency. *West J Emerg Med*. 2014;15(7):930-937.
8. Hansel J, Rogers AM, Lewis SR, Cook TM, Smith AF. Videolaryngoscopy versus direct laryngoscopy for adults undergoing tracheal intubation. *Cochrane Database of Systematic Reviews* 2022, Issue 4. Art. No.: CD011136.
9. Driver BE, Prekker ME, Reardon RF, Fantegrossi A, Walls RM, Brown CA III. Comparing emergency department first-attempt intubation success with standard-geometry and hyperangulated video laryngoscopes. *Ann Emerg Med*. 2020;76(3):332-338.
10. Lakticova V, Koenig SJ, Narasimhan M, Mayo PH. Video laryngoscopy is associated with increased first pass success and decreased rate of esophageal intubations during urgent endotracheal intubation in a medical intensive care unit when compared to direct laryngoscopy. *J Intensive Care Med*. 2015;30(1):44-48.
11. Kory P, Guevarra K, Mathew JP, Hegde A, Mayo PH. The impact of video laryngoscopy use during urgent endotracheal intubation in the critically ill. *Anesth Analg*. 2013;117(1):144-149.
12. Mosier JM, Whitmore SP, Bloom JW, et al. Video laryngoscopy improves intubation success and reduces esophageal intubations compared to direct laryngoscopy in the medical intensive care unit. *Crit Care*. 2013;17(5):R237.
13. Hypes CD, Stolz U, Sakles JC, et al. Video laryngoscopy improves odds of first-attempt success at intubation in the Intensive Care Unit. A propensity-matched analysis. *Ann Am Thorac Soc*. 2016;13(3):382-390.
14. De Jong A, Molinari N, Conseil M, et al. Video laryngoscopy versus direct laryngoscopy for orotracheal intubation in the intensive care unit: a systematic review and meta-analysis. *Intensive Care Med*. 2014;40(5):629-639.
15. Janz DR, Semler MW, Lentz RJ, et al. Randomized trial of video laryngoscopy for endotracheal intubation of critically ill adults. *Crit Care Med*. 2016;44(11):1980-1987.
16. Lascarrou JB, Boisrame-Helms J, Bailly A, et al. Video laryngoscopy vs direct laryngoscopy on successful first-pass orotracheal intubation among ICU patients: a randomized clinical trial. *JAMA*. 2017;317(5):483-493.
17. Wayne MA, McDonnell M. Comparison of traditional versus video laryngoscopy in out-of-hospital tracheal intubation. *Prehosp Emerg Care*. 2010;14(2):278-282.
18. Jarvis JL, McClure SF, Johns D. EMS intubation improves with king vision video laryngoscopy. *Prehosp Emerg Care*. 2015;19(4):482-489.
19. Boehringer B, Choate M, Hurwitz S, Tilney PVR, Judge T. Impact of video laryngoscopy on advanced airway management by critical care transport paramedics and nurses using the CMAC pocket monitor. *Biomed Res Int*. 2015;2015:821302.
20. Savino PB, Reichelderfer S, Mercer MP, Wang RC, Sporer KA. Direct versus video laryngoscopy for prehospital intubation: a systematic review and meta-analysis. *Acad Emerg Med*. 2017;24(8):1018-1026.

CHAPTER 17

굴곡내시경 삽관

(Flexible Endoscopic Intubation)

Alan C. Heffner, Calvin A. Brown III | 박신률

서론

굴곡내시경을 이용하여 시행하는 기관삽관은 직접 후두경으로 기관삽관이 어렵거나 불가능 할 것으로 예상되는 환자에서 적용할 수 있는 중요한 기도 확보 기술이다. 굴곡내시경 삽관은 기도를 유지하기 어려운 상황이지만, 자발호흡은 있는 환자의 상기도의 평가와 기관삽관에 사용될 수있다.

적응증 및 금기 사항

굴곡내시경 삽관(FEI)의 적응증은 일반적으로 해부학적으로 어려운 기도를 평가하는 LEMON 평가법으로 확인할 수 있으며(2장 참조), 그 상황들은 다음과 같다.

- 제한된 입 벌림, 작은 하악골 또는 높은 후두와 같은 3-3-2 룰에 벗어나거나, 4등급의 Mallampati 점수를 보이는 환자.
- 치간 거리가 매우 제한될 경우는 기존의 방법으로는 구강을 통한 기관삽관이 어렵거나 불가능하다는 것을 강하게 예상할 수 있다. 예를 들면, 하악의 뻣뻣함, 입벌림장애(trismus), 측두 하악 관절 질환, 혀 및 구강 바닥의 혈관 부종, 혈종, 구강 감염 등과 같이 입안의 공간이 줄어드는 병변들을 들 수 있다.
- 특히, 상기도를 막는 병변은 상기도의 해부학적 형태를 변형시킬 수 있어, 직접 또는 비디오 후두경으로 상기도의 구조물을 관찰할 수 없을 수 있으며, 블라인드로 밀어 넣는 성문 외 장치가 적절히 위치하지 못하게 할 수 있다. 인두 농양, 경부 또는 후인두 외상 또는 혈종, 혈관 부종, 혀 기저부 또는 인두 주위 종양 등이 이러한 예에 해당된다.
- 후두의 외상 또는 기관 파열이 의심되는 경우는 기관삽관 시 근이완제를 사용해서는 안되며, 지속적으로 기도를 시각적으로 확인하면서 삽관이 진행되어야 한다. 이러한 상황은 굴곡내시경 삽관의 적응증이 된다. 내시경은 추가적인 손상 유발 없이 얇은 구경의 기관 튜브를 부상 부위를 가로질러 기도 안으로 유도하는 데 사용될 수 있다.

- 경추가 고정되어 있거나 변형된 경우, 특히 추가적으로 기도 확보가 어려운 상황들이 동반될 경우, 기존의 후두경의 진입이 더욱 어려워질 수 있다. 단단한 경추 고정 및 후두부 보조기 고정 장치를 한 경우가 가장 흔한 예이다. 심한 경-흉추 후만증(cervicothoracic kyphosis)이 있는 경우에서도 일반적인 방법으로 기도 삽관 및 대체 기도 삽관을 하기는 어렵다.
- 병적 비만에서, 특히 구강 기관삽관이 어려운 추가적인 징후가 동반되어 있다면, 굴곡내시경 삽관으로 기관삽관을 시도할 수 있다.

굴곡내시경 삽관에 대한 금기 사항은 상대적이며 다음과 같은 경우가 포함된다.

- 상기도에 혈액과 분비물이 많으면 굴곡내시경 삽관의 시야가 흐려질 수 있다. 일부 숙련된 기관지경 전문가는 내시경의 빛이 피부로 투과되는 것으로, 내시경이 기관내로 진입했는 지를 확인할 수 있지만, 이는 숙련도과 고도의 기술이 있는 시술자만 가능한 방법이다.
- 이물질, 성문상부염 또는 악성 종양과 같이 후두 또는 기관 폐쇄의 위험이 높은 상황에서 내시경 검사는 기도의 완전 폐쇄를 유발할 수 있다. 성문상기도 폐쇄의 위험이 크거나 완전 기도 폐쇄가 임박한 환자의 경우, 내시경 조작으로 후두 경련 또는 기도의 완전 폐쇄가 유발될 수 있으므로 굴곡내시경 삽관보다는 윤상갑상막절개술을 우선적으로 고려해야 한다.
- 굴곡내시경 삽관은 시술에 시간이 걸리기 때문에, 백-마스크로도 산소 공급이 불충분할 경우(삽관 불가, 산소 공급 불가의 상황)와 같은 매우 위급한 상황에서는 굴곡내시경을 이용한 기관삽관을 시도해서는 안 된다.

시행 방법

개요

굴곡내시경 삽관을 하기로 결정했다면, 적합한 진입 경로를 선택해야 한다. 특별한 질병이 없는 상황이라면, 경비기관 접근법(nasotracheal approach)이 기술적으로 더 쉽다. 콧구멍이 기관 내관(ETT)과 내시경을 정중선에 유지되도록 해주고, 비인두에서 내시경은 넓은 시야로 성문 주위 구조를 전체적으로 확인할 수 있다. 이 시술의 중요 단점은 코 점막에 국소 마취를 위한 시간이 필요한 점과 작은 직경의 기관 내관(ETT)을 사용해야 한다는 점이다. 구강 경로는 일반적으로 더 큰 크기의 기관 내관(ETT)을 사용할 수 있는 장점이 있지만 기술적인 숙련도가 좀 더 필요하다. 구강 기도 유지기는 혀를 제어하고, 내시경을 정중선에 유지하는데 큰 도움이 된다. 두 기법 모두 응급 상황에서는 국소 마취를 최소한으로 사용하여 시도할 수 있지만, 국소 마취를 철저히 할 시간이 없는 경우 구강으로 진입할 경우 환자가 좀 더 잘 견딜 수 있다.

환자 준비

어려운 기도이거나 실패한 기도 상황에서는 충분히 준비할 시간이 없지만, 체계적인 접근 방식으로 10~15분 이내에 심리적으로 그리고, 약리학적으로 환자가 내시경 시술을 받을 수 있도록 준비할 수 있다. 각성상태에서 시행하는 굴곡내시경 삽관은 일반적으로 다음과 같은 환자 준비 단계로 거치게 된다.

- 환자의 심리적 준비: 시술에 대해 잘 설명되고, 환자와 의사소통이 명확히 이루어지면 시술 동안 환자와 협조가 잘되고, 진정제의 필요성이 줄어들게 된다.
- 침샘분비억제제의 투여: 시술하기 최소 10~20분 전에 글리코피롤레이트 0.005 mg/kg을 정맥으로 투여하면 침 분비가 감소되어 내시경의 시야가 개선되고 국소 마취의 효능을 향상시킬 수 있다.
- 상부 기도 마취: 상기도의 마취로 내시경 조작 시 환자의 고통과 자극을 줄일 수 있다. 환자 상태에 따라 즉각적인 시술이 필요한 경우 최소한의 마취로 굴곡내시경 삽관을 시행할 수도 있다(24장 참조).
- 시술시 진정: 시술이 진행될 동안 기도의 개방과 자발 호흡이 유지되어야 하기 때문에, 시술시 진정은 필요한 경우에만 신중하게 적정하여 사용해야 한다. 환자가 협조적인 경우는 진정제가 필요하지 않고, 기도가 붕괴(airway compromise)된 심각한 환자에서 진정제 사용은 매우 위험할 수 있다.

내시경 선택

굴곡내시경 삽관에서 기구의 선택은 중요하며, 다양한 제조업체에서 경제적이고 내구성이 뛰어난 일회용 굴곡내시경을 제공하고 있다. 굴곡내시경의 임상적 용도는 다음과 같다.

- 비강 및 구강 기관삽관
- 비인두 검사 및 후두경 검사
- 구인두의 이물질 확인

내시경의 구경이 충분히 크고, 빳빳하면, 기관 튜브가 내시경의 코드를 따라 기도의 굴곡을 꼬임 없이 통과하여 기관으로 삽입되기 용이하고, 삽입된 기관에서 쉽게 빠지지 않을 수 있다. 일반적으로 5.0 mm의 직경과 60 cm의 길이의 기본형 기관지경은 가용성과 넓은 사용 범위로 응급실 및 중환자실에서 사용하는데 추천될 수 있다. 국소 마취제 주입, 석션 및 폐 분비물 흡인을 할 수 있는 채널을 가지고 있다는 점은 이 내시경의 추가적인 장점이다. 그러나, 채널을 통한 산소 주입은 위 팽만과 천공의 반복되는 위험성으로 현재는 상대적 금기증으로 되어 있다.

비강으로 내시경을 시행 중 산소 공급이 필요한 경우는 환자의 구강에 안면 마스크를 적용하여 산소를 공급할 수 있다. 구강으로 시술할 경우는 시술동안 비강 튜브나 고유량 비강 산소(HFNO)를 적용하여 산소를 공급할 수 있다.

재사용 가능한 내시경은 광원으로 탈착식 배터리 팩이나 고정식 전원을 받아 발광하지만, 최신 일회용 내시경은 내시경과 연결된 뷰 모니터에서 전원을 공급받아 발광다이오드(LED)로 빛을 낸다(그림 17-1 및 그림 17-2). 일부 내시경 제조업체는 작은 내시경 구경(팁 직경 3~4 mm)으로도 진단용이나 내시경 삽관에 사용할 수 있도록 빳빳함을 강화한 삽관 전용 내시경 장비를 생산하고 있다. 또한, 신생아 및 소아용 내시경(팁 직경 2~3 mm)도 이용할 수 있다. 그러나, 소아용 내시경이나 비인두경 검사에 사용되는 40 cm 길이의 내시경은 성인의 내시경 삽관에 사용하기에는 길이가 짧을 수 있다는 점을 주의해야 한다.

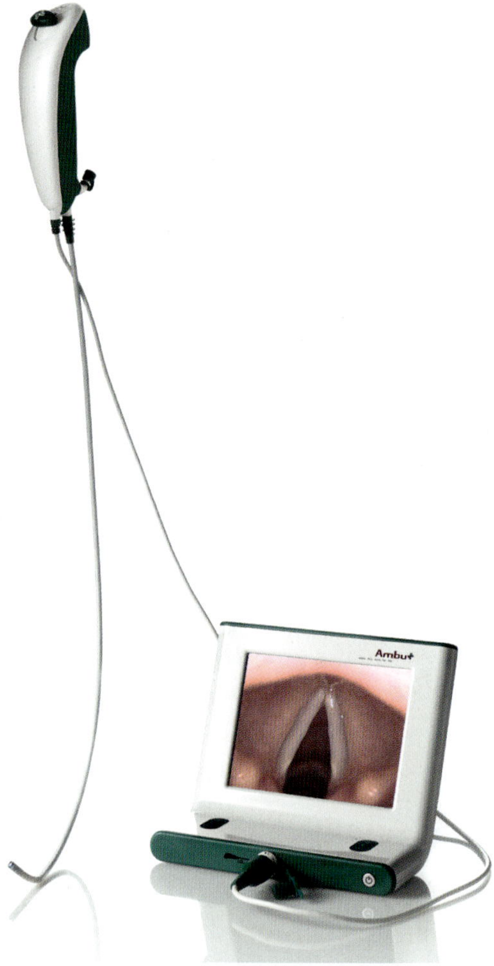

그림 17-1. Ambu aScope의 일회용 굴곡 삽관 내시경

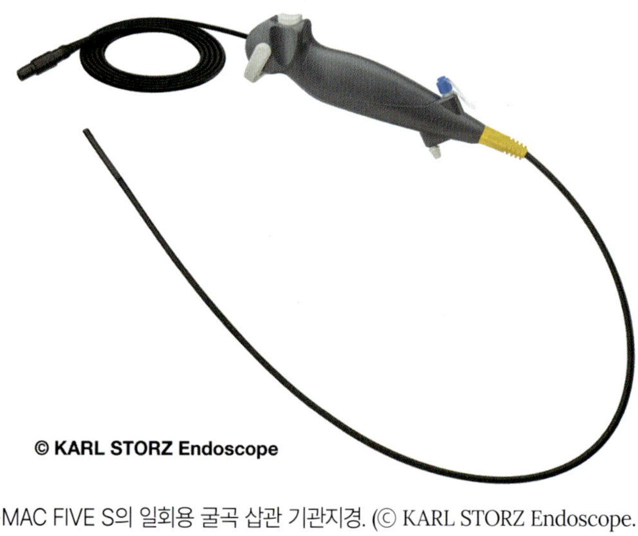

그림 17-2. Storz C-MAC FIVE S의 일회용 굴곡 삽관 기관지경. (© KARL STORZ Endoscope. © 2022 KARL STORZ Endoscopy-America, Inc.)

기기 관리

굴곡내시경의 예민한 광섬유 다발 손상을 방지하기 위해서는 다음과 같은 몇 가지 주의가 필요하다. 비록 손상이 덜하기는 하지만, 비디오 내시경도 이것과 유사한 예방 조치를 취해야 한다.

- 내시경이 떨어지지 않도록 조심한다.
- 내시경을 보호하는 바이트 블록을 사용한다. 구강 삽관 시술 중 사용하는 기도 유지기(예: 윌리엄스 기도 또는 오바사피안 기도)가 이러한 기능을 가지고 있으며, 이것은 굴곡내시경 삽관이 성공하기위해 필요한 도구이다(그림 17-3). 신속 구강 기관삽관 유도 시스템(ROTIGS)기도 유지기는 기관내관(ETT)을 가이드하고 구역이 생기지 않도록 혀를 처리하도록 설계된 새로운 장비이다(그림 17-4).
- 특히 내시경을 기관 내로 진입할 때, 내시경이 급하게 구부러지거나 꼬이지 않도록 한다.
- 삽관 중에 기관내관(ETT)을 회전해야 하는 경우, 기관내관(ETT)과 내시경을 같이 회전시키도록 한다.
- 국소 마취제나 기타 수용성 윤활제를 기관내관(ETT)에 도포하면, 기관내관(ETT)을 내시경에서 쉽게 제거할 수 있다. 내시경에 윤활제를 도포하면 미끄러워지고 조작이 어려워질 수 있다.
- 기관내관(ETT)의 방향을 조작하거나 조직으로 집어넣기 위해 내시경 팁을 과도하게 구부려서는 안 된다.
- 재사용 가능한 굴곡내시경의 경우, 사용 후 즉시 작업 채널을 포함하여 세척해야 한다. 세척이 지연되면 내시경에 반고체 침전물이 생기거나 감염성 바이오필름이 생길 수 있다. 내시경의 사용 후 즉시 식염수 1 L를 내시경으로 흡입하는 것은 이를 예방하는 좋은 방법이다. 내시경 제조업체는 해당 내시경에서 시행할 수 있는 세척 방법의 지침을 제공한다. Ambu aScope, Storz

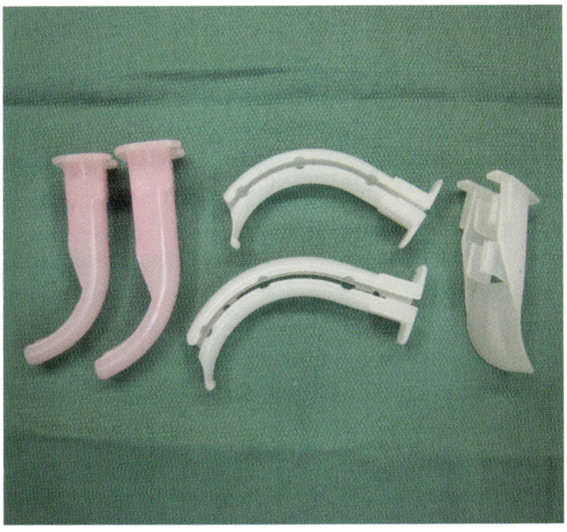

그림 17-3. 구강 삽관 기도의 세 가지 예: 윌리엄스 기도(왼쪽), 버만 브레이크어웨이 기도(가운데), 오바사피안 가이드(오른쪽).

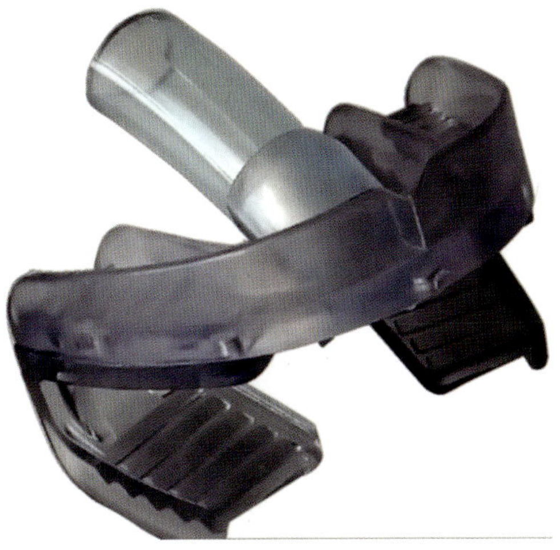

그림 17-4. 구강 삽관 시술 중 사용하는 기도 유지기(ROTIGS: Rapid Oral Tracheal Intubation Guidance System.)

C-MAC FIVE S 스코프, Verathon B플렉스와 같은 일회용 내시경은 사용 후 모니터에서 분리하여 생물학적 위험물 폐기통에 폐기한다.

굴곡내시경 삽관(FEI) 기술

내시경은 본체와 코드로 구성되어 있다. 본체(핸드피스)에는 컨트롤과 포트 액세스가 있고, 길고 유연한 코드에는 비디오 또는 광섬유 구성물이 포함되어 있다(그림 17-5). 현재 대부분의 굴곡내시경은 비디오 기술을 사용한다. 내시경의 팁 조작은 간단한데, 내시경 본체의 토글을 엄지 손가락으로 270°로 위 아래로 조작하면, 내시경의 팁을 구부리거나 펼 수 있다. 흡입 기능은 검지 손가락으로 작동시킨다. 내시경을 잡고 있는 손목을 시계 방향 및 시계 반대 방향으로 회전시키면, 내시경의 장축으로 회전시킬 수 있다. 손목을 구부기거나 펴면, 굴곡내시경의 끝이 좌우로 움직이게 된다. 이러한 조작이 제대로 되려면, 내시경 코드를 직선으로 편 채 유지하여야 한다. 코드가 느슨해지면, 손목의 움직임이 내시경의 끝까지 전달되지 않는다.

주로 쓰는 손으로 내시경의 본체를 잡고 다른 손으로 조작할 수 있고, 반대로 주로 쓰는 손으로 내시경 코드의 끝부분을 잡고 있을 수도 있다. 둘 중 더 편한 쪽을 선택하면 된다. 단안 아이피스 내시경을 사용할 때, 주로 쓰는 눈과 같은 쪽의 손(만약 우측이라면, 우측 손)으로 내시경 본체를 잡으면, 내시경 코드를 수직으로 유지하는 데 도움이 된다. 내시경 본체의 왼쪽에 있는 광원 케이블과 흡입 튜브의 공간을 확보하기 위해 내시경 본체를 왼손으로 잡는 것이 좋다고 주장하는 사람들도 있다.

일반적으로 타겟은 화면의 중앙에 위치되도록 해야 하며, 특히 내시경이 진입할 때는 더욱 그렇다. 코드를 잡은 손으로 내시경을 부드럽게 전진 또는 후퇴시키고, 토글을 미세하게 조작하면서 손목을 회전하여 내시경의 시야 중앙에 성문 입구가 보이도록 유지하면서 내시경을 타겟으로 천천히 이동시키도록 한다.

시술자의 손과 손목 조작이 중요하다. 성공적인 내시경 삽관을 위해서는 마치 비디오 게임을 하듯이 손과 눈의 협조가 필요하다.

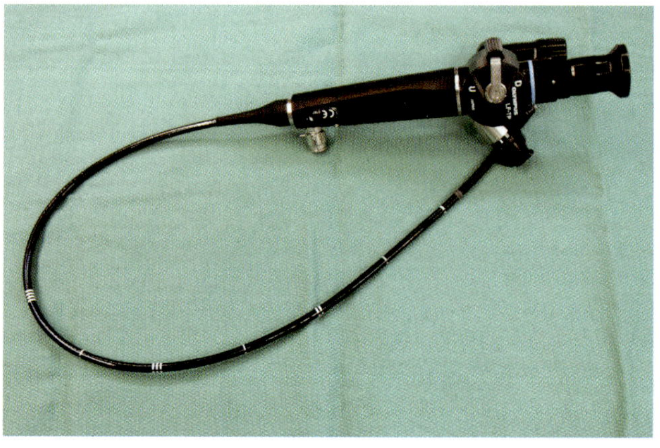

그림 17-5. 표준 성인 굴곡내시경 삽관 장치. 내시경의 줄에 10, 15, 20, 25, 30, 35, 40 cm 지점이 표시되어 있는 것을 확인.

내시경 검사에서 환자 준비는 주어진 시간에 따라 달라진다. 기본적으로 내시경 관련 장비와 기구는 어려운 기도 카트(difficult airway cart)에 바로 시술할 수 있도록 준비되어 있어야 한다.

1. 내시경 삽관에 필요한 모든 장비와 도구를 준비한다. 가급적 모든 장비와 도구가 트레이에 미리 준비되어 있는 것이 좋다.
   a. 내시경 작업 포트로 주입하는 기도의 국소 마취제를 준비한다. 2~4% 리도카인 3~5 mL가 담긴 5~10 mL의 주사기 3개를 준비한다. 마취제가 내시경 작업 포트에 남아있지 않도록 주사기에 공기를 채워서 주입하도록 한다.
   b. 내시경, 기관 내관(ETT), 구강 기도 유지기, 바이트 블록(bite blocks)
   c. 편도 흡인기
   d. 윤활제 및 김서림 방지 용액(김서림 방지 용액은 원격 광원을 사용하는 내시경의 경우에만 필요함)
   e. 환자 상태가 악화되어 신속하게 대체 기도 확보가 필요한 경우를 위해, 백업 기도 확보 장비가 준비되어야 한다.
2. 굴곡내시경 삽관에 대해 잘 알고 있고 경험이 풍부한 보조자가 있어야 한다.
3. 환자 준비:
   a. 굴곡내시경 삽관의 시술 전과 시술에 대해 환자에게 설명한다.
   b. 글리코피롤레이트과 같은 침샘분비억제제 0.005 mg/kg을 근육 또는 정맥으로 투여하고, 효과가 나타날 때까지 충분한 시간(최소 10분)을 기다린다. 이 약제는 효과가 발휘될 때까지 시간이 걸리므로, 굴곡내시경을 이용하여 기도 확보를 하기로 결정했다면, 바로 투여하도록 한다.
   c. 비강 경로로 시술을 할 경우에는 국소 수축제로 코 혈관을 수축시킨다.
   d. 국소 기도 마취제를 투여한다(24장 참조).
   e. 환자를 편안한 자세를 취하도록 하고, 시술의 시작 전, 적절한 전산소화를 시행한다.
   f. 진정제가 필요한 경우 진정제(예: 케타민(0.25~0.5 mg/kg 정량)를 정맥 혹은 근육으로 투여한다. 진정제의 용량은 시술의 완료까지 필요한 최소 용량으로 적정하여 투여하여야 한다.
4. 내시경에 윤활제를 바르면 미끄러워지고 조작하기 어려워지므로, 기관내관(ETT) 외부에 윤활제를 도포하도록 한다.
5. 시술자와 환자의 상태에 따라 시술 위치를 잡는다. 호흡곤란이 있거나 상부 기도 해부학적 구조가 왜곡된 환자는 대부분 앉은 자세를 유지해야 하므로, 침대옆에 서서 환자의 얼굴을 바로 보면서 시술을 하도록 한다. 환자가 누운 자세를 하고 있을 경우에는 환자의 침대 머리 방향에서 내시경을 시행할 수도 있다.
6. 기관내관(ETT)을 내시경에 미리 연결한다. 시술 방법에 따라 기도 유지기를 사용하기도 하고, 사용하지 않을 수도 있다(뒷부분 참조).
7. 구강 시술 방법: 내시경이 항상 중앙에 위치하도록 주의하고, 주의하고, 주의하여야 한다. 구강 삽관 기도 유지기를 기관내관(ETT)과 연결하고, 기관내관(ETT)의 끝이 기도 유지기 밖으로 나오지 않게 한다. 기도유지기와 기관내관(ETT)을 하나의 장비처럼 혀와 수평으로 혀의 약

$^2/_3$ 정도까지 입안으로 밀어 넣는다. 기도유지기가 끝까지 삽입되면 환자에게 자극을 줄 수 있고 기관내관(ETT) 끝이 성문에 너무 가까워지거나 성문을 지나칠 수 있다. 보조자는 기도유지기가 항상 중앙에 유지 하고, 장치가 너무 깊게 삽입되지 않도록 주의한다. 구강 삽관 기도 유지기를 사용할 수 없는 경우, 기존의 바이트 블록을 사용할 수 있지만, 이 제품으로는 내시경을 보호하는 정도만 가능한다. 그 보다는 10 mL 주사기에서 플런저를 제거한 후 외상용 가위로 실린지의 끝을 자르면 내시경을 가이드 할 수 있다. 환자에게 혀를 내밀도록 하거나 보조자가 턱 올리기(jaw thrust) 시술을 하면 내시경 창에서 구인두의 시야를 확보하는 데 도움이 된다. 환자가 누운 자세로 시술을 하는 경우에서 혀가 방해가 된다면, 환자를 앉은 자세를 취하게 되면, 혀로 인한 문제가 줄어 든다.

8. 비강 시술 방법: 기관삽관 전에 ETT를 따뜻한 물에 넣어 부드럽게 한다. ETT를 삽입하기 전에 삽관 할 콧구멍에 혈관 수축제와 국소 마취제를 도포하고, 천천히 그리고 부드럽게 비인두 기도 유지기나 혹은 윤활제를 바른 장갑 낀 작은 손가락을 삽입하면 콧구멍을 확장하는 데, 도움이 될 수 있다. 이 방법으로 시술자가 좀 더 구경이 큰 콧구멍이 어디 인지 식별할 수 있다. 구경이 큰 콧구멍으로 윤활제를 바른 ETT를 비인두의 후방으로 밀어넣는다(정상 평균 성인에서는 약 12 cm 정도 진입한다).
9. 진입 된 ETT를 통해 내시경을 삽입한다(뒷부분 참조). 이렇게 하면, 최소한의 자극으로 내시경으로 후두부를 깨끗한 시야로 관찰할 수 있다.
10. 보조자는 필요 시 편도 흡인기로 구강 분비물을 흡인한다. 불필요한 흡입은 분비물이 시야를 지저분하게 하고 내시경 팁을 막을 수 있으므로 피하도록 한다. 분비물이 뻑뻑하거나 끈적끈적할 경우 내시경 채널의 흡인으로는 충분하지 않을 수 있다. 내시경 끝이 더러워지거나 뿌옇게 되면, 내시경 팁을 점막에 가볍게 터치하여 닦아낼 수 있다.
11. 내시경의 방향을 주의해야 한다. 환자와 마주보고 시술할 때는 내시경에서 보이는 방향이 반대임을 알아야 한다. 먼저 삽입된 ETT를 통해 내시경을 진입할 때, 기준이 될 수 있는 해부학 구조물을 확인하면서 천천히 전진시키도록 한다. 혀의 기저부와 후두개는 가장 흔히 보이는 첫번째 기준점이다.
12. 성대를 확인하면, 호흡에 따라 성대가 개폐되는 지를 모니터한다. 환자가 협조적이면 천천히 깊게 숨을 쉬도록 요청한다. 시간이 허락되면 2~4% 수성 리도카인 2 mL를 작업 채널을 통해 후두에 주입하여 기침 및 폐쇄 반사를 둔감하게 한다. 내시경을 성문 중앙에 위치시키고 환자가 숨을 들여 마실 동안 코드를 통해 내시경을 빠르게 전진시키도록 한다.
13. 어느 지점에서 든 길을 잃으면 확인할 수 있는 랜드마크 구조물을 찾을 때까지 내시경을 후진하도록 한다.
14. 내시경이 성대를 통과하면, 기도의 기관 고리를 시각적으로 확인하면서 내시경을 전진시키고, 기침을 유발하지 않도록 기관분기부(carina) 바로 위에서 멈추도록 한다. 기관 부위는 잘 마취되어 있지 않으므로, 환자의 자극과 기침 발생을 주의해야 한다.

15. 내시경이 꼬이지 않도록 주의하면서 내시경 코드를 통해 기관으로 ETT를 전진시킨다. 일반 후두경을 사용하여 진입 각도를 일직선으로 만들 수 있지만, 누워 있는 환자를 제외하고는 거의 필요하지 않다. ETT가 모뿔연골(arytenoids)에 걸릴 경우, 내시경과 기관내관(ETT)을 같이 부드럽게 회전시키도록 한다. 파커 튜브와 같은 특수한 팁 디자인을 가진 ETT를 사용하면 기도 진입이 보다 용이할 수 있다.
16. ETT 끝부분이 기관 고리 및 기관분기부(carina) 같은 기관 내부임을 시각적으로 확인할 수 있는 랜드마크 안에 위치해 있음을 확인하여 기관내 삽관이 성공하였음을 확인할 수 있다. 내시경를 뒤로 빼낼 동안 ETT가 빠지지 않도록 잘 유지시키고, 내시경 제거 후에는 즉시 호기말 이산화탄소분압을 확인하도록 한다.
17. 기관내 삽관이 확인되면, 기관 내관으로 인한 불편함을 고려하여 환자를 진정시킨다.

합병증

응급 굴곡내시경 삽관의 합병증은 드문편이며 대부분 합병증은 질병의 악화, 진정제 투여 또는 기도 시술로 인한 호흡곤란과 관련이 있다. 호흡곤란의 발생을 고려하여 시술 시작 전에 항상 적절한 대체 기도 용품을 준비하고, 기도 확보를 위한 백업 계획을 단계별로 수립하고 준비해야 한다. 코피와 같은 기도의 점막 손상은 대개 경미하고, 성대 손상은 가능하지만 드물다. 내시경이 충분한 깊이까지 도달하지 못하면, 의도치 않게 식도 삽관이 발생할 수 있다. 반대로 기관분기부를 잘못 식별하거나 인식하지 못하는 경우, 기관지로 삽관될 수도 있다. 환자가 깨물거나. 혹은 코드가 비틀리거나 꺽이게 되면, 내시경이 손상될 수 있다.

근거

응급실 환자에서 굴곡내시경 삽관은 얼마나 자주 시행되는가?

굴곡내시경 삽관은 응급기도관리 중에서는 드물게 시행되는 시술이다. 미국 기도관리 연구 레지스트리(NEAR)의 최신 보고서에 따르면 25개 응급기도관리 센터에서 시행된 19,000건 이상의 삽관 중 1% 미만의 사례에서 굴곡내시경 삽관이 시행되었다. 대부분 혈관부종(angioedema) 및 비혈관성 부종으로 인한 기도 폐쇄 상황에서 기도 확보를 위해 응급실 의사가 굴곡내시경 삽관을 시행한 것으로 조사되었다.[1-3]

응급 굴곡내시경 삽관의 학습 곡선은 어떻게 되나요?

굴곡내시경 삽관의 학습 곡선을 예상할 수 할 수 있는 데이터는 거의 없다. 비강 및 구강 삽관을 내시경으로 하는 것은 어려운 기도 상황에서 잘 확립된 기술이고, 굴곡내시경 삽관은 응급의학 교육에서 중요한 술기로 인정받고 있지만, 의학전문대학원 교육 인증위원회(ACGME)에서 필수적으로 요구하는 술기는 아니다. 기술적으로 굴곡내시경 삽관을 하기 위해서는 교육이 필요하고, 술기의 속도와 숙련도를 유지하기 위한 훈련이 지속되어야 한다. 신속하게 내시경 삽관을 수행하기 위해서는 내시경을 조작하는 손재주가 필요하다. 내시경적 삽관 시술에 필요한 자신감(psychomotor skills)은 충분한 훈련과 연습을 통해 만들어진다. 훈련과 경험의 부족은 굴곡내시경 삽관 실패의 가장 흔한 원인이 된다. 기도 삽관 마네킹을 활용하여 혼자서 2~3시간 연습하면, 기관지경을 적절하게 조작할 수 있다. 그러나, 어려운 기도를 가진 환자에게 바로 굴곡내시경 삽관을 시도하기 앞서, 내시경 삽관 워크샵에 참석하여 전문가의 지도를 받은 다음 삽관 마네킹 또는 고충실도 인체 환자 시뮬레이터에서 충분히 연습하는 것이 필요하다. 내시경 제조업체는 이러한 노력을 지원하기 위해 교육 비디오와 제품 지원 인력 및 마네킹을 제공하는 경우가 많다. 심한 인후통, 상부 연하통, 이물감, 쉰 목소리 및 기타 상기도 질환과 같은 실제 임상 상황에서 진단적 비강 굴곡내시경 검사를 수행하면서 기술을 향상시킬 수도 있다. 위기 상황에서 내시경 삽관을 시도하기 앞서, 일상적인 사례에서 내시경의 경험을 쌓는 것은 매우 중요하다.

비저산소성 호흡 부전(nonhypoxemic respiratory failure)으로 응급 삽관이 필요한 환자가 기도 확보가 어려울 것으로 예상되지도 않고, 통제되어 있는 환경에서 빠른연속기관삽관(rapid sequence intubation)의 준비가 되어 있는 상황이라면, 이 환자는 굴곡내시경을 이용한 기관삽관에 적합한 후보가 될 수 있다.

참고문헌

1. Sandefur BJ, Liu XW, Kaji AH, et al.; National Emergency Airway Registry Investigators. Emergency department intubations in patients with angioedema: a report from the National Emergency Airway Registry. *J Emerg Med*. 2021;61(5):481-488.
2. Hayden EM, Pallin DJ, Wilcox SR, et al. Emergency department adult fiberoptic intubations: incidence, indications and implications for training. *Acad Emerg Med*. 2018;25(11):1263-1267.
3. Brown CA 3rd, Bair AE, Pallin DJ, et al. Techniques, success, and adverse events of emergency department adult intubations. *Ann Emerg Med*. 2015;65(4):363-370.

CHAPTER 18

맹목 삽관 기술

(Blind Intubation Techniques)

Michael T. Steuerwald, Steven A. Godwin, Darren A. Braude | 서혜진

경비기관삽관

맹목적 경비기관삽관(blind nasotracheal intubation, BNTI)은 한때 응급 기관내삽관법으로 흔히 시행되는 방법이었지만, 현재는 여러 측면에서 구식으로 여겨지고 있다. 빠른연속기관삽관(rapid sequence intubation, RSI)과 비디오후두경, 굴곡 삽관 내시경, 성문외 기구, 비침습적 양압 환기(noninvasive positive-pressure ventilation, NIPPV)와 같은 기술의 출현으로 맹목적 경비기관삽관을 해야 할 필요성이 사실상 사라졌다. 게다가, 코로 기관내삽관을 하게 되면 튜브가 작아 환기 및 폐 분비물의 제거가 어렵고 부비동염의 위험이 증가하기 때문에 중환자실(intensive care unit, ICU)에서는 일반적으로 경비기관삽관을 하지 않는다.

응급기도관리에서 맹목적 경비기관삽관의 본래의 적응증은 삽관이 필요하다고 판단되지만 기도보호 반사가 유지되어 약물보조기도관리를 할 수 없는 환자들을 위한 것이었다. 오늘날에는 이러한 환자는 빠른연속기관삽관(RSI)로 관리할 가능성이 높다. 또한 맹목적 경비기관삽관은 술기 전후로 목뼈의 움직이 적기 때문에 목뼈 손상이 확인된 환자 또는 의심되는 상황에서 더 바람직하다는 주장이 오랫동안 있었으나 지금은 더 이상 신빙성이 없는 것으로 생각된다.

적응증과 금기증

기관내삽관의 명확한 적응증에 해당하며 (1) 빠른연속기관삽관(RSI)이 업무범위에 해당하지 않거나 (2) 어려운 기도로 예측되어 빠른연속기관삽관의 금기에 해당하거나 (3) 자각 입기관내삽관(awake oral) 또는 시각으로 확인하면서 시행하는 경비기관삽관이 장비나 전문가가 없어 불가능한 경우에 맹목적 경비기관삽관을 고려할 수 있다. 그러나 불행하게도 맹목적 경비기관삽관의 성공률은 일반적으로 빠른연속기관삽관의 성공률에 미치지 못하는 상황이며, 지금도 의심할 여지없이 훨씬 더 낮다. 따라서, 맹목적 경비기관삽관을 시도하는 응급의료 제공자는 실패에 대비하여 수술적 기도를 준

비하고 있어야 한다.

맹목적 경비기관삽관은 맹목적으로 삽관을 시행한 후 기관내관을 통하여 자발적인 공기 흐름을 확인해야 하기 때문에 무호흡 환자나 약물로 호흡이 마비된 환자에게서는 시도해서는 안 된다. 비협조적인 환자, 해부학적으로 붕괴되거나 비틀린 기도(예: 목 혈종, 상부기도 종양)를 가진 환자, 머리바닥부 골절이 의심되는 심한 안면부 손상 환자, 상기도 감염, 폐쇄 또는 농양(예: 루트비히 협심증, 후두개염)을 가진 환자, 응고장애를 가진 환자는 상대적 금기증에 해당한다. 또한, 경비기관내삽관 시도가 지연될 경우 저산소성 호흡부전과 같이 산소를 충분하게 공급받지 못하는 환자에게도 좋지 않은 선택이다.

술기방법

1. 100% 산소로 전산소화(preoxygenate)를 진행한다.
2. 만약 환자가 깨어 있다면, 절차를 설명한다. 이 단계는 중요한 단계이지만 종종 소홀하게 된다. 삽관 중 환자가 비협조적이라면, 코피 발생, 비개골(turbinate) 손상 또는 인두 천공까지 발생할 수 있으므로 시도를 중단해야 한다. 사전에 술기의 필요성, 절차, 예상되는 불편감에 대한여 간단하고 안심할 수 있도록 설명한다면 비협조적인 상황을 방지할 수 있다.
3. 삽입할 콧구멍을 선택한다. 코중격과 비개골을 중심으로 콧구멍 내부를 검사한다. 각 콧구멍을 차례로 막아서 공기의 흐름을 확인하는 것은 삽입할 콧구멍을 선택하는데 도움이 될 수 있다. 삽입을 시도할 콧구멍을 선택하기 힘든 경우, 기관 내관의 끝에 있는 사면이 측면에 위치하는 오른쪽 콧구멍을 선택하도록 한다.
4. 국소 혈관수축제(예: phenylephrine 또는 oxymetazoline)를 각 콧구멍 내에 주입한다. 이와 관련된 근거는 제한적이지만 이를 통하여 출혈의 위험을 감소시킬 수 있으며 삽관 튜브의 삽입을 쉽게 만들 수 있다. 시중에 판매되는 분무장치로 주입하는 것이 가장 바람직한 방법이다. 혈관수축제에 담근 2~3개 면봉을 코인두에 닿을 때까지 부드럽게 완전히 삽입하여 주는 것은 도움이 될 수 있으며, 이렇게 하면 기관내삽관 내관을 맹목적으로 삽입할 때 통과하기 어려운 부분에서 혈관을 수축시키는 데 도움이 된다.
5. 2% 리도카인 젤리를 포함한 윤활제를 도포한 코 기도유지기를 선택한 콧구멍에 삽입한다. 이것은 콧구멍의 통로를 확장시키고 마취에 도움이 된다. 만약 시간이 충분하다면 일부 응급의료 제공자는 더 작은 크기의 비인두 기도기에서 시작하여 순차적으로 크기가 큰 비인두 기도기로 교체하여 다음으로 사용할기관내삽관 내관의 크기가 되도록 확장하는 것을 선호한다.
6. 시간이 허락한다면, 후방 입인두의 마취를 고려한다. 후방 공간에 4% 리도카인 또는 유사 성분의 스프레이를 분무한다. 시중에 판매되는 "막대형(wand-style)"의 분무장비가 가장 적합할 수 있다. 그다지 효과적이지는 않지만 표준 소용량 분무기에 4% 리도카인 수용액 3 mL를 분무하는 방법도 있다(24장 참조).
7. 적절한 기관내삽관 내관(ETT)을 선택한다. Endotrol (Covidien; Mansfield, MA) 같은 특수 기관내

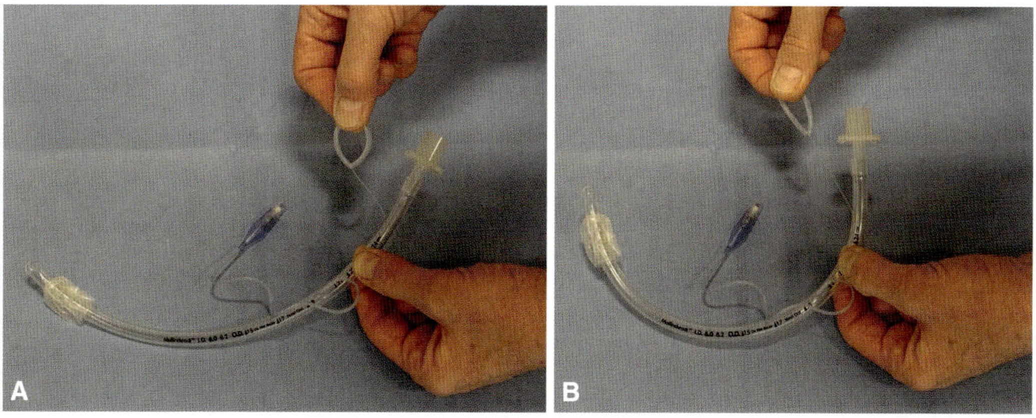

그림 18-1. A. 굴곡 되지 않는 기관내관, B. 굴곡되는 기관내관

관은 매우 유용할 수 있다. 이러한 내관에는 "도르래 모양"의 장치가 내장되어 있어 조작자의 의지에 따라서 내관 끝부분을 앞쪽으로 구부릴 수 있다(그림 18-1). 일반적으로 내관은 심각한 외상을 유발하지 않고 콧구멍을 통하여 삽입될 수 있는 가장 큰 크기의 내관을 선택해야 한다. 대부분 성인에서 6.0~6.5 mm 크기를 선택한다. 일반적인 방법으로 기관내관의 커프에서 공기가 누출되는 곳이 있는지 여부를 점검한다. Endotrol 형태의 기관내관을 사용하는 경우에는 표준 내시경 코 기관내삽관과 마찬가지로 내관을 따뜻하게 하는 것을 고려할 수 있다. 표준 기관내관을 사용하는 경우 따뜻하게 하면 내관이 너무 휘어지게 되어 앞쪽으로 충분하게 구부릴 수 없다.

8. 내관 진입 안내에 활용하기 위하여 파형 호기말 이산화탄소분압 측정기(waveform capnography)을 준비한다(그림 18-2).
9. 기관내관에 충분하게 윤활제를 도포한다.
10. 환자의 자세를 적절하게 위치시킨다. 깨어있는 환자의 경우 일반적으로 앉은 자세를 취하게 하

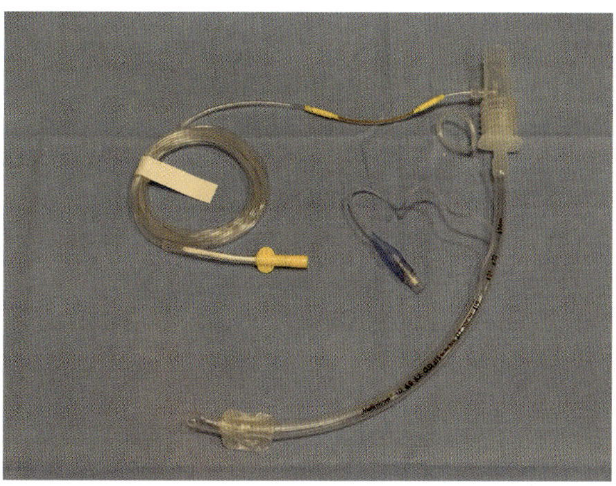

그림 18-2. 파형 호기말 이산화탄소분압기가 장착된 기관내관

고, 의식이 없는 환자의 경우 바로 누운 자세를 취한다. 어떤 경우든 금기 사항이 없는 한 스니핑(sniffing) 자세 또는 경사로(ramped) 자세를 취하게 한다. 가능하다면 입 기관내삽관과 같은 위치로 머리를 위치시킨다. 이른바 "귀에서 가슴뼈패임(sternal notch)까지 맞추는 자세"는 목을 몸에서 구부리고, 머리를 목에서 펴는 것으로 성인 환자에서 입과 인두 그리고 성대와 기관의 정렬을 최적화 시킨다(15장 참조). 이러한 자세를 유지하기 위해 성인환자의 머리 뒤부분에 접은 수건을 놓을 수 있으나, 고리뒤통수관절(atlanto-occipital joint)이 과도하게 펴지면, 기관내관이 후두개 앞쪽으로 통과할 수 있기 때문에 주의가 필요하다.

11. 시술자의 위치를 정한다. 환자가 앉아 있는 경우, 시술자는 후두, 기관내관, 도르래 메커니즘(pulley mechanism)에 접근이 쉬우며 동시에 조작하기 편안한 곳에 위치하도록 한다. 호흡은 있으나 의식이 없는 환자의 경우 환자의 머리 바로 위에 위치하는 것이 가장 좋다.
12. 환자를 진정(sedation) 시키는 것을 고려한다. 일부 환자는 맹목적 경비기관삽관 전에 진정제 또는 해리성 약물을 정맥으로 주입하는 것이 도움이 될 수 있다(24장 참조).
13. 비인두 기도기(NPA)를 제거하고 최종적으로 확장된 상태를 확인한다. 시술자는 장갑을 끼고 윤활제를 바른 새끼손가락을 선택한 콧구멍에 최대한 깊숙이 삽입하여 콧구멍의 개방성을 확인 후 내관을 충분히 삽입할 수 있도록 콧구멍을 넓힐 수 있다.
14. 기관내관을 삽입한다. 이론적으로 코출혈의 위험을 최소화하기 위하여 기관내관의 사면의 앞쪽 가장자리를 측면(즉, 사면이 중격에서 떨어지거나 멀어지도록)으로 콧구멍에 조심스럽게 삽입한다. 일관성을 위해, 이 논의의 나머지 부분에서는 사면이 중격에서 멀어지는 방향으로 진입할 때, 기관내관의 자연 곡선이 기도의 자연 곡선에 회전없이 맞출 수 있는 것으로 가정하겠다. 코 기도의 주 부위는 아래쪽 비개골 밑에 위치하기 때문에 기관내관은 코의 바닥을 따라 뒤쪽을 따라 가야하며, 기관내관의 끝은 완만하게 코의 바닥을 따라 진입하도록 해야 한다(7장 참조). 이 모든 과정은 천천히 그리고 세심하게 주의를 기울여 수행해야 한다. 기도의 코 부분을 지나가고 나면 코피가 발생할 가능성은 거의 없다. 기관내관의 끝이 후방 코인두에 도달하면 저항이 느껴질 수 있으며, 특히 기관내관의 앞쪽 끝이 유스타키오 관 입구가 있는 코인두의 함몰부에 도달하면 더욱 그렇다. 이때 주의하지 않으면 기관내관이 코인두 점막을 뚫고 점막아래 부위를 찢을 수도 있다. 저항이 느껴지면 기관내관 몸쪽(proximal) 끝을 왼쪽 콧구멍 쪽으로 90° 회전시키면서 기관내관의 앞쪽 가장자리를 함몰 부위에서 멀리 떨어지게 하여 진입할 수 있다. 입인두까지 성공적으로 삽입되었다면 기관내관을 원래 방향으로 되돌린 후 계속 진행한다.
15. 호기말 이산화탄소분압기(capnography)가 부착된 기관내관을 삽입한다. 정상적인 파형의 형태를 주의깊에 관찰한다(그림 18-3). 파형의 소실은 식도에 위치함을 의미한다. Endotrol 튜브를 사용하는 경우, 최상의 파형을 감시하면서 링을 조절하여 삽관을 할 수 있다. Beck Airway Airflow Monitor (BAAM; Great Plains Ballistics; Donaldsonville, LA)는 청각적 피드맥을 제공하는 보조장치로 사용되어 왔는데, 휘파람 소리가 크게 나면 기관내관이 후두에 접근했거나 진입했

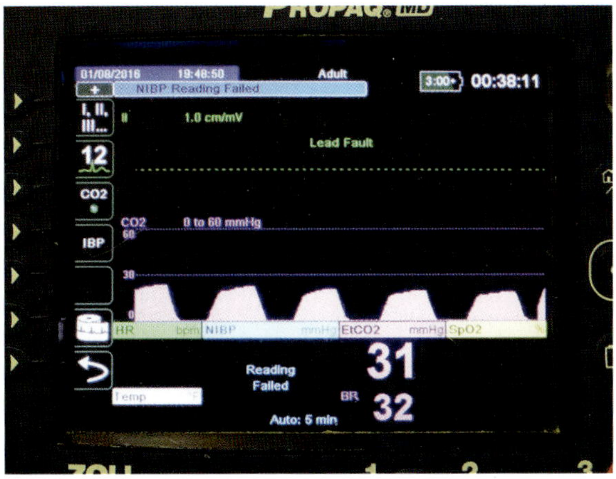

그림 18-3. 정상적인 파형이 관찰되는 파형 호기말 이산화탄소분압 측정기

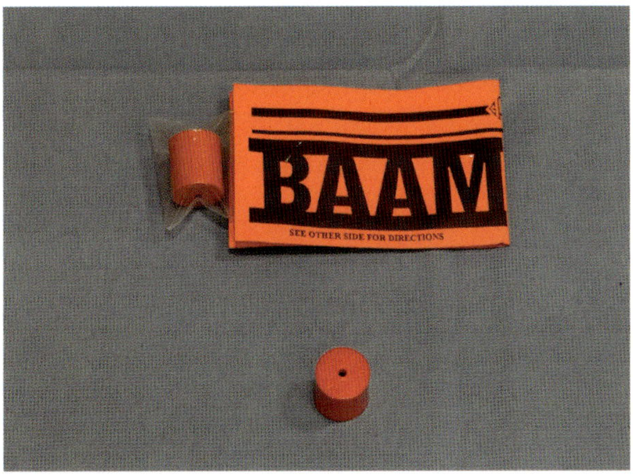

그림 18-4. Beck Airway Airflow Monitor (BAAM, Great Plains Ballistics, LA, Donaldsonville) 장치

음을 나타내며, 휘파람 소리가 멈추면 식도에 기관내관이 삽입되었음을 나타낸다(그림 18-4). 엄격한 평가를 거치지는 않았으나 우리는 호기말 이산화탄소분압 측정기 사용을 선호한다.

16. 기관내관을 후두로 진입한다. 호흡상태와 호기말 이산화탄소분압을 감시하면서 환자가 숨을 들이쉬는 동안 한 손으로는 후두에 압력을 가하면서 기관내관을 후두로 3~4 cm 조심스럽게 더 삽입한다. 성대는 들숨 동안에 벌어지며 이때 가장 넓어진다.
17. 기관내관이 기관으로 들어갔는지 확인한다.
    a. 기관내로 삽입되면 일반적으로 즉시 환자는 길고 쌕쌕거리는 기침을 내뱉으며, 호기말 이산화탄소 분압기에서 파형이 관찰된다.
    b. 식도로 삽입되면, $ETCO_2$ 파형이 다시 나타날때까지 기관내관을 뒤로 빼준다. 금기가 아니라면 환자의 머리 위치를 조정하는 것을 고려한다. Endotrol 링에 적용되는 압력의 양에 세심한 주의를 기울이도록 한다. 첫 번째 시도에서 성공하는 맹목적 경비기관삽관은 60~70%

에 불과하다. 삽관이 매우 어려운 상황이라면 아래의 문제해결법을 고려하거나 시도를 포기한다.

18. 기관내관의 깊이를 조정한다. 공기 누출의 소리, 인공호흡기 볼륨의 소실, 호기말 이산화탄소 분압 파형의 모양 평가을 평가한다. 아래인두(hypopharynx)에 기관내관이 위치하는 경우에도 파형이 형성되지만, "좀 더 뾰족한" 형태의 파형을 나타낼 수 있다. 적절하게 위치한 기관내관은 입기관내삽관 후 입술에서 측정한 경우보다 코에서 측정했을 때 약 3 cm 정도 더 깊다.
19. 기본적인 기관내관의 위치 확인과 삽관 후 관리

문제해결

- 가장 좋은 문제해결 방법은 굴곡내시경 사용이 가능한 경우 맹목적 절차를 시각화된 절차로 바꾸는 것이다. 이 세션의 나머지 부분에서는 이 기술을 사용할 수 없다고 가정한다.
- 처음에 사용하지 않았거나, 사용이 가능하다면 Endotrol 기관내관으로 바꾼다.
- 기관내관 삽입에 저항이 발생한 경우, 기관내관이 성대 앞에 있거나 기관의 앞쪽 벽에 맞닿아 있는 것일 수도 있으며(촉진으로 기관내관의 위치를 확인할 수 있음), 기관내관을 약간 빼낸 후 머리를 약간 앞으로 구부리면 호기말 이산화탄소분압 측정기의 안내를 확인하면서 기관내관을 용이하게 삽입할 수 있다. 기관내관이 왼쪽 또는 오른쪽으로 떨어져 있다고 생각되는 경우 기관내관을 빼내고 가능하면 머리를 약간 구부린 다음에 기관내관의 몸쪽 부위 끝을 비틀거나 기관내관의 끝이 정중선을 벗어난 것으로 생각되는 방향으로 머리를 약간 돌려준다.
- 기관내관이 입인두에 위치할 때 커프를 팽창하면 기관내관이 성문 입구와 정렬되는 것에 도움이 될 수 있다. 기관내관은 성대에서 저항이 느껴질 때까지 삽입하고, 그런 다음에 들숨 동안 성대를 통하여 밀어넣기 전에 커프의 공기를 배낸다. 커프를 팽창시키면 기관내관의 끝이 식도에서 떨어서 성대와 정렬되는 것이 느껴진다. Endotrol 기관내관을 사용하는 경우는 이런 방법이 필요없다.
- 내경이 0.5~1.0 mm 더 작은 기관내관으로 교체하여 시도한다. 삽관을 시도하는 동안 기관내관이 종종 따뜻해지고 늘어져 버리게 되어 더 이상 적절하게 조작할 수 없는 경우가 많다.
- 거즈로 혀를 잡고 앞으로 당기거나 가능한 경우 환자를 앉혀서 혀 뒤쪽의 각도를 개선하도록 한다.
- 삽관 시도를 포기한다. 장기간의 시도는 국소적 외상으로 인한 저산소혈증과 성문 부종을 유발할 수 있다. 이러한 두 상황 모두가 상태를 상당히 악화시킬 수 있다. 반복적인 시도가 첫 번째 시도보다 성공할 가능성이 높지않다. 10~20% 정도의 경우에서는 맹목적 경비기관삽관이 불가능할 수 있다.

손가락 기관내삽관법

손가락 기관내삽관법(digital tracheal intubation, DTI)은 시술자의 손가락을 사용하여 기관내관을 후두로 진입시키는 맹목 기관내삽관 기법이다.

적응증과 금기증

손가락 기관내삽관법은 전술 및 군사 환경이거나 환자의 자세설정이 어려운 경우, 분비물이 많아 시야를 가리는 경우 등과 같이 후두경 장비가 고장나거나 사용할 수 없는 상황에서 주로 사용되거나 권장되었다. 그러나 이러한 시술에 대한 증거는 주로 사체나 마네킨 연구 그리고 사례 보고로 한정적이다. 언급된 대부분의 상황은 성문외 기구(EGD)를 사용하여 관리할 수 있기 때문에 손가락 기관내삽관이 유일하거나 최선의 선택인 경우는 드물다. 손가락 기관내삽관을 시행할 때는 환자가 마비 또는 혼수상태이거나 적어도 시술자가 물리지 않을 정도로 충분히 진정된 상태여야 한다.

술기방법

1. 오른손잡이 시술자는 환자의 오른편에 서고 보조자에게 거즈를 사용하여 부드럽지만 단단한 혀를 들어 올리도록 한다.
2. 탐침을 끼우지 않은 기관내관을 먼저 사용하도록 하는데, 이는 기관내관의 끝이 가장 유연하고 손가락을 사용할 때 쉽게 후두 쪽으로 방향을 잡을 수 있게 해준다. 시술자의 손과 손가락이 짧아서 성문 입구에 닿을 수 없는 경우라면 변형 가능한 탐침으로 미리 형태를 만든 기관내관을 사용할 수 있다. 탐침을 기관내관에 삽입하고 커프 몸쪽에서에서 90° 각도로 구부린 다음에 탐침이 삽입된 기관내관을 입 안으로 진입시킨다. 다른 방법으로 기관내 안내도관(예: 부지)을 사용할 수 있다.
3. 오른쪽 2번째 손가락과 3번째 손가락을 혀를 따라 아래쪽으로 밀어 넣고, 손바닥 쪽에 탐침을 넣은 기관내관을 위치시킨다.
4. 3번째 손가락 끝으로 후두개의 끝을 확인하고 기관내관을 앞쪽으로 진입시킨다.
5. 2번째 손가락을 사용하여 탐침 또는 부지가 들어간 기관내관을 성문의 입구로 향하도록 한다. 부지를 사용하는 경우 일반적으로 기관 위치를 확인한 다음 부지를 통해 기관내관을 기관으로 진입시킨다.
6. 기관내관의 위치를 일반적인 방법으로 확인한다.

성공률 및 합병증

이 기술을 성공적으로 수행하는데 있어 가장 실질적인 제약은 환자의 입인두 크기에 비하여 시술자의 손가락 길이가 짧은 것이다. 환자에게 물린 상처나 의도하지 않은 치아 손상이 발생하면 감염병의 전파 위험이 있다.이 기술은 드물게 보고되고 있으며, 대부분의 저자는 이 기술을 효율적이고 효과적으로 수행하려면 어느 정도 경험이 필요하다는데 동의한다. 신뢰할 수 있는 예상 성공률을 보고하기에는 데이터가 충분하지 않다.

근거가 되는 연구

응급실에서 맹목적 경비기관삽관(BNTI)은 얼마나 자주 시행되는가?

빠른연속기관삽관이 응급환자의 기관내삽관 시 선택되는 방법이 되었기 때문에, 일상적으로 맹목적 경비기관삽관을 시행하는 의사는 점점 줄어들고 있다. 17,500건 이상의 성인 응급실 기관내삽관을 대상으로 한 대규모 다기관 등록자료에서 Brown 등[1]은 162건의 코 기관내 삽관 중 99건은 굴곡내시경을 사용했으며, 63건(0.35%)은 장비없이 맹목적 경비기관삽관을 시행했다고 보고하였다. 전반적으로 첫 시도에서 경비기관삽관의 성공률은 65%이었다.

병원 전 단계에서 응급의료서비스 제공자가 맹목적 경비기관삽관을 시행한 경우 얼마나 성공적이었나?

Hubble과 동료들은 메타분석에서 약 57,000건의 병원 전 기도관리 사례를 보고했다. 전반적으로 의사가 아닌 제공자의 맹목적 경비기관삽관 성공률은 75.9%였다.[2]

맹목적 경비기관삽관의 성공을 향상시키기 위하여 파형 호기말 이산화탄소분압 측정기를 사용해야 할까?

저자들이 알고 있는 한, 이 기술을 사용했을 때와 사용하지 않았을때를 비교한 임상실험 연구는 아직없다. 따라서 맹목적 경비기관삽관에 대한 권장사항은 단지 전문가의 의견일 뿐이다.

참고문헌

1. Brown C III, Bair A, Pallin D, et al. Techniques, success, and adverse events of emergency department adult intubations. *Ann Emerg Med*. 2015;65:363-370.
2. Hubble MW, Brown L, Wilfong DA, et al. A meta-analysis of prehospital airway control techniques part I: orotracheal and nasotracheal intubation success rates. *Prehosp Emerg Care*. 2010;14(3):377-401.

CHAPTER 19

응급 외과적 기도

(Emergency Surgical Airways)

Michael A. Gibbs, David A. Caro, Robert F. Reardon | 박채령

서론

모든 응급 외과적 기도관리는 최신 기도 확보 알고리즘의 가장 마지막 단계이며, 고급 기도관리를 시행하는 모든 인력들은 이 절차를 신속하게 수행할 수 있어야 한다. 몇 가지 이유로 외과적 기도 확보를 행할 때 가장 어려운 부분은 각 단계를 성공적으로 수행하는 것보다 응급 상황에서 외과적 기도 확보를 실행할 것인지를 결정하는 것이다. 첫째는 외과적 기도 확보는 가장 바쁜 임상의에게도 극히 드문 일이다. 둘째, 정의에 따라 응급하게 외과적 기도관리가 필요한 환자는 해부학적으로나 생리학적으로나 불안정할 것이다. 셋째, 궁극적으로 외과적 기도 확보가 필요한 경우는 종종 "실패"로 간주되곤 한다. 이러한 관점에서 임상의는 적절하게 행해진 외과적 기도 확보가 환자의 삶과 죽음의 기로를 나누는 유일한 개입임을 꼭 알아야 한다. 실패한 기도 알고리즘(5장 참조)을 사용하면 의료인들은 외과적 기도 확보가 필요한 상황을 신속하게 인지할 수 있고, 응급기도관리 동안에 실행 가능한 옵션으로 염두 할 수 있다. 표준화된 교육 및 장비와 함께 표준화된 알고리즘을 사용한다면 외과적 기도 확보처럼 드물고 불안을 유발하는 술기도 그 성능을 향상시킬 수 있다.

설명 및 일반적인 접근 방식

응급한 외과적 기도 확보는 윤상갑상막(윤상갑상절개술) 또는 기관(기관절개술)을 통해 목 앞쪽으로 최종 기도를 확보하는 것을 의미한다("목 앞쪽 기도" 또는 "FONA"라고도 함). 앞서 설명한 복잡한 역학들을 고려할 때, 쉽게 사용할 수 있는 장비를 이용하여 다양한 수준의 경험을 가진 임상의가 안정적으로 완료할 수 있는 기술을 선택하는 것이 중요하다. 이것은 드물게 생명을 구하는 술기이기 때문에, 압박이 느껴지는 환경에서 효과적으로 수행할 수 있도록 정기적으로 술기를 연습하는 것도 필수적이다. 마지막으로, 응급 상황에서 외과적 기도 확보는 기도가 확보될 때까지 절개로 인한 출혈에는 주의를 기울이지 않고 수행해야 함을 이해하는 것이 중요하다. 출혈은 불가피하며, 주로 촉각을 이용한 술기이기 때문에 랜드마크를 육안으로 확인하는 것이 요구되지는 않는다. 따라서, 시술자는 구조물

들을 실제로 볼 수 있을 것이라는 기대 없이 해당 해부학적 구조를 촉진에 의존하여 맹목적으로 시술이 진행될 것임을 알고 주저 없이 진행해야 한다.

적응증 및 금기 사항

NEAR (National Emergency Airway Registry)에 설명된 것과 같은 응급기도관리에 대한 대규모 다기관 연구에서는 응급 외과적 기도 확보에 관한 가장 일반적인 적응증은 다른 덜 침습적인 방법들이 실패할 때라고 설명한다. 이러한 접근법은 특히 삽관 불가, 산소 공급 불가(CICO) 시나리오들과 관련이 있다(5장 참조). 흔하지는 않지만, 표준화된 기도 삽관이 금기이거나 불가능하다고 판단되는 환자의 경우 1차 기도관리 방법으로 외과적 기도 확보를 시행한다. 그 예로는 입이나 코를 통한 접근이 시간이 너무 많이 걸리거나, 위험하거나, 불가능한, 심각한 안면 외상이 있거나 출혈이 지속되는 환자이다. 따라서 윤상갑상막절개술은 대부분의 상황에서 구조 기술로 간주되어야 하고 기도 확보의 주된 방법으로는 드물게 사용되어야 할 것이다.

외과적 기도관리를 시작하기로 결정할 때 몇 가지 기본 고려 사항이 있다.

1. 윤상갑상막에 접근하는 것이 효과적인가? 즉, 윤상갑상막 수준의 절개와 기도 확보가 적절한 환기와 산소 공급을 제공할 것인가? 대부분의 경우 이 질문에 대한 답은 윤상갑상막의 원위 기도에 폐쇄 병변이 없는 한 "예"이다. 이러한 상황에서 윤상갑상막절개술을 시행하는 것은 문제를 해결하지 못하며 중대한 시간 낭비일 뿐이다(37장 참조).
2. 환자의 해부학적 혹은 병리학적 과정으로 인해 윤상갑상막절개술을 시행하기 어려울까? 초기 피부 절개는 적절한 해부학적 구조를 식별하는 것에서부터 시작한다. 비만, 종괴, 화상, 외상, 또는 감염이 이 절차를 어렵게 만들 가능성이 있는 경우, 상황에 따라 전략을 조정해야 한다. 어려운 윤상갑상막절개술의 SMART 기억법에 대한 내용은 **BOX 19-1**에 나와 있으며 2장에서 논의된다.

BOX 19-1 어려운 윤상갑상막절개술을 위한 SMART 기억법

Surgery(수술)
Mass(종양)
Access/Anatomy(접근/해부)
Radiation(방사선)
Trauma(외상)

3. 특정 상황(즉, 개복술 또는 경피적)에 가장 적합한 침습적 기술 유형은 무엇인가? 우리는 현재 사용 가능한 증거("근거가 되는 연구" 참조)를 기반으로 부지를 이용한 개방형 방법을 강력히 지지하지만, 사용가능한 장비, 환자의 특성 및 의료진 기술에 따라 경피적 접근이 선호될 수 있다. 비만 환자의 경우, 피하 조직이 랜드마크를 가려 바늘의 위치 파악을 어렵게 만들 수 있다(43장 참조). 이러한 환자들에게는 개복 수술적 윤상갑상막절개술이 더 나은 선택이다.

단 한 가지 예외는 나이가 어린 환자이다. 소아는 작고, 유연하며, 움직일 수 있는 후두와 윤상연골을 가지고 있어 윤상갑상막절개술이 매우 어렵고 합병증이 발생하기 쉽다. 10세 이하 어린이의 경우, 10대나 성인 크기가 아닌 이상 표준화된 개방 윤상갑상막절개술을 피하십시오. 윤상갑상막절개술의 상대적 금기에는 종양, 감염, 농양, 혈종 또는 술기를 어렵거나 불가능하게 만드는 상기도 외상과 같은 기존에 있거나 혹은 급성 후두 또는 기관의 병리가 포함된다. 이러한 해부학적 장벽이 존재할 시 성공적인 기도 확보로 이어질 수 있는 대체법을 즉시 고려해야 하지만 대체법이 성공할 가능성이 없는 경우 윤상갑상막절개술을 수행해야 한다.

술기방법

해부학 및 랜드마크

윤상갑상막(CTM)은 술기에 사용할 기술과 관계없이 응급 외과적 기도 확보 시 가장 흔한 해부학적 접근 부위다. 이 접근법은 응급한 환경에서 기관에 비해 몇 가지 장점이 있다. CTM은 기관보다 피상적이고 막과 피부 사이의 연조직이 적기 때문에 촉진으로 신속하게 식별하기가 더 쉽다. 또한 기관에 비해 주변 조직의 혈관이 적기 때문에 심각한 동맥 출혈의 위험이 낮다.

CTM은 먼저 갑상선 연골의 후두에서 융기된 부분을 찾아 식별한다. 후두 융기 아래 약 한 손가락 너비, 목 앞쪽 정중선에서 갑상선 연골 위와 윤상연골 아래 사이의 함몰된 부분에서 만져진다. 남성에서는 더 눈에 띄는 갑상선 패임 때문에 관련 해부학적 구조를 더 쉽게 평가할 수 있다. 특히 여성과 비만 환자의 경우, 랜드마크나 촉진으로 CTM을 식별하는 것이 더 어려울 수 있다고 최근 문헌에서 시사하고 있다. 이러한 환자에서는 초음파가 CTM을 식별하는 데 매우 정확하며 배우기 쉽다("근거가 되는 연구" 참조). CTM은 소아에서 갑상선 연골이 윤상연골보다 더 많이 겹치기 때문에 불균형적으로 더 작다. 따라서 10세 이하 소아에게는 윤상갑상막절개술을 권장하지 않는다.

외과적 기도 확보가 필요할 수 있는 동일한 해부학적 또는 생리학적 이상(즉, 외상, 병적 비만 및 선천성 기형)이 랜드마크의 촉진을 방해할 수도 있다는 것을 인식하는 것이 중요하다. CTM의 위치를 추정하는 한 가지 방법은 4개의 손가락을 세로방향으로 목에 놓고 작은 손가락은 흉골 절흔에 위치시키는 것이다. 윤상절개막은 대략 네 번째(검지) 손가락 아래에 위치하며, 이러한 측정은 초기 수직 피부 절개가 이루어지는 지점으로 작용할 수 있다. 이 절개를 수행한 후 CTM의 위치를 보다 정확하게 확인하려면 이 절개 기저부에서 재촉진하는 것이 중요하다.

장비

윤상갑상막절개 트레이의 권장 내용물 샘플 목록은 BOX 19-2에 나와 있다.

BOX 19-2 윤상갑상막절개 트레이의 권장 내용물

Scalpel with no. 20 blade
Small blunt tracheal hook
Bougie
Standard 6.0 ETT
10 cc syringe

기술

윤상갑상막절개술 방법에는 (a) 경피적 트로카 방법, (b) 표준 개방 윤상갑상막절개술, (c) 무낙하 기법, (d) 신속 4단계 기법, (e) 부지를 이용한 윤상갑상막절개술, (f) 셀딩거 방법을 포함한 여러가지가 있다.

현재 대부분의 전문가들은 메스, 후크, 부지 및 표준 기관내관(ETT)을 사용하는 간단한 개복 수술법을 권장한다. 사용되는 기술에 관계없이 모두 유사한 절차 단계를 거친다.

단계들은 다음과 같다.

1단계 : 랜드마크를 식별한다.
2단계 : 후두를 고정한다.
3단계 : 목을 준비한다.
4단계 : CTM 위에 있는 피부와 연조직을 절개한다.
5단계 : 절개를 통해 직접 촉진하여 막을 재확인한다.
6단계 : 막을 찌른다.
7단계 : 트라키알 훅을 삽입한다(막 위 또는 아래를 잡는다).
8단계 : 부지를 삽입한다.
9단계 : 부지 위로 튜브를 전진한다.
10단계 : 커프 팽창 및 튜브 위치를 확인한다.

1. *랜드마크를 식별한다.* 환자는 반듯하게 눕는다(그림 19-1). 그런 다음 앞에서 설명한 바와 같이 랜드마크를 사용하여 많이 쓰는 손으로 CTM을 찾는다. 촉진으로 CTM을 명확하게 찾을 수 없는 경우 네 손가락 기술을 사용하거나 시간이 허락한다면 초음파 사용을 고려한다.
2. *후두를 고정한다.* 술기 전반에 걸쳐 후두를 고정해야 한다(그림 19-2). 이때 주로 사용하지 않는 손의 엄지와 긴 손가락을 후두 연골의 상부 측면인 상부 후두 뿔의 반대편에 놓는 것이 가장 좋다. 이렇게 엄지와 긴 손가락을 배치한 상태에서 집게손가락을 이상적으로 앞쪽에 배치하여 술기 중 언제든지 CTM을 재배치하고 재식별 할 수 있게 한다.
3. *목을 준비한다.* 시간이 허락한다면 소독을 한다. 환자가 의식이 있는 경우 국소 마취가 바람직하다. 1% 리도카인 용액으로 목 앞쪽의 피부와 피하 조직에 주사하면 적절한 마취가 이루어진다. 시간이 있고 환자가 의식과 반응이 있으면 윤상갑상막 천자를 통해 리도카인을 주입하여 기도를 마취한다. 환자는 짧게 기침을 할 것이지만 기도는 합리적으로 마취되고 더 이상의

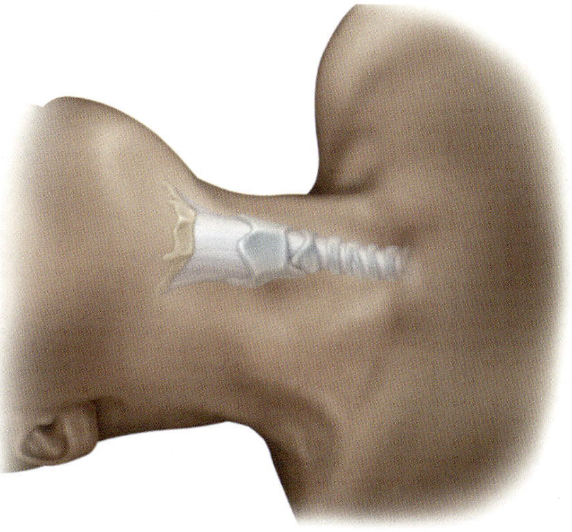

그림 19-1. 환자를 똑바르게 눕힌다. (© 2020 Airway Management Education Center.)

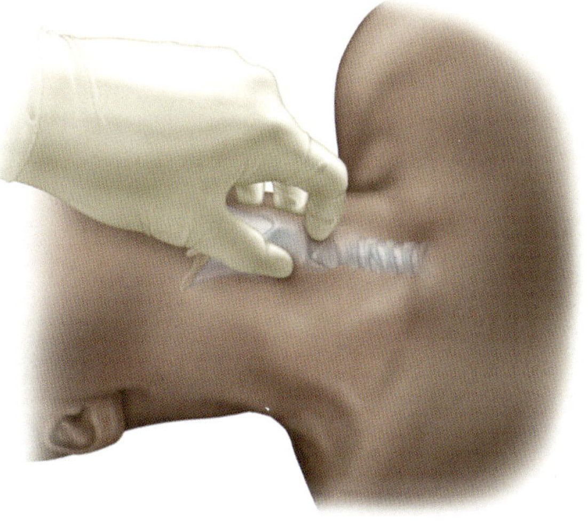

그림 19-2. CTM을 촉진하기 위해 검지 손가락을 자유롭게 사용하여 후두를 고정한다. (© 2020 Airway Management Education Center.)

기침 반사는 억제된다.

4. *피부를 절개한다.* 주로 사용하는 손을 사용하여 피부와 연조직 사이로 4~8 cm 수직 정중선 피부 절개를 해야 한다(그림 19-3). 절개는 CTM 약간 위에서 시작하여 아래쪽으로 연장되어야 한다. 이렇게 하면 절개 길이 내에서 CTM이 노출된다. 이 시점에서 심각한 정맥 출혈이 예상되어 CTM의 시야가 흐려지지만 술기를 지연해서는 안 된다.
5. *막을 재식별한다.* 엄지와 장지로 후두를 고정한 상태에서 집게 손가락으로 전 후두, CTM, 윤상연골을 피부나 피하조직 없이 촉진할 수 있다(그림 19-4). 랜드마크가 확인되면 집게 손가락을 전방 후두의 아래쪽 측면에 위치시켜 남겨둘 수 있으므로 CTM 영역을 잘 드러낼 수 있다.
6. *막을 찌른다.* 절개는 윤상갑상막을 통해 이루어져야 하며 기도의 한쪽 가장자리에서 다른 쪽 가장자리까지 수평으로 절개해야 한다(그림 19-5). 메스 날은 기도 내에 있고 후두의 측면 가장자리에 포함되기 때문에 술기를 진행할 때 중요한 구소를 설단할 위험이 없다.

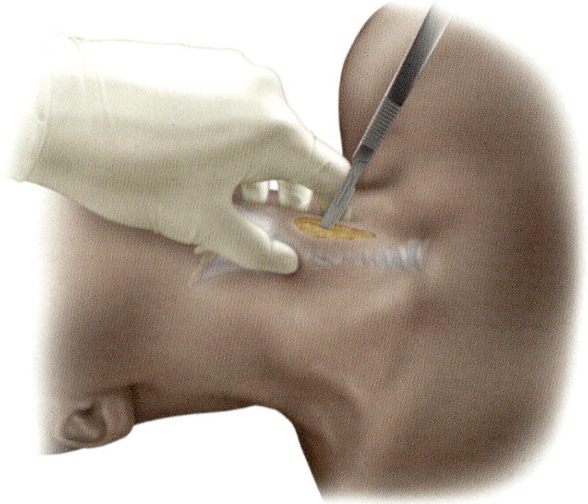

그림 19-3. 피부를 수직으로 정중선을 따라 절개한다. (© 2020 Airway Management Education Center.)

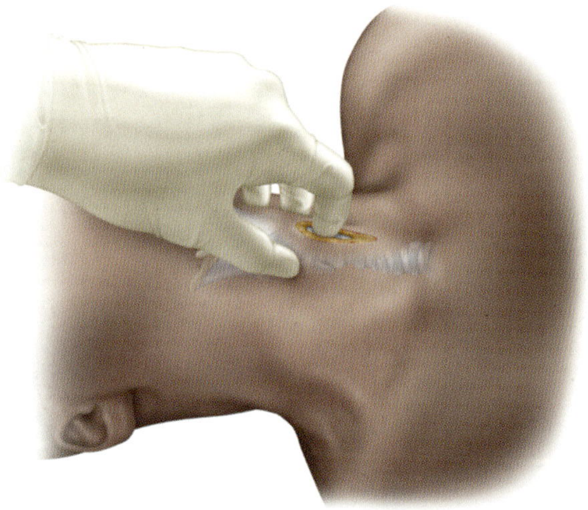

그림 19-4. 전후두, 윤상갑상막, 윤상연골을 촉진한다. (© 2020 Airway Management Education Center.)

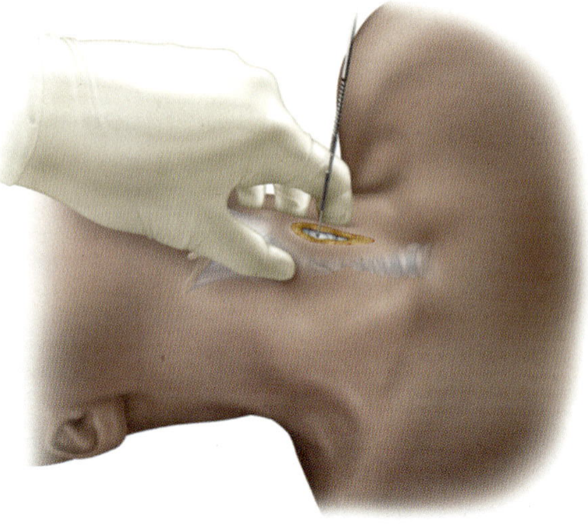

그림 19-5. 윤상갑상막을 찔러 절개한다. (© 2020 Airway Management Education Center.)

7. *트라키알 훅을 삽입한다.* 여전히 CTM 절개부 내부에 메스 날이 있는 상태에서 트라키알 훅을 회전시켜 횡단면을 향하게 하고 절개부를 통과한 다음엔 다시 회전하여 훅이 두부 또는 꼬리 방향으로 향하게 한다. 훅은 갑상연골 또는 윤상열골의 아래 부분에 위치하고 부드럽게 위로 견인되어 기도가 피부 절개부까지 앞으로 나오게 한다(그림 19-6). 보조자가 있는 경우 훅 고정을 유지하기 위해 트라키알 훅을 보조자에게 전달할 수 있다. 이때 메스 블레이드도 제거할 수 있다.
8. *부지를 삽입한다.* 그런 다음 표준(또는 소아용) 부지의 구부러진 끝을 절개한 부위를 통과시켜 기관으로 전진시킨다(그림 19-7). 부지의 끝이 앞쪽을 향하면 부지가 기관 아래로 전진할 때 익숙한 클릭 느낌을 알 수 있다.
9. *부지 위로 튜브를 전진시킨다.* 부지 위로 표준 6.0 기관내관(ETT)을 전진시킨다(그림 19-8).

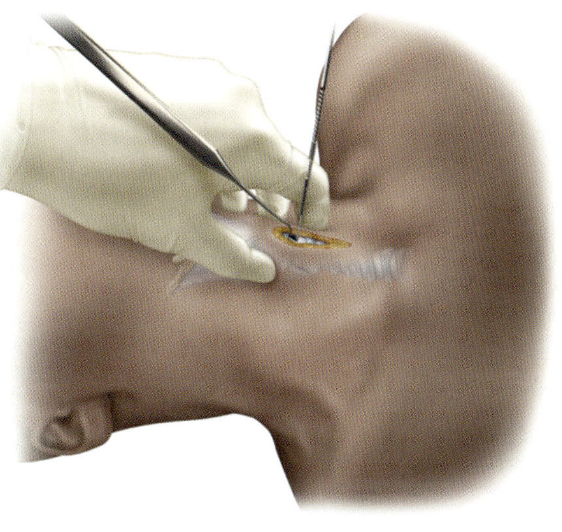

그림 19-6. 트라키알 훅을 삽입한다. (© 2020 Airway Management Education Center.)

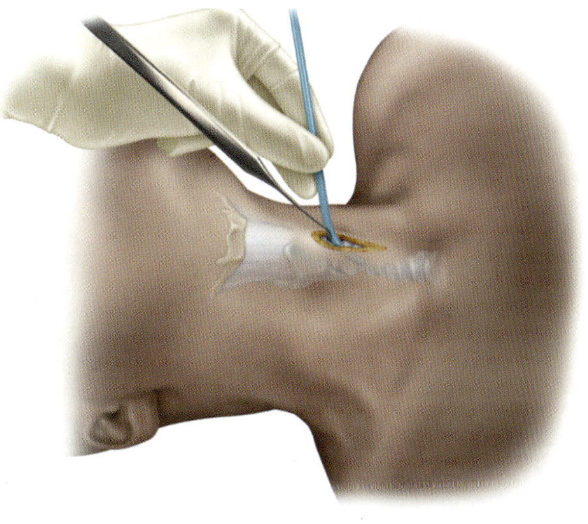

그림 19-7. 부지를 넣는다. (© 2020 Airway Management Education Center.)

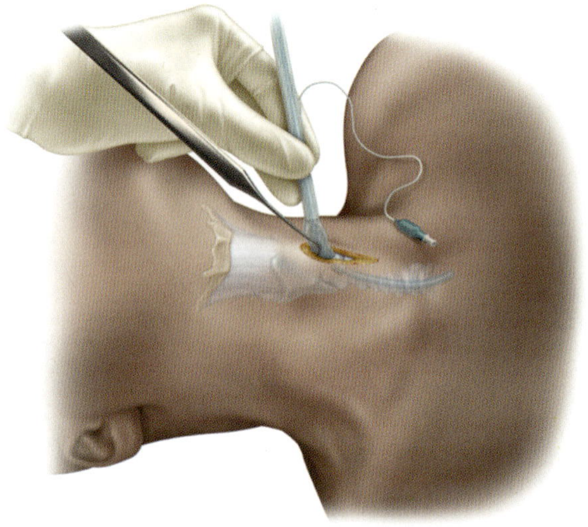

그림 19-8. 부지 위로 튜브를 전진시킨다. (© 2020 Airway Management Education Center.)

CTM이 종종 남성보다 여성이 좁기 때문에 여성의 경우에는 약간 더 작은 구경의 ETT가 필요할 수 있다는 점에 유의하는 것이 중요하다.

10. *커프를 부풀리고 튜브 위치를 확인한다.* 커프를 부풀린 상태에서 의사가 기관 튜브를 제자리에 고정하는 동안 적절한 기관 튜브 위치는 구강 ETT 위치와 동일한 방법으로 확인할 수 있다(그림 19-9). 즉각적인 피하 폐기종은 튜브가 기관 밖에 위치해 있다는 것을 시사하고 있다. 기관절개관을 식도에 배치할 가능성은 거의 없다는 점을 이해한다.

합병증

RSI의 높은 성공률로 인해 윤상갑상막절개술은 ED에서 드물게 수행되므로 합병증에 대한 보고를 평가하기는 어렵다. NEAR III 연구에서 17,500건 이상의 성인 ED 삽관 중 0.3%만이 구조를 위한 윤상갑상막절개술을 필요로 했다. 외과적 기도관리의 맥락에서 환자에게 가장 중요한 합병증은 지연된 의사 결정 및/또는 지속적인 비효과적인 삽관 시도가 저산소 손상을 초래하는 것이다. 응급 외과적 기도 확보는 예정된 외과적 기도 확보보다 합병증 발생률이 더 높다. 그러나 실패한 기도의 결과와 비교할 때, 이러한 합병증의 대부분은 상대적으로 미미하다.

개방 수술법의 대안

셀딩거 기법

외과적 접근을 위한 주요한 방법은 앞서 설명한 바와 같지만, 개방 윤상갑상막절개술의 대안이 필요한 경우 셀딩거 기법을 사용하는 것이 좋다. 시중에서 판매되는 키트는 여러 제조업체에서 구할 수 있다. 이 방법은 중심 정맥 카테터를 넣는 술기와 방법이 유사하며 외과적 윤상갑상막절개술 경험이 없거나 익숙하지 않은 사람에게 친숙함을 제공한다. 장치는 부풀릴 수 있는 커프가 통합된 장치를 권장한다.

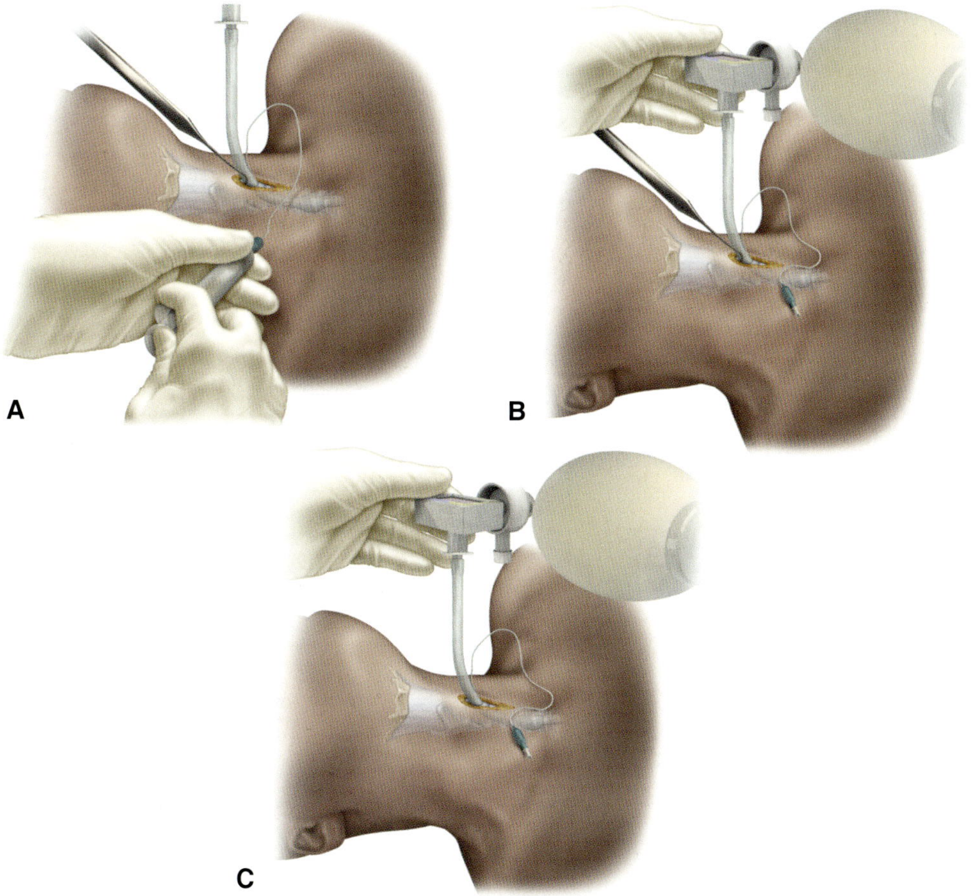

그림 19-9. 튜브의 위치를 적절하게 위치시킨다. **A.** 튜브 삽입 후 기관 튜브 벌룬을 부풀린다. **B.** $ETCO_2$로 배치를 확인한다. **C.** 트라키알 훅을 제거한다. (© 2020 Airway Management Education Center.)

절차별 단계는 다음과 같다 :

1단계 : 랜드마크 찾기

2단계 : 후두 고정하기

3단계 : 목 준비하기

4단계 : 로케이터 바늘 삽입

5단계 : 가이드와이어 삽입

6단계 : 피부 절개

7단계 : 튜브와 확장기 삽입

8단계 : 확장기 제거

9단계 : 커프 팽창 및 튜브 배치 확인

1. *랜드마크를 찾는다.* 개방형 술기에서와 마찬가지(이전 섹션 참조)(그림 19-19 및 그림 19-11)
2. *후두를 고정한다.* 개방형 술기에서와 마찬가지(이전 섹션 참조)(그림 19-12)

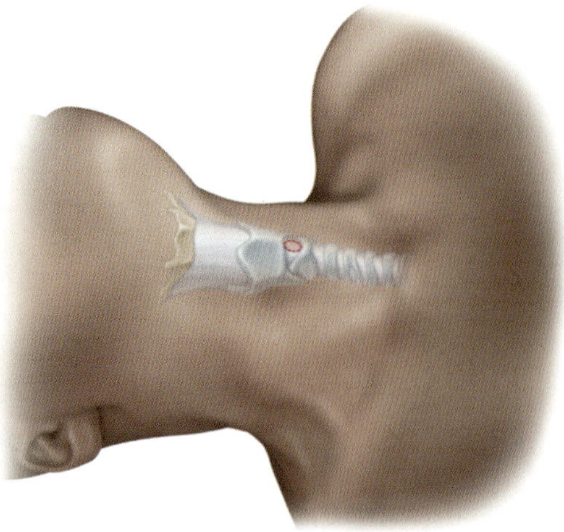

그림 19-10. 셀딩거 기법에서 랜드마크 확인.
(© 2020 Atrium Health | Michael Gibbs, MD.)

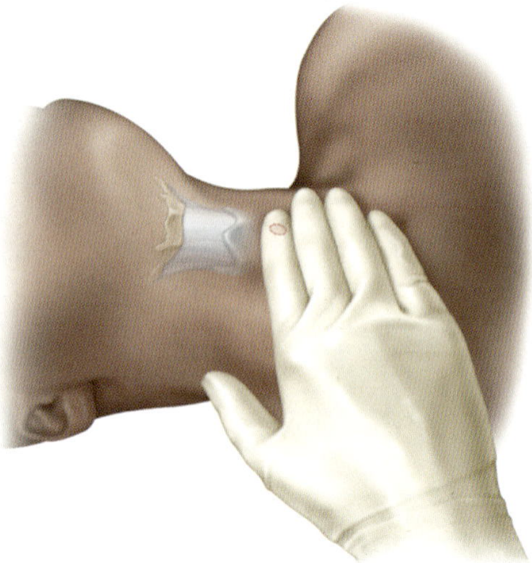

그림 19-11. 셀딩거 기법에서 랜드마크 확인.
(© 2020 Atrium Health | Michael Gibbs, MD.)

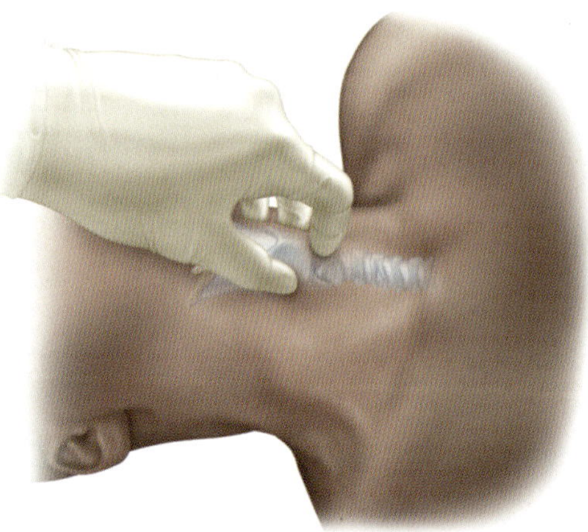

그림 19-12. 셀딩거 기법에서 후두 고정.
(© 2020 Atrium Health | Michael Gibbs, MD.)

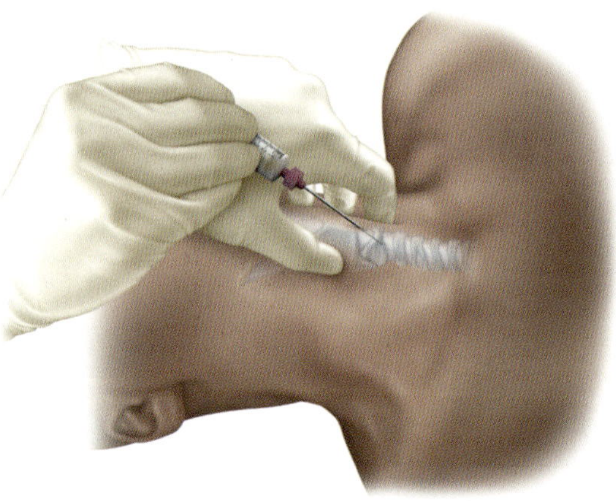

그림 19-13. 셀딩거 기법에서 로케이터 바늘 삽입.
(© 2020 Atrium Health | Michael Gibbs, MD.)

3. *목을 준비한다.* 개방형 술기에서와 마찬가지(이전 섹션 참조)
4. *로케이터 바늘을 삽입한다.* 그런 다음 도입 바늘을 약간 꼬리 방향으로 하여 CTM에 삽입한다(그림 19-13). 랜드마크가 불분명할 때 대체 접근법은 수직 피부 절개를 먼저 한 다음 바늘을 삽입하는 것이다(그림 19-14 A-C). 주사기에 바늘을 부착하고 음압을 유지하면서 자주 사용하는 손으로 바늘을 전진시킨다(그림 19-15). 공기가 갑작스럽게 흡인된다면 바늘이 기관 내강에 삽입되었음을 나타낸다.
5. *가이드 와이어를 삽입한다.* 그런 다음 주사기를 바늘에서 제거한다. 팁이 부드러운 가이드 와이어는 바늘을 통해서 꼬리 방향으로 기관으로 삽입된다(그림 19-16 및 그림 19-17). 그런 다음

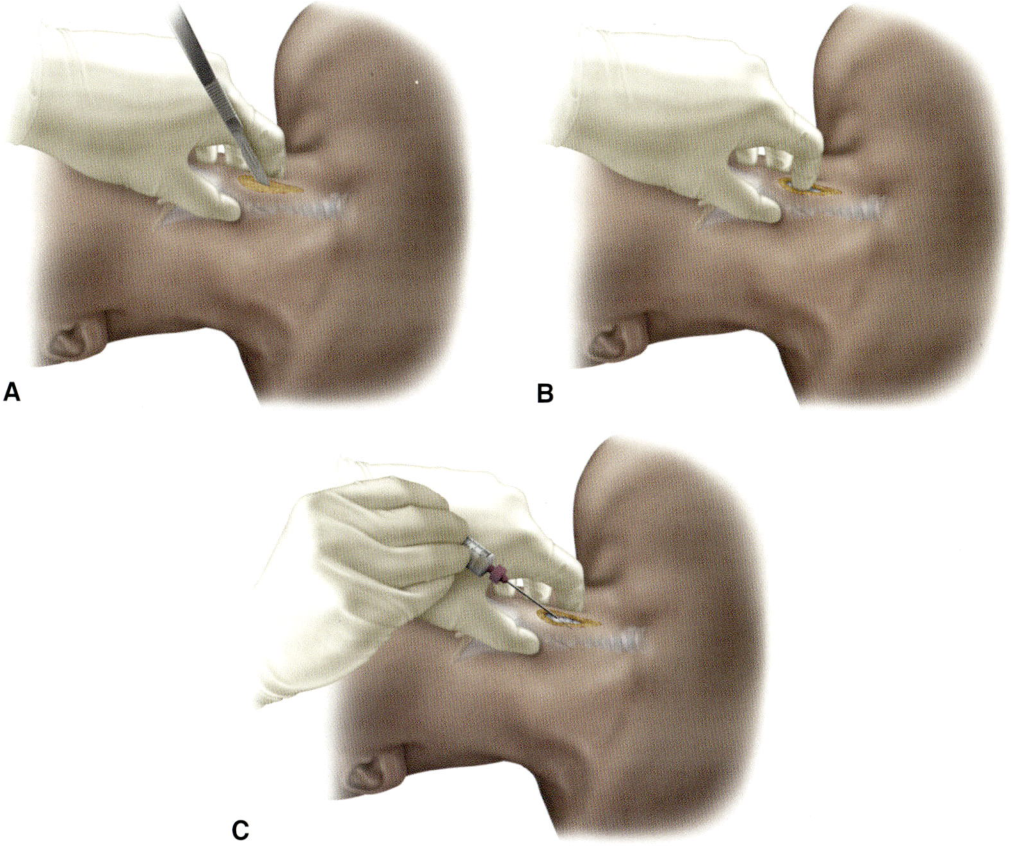

그림 19-14. 셀딩거 기법에서 로케이터 바늘 삽입 방식 **A.** 메스로 세로 절개를 한다. **B.** 검지 손가락을 이용하여 랜드마크를 재확인한다. **C.** 파인더 바늘은 CTM을 통과해 위치한다. (© 2020 Atrium Health | Michael Gibbs, MD.)

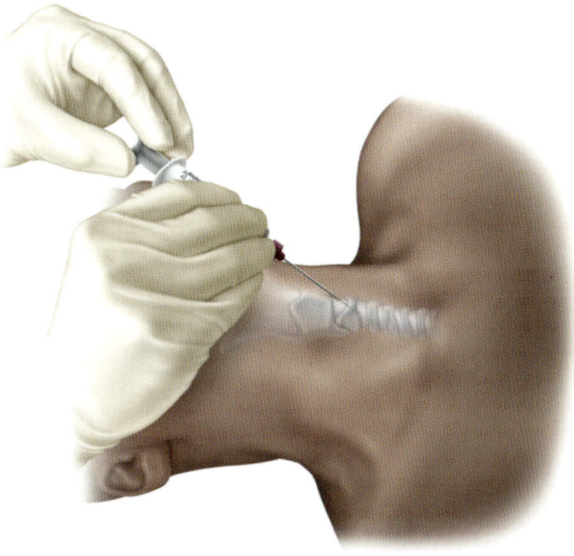

그림 19-15. 셀딩거 기법에서 로케이터 바늘 삽입. (© 2020 Atrium Health | Michael Gibbs, MD.)

바늘을 제거하고 와이어를 제자리에 둔다. 와이어는 항상 잘 제거하여야 한다(그림 19-17).

6. *피부를 절개하고 와이어를 제거한다.* 그런 다음 와이어에 인접하게 피부를 작게 절개한다. 이것은 피부를 통한 기도 장치의 통과를 용이하게 한다(그림 19-18 및 그림 19-19).
7. *기도와 확장기를 삽입한다.* 내부 확장기가 있는 기도 카테터(내부 직경[ID]3~6 mm)를 와이어를 통해 기관으로 삽입한다(그림 19-20). 저항이 있으면 피부 절개를 깊게 하고 기도 장치가 기관

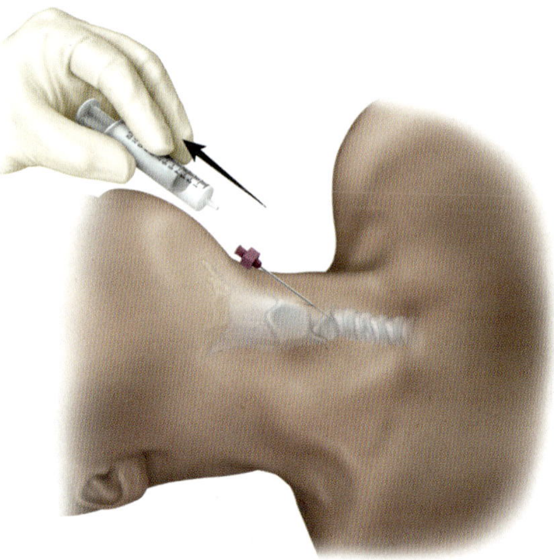

그림 19-16. 파인더 바늘이 기관에 들어가면 주사기 제거. (© 2020 Atrium Health | Michael Gibbs, MD.)

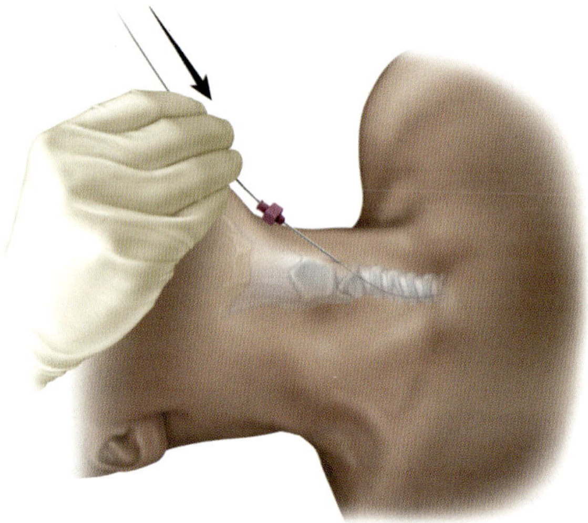

그림 19-17. 셀딩거 기법에서 가이드 와이어 삽입. (© 2020 Atrium Health | Michael Gibbs, MD.)

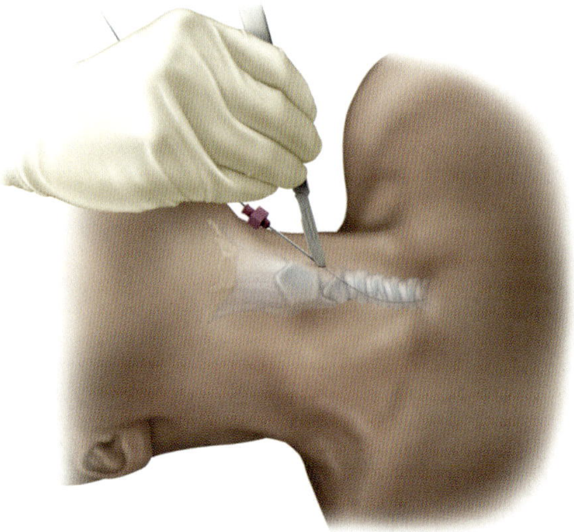

그림 19-18. 셀딩거 기법에서 피부 절개 및 와이어 제거. (© 2020 Atrium Health | Michael Gibbs, MD.)

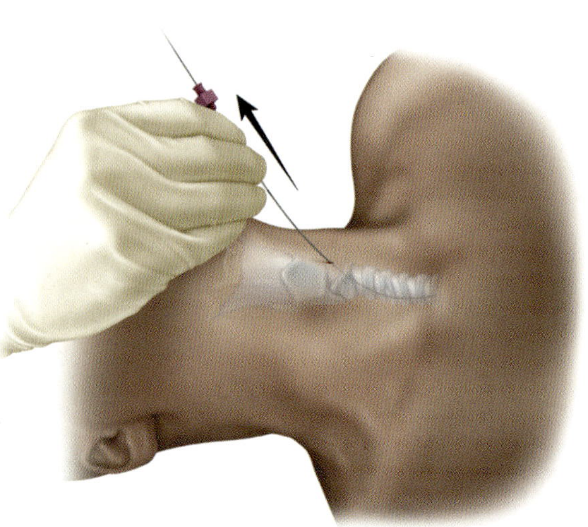

그림 19-19. 셀딩거 기법에서 피부 절개 및 와이어 제거. (© 2020 Atrium Health | Michael Gibbs, MD.)

에 단단히 고정되도록 부드럽게 비틀어 주어야 한다. 그런 다음 기관 튜브가 제 위치에 고정되도록 주의하면서 와이어와 확장기를 함께 제거한다(그림 19-21).

8. *튜브 위치를 확인한다.* 장치에 커프가 있는 경우, 이 단계에서 팽창시킨다. 호기말 CO_2 감지를 포함하여 일반적인 방식으로 튜브의 위치를 확인한다. 그런 다음 기도를 적절하게 고정해야 한다(그림 19-22). 이 장치는 방사선 사진에서 방사선 투과성이 없다.

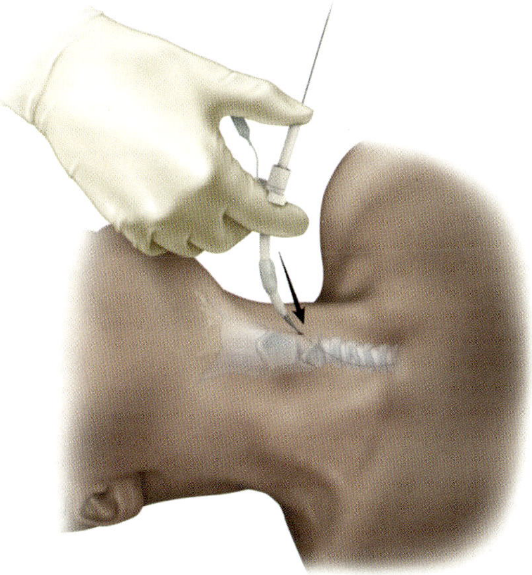

그림 19-20. 셀딩거 기법에서 기도 및 확장기 삽입. (© 2020 Atrium Health | Michael Gibbs, MD.)

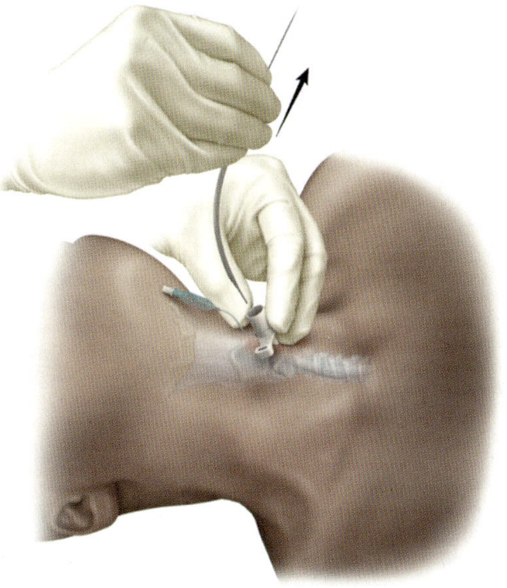

그림 19-21. 셀딩거 기법에서 기도 및 확장기 삽입. (© 2020 Atrium Health | Michael Gibbs, MD.)

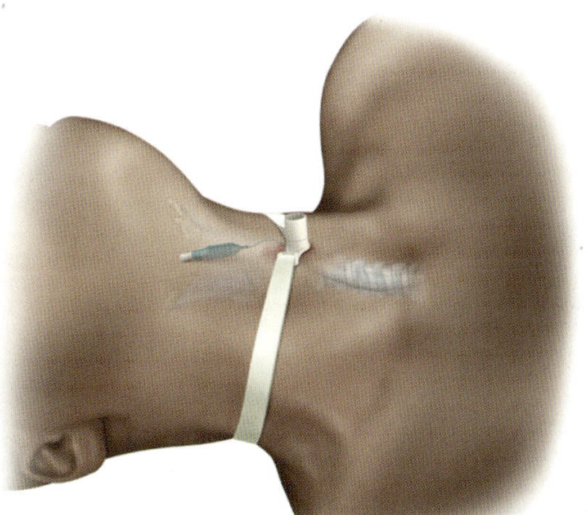

그림 19-22. 셀딩거 기법에서 튜브 위치 확인. (© 2020 Atrium Health | Michael Gibbs, MD.)

직접 기도 배치 장치

수많은 윤상갑상막절개 장치가 상업용으로 사용 가능하다. Nu-Trake 및 Pertrach는 일반적으로 유도기와 기도 역할을 하는 대형 장치를 포함한다. 이들은 기도를 간단하고 빠르게 배치한다고 주장하지만 이들 중 어떤 것도 응급하게 사용을 권장할 만한 안전 및 성능을 갖춘 것은 없다. 셀딩거 기법을 사용하는 경우보다도 기도 손상이 더 높다. 이러한 장치는 기술 면에서 명확한 이점을 제공하지 않으며, 쉽게 배치되는 경우가 거의 없고 기도 절단 특성 때문에 삽입 중에 외상성 합병증을 유발한 가능성이 더 높다.

TIPS AND PEARLS

응급 외과적 기도 확보

- 응급한 상황에서 초보자에게 높은 성공률을 제공하는 쉽게 구할 수 있는 장비와 간단한 기술은 대부분의 술기자가 이 술기에 대한 경험이 드물기 때문에 가장 좋다.
- 개방형 메스를 사용하고 부지를 이용한 보조 기술이 권장된다. 바늘 유도 기법은 응급 상황에 사용할 때 더 높은 실패율과 합병증 발생률을 보인다("근거가 되는 연구" 참조).
- 기도 해부학의 경피 촉진은 제대로 되지 않을 소지가 있을 수 있어 피부와 연조직을 통한 초기 정중성 수직 절개가 권장된다. 이를 통해 기도를 절개하기 전에 기도 해부학적 구조를 직접 촉진할 수 있다.
- 부지를 기도 절개부에 삽입하는 것은 튜브를 직접 삽입하는 것보다 기술적으로 더 쉽고 기관 내부에 올바르게 삽입되었을 때 가이드 역할을 제공한다. 부지는 ETT 앞에 배치된다.
- 부지를 넣기 전에 기도 구조물을 고정하기 위해 작은 직경의 훅을 사용하는 것이 권장되며 기도 해부학적 구조가 피부 절개까지 몇 센티미터 더 깊은 비만 환자에게 이것은 특히 중요하다.
- 커프가 있는 표준 ETT를 사용하라. 기관절개관은 쉽게 구할 수가 없고, 부지 위에 놓기가 더 어려울 수 있으며, 익숙하지 않은 여러 부품(예: Shiley 기관관)이 있을 수 있고, 비만 환자나 부어오른 목에는 충분히 길지 않을 수 있다.
- 주기관지 삽관은 표준 ETT를 사용할 때 일반적이므로 이 점에 유의하고 깊이를 적절하게 조정한다.
- 10세 미만 어린이의 경우, CTM이 더 작고 후두 구조 손상 가능성이 높기 때문에 개방성 윤상갑상막 절개술은 금기다.
- Transtracheal 바늘 제트 환기는 20년간 "삽관 불가능, 환기 불가능" 시나리오에서 소아과의 기본 백업 기술이다. 그러나 이 권장 사항을 뒷받침하는 근거는 없다("근거가 되는 연구" 참조).
- 대부분의 의료진에게 어린 아이나 유아의 응급 외과적 기도 확보는 두려운 일이다. 이러한 상황을 피하는 가장 좋은 방법은 거의 모든 소아환자에게 환기와 산소 공급을 제공하고 2세대 성문외 장치와 같은 현대식 부속 장치를 쉽게 사용할 수 있도록 하는 것이다.

근거가 되는 연구

응급 외과적 기도 확보를 실패로 간주해야 할까?

아니다. 삽관 불가, 산소 공급 불가인 "실패" 시나리오 중에 사용되더라도 윤상갑상막절개술을 실패로 간주해서는 안 된다. 이것은 부서, 기관 및 전문 교육 수준에서 수정해야 하는 시스템적인 문제다. 시스템은 교육, 장비 및 견고한 계획을 제공해야 하며 제공하는 사람은 외과적 기도 확보가 올바른 임상 환경에서 필수적이고 생명을 구하는 절차로서 간주되어야 한다는 것을 알아야 한다. 응급기도 관리에 대한 간단한 알고리즘(5장 참조) 사용은 언제 이 술기를 해야 하는지와 이 술기를 실패가 아닌 알고리즘의 또 다른 단계로 여기게끔 한다.

ED에서 응급 외과적 기도 확보는 얼마나 자주 행해지나?

외과적 기도 확보는 응급실에서 드문 술기다. NEAR III의 2015년 보고서에서 외과적 기도 확보는 17,583의 ED 성인 삽관 중 0.5%에서 이용되었다. 0.2%에서 초기 기도 확보 술기로 사용되었고 0.3%에서 다른 삽관 방법이 실패한 후 구조 기술로 사용되었다. 동일한 레지스트리의 소아 기도관리 보고서에서는 1000회 이상의 소아 삽관 중 외과적 기도관리의 사례는 없었다.

응급 외과적 기도 확보에서 개방형 메스 기법 또는 바늘 캐뉼라 기법이 가장 적합한가?

응급 외과적 기도 확보 시 개방형 메스 기법이 권장된다. 바늘 캐뉼라(셀딩거, 즉 바늘 가이드 와이어 캐뉼라) 기법의 상대적 장점은 마취학 문헌에서 논쟁이 있어 왔다. 영국의 주요 기도 합병증에 대한 4차 국가 감사 프로젝트(NAP4)는 외과적 기도 확보가 필요한 병원 환경에서 79개의 실패한 기도를 평가했으며 그 중 바늘 캐뉼라 기법의 실패율이 65%에 비해 개방 외과적 기도 기법의 실패율은 2%에 불과했다. 이러한 이유로 Difficult Airway Society는 메스 윤상갑상막절개 기술 사용을 강력하게 권장했다. 미국 NEAR의 데이터와 영국의 4차 국가 감사 프로젝트 데이터에 따르면 응급실에서는 개방형 메스 기술만 주로 사용된다.

부지를 사용하는 기법에서 기존의 윤상갑상막절개술보다 훅과 표준 기관내관을 사용하는 것이 더 좋다는 증거가 있나?

그렇다. 응급 외과적 기도 확보는 매우 드물기 때문에 연구하기가 매우 어렵다. 임상 연구는 거의 불가능하므로 살아있는 동물 연구가 차선책이 될 수 있다. 살아있는 동물 모델에 대한 두 가지 무작위 연구에서 부지를 이용한 기술이 초보자에서 더 나은 것으로 나타났다. 두 연구(하나는 정상 양, 다른 하나는 "비만"양)에서 초보자는 무작위로 비디오를 본 다음 전통적인 기술 또는 부지를 이용한 기술을 이용하였다. 연구에 따르면 부지를 이용한 기술이 더 빠르고 성공적인 것으로 밝혀졌다.

윤상갑상막을 식별하는 가장 좋은 기술은 무엇인가?

이것은 응급 상황에서는 비실용적일 수 있지만 여러 메타 분석에 따르면 초음파가 CTM을 식별하는 가장 좋은 방법이며 특히 여성과 비만 환자에게 중요하다. 여성과 비만 환자에서 랜드마크 및 촉진을 이용한 방법은 CTM을 찾는데 신뢰하기가 힘들며 성공률은 24~72% 다. 이것은 단순히 이론적인 문제가 아니다. 응급실 윤상갑상막절개술의 첫 번째 보고 사례에서 10%가 갑상선 연골 위로 잘못 배치되었다. 목의 랜드마크가 제대로 정의되지 않은 환자의 초음파와 촉진을 비교하는 한 무작위 시험에서 시상 정중선(윤상연막 수준)이 촉진만으로는 측면으로 1.5~2.3 cm 잘못 식별되었다. 또한 CT 스캔을 받는 500명의 환자를 대상으로 한 연구에서 CTM 위에 주요 혈관이 있는 환자는 없었지만 9%가 흉골 패임 위 20 mm 정중선에 주요 혈관(일반적으로 팔머리동맥)이 있었다. 초음파는 윤상갑상막을 찾고 식별하는 데 쉽고 정확한 것으로 나타났으며 많은 전문가들은 초음파가 잠재적으로 어려운 기도의 환자들에게 표준법이라고 믿고 있다. 초음파를 활용하는 가장 좋은 방법은 기도 확보를 시작하기 전에 CTM 위에 있는 피부를 표시하는 것이다. 나중에 외과적 기도 확보가 필요한 경우 초음파 검사를 위해 목을 원래 있던 위치(보통 연장)로 되돌리면 표시가 정확하게 유지된다.

병원 전 환경에서 외과적 기도 확보가 필요하나?

그렇다. 그 사용은 드물지만 윤상갑상막절개술은 병원 전 환경에서 널리 가르쳐지고 사용되었다. 미국 EMS 의사 협회(National Association of EMS Physicians)의 최근 입장 보고서는 외과적 기도가 병원 전 환경에서 합리적인 선택이라고 말했다. 그들은 외과적 기도가 다른 기도관리 도구 및 기술을 대체할 수는 없으며 또 유일한 구조 옵션이 되어서는 안 된다고 경고했다. 또한 512건의 병원 전 외과적 기도 확보 결과를 분석한 메타분석을 바탕으로 개방형 메스 기법을 추천했고, 바늘 윤상갑상막절개술의 경우 66%, 개방형 메스 기법의 경우 91%의 성공률을 보고했다.

참고문헌

1. Cook TM, Woodall N, Frerk C, Project FNA. Major complications of airway management in the UK: results of the Fourth National Audit Project of the Royal College of Anaesthetists and the Difficult Airway Society. Part 1: anaesthesia. *Br J Anaesth.* 2011;106:617-631.
2. Greenland KB, Acott C, Segal R, Goulding G, Riley RH, Merry AF. Emergency surgical airway in life-threatening acute airway emergencies—why are we so reluctant to do it? *Anaesth Intensive Care* 2011;39:578-584.
3. Bromiley M. The husband's story: from tragedy to learning and action. *BMJ Qual Saf.* 2015;24:425-427.
4. Chrimes N. The vortex: a universal "high-acuity implementation tool" for emergency airway management. *BJA: Br J Anaesth*. 2016;117:i20-i27.
5. Frerk C, Mitchell VS, McNarry AF, et al. Difficult Airway Society 2015 guidelines for management of unanticipated difficult intubation in adults. *Br J Anaesth.* 2015;115:827-848.
6. Brown CA III, Sakles JC, Mick NW. The emergency airway algorithms. In: *Manual of Emergency Airway Management*. 5th ed. Lippincott Williams & Wilkins; 2018:25.
7. Brown CA, 3rd, Bair AE, Pallin DJ, Walls RM, NEAR III Investigators. Techniques, success, and adverse events of emergency department adult intubations. *Ann Emerg Med.* 2015;65:363-370.e1.
8. Pallin DJ, Dwyer RC, Walls RM, Brown CA, 3rd, NEAR III Investigators. Techniques and trends, success rates, and adverse events in emergency department pediatric intubations: a report from the National Emergency Airway Registry. *Ann Emerg Med.* 2016;67:610-615.e1.
9. Cook TM, Woodall N, Harper JBenger J, Fourth National Audit Project. Major complications of airway management in the UK: results of the Fourth National Audit Project of the Royal College of Anaesthetists and the Difficult Airway Society. Part 2: intensive care and emergency departments. *Br J Anaesth.* 2011;106:632-642.
10. Brown III CA, Fantegrossi A, Baker O, Walls RM. Reduction in cricothyrotomy rate in the emergency department: a report from The National Emergency Airway Registry (NEAR). *Mediterranean Emergency*

Medicine Conference 2019, Dubrovnik, Croatia, 2019.

11. Hill C, Reardon R, Joing S, Falvey D, Miner J. Cricothyrotomy technique using gum elastic bougie is faster than standard technique: a study of emergency medicine residents and medical students in an animal lab. *Acad Emerg Med*. 2010;17:666-669.
12. Driver BE, Klein LR, Perlmutter MC, Reardon RF. Emergency cricothyrotomy in morbid obesity: comparing the bougie-guided and traditional techniques in a live animal model. *Am J Emerg Med.* 2021;50:582-586.
13. Reardon R, Joing S, Hill C. Bougie-guided cricothyrotomy technique. *Acad Emerg Med.* 2010;17:225-225.
14. Hsiao J, Pacheco-Fowler V. Videos in clinical medicine. Cricothyroidotomy. *N Engl J Med.* 2008;358:e25.
15. Rai Y, You-Ten E, Zasso F, et al. The role of ultrasound in front-of-neck access for cricothyroid membrane identification: a systematic review. *J Crit Care*. 2020;60:161-168.
16. Kristensen MS, Teoh WH, Rudolph SS. Ultrasonographic identification of the cricothyroid membrane: best evidence, techniques, and clinical impact. *Br J Anaesth.* 2016;117(Suppl 1):i39-i48.
17. Hung K-C, Chen I-W, Lin C-M, Sun C-K. Comparison between ultrasound-guided and digital palpation techniques for identification of the cricothyroid membrane: a meta-analysis. *Br J Anaesth.* 2021;126:e9-e11.
18. Bair AE, Chima R. The inaccuracy of using landmark techniques for cricothyroid membrane identification: a comparison of three techniques. *Acad Emerg Med.* 2015;22:908-914.
19. Aslani, A., Ng S-C, Hurley M, McCarthy KF, McNicholas M, McCaul CL. Accuracy of identification of the cricothyroid membrane in female subjects using palpation: an observational study. *Anesth Analg.* 2012;114:987-992.
20. Lamb, A., Zhang J, Hung O, et al. Accuracy of identifying the cricothyroid membrane by anesthesia trainees and staff in a Canadian institution. *Can J Anaesth.* 2015;62:495-503.
21. McGill J, Clinton JE, Ruiz E. Cricothyrotomy in the emergency department. *Ann Emerg Med.* 1982;11:361-364.
22. Siddiqui N, Yu E, Boulis S, You-Ten KE. Ultrasound is superior to palpation in identifying the cricothyroid membrane in subjects with poorly defined neck landmarks: a randomized clinical trial. *Anesthesiology*. 2018;129:1132-1139.
23. Weightman WM, Gibbs NM. Prevalence of major vessels anterior to the trachea at sites of potential front-of-neck emergency airway access in adults. *Br J Anaesth.* 2018;121:1166-1172.
24. Kristensen MS, Teoh WH, Rudolph SS, Hesselfeldt R, Børglum J, Tvede MF. A randomised cross-over comparison of the transverse and longitudinal techniques for ultrasound-guided identification of the cricothyroid membrane in morbidly obese subjects. *Anaesthesia*. 2016;71:675-683.
25. Kristensen MS, Teoh WH. Ultrasound identification of the cricothyroid membrane: the new standard in preparing for front-of-neck airway access. *Br J Anaesth*. 2021;126:22-27.
26. Bowness, J. Teoh WH, Kristensen MS, et al. A marking of the cricothyroid membrane with extended neck returns to correct position after neck manipulation and repositioning. *Acta Anaesthesiol Scand.* 2020;64:1422-1425.
27. Mallin M, Curtis K, Dawson M, Ockerse P, Ahern M. Accuracy of ultrasound-guided marking of the cricothyroid membrane before simulated failed intubation. *Am J Emerg Med*. 2014;32:61-63.
28. Reardon RF, Robinson AE, Kornas R, et al. Prehospital surgical airway management: an NAEMSP position statement and resource document. *Prehosp Emerg Care*. 2022;26:96-101.
29. Hubble MW, Wilfong DA, Brown LH, Hertelendy A, Benner RW. A meta-analysis of prehospital airway control techniques part II: alternative airway devices and cricothyrotomy success rates. *Prehosp Emerg Care*. 2010;14:515-530.

Section V

약리학과 기도관리 테크닉

CHAPTER 20

빠른연속기관삽관
(Rapid Sequence Intubation)

Calvin A. Brown III, Ron M. Walls | 김영민

서론

빠른연속기관삽관(rapid sequence intubation)은 기관삽관을 위한 무의식과 근이완 상태를 만들기 위해 전산소화와 생리적 최적화(physiologic optimization) 후에 효력이 뛰어난 유도제와 신속히 작용하는 신경근 차단제(neuromuscular blocking agent)를 연달아 투여하는 것이다. 이 기법은 위 내용물의 흡인 위험을 최소화하기 위해 보호되지 않은 기도에 백-마스크환기 필요없이 삽관을 하기 위해 설계되었다. 응급기관삽관이 필요한 환자는 예정된 시술 전에 금식이 되어 있지 않아 흡인의 위험성이 있다. 약물을 사용하기 전에 전산소화 단계를 거치면 약물을 투여한 후 삽관이 될 때까지의 무호흡 상태에서도 안전할 수 있어 백-마스크환기가 필요하지 않게 된다. 마찬가지로, 생리적 최적화는 빠른연속기관삽관 약물들을 투여하기 전에 환자의 혈역학과 전반적인 생리상태를 최대화하는 데 중점을 두고 삽관 중 또는 직후의 순환 붕괴를 예방하고 강도를 줄이기 위한 단계이다. 바꿔 말하면, 빠른연속기관삽관의 목적은 환자의 산소와 혈역학적 안정화를 최대한 유지하면서 무의식과 근이완 상태로 만든 후 기관삽관하는 것이다. 효과적인 전산소화는 대부분의 경우 무호흡 상태에서도 약물이 효과를 발휘하는 동안 백-마스크 환기가 필요없다. 백-마스크환기는 위를 팽창시켜 흡인의 위험을 증가시킬 수 있다. 때때로 탈포화 위험이 높지만 흡인의 위험은 낮은 환자의 경우, 빠른연속기관삽관 약물이 효과를 발휘하고 삽관 조건이 달성되는 동안 탈포화 속도를 늦추기 위해 부드럽고 의도적인 수동 백-마스크환기가 필요할 수 있다. 셀릭 기법(윤상 연골을 후방으로 압박하여 식도를 폐쇄하고 수동적인 역류를 예방하는 방법)은 한때 널리 권장되었지만, 효과가 입증되지 않았고 삽관 상태를 악화시킬 수 있어 더 이상 사용하지 않는다.

적응증과 금기증

빠른연속기관삽관은 응급기도관리의 주춧돌로서 응급기관삽관의 적응증이면서 신경근 차단제 사용이 금기가 될 것으로 예상되는 어려운 기도가 아닌 경우 일차적으로 선택할 수 있는 방법이다(2장

과 3장 참고). 석시닐콜린이나 로큐로니움이 대부분의 환자에게 적절한 일차 신경근 차단제이다. 일부 환자에서는 석시닐콜린이 금기이다. 이 경우 로큐로니움이 일차 신경근 차단제이다(22장 참고). 석시닐콜린에 대한 금기증이 없는 환자의 경우, 어느 약물이 다른 약물보다 우월하다는 명확한 근거가 없으므로, 시술자의 선호에 따라 결정한다.

시행 방법

빠른연속기관삽관은 7 P로 표현되는 일련의 구분된 단계로 생각해 볼 수 있다. 비록 빠른연속기관삽관을 개별적인 행동을 연달아 시행하는 것으로서 개념화하는 것이 술기를 가르치거나 계획할 때 도움이 되지만, 대부분의 응급기관삽관에서는, 특히 튜브 거치까지는 몇 가지 단계가 동시에 이루어진다. 빠른연속기관삽관의 7 P는 아래 BOX 20-1에 정리되어 있다.

BOX 20-1 빠른연속기관삽관의 일곱 가지 단계(The Seven Ps of RSI)

1. Preparation (준비)
2. Preoxygenation (전산소화)
3. Physiologic optimization (생리적 최적화)
4. Paralysis with induction (유도와 마비)
5. Positioning (자세)
6. Placement with proof (거치 및 확인)
7. Postintubation management (삽관 후 처치)

준비

빠른연속기관삽관을 시작하기 전에 환자에게 기관삽관을 하기 어려운지 시사하는 해부학적 혹은 생리학적 양상을 철저히 평가해야 한다(2장, 3장 참조). 기관삽관의 실패를 대비한 모든 계획이 수립되어 있어야 하고 필요한 기구들을 주변에 준비해야 한다. 환자는 소생술을 대비해 조직화되고 장비를 갖춘 장소에 있어야 한다. 모든 경우에 심전도, 혈압, 산소포화도를 감시해야 한다. 지속적인 파형 호기말 이산화탄소분압 측정기는 추가적으로 유용한 정보를 알려주는데, 특히 삽관 후에 유용하므로 가능하다면 언제나 사용해야 한다. 환자에게는 확실하고 기능을 잘하는 정맥로를 최소한 1개 이상 확보해야 한다. 약물은 제대로 이름표가 붙은 주사기에 미리 재어두어야 한다. 주요한 기구들이 잘 작동하는지 확인해야 한다. 비디오 후두경은 침상 옆에 가져다 두고 첫 번째 시도에 사용하든 안하든 전원을 켜고 화질이 선명한지 확인해야 한다. 원하는 크기의 기관내관을 준비하고 커프가 새지 않는지 확인한다. 만약 어려운 삽관이 예상되면 내경이 0.5~1.0 mm 정도 작은 기관내관을 준비해야 한다. 15장에서 다루어지는 삽관용 속심(stylet)과 부지(bougie)도 준비한다. 이러한 준비단계 동안 환자는 아래 두 섹션에서 기술된 방법으로 전산소화와 최적화 조치를 시행받아야 한다.

전산소화

전산소화는 산소를 폐와 혈액, 신체조직 내에 저장하여, 임상적으로 심각한 동맥 산소의 탈포화 없이 몇 분간의 무호흡 유지가 가능하도록 해준다. 산소의 주된 저장소는 폐의 기능잔기용량(FRC)이며 대략 30 mL/kg에 해당된다. 100%의 산소를 3분 동안 투여하면 원래 대기 구성의 대부분을 차지하는 질소혼합물을 산소로 대체시키며, 혈색소 포화도가 90% 아래로 떨어질 때까지 몇 분간의 무호흡상태가 가능해진다(그림 20-1). 이 같은 전산소화를 더 빠르게 하는 방법은 환자가 100%의 산소를 투여받고 있는 상태에서 최대 폐활량(환자가 할 수 있는 최대 호흡량)으로 8회 숨쉬게 하는 것이다.

삽관 동안에도 비강 캐뉼라로 분당 5~15 L의 산소를 지속적으로 공급한다면 산화헤모글로빈의 탈포화를 의미있게 지연시킬 수 있다. 분당 15 L를 목표로 환자가 견딜 수 있는 최대 유속을 사용해야 한다. 이러한 "무호흡 산소화(apneic oxygenation)"에 대한 근거는 이 장의 끝부분에 제시되어 있다. 이것은 빠르게 탈포화 경향을 보이는 비만 환자에게는 특히 중요하다. 우리는 모든 응급실 삽관에서 무호흡 단계 동안에 비강 캐뉼라로 산소를 공급하는 것을 권고한다. 급속한 탈포화가 예상되는 환자에게는 필수적이라고 생각한다.

탈포화가 되는 시간은 환자에 따라 다르다. 소아, 심한 비만환자, 만성호흡기질환자, 중증 환자(조직산소요구량이 높은) 그리고 말기의 임신부 등은 건강한 성인보다 더 빠르게 탈포화가 진행된다. 그림 20-1의 오른쪽 하단에 있는 막대들은 석시닐콜린에 의한 마비에서 회복되는 시간을 가리킨다. 이것은 석시닐콜린에 의한 마비상태의 환자가 삽관이나 기계환기 둘 다 불가능할 지라도 저산소증으로 손상 받기 전에 자발호흡이 회복될 것이라는 믿음이 잘못되었다는 것을 증명해 보여준다. 비록 많은 환자들은 파국적인 탈포화 전에 자신의 호흡 기능이 회복되나 대부분의 소아나 일부의 환자들은 그렇지 않고 마비 전 적절하게 전산소화가 되었는지 여부에 따라 탈포화가 좌우된다.

충분히 전산소화가 된 건강한 70 kg 성인의 경우, 90% 이상의 산소포화도(SaO_2)가 8분 이상 유지되는데 반해, 전산소화가 된 127 kg의 비만 성인은 3분 내에 90% 이하로의 탈포화가 진행된다. 10

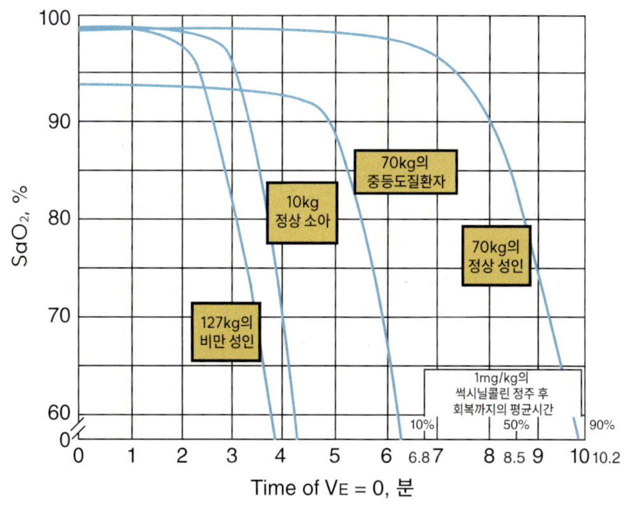

그림 20-1. 여러 상태의 환자들의 산소 탈포화 시간. (From Benumof J, Dagg R, Benumof R. Critical hemoglobin desaturation will occur before return to an unparalyzed state following 1 mg/kg intravenous succinylcholine. Anesthesiology. 1997;87:979-982.)

kg의 어린이의 경우는 4분 내에 90% 이하로의 탈포화가 진행된다. 90%에서 0%로의 탈포화되는 시간은 더욱 중요한데 훨씬 더 짧다. 건강한 70 kg 성인의 경우, 120초 안에 산소포화도가 90%에서 0%로 떨어지며, 어린이의 경우는 45초가 걸린다. 임신말기 여성의 경우, 늘어난 몸의 크기 때문에 산소를 많이 필요로 하는데, 비만인 성인들과 유사하게 산소 탈포화가 빠르다. 이렇게 몸집이 큰 사람들에겐 각별히 주의가 필요한데, 그 이유는 비만인 성인이나 임산부의 경우는 기관삽관과 백-마스크 환기도 역시 힘들기 때문이다.

대부분의 응급실에서는 100%의 산소를 전달, 공급할 수 있는 시스템을 쓰지 않는다. 전형적으로 응급실 내 환자들은 "100% 비재호흡(non-rebreather, 이하 NRB) 마스크"를 통해 분당 15 L 최대 유속으로 전산소화를 하는데, 이 방법은 마스크 밀착도와 환자의 호흡수에 따라 산소(FiO_2)를 65~70% 밖에 전달할 수 없다(8장 참조). 환자의 흡기 요구가 100% 산소 유속을 넘어가기 때문에 대부분의 경우 100% FiO_2는 불가능하다. 이는 특히 호흡곤란, 빈호흡 또는 분당호흡량이 15 L/min 이상인 환자에서는 더욱 그렇다. 마스크 가장자리 주변으로 실내 공기가 유입되면 환자가 호흡할 때마다 환자가 숨을 쉴 때마다 추가로 필요한 양을 흡입한다. 실내 공기는 1기압(atm)에서 21%의 산소를 함유하고 있다. 따라서 다음의 조합은 NRB 마스크의 저장소에서 15 L/분으로 공급되는 100% 산소 및 다양한 양의 실내 공기 21% 산소를 조합하면 대부분의 경우 평균 FiO_2는 65~70%이다. 이러한 제한점은 100% 산소 유입속도를 "최대 유속(flush-flow rate)"(약 50 L/min)으로 올려서 극복할 수 있다. 장착된 유량계에는 최대 유량이 15 L/min으로 표시되어 있지만, 이는 벽매립형 산소공급원에서 사용할 수 있는 최고 유량은 아니다. 최대 유속은 일반적으로 유량계 끝에 부착된 라벨로 표시되며(그림 20-2), 녹색 유량조절손잡이를 완전히 열린 위치로 돌리면 활성화할 수 있다. 최대 유속 100% 산소를 사용하는 NRB 마스크는 FiO_2를 90% 이상으로 증가시킬 수 있으며 탈질소화에 더 효과적이다. 우리는 최대 유속 저압력 전산소화를 빠른연속기관삽관 동안의 기본 방법으로 사용할 것을 권고한다("근거가 되는 연구" 참조).

최대 유속 보충 산소공급에도 불구하고 산소 포화도가 93% 이하인 경우, 이는 폐내 단락이 심

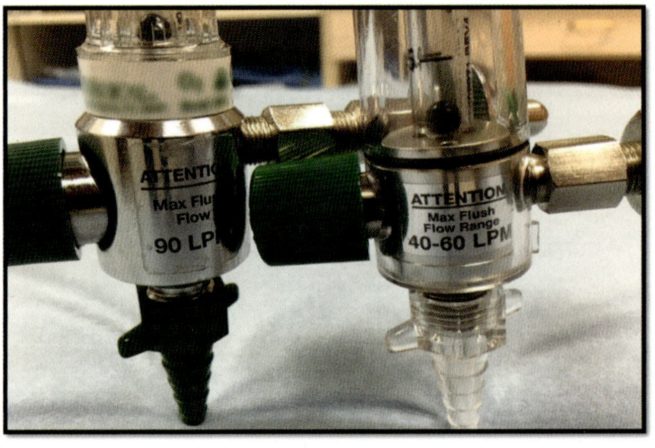

그림 20-2. 최대 가용 유량을 보여주는 벽면 산소 유량계.

각하며 적절한 전산소화를 위해 폐포 모집이 필요하다는 것을 표시한다. 이러한 상황에서는 환자를 NRB 마스크에서 이상기도양압(Bi-PAP) 또는 고유량 비강 산소(HFNO)로 전환한다. 두 가지 모두 높은 유량과 호기말 기도 양압(PEEP)이 가능하며, 후자는 열린 폐포를 팽창하고 환기/관류(V/Q) 불일치를 줄이기 위해 필요하다. HFNO는 최대 70 L/min의 산소 유량과 5cm H_2O의 PEEP를 전달할 수 있으며 준비 산소 공급과 무호흡 산소공급에 모두 사용할 수 있다. 산소 전달에 대한 자세한 논의는 8장에서 확인할 수 있다. 삽관 시 맥박산소포화도 측정기를 사용하면 산소포화도를 감시할 수 있어, 추측하는 일이 없어지게 된다.

생리적 최적화

환자는 기도 폐쇄 또는 목 움직임 제한과 같은 해부학적 이유로 삽관이 어려울 수 있다. 또한 활력징후 및 환자 생리상태의 급격한 변화에 의해 전반적인 기도관리가 보다 복잡해질 수 있다. 비록 패혈성 쇼크, 심한 심기능 저하, 혹은 전산소화가 불가능한 환자의 경우에 후두경 검사와 삽관은 어렵지 않을 수도 있으나 삽관자에게 스트레스가 되고 안전하게 삽관할 수 있는 시간이 줄거나 투여한 유도약물들에 의한 삽관 후 순환장애나 저산소증에 의해 환자가 위험에 처할 수 있다(3장 참조). 생리적 최적화에는 기관삽관이 빠르고 원활하게 진행되더라도 소생 노력을 복잡하게 만들 수 있는 심폐 기능의 취약성을 확인하고 완화하는 것이 포함된다. 성공적인 삽관 후에 시작된 양압환기는 흉강내압을 증가시켜 정맥 환류를 줄이고 취약한 환자에서 심한 혈역학적 악화를 야기하거나 기여하게 된다. 삽관이 즉각적으로 필요하지 않은 경우라면 비정상적인 혈역학적 변수들을 삽관 전에 가능한 충분히 정상화해야 한다. 삽관 시작 전에 패혈성 쇼크에 의해 저혈압이 동반된 환자의 혈압을 개선하기 위해 정질액 1 L 주사와 노르에피네프린 적정치료를 하는 것이 간단한 예이다. 산소화와 관류 개선을 위해 긴장성 기흉 환자에게 흉관 삽입을 시행하는 것이 바로 최적화의 예이다. 이 단계에서 확인되고 다루어져야 하는 흔한 비정상적인 환자 생리상태는 BOX 20-2에 정리되어 있다. 가장 흔히 발생하는 생리적 문제는 저혈압이다. 출혈, 탈수, 패혈증 및 일차적인 심장 병리는 기관삽관을 성공적으로 수행했음에도 불구하고 환자 처치를 복잡하게 할 수 있는 일반적인 응급 상태이다. 모든 유도약물들은 말초 혈관을 확장하고 심기능을 저하시킬 수 있으며, 심기능 저하, 혈액량 부족, 혈관 긴장도가 저하된 환자는 빠른연속기관삽관 약물들 투여 후, 특히 양압환기가 시행될 경우 정맥 환류가 감소하여 심한 불응성 쇼크나 순환 허탈을 겪을 수 있다. 혈압을 유지하고 빠른연속기관삽관에 사용할 수 있는 약물의 선택 옵션을 늘이기 위해 등장성 수액, 혈액 제제 및 승압제 등을 사용할 수 있다. 산소화 노력은 이 단계에서 재평가하고 필요한 경우 단계적으로 증량한다. 고혈압성 위기 또한 교감

BOX 20-2 빠른연속기관삽관 동안 생리적 최적화

수액 혹은 혈액	출혈, 탈수 패혈증 등으로 인한 저혈압
승압제(노르에피네프린 혹은 네오시네프린)	수액 치료에 반응이 없는 저혈압
이상기도양압(BiPAP)/지속성기도양압(CPAP)	안면마스크 산소공급에도 반응이 없는 저산소증
흉관삽입술	긴장성 기흉이 확인되거나 의심되는 경우

신경계 항진을 초래할 수 있는 후두경검사 및 튜브 삽입에 앞서 교감신경억제제(fentanyl)로 예방하거나 치료할 수 있다.

고혈압성 위기가 있는 환자에게 일반적으로 완전 유도를 동반한 빠른연속기관삽관을 계획하는 경우 추가 치료가 필요하지 않다. 펜타닐과 같은 교감신경차단제는 후두경 검사에 대한 반사적 교감신경 항진반응을 완화할 수 있지만, 응급 빠른연속기관삽관 동안의 이점은 입증되지 않았으며 기본적으로 전신 마취 용량의 유도제를 투여받은 환자에게는 교감신경 차단효과가 크게 추가되지 않는다. 또한 빠른연속기관삽관 중 펜타닐에 대한 근거 기반 투여 지침이 없으며, 제3의 약제를 추가하면 약물 투여 오류가 발생할 위험이 더 커지고 삽관 순서가 길어진다. 빠른연속기관삽관 동안 금기 사항은 아니지만, 이번 6판에서는 고혈압 응급상황에서 펜타닐을 통상적으로 투여하는 것을 권고하지 않는다.

유도와 마비

이 단계에서는 빠른 의식 소실을 위해 적절한 양의 속효성 유도제를 주입한다(21장 참조). 유도제를 준 후 재빨리 신경근 차단제를 투여한다(22장 참조). 석시닐콜린과 로큐로니움은 빠른연속기관삽관 동안 사용하기 적절한 유일한 두 가지 신경근 차단제이다. 두 약제 모두 투여 1분 내 만족스러운 삽관 조건을 만들고 드물지만 어떤 환자들에 대한 석시닐콜린의 부작용으로 인해 일부 삽관자는 빠른연속기관삽관을 위한 신경근 차단제로 로큐로니움을 선택한다. 삽관자의 선호와 상관 없이 만약 석시닐콜린이 금기일 경우 로큐로니움을 사용한다. 이 약물들은 모두 급속정주한다. 빠른연속기관삽관의 개념에서는 유도제를 천천히 투여하거나 서서히 목표 용량에 접근하는 적정법은 사용하지 않는다. 진정제의 종류와 용량은 빠른 정맥주사 투여를 염두에 두고 선택되어야 한다. 비록 유도제를 빠르게 투여하면 저혈압과 같은 부작용이 발생할 수도 있지만 빠른연속기관삽관 술기는 빠른 의식 소실과 마비를 통하여 삽관까지 중간 보조 환기가 필요 없이 짧은 무호흡 기간을 유지하는 것에 입각한 것이다. 그러므로 유도제는 빠르게 투여해야 하며, 바로 이어서 신경근 차단제 또한 빠르게 투여해야 한다. 두 약제 투여 후 10~20초 이내에 환자는 의식을 잃고, 호흡이 약해지면서 멈추게 된다.

자세

20~30초가 지나면 환자는 무의식, 무호흡이 되고 늘어지게 된다. 만약 이때 석시닐콜린을 신경근 차단제로 사용 하면 근육부분수축(fasciculation)이 나타날 것이다. 전산소화를 위해 사용한 산소마스크와 비강 캐뉼라는 환자가 대기 공기를 부분적으로 호흡하고자 하는 것을 막기 위해 그대로 유지한다. 이 시점에서 환자는 삽관을 위해 적절한 자세를 취해야 하는데 외상환자는 경추고정을 고려해야 한다. 일부 환자들은 악화되어 산소포화도를 90% 이상으로 유지하기 위해 삽관 전이나 삽관 중, 그리고 삽관 후에 보조 환기가 필요할 수도 있다. 이러한 환자들, 특히 심한 저산소증이 있는 환자는 후두경을 조작할 때를 제외하고는 백-마스크로 환기를 해야 한다. 고도 비만 환자들은 후두경검사 동안 비강 캐뉼라를 통해 분당 5~15 L의 산소를 공급하는 것으로도 높은 산소포화도를 유지할 수 있다. 환자가 의식이 있을 때는 견딜 수 있는 최대한의 산소유량을 사용해야 한다. 환자가 의식이 없어

진 후에는 분당 15 L까지 증량할 수 있다. 의식이 없는 환자에게 백-마스크 환기를 시행할 때 셀릭법을 적용하면 식도를 통해 위로 공기가 들어가는 양을 줄여주어 역류의 가능성을 줄여줄 수 있다.

거치 및 확인

석시닐콜린 투여 약 45초 후, 또는 로큐로니움의 경우 60초 후, 환자의 턱의 이완 정도를 살펴보고 기관삽관을 한다. 철저한 전산소화를 엄격하게 하면 대부분의 환자들은 몇 분간 안전한 무호흡 시간이 주어지고 기관삽관을 부드럽고 신중하게 시행할 수 있고 필요하다면 백-마스크를 이용한 추가적인 산소공급 없이 몇 차례 시도를 시행할 수도 있다. 튜브 위치는 15장에 기술된 된 것처럼 확인한다. 호기말 이산화탄소분압(ETCO$_2$) 측정은 필수적으로 해야 한다. 색깔변화로 나타나는 호기말 이산화탄소분압 측정기와 같은 이산화탄소 측정기도 이러한 목적에 적합하다. 하지만 우리는 만약 이용 가능하다면 지속적인 정량적 이산화탄소분압측정을 권하는데 튜브 위치 초기 및 지속적인 확인과 함께 삽관 후 관리를 위해 지속적인 부가적이고 진행되는 정보를 알려줄 수 있기 때문이다.

삽관 후 관리

위치가 확인되면, 기관내관을 그 자리에 고정한다. 기계환기는 10장에 기술된 바와 같이 시행한다. 폐 상태를 확인하고 주 기관지에 기관내관이 잘 위치했는지를 확인하기 위하여 흉부 방사선촬영이 필요하다. 삽관 후 저혈압이 흔히 발생하는데 이는 주로 삽관 후 기계호흡을 시행함에 따른 흉강내압의 증가로 인해 정맥환류가 줄고, 또한 유도제의 혈역학적 효과가 겹쳐 유발된다. 이 같은 저혈압은 대개 별 다른 처치 없이 좋아지거나 수액 투여에 반응하지만, 긴장성 기흉과 같이 보다 불길한 원인들도 고려해 보아야 한다. 만약 심각한 혈압저하가 있다면 **표 20-1**에 정리된 처치를 고려해야 한다.

보통 오랜 기간의 진정이 필요하고 장기간 신경근 차단제 사용시에는 필수적이다. 응급실 기반 연구에서는 진정제가 사용되지 않거나 부적절하게 투여된 경우가 신경근 차단제를 사용한 삽관 환자

표 20-1 삽관 후 발생한 저혈압

원인	인지	처치
기흉	최고흡기압(PIP)의 상승, 백-마스크 환기의 어려움 발생, 호흡음의 감소, 산소포화도의 감소	즉각적인 가슴창냄술(thoracostomy)
정맥 환류의 저하	흉강내압의 상승으로 인해 최고 흡기압(PIP)이 높은 환자나 삽관 전에 혈역학적 상태가 경계선상에 있던 환자	수액 급속투여, 기도 저항을 낮춤(기관지 확장제), 흡기 유속(inspiratory flow rate)을 높여 호기시간을 증가시킴. 일회호흡량과 호흡수를 각각 줄여보거나 산소포화도가 적절하면 동시에 줄이고 투여 중인 진정제 용량을 줄임
유도 약제	다른 원인 배제	수액 급속투여, 투여 중인 진정제 용량을 줄이고 기다림
심장성	일반적으로 상태가 나쁜 환자, 심전도 시행, 다른 원인 배제	수액 급속투여(주의), 승압제 사용

의 18%였다. 하지만 최근에는 반드시 필요한 경우가 아니면 장기간의 근이완은 일반적으로 꼭 필요한 경우가 아니면 피하도록 한다. 신경근 차단제의 필요성에 관한 결정을 위해 Richmond Agitation Sedation Scale(RASS)과 같은 진정 척도를 이용하라(BOX 20-3). 원하는 진정 목표에 도달하기 위해 진정제와 진통제를 사용하고 신경근차단은 치료를 위해 반드시 필요한 경우에만 사용한다. 진정 척도를 사용하면 부적절한 진정이나 진통으로 환자가 동요할 때 환자 조절을 위해 신경근 차단제를 사용하는 것을 피할 수 있다. 그림 20-3에 안정 프로토콜의 한 예가 제시되었다. 삽관과 기계환기의 유지를 위해 진정과 진통이 필요한데 이들은 환자의 반응에 맞추어 조절할 수 있다. 프로포폴은 기계환기를 받는 환자에서 특히 신경학적 문제를 가진 환자의 지속적인 진정을 위해 일차적인 약제가 되었다. 프로포폴이 선호되는데 왜냐하면 빠른 의식회복을 위해 중단하거나 줄일 수 있기 때문이다. 프로포폴 정주는 25~50 mcg/kg/min로 시작하여 조절한다. 빠른 안정을 위해 초기에 0.5~1 mg/kg를 급속 투여할 수도 있다. 프로포폴은 진통제는 아니기 때문에 진통제 사용이 필요하다. 2차적인 진정 전략으로 미다졸람 0.1~0.2mg/kg을 단독으로 쓰거나 혹은 펜타닐 2 mcg/kg, 볼핀 0.2 mg/kg, 혹은

BOX 20-3 리치몬드 초조안정척도(Richmond Agitation Sedation Scale, RASS)

점수	상태	설명	
+4	Combative	분명하게 폭력적이고 즉각적으로 의료인이 위험한	
+3	Very agitated	튜브나 카테터를 제거하려 하거나 공격적인	
+2	Agitated	빈번한 비의도적인 움직임이나 인공호흡기와 충돌	
+1	Restless	불안하나 공격적이거나 폭력적이지 않은 움직임	
0	Alert and calm		
-1	Drowsy	완전히 명료하지 않지만 음성자극에 각성상태(눈을 뜨거나 맞추는)가 10초 이상 지속되는	언어자극 (verbal stimulation)
-2	Light sedation	음성자극에 일시적으로 10초이내 각성상태(눈을 맞추는)가 유지	
-3	Moderate sedation	음성자극에 움직이거나 눈을 뜨는(눈을 맞추지는 못하는)	
-4	Deep sedation	음성자극에 반응이 없고 물리적자극에 움직이거나 눈을 뜨는	물리적 자극 (physical stimulation)
-5	Unarousable	음성자극이나 물리적자극에 반응이 없는	

리치몬드 초조안정척도 평가 절차

1. 환자를 관찰한다
   a. 환자가 의식이 명료, 불안, 혹은 초조해 한다. **(0~4점)**
2. 만약 의식이 명료하지 않으면, 환자의 이름을 불러 눈을 떠서 평가자를 보라고 한다.
   b. 환자가 깨어나서 계속해서 눈을 뜨고 있고 눈을 맞춘다. **(-1점)**
   c. 환자가 깨어나서 눈을 뜨고 눈을 맞추나 지속하지 못한다. **(-2점)**
   d. 환자가 음성자극에 움직임을 보이나 눈을 맞추지 못한다. **(-3점)**
3. 음성자극에 반응이 없을 때 어깨를 흔들거나 흉골앞가슴을 문질러 물리적 자극을 가한다.
   e. 환자가 물리적 자극에 움직임을 보인다. **(-4점)**
   f. 환자가 어떠한 자극에도 반응하지 않는다. **(-5점)**

Adapted from Sessler CN, Gosnell M, Grap MJ, et al. The Richmond Agitation-Sedation Scale: validity and reliability in adult intensive care patients. Am J Respir Crit Care Med. 2002;166:1338-1344; and Ely EW, Truman B, Shintani A, et al. Monitoring sedation status over time in ICU patients: the reliability and validity of the Richmond Agitation Sedation Scale (RASS). JAMA. 2003;289:2983-2991.

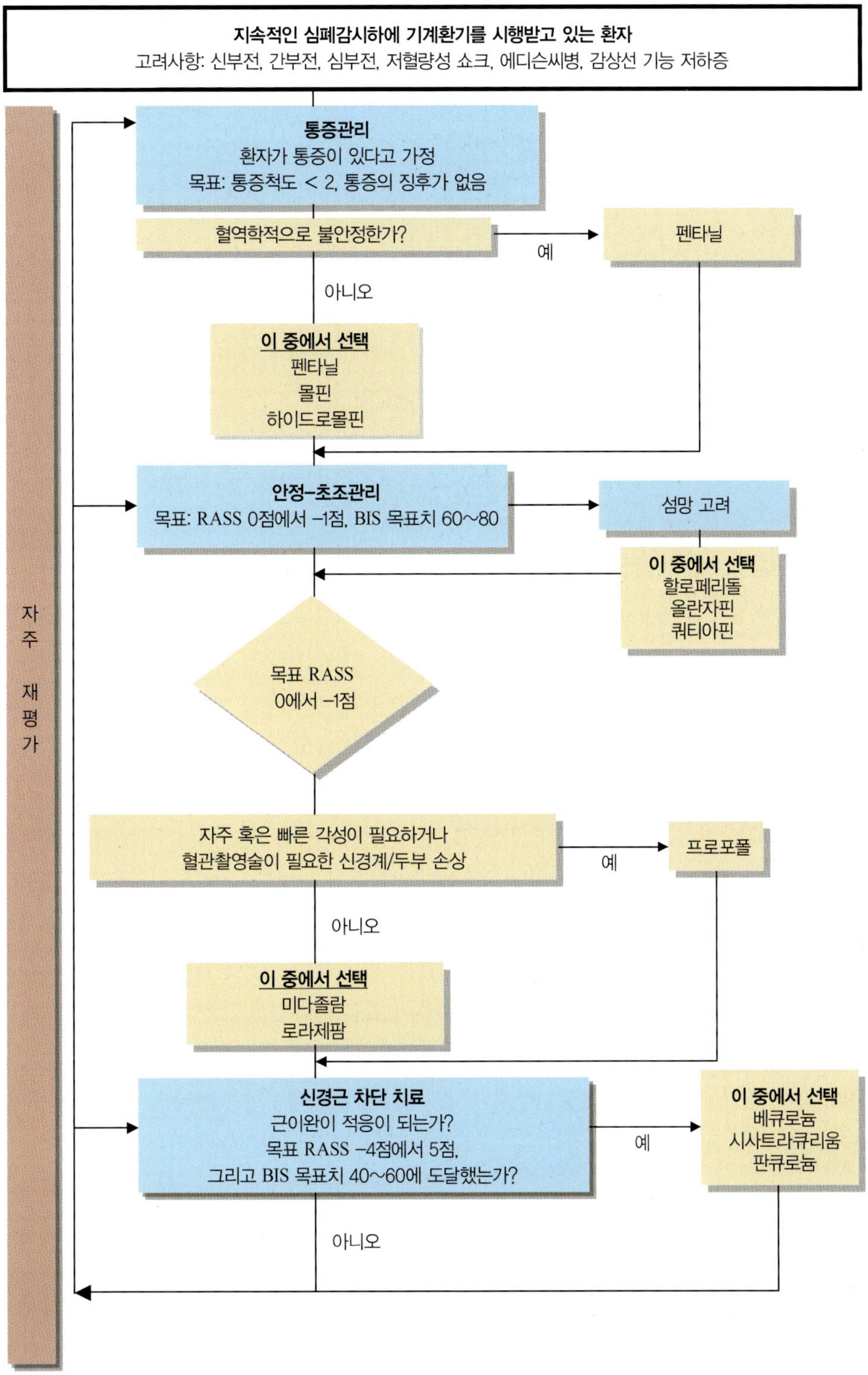

그림 20-3. 리치몬드 초조안정척도를 사용한 삽관 후 관리 프로토콜. 리치몬드 초조안정척도(RASS)에 대한 기술은 BOX 20-3 참조. BIS, 이중 스펙트럼 지수. (The protocol, adapted with permission, was developed for use at Brigham and Women's Hospital, Boston, MA.)

하이드로몰핀 0.03 mg/kg 등의 진통제를 함께 사용할 수 있다. 펜타닐은 혈역학적 안정성이 뛰어나 선호된다. 신경근 차단제가 필요할 때는 완전 마비 용량을 사용해야 한다(22장 참조). 진정과 진통은 환자가 근이완이 되었을 때는 조절하기가 어렵고 생리학적 스트레스(고혈압과 빈맥) 전에 주기적으로 추가 용량을 투여해야 한다.

빠른연속기관삽관의 단계별 시간

성공적인 빠른연속기관삽관을 위해서는 각 단계에 필요한 정확한 지식뿐만 아니라, 목적을 달성하기 위한 각 단계에서 요구되는 최소 시간에 대해서도 상세히 알고 있어야 한다. 빠른연속기관삽관 약물들의 준비부터 투여까지의 시간은 다양하며 임상 상황에 따라 달라질 수 있다. 급속하게 진행되는 아나필락시스와 같이 일부 환자는 즉각적인 기도확보가 필요할 수도 있지만, 일부 환자는 산소화나 환기에 즉각적인 위협은 없지만 심한 저혈압이 있을 수 있다. 이 경우 빠른연속기관삽관 약물을 주기 전에 수액 소생술과 혈역학적 안정화를 위해 추가적인 시간이 필요할 수 있다. 전산소화는 최대 효과를 위해 적어도 3분 정도가 필요하지만 응급상황에서는 8번의 최대 폐활량 호흡(가능하다면)으로 30초 이내에 비슷한 효과를 이룰 수 있다. 약동학적으로는 진정제와 신경근 차단제의 투여 45~60초 후 기관삽관 하도록 적절하다. 만약 환자의 심박출량이 저하된 경우 약물 분포가 영향을 받아 작용시간이 지연될 수 있다. 관류가 나쁜 상태에서는 약물 전달이 안되는 것에 대한 보상을 위해 가장 높은 체중 기반 용량이 사용된다. 따라서 전체적인 빠른연속기관삽관의 순서는 일련의 시간 단계로 표현될 수 있다. 편의상 진정제와 석시닐콜린이 투여되는 시간이 0 (time zero)이다. 즉각적으로 삽관이 필요한 상황이 아니고 표준 준비 단계를 수행할 수 있는 경우라면 시술자는 구조 계획, 충분한 전산소화 및 생리적 최적화를 시행하고 안전하고 효율적인 팀 대응을 위해 최소 5분에서 15분간의 시간이 필요하다. 이미 언급했듯이 빠른연속기관삽관 약물들을 투여하는 시간 순서는 기관삽관의 긴급성과 환자 상태에 따라 크게 달라질 수 있다. 개방성 대퇴골 골절이 있고 골반이 불안정한 저혈압이 동반된 둔상 환자이나 즉각적인 기도 유지에 위협이 없다면 삽관 전에 혈관을 확보하고 생리식염수와 혈액 제재로 소생술을 시작하기 위해 20~30분이 필요할 수 있다. 그러므로, 비록 삽관 전 단계에 최소 시간이 요구되나 만약 삽관 전에 생리적 최적화가 필요하다면 빠른연속기관삽관 준비 시간은 길어질 수 있고 만약 삽관이 매우 급하게 시행되어야 하는 상황이라면 짧아질 수도 있다. 권장 순서는 표 20-2에 기술되어 있다.

40세, 80 kg의 건강한 환자의 빠른연속기관삽관 예가 표 20-3에 기술되어 있다. 특정한 환자 상태에 대한 다른 빠른연속기관삽관의 예는 이 책의 해당 장에 기술되어 있다.

성공률과 부작용

빠른연속기관삽관은 최근의 대부분의 연구에서 약 99%에 이르는 응급실에서 매우 높은 성공률을 보이고 있다. 19,000건 이상의 성인 응급실 삽관이 포함된 미국 기도관리 연구 레지스트리(National Emergency Airway Registry, NEAR) 연구에 따르면, 빠른연속기관삽관이 사용되었을 때 첫 번째 삽관 시도 성공률은 85%였다. 빠른연속기관삽관의 성공률은 다른 응급기도관리 방법들 보다 높다. 최종적

표 20-2 빠른연속기관삽관의 순서

시간	행동(7 Ps)
마비 유도(zero) 전 10분	Preparation: 모든 필요한 기구, 약물들의 준비
마비 유도(zero) 전 10분(적어도 3분)	Preoxygenation
마비 유도(zero) 전 10분	Preintubation optimization
마비 유도(zero)	Paralysis with induction: 유도제의 정맥 내 급속 투여 후 즉시 신경근 차단제 정맥 내 급속 투여
마비 유도(zero) 후 20~30초	Positioning: 최적의 후두경검사를 위해 적절한 환자의 자세 설정, 무호흡이 확인된 후에도 비강으로 지속적으로 분당 5~15 L의 산소 투여
마비 유도(zero) 후 45초	Placement with proof: 아래턱뼈 이완 확인, 삽관 시행, 삽관확인
마비 유도(zero) 후 1분	Postintubation management: 필요시 장시간 진정/마비

표 20-3 건강한 80-kg 환자에 대한 빠른연속기관삽관

시간	행동(7 Ps)
마비 유도(zero) 전 10분	Preparation
마비 유도(zero) 전 10분	Preoxygenation
마비 유도(zero) 전 10분	Preintubation optimization: 해당 안됨
마비 유도(zero)	Paralysis with induction: 에토미데이트: 24 mg 정맥 내 급속 투여 후 즉시 석시닐콜린: 120 mg 정맥 내 급속 투여
마비 유도(zero) 후 20~30초	Positioning: 최적의 후두경검사를 위해 적절한 환자의 자세 설정, 무호흡이 확인된 후에도 비강으로 지속적으로 분당 5~15 L의 산소 투여
마비 유도(zero) 후 45초	Placement with proof: $ETCO_2$와 신체 검진으로 삽관 확인
마비 유도(zero) 후 1분	Postintubation management: 필요시 장시간 진정/마비

인 성공률은 99.4%였다. 전체 첫 번째 삽관 시도의 85%에 빠른연속기관삽관이 사용되었다. NEAR 연구자들은 기관삽관과 연관되어 일어날 수 있는 일들을 다음과 같이 분류하였다.

- 목격된 흡인, 치아 골절, 기도 외상, 확인되지 못한 식도내 삽관 등과 같은 삽관 직후 합병증들
- 주기관지 삽관, 커프 누출, 확인된 식도내 삽관 등과 같은 기술적인 문제들
- 기흉, 종격동기종, 심정지, 부정맥 등과 같은 생리적 변화들

이러한 분류 시스템은 목격된 합병증들을 밝히고 모든 부작용들을 알아낼 수 있으나, 다양한 기술적인 문제들(예: 확인된 식도내삽관 혹은 튜브 커프 누출)이나 생리적 변화들(삽관 전 상태가 좋지 않던 환자에서 일어난 심정지)이 부정확하게 분류되는 것을 피할 수 없다. 전반적으로 NEAR 연구의 삽관 전후 부작용은 매우 적었으며 약 12%로 파악되었는데 가장 흔한 것이 식도내삽관(3.3%)였고 다음이 저혈압(1.6%)이었다. 저혈압과 맥박수의 변화는 사용한 약물에 의하거나 후두부 자극에 의한 반사에 의해 유발될 수 있다. 다른 연구 결과도 같다. 빠른연속기관삽관에 있어 최악의 파국적인 합병증은 식도내삽관을 인지하지 못하는 것이다. 이러한 상황은 응급실에서는 드물지만 호기말 이산화탄소분압 측정에 의한 튜브의 위치 확인의 중요성을 다욱 강조해 준다. 환자에게 빠른연속기관삽관을 시행하

는 의사는 반드시 환자의 산소화를 유지할 수 있도록 기도를 확보하고 기계호흡을 유지시켜야 한다. 이러한 과정에서 입기관삽관이 실패할 경우 구조 방법으로 외과적 기도 확보가 필요할 수도 있다(5장 참조). 위내용물의 흡인이 발생할 수 있으나 흔하지 않다. 종합해 보면, 응급실에서 시행되는 빠른연속기관삽관의 합병증의 발생률은 낮고 성공률은 매우 높다. 특히 기관삽관을 받아야 하는 환자의 질환 상태가 매우 위중하고 삽관을 시행할 임상의사가 시간과 환자 관련 정보에 제한을 받는 경우라면 더욱 그러하다.

지연연속기관삽관

환자가 지속적으로 저산소혈증 상태이거나 급작스러운 산화헤모글로빈 탈포화 위험에 처해 있고, 산소화를 하는 데 협조적이지 않은 경우, 전산소화를 최대화하는데 집중하기 위해 일시적으로 삽관을 중단하는 것이 적절할 수 있다. 이러한 접근법을 지연연속기관삽관(delayed sequence intubation) 또는 DSI라고 하는데, 통상적인 방법을 사용하여 전산소화하기 어려운 경우에 시행한다. DSI와 생리적 최적화와의 근본적인 차이점은 후자의 경우 유도제를 주기 전에 모든 조치가 취해진다는 것이다. DSI 방법에서는 비협조적이거나 흥분한 환자의 전산소화를 촉진하기 위해 유도제를 먼저 투여한다. 이를 위해 해리성 용량의 케타민(1 mg/kg) 투여 후 비재호흡 마스크나 압력보조마스크환기(예: Bi-PAP 혹은 CPAP)를 사용해 수 분간 산소화한다. 산소화가 적절해지면 삽관자는 신경근 차단제를 투여하고 빠른연속기관삽관과 같이 삽관한다. 약 60명의 응급실과 중환자실 환자 증례 시리즈에서 이 전략을 사용한 DSI 전후 산소포화도가 의미 있는 개선을 보였다. 또한 고위험군 환자에서도 탈포화가 나타나지 않았다. 비록 이러한 절차가 유망한 것으로 보이지만 일반적인 응급실 환경에서 검증되지 않았으며 합병증을 포함한 임상 결과들에 대해 기존 빠른연속기관삽관과 비교된 바 없다. 비록 선택된 경우에만 방법을 사용하는 것이 타당하지만, 가능하다면 환자 최적화의 일부로 산소화를 수행한 다음 빠른연속기관삽관을 신속하게 수행하는 것이 권장된다.

근거가 되는 연구

전산소화를 위한 최적의 방법은?

표준적인 전산소화는 전통적으로 100% 산소로 투여하면서 일회호흡량(tidal volume)으로 3분간 호흡을 시키는 것이었다. 전산소화를 거친 건강한 사람의 경우 평균 6~8분 정도의 무호흡 후에 산소포화도가 90%로 떨어졌으나 심혈관 질환자나 비만환자, 그리고 소아 환자의 경우에는 보다 짧은 시간(2~3분 미만)내에 산소포화도가 90% 미만으로 떨어졌다.[4] 산소화가 분당 15 L의 산소 유량으로 안면마스크로 달성되는 것보다 우수하기에 가능하다면 최대-유속 산소를 이용한 전산소화를 시행해야 한다. 건강한 지원자를 대상으로 한 무작위 시험에서, 최대-유속(50 L/min)의 NRB 마스크로 산소를 공급한 결과 탈질소화의 대리지표인 일회호흡 호기성산소분율(FeO_2)이 가장 높은(86%) 것으로 나타났다. 15L/min의 NRB 마스크는 54%에 불과한 FeO_2를 보여 성능이 좋지 않았다.[1] 같은 연구진이 수행한 후속 연구에서는 백 보조 수행 여부와 관계없이 비슷한 유속을 사용하는 백-밸브-마스크에 비해 최대-유속 산소를 사용하는 NRB 마스크가 비열등하지 않다는 것을 보여주었다. 백-마스크 장치는 마스크 누출이 심해 성능이 좋지 않았다.[2] 최대-유속 전산소화는 이전 기술보다 추가 장비, 인력 또는 모니터링이 필요하지 않으면서도 다른 주변 압력 방식보다 성능이 뛰어나다. 우리는 환자를 똑바로 세우거나 역트렌델렌버그 자세를 취한 상태에서 NRB 마스크를 통한 최대-유속 사전 산소 공급을 모든 응급 빠른연속기관삽관의 기본 시작 방법으로 권장한다. 이는 산소 공급만큼이나 자세가 산소 저장소 생성에 중요한 비만 환자에게 특히 중요하다. 최근 14개 연구에 대한 메타분석에 따르면 무호흡 산소화(삽관 중 무호흡 기간 동안 비강 캐뉼라를 통한 지속적인 고유량 산소 투여)는 기도관리 중 탈포화 속도를 늦추는 것으로 나타났다. 무호흡 산소화는 저산소혈증 감소(OR 0.66; 95% CI 0.52~0.84) 및 첫 번째 삽관 성공률 증가(OR 1.59; 95% CI 1.04~2.44)와 관련이 있었다.[3] 비만 환자의 경우, 무호흡 산소화는 더욱 중요할 수 있는데, 이는 이러한 환자들이 그렇지 않은 경우보다 빠른 포화도를 보이기 때문이다. 비만 환자가 무호흡 삽관 단계에서 5 L/min으로 산소를 지속적으로 공급받으면 산소포화도가 약 5.25분으로 지연되는 반면, 산소 공급을 받지 않은 비교 그룹은 3.75분으로 지연되었으며, 산소 공급을 받은 환자 8/15와 그렇지 않은 환자 1/15는 6분 동안 산소포화도가 95% 이상을 유지했다.[4] 최대 유속 주변압 보충 산소에도 불구하고 산소포화도가 최적 이하인(<94%) 환자의 경우 Bi-PAP 또는 PEEP가 포함된 HFNO가 요구된다. 이는 높은 단락 분율과 폐포 모집이 필요하다는 것을 나타낸다. 두 가지 방법 모두 효과적이며, 현재까지 어느 한 방법이 다른 방법보다 우월하다는 근거는 없다. 최근 다기관 임상시험에서 급성 저산소성 호흡부전으로 삽관한 322명의 중환자실 환자를 비침습적 양압 환기 또는 산소 공급을 위한 HFNO로 무작위 배정했을 때 두 그룹 간에 삽관 전후 중증 저산소혈증 발생률에 차이가 없었다(각각 23% 대 27%, 절대 차이 4.2%, 95% CI -13.7~5.5; P = .39).[5] 실무적으로는 이 두 가지 방식은 임상적으로 거의 동등한 것으로 간주되어야 하며 둘 중 하나를 사용할 수 있다. HFNO의 장점은 입 기관삽관 중에도 계속할 수 있다는 것이다. 이 연구에서 상대적으로 높은 저산소혈증 비율은 저산소혈증 호흡부전 및 높은 단락 분율(즉, 급성호흡곤란증후군 [ARDS])이 있는 환자에서 중간 양압환기를 신중하게 수행하는 것이 중요하다는 점을 강조한다. 왜냐하면 양압이 제거된 직후에 폐포 탈구축이 발생하기 때문이다.

지연연속기관삽관에 대한 근거는?

지연연속기관삽관이라는 용어는 안면마스크 혹은 Bi-PAP을 사용한 전산소화를 촉진할 목적으로 케타민(1 mg/kg)을 투여해 환자를 안정시키는 행위를 말한다. 응급실과 중환자실 환자들이 포함된 한 증례 시리즈에서 지연연속기관삽관 전 90% 산소포화도가 지연연속기관삽관 후 99%로 평균 9% 개선을 보였다. 고위험군 환자에서 조차도 탈포화가 없었다.[16] 이 연구는 중환자실과 중증 응급실에서 케타민 사용에 익숙한 특별히 훈련된 시술자가 케타민 투여 후 잘 감시할 경우 이러한 접근이 도움이 될 수 있음을 보여주었다. 모든 응급실 상황에 권고하기에는 근거가 충분하지 않다.

빠른연속기관삽관 중에 백-마스크 환기를 통상적으로 수행해야 하나요?

빠른연속기관삽관은 역사적으로 전산소화에도 불구하고 환자가 지속적으로 저산소 상태인 경우를 제외하고는 백-마스크 환기를 하지 않는 시술로 교육되어왔다. 그러나 전산소화 동안 산소포화도(SaO_2)는 정상이지만 질병, 체질 또는 내재하는 폐질환으로 인해 일부 환자는 약물 투여부터 후두경

검사 및 삽관 허용하는 삽관 조건 생성까지 시간 동안에 심각한 탈포화의 위험성이 있을 수 있다. 저산소성 호흡부전으로 삽관한 401명의 환자를 무작위로 기도관리 동안 백-마스크 환기 또는 NRB 마스크(일반 치료) 중 하나에 배정한 최근 다기관 중환자실 연구에서는 백-마스크 환기군에 속한 환자들의 경우 중증 저산소혈증(SpO_2 또는 SaO_2 <80%) 발생률이 11% 대 23%로 유의하게 낮았고 흡인 증가의 근거 없이 산소 탈포화의 최저점이 더 높았다. 이는 중요한 발견이었지만, 이 결과를 응급실 환자에게 그대로 적용하기는 어렵다. 이 연구에서 환자들은 다음과 같은 이유로 금식할 가능성이 더 높았다. 중환자실에서 관리되는 입원 환자였고 또한 흡인 위험이 높은 것으로 간주되는 환자들은 연구에서 제외되었다. 또한 표준화된 전산소화 전략이 없었으며, 백-마스크 환기가 나쁜 전산소화 기술에 대체방안으로 사용되었을 가능성이 있다. 연구자들은 백-마스크 환기를 HFNO와 비교하지 않았다. 기존 전산소화 방법과 비교하지 않았다. 동시에 그 차이는 극명했고 연구 방법론이 타당했다. 따라서 우리는 임상의사가 다음과 같이 판단하는 경우 백-마스크 환기를 사용할 것을 권장한다. 위급하고 빠른 산소 탈포화 위험이 흡인의 위험보다 더 크다고 판단되면 빠른연속기관삽관 약물 투여와 후두경 검사 사이의 시간에 부드럽고 제어된 백-마스크 환기를 실시해야 한다.[7]

빠른연속기관삽관에 의한 혈역학적 영향은 무엇인가?

급성 질환, 출혈, 탈수, 패혈증, 그리고 유도제의 혈관확장 효과가 병합될 때 삽관 전후 저혈압이 흔히 발생한다. 336건의 응급실 기관삽관을 후향적으로 분석한 한 연구에서는 삽관 전후 저혈압이 23%에서 발생했다.[17] 삽관 전후 저혈압은 만성폐쇄성폐질환을 가진 노인 혹은 내원 당시 쇼크지수(shock index)가 상승된 경우 보다 많이 발생했고 병원내 사망률이 의미 있게 높았다. 같은 연구자들은 삽관 전후 심정지가 4.2%에서 발생하고 그들 중 2/3는 빠른연속기관삽관 약물을 투여 받은 후 10분내에 발생했다.8 최근 NEAR에서 15,000건 이상의 기관삽관을 분석한 결과, 삽관 전후 심장마비 발생률은 1.0%로 나타났다. 가장 위험이 높은 환자는 삽관 전 쇼크(aOR 6.2; 95% CI 4.5~8.4)와 저산소증(aOR 3.1; 95% CI 2.0~4.8)이 있는 환자였다.[9] 중환자실에서 시행된 전후연구에서는 효과적인 사전투약, 심장에 안정적인 약제의 선택, 그리고 승압제의 조기 사용 등으로 심정지, 불응성 쇼크, 그리고 저산소혈증 등을 의미있게 줄일 수 있었던 것으로 나타났다.[10] 이러한 연구 결과들은 빠른연속기관삽관 전에 환자의 생리학적 상태를 최대한 개선해도록 하는 우리의 권고를 뒷받침해준다.

빠른연속기관삽관은 진정제 단독 사용 삽관에 비해 우월한가?

이는 22장의 근거 부분에서 역시 논의되고 있다. 유도제와 함께 신경근 차단제를 사용하는 것을 지지해줄 수 있는 가장 강력한 근거는 많은 신경근 차단제 용량 연구로부터 나온 것이다. 결과는 일관되게 동일하였는데 유도제 단독 사용에 비해 신경근 차단제를 사용하는 것은 삽관 조건을 향상시켜 보다 성공적인 삽관이 가능하게 했다. 17,583건의 삽관이 포함된 NEAR III 보고에서도 빠른연속기관삽관은 가장 성공적인 방법(85%)이었고 진정제만 사용한 삽관(76%) 보다 성공률이 높았다.[11] 비록 케타민 단독 삽관을 옹호자들이 늘어가고 있지만 최근 NEAR 분석에서는 케타민 단독 삽관은 80/12511 (0.6%) 였고 빠른연속기관삽관과 비교해 보정되지 않은 1차 삽관 성공율이 낮았다(61% 대 90%). 삽관 전후 적어도 1가지 이상의 부작용 발생율 역시 높았다(32% 대 14%).

참고문헌

1. Driver BE, Prekker ME, Kornas RL, Cales EK, Reardon RF. Flush rate oxygen for emergency airway preoxygenation. *Ann Emerg Med*. 2017;69(1):1-6.
2. Driver BE, Klein LR, Carlson K, Harrington J, Reardon RF, Prekker ME. Preoxygenation with flush rate oxygen: comparing the nonrebreather mask with the bag-valve mask. *Ann Emerg Med*. 2018;71(3):381-386.
3. Oliveira JE, Silva L, Cabrera D, et al. Effectiveness of apneic oxygenation during intubation: a systematic review and meta-analysis. *Ann Emerg Med*. 2017;70(4):483-494.
4. Ramachandran SK, Cosnowski A, Shanks A, et al. Apneic oxygenation during prolonged laryngoscopy in obese patients: a randomized, controlled trial of nasal oxygen administration. *J Clin Anesth*. 2010;22(3):164-168.
5. Frat JP, Ricard JD, Quenot JP, et al. Non-invasive ventilation versus high-flow nasal cannula oxygen therapy with apnoeic oxygenation for preoxygenation before intubation of patients with acute hypoxaemic respiratory failure: a randomised, multicentre, open-label trial. *Lancet Respir Med*. 2019;7(4):303-312.
6. Weingart SD, Trueger NS, Wong N, et al. Delayed sequence intubation: a prospective observational trial. *Ann Emerg Med*. 2015;65(4):349-355.
7. Casey JD, Janz DR, Russell DW, et al. Bag-mask ventilation during tracheal intubation of critically ill adults. *N Engl J Med*. 2019;380(9):811-821.
8. April MD, Arana AA, Reynolds JC, et al. Peri-intubation cardiac arrest in the ED: a National Emergency Airway Registry (NEAR) study. *Resuscitation*. 2021;162:403-441.
9. Heffner AC, Swords DS, Nussbaum ML, et al. Predictors of the complication of postintubation hypotension during emergency airway management. *J Crit Care*. 2012;27(6):587-593.
10. Jaber S, Jung B, Come P, et al. An intervention to decrease complications related to endotracheal intubation in the intensive care unit: a prospective, multicenter study. *Intensive Care Med*. 2010;36(2):248-255.
11. Brown III, CA, Bair AE, Pallin DJ, Walls RM, Techniques, success and adverse events of emergency department adult intubations. *Ann of Emerg Med*. 2015;65(4):363-370.
12. Driver BE, Prekker M, Reardon RF, April MD, Fantegrossi A, Brown III CA. Success and complications of the ketamine-only intubation method in the emergency department. *J Emerg Med*. 2021;60(3):265-272.

CHAPTER 21

진정유도제
(Sedative Induction Agents)

David A. Caro, Katren R. Tyler | 박현경

서론

빠른연속기관삽관 동안 기관내삽관을 위해 환자를 진정(sedate)시키거나 "유도(induce)"시키는 데 사용하는 약제는 진정유도제(sedative induction agent)라 부르는 것이 적절한데, 그 이유는 전신마취 유도(induction of general anesthesia)는 이러한 약제 사용 범위 중 극히 일부이기 때문이다. 이 장에서는 이러한 약물들을 통틀어 "유도제(induction agent)"라 할 것이다. 이상적인 유도제는 혈액이 사지/심장/뇌를 한번 순환하는 시간 내에 환자를 부드럽고 빠르게 무의식, 무반응 및 기억소실 상태에 이르도록 유도하는 약제이다. 유도제는 진통작용이 있고, 뇌관류압 및 심혈관계 혈역학을 안정적으로 유지시키고, 즉각적으로 역전될 수 있어야 하며, 부작용이 없거나 아주 적어야 한다. 불행하게도 그러한 유도제는 현실에서는 존재하지 않는다. 대부분의 유도제는 매우 지방친화적이어서 정맥내 투여 후 15~30초 이내 빠른 효과 발현을 보이므로 이상적인 유도제의 첫 번째 조건은 만족한다. 그들의 임상 효과는 관류가 적은 조직으로 빠르게 재확산됨으로써 신속하게 사라진다. 그렇지만, 모든 유도제들은 심근의 기능을 저하시켜서 저혈압을 발생시킬 가능성을 가지고 있다. 이러한 효과들은 약제의 종류, 환자의 기저 생리적 상태 및 약제의 투여량과 농도, 투여속도 등에 좌우된다. 약제가 정맥으로 빠르게 투여될 수록 혈류량이 가장 많은 장기(예: 뇌와 심장)에 더 높은 농도로 축적되어 더 큰 효과를 보인다. 빠른연속기관삽관에서 원하는 효과에 도달하기 위해서는 유도제를 신속하게 투여해야 하기 때문에 환자에게 나쁜 영향을 줄 수 있는 요소를 최소화하면서 원하는 농도에 이를 수 있는 약제와 투여량을 환자에 맞춰 선택하여야 한다. 마취가 저혈압이나 장기의 저관류를 유발할 수 있으므로 일부 불안정한 환자의 경우에는 마취보다는 기억상실이 목표가 되기도 한다.

응급 유도제로 가장 자주 사용되는 에토미데이트[etomidate (Amidate)]는 빠른 작용시간, 상대적으로 혈역학적 안정성과 어디서나 사용할 수 있는 접근성이라는 장점을 가지고 있다. 최근의 연구결과들은 케타민[ketamine (Ketalar)], 프로포폴[propofol (Diprivan)]이 향후 가장 많이 사용될 응급 유도제라고 제안한다. 미다졸람(midazolam)은 유도제로 사용할 수 있으나, 앞의 세 가지 약제가 가능하지 않

은 상황에서 네 번째 선택제로서만 고려해야 한다. 미다졸람은 마취 유도에 있어 신뢰도가 떨어지고, 마취의 유도도 늦고, 최대용량을 주입할 경우 에토미데이트나 케타민보다 저혈압을 일으킬 가능성이 크다. 초단기작용 바비튜레이트(ultra-short-acting barbiturate)인 메토헥시탈(브레비탈)[metho-hexital (Brevital)]과 초단기작용마약으로 응급실에서 드물게 사용하는 레미펜타닐[Remifentanil (Ultiva)]은 여기서 보다 이 장에서 자세히 다루지 않을 것이다. 상대적 선택적 알파2-아드레날린성 효현제(α2-adrenergic agonist)인 덱스메데토미딘(dexmedetomidine)은 정맥내 급속 투여하지 않기 때문에 빠른연속기관삽관 유도제에 속하지 않지만 각성상태 기도평가시 사용할 수 있다.

일반적인 마취 약제들은 두 가지 주요 기전을 통해 작용한다. (1) Gamma-aminobutyric acid "A"(GABA) 수용체를 억제[예를 들어, 벤조디아제핀(benzodiazepine), 바비튜레이트(barbiturate), 프로포폴(propofol), 에토미데이트(etomidate), 아이소플루란(isoflurane), 엔플루란(enflurane), 할로탄(halothane)]와 (2) N-methyl-D-aspartate (NMDA) 수용체의 흥분 억제(예를 들어, 케타민, 이산화질소(nitrous oxide), 제논(xenon).

이 장에서 논의되는 정맥 투여 유도제들은 중요하면서 동일한 약동학적 특징을 가진다. 뇌는 관류량이 많고 지질 밀도가 높은 기관이다. 이 약제들은 매우 지방친화적이므로 정상적인 체액량과 혈압을 가진 환자에서 각 유도제들을 표준 용량으로 투여할 경우 약 30초 안에 무의식이 유발된다. 뇌혈관장벽은 마취유도제가 자유롭게 통과할 수 있다. 각 약제들의 관찰된 임상적 효과 지속 시간은 수 분인데, 중심순환으로부터 뇌와 같은 잘 관류되는 조직까지 도달하는 약제의 분포반감기($t^1/_2\alpha$)로 표현한다. 뇌에서 근육이나 지방같은 조직으로 재분배되면서 약물의 중추신경계 효과는 사라진다. 이들 약제들의 제거 반감기($t^1/_2\beta$, 일반적으로 수 시간)는 지방이나 근육으로부터 혈장으로 다시 들어간 약제가 간에서 대사되고 신장으로 배출되어 농도차가 감소되는데 소요되는 시간이다. 일반적으로 약제가 몸에서 완전히 제거되려면 반감기의 4~5배의 시간이 필요하다.

비만이 아닌 성인에서 유도제의 투여 용량은 킬로그램의 단위의 이상체중(ideal body weight, IBW)을 기준으로 해야 한다. 그렇지만, 이러한 약제의 사용 용량 결정에 있어 임상적으로 총체중(TBW 또는 실제체중)도 이상체중과 충분히 유사하다. 병적 비만 환자에서는 이런 상황이 조금 더 복잡하다. 유도제의 높은 지방친화성과 비만환자에서 증가된 분포 용적(V_d) 때문에 실제체중에 따른 용량을 투여해야 한다는 주장이 있다. 그러나 이와 반대로, 그렇게 많은 용량의 약제를 한 번에 주사하면 심각한 심혈관계 기능저하가 발생하여 위험할 수 있다. 이런 두 가지 상황을 균형 있게 고려하고 비만 환자에서 실제 약동학적 연구결과가 많지 않은 것을 고려한다면, 대부분의 마취유도제를 제지방체중(lean body weight, LBW)에 따라 사용하고, 혈역학적으로 불안정한 환자에서나 프로포폴과 같은 혈역학적 문제를 일으킬 수 있는 약제는 이상체중까지 용량을 줄여 사용하는 것이 가장 좋은 방법이다. 실제 몸무게에서 이상체중을 빼고 이 차이의 30%를 이상체중에 더해 가늠되는 것이 제지방체중이다. 비만 환자의 약물 사용은 43장에서 다룰 것이다.

연령은 유도제의 약동학에 영향을 미친다. 노인은 몸 전체의 지방이 증가하는 반면 제지방체중과 몸 전체 수분량이 감소되므로 약물분포영역은 증가하고, $t^1/_2\beta$와 약제의 효과 지속기간은 길어진다. 게다가 노인은 일반적으로 약제들의 혈역학적 효과와 호흡억제 효과에 보다 더 민감하기 때문에, 일반적으로 젊고 건강한 사람의 $^1/_2$에서 $^2/_3$ 정도로 유도용량을 줄여야 한다.

에토미데이트

에토미데이트(Amidate)				
응급유도용량(mg/kg)	발현시간(sec)	$t_{1/2}\alpha$ (min)	지속시간(min)	$t_{1/2}\beta$ (hr)
0.3	15~45	2~4	3~12	2~5

임상 약리학

에토미데이트(etomidate)는 진통작용은 없고 주로 최면작용만 있는 이미다졸(imidazole) 유도체이다. 에토미데이트는 현재 사용 가능한 유도제 중 혈역학적으로 가장 안정적인 유도제이다. 이 약제는 GABA-수용체 복합체에서 GABA의 활성을 증진시켜서 흥분성 자극을 억제시킨다. GABA 수용체는 억제성 염화물(inhibitory chloride) 통로의 활성화를 조절하여 신경세포가 흥분하는 것을 줄인다. 에토미데이트는 뇌혈류량을 감소시키고 뇌대사 산소요구량($CMRO_2$)을 감소시켜서 두개내압을 감소시킨다. 이 약제의 혈역학적 안정성으로 인해 뇌관류압(CPP)을 유지할 수 있다. 에토미데이트는 뇌보호 효과를가지고 있으며, 혈역학적 안정성과 뇌신경계통에 대한 유용한 효과가 두개내압 상승이 있는 환자에서 적절한 선택제이다.

에토미데이트는 히스타민을 분비하지 않으므로 반응성 기도질환(reactive airway disease) 환자에게 안전하다. 하지만 이런 환자에게 선호되는 케타민과 프로포폴처럼 직접적인 기관지확장 효과는 없다.

적응증과 금기증

에토미데이트는 작용발현이 빠르고, 혈역학적 안정성이 있고, 뇌대사 산소요구량과 뇌관류압에 긍정적인 효과를 가지며, 회복이 빨라 대부분의 응급 빠른연속기관삽관에서 유도제로 사용한다. 다른 유도제처럼 혈역학적으로 불안정한 환자에서는 용량을 조절하여야 한다. 에토미데이트는 FDA 임신분류 C이다. 에토미데이트를 아이들에게 사용하는 것은 FDA에서 승인받지 못했으나, 많은 연구들이 소아에서 안전하고 효과적인 사용을 보고하고 있다.

용량과 임상적 사용

체액량이 정상적이고 혈역학적으로 안정된 환자에서 에토미데이트의 일반적인 정맥내 유도용량은 0.3 mg/kg이다. 불안정한 환자에서 유도 용량은 환자의 임상 상태에 따라서 적절히 줄여야 한다. 0.15 mg/kg 정도로 감량하는 것이 일반적으로 충분하다. 병적 비만환자에서는 이미 기술한 바와 같이 제지방체중에 근거하여 사용하여야 한다.

부작용

약제 주입시의 통증은 희석제(propylene glycol) 때문에 흔히 발생하는데, 큰 정맥에 빠른 속도로 수액을 투여함으로써 완화될 수 있다. 유도 동안에는 간대성 근경련(myoclonic movement)이 흔히 일어날 수 있는데, 경련으로 오인될 수 있다. 이들은 임상적으로 위험한 상황을 초래하지는 않으며, 신경근 차단제가 효력을 나타내면 즉시 사라진다. 에토미데이트는 11-beta-hydroxylase를 가역적으로 차단하여 혈청 코티솔(cortisol)과 알도스테론(aldosterone) 수치를 감소시키는데, 이는 이 약제의 가장 중요하고 논란이 많은 일시적인 부작용이다. 이 부작용은 중환자실에서 지속적으로 주입할 때와 빠른연속기관삽관을 위해 응급실에서 한번 투여할 때에도 발생할 수 있다. 에토데이트의 지속주입시 더 심각하므로 더 이상 추천하지 않는다. 패혈증환자에서 에토미데이트 사용의 이점과 위험은 이 장의 끝에 있는 "근거가 되는 연구" 부분에서 상세히 기술할 것이다.

케타민

케타민(Ketalar)				
응급유도용량(mg/kg)	발현시간(sec)	$t_{1/2}\alpha$ (min)	지속시간(min)	$t_{1/2}\beta$ (hr)
1.5	45~60	11~17	10~20	2~3

임상 약리학

케타민(ketamine)은 호흡에는 효과를 적게 미치지만 상당한 진통, 마취 그리고 기억상실 작용을 나타내는 펜사이클리딘(phencyclidine) 유도체이다. 기억상실의 효과는 벤조디아제핀 만큼 효과적이지는 않다. 케타민은 NMDA수용체와 상호작용을 해서 신경억제를 촉진하고 마취를 유도한다. 척수후각 뉴런에 있는 NMDA 수용체에 작용하여 진통효과를 내는 것으로 알려져 있다. 케타민은 카테콜아민(catecholamine)을 분비시키고 교감신경계를 자극하여, 기저질환에 의해 이차적으로 카테콜아민이 고갈되는 환자를 제외하고는 심박수와 혈압을 증가시킨다. 게다가 평균동맥압을 증가시켜 두개내압이 상승한 상황에서도 뇌관류압을 비교적 안정적으로 유지시킨다. 이러한 카테콜라민 분비효과 외에도 케타민은 직접적으로 기관지 평활근을 이완시켜서 기관지 확장을 일으킨다. 케타민은 주로 간에서 대사되며, 대사 후에 소변으로 배출되는 노르케타민(norketamine)이라는 대사산물을 생성한다.

적응증과 금기증

케타민은 중증 천식지속상태(status asthmaticus) 환자의 기관내삽관 유도제로 흔히 사용된다. 또한 저혈량증, 저혈압 환자나 최근에 혈역학적으로 불안정한 환자(예를 들어, 출혈과 저혈압을 동반한 젊은 외상환자)의 유도제로 최선의 선택이다. 케타민은 장기간 중증질환을 앓고 있는 고령환자나 카테콜아민 고갈(depletion) 위험인자가 있는 환자에게 주의해서 사용해야 한다. 이 경우 케타민의 심근억제효과가 더 커서 혈역학의 악화나 순환계 허탈을 일으킬 수 있다. 혈압이 정상이거나 허혈성 심장질환을 동반한 고혈압 환자에서 카테콜아민이 분비되면 오히려 심근의 산소 요구량을 증가시킨다. 케타민은 상부 기도 반사를 유지시키므로 효과에 맞게 용량을 조절한다면 어려운 기도 환자에서 각성하 후두경검사나 기관내삽관을 가능하게 한다. 과거에 두부손상 환자에서 케타민이 두개내압에 미치는 영향에 대한 우려가 있었다. 비록 케타민이 두개내압을 약간 증가시키기는 것과 연관이 있지만, 평균동맥압과 뇌관류압도 상승시킨다. 두부손상 환자에서 케타민의 사용이 증가하고 있으며, 두개내압이 증가한 환자에서 사망률을 증가시킨다는 연구결과는 아직까지 밝혀진 바가 없다. 케타민은 FDA에 의한 임신분류 카테고리 C이다.

용량과 임상적 사용

빠른연속기관삽관을 위한 케타민의 정맥내 유도용량은 1.5 mg/kg이다. 카테콜아민이 고갈된 환자에서 1.5 mg/kg 이상의 용량은 심근수축을 억제하고 저혈압을 악화시킬 수 있다. 전반적인 자극효과 때문에 케타민은 후두반사를 촉진시키고 인두와 기관지 분비물을 증가시킨다. 이런 효과는 드물게 성대문연축(laryngospasm)을 촉진하고 각성하 후두경검사 시 어려움을 유발하지만, 빠른연속기관삽관에서는 문제되지 않는다. 일반적으로 필수적인 것은 아니지만, 0.01 mg/kg의 아트로핀 또는 글리코피롤레이트[glycopyrolate (Robinul)] 0.005 mg/kg을 케타 민 사용 15분 전에 정맥내로 투여한다면 각성하 후두경검사 시 분비물의 건조 효과를 촉진시 킬 수 있다. 케타민은 10, 50, 100 mg/ml의 세 가지 농도로 사용된다. 빠른연속기관삽관 시 의도하지 않은 과용량이나 저용량 투여를 방지하기 위하여 어느 농도의 케타민을 사용하는지 확실하게 확인하고 투여하는 것이 중요하다.

부작용

케타민 사용 후 각성 시에 발생한다고 알려진 환각증상은 소아보다 성인에서 더 흔하다. 응급실에서는 기도가 확보된 이후 벤조다이아제핀 또는 프로포폴로 진정을 하게 되므로 이런 각성반응은 드물게 발생한다.

프로포폴

프로포폴(Diprivan)				
응급유도용량(mg/kg)	발현시간(sec)	$t_{1/2}\alpha$ (min)	지속시간(min)	$t_{1/2}\beta$ (hr)
1.5	15~45	1~3	5~10	1~3

임상 약리학

프로포폴(propofol)은 수면 작용을 가지는 알킬페놀(alkylphenol)의 유도체(즉, 알코올)이다. 이 약제는 매우 지용성이다. 프로포폴은 GABA-수용체의 GABA 활성도를 증가시키고 뇌대사산소요구량(cerebral metabolic rate of oxygen, $CMRO_2$)과 두개내압을 감소시킨다. 프로포폴은 히스타민 분비를 일으키지 않으나, 혈관을 이완시키고 직접적인 심근수축력 억제로 혈압을 감소시킨다. 저혈압과 이로 인한 뇌관류량의 감소는 상태가 나쁜 환자들에게 해로운 결과를 일으킬 수 있다. 제조회사는 고령, 쇠약환자 또는 American Society of Anesthesiologists (ASA) Class III/IV 환자에서 저혈압을 비롯한 예상하지 못한 심혈관계 저하를 최소화하기 위해 단일 또는 반복적인 빠른덩이주사(rapid bolus injection)를 피하라고 권고한다. 혈역학적으로 불안정한 환자에서는 빠른연속기관삽관 시 주의하여 사용하여야 한다.

적응증과 금기증

프로포폴은 고혈압이 있는 신경혈관계 응급환자의 기관내삽관 시 매우 훌륭한 유도제이다. 그러나 저혈압 유발 가능성 때문에 응급 빠른연속기관삽관에서 일차 유도제로서 에토미데이트에 비해서는 제한적으로 사용된다. 프로포폴 사용에 절대적인 금기증은 없다. 프로포폴은 콩기름과 레시틴(lecithin)의 유제(emulsion)로 형태로 되어 있다. 계란 알레르기가 있는 환자는 일반적으로 오발부민(ovalbumin)에 반응하나 레시틴에는 반응하지 않으므로 계란 알레르기가 있는 환자에게 금기증은 아니다. 프로포폴은 FDA 임신분류 B로, 임산부에서 마취유도제로 가장 먼저 선택될 수 있는 약제이다.

용량과 임상적 사용

체액량이 정상이고 혈압이 정상인 환자에 있어서 프로포폴의 정맥내 유도용량은 1.5 mg/kg이다. 이 약제는 평균 동맥압을 감소시키는 경향이 있으므로 상태가 안정적이지 않은 환자나 고령환자의 응급빠른연속기관삽관 시 유도제로 사용할 때 $^1/_3$에서 $^1/_2$ 정도로 감량하여 투여해야 한다.

부작용

프로포폴은 주사 시 통증을 유발하는데, 이 통증은 큰 정맥(예를 들어, 팔오금정맥 antecubital vein)으로 빠르게 수액을 투여하면서 약제를 주사하여 줄일 수 있다. 리도카인(1% 리도카인 2~3 mL) 정맥전처치로 주사 시 통증을 최소화할 수 있다. 프로포폴과 리도카인은 같은 주사기 안에서 친화성이 있어 10:1의 비율로 혼합하여 사용할 수 있다(10 mL의 프로포폴과 1 mL의 1% 리도카인). 프로포폴은 경미한 간대성 움직임을 유발할 수 있고, 투여 부위에 혈전정맥염 발생이 보고되고 있다.

벤조디아제핀

단기 작용 벤조디아제핀(Benzodiazepines)

응급유도용량(mg/kg)	발현시간(sec)	$t_{1/2}\alpha$ (min)	지속시간(min)	$t_{1/2}\beta$ (hr)
0.2-0.3	60~90	7~15	15~30	2~6

임상 약리학

벤조디아제핀 GABA 복합체의 벤조디아제핀 수용체에 결합하여 억제성 염화물 통로(inhibitory chloride channel)를 자극한다. 그 결과 벤조디아제핀은 기억상실, 불안해소, 근육이완, 진정, 항경련 효과 및 최면 등의 중추신경 억제를 일으킨다. 비록 벤조디아제핀들은 대체로 유사한 약리학적 기능을 가졌지만, 각 약물마다 선택성이 다르므로, 임상적 유용성은 다양하다. 벤조디아제핀은 응급 상황에 있어 가장 큰 장점이 되는 강한 효능과 용량에 비례한 기억상실 효과가 있다. 그러나 현실적으로 미다졸람은 응급기관내삽관 시 유도제로 적절하지 않은데, 이는 미다졸람이 임상적 효과를 발현하는 데까지 걸리는 시간이 늦기 때문이다. 마취유도제로 미다졸람을 정맥내 주사한다면 아편유사제 전처치 시 약 1.5분, 아편유사제 전처치를 하지 않으면 2~2.5분 후에 마취유도가 일어난다. 약동학적 측면에서 보면 마취유도제로서 부적절하여 권장하기 어렵다. 미다졸람은 대사산물로 1-hydroxy-midazolam을 만드는데, 이것이 전반적인 약리활동을 담당한다. 미다졸람의 제거율은 고령, 울혈성 심부전과 간질환에서 감소된다. 미다졸람의 제거 반감기는($t^1/_2\beta$) 신기능 장애 시 증가할 수 있다. 벤조디아제핀은 히스타민을 분비하지 않으며, 알레르기 반응은 거의 드물다.

적응증과 금기증

벤조디아제핀의 주된 적응증은 기억상실과 진정 유도가 필요한 경우이다. 이러한 면에서 벤조디아제핀과 비교될 만한 대상은 없다. 미다졸람은 주로 응급실과 병원내 다른 부서에서 처치 전 진정(procedural sedation)을 위해 사용된다. 이 약물들은 용량에 비례한 전신 혈관저항 감소와 직접적인 심기능 저하 효과가 있기 때문에 체액량이 부족하거나 혈역학적으로 문제가 있는 환자에서는 투여량을 조절해야 한다. 연구에 따르면 미다졸람의 적절한 유도 용량은 0.3 mg/kg인데, 이 용량은 거의 사용되지 않는다. 이 용량을 사용할 때에도 발현시간이 늦고 혈역학적 부작용 때문에 응급빠른연속기관삽관에서 부적절한 유도제로 다른 약물사용이 불가할 때 사용할 수 있다. 모든 벤조디아제핀은 FDA 임신분류 D이다.

용량과 임상적 사용

미다졸람은 수술실에서 마취유도제로 드물게 사용되지만, 응급빠른연속기관삽관에서 유도제로 권장하지 않는다. 심지어 혈역학적으로 안정된 환자에서 0.3 mg/kg 유도용량에서도 발현시간이 느려서 응급상황에 적합하지 않다. 미다졸람은 진정목적으로 사용해야 하고, 응급빠른연속기관삽관에서는 최후의 수단이다.

부작용

미다졸람을 제외한 벤조디아제핀은 물에 용해되지 않고 보통 프로필렌 글라이콜(propyleneglycol) 용액에 녹여 사용된다. 큰 정맥에 주사되지 않을 경우 주사 시 통증과 정맥자극이 현저할 수 있다.

근거가 되는 연구

패혈증 환자에서 에토미데이트를 사용하는 것은 안전한가?

중환자의학 임상의들이 에토미데이트 사용을 중단할 것을 주장한 이후로 15년 이상 에토미데이트의 잠재적인 위험성, 전체 사망률에 대한 논란이 지속되어 왔다.[1-6] 대부분의 자료는 후향적 연구의 형태이고 서로 정반대의 의견들을 보여주는 것들도 있다. 무작위 실험연구들에서는 대상환자 수가 매우 적었다.[7] 2015년 대규모 코크란 리뷰에서 기도처치를 위한 에토미데이트의 단독사용은 사망률이 의료자원소모를 증가시킨다는 결정적인 증거를 제시하지 못했다.[8] 에토미데이트의 대체할 약물이라면 우수한 혈역학적 안정성, 빠른 작용시간, 간편한 주입용량 선정이 가능해야 할 것이다.

빠른연속기관삽관 시 어떤 유도 약제가 가장 혈역학적으로 안정할까?

빠른연속기관삽관에서 모든 유도제가 사용될 수 있지만, 모든 약제가 적당한 것은 아니다. 첫 시도의 성공의 중요한데, 환자의 각성이나 혈역학적 불안정의 발생은 피해야 한다. 혈역학적으로 불안정한 환자에게 에토미데이트나 케타민 투여용량의 감량은 빠른연속기관삽관의 안전한 방법일 수 있다.[10] 에토미데이트는 빠른 마취유도를 하는 경우에 혈압과 심박수의 변화가 가장 적어 응급기도처치를 위한 최우선 선택약제로 고려되어야 한다.[11,12] 케타민 또한 혈역학적으로 불안정한 환자의 유도제로 몇 가지 장점을 지닌다. 빠른연속기관삽관 시 케타민의 사용은 대부분의 환자에서 안전한 것으로 임상경험과 증거가 뒷받침해 준다. 최근 대규모 기관삽관 연구등록자료를 통해 발표된 두 개의 연구에서 특히 패혈증 환자에서 케타민이 삽관 후 저혈압 발생과 그에 따른 승압제 사용 빈도가 높음이 관찰되었다.[13,14] 케타민은 카테콜아민 고갈 위험인자가 있는 저혈압 환자에게서 특히 주의하여 사용해야 한다.[13] 이 경우에는 에토미데이트가 선호된다.

뇌손상이 있는 환자에서 케타민의 위험한 점은 무엇인가?

케타민은 뇌혈류를 증가시키고 신경세포를 흥분시켜서 두개내압을 증가시킨다고 알려져 왔다. 뇌손상 후 뇌혈류의 자동조절기능이 소실되고, 평균동맥압에 전적으로 의존하는 뇌관류압에 따라 뇌혈류가 결정된다. 결론적으로, 에토미데이트와 케타민과 같은 약제는 평균동맥압을 유지하여 뇌혈류를 유지한다. 이러한 사실은 다발성 외상으로 뇌손상과 쇼크가 동반된 환자에서도 마찬가지이다.[15] 손상된 뇌에 저혈압이 위험하다는 것은 잘 알려져 있고, 어떤 이유이든지 뇌손상 환자에서저혈압을 일으키는 것은 피해야 한다.[16] 게다가 뇌관류압을 통한 뇌혈류의 유지로 뇌보호를 하는 효과 외에도, 케타민은 몇 가지 다른 신경보호 효과를 가지고 있다.[17] 최근 몇 년간 뇌손상 환자에서 케타민의 임상적 안전성에 관한 증거가 나타나고 있으며, 뇌손상 환자에서 케타민이 위험하지 않다는 사실이 점차 명확해지고 있다.[15,16,18] 만약 뇌손상 환자가 저혈압에 빠졌다면, 케타민은 훌륭한 선택이다.

빠른연속기관삽관에서 케토폴(ketofol)은 적절한 약제인가?

케토폴은 케타민과 프로포폴을 1:1로 섞은 약제로 처치시 진정(procedural sedation)을 위한 조합으로 널리 사용되고 있다. 두 가지 약제를 절반씩 사용하지만, 결과적으로 각각의 약제를 최대용량 사용했을 때만큼의 진정에 도달하게 된다. 케토폴은 처치시 진정에 널리 사용되고 있지만, 혈역학적으로 불안정한 환자에게 유도제로 사용하는 것에 대한 임상적 근거는 제한적이다.[19,20]

프로포폴 주입 증후군(propofol infusion syndrome)은 무엇인가?

프로포폴 주입 증후군은 그 기전이 명확하지 않은 드문 상황이다. 초기에는 소아환자에게서, 점차 모든 연령층에서 발생됨을 알게 되었다. 이 임상증후군은 비특이적이며, 대사성 산증, 횡문근융해증, 혈역학적 불안정성, 다발성 장기부전 등을 포함한다. 성인과 소아 환자에게서 사망률은 50%에 이른다. 프로포폴 주입 증후군은 전형적으로 고용량(>5 mg/kg/hr) 혹은 장기간(48시간) 이상 투여했을 때 발생하여 응급실 환경에서는 잘 볼 수 없다.[21] 광범위 화상이나 소아환자의 진정제로 프로포폴은 피하는 지침이 흔히 사용된다. 프로포폴 주입 증후군 치료의 성공여부는 빠른 인지, 프로포폴의 주입 중단, 신대체요법을 포함한 대증요법에 달려 있다.

기관삽관 이후에 진정제는 어떻게 유지해야 하는가?

진정과 진통은 빠른연속기관삽관 이후에 즉시 시행되어야 한다.[22] 진정은 빠른연속기관삽관 시 로큐로니윰(rocuronium) 같은 작용시간이 긴 신경근 차단제를 사용하였거나 마비 상태에서 깨어난 경우 특히 중요하다.[23-25] 일반적으로 삽관 후 진정은 혈역학에 최소한의 영향을 미쳐야 하고, 기억소실, 진정, 진통효과가 있어야 한다. 유도제와 마찬가지로 완벽한 약제는 없다. 진정용량은 유도용량보다 적고 다른 약물도 고려할 수 있다. 예를 들어 응급실에서 삽관 혹은 삽관을 하지 않은 환자에게 주입하는 덱스메데토미딘은 진통, 진정, 기억소실과 함께 최소한의 혈역학적 임상변화를 보인다.[26] 프로포폴은 우수한 진정, 기억소실효과가 있으나 진통작용은 없다. 인공호흡기 유치 중인 중환자에게 덱스메데토미딘이나 프로포폴을 이용한 얕은 진정을 비교하는 임상실험에서 두 약제 간에 의미있는 차이는 보이지 않았다.[27] 덱스메데토미딘, 케타민, 프로포폴은 우선적으로 사용되는 기관삽관 후 유지약물이다. 지난 20년간 중환자영역에서 진통과 진정치료 전략은 상당히 변화되어 왔다.[28] 벤조다이아제핀이 삽관 후 진정유지제로 흔히 사용되고 있지만 중환자실 섬망 발생의 완화가능한 위험요인이기에 더 이상 1차 진정제로 추천되지 않는다.[29]

참고문헌

1. Annane D. ICU physicians should abandon the use of etomidate! *Intensive Care Med.* 2005; 31(3):325-326.
2. Albert SG, Sitaula S. Etomidate, adrenal insufficiency and mortality associated with severity of illness: a meta-analysis. *J Intensive Care Med.* 2021;36(10):1124-1129.
3. Kuza CM, To J, Chang A, et al. A retrospective data analysis on the induction medications used in trauma rapid sequence intubations and their effects on outcomes. *Eur J Trauma Emerg Surg.* 2021:1-12.
4. Park HY, Lee Y, Lim CY, Kim M, Park J, Lee T. Effects of etomidate use in ICU patients on ventilator therapy: a study of 12,526 patients in an open database from a single center. *Korean J Anesthesiol.* 2021;74(4):300-307.
5. Wan C, Hanson AC, Schulte PJ, Dong Y, Bauer PR. Propofol, ketamine, and etomidate as induction agents for intubation and outcomes in critically ill patients: a retrospective Cohort study. *Crit Care Explor.* 2021;3(5):e0435.
6. Jabre P, Combes X, Lapostolle F, et al. Etomidate versus ketamine for rapid sequence intubation in acutely ill patients: a multicentre randomised controlled trial. *Lancet.* 2009;374(9686):293-300.
7. Freund Y, Jabre P, Mourad J, et al. Relative adrenal insufficiency in critically ill patient after rapid sequence intubation: KETASED ancillary study. *J Crit Care.* 2014;29(3):386-389.
8. Bruder EA, Ball IM, Ridi S, Pickett W, Hohl C. Single induction dose of etomidate versus other induction agents for endotracheal intubation in critically ill patients. *Cochrane Database Syst Rev.* 2015;1(1):CD010225.
9. Patanwala AE, McKinney CB, Erstad BL, Sakles JC. Retrospective analysis of etomidate versus ketamine for first-pass intubation success in an academic emergency department. *Acad Emerg Med.* 2014;21(1):87-91.
10. Kim JM, Shin TG, Hwang SY, et al. Sedative dose and patient variable impacts on postintubation hypotension in emergency airway management. *Am J Emerg Med.* 2019;37(7):1248-1253.
11. Hannam JA, Mitchell SJ, Cumin D, et al. Haemodynamic profiles of etomidate vs propofol for induction of anaesthesia: a randomised controlled trial in patients undergoing cardiac surgery. *Br J Anaesth.* 2019;122(2):198-205.
12. April MD, Long B, Brown CA III. Etomidate should be the default agent for rapid sequence intubation in the emergency department. *Ann Emerg Med.* 2021;78(6):720-721.

13. Mohr NM, Pape SG, Runde D, Kaji AH, Walls RM, Brown CA III. Etomidate use is associated with less hypotension than ketamine for emergency department sepsis intubations: a NEAR Cohort study. *Acad Emerg Med*. 2020;27(11):1140-1149.
14. April MD, Arana A, Schauer SG, et al. Ketamine versus etomidate and peri-intubation hypotension: a National Emergency Airway Registry Study. *Acad Emerg Med*. 2020;27(11):1106-1115.
15. Cohen L, Athaide V, Wickham ME, Doyle-Waters MM, Rose NG, Hohl CM. The effect of ketamine on intracranial and cerebral perfusion pressure and health outcomes: a systematic review. *Ann Emerg Med*. 2015;65(1):43-51.e42.
16. Zeiler FA, Teitelbaum J, West M, Gillman LM. The ketamine effect on ICP in traumatic brain injury. *Neurocrit Care*. 2014;21(1):163-173.
17. Chang LC, Raty SR, Ortiz J, Bailard NS, Mathew SJ. The emerging use of ketamine for anesthesia and sedation in traumatic brain injuries. *CNS Neurosci Ther*. 2013;19(6):390-395.
18. Gregers MCT, Mikkelsen S, Lindvig KP, Brøchner AC. Ketamine as an anesthetic for patients with acute brain injury: a systematic review. *Neurocrit Care*. 2020;33(1):273-282.
19. Smischney NJ, Seisa MO, Morrow AS, et al. Effect of ketamine/propofol admixture on peri-induction hemodynamics: a systematic review and meta-analysis. *Anesthesiol Res Pract*. 2020;2020:9637412.
20. Smischney NJ, Nicholson WT, Brown DR, et al. Ketamine/propofol admixture vs etomidate for intubation in the critically ill: KEEP PACE randomized clinical trial. *J Trauma Acute Care Surg*. 2019;87(4):883-891.
21. Hemphill S, McMenamin L, Bellamy MC, Hopkins PM. Propofol infusion syndrome: a structured literature review and analysis of published case reports. *Br J Anaesth*. 2019;122(4):448-459.
22. Lembersky O, Golz D, Kramer C, et al. Factors associated with post-intubation sedation after emergency department intubation: a report from The National Emergency Airway Registry. *Am J Emerg Med*. 2020;38(3):466-470.
23. Watt JM, Amini A, Traylor BR, Amini R, Sakles JC, Patanwala AE. Effect of paralytic type on time to post-intubation sedative use in the emergency department. *Emerg Med J*. 2013;30(11):893-895.
24. Pappal RD, Roberts BW, Winkler W, Yaegar LH, Stephens RJ, Fuller BM. Awareness with paralysis in mechanically ventilated patients in the emergency department and ICU: a systematic review and meta-analysis. *Crit Care Med*. 2021;49(3):e304-e314.
25. Pappal RD, Roberts BW, Mohr NM, et al. The ED-AWARENESS Study: a prospective, observational Cohort study of awareness with paralysis in mechanically ventilated patients admitted from the emergency department. *Ann Emerg Med*. 2021;77(5):532-544.
26. Sinnott J, Holthaus CV, Ablordeppey E, Wessman BT, Roberts BW, Fuller BM. The use of dexmedetomidine in the emergency department: a Cohort study. *West J Emerg Med*. 2021;22(5):1202-1209.
27. Hughes CG, Mailloux PT, Devlin JW, et al. Dexmedetomidine or propofol for sedation in mechanically ventilated adults with sepsis. *N Engl J Med*. 2021;384(15):1424-1436.
28. Mart MF, Pun BT, Pandharipande P, Jackson JC, Ely EW. ICU survivorship-the relationship of delirium, sedation, dementia, and acquired weakness. *Crit Care Med*. 2021;49(8):1227-1240.
29. Barr J, Fraser GL, Puntillo K, et al. Clinical practice guidelines for the management of pain, agitation, and delirium in adult patients in the intensive care unit. *Crit Care Med*. 2013;41(1):263-306.

CHAPTER 22

신경근 차단제
(Neuromuscular Blocking Agents)

David A. Caro, Erik G. Laurin | 양시용

서론

신경근 차단은 기관삽관 조건을 최적화하는 동시에 흡인 및 기타 생리학적 부작용의 위험을 최소화하는 빠른연속기관삽관(RSI)의 초석이다. 신경근 차단제(NMBAs)는 진통, 진정, 기억상실의 효과를 내지 못한다. 따라서 빠른연속기관삽관에는 진정-유도 약물이 함께 사용된다. 마찬가지로 삽관 후 신경근 차단을 유지하기 위해서는 적절한 진정이 필수적이다.

운동 말단판의 접합 후 세포막에 있는 콜린성 니코틴 수용체는 근육 수축을 일으키는데 주된 역할을 한다. 정상적인 상황에서, 시냅스 전 뉴런은 아세틸콜린(ACH)을 합성하여 작은 소포에 저장한다. 신경 자극을 받으면 이러한 소포들이 시냅스 전 신경 표면으로 이동하여 시냅스 틈새로 아세틸콜린을 배출한다. 이 아세틸콜린은 니코틴 수용체에 부착하여, 탈분극을 일으키고, 결국 근육 세포의 활동 전위를 일으켜 근육을 수축하게 한다. 아세틸콜린이 수용체에서 떨어져 나가면 대부분의 신경전달물질들은 아세틸콜린 에스터라아제(ACHE)에 의해 가수분해된다. 나머지는 시냅스 전 뉴런에 재흡수된다.

신경근 차단제에는 작용제(운동 말단판의 탈분극제)와 길항제(경쟁적 저해제, 비탈분극제라고도 함)가 있다. 작용제는 말단판의 지속적인 탈분극을 통해 수용체의 반응 능력을 소진시킨다. 반면에, 길항제는 수용체에 붙어 수용체에 대한 아세틸콜린의 접근을 경쟁적으로 차단한다. 길항제는 운동 말단판에서 아세틸콜린과 경쟁하기 때문에, 아세틸콜린의 농도를 증가시킴으로서 운동 말단판에서 길항제를 치환할 수 있다. 역전제(네오스티그민, 에드로포니움, 피리도스티그민과 같은 콜린 에스터라아제 억제제)는 아세틸콜린 에스터라아제를 억제하여 아세틸콜린이 시냅스에 축적되어 차단을 역전시킬 수 있다. 빠른연속기관삽관에 쓰이는 이상적인 신경근 차단제는 작용이 빠르게 시작되어 수 초 내에 환자를 마비시키고, 지속시간이 짧아 3~4분 내에 환자의 정상적인 보호 반사를 회복시키며, 심각한 부작용이 없고, 간 및 신장 기능에 무관하게 대사 및 배설이 이루어져야 한다.

석시닐콜린

탈분극형(비경쟁적) 신경근 차단제: 석시닐콜린(succinylcholine)					
삽관 용량(mg/kg)	발현시간(sec)	$t_{1/2}\alpha$ (min)	지속시간(min)	$t_{1/2}\beta$ (hr)	임부 투여 안전성
1.5	45	<1	6~10	2~5	C

석시닐콜린(SCh)은 앞서 언급한 이상적인 신경근 차단제의 조건에 가장 근접한 약물이다. 로큐로니움의 인기가 증가하고 있는데, 이는 석시닐콜린의 부작용과 소아 환자에서 진단되지 않은 퇴행성 신경근 장애가 있는 경우에 고칼륨혈증이 발생할 수 있다는 우려로 인한다. 최근의 레지스트리 데이터에 따르면 석시닐콜린과 로큐로니움은 빠른연속기관삽관에서 거의 동일한 빈도로 사용되는 것으로 나타났다.

임상 약리학

석시닐콜린은 에스테르 브릿지로 연결된 두 개의 아세틸콜린 분자로 구성되어 있으며, 따라서 화학적으로 아세틸콜린과 유사하다. 석시닐콜린은 신경근 접합부뿐만 아니라 교감 및 부교감신경계의 모든 니코틴, 무스카린 수용체를 다양한 정도로 자극한다. 예를 들어, 특히 소아에게 반복적으로 투여할 경우, 심장의 무스카린 수용체를 자극하여 서맥을 유발할 수 있다. 석시닐콜린은 심근 수축력을 저하시킬 수도 있지만, 이 효과는 임상적 의의가 없을 정도로 미미하다. 또한 미량의 히스타민을 방출시키기도 하지만, 역시 임상적으로 중요하지 않다. 처음에는 탈분극이 근육부분수축(fasciculation)의 형태로 나타나지만, 곧 완전한 마비가 빠르게 이어진다. 석시닐콜린의 발현시간, 효과, 지속시간은 아세틸콜린 에스터라아제와는 무관하고, 대신 소변으로 배설되기 전에 신경근 접합부가 아닌, 간과 혈장에 존재하는 슈도 콜린 에스터라아제(PCHE)에 의한 빠른 가수분해에 의해 결정된다. 따라서 운동 말단판에서 혈관 내로 석시닐콜린이 다시 확산되는 것이 궁극적으로 석시닐콜린 대사에 가장 중요한 부분이다. 매우 중요한 이 약리학 개념은 왜 초기 정맥 내 투여량의 일부만 운동 말단판에 도달하여 마비를 일으키는지를 설명한다. 따라서 응급 빠른연속기관삽관에는 소량이 아닌 더 많은 양의 석시닐콜린이 쓰인다. 불완전한 마비는 기관삽관을 용이하게 하기 위한 적절한 이완을 만드는 대신 호흡만 손상시켜 환자를 위험에 빠뜨릴 수 있다.

석시닐콜린을 반복 투여할 경우, 석시닐콜린의 초기 대사산물인 석시닐모노콜린이 심장 동방결절의 무스카린 수용체를 더 민감하게 하여 아트로핀에 반응하는 서맥을 일으킬 수 있다. 따라서 의료진은 석시닐콜린을 반복 투여해야 하는 경우 심각한 서맥을 치료할 준비를 해야 하지만, 두 번째 석시닐콜린 투여 전에 아트로핀을 예방적으로 투여해야 한다는 근거는 없다. 실온에서 석시닐콜린은 최대 3개월 동안 90%의 활성을 유지한다. 냉장 보관하면 이러한 활성 저하를 막을 수 있다. 따라서 석시닐콜린을 실온에 보관하는 경우 날짜를 기록하고 정기적으로 재고를 교체해야 한다.

적응증과 금기증

석시닐콜린은 빠른 발현시간과 비교적 짧은 지속시간으로 인해 응급 빠른연속기관삽관의 신경근 차단제로 흔히 사용된다. 악성 고체온증의 과거력 혹은 가족력이 있는 경우 석시닐콜린 사용의 절대적 금기이다. 콜린 에스터라아제를 비정상적이고 부족하게 만드는 몇몇 유전성 장애들은, 석시닐콜린의 지속시간을 연장시키므로 예정된 마취에서는 금기이지만, 일반적으로 응급기도관리에는 문제가 되지 않는다. 후술할 "부작용" 부분에 설명된 특정 상태들은 석시닐콜린 관련 고칼륨혈증을 일으킬 수 있으며, 절대적인 금기 사항에 해당한다. 이러한 환자들은 로큐로니움을 이용하여 삽관해야 한다. 석시닐콜린 사용의 상대적 금기 사항은 삽관자의 기술 및 숙련도, 환자의 임상 상황에 따라 달라진다. 환자가 빠른연속기관삽관을 받아야 하는지 여부를 결정할 때 어려운 기도 평가는 2장과 3장에서 설명하였다.

용량과 임상적 사용

정상 체격의 성인에게 응급 빠른연속기관삽관에 권장되는 석시닐콜린의 정맥주사 용량은 1.5 mg/kg이다. 환자가 순환 장애가 있거나 쇼크인 경우, 약물 전달의 감소를 보완하기 위해 용량을 2.0 mg/kg로 늘릴 것을 권장한다. 드물게, 생명을 위협하는 상황에서 정맥 확보가 되지 않은 경우, 근내 주사로 4 mg/kg를 사용할 수 있다. 약물의 흡수 및 전달은 환자의 순환 상태에 따라 달라진다. 근내로 주사할 경우에, 환자의 호흡은 취약하고 근육 이완은 기관삽관하기 충분하지 않은 상태가 길어질 수 있다. 이러한 상황에서는 일반적으로 후두경을 넣기 전에 백-마스크 인공호흡이 필요하다.

석시닐콜린은 체중을 기준으로 투여한다. 응급실에서는 환자의 정확한 체중을 파악하기 어려울 수 있으며, 특히 누워있는 환자의 체중을 추정하는 것은 매우 부정확하다고 알려져 있다. 이런 불확실한 상황에서는 적절한 근이완을 확보하기 위해 더 많은 용량의 석시닐콜린을 투여하는 것이 좋다. 석시닐콜린의 혈청 반감기는 1분 미만이므로, 용량을 두배로 늘리더라도 차단 시간은 60초만 늘어난다. 석시닐콜린은 누적 용량으로 최대 6 mg/kg까지 안전하다. 6 mg/kg를 초과하는 용량에서는 석시닐콜린의 일반적인 1상 탈분극이 2상 차단으로 바뀌며, 운동 말단판에서 석시닐콜린의 약동학적 특성이 달라진다. 2상 차단의 전기생리학적 특성은 비탈분극형 경쟁적 차단의 특징(train-of-four 검사에서 페이드와 반복자극 후 증강)과 유사하지만, 이 차단은 비가역적으로 유지된다. 이는 마비 시간을 연장시키지만 임상적으로 의미는 없다. 부적절한 석시닐콜린 용량으로 인해 불충분하게 마비되어 삽관이 어려워진 환자의 위험성은 석시닐콜린의 과다 투여로 인한 최소한의 부작용 발생 위험보다 훨씬 더 크다.

10세 미만의 소아에서는 키를 기준으로 용량을 결정하는 것(예: 브로슬로우-루텐 시스템)이 권장되지만, 체중을 결정 요인으로 사용하는 경우 응급 빠른연속기관삽관에 대한 석시닐콜린의 권장 용량은 2 mg/kg 정맥주사이며, 영아(12개월 미만)의 경우 적절한 용량은 3 mg/kg 정맥주사이다. 일부 의료진은 12개월 미만의 영아에게 석시닐콜린을 투여할 때, 아트로핀(0.02 mg/kg 정맥주사)을 일상적으로 투여하지만, 이를 뒷받침하는 양질의 근거는 없다. 반면에 아트로핀 투여가 해롭다는 근거도 없다. 성인 또는 모든 연령의 소아에게 석시닐콜린을 두 번째 투여하는 경우, 서맥이 발생할 수 있으므로, 아트로핀을 빠르게 투여할 수 있어야 한다.

부작용

석시닐 콜린의 알려진 부작용에는 근육부분수축, 고칼륨혈증, 서맥, 신경근 차단의 연장, 악성 고체온증, 개구장애/교근연축 등이 있다. 각각에 대해 나누어 서술하였다.

근육부분수축

근육부분수축(fasciculation)은 니코틴성 아세틸콜린 수용체의 자극에 의해 생기는 것으로 알려져 있다. 근육부분수축은 두개 내압, 안압, 위 내압의 증가와 동시에 일어나지만, 이들은 근육 활동의 결과로 나타나는 것은 아니다. 이들 중, 두개 내압의 증가만이 임상적으로 중요하다.

이러한 효과가 발생하는 기전은 잘 밝혀져 있지 않다. 과거에는 두개 내압의 상승을 낮추기 위해 석시닐콜린 투여 전에 비탈분극형 약물을 투여하는 것이 권장되었지만, 이를 뒷받침할 근거가 불충분하여 더 이상 추천되지 않는다.

근육부분수축과 수술 후 근육통과의 관계는 논란의 여지가 있다. 근육부분수축과 수술 후 근육통의 예방에 대한 연구는 다양하다. 석시닐콜린을 투여받은 개방성 안구 손상 환자에서 유리체 압출에 대한 이론적인 우려는 존재하지만, 이 잠재적인 합병증에 대한 보고는 아직 없다. 마취과 전문의들은 개방성 안구 손상의 경우 석시닐콜린을 근육부분수축 예방 약제의 투여와 관계없이 계속 사용하고 있다. 마찬가지로 측정된 위 내압의 증가도 하부 식도 괄약근 압력의 증가에 의해 상쇄되기 때문에 임상적으로 유의미하다고 밝혀진 것은 없다.

고칼륨혈증

정상적인 상황에서 석시닐콜린을 투여하면 혈청 칼륨은 미미하게 증가한다(0~0.5 mEq/L). 그러나 특정 병적 상태에서는 석시닐콜린 투여 시 혈청 칼륨이 급격하게 증가하는 경우가 있다. 이러한 병적 고칼륨혈증 반응은 수용체 상향 조절과 횡문근융해증이라는 두 가지 다른 기전에 의해 발생한다. 어느 경우에서든, 칼륨 수치가 수 분 내에 5~10 mEq/L에 도달하여 고칼륨성 부정맥이 발생하거나 심정지에 이를 수 있다.

접합 후 수용체에는 성숙(접합성) 수용체와 미성숙(접합 외) 수용체의 두 가지 형태가 있다. 각 수용체는 공통의 채널을 둘러싼 다섯 종류의 단백질로 구성되어 있다. 두 가지 유형의 수용체 모두 2개의 α-서브유닛을 포함한다. 채널이 열리고 탈분극이 일어나 근육이 수축하려면 아세틸콜린이 두 α-서브유닛에 모두 부착해야 한다. 수용체 상향 조절이 발생하면, 운동 말단판과 그 주변의 성숙 수용체가 3~5일에 걸쳐 점차 근육세포막 전체로 퍼지는 미성숙 수용체로 전환된다. 미성숙 수용체는 전도도가 낮고 채널 개방 시간이 길어(성숙 수용체보다 4배 더 길다) 칼륨 방출이 증가하는 특징을 가진다. 석시닐콜린의 응급 사용시 발생하는 고칼륨혈증은 대부분 수용체 상향 조절의 결과이다. 흥미롭게도, 이러한 동일한 접합 외 니코틴 수용체는 비탈분극형 약물에 상대적으로 불응성이므로, 마비를 일으키기 위해 더 많은 용량의 로큐로니움이 필요할 수 있다. 하지만 이는 마비를 일으키는 ED95

보다 몇 배 더 많은 용량을 삽관 용량으로 사용하는 응급 빠른연속기관삽관에서는 문제가 되지 않는다.

고칼륨혈증은 횡문근융해증에 의해서도 발생할 수 있으며, 대부분 근병증, 특히 유전성 근이영양증과 관련이 깊다. 횡문근융해증과 관련하여 중증 고칼륨혈증이 발생하면 사망률이 30%에 육박하며, 이는 수용체 상향 조절의 경우보다 거의 3배 높은 수치이다. 이러한 사망률의 증가는 환자들이 심근증을 같이 앓고 있는 점과 관련이 있을 수 있다. 석시닐콜린은 근병증이 있는 모든 환자의 불안정한 세포막에 독소가 될 수 있으므로 반드시 피해야 한다.

다음 질환들을 앓고 있는 환자들은 석시닐콜린으로 인한 고칼륨혈증의 위험이 높다.

- 수용체 상향 조절(receptor upregulation)
    - **화상** - 화상 환자의 경우, 수상 후 3일이 지나면 접합 외 수용체의 감작이 임상적으로 유의미하게 나타난다. 이 수용체 감작은 적어도 화상 부위가 완전히 치유될 때까지 무기한 지속된다. 화상이 감염되거나 치유가 지연되면, 환자는 고칼륨혈증의 위험성을 가진다. 수상 후 3일이 지났음에도 화상 환자의 화상 상태를 명확히 알기 어려운 경우에는 석시닐콜린의 투여를 피하는 것이 바람직하다. 화상을 입은 체표면적의 비율은 고칼륨혈증의 정도와 큰 관계가 없다. 화상 부위가 체표면적의 8% 미만(한쪽 팔의 표면보다 적은)인 환자에서 심각한 고칼륨혈증이 보고된 적이 있으나, 이는 드문 경우이다. 화상 환자에게 시행하는 응급 삽관의 대부분은 수상 후 3일이 지나기 전에 시행된다. 그러나 3일 이후에 삽관이 필요한 경우에는 로큐로니움을 사용해야 한다.
    - **탈신경** - 척수 손상이나 뇌졸중과 같이 탈신경(denervation) 손상을 입은 환자들은 사건 발생 후 약 3일 후부터 6개월 후까지 고칼륨혈증의 위험이 있다. 다발성 경화증이나 근위축성 측삭 경화증과 같은 진행성 신경근육질환 환자는 고칼륨혈증이 발생할 위험이 항상 존재한다. 마찬가지로 길랑-바레 증후군이나 보툴리누스 중독과 같이 일시적인 신경근육 장애 환자도 환자의 중증도에 따라 3일 이후 고칼륨혈증이 발생할 수 있다. 이러한 임상 상황들은 석시닐콜린 사용의 절대적 금기로 고려해야 한다.
    - **압좌손상** - 압좌손상에 대한 데이터는 부족하다. 고칼륨혈증 반응은 탈신경과 마찬가지로 수상 후 3일 이후에 시작되며 치유가 완료된 것으로 보이는 후에도 수개월 동안 지속된다. 기전은 수용체 상향 조절로 보인다.
- **중증 감염** - 이 경우는 중환자실 환경에서, 중증 감염 자체, 그리고 중증 감염 환자의 상대적으로 적은 움직임에 관련이 있는 것으로 보인다. 기전은 수용체 상향 조절이지만, 유발 인자는 명확하게 확립되어 있지 않다. 전신 근육의 위축과 아세틸콜린 수용체의 화학적 탈신경화, 특히 신경근 차단제의 장시간 주입과 관련된 것들이 병적 수용체 변화를 주도하는 것으로 보인다. 다시 말하지만, 위험 기간은 감염이 시작된 후 빠르면 3일 후부터 시작되며, 질병 과정에 따라 무기한 지속된다. 장기간에 걸친 심각한 감염은 주의를 기울여야 한다.
- **근병증**. 근이영양증과 같은 유전성 근병증이 있는 환자에게는 석시닐콜린의 사용이 절대적인 금기이다. 근병증성 고칼륨혈증은 수용체 상향 조절과 횡문근융해증의 복합적인 효과로 인해

치명적일 수 있다. 이는 숨겨진 근이영양증을 가진 소아에게 석시닐콜린을 투여할 때처럼 소아과 영역에서 특히 어려운 문제이다. 석시닐콜린을 소아의 마취에 사용하지 말 것을 경고하고 있지만, 응급 삽관에서는 강력한 근이완제 선택지로 여전히 쓰이고 있다. 근병증이 의심되는 모든 환자는 기관삽관 시 석시닐콜린 대신 비탈분극형 근이완제를 사용해야 한다.

- **기존의 고칼륨혈증**. 고칼륨혈증 자체는 석시닐콜린 사용의 절대적 금기는 아니다. 앞에서 설명한 기전들 중 하나에 의한 중증 석시닐콜린 유발 고칼륨혈증의 위험이 없는 기존 고칼륨혈증 환자에게, 석시닐콜린 투여로 인한 정상적인 0.5 mEq/L의 칼륨 상승이 해롭다는 증거는 거의 없다. 실제로 이 현상에 대해 문서화된 보고는 단 한 건뿐이다. 이처럼 중요한 증거가 부족함에도 불구하고, 급성 신장 손상이나 당뇨병성 케톤산증과 같은 산증 질환으로 인해 이차적으로 고칼륨혈증이 발생한 환자가 석시닐콜린 투여로 인해 심장 부정맥을 일으킬 가능성이 높다는 우려가 널리 퍼져 있다. 만성 신부전 환자(삽관 전 고칼륨혈증이 확인된 경우 포함)에서 석시닐콜린의 사용을 조사한 대규모 연구에서 석시닐콜린과 관련된 부작용을 확인하지 못했다. 따라서 심전도(모니터 추적 또는 12리드 심전도)에서 고칼륨혈증으로 인한 심근 불안정성(QRS 복합체의 연장 또는 사인파 형태)의 증거가 나타나지 않는 한 기존 고칼륨혈증이나 신부전 환자에게 석시닐콜린을 사용하는 것은 안전하다고 가정하는 것이 합리적이다.

서맥

성인과 소아 모두에게서, 반복적인 석시닐콜린 투여는 서맥을 일으킬 수 있으며, 아트로핀의 투여가 필요할 수 있다.

신경근 차단의 연장

신경근 차단의 연장은 슈도 콜린 에스터라아제의, 선천적 결핍, 후천적 결핍, 비정형 형태의 존재로 인해 발생할 수 있다. 이 세 가지 중 어느 하나에서도 석시닐콜린의 분해를 지연시키고 마비를 연장시킬 수 있다. 후천성 슈도 콜린 에스터라아제의 결핍은 간질환, 만성 코카인 남용, 임신, 화상, 경구피임약, 메토클로프라마이드, 밤부테롤, 에스몰롤의 복용으로 인해 발생할 수 있다. 슈도 콜린 에스터라아제가 정상 수치의 20%만 감소해도 무호흡시간이 3~9분가량 증가한다. 선천성 슈도 콜린 에스터라아제 결핍의 가장 심한 형태(인구의 0.04%에 해당)에서는 신경근 차단의 연장이 4~8시간까지 길어질 수 있다.

악성 고체온증

악성 고체온증(malignant hyperthermia)의 과거력 또는 가족력은 석시닐콜린 사용의 절대적 금기이다. 악성 고체온증은 골격근세포 내 리아노딘 수용체의 유전적 결함으로 인해 발생하는 근병증이다. 할로겐화 마취제, 석시닐콜린, 격렬한 운동 또는 정서적 스트레스에 의해 촉발될 수 있다. 한번 발병하면 급성으로 진행하거나, 수 시간 동안 지연되어 나타날 수 있다. 악성 고체온증에 대한 일반화된 인식, 조기진단, 단트롤렌의 사용으로 인해 사망률이 70%에서 5%로 감소하였다. 세포 내 칼슘 조절 능력의 급성 상실은 신진 대사 증가, 근육 강직, 자율신경 불안정성, 저산소증, 저혈압, 중증 젖산 산증, 고칼륨혈증, 미오글로빈혈증 및 파종성 혈관내 응고 등으로 급격하게 진행하는 양상을 보인다. 체온 상승은 오히려 늦게 나타난다. 이러한 임상 징후 중 하나 이상이 나타나면 악성 고체온증을 의심할 수 있다.

한때 악성 고체온증의 특징으로 알려진 교근연축은 질병의 특징적인 증상이 아니다. 석시닐콜린은 특히 소아에서 신경근 접합부의 과도한 반응으로 인해 교근연축만을 나타낼 수 있다.

악성 고체온증의 치료는 의심되는 유발 인자를 중단하고, 단트롤렌을 즉시 투여하는 것이다. 단트롤렌은 성공적인 소생에 필수적이며, 진단이 내려지는 즉시 투여해야 한다. 단트롤렌은 히단토인 유도체로 골격근에 직접 작용하여 칼슘 재흡수에 영향을 주지 않고, 근소포체에서 칼슘 방출을 방지한다. 초기 용량은 2.5 mg/kg 정맥주사이며, 근육 이완이 발생하거나 최대 용량인 10 mg/kg가 투여될 때까지 5분마다 반복 투여한다. 단트롤렌은 심각한 부작용이 없다. 단트롤렌 주사뿐 아니라, 체온, 산-염기 균형, 신장 기능을 조절하는 조치들을 취해야 한다. 모든 악성 고체온증 환자에게서 pH, 동맥혈 가스 및 칼륨 수치를 자주 모니터링 해야 한다. 고칼륨혈증은 칼슘글루코네이트, 포도당, 인슐린, 중탄산나트륨을 투여하여, 빠르고 적극적으로 조치하는 것이 필요하다. 흥미롭게도, 비탈분극형 신경근 차단제를 투여하면 석시닐콜린으로 유발된 악성 고체온증을 예방할 수 있다. 악성 고체온증이 응급실에서의 석시닐콜린 사용과 관련이 있는 것으로 보고된 적은 없다.

개구장애/교근연축

때때로, 석시닐콜린은 특히 소아에서 일시적인 개구장애/교근연축을 일으킬 수 있다. 이는 사지 근육 이완과 관련된 턱 근육의 강직으로 인해 발생한다. 비탈분극형 신경근 차단제를 전처치로 투여하더라도 예방할 수는 없다. 교근연축이 삽관을 방해하는 경우, 경쟁적 비탈분극형 약물(예: 로큐로니움 1 mg/kg)을 투여하여 관련 근육을 이완시켜야 한다. 이때 환자는 교근연축이 풀리고 삽관이 가능해질 때까지 백-마스크 인공호흡이 필요할 수 있다. 교근연축이 발생하면 악성 고체온증의 진단을 심각하게 고려해야 한다(이전 서술 참조).

경쟁적 신경근 차단제

비탈분극형(경쟁적) 신경근 차단제				
	삽관 용량(mg/kg)	발현시간(sec)	지속시간(min)	임부 투여 안전성
로큐로니움	1.5	60	40~60	B

임상 약리학

비탈분극형, 또는 경쟁적 신경근 차단제는 운동 말단판의 접합 후 콜린성 니코틴 수용체에 아세틸콜린과 경쟁하여 차단한다. 차단의 기전은 약물이 수용체의 α-서브유닛 중 하나 혹은 둘 모두에 경쟁적으로 결합함으로써, 근육 탈분극에 필요한 아세틸콜린의 α-서브유닛 접근을 방해하는 방식이다. 이 경쟁적 차단은 근육부분수축이 없다는 특징이 있다. 이는 일반적으로 아세틸콜린의 대사를 막는 아세틸콜린 에스터라아제 억제제에 의해 역전될 수 있다. 아세틸콜린 에스터라아제 억제제는 운동 말단판에서 아세틸콜린의 재축적을 일으켜 경쟁적 신경근 차단제와 경쟁하고 근육 수축을 촉진한다.

대부분의 경우, 비탈분극형 신경근 차단제는 비록 로큐로니움과 베큐로니움 둘다 간대사와 신장 배설이 제한적이지만, 호프만 분해(아트라큐리움, 시사트라큐리움)에 의해 제거되거나, 담즙에서 배설된다(로큐로니움). 비탈분극성 신경근 차단제는 벤질이소퀴놀린 화합물(예: D-튜보큐라린, 아트라큐리움, 미바큐리움)과 아미노스테로이드 화합물(예: 로큐로니움)의 두 가지 그룹으로 나뉜다. 로큐로니움은 응급 빠른연속기관삽관에 일반적으로 사용되는 유일한 약제이다.

로큐로니움은 히스타민을 크게 방출하거나 신경절 차단을 일으키지 않는다. 로큐로니움은 약간의 미주신경 억제 효과가 있다. 친유성이며, 주로 담즙으로 제거되기 때문에 심혈관계 관점에서 매우 안정적이다. 모든 비탈분극형 신경근 차단제 중에서 발현시간과 지속시간이 가장 짧기 때문에 로큐로니움은 응급 빠른연속기관삽관에서 으뜸가는 비탈분극형 신경근 차단제이다.

로큐로니움은 상당한(40%) 자연 회복이 이루어진 뒤 네오스티그민(프로스티그민) 0.06~0.08 mg/kg 정맥주사와 같은 아세틸콜린 에스터라아제 억제제를 투여하여 효과를 되돌릴 수 있다. 과도한 무스카린 자극(SLUDGE 증후군 - 침 분비[S], 눈물[L], 배뇨[U], 설사[D], 위장 장애, 구토[E])을 차단하기 위해 아트로핀 0.01 mg/kg 정맥주사 또는 글리코피롤레이트(로비눌) 0.01~0.05 mg/kg 정맥주사를 일상적으로 투여할 수 있다. 응급기도관리 이후에는 이러한 역전이 사실상 불필요하다.

새로운 선택적 로큐로니움 역전제인 슈가마덱스(sugammadex)가 미국에서 사용이 승인되었다. 슈가마덱스의 속이 빈, 원뿔형의 다당류 분자구조가 베큐로니움의 일부와 로큐로니움을 둘러싸서 아세틸콜린 에스터라아제 억제제의 무스카린 부작용 없이 신경근 차단을 역전시킨다. 아세틸콜린 에스터라아제 억제제는 자발 호흡 회복에 5분 이상 소요되지만, 슈가마덱스는 3분 이내에 회복된다. 또한 슈가마덱스는 신경근 차단의 정도에 관계없이 16 mg/kg 정맥주사 용량으로 빠르게 효과가 나타나며, 역전 효과가 나타나기 전에 자연 회복이 나타나지 않아도 된다. 자세한 내용은 후술할 "근거가 되는 연구" 부분을 참조하라.

안타깝게도 슈가마덱스는 이전에 기대했던 것만큼 응급 빠른연속기관삽관에 유용하지 않은 것으로 나타났다. 약물을 혼합하는데 수 분이 걸리고, 가격이 비싸기 때문이다. 뇌 손상 정도나 삽관 후 경련 지속증을 평가하기 위해 신경근 기능을 되돌리는 것과 같이 계획된 시나리오에서는 사용할 수 있지만, 삽관 불가, 산소 공급 불가(CICO) 상황에서는 사용이 제한적이다. 슈가마덱스를 미리 혼합한 주사기는 비용이 많이 든다. CICO 상황이 발생하였을 때, 실제 CICO 상태를 파악하고, 약물을 준비하고, 혼합하고, 투여하고, 자발 호흡이 돌아오기까지 걸리는 시간까지 합치면, 산소 공급을 받지 못한 뇌의 수명을 아득히 넘어서게 된다. 또한 슈가마덱스는 진정-유도 약물에 의해 발생하는 깊은 진정 및 호흡 억제를 되돌리지는 못한다. 게다가 신경근 차단이 역전되어 자발 호흡이 제때 돌아오더라도, 삽관이 필요했던 원래 환자의 상태는 여전히 존재한다. 따라서, 대부분의 기도 전문가들은 진정한 CICO 상황의 유일한 해결책은 신속한 수술적 기도 확보라고 말한다.

적응증과 금기증

비탈분극형 신경근 차단제는 응급기도관리에서 다양한 역할을 한다. 최근 레지스트리 데이터에 따르면, 로큐로니움은 응급 빠른연속기관삽관에서 사용되는 유일한 비탈분극형 신경근 차단제이다. 비탈분극형 신경근 차단제들(베큐로니움, 판큐로니움, 로큐로니움)은 삽관 후 마비 유지가 필요할 경우 적절하다. 유일한 금기는 해당 약제에 대한 이전 아나필락시스로 알려져 있지만, 이는 매우 드물다. 중증 근무력증 환자는 신경근 차단제에 민감하며, 같은 용량에서 마비가 더 심하거나 더 오래 지속될 수 있다.

용량과 임상적 사용

응급기도관리에서 로큐로니움의 권장 용량은 1.5 mg/kg 정맥주사이다. 적절한 용량의 유도(진정) 약물을 사용하면 이 유도제가 상당한 이완을 일으키기에, 로큐로니움은 60초 이내에 지속적으로 기관삽관에 필요한 수준의 마비를 유발한다. 삽관 후 관리를 위해 지속적인 신경근 차단이 필요한 경우 적절한 진정제와 함께 베큐로니움 0.1 mg/kg 정맥주사 또는 판큐로니움 0.1 mg/kg 정맥주사가 적절하다(20장 및 30장 참조). 표 22-1에는 흔히 사용하는 모든 신경근 차단제의 발현시간, 지속시간이 나와 있다.

표 22-1 신경근 차단제들의 발현시간과 지속시간

약	용량(mg/kg)	최대 차단까지의 시간(min)	회복 시간(min) 25%	회복 시간(min) 75%
4차 아민				
석시닐콜린	1.5	1.1	8	11(90%)
아미노스테로이드 화합물				
로큐로니움	1.5	1.0	43	66

From Hunter JM. Drug therapy: new neuromuscular blocking drugs. N Engl J Med. 1995;332:1691-1699.

부작용

이전에는 비탈분극형 신경근 차단제가 발현시간이 늦거나, 작용시간이 길기 때문에 석시닐콜린보다 삽관할 때 바람직하지 않은 것으로 간주되었다. 그러나 삽관할 때 더 많은 용량을 투여하여 마비 시작 시간을 단축할 수 있으며, 슈가마덱스를 사용하여 신경근 차단을 조기 종료할 수 있다.

근거가 되는 연구

고용량 진정제만 사용한 기관삽관과 비교했을 때, 신경근 차단제를 사용한 빠른연속기관삽관의 장점은 무엇인가?

신경근 차단제를 사용한 빠른연속기관삽관은 현재 응급 삽관의 표준치료이다. 다양한 전향적 연구 및 응급진료센터 레지스트리 데이터는 성인 및 소아 응급환자 모두에서 숙련된 시술자가 신경근 차

단제를 사용한 빠른연속기관삽관을 시행했을 때 성공률이 더 높다는 것이 확인되었다.[1-3]

비탈분극형 신경근 차단제 중 응급 빠른연속기관삽관에 석시닐콜린만큼 좋은 것이 있나?

여러 연구에서 기관삽관 시 석시닐콜린과 로큐로니움을 비교하였다. 모든 연구에서, 두 약물의 올바른 용량이 투여된다면 두 약물의 삽관 조건 획득은 매우 유사하다고 결론 내었다. 응급의학과 의사들이 시행한 응급진료센터의 빠른연속기관삽관에 대해 석시닐콜린과 로큐로니움을 비교한 최근 문헌 고찰에 따르면 두 약제의 삽관 성공률에 차이가 없는 것으로 나타났다.[4-11] 로큐로니움의 용량은 빠른연속기관삽관의 성공에 중요하다. 이전에 빠른연속기관삽관에서의 로큐로니움의 용량은 수술실에서 흔히 사용하던 0.6 mg/kg보다 높은 1.0~1.2 mg/kg으로 알려졌다. 2015년 코크란 문헌 고찰에 따르면, 석시닐콜린 1.5 mg/kg 정맥주사가 로큐로니움 1.0 mg/kg 정맥주사보다 기관삽관에서 더 우수한 삽관 조건을 만들지만, 수용가능한 삽관 조건의 획득 비율은 동일한 것으로 밝혀졌다. 그러나 로큐로니움 1.2 mg/kg 정맥주사는 석시닐콜린과 동등한 삽관 조건을 제공하지만 지속시간은 1.0 mg/kg 정맥주사보다 길고, 석시닐콜린보다는 훨씬 더 길다.[7] 로큐로니움 1.0 mg/kg 정맥주사의 지속시간은 46분에 이른다.

빠른연속기관삽관에서의 석시닐콜린의 올바른 용량은 얼마인가?

삽관 조건은 투여된 석시닐콜린의 용량과 직접적인 연관이 있으며, 1.5 mg/kg 이상의 석시닐콜린을 정맥주사한 환자의 80% 이상에서 우수한 삽관 조건을 보였다.[12] 석시닐콜린의 정맥주사용량을 1.5 mg/kg에서 2 mg/kg로 늘리면 지속시간이 5.2분에서 7.5분으로 증가하며, 이는 석시닐콜린의 생체 내 반감기가 약 1분임을 강조한다. 석시닐콜린의 용량을 줄이면 삽관 조건이 나빠진다는 충분한 근거가 있다. 따라서, 응급 빠른연속기관삽관에서 석시닐콜린은 1.5 mg/kg 정맥주사 이상을 사용할 것을 강력히 권장한다.

빠른연속기관삽관에서의 로큐로니움의 올바른 용량은 얼마인가?

새로운 정맥주사 권장량은 1.5 mg/kg이다. 최근 몇 년간, 체중에 기반한 로큐로니움의 권장량은 더 높은 용량에서 삽관 조건이 극대화된다는 이유로 점점 증가하고 있다. 최근 NEAR (National Emergency Airway Registry)에서 체중에 따른 로큐로니움의 용량을 계층화하여 분석한 결과, 1.4 mg/kg 정맥주사를 사용했을 때, 첫 시도 성공률이 92%로 가장 높았다(1.0 mg/kg 정맥주사 시 88%).[13] 이러한 이점은 저혈압이 있고, 직접 후두경을 사용한 환자에게서 가장 두드러지게 나타났다. 후자의 그룹에서, 1.4 mg/kg 이상의 로큐로니움을 사용했을 때 첫 시도 성공률의 조정 오즈비는 1.9(95% 신뢰구간 1.3~2.7)이었다. 이 이점은 비디오후두경을 사용하였을 때에는 관찰되지 않았는데, 이는 성문의 시각화가 비디오 기술로 인해 충분히 향상되어 추가적인 신경근 차단이 이득을 얻지 못했기 때문인 것으로 보인다. 하지만 비디오후두경을 사용하는 경우에도 고용량을 사용하는데에 따른 단점은 거의 없다. 응급 환자의 경우, 환자의 체중을 추정하는 경우가 많으며 이때 낮게 추정하는 경우(이런 경우가 흔함), 신경근 차단제의 총량이 적어 부족한 마비와 불량한 삽관 조건을 획득하게 된다. 1.0 mg/kg 정맥주사에서 환자는 45분간 마비되지만, 저산소성 손상을 막기 위해서는 이 시간보다 더 빠르게 성공적인 기도관리가 필요하다. 따라서, 체중에 따라 더 높은 용량의 로큐로니움을 투여하면 임상적 지속시간이 더 연장되기는 하지만, 환자의 위험이 더 커지지는 않는다. 이러한 점들을 고려하여 신경근 차단제의 용량을 간단히 하기 위한 노력으로, 석시닐콜린과 로큐로니움 모두에 대해 1.5 mg/kg 정맥주사 용량이 빠른연속기관삽관에서 권장된다.

개방성 안구 손상 환자에서의 석시닐콜린의 사용

석시닐콜린은 안압 상승과 관련이 있다. 그러나 개방성 안구 손상 환자에서 석시닐콜린을 사용한 후 유리체 압출이 발생한 사례는 보고된 적이 없다. 따라서 개방성 안구 손상 환자에게는 다른 환자와 마찬가지로 빠른연속기관삽관에 대한 신경근 차단제를 선택할 것을 권장한다.

탈신경 손상에서의 석시닐콜린의 사용(뇌졸중, 길랑-바레 증후군, 소아마비, 척수 외상 등)

탈신경 손상은 수상 후 빠르면 3일 이내에 접합부 및 접합 외 아세틸콜린 수용체의 수와 기능에 변화를 일으킨다.[14, 15] 이로 인해 혈청 칼륨이 대량으로 증가하여 심정지가 일어날 수 있다. 석시닐콜린은 손상 후 3일까지는 안전하게 사용할 수 있으며, 그 이후에는 근육 위축이 끝나 더 이상 변화가 없을 때까지 사용하지 않아야 한다.

근병증 환자에서의 석시닐콜린 사용(근이영양증, 횡문근융해증, 압좌손상, 장시간의 움직임 저하 등)

근병증은 탈신경 손상과 유사한 기전, 즉, 아세틸콜린 수용체의 수와 기능의 변화를 통해 고칼륨혈증을 유발한다.[16] 선천성 근병증은 석시닐콜린의 절대적 금기로, 근병증 환자에게 석시닐콜린을 사용하면 횡문근융해증 및 소생술-저항성 고칼륨혈증 심정지를 일으킬 수 있다.[17, 18] 석시닐콜린 사용 후 심정지가 발생한 소아에서는 숨겨진 근병증의 가능성을 고려해야 한다.[19] 횡문근융해증이 있는 환자에게도 석시닐콜린를 피해야 한다.

고칼륨혈증이 있는 환자에 대한 석시닐콜린의 사용

현재까지 고칼륨혈증 환자에게 석시닐콜린 투여의 위험성을 조사한 연구는 거의 없다.[20] 메타분석에서 Thepa와 Brull은 신부전 유무에 따른 4건의 대조군 연구를 확인하였으며, 혈청 칼륨이 0.5 mEq/L 이상 증가한 사례는 없었다.[21] 전신 마취를 받은 40,000명 이상의 환자들을 대상으로 한 가장 큰 연구에서는 석시닐콜린 투여 당시 38명의 고칼륨혈증(5.6~7.6 mEq/L)을 가진 성인과 소아환자를 확인하였으며, 이들 중 부작용이 발생한 경우는 없었다. 이에 저자들은 고칼륨혈증 환자에서 석시닐콜린과 관련된 부작용이 발생할 최대 가능성은 7.9%로 계산하였다.[20] 신부전이 있는 환자에게서 석시닐콜린을 피해야 한다는 낡은 믿음은 더 이상 유효하지 않으며, 석시닐콜린은 신장 배설과 독립적이기 때문에 신기능이 떨어진 경우 고려할 수 있는 약제이다.[22, 23] 고칼륨혈증이 있거나, 고칼륨혈증이 있을 것으로 추정되는 경우(예: 만성 신장병이 있는 환자)에서 심전도에 고칼륨혈증으로 인한 심장 불안정성의 양상(QRS 시간의 증가)이 보이면, 로큐로니움과 같은 대체 약물을 빠른연속기관삽관에 사용할 것을 권장한다. 그렇지 않은 경우, 신부전 또는 고칼륨혈증 단독(즉, 심전도의 변화가 없는)은 석시닐콜린의 금기가 아니다.

슈가마덱스에 대한 근거

슈가마덱스의 분자 형태는 로큐로니움을 둘러 싸는 방식으로 신경근 차단을 역전시킬 수 있다.[24] 초기 연구에 따르면 로큐로니움의 신경근 차단을 2분 이내에 안정적이고 효과적으로 역전시키는 것으로 나타났다.[8, 24-27] 그러나 삽관 불가, 산소화 불가 상황(CICO)에서 구조 약물로 사용하는 것은, 사용을 결정하고, 혼합하며, 투여하고, 신경근 차단이 역전될 때까지 기다리는 데 필요한 시간 때문에 현실적이지 않다.

참고문헌

1. Brown CA III, Bair AE, Pallin DJ, et al. Techniques, success, and adverse events of emergency department adult intubations. *Ann Emerg Med.* 2015;65(4):363.e1-370.e1.
2. Pallin DJ, Dwyer RC, Walls RM, et al. Techniques and trends, success rates, and adverse events in emergency department pediatric intubations: a report from the National Emergency Airway Registry. *Ann Emerg Med.* 2016;67:610.e1-615.e1.
3. Wilcox SR, Bittner EA, Elmer J, et al. Neuromuscular blocking agent administration for emergent tracheal intubation is associated with decreased prevalence of procedure-related complications. *Crit Care Med.* 2012;40(6):1808-1813.
4. Perry JJ, Lee JS, Sillberg VA, et al. Rocuronium versus succinylcholine for rapid sequence induction intubation. *Cochrane Database Syst Rev.* 2008;2:CD002788.
5. Patanwala AE, Stahle SA, Sakles JC, et al. Comparison of succinylcholine and rocuronium for first-attempt intubation success in the emergency department. *Acad Emerg Med.* 2011;18(1): 10-14.
6. Herbstritt A, Amarakone K. Towards evidence-based emergency medicine: best BETs from the Manchester Royal Infirmary. BET 3: is rocuronium as effective as succinylcholine at facilitating laryngoscopy during rapid sequence intubation? *Emerg Med J.* 2012;29(3):256-258.
7. Tran DTT, Newton EK, Mount VAH, et al. Rocuronium versus succinylcholine for rapid sequence induction intubation. *Cochrane Database Syst Rev.* 2015;10:CD002788.
8. Sørensen MK, Bretlau C, Gätke MR, et al. Rapid sequence induction and intubation with rocuronium-sugammadex compared with succinylcholine: a randomized trial. *Br J Anaesth.* 2012;108(4):682-689.
9. Marsch SC, Steiner L, Bucher E, et al. Succinylcholine versus rocuronium for rapid sequence intubation in intensive care: a prospective, randomized controlled trial. *Crit Care.* 2011;15(4):R199.
10. April MD, Arana A, Pallin DJ, et al. Emergency department intubation success with succinylcholine versus rocuronium: a National Emergency Airway Registry study. *Ann Emerg Med.* 2018;72(6): 645-653. Epub 2018 May 7. PMID: 29747958.
11. Li G, Cheng L, Wang J. Comparison of rocuronium with succinylcholine for rapid sequence induction intubation in the emergency department: a retrospective study at a single center in China. *Med Sci Monit.* 2021;27:e928462. PMID: 33441534; PMCID: PMC7814511.
12. Naguib M, Samarkandi AH, El-Din ME, et al. The dose of succinylcholine required for excellent endotracheal intubating conditions. *Anesth Analg.* 2006;102(1):151-155.
13. Levin NM, Fix ML, April MD, Allyson AA, Brown CA III. The Association of Rocuronium dosing and first-attempt intubation success in adult emergency department patients. *CJEM.* 2021;23(4):518-527.
14. Martyn JA, White DA, Gronert GA, et al. Up-and-down regulation of skeletal muscle acetylcholine receptors. Effects on neuromuscular blockers. *Anesthesiology.* 1992;76(5):822-843.
15. Gronert GA, Theye RA. Pathophysiology of hyperkalemia induced by succinylcholine. *Anesthesiology.* 1975;43(1):89-99.
16. Smith CL, Bush GH. Anaesthesia and progressive muscular dystrophy. *Br J Anaesth.* 1985;57(11):1113-1118.
17. Gronert GA. Cardiac arrest after succinylcholine: mortality greater with rhabdomyolysis than receptor upregulation. *Anesthesiology.* 2001;94(3):523-529.

18. Larach MG, Rosenberg H, Gronert GA, et al. Hyperkalemic cardiac arrest during anesthesia in infants and children with occult myopathies. *Clin Pediatr.* 1997;36(1):9-16.

19. Schow AJ, Lubarsky DA, Olson RP, et al. Can succinylcholine be used safely in hyperkalemic patients? *Anesth Analg.* 2002;95(1):119-122, table of contents.

20. Thapa S, Brull SJ. Succinylcholine-induced hyperkalemia in patients with renal failure: an old question revisited. *Anesth Analg.* 2000;91(1):237-241.

21. Powell DR, Miller R. The effect of repeated doses of succinylcholine on serum potassium in patients with renal failure. *Anesth Analg.* 1975;54(6):746-748.

22. Koide M, Waud BE. Serum potassium concentrations after succinylcholine in patients with renal failure. *Anesthesiology.* 1972;36(2):142-145.

23. Sacan O, White PF, Tufanogullari B, et al. Sugammadex reversal of rocuronium-induced neuromuscular blockade: a comparison with neostigmine-glycopyrrolate and edrophonium-atropine. *Anesth Analg.* 2007;104(3):569-574.

24. Suy K, Morias K, Cammu G, et al. Effective reversal of moderate rocuronium- or vecuronium-induced neuromuscular block with sugammadex, a selective relaxant binding agent. *Anesthesiology.* 2007;106(2):283-288.

25. Groudine SB, Soto R, Lien C, et al. A randomized, dose-finding, phase II study of the selective relaxant binding drug, sugammadex, capable of safely reversing profound rocuronium-induced neuromuscular block. *Anesth Analg.* 2007;104(3):555-562.

26. Sparr HJ, Vermeyen KM, Beaufort AM, et al. Early reversal of profound rocuronium-induced neuromuscular blockade by sugammadex in a randomized multicenter study: efficacy, safety, and pharmacokinetics. *Anesthesiology.* 2007;106(5):935-943.

27. Schaller SJ, Fink H. Sugammadex as a reversal agent for neuromuscular block: an evidence-based review. *Core Evid.* 2013;8:57-67.

CHAPTER 23

첫 삽관 성공 시도의 최적화

(Optimizing First Attempt Intubation Success)

Brian E. Driver, Robert F. Reardon | 양희범

첫 번째 삽관 시도 성공의 중요성

응급 기도 삽관을 받는 환자에서 첫 번째 시도에 성공적으로 삽관이 이루어지는 것은 매우 중요하다. 첫 번째 시도에 성공적으로 삽관하지 못하면 저산소혈증, 흡인, 심정지 및 기타 삽관과 관련된 합병증의 위험이 증가한다. 더 나은 교육과 비디오후두경의 도입으로 첫 번째 시도에서의 성공률이 향상되었으며, 응급실(ED)에서 예상되는 첫 번째 시도의 성공률은 거의 90%에 가깝게 유지되고 중환자실에서는 더 낮은 비율을 유지하고 있다. 미국에서는 매년 약 150만 명의 중증 성인 환자에서 기관삽관이 되고 있다. 첫 시도 성공률 90%란 성공하기 전 최소 150,000명의 환자에서 여러 번의 시도 끝에 삽관 성공이 이루어진다는 의미이다. 첫 번째 시도가 실패할 때 30~50%의 부작용 비율이 있기 때문에 이 조치에는 분명히 개선의 여지가 있다. 적절한 환자 평가, 준비, 체크리스트 사용 및 일관된 비디오 지원을 통해 일부 응급실(ED)과 병원 전 그룹은 첫 번째 시도 성공률을 95%를 초과하여 달성할 수 있었다. 이는 삽관 성공이 주로 개인의 기술에 의존하기보다는 임상의사를 지원하는 삽관 시스템에 크게 의존한다는 것을 시사한다.

첫 삽관 시도 성공과 안전을 최적화하기 위한 핵심

첫 번째 시도에서 삽관 성공을 최적화하려면 삽관의 모든 측면에 대한 모범 사례를 일관되게 사용해야 한다. 성공은 우연히 또는 비정상적으로 손과 눈의 협응력이 뛰어난 레지던트, 펠로우, 스텝을 채용한다고 일어나지 않는다. 삽관의 전 과정에서 세심한 주의를 기울임으로써 발생한다. 첫 번째 시도에서 삽관 성공 및 환자 안전에 가장 큰 영향을 미치는 요소는 다음과 같다.

1. 모든 삽관에 대한 표준화된 접근 방식
2. 빠른연속기관삽관(RSI)의 적절한 사용
3. 체크리스트에 따른 꼼꼼한 삽관 준비

4. 강력한 전산소화
5. 가장 좋은 기구, 기술 및 부속물 사용
6. 알고리즘 의사 결정
7. 잘 훈련된 구조 도구의 조기 사용
8. 기도 리드에 의한 지속적인 품질 개선으로 주도권 갖기

응급 삽관에 대한 표준화된 접근법 사용

이것은 첫 번째 삽관 시도 성공과 응급 삽관의 안전성에 영향을 미치는 가장 중요한 요소일 수 있다. 응급 삽관은 복잡한 과정이며, 어떤 장비와 기술이 가장 좋은지에 대해서는 여전히 논쟁이 있다. 그러나 각 부서는 해당 그룹에 대한 모범 사례를 결정하고 표준화해야 한다. 응급 삽관은 종종 스트레스가 많은 사건이며, 여러 팀원이 참여한다. 일관된 접근 방식을 통해 팀워크를 개선하고 스트레스와 실수를 줄일 수 있다.

부서는 삽관이 필요한 거의 모든 환자를 위해 삽관 준비, 약물, 기술 및 장치를 표준화하는 삽관 접근 방식을 채택해야 한다. 표준 접근 방식은 사용 가능한 최상의 기술과 장비를 사용해야 한다. 이렇게 하면 어려운 경우에 표준 접근 방식이 성공할 수 있다. 어려운 기도에 새롭고 익숙하지 않거나, 거의 사용하지 않는 기술이나 장치를 사용하면 종종 예상치 못한 문제나 삽관 실패로 이어진다. 중환자실(ICU) 및 응급실(ED)의 무작위 연구에서는 체크리스트 사용 대 체크리스트 없음, 직접후두경 대 비디오후두경 사용, 스니핑 자세 대 이상적 위치에 환자 배치, 무호흡 산소화 사용 대 무호흡 산소화 사용 안 함을 포함한 삽관과정의 단일 요소를 연구했다. 기도관리의 개별적인 측면을 보여주는 결과는 시스템 전반의 변화만큼 삽관 성공에 큰 영향을 미치지 않을 수 있다. 이러한 연구는 모두 제한점이 있으며(예: 초심자만 연구) 체크리스트, 비디오후두경, 삽관 위치 및 무호흡 산소공급의 무익함을 입증하기보다는 복잡한 과정에서 하나의 요소만 변경해도 결과가 바뀌지 않을 수 있음을 시사한다.

응급 기관삽관은 복잡하며 튜브 삽입 전, 도중 및 후에 절차의 모든 요소가 환자의 안전에 기여한다. 예를 들어, 체크리스트를 사용해도 환자의 위치가 올바르지 않으면 도움이 되지 않는다. 직접후두경을 사용하는 경우에 어려운 기도에서는 도움이 되지 않는다. 그리고 비디오후두경을 사용하는 것은 후두경 검사 시간이 단축될 수 있다. 부서 및 삽관자는 삽관 과정 또는 기도 묶음이라고도 하는 삽관의 모든 요소에 특히 주의를 기울여야 한다. 삽관자 또는 전체 부서에서 사용 가능한 모든 기술과 장비를 최대한 활용하는 표준 기도 묶음을 사용하면 절차의 복잡성이 크게 단순화되고 환자에게 최상의 치료를 제공한다.

응급 기도 삽관에서 신경근 차단제의 중요성

아마도 신경근 차단제보다 첫 시도 삽관 성공에 더 도움이 되는 것은 없을 것이다. 빠른연속기관삽관(RSI – 20장 참조)을 도입하기 전에는 삽관 방법이 훨씬 더 어려웠고 첫 번째 시도에서 성공하는 경우는 흔하지 않았다.

기도를 보호하려는 인간의 강력한 본능으로 인해 근육을 마비시키지 않고 후두경과 튜브를 하는 것은 종종 신체적 어려움, 열악한 삽관 조건이 되며, 기도 외상이 발생할 수 있다. RSI는 응급 삽관법에 가장 일반적으로 사용되는 방법이다. 여러 전향적 연구와 ED 등록 데이터에서 숙련된 시술자가 삽관을 시행할 때 신경근 차단제의 사용으로 성인 및 응급환자 모두에서 RSI의 높은 성공률이 확인된다(20장의 "근거가 되는 연구" 참조). 역설적이게도 신경근 차단 없이 진정제를 단독으로 사용하는 것이 더 안전하다는 믿음이 종종 더 많은 해를 끼쳤다. 후두경 검사 및 구강 삽관을 용이하게 하기 위해서는 상당한 진정이 필요하며, 이는 일반적으로 저환기 또는 무호흡을 초래한다. 이 상태에서 기도에 삽관하려고 하면 구토가 발생할 수 있으며 기도 반사가 온전하지 않은 환자에게는 치명적일 수 있다.

RSI의 적절한 사용

RSI의 적절한 사용은 응급기도관리에 혁명을 일으켰으며 삽관 성공 및 안전성 향상과 관련이 있다. 삽관 기록에서 신경근 차단제는 모든 기도 접촉의 ~85%에서 사용되며 심정지 환자를 제외하면 환자의 >95%에서 사용된다. 이 매우 높은 비율은 자발 호흡을 유지하는 방법을 선택해야 하는 강력한 이유(즉, 상당한 해부학적 또는 생리학적 어려움 — 2장 및 3장 참조)가 없는 한 RSI가 삽관을 촉진하는 기본 방법이어야 함을 보여준다.

삽관자가 기도 계획 및 백업 장치에 대해 자신이 있고 최상의 장비를 사용하고 있을 때 시술의 성공과 RSI를 사용할 수 있는 구조 산소화의 성공에 대한 확신을 갖게 된다.

RSI와 구조 산소화 모두 실패할 가능성이 있는 경우 각성 삽관의 사용

RSI는 삽관, 구조 산소화 또는 둘 다 매우 어렵거나 잠재적으로 불가능하다고 판단될 때는 피해야 한다. 이 기준을 충족하는 환자는 5% 미만이다. 2장과 3장의 알고리즘은 어려운 기도를 평가하기 위한 훌륭한 프레임워크를 제공한다. 5장에서는 적절한 계획을 구성하는 데 도움이 되는 이 지식의 알고리즘 적용에 대해 설명한다. 삽관자는 RSI와 각성 삽관 사이의 의사 결정 분기점의 중요성을 이해하고 각성 기술을 과도하게 사용하지 않아야 한다. 그러나 삽관자는 어려운 기도 특성을 가진 환자에게 무심하게 접근해서는 안 된다. 최신 장비와 기술을 사용하면 환자에게 삽관이나 재산소화를 할 수 없는 경우는 드물지만, 이러한 경우는 여전히 존재하므로 각성 삽관법은 여전히 유용한 도구이다.

각성 삽관법을 사용하기로 한 결정은 니모닉 및 개별적으로 어려운 기도 마커에만 의존할 수 없으며(응급 삽관의 60%에 최소 하나의 마커가 존재하기 때문에) 환자 특성, 사용 가능한 장비, 그리고 그들의 기술과 경험의 수준. 또한 깨어 있는 삽관이 고려되고 있지만 환자 준비를 위한 시간 없이 빠르게 진행되는 상기도 폐쇄(24장 참조) 또는 관통하는 목 상처와 다량의 구인두 출혈이 있는 외상 환자를 포함하여 가장 실용적인 접근법은 아닐 수 있다. 이러한 환자들은 종종 어려운 기도 알고리즘에서 "행동을 강요당하는" 범주에 속한다(5장 참조).

RSI를 피하는 경우 이상적으로는 환자를 완전히 또는 거의 완전히 깨어 있게 유지하고 국소 마취를 꼼꼼하게 적용한 후 삽관을 수행해야 한다(17장 및 24장). 환자의 협조가 부족하여 각성 삽관이 불가능한 경우에는 국소마취 후에도 소량의 진정제를 순차적으로 투여할 수 있다. 목표는 환자를 둔감하게 하거나 무의식 상태로 만드는 것이 아니라 절차에 대한 환자의 관용과 시술에 대한 협조를 촉진하는 최소의 진정 수준을 달성하는 것이다. 신경근 차단 없이 상당한 진정제를 투여하면 호흡 및 보호 기도 반사가 저하되지만 후두경 삽입 및 후두 조작에 대한 환자의 본질적인 저항으로 인해 후두경 검사는 여전히 어렵다. 이로 인해 기도 외상, 성문 시야 불량, 흡인을 동반한 구토가 발생할 수 있다. 튜브가 기관에 들어갈 때까지 호흡과 기도 반사를 유지하면서 모든 노력을 기울여야 한다. 각성 삽관을 수행할 때 RSI 약물 및 백업 장비를 준비해야 한다.

진정제만 사용하는 삽관을 피하라

진정한 각성 상태의 삽관과 달리, 고용량 진정제 투여만 사용하는 삽관은 피해야 한다. 이것은 신경근 차단제 사용에 대한 두려움 때문에 일부 병원과 중환사실에서 여전히 옹호된다. 진정제만 사용하는 삽관법은 환자를 마비시키지 않기 때문에 어려움이 예상되는 환자에 있어서 더 안전한 대안이라고 잘못 생각한다. 그러나 이러한 접근 방식은 호흡 및 기도 반사를 저하시키고, 삽관 조건을 악화시키며, 첫 번째 시도의 성공률을 낮추고 환자를 구토 및 흡인의 위험에 빠뜨린다. 때때로 이 접근법은 환자가 더 깊이 진정된 후 성문을 보도록 시도함으로써 삽관의 실현 가능성을 평가하기 위해 권장된다. 성문 구조가 시각화되면 성공을 확신하고 RSI를 진행할 수 있다고 생각된다.

삽관 어려움을 평가하기 위한 의도로 신경근 차단 없이 상당한 진정제를 사용하여 후두경 검사를 수행하면 두 가지 가능성이 있다. (i) 삽관이 성공적일 가능성이 높은 것으로 보이는 경우에는 신경근 차단제를 투여하고 삽관을 수행한다. 또는 (ii) 삽관이 성공할 것 같지 않으며, 삽관자는 이것이 환자의 해부학적 구조 때문인지 환자의 부적절한 이완 때문인지 확신할 수 없을 경우, 신경근 차단제는 일반적으로 삽관 조건을 개선하기 위해 투여된다. 후자의 시나리오에 대한 결과는 잘못 명명된 "깨어 있는 모습"에 대한 기술적 문제를 강조한다. 대신에 삽관자가 RSI 또는 완전히(또는 거의 완전히) 깨어 있는 기도 삽관 또는 기도 평가 중 하나를 선택하도록 한다.

삽관 전 체크리스트의 중요성

응급 삽관은 작은 실수가 재앙을 초래할 수 있는 비행기 조종이나 스카이다이빙과 같은 다른 고위험 상황과 유사하다. 따라서 체크리스트는 일반적으로 이러한 활동 및 기타 고위험 활동에 사용된다. 여러 연구에서 기도 묶음의 일부로 체크리스트를 구현하면 첫 번째 삽관 시도 성공률이 향상되는 것으로 나타났다.

겉보기에 작은 세부 사항들이 직접적인 삽관과 기도 장애 사이의 차이를 만들 수 있다. 체크리스트 없이 놓칠 수 있는 세부 사항에는 정맥 주사 라인이 개방되어 있는지, 석션이 켜져 있는지, 비디오 후두경 화면이 작동하는지 확인하는 것이 포함된다. 체크리스트를 사용하면 팀이 기도관리에 접근할 수 있도록 하고 팀의 모든 구성원이 계획을 알고 있는지 확인할 수 있다. 체크리스트는 기본 기술,

응급 기도 체크리스트

도착 전 장비 체크리스트:

- ☐ O_2가 공급 중인 BVM
- ☐ 흡인기 작동
- ☐ 후두경 준비
- ☐ LMA 및/또는 킹 LT 준비
- ☐ 반지방패막절개술 세트 위치
- ☐ $ETCO_2$ 측정기 준비

삽관 전 세부 정보 체크리스트:

- ☐ 평가 - 입을 벌려 봄, 목의 가동성, 반지방패막 해부학
- ☐ 최적의 접근 방식 논의(각성, 진정 또는 RSI?)
- ☐ 약물 처방(삽관 후 약물 포함)
- ☐ 환자를 최적으로 배치
- ☐ 전산소화(일반적으로 안면마스크로 분당 60 L O_2 사용)
- ☐ 15 L/min의 비강 캐뉼라 O_2(무호흡시 산소 공급용)
- ☐ 팀 전체에 기도 계획 전달
- ☐ 보조자 준비
- ☐ 정맥로 유지(주사 부위 위의 BP 커프?)
- ☐ 산소포화도 측정 기능

그림 23-1. 삽관 전 체크리스트의 예시. 기관마다 다른 체크리스트는 모든 삽관 시도에 대해 표준화되어야 하는 모범 사례를 삽관자에게 상기시킨다. (Courtesy of the Department of Emergency Medicine, Hennepin County Medical Center.)

기술 및 장비가 안전하고 효과적인 기도관리의 핵심임을 확인한다. 샘플 체크리스트는 그림 23-1에 나와 있다. 삽관 체크리스트의 정확한 내용은 기관마다 다르며 지속적인 사용을 보장하기 위해 체크리스트를 엄격하게 구현하는 것보다 덜 중요할 수 있다.

응급 삽관을 받는 환자의 60%는 하나 이상의 어려운 기도 특성을 가지고 있기 때문에 모든 응급 삽관은 잠재적으로 어렵고 세심한 준비가 필요한 것으로 간주되어야 한다. 체크리스트를 사용하면 어려움이 발생할 때를 대비할 수 있다. 삽관 전 체크리스트의 많은 요소는 다른 장에서 다룬다. 여기에서는 삽관 과정에 대한 중요성을 강조하기 위해 핵심 요소에 대한 간략한 요약을 제공한다.

기도 평가

시간과 임상 환경이 허락한다면 삽관자는 백-마스크 환기, 성문외 장치 배치 및 후두경 검사의 예상되는 어려움을 평가해야 한다(2장). 최소한 삽관자는 입 벌림과 목의 움직임을 평가하고 입과 기도 사이에 장애물이 있을 수 있는지 여부를 고려해야 한다. 이것은 기도 계획의 완성을 안내할 것이다.

완벽한 환자 자세

15장과 16장에서 자세히 다루는 자세 잡는 법은 RSI, 전산소화 및 비디오후두경 사용 여부만큼 첫 번째 시도의 성공 또는 실패를 결정할 수 있다. 경추 손상이 의심되지 않는 한, 얼굴을 천장과 평행하게 유지하면서 가슴에 대해 상대적으로 머리를 들어 올려 귀를 흉골 노치에 맞추는 것이 모든 삽관에 도움이 된다(그림 23-2). 입과 후두 사이의 가장 직선적인 경로는 어떤 후두경을 사용하든 관계

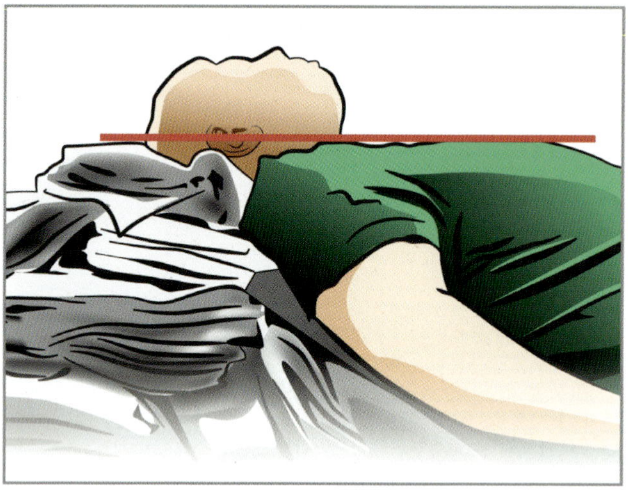

그림 23-2. 이상적인 환자 위치는 앞쪽 귀를 흉골 노치에 맞춘다. 이것은 얼굴을 천장과 평행하게 유지하면서 환자의 머리를 들어 올려서 시행된다. (Courtesy of the Department of Emergency Medicine, Hennepin County Medical Center.)

없이 후두경 검사와 튜브 전달 모두에 도움이 된다. 각 환자는 완벽한 자세를 얻기 위해 약간씩 다른 기술이 필요하다. 어떤 환자는 아무것도 필요하지 않는다. 일부는 목이나 어깨 뒤에 수건을 놓아야 할 것이다. 다른 환자들, 특히 비만 환자는 침대를 경사지게 하거나 시중에서 판매되는 장치를 사용해야 한다. 이것은 후두경 검사 중에 시행할 수 있지만 삽관 전에 가능한 완벽한 자세로 만들어야 한다.

훌륭한 흡인 준비

블레이드, 부지 및 튜브를 제외하고 환자의 입에 들어가는 유일한 다른 장치는 흡인기이다. 일부 환자의 경우 적절한 흡인이 성공 또는 실패를 결정할 뿐만 아니라 기관으로 대량의 혈액, 분비물 또는 위 내용물을 흡인이 있는지 여부를 결정한다. 표준 편도선(일반적으로 Yankauer로 알려짐) 및 치과용 석션 팁과 표준 석션 튜브(내경 5 mm)는 직경이 좁아 혈액이나 토사물에 의해 쉽게 막힌다. 기도에서 심각한 출혈이나 구토가 있는 환자를 위한 최상의 흡인 장비에는 팁 내경이 최소 $^1/_4$인치(예: SSCOR, Inc.의 Big Stick 및 DuCanto 카테터; Sun Valley, CA) 및 $^5/_{16}$인치(~8 mm) 내경 흡입 튜브(예: Kuriyama Tubing, 투명 PVC)인 대구경 팁이 포함된다.

구조 장치 선택 및 위치

항상 어려운 기도를 예상해야 한다. 백-마스크 장치, 성문외 기도, 윤상갑상막절개 키트를 포함한 백업 장치를 선택하고 찾아 준비한다. 이러한 정신적, 육체적 준비는 특히 구조 산소 공급 및 환기에서 전반적인 절차의 성공에 대한 자신감을 향상시킨다.

최적의 전산소화의 중요성

전산소화는 환자가 무호흡 상태에서 정상적인 산소 포화도를 유지하는 시간을 연장하여 삽관 절차에 더 많은 시간을 허용하기 때문에 응급 삽관의 성공에 매우 중요하다(8장 및 20장 참조). 이상적으로는 환자에게 3분의 전산소화 또는 시간이 부족할 경우 8회의 최대 호흡량을 제공해야 한다. 머리를 올린 자세에서 환자에게 미리 산소를 공급하는 것이 가장 좋다. 적절한 전산소화를 제공하는 두 가지 간단한 방법이 있다.

1. **고유량 산소.** 고유량의 산소를 제공하는 가장 쉬운 방법은 비재호흡기(NRB) 안면 마스크를 가능한 한 높게 설정된 산소 흐름 속도(즉, 플러시 흐름 속도, 일반적으로 40~60 L/min)로 사용하는 것이다. 더 이상 회전하지 않을 때까지 표준 유량계의 손잡이를 돌리면 산소의 흐름은 상당히 커진다. 이것은 모든 응급 삽관에 대한 기본 초기 전산소화 방법이다. 5~15 L/min으로 설정된 표준 비강 튜브는 안전한 무호흡 기간을 연장하기 위해 비재호흡(NRB) 마스크 아래에 놓고 삽관 중에 제자리에 둔다. 가습 고유량 비강 산소(HFNO)도 선택 방법이지만 특수 장비가 필요하다.
2. **양압 산소.** 이것은 기저 호흡기 질환 또는 비만 환자에게 가장 적합하며 환자의 호흡과 밀접하게 동기화된 고품질 인공호흡을 제공하는 비침습 양압 인공호흡으로 대부분 수행된다. 호기말 기도 양압 밸브가 있는 백-밸브-마스크 장치를 환기를 제공하지 않고 마스크 아래에 다른 보조 산소와 함께 사용하는 것은 고려 사항이지만 환자가 충분한 환기 노력을 통해 호흡량을 끌어내야 하므로 주의해야 한다. 백의 저장 공간과 팀원으로부터 완벽한 마스크 밀봉을 지속적으로 유지해야 하기 때문에 주의해야 한다. 환자가 무호흡증이 아닌 한 수동 백 환기는 권장되지 않는다. 자발적 호흡 환자의 경우 백-마스크 장치를 환자의 호흡과 동기화하기 어렵고 이 방법은 무시할 수 있는 양압만 제공한다.

첫 번째 시도를 최고의 시도로 만들기

첫 번째 시도가 실패할 때까지 더 나은 장비, 기술 또는 인력을 대기시키지 말고 첫 번째 시도에서 최고의 장비, 최고의 기술 및 최고의 인력을 사용해야 한다. 대부분의 응급 삽관의 경우 첫 번째 시도에서 사용되는 기본 도구는 표준형과 과각도 블레이드가 모두 있는 비디오후두경이어야 한다.

환경 설정

중환자의 기관삽관을 수행할 때 이환율 또는 사망을 예방하기 위해 필요한 경우가 아니면 주의를 산만하게 하는 것은 금지되어야 한다. 이는 지상 활주, 이륙 및 착륙 중 불필요한 활동을 금지하는 항공기의 조종실 규칙과 유사하다. 삽관 절차 전에 팀원에게 환자의 산소 포화도가 특정 임계값(예: 93%)에 도달하면 방에 알리도록 지시한다. 이는 조치를 취할 수 없는 산소포화도 수준(예: 99%, 98%, 96%" 등)을 낮추는 것보다 훨씬 더 바람직하다. 나머지 팀원(예: 간호사, 의료 보조원, 학생)에게는 기도 계획과 초기 절차 및 모든 백업 절차에 대한 각자의 역할에 대해 브리핑해 주어야 한다.

이상적으로는 부서에서 대부분의 삽관에 대해 매우 유사한 접근 방식을 사용하여 팀이 편안함과 숙련도를 높일 수 있는 루틴에 익숙해질 수 있다. 절차에 도움이 될 주요 보조자 한 명을 지정한다.

이 보조자는 흡입 장치, 부지 및 기관내 튜브를 건네줄 것이며 외부 후두 조작을 도울 수 있다. 보조자가 비디오 화면을 볼 수 있는지 확인하여 절차를 더 잘 지원하고 발생하는 문제를 더 빨리 해결할 수 있다. 이 보조자는 체크리스트 항목이 완료되었는지 확인하는 일도 담당할 수 있다.

가장 좋은 후두경의 사용

가장 좋은 후두경의 사용은 첫 번째 시도가 성공할 가능성이 가장 높은 후두경을 선택하는 것이다. 많은 사람들이 비디오후두경이 기본 삽관 장치가 되어야 한다고 주장한다. 비디오후두경은 시야가 더 좋고, 체액이나 입 안의 혈액에 의해 오염되는 경우가 드물며, 관찰 연구에서 증강된 직접 후두경과 비교할 때에도, 더 높은 성공률을 보이고 있기 때문이다.

기술이 실패하거나 깨끗한 블레이드를 사용할 수 없는 경우를 대비하여 개발하고 유지하는 데 필요한 기술인 직접 후두경 검사는 예외적으로 드물지만 의사가 성공 가능성이 가장 높다고 생각하는 경우에 사용할 수 있다. 가능하면 Macintosh 스타일의 비디오후두경을 사용하여 직접후두경 검사를 수행해야 한다. 이를 통해 삽관이 어려운 경우 즉시 비디오 백업을 통해 직접 후두경 검사를 수행할 수 있다. 레지던트를 교육하는 기관은 하나의 장치로 직접 및 비디오후두경 검사를 모두 수행할 수 있도록 Macintosh 스타일의 비디오후두경 사용을 강력히 고려해야 한다. 이용 가능한 증거에 따르면 Macintosh 스타일 비디오후두경은 경추 손상이 의심되는 환자에게 사용하는 경우에도 많은 환자에서 과각화 비디오후두경과 유사한 성공을 거두고 있다.

과각도 블레이드는 숙련된 사람에서 효과적이고 매우 성공적이지만 주로 과각화 비디오후두경을 사용하는 삽관자는 직접 후두경에 대한 숙련도를 유지하지 못할 수 있으며, 비디오 장치를 사용할 수 없거나 기술적인 어려움이 있는 경우 문제가 될 수 있다.

최적의 후두경 검사 시행

최적의 후두경 검사를 위해 손잡이가 블레이드와 만나는 곳 근처에서 블레이드를 잡아 올바른 자세를 취하고 얼굴이 환자로부터 충분히 떨어져 있는지 확인한다. 후두경 검사를 서두르거나 환자의 얼굴에 얼굴을 바로 대지 않아야 한다. 서둘러야 할 것 같으면 더 나은 전산소 투여 또는 다른 기도 계획이 필요할 수 있다. 체계적으로 블레이드를 입 안에 삽입하고 점진적으로 혀 아래로 이동하며 들어올리면서 살펴본다. 목젖, 혀, 후두개, 모뿔 연골, 성문 개구부의 구조가 점진적으로 보인다. 15장과 16장에서 더 자세한 내용을 제공한다.

부지 또는 곧은 모양의 탐침의 사용

후두경 검사는 삽관 절차의 일부일 뿐이다. 가능한 최상의 시야를 확보한 후 튜브를 기관으로 넣어야 한다. 특히 Macintosh 블레이드를 사용할 때 고품질 후두경 검사 및 환자 배치를 통해 종종 튜브를 쉽게 전달할 수 있다. 그러나 튜브의 모양에 특별한 주의를 기울여야 한다. 튜브의 모양은 말단이

25~35° 구부러진 커프 모양을 따라야 한다. 첫 번째 시도에서 부지를 사용하면 일상적인 연습에 통합될 때 첫 번째 시도 성공률이 증가하고 튜브 전달이 훨씬 더 쉬워질 수 있는 것으로 나타났다. 부지의 직경이 좁으면 삽관자의 기도 시야를 가리지 않고 후두에 삽입하기가 더 쉽다. 삽관 시간이 길어지거나 부지로 인한 기도 외상에 대한 이전의 우려는 무작위 시험에서 관찰되지 않았다. 일반적으로 어려운 기도로 예상된 첫 번째 시도 중 또는 삽관 시도 실패 후(예: 비디오후두경 검사 및 부지) 일상적인 부지의 사용은 실제 어려운 기도에 사용할 때 성공률을 향상시킬 수 있다. 15장과 16장에서는 삽관의 중요한 구성 요소에 대해 자세히 설명한다.

간단한 알고리즘은 삽관 시도가 실패할 때 매우 유용함

이 삽관 계획에는 첫 번째 시도가 실패할 경우 삽관자가 새로운 결정을 내리기 위해 귀중한 인지 대역폭을 사용하지 않고도 알고리즘의 다음 단계로 이동할 수 있도록 하는 입증된 기술과 함께 간단한 선입견 기도 알고리즘이 포함되어야 한다. 이 프레임워크는 환자의 산소 공급을 유지하는 능력에 대한 자신감을 향상시킨다. 비상 기도 알고리즘에 대한 검토는 5장을 참조하라.

백업은 가용성이 있어야 하고, 잘 입증되고, 잘 실행되어야 함

삽관 시도가 실패하면 다른 방에 있는 어려운 기도 카트가 아니라 팔이 닿는 곳에 백업 장비를 즉시 사용할 수 있어야 한다. 어려운 기도의 약 절반은 예상치 못한 것이기 때문에 일상적인 삽관과 어려울 것으로 예상되는 삽관 모두에 백업 장비를 사용할 수 있어야 한다.

백-마스크 환기는 기본 백업 장치이다. 성문외 장치(EGD)도 매우 중요한 백업 도구이며 백-마스크 환기 대신 또는 환기 후에 사용할 수 있다. 응급 기도 임상의는 모든 EGD가 동등하지 않다는 것을 인식하고 백업 장치를 신중하게 선택해야 한다(13장 참조). 구체적으로, 2세대 EGD는 구위관을 동시에 통과할 수 있도록 설계되었고, 일부는 블라인드 또는 내시경 삽관을 용이하게 하도록 설계되었으며, 일부는 누출 전에 더 높은 압력으로 환기가 가능하도록 설계되었다. 많은 부서에서 기본 백업 장치로 1세대 후두 마스크 기도기만 가지고 있어 위를 비우거나 삽관을 용이하게 하거나 높은 환기 압력을 견딜 수 없다. ED는 최신 EGD를 비축하고 모든 삽관자가 사용에 익숙하도록 해야 한다.

모든 응급 기도 알고리즘의 마지막 단계는 외과적 접근이다. 대부분의 응급 기도 전문가는 쉽게 구할 수 있는 장비(메스, 부기, 기관내관 및 후크)를 사용하는 간단한 수술 기법을 권장한다.

백-마스크 인공호흡, EGD 배치 및 외과적 기도와 같은 백업 기술을 사용하여 정기적으로 연습하는 것이 권장되며, 임상의는 어려운 기도 시나리오를 보다 편안하게 관리할 수 있다. 이러한 정신적, 신체적 준비는 전반적인 절차의 성공에 대한 자신감을 향상시킬 것이며, 특히 구조 산소화 및 인공호흡에서 RSI에 대한 자신감을 높이고 첫 번째 시도의 성공 가능성을 높일 수 있다.

도움 요청

응급 삽관을 담당하는 사람들은 이상적으로 어려운 기도, 각성 삽관, RSI, EGD를 사용한 구조, 외과적 기도 수행을 포함하는 삽관의 전 과정에 전념해야 한다. 겸손한 자세는 특히 어려운 경우에 안전하고 성공적인 기도관리의 핵심이 된다.

기도가 어려울 수 있음을 인식하고 적절한 도움을 요청하는 것이 중요하다. 경험이 많고 숙련된 기도 전문가는 몇 명의 보조자만 필요할 수 있지만, 기술이나 경험이 적은 사람은 가장 경험이 풍부한 기도관리자, 이상적으로는 다른 응급 의사 또는 응급 기도를 정기적으로 관리하는 사람에게 도움을 요청해야 한다.

일부 응급 임상의가 각성 삽관을 위해 마취과 전문의를 부르거나 수술적 기도를 위해 외과의를 부르는 것이 일반적일 수 있지만 이러한 컨설턴트의 능력을 아는 것이 중요하다. 응급기도관리 프로세스의 일부를 컨설턴트에게 의존하는 것은 세 가지 이유로 문제가 될 수 있다. 첫째, 협진의가 24시간 즉시 응대하지 못할 수 있으며, 분명한 영향을 미칠 수 있다. 둘째, 협진의는 당신이 기대하는 경험이나 기술이 없을 수 있다. 예를 들어, 많은 마취과 전문의는 응급 상황에서 각성 삽관 경험이 많지 않다. 일부 외과의는 응급 윤상갑상막절개술에 대한 촉각적 접근 방식에 익숙하지 않으며 대신 해부학적 구조를 시각화하려고 헛되이 시도하거나 사용할 수 없는 장비를 요청할 수 있다. 셋째, 시술자는 기술은 있지만 RSI, EGD 사용, 외과적 기도 시행 시기 결정 등 응급기도관리를 위한 의사 결정에 경험이 없을 수 있다. 일반적으로 응급실에서 삽관을 수행하지 않는 협진의가 삽관 절차를 지원하는 경우에도 의사 결정은 기본적인 응급팀에 남아 있어야 한다. 구조 기술의 타이밍에 대한 완벽한 의사소통이 필수적이다.

주도권 확보, 지속적인 품질 개선 및 기도리드

개인과 부서 모두를 위한 응급 삽관의 성공과 안전에 크게 기여하는 가시적인 요인은 적다. 응급 삽관을 완전히 책임을 가진 부서는 절차에 대해 느끼고 더 많은 책임을 느끼게 될 것이며, 이는 시간이 지남에 따라 필요한 의사 결정 및 기술 능력의 스펙트럼에 대한 기술과 자신감을 증가시킬 것이다. 개인과 부서는 적절하게 훈련되고 경험이 있는 경우 간단한 삽관이 예상되는 환자뿐만 아니라 삽관이 필요한 모든 환자를 돌봐야 한다. 여기에는 후두경 검사, 백-마스크 장치 및 EGD를 사용한 구조 산소 공급, 외과적 기도의 성능, 각성 내시경 삽관법, 이러한 각 기술을 수행해야 할 시기에 대한 지식이 수반된다. 이러한 지식과 태도는 이 절차에 대한 책임을 조성하여 보다 신속하고 효율적이며 안전한 응급기도관리를 가능하게 한다.

부서에서 초음파 이미지 또는 기타 프로세스에 대한 질관리를 수행하는 것이 일반적이다. 응급 삽관을 위해서도 이와 동일한 활동을 수행해야 한다. 응급 삽관은 작은 절차 변경이나 주요 단계의 누락이 치료를 받는 환자에게 큰 영향을 미칠 수 있는 본질적으로 위험한 절차이기 때문에 환자 결과를 모니터링하기 위해 지속적인 품질 개선이 필요하다. 이것은 부서 내에서 이 절차의 성공과 안전을 향상시킬 수 있는 체계적인 개선이 있는지 여부를 결정하는 데 도움이 된다. 질 관리 프로세스는 부서마다 다르지만 임상 팀의 구체적인 의견을 수용하면서 절차의 세부 사항, 결과 및 합병증에 대한 기록을 포함해야 한다. 여기에는 검토를 위해 드롭 박스에 간단한 종이 양식을 삽입하는 것부터 정교한 삽관 데이터 포인트를 전자 데이터베이스에 입력하는 것까지 다양한 형태를 취할 수 있다. 이러한 데이터 포인트를 측정하지 않고 체계적으로 개선하는 것은 거의 불가능하다.

마지막으로, 응급기도관리를 수행하는 각 부서에서 적어도 한 사람은 기도 책임자로 지정되어야 한다. 이 사람은 기도 문헌을 최신 상태로 유지하고, 부서가 적절한 기도 장치 및 교육을 받았는지 확인하고 절차 및 환자 결과를 모니터링하기 위해 지속적인 품질 개선 데이터를 검토할 책임이 있다. 기도 리드의 목표는 삽관 관련 합병증을 지속적으로 줄이면서 95% 이상의 첫 시도 성공을 달성하는 것이다. 책임을 분산시키는 것이 아니라 이 역할을 수행할 한두명의 사람을 정하는 것은 이러한 중요한 작업에 대한 책임을 집중하고 보다 진정한 책임을 허용하는 역할을 한다.

요약

응급 삽관은 복잡하고 잠재적으로 위험한 절차이다. 각 삽관에 대해 사용 가능한 최상의 기술, 장비 및 인력을 사용하는 표준 접근 방식을 사용하면 더 간단하고 안전하게 만들 수 있다. 최소한의 합병증으로 최고의 성공을 달성하기 위해 부서는 삽관 결과를 지속적으로 모니터링하여 점진적인 개선해야 할 부분을 파악해야 한다.

근거가 되는 연구

다양한 환경에서 첫 시도 삽관 성공의 추정치는 무엇인가?

2000년부터 2016년까지 전 세계에서 발표된 ED 연구를 포함하여 2017년에 발표된 대규모 메타 분석에서는 평균 84.1%의 첫 시도 성공률을 보여 주었다.[1] 그러나 ED 레지스트리의 최신 데이터는 평균 첫 시도 성공률이 약 90%, ED 등록에 참여하는 기관 내 성공률은 77%에서 97%까지 다양하다.[2, 3] 환자 집단이 다른 ICU에서 첫 시도 삽관 성공률은 약 70%[4,5]에서 80%까지 다양했다.[6, 7]

첫 번째 시도의 성공이 얼마나 중요한가?

다양한 지리적 영역, 의료 전문 분야, 병원 단위(ED 및 중환자실) 및 환자 집단에 걸친 여러 연구에서 첫 번째 시도 성공이 저산소혈증, 흡인, 심정지 및 기타 삽관 주위 합병증의 위험 감소와 관련이 있음을 보여주었다.[1, 7-12]

체크리스트, 묶음 계획 및 지속적인 품질 개선 프로그램이 첫 시도 삽관 성공을 향상시킬 수 있는가?

체크리스트 및 묶음 변경사항을 포함한 지속적인 품질 개선 프로그램의 구현이 응급 삽관에 대한 첫 번째 시도 성공률의 상당한 향상과 관련이 있음을 보여주는 여러 연구가 있다.

Sakles 등은 10년 동안 포괄적인 CQI 프로그램이 바쁜 응급실에서 첫 시도 삽관 성공률을 73%에서 92%로 향상시킨 방법을 설명했다.[13] Groombridge 등은 기도 등록, 월간 기도 감사 세션 및 RSI

체크리스트를 포함하는 기도 번들의 구현으로 첫 번째 시도 삽관 성공률이 89%에서 95%로 향상되었음을 보여주었다.[14] Fogg 등은 직원 교육, 장비 및 실무 표준화 영역에 걸쳐 일련의 변경 사항을 구현함으로써 첫 번째 시도 성공률을 83%에서 94%로 향상시킬 수 있었다.[15] Kerrey등은 대단위 소아 응급실 연구에서 CQI 프로그램을 시작했으며, 여기에는 공식 실행 프로세스, 비디오후두경 검사(VL)의 의무적 사용, 초보 삽관자에 대한 제한을 포함하는 체크리스트가 포함되어 있었으며, 과거의 33%에서 16%로 삽관 관련 저산소혈증의 상당한 감소를 보고했다.[16]

변경 사항을 구현하고 첫 번째 시도 삽관 성공을 개선한 그룹 간에 공통적으로 나타나는 구체적인 변경 사항은 무엇인가?

- 삽관 전 체크리스트 사용
- 전산소화 및 무호흡 산소화의 최적화
- 표준형(Macintosh) 블레이드와 함께 비디오후두경 사용 증가- 직접 후두경(DL)과 비디오후두경(VL)을 동시에 사용할 수 있음
- 부지 또는 탐침 사용 증가
- 응급 삽관을 시도하는 초보자 감소

참고문헌

1. Park L, Zeng I, Brainard A. Systematic review and meta-analysis of first-pass success rates in emergency department intubation: creating a benchmark for emergency airway care. *Emerg Med Australas*. 2017;29(1):40-47.
2. Brown CA III, Kaji AH, Fantegrossi A, et al. Video laryngoscopy compared to augmented direct laryngoscopy in adult emergency department tracheal intubations: a National Emergency Airway Registry (NEAR) study. *Acad Emerg Med*. 2020;27(2):100-108.
3. Driver BE, Prekker ME, Reardon RF, et al. Success and complications of the ketamine-only intubation method in the emergency department. *J Emerg Med*. 2021;60(3):265-272.
4. Lascarrou JB, Boisrame-Helms J, Bailly A, et al. Video laryngoscopy vs direct laryngoscopy on successful first-pass orotracheal intubation among ICU patients: a randomized clinical trial. *JAMA*. 2017;317(5):483-493.
5. Janz DR, Semler MW, Lentz RJ, et al. Randomized trial of video laryngoscopy for endotracheal intubation of critically ill adults. *Crit Care Med*. 2016;44(11):1980-1987.
6. Mosier JM, Sakles JC, Stolz U, et al. Neuromuscular blockade improves first-attempt success for intubation in the intensive care unit. A propensity matched analysis. *Ann Am Thorac Soc*. 2015;12(5):734-741.
7. Russotto V, Myatra SN, Laffey JG, et al. Intubation practices and adverse peri-intubation events in critically ill patients from 29 countries. *JAMA*. 2021;325(12):1164-1172.
8. Sakles JC, Chiu S, Mosier J, Walker C, Stolz U. The importance of first pass success when performing orotracheal intubation in the emergency department. *Acad Emerg Med*. 2013;20(1):71-78.
9. Hasegawa K, Shigemitsu K, Hagiwara Y, et al. Association between repeated intubation attempts and adverse events in emergency departments: an analysis of a multicenter prospective observational study. *Ann Emerg Med*. 2012;60(6):749-754.e2.
10. Mort TC. Emergency tracheal intubation: complications associated with repeated laryngoscopic attempts. *Anesth Analg*. 2004;99(2):607-613.
11. Martin LD, Mhyre JM, Shanks AM, Tremper KK, Kheterpal S. 3,423 emergency tracheal intubations at a university hospital: airway outcomes and complications. *Anesthesiology*. 2011;114(1):42-48.
12. Brown CA III, Bair AE, Pallin DJ, Walls RM: NEAR III Investigators. Techniques, success, and adverse

events of emergency department adult intubations. *Ann Emerg Med*. 2015;65(4):363-370.e1.

13. Sakles JC, Augustinovich CC, Patanwala AE, Pacheco GS, Mosier JM. Improvement in the safety of rapid sequence intubation in the emergency department with the use of an airway continuous quality improvement program. *West J Emerg Med*. 2019;20(4):610-618.
14. Groombridge C, Maini A, Olaussen A, et al. Impact of a targeted bundle of audit with tailored education and an intubation checklist to improve airway management in the emergency department: an integrated time series analysis. *Emerg Med J*. 2020;37(9):576-580.
15. Fogg T, Alkhouri H, Vassiliadis J. The Royal North Shore Hospital emergency department airway registry: closing the audit loop. *Emerg Med Australas*. 2016;28(1):27-33.
16. Kerrey BT, Mittiga MR, Rinderknecht AS, et al. Reducing the incidence of oxyhaemoglobin desaturation during rapid sequence intubation in a paediatric emergency department. *BMJ Qual Saf*. 2015;24(11):709-717.

CHAPTER 24

의식하 삽관을 위한 마취와 진정

(Anesthesia and Sedation for Awake Intubation)

Steven C. Carleton, Alan C. Heffner | 정지선

서론

사람은 어떠한 대가를 치르더라도 자신의 기도를 보호하려고 한다. 기도 반사가 유지되고 완전히 의식이 깨어 있는 환자에서 후두경으로 성문을 적절하게 시야에 노출시키는 것은 극히 어렵다. 빠른연속기관삽관(rapid sequence intubation, RSI)은 이러한 기도 반사의 원심성 경로를 비활성화하면서 협조적이고 기억이 없고 자각하지 못하게 하기 때문에 삽관 조건을 달성하는 데 효과적이다. 특히 백-마스크 환기(bag-mask ventilation, BVM) 또는 성문 위 기도유지 기구(supraglottic airway device)를 이용한 재산소화가 어려울 것으로 예상되는 경우, 생리적으로 취약하거나 해부학적 문제가 있는 환자들에게는 대체 약물 요법을 사용하여 기도 위기의 발생을 피하면서 삽관 조건을 달성할 수 있다.

의식하 삽관 방법은 시술 중 자발 호흡을 유지하고 유도(induction)로 발생하는 생리적 영향을 줄이기 위한 것이다. 이러한 방법은 기도 반사의 구심성 경로를 약화시켜 기도의 평가를 용이하게 하는 국소 마취와 환자의 협조가 가능하도록 만들기 위한 적절한 진정이 필요하다. 일반적으로 국소 마취는 가장 중요한 구성 요소이며 전신성 진정의 잠재적인 부작용을 제한하기 위해 먼저 시행된다.

적응증과 금기증

의식하 후두경검사(awake laryngoscopy)에는 두 가지 공통 목표가 있다. 두 가지 모두 어려운 삽관이 예상되는 환자에게 적용할 수 있다.

성문의 시각화

국소 기도 마취는 진단 또는 예후 평가를 위한 하인두와 성문의 시각화를 용이하게 한다. 일반적인 적응증에는 쉰 목소리, 협착음, 객혈, 이물질 의심, 종괴, 흡인 손상 또는 목 외상에 대한 검사가 포함된다. 많은 경우에 삽관의 필요성이 명확하지 않으며, 육안 검사는 기도유지의 필요성과 해부학적 제한을 확인하는데 도움이 된다. 이는 열성 기도 손상 가능성이 있는 화상 환자에서 시행되는 일반적

인 검사다. 부종이 있거나 증상이 진행되면 삽관이 필요하지만, 붓기가 경미하거나 보이지 않고 환자의 증상이 안정적이면 삽관 없이 중환자실에서 철저히 관찰하는 것이 합리적인 접근법이 될 수 있다. 진단을 위한 의식하 기도 평가는 일반적으로 비강이나 구강을 통해 삽입되는 굴곡내시경(flexible endoscope)을 이용한다. 구강을 통하여 시행할 경우, 보조자가 접힌 거즈를 사용하여 환자의 혀를 입 밖으로 잡아당기면서 검사를 진행할 수 있다. 그런 다음 스코프를 혀의 기저부 위로 전진시키고 유연한 팁을 아래쪽으로 이동시켜 성문과 성문 주위의 해부학적 구조를 빠르게 시야에 노출시킨다. 이는 비강 또는 구강의 도포마취만으로 신속하게 수행할 수 있다. 삽관이 예상되는 경우, 6-0 또는 6-5 기관내 삽관튜브(endotracheal tube, ETT)를 비강에 미리 삽입하거나 구인두 보조기구(예: 윌리엄스[Williams] 또는 오바사피안[Ovassapian] 기도유지기)를 통해 삽입하는 것이 도움이 된다. 스코프는 기관내 삽관튜브를 통과해서 성문입구로 진입할 수 있다. 이를 통해 초기 기도 평가 중에 삽관이 필요한 경우, 다시 제거하지 않고 삽관을 진행할 수 있다.

의식하 삽관

의식하 방법의 두 번째 일반적인 적응증은, 삽관이 필요하지만 시술 중에도 환자의 자발적인 호흡과 기도 유지가 우선되는 상황이다. 완전한 유도(full induction), 마비 및 무호흡이 금기라고 생각되는 경우 의식하 방법을 고려한다. 외부 해부학적 표지자(예: LEMON)를 평가하여 예상되는 어려운 성문 시각화, 무호흡 발생 시 즉각적인 산소 포화도 저하 우려, 또는 유도 자체가 순환 허탈의 독립적 위험인자로 작용하는 심혈관 질환이 있는 경우에도 의식하 방법을 고려해야 한다(4장 참조).

이러한 모든 상황에서 인지된 어려움의 정도와 빠른연속기관삽관 또는 의식하 접근법의 사용 여부는 환자의 특성, 기도관리자의 경험과 판단, 사용 가능한 장비에 따라 달라진다. 의식하 방법에 대한 유일한 금기 사항은 준비하는 시간이 부족할 정도로 빠르게 악화되는 기도에서 즉각적인 개입이 필요한 경우다(5장, "부득이한 조치[forced to act]" 시나리오에 대한 논의 참조). 의식하 기도 시각화를 수행하는데 충분한 시간과 환자의 협조가 가장 중요한 사항이다. 환자를 준비하는 핵심적인 요소 중 하나는 분비물이나 출혈의 관리로, 이는 기도 마취를 효과적으로 할 수 없게 만들거나 내시경이나 후두경을 사용하는 성문 시각화의 시도를 방해할 수 있다.

국소마취 요인

기도의 국소 마취는 도포, 주사 또는 두가지 방법을 동시에 사용할 수 있다. 국소 마취제의 선택은 약물의 특성과 공급방식(농도 및 제형-수용액, 겔 또는 연고)에 따라 결정된다. 강력한 국소 마취는 진정을 시행하지 않거나 조금만 시행해도 기도의 시각화를 가능하게 한다. 일반적으로 의식하 방법이 선택된 고위험 환자에게 진정제를 투여하기 전에 국소 마취를 최대한 효과적으로 시행해야 한다.

기도 분비물은 적용된 약물를 희석시키거나 의도한 곳에서 멀리 씻어내어 도포마취를 방해한다. 침분비억제제는 분비물을 감소시켜 도포마취와 시야를 개선하는 효과적인 보조제다. 항무스카린제인 글리코피롤레이트(Robinul)가 선호된다(0.005 mg/kg: 일반적인 성인 용량 0.2~0.4 mg 정맥주사). 가장 큰 단점은 정맥 주사 후 효과가 나타나기까지 10~20분이 걸린다는 것이다. 하지만 단 10분이라도 충분한 시간이 주어진다면, 글리코피롤레이트는 도포마취를 원활하게 하고 성문 시야를 개선하기 위해 투여해야 한다. 침분비억제제는 의도한 효과가 나타난 이후에 생성되는 분비물만을 억제한다는 것을 이해하는 것이 중요하다. 기존의 분비물은 도포마취나 성문 시야를 방해할 수 있기 때문에, 흡인, 기계적 닦기 또는 환자의 효과적인 기침 및 삼킴을 통해 제거해야 한다. 기도 도포마취 전에는 항상 흡인이 필요하다는 것을 예상하고, 흡인용 카테터를 준비해야 한다. 환자가 후속 흡인을 참을 수 있다면, 기도에 대한 추가적인 기구 삽입 전 충분한 도포마취가 이루어졌음을 나타내는 유용한 증거다.

리도카인은 작용이 빠르고(최고 효과까지 2~5분), 유용한 지속 시간(15~90분)과 안전성, 그리고 널리 보급된 약제라는 이점으로 인해 기도 마취에 선호되는 약물이다. 도포마취를 위해서는 2~4%(20~40 mg/mL) 농도의 수용액이 적당하며, 높은 농도일수록 더 빠른 마취효과가 나타난다. 에피네프린의 첨가는 아무런 장점이 없다.

점막에 사용된 리도카인은 전신순환계로 불완전하게 흡수된다. 도포마취후 혈중 농도는 개인마다 매우 다양하며 침분비억제제 사용 유무, 도포 방법 및 시기, 연령, 순환 기능, 체형, 간 질환 및 점막의 상태(정상 vs 염증)에 의해 영향을 받는다. 성문 위 기도유지 기구에 도포되거나 삼켜진 리도카인은 간에서 처음통과대사에 의해 제거되며, 전신 독성에 영향을 미치지 않는다. 혈중 농도와 적용 용량은 임상 독성과 낮은 상관관계가 있지만, 독성이 처음 나타나는 농도는 일반적으로 5 μg/mL로 간주된다. 점막 도포 후 혈중 농도가 최고조에 달하는 데에는 20분에서 1시간이 소요될 수 있다. 리도카인을 에어로졸로 투여하거나 내시경을 통해 분무하는 경우 정맥 투여량 지침은 과도하게 보수적이다. 리도카인의 최대 도포 용량은 4~5 mg/kg(70 kg 일 경우 280~350 mg, 4% 리도카인 수용액 7~8.75 mL)을 권장한다. 조심스럽게 투여한다면, 의식하 삽관을 위해 비강이나 구강에 효과적인 기도 도포마취를 제공할 수 있다. 최대 용량은 투여 전에 제지방체중(lean body weight, LBW)을 기준으로 계산하고 사용 중에 누적 용량을 모니터링해야 한다. 에피네프린을 첨가하지 않는 최대 안전 침윤용량을 5 mg/kg, 도포용량은 4~9 mg/kg로 여러 기관에서 권장하고 있다. 응급실 환자에서 점막 도포마취를 체계적으로 평가한 연구는 없다. 리도카인이 기도내에 적용되어 효과적인 마취를 달성하면서 독성을 유발하지 않도록 하기 위해서는 임상적인 판단이 필요하며, 세심한 주의가 필요하다.

리도카인 수용액의 에어로졸화는 비말(droplet)의 크기가 성문상 점막으로 약물 전달을 용이하게 해준다. 기관지확장제 치료에 사용되는 가스식 네블라이저(nebulizer)는 기도 도포마취를 시작하는 첫 번째 단계로 유용할 수 있다. 그러나 네블라이저는 작은 입자의 에어로졸을 전달하도록 설계되어 주로 기관기관지분지(tracheobronchial tree)에 도달하며 상부 기도의 마취에 기여하지 못할 수 있다. 또한, 리도카인은 기관과 하부 성문하 기도에서 잘 흡수되어 전신 독성의 가능성을 높인다. 마지막으로, 호흡마다 다양한 양의 네블라이저로 분무된 리도카인이 날숨으로 나오기 때문에, 전달된 용량을 추정하기 어렵다. 네블라이저와 비교하여 아토마이저(atomizer)는 더 큰 비말을 만들어 내기 때문에 성문상점막에 더 분포하기 쉬우며, 상기도 기구조작을 위한 마취에 더 빠르고 효과적이며 보다

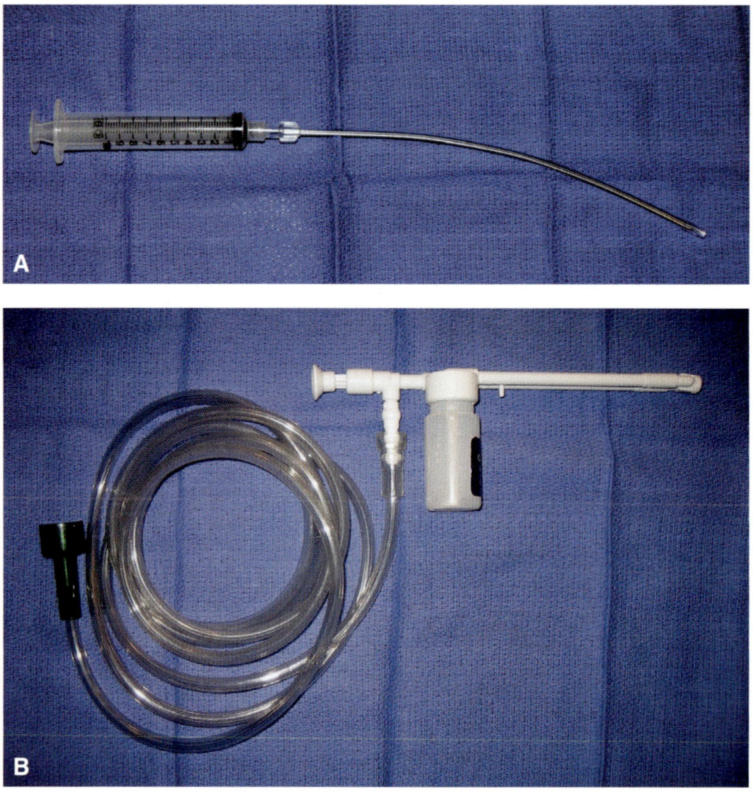

그림 24-1. 점막 아토마이저화 장치(mucosal atomization devices). **A.** 모든 루어-락(Luer-lock) 또는 휘슬-팁(Whistle-tip) 주사기에 부착되는 유연한 와이어 지향성 아토마이저화 캐뉼라다. 주사기는 아토마이저 팁을 통해 국소 마취 용액을 강제로 주입하여 미세한 미스트를 생성한다. 이것은 일반적인 성문 상부 도포를 위해 흡기와 동기화하거나 원하는 표적의 점막 마취를 위해 특정 기도 구조를 목표로 할 수 있다. **B.** 중앙 산소 공급 장치 또는 별도의 공기 펌프에 부착하여 마취 미스트를 생성하는 비지향성 가스식 아토마이저.

정확한 대상 마취가 가능하다. 그림 24-1에는 일반적으로 사용하는 효과적인 국소 마취제 아토마이저를 보여 주고 있다. 리도카인을 겸자공(working channel)을 통해 분사할 수 있도록 구성된 내시경이 그림 24-2에 나와 있다.

수용액 형태 외에도 도포용 리도카인은 2~5%의 다양한 농도의 연고 또는 젤로 사용할 수 있다. 이러한 제형들의 조합의 사용이 종종 필요하며, 각각의 제형이 총 투여량에 누적되어 기여하는 것에 주의를 기울여야 한다(그림 24-3 참조).

비강 마취

비강 삽관에서는 거의 $^{1}/_{4}$에서 출혈로 인한 합병증이 발생한다. 도포 혈관 수축제는 비강 통로를 확장시키고 비출혈을 예방할 수 있다. 이에 대한 증거는 강하지 않지만, 부작용이 적으며 일반적으로 사용에 대한 금기 사항이 없다. 임상적 효과를 보장하기 위해서는 국소 마취제가 사용되기 2~3분전에, 0.5~1.0% 페닐에프린(네오시네프린, Neo-Synephrine)또는 0.05% 옥시메타졸린(아프린, Afrin)을 각각의 콧구멍에 분무하고 흡입시켜야 한다. 거의 모든 국소 마취제의 비강 도포는 효과적이다. 4% 코카인

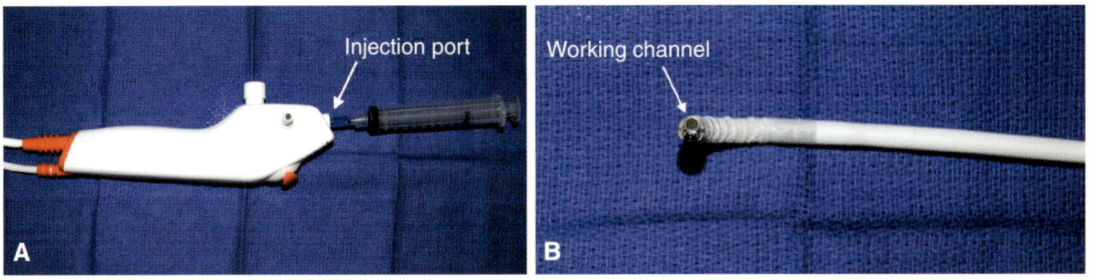

그림 24-2. A. 주입 포트에 마취 주사기가 부착된 내시경 핸드셋. B. 내시경 팁에서 겸자공(working channel)을 통해 직접적으로 표적을 보면서 마취제를 주입할 수 있다.

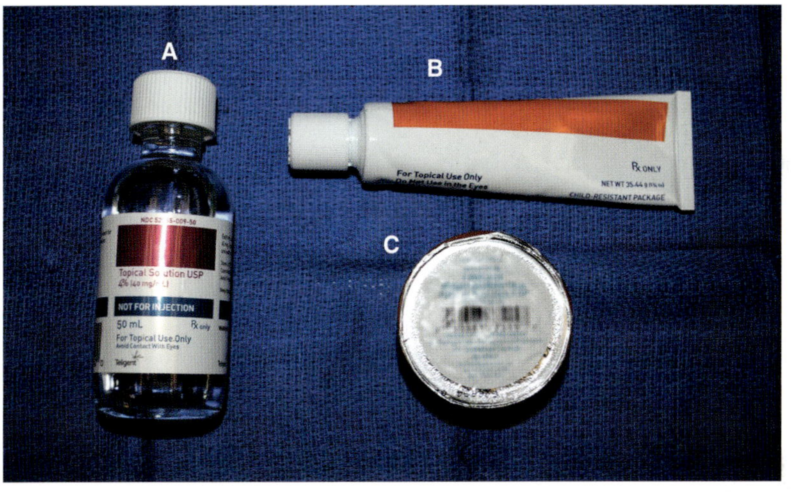

그림 24-3. 기도의 점막 도포마취에 적합한 리도카인 제제. A. 4% 리도카인 수용액. B. 5% 리도카인 수용성 연고. C. 2% 리도카인 젤.

(40 mg/mL)과 0.45% 테트라카인은 조직 침투 능력과 비강 조작과 관련된 심부 압박 불편감을 제거할 수 있기 때문에 특히 효과적이다. 그러나 코카인은 다른 약물에 비해 심혈관 합병증의 위험이 더 높다. 이전에 언급된 리도카인은 효과적인 비강 마취제이지만, 도포하는 동안 타는 듯한 이상감각과 연관되며 코카인이나 테트라카인보다 얕은 마취가 이루어질 수 있다. 그럼에도 불구하고 리도카인은 비강 마취를 포함하여 기도 도포마취에 가장 자주 사용되는 약물이다.

비강 마취에 일반적으로 사용되는 방법은 다음과 같다.

- 4% 리도카인 수용액 1~3 mL를 콧구멍에 직접 분무하면서 환자에게 깊이 들이마시게 한다. 반대쪽 콧구멍을 막는 것도 후비인두로의 약물 분포를 돕기 위해 수행될 수 있다.
- 작은 주사기를 사용하여 리도카인 젤이나 연고(2~4 mL)를 환자에게 들이 마시도록 지시하면서 콧구멍에 주입한다. 이러한 제형은 면봉을 사용하거나 코팅된 비인두 기도기의 삽입을 통해 하비도의 점막에 도포 할 있다. 삽관이 계획된 경우 기관내 삽관튜브의 말단 부분의 외부 표면에 리도카인을 도포하고 삽관할 수 있다.

구강 마취

구강의 도포마취는 구역 반사를 줄이고 내시경 검사 동안 후두개(epiglottis)를 전방으로 향하게 하기 위해 거즈로 혀를 잡고 앞으로 당기는 조작과 관련된 혀의 불편함을 줄이기 위해 초점을 맞춘다.

- 협조적인 환자에게는 2% 또는 4% 리도카인 수용액으로 가글이나 입안을 씻는 것을 요청할 수 있다. 가글은 구인두 및 하인두의 마취 효과를 증가시킨다.
- 혀, 구개, 구개인두공(palatopharyngeal arch) 및 구인두등의 원하는 부위에 리도카인 수용액을 분무하는 아토마이저를 사용할 수 있다. 이 방법은 호흡곤란이 있는 환자에서 가글을 하거나 혀를 내밀기 어려울 수 있으므로 특별한 주의가 필요하다. 혀의 부종, 혈관 부종 또는 설하 종괴로 인하여 혀가 위나 뒤로 이동되어 있는 경우는 도포마취인 "혀에 버터 바르기(buttering the tongue)"를 방해할 수 있다(아래 참조). 구강 및 구인두에 대한 접근이 제한되거나 호흡곤란으로 인해 환자가 협력하기 어려울 때, 유연하게 조절할 수 있는 아토마이저(MADgic device, LMA North America, San Diego, CA)는 다른 방법보다 우수할 수 있다. 분무형 리도카인과 리도카인 연고를 함께 사용하는 경우에는 연고가 리도카인 수용액이 점막에 도달하는 것을 방해하기 때문에 분무를 먼저 시행해야 한다.
- 혀를 내민 상태에서 혀의 후방 기저부에 설압자로 5% 리도카인 연고(60~80 mg에 해당)를 3~4 cm 정도 바르는 "혀에 버터 바르기"를 시행한다. 입을 벌리고 혀를 내민 상태를 몇 분 동안 유지하여 연고가 녹아 혀의 기저부, 설측 편도 및 구인두에 퍼질 수 있도록 한다. 환자에게 "개처럼 헐떡거리기(pant like a dog)"하라고 요청하면서 거즈로 혀를 수동으로 제어하면 이 조작이 용이해진다.

구인두와 하인두 마취

구인두와 하인두에 대한 주요 감각은 설인두 신경(glossopharyngeal nerve)이 담당한다(7장 참조). 협조적인 환자는 가글을 하면서 마취를 시작할 수 있지만, 기도 기구 사용을 위해 이 부위의 국소 마취를 달성하는 가장 좋은 방법은 구개인두궁 기저부(후 편도기둥 posterior tonsillar pillar, 그림 7-3 참조)에 신경 차단술을 시행하는 것이다. 다음은 일반적으로 사용하는 네 가지 방법이다.

- **주사 방법**(injection technique): 바늘 끝이 1 cm 노출된 22~25 G 긴 바늘을 후 편도기둥의 가운데에서 0.5 cm 뒤에 삽입하고 측면과 약간 후방을 향하게 한다(그림 24-4 참조). 2% 리도카인 2 mL를 흡인 후 주사한다. 이 방법은 매우 효과적이지만 목동맥의 근접성 및 목동맥 주사의 위험(최대 5%) 때문에 널리 사용되지 않는다. 또한 환자의 협조에 크게 의존한다.
- **거즈 방법**(pledget technique): 면 거즈에 4% 리도카인 수용액을 적시고 직각 Jackson 겸자로 후 편도기둥의 하부에 몇 분 동안 눌러 놓는다. 이 방법은 환자의 협조와 후 편도기둥 접근의 용이성에 크게 의존한다.
- **연고 도포 방법**(topical ointment technique): 앞에서 언급한 "혀에 버터 바르기" 방법은 하인두 구조에 효과적인 마취를 제공한다. 연고는 온열로 인해 액화되고, 구개인두궁의 기저부를 따라

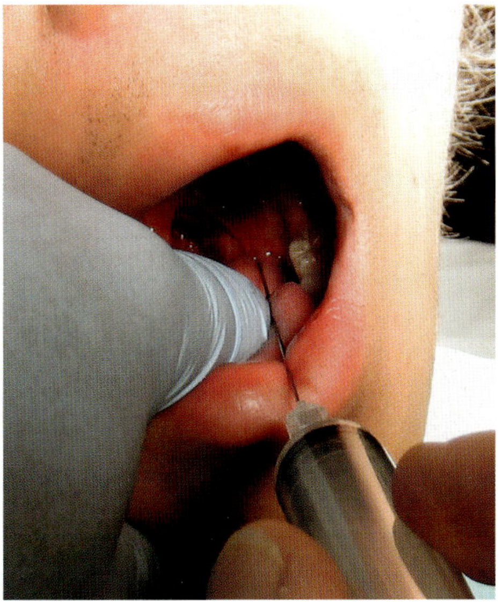

그림 24-4. 설인신경 차단. 22~25 G 긴 바늘의 주사 지점.

내려가 점막을 관통하여 설인두 신경에 도달한다. 후두개, 후두 계곡(valleculae) 및 조롱박오목(pyriform recesses)까지 분포되면 직접적인 도포마취를 제공하고, 위 후두 신경(superior laryngeal nerve)의 속가지를 차단하여 후두마취를 제공할 수 있다. 이방법은 효과적이지만, 연고가 녹아 관련 구조에 분포되는 데 약 10분이 필요하며 그 시간 동안 환자가 혀를 내밀 수 있는 능력에 따라 마취의 효과가 다르게 나타난다.

- **아토마이저 도포 방법**(topical atomization technique): 4% 리도카인 4~10 mL(지방 뺀 체중 기준)가 들어있는 10 mL 주사기에 MADgic 장치를 부착한다. 혀의 기저부, 연구개, 편도기둥 및 구인두 후방에 순차적으로 분사한다. 30초 후에 아토마이저의 유연한 와이어 지향성 막대의 원위 부분을 90°로 구부려 구인두로 통과시키고 끝이 하인두와 성문 입구를 향하도록 회전시킨다. 그런 다음 후두개, 후두 계곡, 조롱박 오목, 전정 및 성대(기침으로 확인)에 맹목적으로 분무한다(그림 24-5 참조).

후두 마취

후두의 도포마취는 2~4 mL의 4% 리도카인 수용액을 사용하며, 아토마이저 또는 내시경의 겸자공을 이용하여 수행할 수 있다(내시경 사용과 동시에 분무, spray-as-you-go technique). 아토마이저는 더 빠르고 효과적이지만 내시경을 통해 표적을 보면서 분무할 경우 성문 전정 및 성대에 적용이 가능하다. 또는 위 후두 신경의 속가지를 내부적 또는 외부적으로 차단할 수 있다(그림 7-6 참조).

- 위 후두 신경의 속가지는 Jackson 겸자를 사용하여 4% 리도카인에 적신 면 거즈를 1분동안 조롱박 오목 깊숙이 점막에 눌러 놓는 방법으로 마취를 할 수 있다. 응급 상황에서 의식하 삽관은 종종 기도 질환, 환자의 심각성 또는 둘 다로 인해 이 단계를 시행하기 어렵거나 불가능

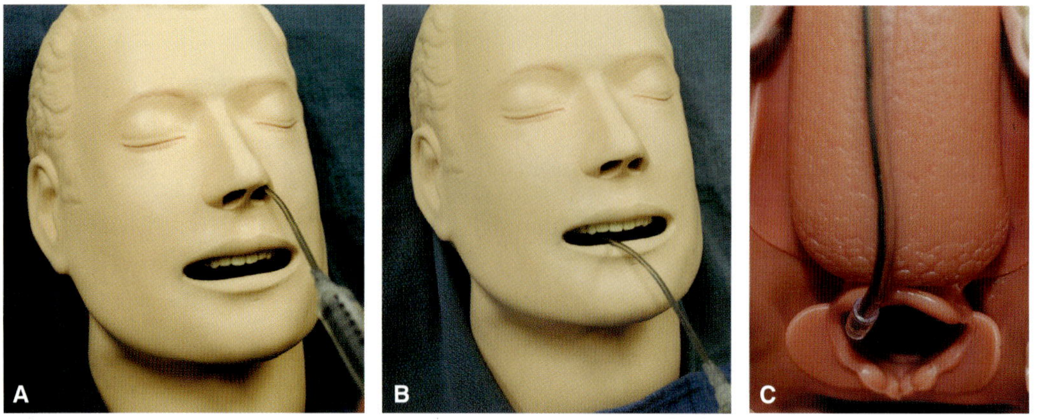

그림 24-5. **A.** 와이어 지향성 점막 아토마이저로 비강의 하비도에 분무되는 리도카인 수용액. **B.** 리도카인을 구강 및 구인두에 분무하는 점막 아토마이저. **C.** 리도카인 수용액을 하인두 및 성문 전정에 분무하기 위한 위치에 있는 점막 아토마이저.

하게 만든다.

- 외부 접근법을 사용하여 설골(hyoid bone)의 큰뿔(greater cornu) 바로 아래 방패목뿔막(thyrohyoid membrane)을 천공하여 침윤 블록(infiltrative block)을 시행할 수도 있다. 21~25 G 바늘을 통해 2% 리도카인 3 mL를 사용하여 침윤 블록을 시행하면 매우 효과적인 후두 마취가 이루어진다. 그러나 이 방법은 응급의학 분야에서는 드물게 사용되며, 기도 해부학에 익숙하지 않거나 블록에 경험이 없는 의사가 수행해서는 안 된다. 목동맥 주사 및 압박성 기도 혈종의 심각한 잠재적 합병증이 발생할 수 있다.

기관 마취

기관은 도포마취가 가장 좋은 방법이다. 앞서 설명한 바와 같이 아토마이저 또는 내시경 겸자공을 통해 국소 마취제를 기관에 분무할 수 있다. 상부 기관 및 후두의 도포마취는 반지방패(cricothyroid) 천자를 통한 주사에 의해 달성될 수 있다.

- 4% 리도카인 수용액 3 mL가 들어 있는 주사기를 20 G 정맥내 카테터 오버 니들(catheter-over-needle) 장치에 부착한다. 25~27 G 바늘을 사용하여 반지방패막(cricothyroid membrane)위의 피부를 마취한다. 그런 다음 공기를 흡인하면서 바늘 캐뉼라를 기관에 삽입한다. 기관안으로 바늘 캐뉼라가 들어가면 플라스틱 캐뉼라를 바늘을 통해 기관으로 전진시키고, 바늘은 빼서 버린다. 리도카인은 호기말에 주입하며, 후속 흡기와 기침은 마취제의 하부 및 상부 확산을 촉진시킨다.
- 내시경 사용과 동시에 분무: 리도카인 수용액은 내시경의 겸자공을 통해 직접적으로 표적을 보면서 분무한다. 이 방법은 반지방패 천자보다 덜 침습적이며 아토마이저 도포마취의 보조로서 특히 가치가 있으며, 내시경이나 기관내 삽관튜브가 신경이 밀집된 구조인 기관이나 성문입구를 통과하기전에 직접적으로 이부위에 마취를 시행할 수 있다.

진정 방법

응급 기도 상황에서 의식하 후두경 검사는 도포마취를 보조하기 위해 소량의 전신성 진정제의 사용이 필요할 수 있다. 환자의 협조와 시술에 필요한 정도의 진정제만 투여하여야 한다. 깊은 마취는 자발 호흡을 유지하면서 진행하는 의식하 접근법의 근본적인 목적을 무효화시키며, 단지 진정만을 이용한 기관삽관 시도와 동일하게 된다. 이러한 방법은 무호흡 및 기도 허탈 같은 합병증이 발생할 수 있으므로 피해야 한다. 미다졸람(midazolam), 프로포폴(propofol), 에토미데이트(etomidate) 및 케타민(ketamine)을 포함한 다양한 진정-수면 약물이 사용될 수 있다. 약물 선택은 임상 상황, 약물 제공 가능성 및 각 약물에 대한 기도관리자의 경험에 따라 달라진다. 정신적인 스트레스를 줄이기 위한 기도 검사를 위한 진정은 다른 시술에서 사용하는 익숙한 방법으로 진행하는 것이 일반적으로 가장 좋다.

진정-수면제로 분류되는 모든 약물은 용량 의존적으로 호흡 억제를 유발한다. 펜타닐(fentanyl)이나 모르핀(morphine)과 같은 아편유사제도 호흡억제를 유발하며, 특히 진정-수면제와 함께 사용될 경우 심해질 수 있다. 보상된 호흡 부전을 가진 취약한 환자들은 이러한 약물을 비교적 적은 양으로 투여하더라도 심각한 저호흡 또는 무호흡 상태가 될 수 있다. 진정제와 아편유사 진통제는 일정 수준의 근육 이완도 유발하며, 부분적인 상기도 폐쇄가 있는 환자들은 이러한 약물로 인해 상기도 근긴장의 손실이 유발될 경우에 완전한 기도 폐쇄로 진행될 수 있다. 기도 폐쇄가 부분적이거나 임박한 환자에게 진정 및 국소 마취를 시행할 때 시술자는 항상 외과적 기도 확보(즉, 이중 준비[double setup situation])를 바로 시행할 수 있도록 준비해야 한다(37장 참조). 케타민은 저용량에서 중등도 용량으로 사용할 때 근긴장도와 자발 호흡을 유지하는 독특한 해리 작용을 보이는 약물이다. 1 mg/kg의 정맥주사를 초과하는 용량은 호흡 억제를 유발할 수 있으며 이전에 혈역학적 손상 또는 카테콜아민 고갈이 있는 환자에서는 심혈관 억제가 발생할 수 있다. 케타민은 후두의 염증이 있는 상황에서 후두 경련(laryngospasm)의 발생 가능성을 증가시킬 수 있다. 의식하 삽관을 위해 기도유지와 자발 호흡을 보존하는 것이 중요하기 때문에 이러한 주의사항에도 불구하고 케타민은 선호되는 약물이다. 환자가 깨어 있는 상태를 유지할 수 있도록, 케타민은 정맥 주사로 25 mg씩 점진적으로 투여되어야 한다. 환자가 완전히 해리상태에 있을 때에도 일반적으로 자발 호흡과 기도개방상태를 유지할 수 있다. 일부 임상의들은 케타민과 프로포폴을(케토폴, ketofol) 같은 주사기에 혼합하여 사용하며, 이때는 각각 5 mg/mL의 농도로 사용하는 것을 제안한다(10 mL 주사기에 5 mL 케타민과 5 mL 프로포폴을 혼합). 케토폴은 1~2 mL씩 점진적으로 투여한다. 이 방법은 두 개의 약물을 고정된 조합으로 투여하지만, 동일한 주사기에서 사용 가능하며, 효과적이고 안전하다. 케타민이나 대체 진정제를 사용하더라도 기도 개방성과 환기의 적절성에 대한 지속적인 주의가 필요하다.

비협조적이거나 중독된 환자는 기도 평가와 준비 과정 전과 도중에 약물적 제어가 필요할 수 있다. 부트로페논(butyrophenone)계열인 할로페리돌(haloperidol)은 빠르게 작용하며, 성인의 경우 3~5분 간격으로 효과가 나타날 때까지 2~5 mg의 정맥 주사 용량을 신중하게 점진적으로 투여할 수 있다. 과격한 행동의 원인이 저산소증이나 심각한 호흡곤란인 경우 의식하 방법은 권장되지 않으며 성공할 가능성도 낮다.

응급 상황에서 의식하 내시경 검사를 위한 두 가지 최신 약물이 유망하게 나타나고 있다. 레미펜타닐(remifentanil)은 초 단기 작용 아편유사제로서 작용 시작과 끝나는 시간이 분단위가 아닌 수십 초 내로 매우 짧다. 권장 용량은 광범위하며 보수적인 시작 용량이 고려되어야 한다. 0.75 μg/kg의 볼루스를 정맥 주사한 후 0.05~0.1 μg/kg/min로 진정 효과에 따라서 조절하면서 지속 정주한다. 병적 비만 환자의 경우 지방뺀체중를 기준으로 용량을 계산하고 노인에서는 최대 50%까지 감량할 수 있다. 레미판티닐 주사는 구토, 기침 및 후두 경련을 완화시키는 것으로 나타나 기도 도포마취의 효과를 증가시킬 수 있다. 이는 과도한 구역 반사가 있는 환자와 흡인이 필요한 과도한 분비물이 있는 환자에서 특히 유용할 수 있다.

덱스메데토미딘(dexmedetomidine)은 중증 질환자의 전신마취 유도제와 진정제로 사용되는 정맥내 α2-작용제다. 호흡억제 없이 수면, 진통 및 기억 상실의 빠른 발현으로 의식하 내시경 검사에 대한 유용한 특성을 갖추고 있다. 전형적 투여 용량은 10분 동안 1 μg/kg를 정맥주사하고 0.1 μg/kg/hr로 지속 정주하면서 효과에 따라서 조절한다. 추가적인 약물(예: 프로포폴)의 투여가 필요 할 수 있으며, 서맥과 저혈압은 드물지만 심각한 부작용이다. 2018년 미국 응급의학회(American College of Emergency Physicians, ACEP)의 임상 실습 지침에 따르면, 응급실에서 예정되지 않는 절차 진정에 레미펜타닐과 덱스메데토미딘은 적합한 약물이지만, 모니터링 요구 사항, 개별 병원의 제한 사항 및 임상 경험에 따라 이러한 약물의 실제 사용에 영향을 미칠 수 있다.

TIPS AND PEARLS

요약

- 상기도의 도포마취는 건조한 점막에 적용될 때 가장 효과적이다.
- 점막을 건조하게 하기 위해 글리코피롤레이트(0.005 mg/kg 정맥주사)를 권장하며, 일반적인 성인 용량은 정맥주사 0.2~0.4 mg이다.
- 국소 마취는 전신성 진정의 잠재적인 부작용을 제한하기 위해 먼저 시행하여야 한다. 비협조적이거나 급속히 악화되는 환자의 경우에 국소 마취보다 진정을 우선적으로 시행하여야 한다.
- 저용량에서 중등도 용량의 케타민(최대 1 mg/kg) 정맥주사는 해리성 마취를 유도하고 호흡억제는 일으키지 않는 의식하 기도 절차의 초기 약물이다.
- 전신성 진정제는 임박한 기도 폐쇄, 미약한 호흡 상태 또는 혈역학적 불안정한 환자의 경우 극도의 주의를 기울여 용량을 조절해야 한다. 일반적으로 가능한 최소한의 진정제를 사용해야 하며 호흡억제를 유발할 가능성이 적은 약물과 용량이 선호된다.

근거가 되는 연구

국소 마취제의 전신 독성을 피하기 위한 기도 도포 리도카인의 최대 안전 용량에 대한 증거는 무엇인가?

증거는 확실하지 않다. 권고 사항은 대부분 사례 보고와 마취 및 내시경 문헌의 소규모 비통제 연구를 기반으로 한다. 응급실 환경에서의 연구는 부족하다. 초기 내시경 연구에서 리도카인을 사용한 기도 도포는 2~17 mg/kg 용량으로 투여했을 때 임상적 독성이 없었다.[1] 84명 중 2명의 환자만이 일반적인 독성 역치(한 명은 12 mg/kg, 다른 한 명은 17 mg/kg)를 초과하는 혈중 농도를 보였다. 평균 8.8~9.3 mg/kg의 리도카인을 투여받은 기도 내시경 환자에 대한 연구에서도 유의미한 임상 독성의 증거가 없었고 혈중 농도가 독성 역치를 초과하지 않았다.[2] 대조적으로, 정상 지원자를 대상으로 한 연구에서 투여 용량이 9 mg/kg 미만이었지만 전신 리도카인 독성 증상이 37%에서 관찰되었다.[3] 이러한 연구들을 기반으로 Difficult Airway Society 지침에서는 성인 의식하 기관삽관을 위해 점막에 적용된 리도카인의 최대 안전 용량을 9 mg/kg으로 권장하지만, 6.3 mg/kg의 낮은 용량에서도 전신 독성이 보고된 바 있다.[4] 따라서, 지침에서는 권장된 용량이 상한선이며 일반적으로 사용되는 권장 용량이 아님을 강조하고 있다. 적절한 기도 도포마취는 이러한 역치보다 훨씬 적은 양으로도 충분히 가능하며, 이전에 언급한 권장용량(4~5 mg/kg 지방 뺀 체중 기준)은 이를 기반으로 하고 있다.

상부 기도의 국소 마취가 기도 폐쇄를 일으킬 수 있나?

기존에 기도 곤란이 있는 경우, 도포마취 및 기구 삽입은 후두 경련의 여부와 상관없이 동적인 기도 폐쇄를 유발할 수 있다.[5,6] 1,554건의 의식하 기관삽관에 대한 후향적 연구에서 기도 국소 마취 후 드물게 12건(0.008%)의 기도 곤란이 보고되었다.[7] 그럼에도 불구하고 특히 염증, 감염 또는 부분적으로 폐쇄된 기도에 도포마취를 시행할 경우 즉각적인 외과적 기도 확보를 위한 준비가 필요하다. 어떤 경우에는 국소 마취하에 의식하 반지방패연골절개(cricothyrotomy) 또는 기관절개술(tracheostomy)이 합리적인 선택이다.

의식하 기도 시술 중 덱스메데토미딘 사용에 대한 증거는 무엇인가?

호흡 저하를 동반하지 않는 빠른 수면 및 기억상실은 의식하 기도 조작을 하는 동안 일차적인 진정 목표다. 덱스메데토미딘은 이와 관련하여 호의적인 약리학적 특징을 가지고 있어 호흡이 약하거나 어려운 기도 환자에서 적용이 증가하고 있다.[8] 사례 보고와 임상 시험 결과들이 점점 많아 지면서, 의식하 내시경 삽관을 용이하게 하기 위해 주요하고/또는 유일한 수면제로 분무된 덱스메데토미딘을 사용하는 것이 안전하고 효과적이다라는 것을 지지하고 있다.[9–11]

의식하 기도관리를 용이하게 하기 위해 케타민과 프로포폴을 함께 사용하는 근거는 무엇인가?

절차 진정을 위한 케토폴은 지난 10년 동안 사용이 증가했다.[12,13] 각각의 약물이 고용량으로 단독으로 사용될 경우 발생할 수 있는 용량 관련 부작용을 제한하기 위해, 이 조합은 이론적으로 우수하다. 내시경하 기관삽관을 받는 어려운 기도 환자에 대한 최근의 전향적 무작위배정 연구에서 케토폴과 덱스메데토미딘-프로포폴의 조합 간에 유사한 효능과 안전성을 보여주었다.[14] 케토폴을 투여받은 환자는 기관삽관 시간이 더 짧았고, 삽관을 수행하는 데 더 적은 추가 프로포폴이 필요했다. 진정 요법에 대한 시술자의 만족도는 덱스메데토미딘-프로포폴군보다 케토폴군에서 더 높았다.

참고문헌

1. Efthimiou J, Higenbottam T, Holt D, et al. Plasma concentrations of lignocaine during fibreoptic bronchoscopy. *Thorax*. 1982;37:68-71.
2. Williams KA, Barker GL, Harwood RJ, et al. Combined nebulization and spray-as-you-go local anaesthesia of the airway. *Br J Anaesth*. 2005;95:549-553.
3. Woodall N, Harwood R, Barker G. Complications of awake fibreoptic intubation without sedation in 200 healthy anaesthetists attending a training course. *Br J Anaesth*. 2008;100:850-855.
4. Ahmad I, El-Boghdadly K, Bhagrath R, et al. Difficult Airway Society guidelines for Awake Tracheal Intubation (ATI) in adults. *Anaesthesia*. 2020;75:509-528.
5. Ho AM, Chung DC, To EW, et al. Total airway obstruction during local anesthesia in a non-sedated patient with a compromised airway. *Can J Anaesth*. 2004;51(8):838-841.
6. Ho AM, Chung DC, Karmakar MK, et al. Dynamic airflow limitation after topical anaesthesia of the upper airway. *Anaesth Intensive Care*. 2006;34(2):211-215.
7. Law JA, Morris IR, Brousseau PA, et al. The incidence, success rate, and complications of awake tracheal intubation in 1,554 patients over 12 years: an historical cohort study. *Can J Anaesth*. 2015;62:736-744.
8. Cabrini L, Redaelli MB, Ball L, et al. Awake fiberoptic intubation protocols in the operating room for anticipated difficult airways: a systematic review and meta-analysis of randomized controlled trials. *Anesth Analg*. 2019;128:971-980.
9. Bergese SD, Candiotti KA, Bokesch PM, et al. A phase IIIb, randomized, double-blind, placebo controlled, multicenter study evaluating the safety and efficacy of dexmedetomidine for sedation during awake fiberoptic intubation. *Am J Ther*. 2010;17(6):586-595.
10. Bergese SD, Patrick Bender S, McSweeney TD, et al. A comparative study of dexmedetomidine with midazolam and midazolam alone for sedation during elective awake fiberoptic intubation. *J Clin Anesth*. 2010;22(1):35-40.
11. Johnston KD, Rai MR. Conscious sedation for awake fibreoptic intubation: a review of the literature. *Can J Anaesth*. 2013;60:584-599.
12. Willman EV, Andolfatto G. A prospective evaluation of "ketofol" (ketamine/propofol combination) for procedural sedation and analgesia in the emergency department. *Ann Emerg Med*. 2007;49(1):23-30.
13. Andolfatto G, Willman E. A prospective case series of single-syringe ketamine-propofol (Ketofol) for emergency department procedural sedation and analgesia in adults. *Acad Emerg Med*. 2011;18(3):237-245.
14. El Mourad MB, Elghamry MR, Mansour RF, et al. Comparison of intravenous dexmedetomidine-propofol versus ketofol for sedation during awake fiberoptic intubation: a prospective, randomized study. *Anesth Pain Med*. 2019;9(1):e86442.

Section VI

소아의 기도관리

CHAPTER 25

소아 기도의 차별점

(Differentiating Aspects of the Pediatric Airway)

Robert C. Luten, Nathan W. Mick | 황소연

임상적 도전

소아 환자의 기도관리 어려움을 끼치는 요인에는 연령과 관련된 약물 용량, 장비 크기, 연령대별로 변화하는 해부학적 특징, 소아 중환자를 보는 것에 대한 의료진의 불안 등 여러가지가 있다. 소아 중환자의 기도를 관리할 수 있는 임상 능력을 갖추려면 연령과 체격에 따른 관련 요인을 이해하고 소아 기도의 응급 상황에 대한 기본적인 접근법에 익숙해져야 한다. 어린이와 성인의 기도관리의 일반 원칙은 동일하며, 삽관 시 사용하는 약물, 대체 기도관리 기술, 술기 수행 시의 기본적인 접근 방식은 환자의 연령이 8세든 80세든 큰 차이가 없다. 하지만 만 2세 미만의 소아 기도의 경우 성인과 다른 점이 비교적 크게 나타나며, 그보다 높은 연령대에서는 점차 성인과 유사한 특징을 보이게 된다.

성인의 경우에는 어려운 기도를 인식하고 관리하는 것이 중요하나, 소아의 경우에는 발달 단계에 따른 해부학적 및 생리학적 차이를 익숙하게 관리하는 것이 중요한 과제이다. 또한, 성인의 경우 임상 현장에서 기도관리가 필요한 많은 환자를 볼 수 있는 반면, 소아의 경우에는 교육 및 실습 과정 중 기도관리가 필요한 환아를 많이 만나기 어렵기 때문에 성인 환자처럼 술기가 익숙해지기는 어렵다. 이 장에서는 핵심 술기를 더 쉽게 배우고 유지할 수 있게 하기 위하여 이러한 차이점을 단순화하여 검토할 것이다.

소아 환자에 대한 접근법

일반적인 고려 사항

소아 소생술 시 의료진의 인지적 부담은 소아의 고유한 해부학적 특징과, 생리적 변수로 인해 발생한다. 소아의 연령 및 신체 크기 관련 변수는 약물 용량 계산 및 장비 선택에 있어 보다 복잡한 정신적 활동을 요구하며, 이러한 스트레스 상황에서 소생술을 수행하기 위해 추가로 요구되는 집중력은 소생 과정에서의 평가, 우선 순위 지정, 정보 분석과 같은 다른 비판적 사고 활동을 방해할 수 있다. 이

러한 요인이 누적되면 불가피하게 시간이 지연되고 그에 따라 성인 소생술에 비하여 의사 결정 오류가 발생할 가능성이 높아진다.

성인 소생술의 경우에는 약물 용량, 장비 크기 및 생리적 수치가 일반적으로 의료진에게 익숙하기 때문에 이러한 결정을 반사적으로 내릴 수 있어 의료진이 비판적 사고에 집중할 수 있는 차이가 있다. 소아의 경우 약물 용량은 체중을 기준으로 하며 연령에 따라 몇 배 이상 차이가 날 수 있다(예: 3 kg 신생아 대 30 kg 8세 아동 대 100 kg 청소년). 소아 소생술에서 소생술 보조 도구를 사용하면 약물 투여량 계산 및 장비 선택과 관련된 인지적 부하(및 오류)를 크게 줄일 수 있으며, 이러한 활동을 낮은 수준의 정신 기능('자동' 또는 '규칙 기반'이라고 함)으로 강등시켜 투약 오류나 정신적 스트레스를 감소시키고, 비판적 사고에 할애할 시간을 증가시키는 등의 효과를 얻을 수 있다. 표 25-1은 브로슬로우-루텐 시스템의 "소생술 가이드"를 기반으로 하여 만들어진 길이에 따라 색으로 구분된 약물 용량 및 장비 크기 참조 차트로, 연령과 체중에 따라 오류가 발생하기 쉬운 요인을 제거하여 소아 기도관리를 하기 위한 것이다. 장비 및 약물 투여 정보가 모두 브로슬로우-루텐 시스템에 포함되어 있으며, 환아의 길이 측정 또는 체중으로 찾을 수 있다. 이 시스템은 온라인(www.ebroselow.com)으로도 찾아볼 수 있다.

특별한 고려 사항

해부학적 특성

기도 폐쇄(가장 흔한 형태의 어려운 소아 기도)가 있는 소아에 대한 접근 방식에는 소아 해부학의 몇 가지 독특한 특징이 포함되어 있다.

1. 소아는 성인보다 기도가 더 쉽게 막히며, 소아 기도는 특히 부종으로 인한 기도 폐쇄에 취약하다(27장의 유아[기도 직경 4 mm]와 성인[기도 직경 8 mm]에서 1 mm 부종이 기도 저항에 미치는 영향에 대한 설명 참조). 에피네프린 흡입치료는 국소 혈관 수축을 유발하여 점막 부종과 부종을 줄일 수 있으며, 크룹처럼 기능적으로 소아 기도의 가장 좁은 부분인 윤상연골 수준에서 부종이 발생하는 질환의 경우 에피네프린 흡입치료는 극적인 호전을 가져올 수 있다. 반면, 후두개염이나 인후뒤농양처럼 기도의 구경이 더 큰 부위에서는 극적인 호전을 초래하는 경우는 드물다. 임상에서 후두개염이 있는 어린이에게 분무 약물을 강제로 흡입하려고 하면 어린이가 흥분하여 기류 속도가 빨라지고 오히려 상기도 폐쇄가 발생할 수 있다.
2. 잘못된 치료는 기도 폐쇄를 유발하고 호흡 정지를 일으킬 수 있다. 이로 인해 예전부터 "내버려 두라"는 훈계와 함께 환아 본인이 편안한 자세를 취할 수 있도록 하라는 권고가 있었다. 우는 아이는 평소보다 호흡량이 32배 증가하여 기도 폐쇄의 위협이 높아지기 때문에, 이러한 소아는 상기도 폐색으로 내원할 때 조용하고 편안한 환경을 조성해야 한다(그림 25-1 A-C).
3. 백-마스크 호흡(BMV)은 상기도 폐쇄가 있는 소아에게 특히 유용할 수 있다. 그림 25-1 C에서 환자가 폐색을 완화시키려는 시도가 오히려 폐색을 악화시킬 수 있는데, 흡기 노력이 증가하면 흉부외압이 증가하여 흉곽 바깥쪽의 기관지가 좁아질 수 있기 때문이다. 따라서 BMV를 통해 양압을 적용하면 기도를 지지하여 기도 폐쇄를 완화할 수 있다(그림 25-1 C,D). 따라서 BMV는 환자가 폐색으로 인해 심정지가 발생한 경우 일시적인 응급처치로 적절하다. 후두개염이 있는

표 25-1 장비의 선택

	Pink[a]	Red	Purple	Yellow	White	Blue	Orange	Green
길이 기반(cm)소아 장비 차트								
몸무게(kg)	6~7	8~9	10~11	12~14	15~18	19~23	23~31	31~41
길이(cm)	60.75~67.75	67.75~75.25	75.25~85	85~98.25	98.25~110.75	110.75~122.5	122.5~137.5	137.5~155
ETT 크기(mm)	3.5 cuff 3.0 uncuff	3.5 cuff 3.0 uncuff	4.0 cuff 3.0 uncuff	4.5 cuff 4.0 uncuff	5.0 cuff 4.5 uncuff	5.5 cuff 5.0 uncuff	6.0 cuff	6.5 cuff
입술에서부터의 길이(mm)	10~10.5	10.5~11	11~12	12.5~13.5	14~15	15.5~16.5	17~18	18.5~19.5
후두경의 날과 크기	1 straight	1 straight	1 straight	2 straight	2 straight	2 straight or curved	2 straight or curved	3 straight or curved
석션 카테터	8F	8F	8F	8~10F	10F	10F	10F	12F
속심	6F	6F	10F	10F	10F	10F	14F	14F
구강내 기도기(mm)	50	50	60	60	60	70	80	80
비강 기도	14F	14F	18F	20F	22F	24F	26F	30F
백밸브 장비	Infant	Infant	Child	Child	Child	Child	Child/adult	Adult
산소 마스크	Newborn	Newborn	Pediatric	Pediatric	Pediatric	Pediatric	Adult	Adult
혈관 확보	22~24/23~25	22-24/23-25	20~22/23~25	18~22/21~23	18~22/21~23	18~20/21~23	18~20/21~22	16~20/18~21
카테터/나비바늘	골강내	골강내	골강내	골강내	골강내	골강내		
비위관	5~8F	5~8F	8~10F	10F	10~12F	12~14F	14~18F	18F
길이 기반(cm)소아 장비 차트								
도뇨관	5~8F	5~8F	8~10F	10F	10~12F	10~12F	12F	12F
흉관	10~12F	10~12F	16~20F	20~24F	20~24F	24~32F	24~32F	32~40F
혈압 커프	Newborn/ infant	Newborn/ infant	Infant/child	Child	Child	Child	Child/adult	Adult
LMA[b]	1.5	1.5	2	2	2	2~2.5	2.5	3

사용 방법: (1) 줄자 또는 브로슬로우-루텐 시스템으로 환자 길이 측정, (2) 측정한 길이를 사용하여 적절한 장비 열에 접근, (3) 기관내관, 구강 및 비인두 기도, LMA용 열; 항상 권장 크기보다 한 사이즈 작고 한 사이즈 큰 것을 함께 준비한다.

LMA, 후두마스크

a Pink zone보다 작지만 미숙아가 아닌 유아의 경우 Pink zone과 동일한 장비를 사용하세요.

b제조 업체의 무게 기준 가이드라인:

표 25-1	장비의 선택(이어서)
마스크 사이즈	환아의 무게(kg)
1	≤5
1.5	5~10
2	10~20
2.5	20~30
3	>30

Modified from Luten RC, Wears RL, Broselow J, et al. Managing the unique size related issues of pediatric resuscitation: reducing cognitive load with resuscitation aids. Acad Emerg Med. 1992;21:900-904.

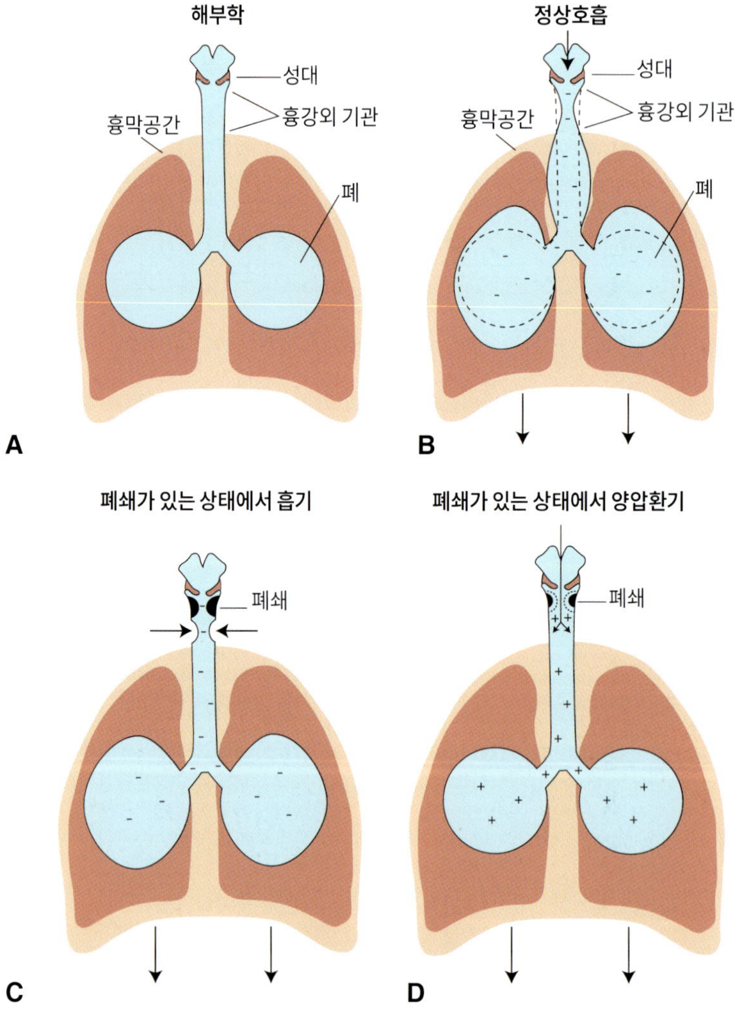

그림 25-1. 흉강 내 및 흉강 외 기관과 상기도 폐쇄가 있을 때 발생하는 동적 변화. **A.** 정상 해부학. **B.** 정상적인 흡기 시 발생하는 변화, 즉 흉곽 외 기관의 음압 흡기와 관련된 상부 기도의 동적 붕괴. **C.** 성문하 부위의 중첩된 폐색으로 인한 이차적인 붕괴의 악화. **D.** 양압 인공호흡(PPV)은 폐색을 증가시키는 환자 자신의 흡기 노력을 상쇄하여 기도 폐색을 완화한다. (Redrawn from Cote CJ, Ryan JF, Todres ID, et al, eds. A Practice of Anesthesia for Infants and Children. 2nd ed. WB Saunders; 1993, with permission.)

소아를 BMV를 사용하여 성공적으로 소생시킨 사례가 다수 보고된 바 있다.

4. 크기와 관련된 차이 외에도 소아 기도에는 성인과 다른 해부학적인 특징이 있다. 이러한 차이는 2세 미만의 소아에서 가장 두드러지는 반면, 8세 이상의 소아는 해부학적으로 성인과 유사하며 2세에서 8세 사이의 시기는 과도기라고 할 수 있다. 성문 개구부는 유아기에는 첫 번째 경추(C-1) 수준에 위치한다. 이 수준은 7세가 되면 C-3에서 C-4 수준으로, 성인이 되면 C-5에서 C-6 수준으로 이동한다. 따라서 성문 개구부는 성인보다 소아가 더 높게 위치하는 경향이 있다. 성인과 달리 어린이는 구강에 비해 혀가 큰데, 특히 유아에서 더 크고 후두개도 그에 비례하여 더 크기 때문에 바로 잘 들어올리지 않으면 기도를 보기가 어렵다. 따라서 3세 미만의 소아에서는 후두개 밑으로 들어가 직접 후두개를 들어올릴 수 있는 직선(밀러) 블레이드을 사용하는 것이 좋다(표 25-2).
5. 블라인드로 시행하는 비기관삽관은 10세 미만의 소아에게 상대적 금기이다. 소아는 편도선과 아데노이드가 커서 외상이 발생하면 출혈이 심할 수 있으며, 후두개와 후두 개구부 사이의 각도가 성인보다 더 예리하여 기관삽관이 어렵다. 소아는 또한 윤상갑상막의 크기가 작으며 특히 3~4세 미만의 소아에서는 윤상갑상막이 거의 존재하지 않기 때문에, 바늘 윤상갑상막절개술도 어려울 수 있으며, 10세 이하의 영유아 및 소아에게는 외과적 윤상갑상막절개술이 사실상 불가능하며 금기이다.
6. 어린 소아의 기도는 상대적으로 높이, 전방으로 위치하고 있어 성문 개구부의 시야 확보가 어렵지만, 이러한 해부학적 패턴은 모든 소아에서 일관되게 나타나므로 이러한 어려움은 예상할

표 25-2 성인과 다른 소아의 해부학적 특징

해부학적 특징	임상적 의미
성인보다 구강 내에 혀의 크기가 상대적으로 크며 그와 비례하여 큰 후두개	구강 내 해부학적 구조를 밀어내 후두를 관찰하고 후두개를 열기 위해 곡선형보다 직선형 후두경 날을 선호
높은 기관 개구부: 영아기 C-1, 7세 C-3~C-4, 성인 C-5~C-6	성인에 비해 성문 개구부의 높은 기도 전방 위치
소아는 상대적으로 머리가 커 기도의 굴곡이 유발될 수 있으며, 혀도 커 후인두를 쉽게 누를 수 있다.	스니핑 자세 선호. 대부분의 영유아는 후두부가 클수록 실제로 머리가 스니핑 자세로 올라간다. 작은 영아의 경우 머리보다 몸통을 들어 올리기 위해 어깨 아래에 수건을 괴어야 할 수 있음
기능적 측면에서 성인은 성대가 기관에서 가장 좁지만 소아는 윤상연골이 기관에서 가장 좁은 부분임	커프가 없는 튜브가 윤상 링의 높이에 꼭 맞기 때문에 적절한 밀폐가 가능, 하지만 팽창 커프 튜브를 사용하지 않으므로 정확한 크기의 튜브를 선택해야 함. 커프 튜브를 사용하는 경우, 커프 압력을 주의 깊게 모니터링해야 함
성인에 비해 신체 습관, 관절염, 만성 질환과 관련된 개인 차이가 적고 연령에 따른 해부학적 변화가 비교적 일관됨	2세 미만, 기도가 높은 전방에 위치, 2~8세, 성인으로의 전이 단계, 8세 이상, 성인과 큰 차이 없음
소아는 편도와 아데노이드가 커서 출혈이 있을 수 있으며, 후두개와 후두개 입구 사이의 각도가 예각으로 비기관삽관 시도에 실패할 수 있다.	소아에 대한 블라인드 비기관삽관은 적응증이 아님
윤상 갑상막의 해부학적 랜드마크가 작아, 영유아에서 수술적 윤상 갑상막 절제술 불가능	바늘 윤상갑상막 절제술이 권장되며, 윤상갑상막이 아닌 기관의 앞쪽 표면이 해부학적 랜드마크임

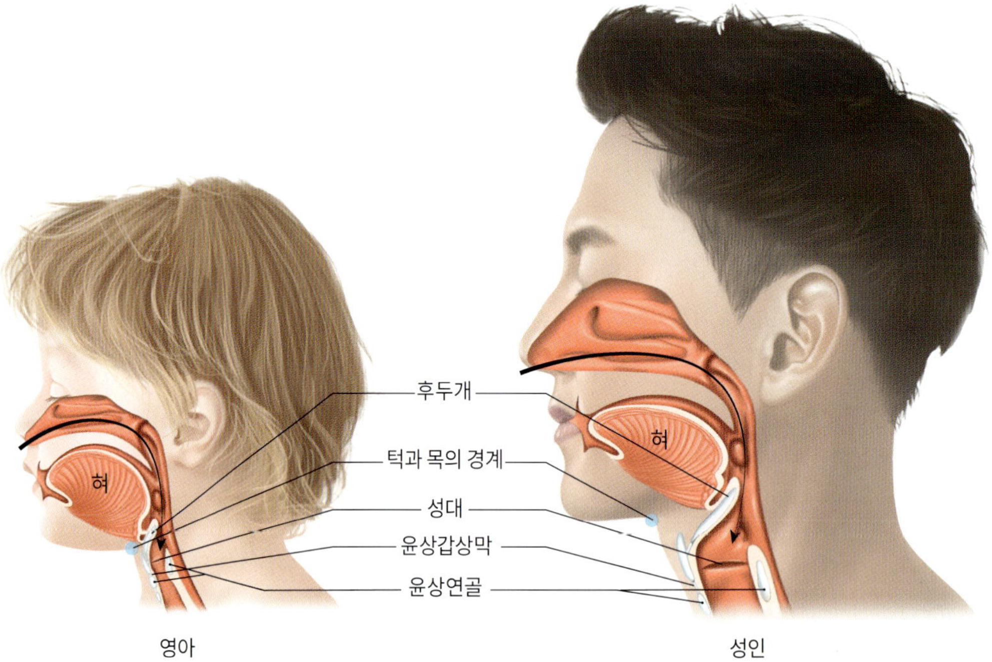

그림 25-2. 성인과 다른 소아의 해부학적 차이점. (1) 성문 개구부가 더 높고 앞쪽 위치(성대와 턱/목 접합부와의 관계에 유의), (2) 입과 성문 개구부 사이에 있는 소아의 상대적으로 큰 혀, (3) 상대적으로 크고 흐물거리는 후두개, (4) 성인의 성대처럼 소아의 기도에서 가장 좁은 부분인 윤상연골, (5) 소아의 윤상갑상막의 위치와 크기, (6) 블라인드 비기관삽관 시 더 예각이어 삽입 시 어려움, (7) 소아의 후두부의 상대적 크기가 더 큼.

수 있다. 반면 성인 기도는 개인에 따른 차이가 더 크기 때문에(예: 류마티스 관절염, 비만) 어려움이 발생한다. 즉, 소아는 "어렵다"기보다는 "다르다"고 할 수 있다. 그림 25-2는 어린이 특유의 해부학적 차이를 보여준다.

생리학적 특성

어린이와 성인 사이에는 기도관리에 영향을 미치는 두 가지 중요한 생리적 차이가 있다(BOX 25-1). 어린이의 기초 산소 소비량은 성인의 약 2배에 달하며, 이러한 요인은 체중 대비 기능적 잔기 용량(FRC)이 비례적으로 더 작다는 점과 결합하여, 동일한 사전 산소화 기간을 고려할 때 성인에 비해 소아에서 더 빠른 포화도 저하를 초래할 수 있다. 빠른 포화도 저하는 24개월 미만의 소아에서 특히 두드러지게 나타난다. 임상의는 이러한 가능성을 예상하여 다른 의료진에게 전달하고 환자의 산소포화도가 90% 미만으로 떨어질 경우 BMV로 산소를 보충해줄 준비를 해야 한다.

BOX 25-1 소아와 성인의 생리학적 차이

생리학적 차이	임상적 의미
기초 산소 소비량은 성인 값의 두 배(>6 mL/kg/min)이며, 성인에 비해 기능적 잔류 산소 용량이 상대적으로 적음	성인과 동등한 사전 산소화 시간을 갖더라도 저산소증에 빠지기까지의 기간이 단축됨. 영유아의 경우 저산소증을 피하기 위해 윤상압을 유지하면서 백-마스크 인공호흡이 필요한 경우가 많음.

약물의 용량과 선택

어린이의 석시닐콜린(SCh) 투여량은 성인과 다르다. SCh는 혈장 에스테라아제에 의해 빠르게 대사되어 세포 외 수분으로 분배된다. 소아의 경우 성인에 비해 세포 외 수분의 양이 더 많은데, (출생 시에는 45%, 생후 2개월에는 약 30%, 6세에는 20%, 성인이 되면 16%~18%) 이에 따라 SCh의 권장 용량은 성인보다 소아에서 킬로그램당 더 높다(소아 2 mg/kg 대 성인 1.5 mg/kg). 모든 약물 용량 결정은 앞서 설명한 브로슬로우-루텐 시스템과 같은 소생술 보조 도구를 사용하여 적절하고 안전하게 이루어질 수 있다.

1993년 미국 식품의약국(FDA)은 이전에 진단되지 않은 신경근육 질환 환자에게 SCh를 투여한 후 고칼륨성 심정지가 발생했다는 보고가 있은 후 제약회사와 협력하여 SCh의 포장 라벨을 개정하였다. 처음에는 이러한 우려로 인해 소아 환자의 마취 유도에 SCh가 금기라고 명시되었지만, 이후 소아에서 SCh 사용을 결정할 때 위험성과 이득을 평가하여 투약이 가능하록 변경되었다. 그러나 초기와 개정된 경고 모두 소아에서 금식이 충분히 되지 않은 응급 삽관 시에는 SCh를 우선적으로 권장하고 있다. 소아용 약물 용량은 **표 25-3**에 나와 있다.

장비의 선택

표 25-1은 소아의 키를 기반으로 한 응급 장비의 선택 권장 사항이다. 적절한 크기의 장비는 키를 측정하거나 또는 브로슬로우-루텐 시스템을 사용하여 선택할 수 있다.

어린이용 기도관리 장비의 보관과 관련하여 한 가지 주의할 점이 있다. 최선의 노력(예: 장비 목록 또는 주기적 점검)에도 불구하고 신생아 장비가 가장 작은 소아 장비와 섞여 있거나 근접한 곳에 놓여 있는 경우가 드물지 않다. 이러한 관행으로 인해 신생아 장비가 의도치 않게 더 큰 소아에게 사용될 수 있다. 이를테면, No. 0 후두경 날은 너무 짧아 기도를 볼 수 없고, 250 mL 신생아 BMV는 환기량이 충분하지 않으며, 너무 작은 구강 기도 유지기는 기도 폐쇄를 유발할 수 있는 등의 예시가 있다(표

표 25-3 약물 – 소아에서 주의할 점

약물	용량	소아에서 주의할 점
전처치 약물		
아트로핀	0.02 mg/kg	1세 미만에서 고려
유도 약물		
미다졸람	0.3 mg/kg IV	저혈압일 경우 0.1 mg/kg를 사용
에토미데이트	0.3 mg/kg IV	
케타민	2 mg/kg IV, 4 mg/kg IM	
프로포폴	2~3 mg/kg IV	
마비제		
석시닐콜린	2 mg/kg IV	아트로핀을 함께 준비
베큐로니움	0.2 mg/kg IV	RSI에 사용 시 0.3 mg/kg 으로 증량 가능(추가 0.1 mg/kg은 마비 유지를 위함)
로큐로니움	1.0 mg/kg IV	RSI에 사용

IM, 근육내; IV, 정맥내; RSI, 빠른연속기관삽관

표 25-4 위험한 장비

장비	문제점
No. 0 또는 No. 00 후두경 날	No.1 후두경 날로 착각할 경우 후두개를 열기 위해 불필요한 시간을 소모할 수 있음
곡선형 no. 1 후두경 날	직선형 후두경날을 사용하면 연구개에서 후두개 인대를 눌러 직접 후두를 들어올릴 수 있어 혀와 하악 해부학적 구조가 시야에서 더 쉽게 치울 수 있어 직선형 날이 선호됨
250-mL BMV	적절한 호기량을 만들기 어려움
커프드 ETT <5.0 mm	커프 누출 압력을 잘 모니터링하지 않으면 기관 점막의 허혈이 발생하여 흉터와 협착이 발생할 수 있음
구강내 기도기 <50 mm	적절한 크기의 구강내 기도기를 사용하지 않으면 폐색을 완화하기보다는 오히려 증가시킬 수 있음
다른 모든 너무 작은 장비들	적절한 크기의 선택이 기능에 중요함!

참고: 적절한 크기의 장비만이 제대로 기능함. 종종 적절한 크기에 대한 고려 없이 매우 작은 크기를 소아 영역에 사용하는 경우가 있으나, 이는 기도 확보 실패를 초래할 수 있음
BMV, bag-mask ventilation; ETT, 기도내관

25-4 참조).

기관내 삽관 튜브

환아에게 맞는 올바른 기관내 삽관 튜브(endotracheal tube, ETT) 크기는 환아의 길이를 측정 후 장비 선택 차트를 참조하여 결정할 수 있다. (16 + 나이[년]/4) 공식도 적절한 커프가 없는 튜브 크기를 결정하는 비교적 정확한 방법이다. 그러나 이 공식은 1세 미만의 어린이에게는 사용할 수 없으며, 정확한 연령을 알고 있는 경우에는 유용하지만 응급 상황에서는 항상 확인할 수 있는 것은 아니다. 어린 소아 연령대에서는 커프가 있거나 커프가 없는 ETT를 모두 사용할 수 있다(그림 25-3). 과거 어린 영아

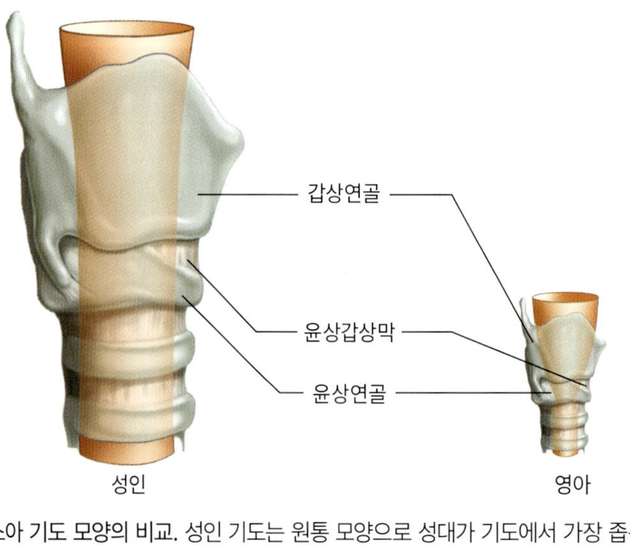

그림 25-3. 성인과 소아 기도 모양의 비교. 성인 기도는 원통 모양으로 성대가 기도에서 가장 좁은 부분을 형성하고 있으나, 소아 기도는 깔때기 모양으로 윤상연골 부분이 가장 좁음. 이 때문에 성인에게 커프가 있는 튜브가 성대를 통과한 후 커프를 부풀려 꼭 맞게 하는 것과는 달리, 소아에서 커프가 없는 튜브로도 꼭 맞게 됨. (Modified with permission from Cote CJ, Todres ID. The pediatric airway. In: Cote CJ, Ryan JF, Todres ID, et al, eds. A Practice of Anesthesia for Infants and Children. 2nd ed. WB Saunders; 1993.)

에게 커프가 달린 튜브를 사용하지 말라는 권고는 커프 압력을 주의 깊게 모니터링하지 않아 성문하 협착이 아주 높은 비율로 발생했기 때문이었다. 하지만 최근의 ETT는 커프 압력을 더 쉽게 모니터링할 수 있으며, 임상의가 커프가 기관 내관의 내부 직경에 0.5 mm를 추가한다는 것을 인지하고 커프가 없는 것보다 내경이 작은 내관을 선택한다면 영유아에게 안전하게 사용할 수 있다. 커프가 있는 ETT는 처음에 커프가 수축된 상태에서 삽입하고 적절한 밀폐에 필요한 최소한의 공기량으로 공기를 주입해야 한다.

어린 소아에게 삽관할 때, 보통 우측 기관지까지 기관지내삽관을 너무 깊이 삽입하는 일이 종종 일어난다. 올바른 삽입 깊이를 결정하기 위해 다양한 공식을 사용할 수 있다(예: 튜브 크기 곱하기 3, 나이/2 + 10). 예를 들어, 3.5 mm ID 튜브는 입술부터 3.5 × 3 =10.5 cm 깊이로 삽입해야 한다. 또는 길이 기반 차트를 사용할 수도 있다. 적절한 입술에서 튜브 끝까지의 센티미터 선에 테이프를 붙여 두면 삽관된 환자에서 ETT 끝의 정확한 위치를 시각적으로 지속적으로 확인시켜주는 역할을 한다.

튜브 고정 장치

기관내삽관이 성공적으로 삽입되면, 튜브가 의도치 않게 빠지거나 발관되지 않도록 입안에 적절히 고정하도록 해야 한다. 머리와 목의 움직임, 특히 기관에서 튜브가 위로 올라가거나 기관 밖으로 나올 수 있는 장력을 최소화해야 한다. 삽관 후 경추보호대를 사용하면 굴곡과 확장을 방지하고 ETT 이탈을 예방할 수 있다(그림 25-4). ETT는 보통 테이프를 이용하여 볼에 붙여 고정하지만, 다양한 상업용 장치도 시중에 나와 있다.

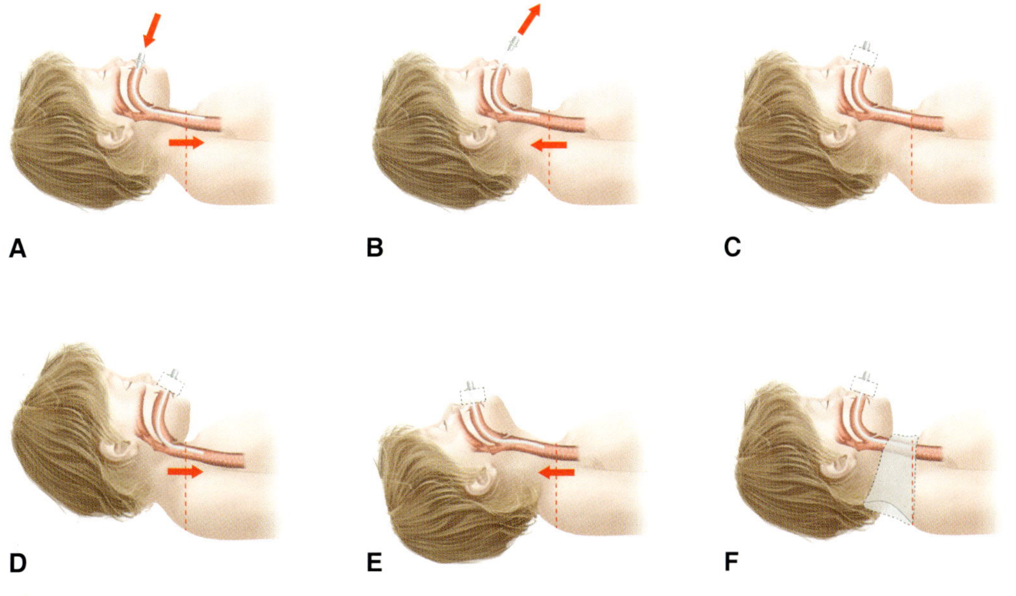

그림 25-4. 기관 내 튜브 고정법. A. 고정되지 않은 튜브가 안으로/아래로 미끄러져 들어가는 경우. **B.** 고정되지 않은 튜브가 밖으로/위로 미끄러져 나오는 경우. **C.** 튜브가 고정되어 안/밖, 위/아래로 움직이지 않음. **D.** 고정한 튜브가 목을 굽힐 때 튜브가 아래로 움직임. **E.** 고정한 튜브가 목을 펼 때 튜브가 위로 올라감. **F.** 경추 칼라를 채우면 목의 움직임이 방지되어 기관 내 튜브의 움직임이 없음.

산소 마스크

대부분의 환자에게 사용되는 단순 재호흡 마스크는 최대 35~60%의 산소를 공급하며 6~10 L/min의 유속이 필요하다. 비재호흡 마스크는 10~15 L/min의 유속을 사용하는 경우 어린이에게 최대 70%의 산소를 공급할 수 있다. 응급기도관리, 특히 빠른연속기관삽관(RSI)을 위한 사전 산소화의 경우 소아용 비재호흡 마스크가 바람직하다. 성인용 비재호흡 마스크는 나이가 많은 소아에게 사용할 수 있지만 영유아에게 사용하기는 너무 커서 산소보다 실내 공기를 다량 흡입할 수 있어 권장되지 않는다. 무호흡 산소화(8장 참조)는 안전한 무호흡 시간을 연장하기 위한 저위험 조치로 고려할 수 있다(1세당 1 L/분 비율로). 최근의 연구에 따르면 성인의 경우 산소 유량을 40~70 L/min(공급원에 따라 다름)의 고유량으로 공급할 경우 FiO_2(>90%) 및 호기말 산소 측정치가 증가한다고 한다. 이 방법은 소아를 대상으로 아직 깊이 연구되지는 않았지만 사전 산소 공급이 어려운 경우 시도해볼 수 있다. 또한 적절하게 구성된 백-마스크 시스템(즉, 단방향 흡기 및 호기 밸브와 작은 데드 스페이스로 작동하는 시스템)은 올바르게 사용할 경우 산소 농도를 90% 이상 전달할 수 있다. 자발적으로 호흡하는 환아의 경우 흡기 시 흡기 밸브가 열리고, 호기 시 이산화탄소(CO_2)가 포함된 공기가 흡기 밸브를 닫고 호기 밸브를 통해 대기 중으로 배출된다. 이때 환자가 충분한 흡기력으로 밸브를 여닫고 백에서 공기를 끌어낼 수 있다는 확신이 있어야 하며, 그렇지 않을 경우 보조가 필요하다. 성인용 장치는 데드 스페이스와 크기 관련 문제 때문에 영유아에게는 잘 사용하지 않으며, 소아용 비호흡기 BMV 마스크가 선호된다.

구강내 기도

구강내 기도는 의식이 없는 환아에게만 사용해야 한다. 의식이 있는 어린이의 경우 구강내 기도기를 넣으면 구토를 유발할 수 있다. 구강기도는 브로슬로우-루텐 시스템에 따라 선택하거나 입의 각도에서 귀의 이소골까지의 거리에 맞는 구강기도를 선택하여 근사치를 구할 수 있다.

비인두기도

비인두기도는 의식이 다소 저하되었지만 반응이 있는 아이에게 도움이 된다. 올바른 크기의 비인두기도는 콧구멍에 편안하게 맞으면서도 코 피부가 붉어지지 않는 가장 큰 기도이다. 올바른 길이는 코 끝에서 귀의 이소골까지이며 일반적으로 올바른 직경의 비인두기도와 잘 맞는다. 기도가 막히지 않도록 정기적으로 석션을 해야 한다.

비위관

BMV로 인해 위가 부풀어 횡격막이 완전히 팽창하지 못하고 효과적인 인공호흡이 이루어지지 않을 수 있다. BMV를 시행한 환자 중 삽관 후 지속적인 기계적 인공호흡이 필요한 환아에게는 삽관 직후 비위관을 삽입하여 위를 감압해야 한다. 이러한 환아의 경우 복부가 팽만하여 쉽게 문제를 발견할 수도 있지만, 정상적으로 돌출된 어린 아이의 복부와 차이를 식별하기 어려울 경우도 있다. 따라서 순응도 저하와 관련된 것으로 느껴지는 환기의 어려움은 비위관 삽입을 해야 하며, 길이 기반 시스템으로 적절한 비위관 크기를 선택할 수 있다.

BMV 장비

응급기도관리의 경우, 마취 인공호흡 백보다 자가 팽창 백이 선호된다. 이러한 백-마스크 장치에는 산소 저장소가 있어 10~15 L의 산소 흐름에서 90~95%의 FiO_2를 제공할 수 있다. 사용해야 하는 가장 작은 백은 450 mL이며, 이보다 작은 신생아용 백(250 mL)은 작은 영아에게도 효과적인 용적을 제공하지 못한다. 대부분의 소아용 BMV 기기에는 양압 제한 밸브가 있다. 이 양압 제한 밸브는 백 유닛이 영아용인지 소아용인지(각각) 여부에 따라 20~45 cm H_2O 압력(수압 센티미터[CWP]) 사이에서 열리도록 제조업체에서 설정할 수 있으며, 기압 손상을 방지하는 데 사용된다. 실제 응급기도관리가 필요한 임상 상황에서는 종종 더 높은 최고 기도 압력이 필요하므로, 양압 제한 밸브가 없거나 여닫을 수 있는 양압 제한 밸브가 있는 것으로 준비해야 한다. 환자에게 인공호흡을 처음 시도할 때 인공호흡에 필요한 충분한 기도 최고압에 도달할 수 있도록 양압 제한 밸브를 닫은 상태로 BMV 장치를 보관하는 것이 좋다. 26장에서는 이 문제에 대해 자세히 설명할 것이다.

호기말 이산화탄소분압 측정기

색으로 표시되는 호기말 이산화탄소분압($ETCO_2$) 측정기는 성인과 마찬가지로 소아에게도 유용하다. 체중이 15 kg 미만인 어린이를 위한 소아용 사이즈가 있는 반면, 체중이 15 kg을 초과하는 어린이는 성인용 모델을 사용할 수 있다. 성인용 $ETCO_2$ 장치를 어린이에게 부적절하게 사용하면 CO_2 양이 충분하지 않아 감지기의 색이 변하여 위음성 판독이 발생하고 올바르게 삽관한 튜브를 다시 삽관하게 될 수 있다. 반대로, 큰 어린이의 경우에는 소아용 $ETCO_2$ 감지기의 저항이 너무 높아서 환기가 어려울 수 있다.

대체 기도

경추 손상의 가능성이 있는 환자를 포함한 소아 응급기도관리를 위해 선택되는 절차는 직접 경추 고정과 함께 RSI가 선호된다. 비기관삽관은 소아에서 상대적 금기이다(표 25-5).

윤상갑상막절개술은 성인에서 할 수 있는 응급 수술적 기도이지만, 소아에서는 10세가 될 때까지 윤상갑상막이 충분한 크기가 되지 않아 구조용 기도관리 옵션이 될 수 없다. 10세 미만의 소아에서 시행할 수 있는 "바늘 윤상갑상막절개술"은 기도 진입 지점이 윤상갑상막이 아닌 곳인 경우가 많지만, 어린 소아에서 경피적 방식으로 기도에 접근할 때 사용되는 용어이다. 어린 소아의 기도관리가 어려운 경우 사용할 수 있는 다른 장치로는 후두 마스크 기도기(LMA)와 비디오후두경이 있다.

표 25-5	대체 기도
백-마스크 환기	소아 환자에게 임시로 사용할 수 있는 좋은 방법이나, 적절한 장비 선택, 보조 도구, 좋은 테크닉이 필수적임
구강을 통한 기도삽관(일반적으로 빠른연속기관삽관으로 진행)	경추 손상 가능성 및 기타 대부분의 상황에서 여전히 응급 기도 확보를 위해 가장 먼저 선택되는 방법
바늘 윤상갑상막절개술	영유아에게 최후의 수단으로 권장되지만 아직 데이터가 부족함
후두 마스크 기도기	사용 가능한 대안
블라인드 비강 기도 삽관	10세 미만의 소아에게 적용 불가
GlideScope	성인에서 잘 연구되어 있으며, 소아에서도 좋은 대체 방법이 될 수 있음

LMA는 신생아와 어린 영아도 사용할 수 있으며, 직접 후두경 검사가 어려울 때 일시적인 조치로 유용할 수 있다. 비디오후두경은 소아 환자에게 적합한 크기로 제공되지만, 이 장비가 모든 병원에 있는 것은 아니다. 이러한 보조기구 및 기타 보조기구에 대해서는 26장에서 설명할 것이다.

기계환기의 시작

소아응급의학에서는 보통 두 가지 인공호흡기 모드를 사용한다. 압력 조절 인공호흡은 신생아 및 작은 영아에게 사용되는 모드이며, 볼륨 조절 인공호흡은 나이가 많은 어린이 및 성인에게 사용된다. 압력 조절 인공호흡기를 사용해야 하는 체중 제한을 10 kg 가량으로 알려져 있지만, 볼륨 조절 인공호흡도 작은 영아에게도 효과적으로 사용할 수 있다. 아이가 어릴수록 호흡수가 더 많아진다. 유아의 초기 호흡수는 일반적으로 분당 20~25회 사이로 설정하며, 흡기:호기 비율은 1:2, 인공호흡을 시작할 때의 일반적인 최대 흡기 압력은 15~20 CWP이다. 압력 조절 인공호흡 모드에서 이러한 초기 설정은 일반적으로 8~12 mL/kg의 호기량을 제공한다. 이러한 초기 설정은 이후 임상 평가에 따라 조정할 수 있다. 또한 호기말 기도 양압은 3~5 cmH_2O로, FiO_2는 1.0으로 설정해야 한다. 브로슬로우-루텐 길이 기반 시스템은 대략적인 시작 호기량, 인공호흡기 속도 및 흡기 시간에 대한 지침도 제공한다.

초기 설정이 끝나면, 특히 폐 순응도, 기도 저항, 누출량이 시간에 따라 변화하여 초기 압력 조절 인공호흡 설정으로 적절한 인공호흡이 이루어지지 않을 수 있으므로 환자를 신속하게 재평가하고 조정하는 것이 중요하다. 적절한 인공호흡을 위해서는 공식보다 인공호흡 적절성에 대한 임상적 평가가 더 중요하다. 일단 조정이 이루어지고 환자에게 임상적으로 환기 및 산소 공급이 적절하다고 판단되면, 혈액 가스 측정 또는 연속 맥박 산소 측정 및 호기말 이산화탄소분압($ETCO_2$) 모니터링을 통해 이를 확인하고 추가 조정을 해야 한다(표 25-6 및 BOX 25-2).

BOX 25-2 응급 소아 기도관리-실무적 고려사항

해부학
- 기도 개구부의 위치가 앞쪽이고 높음을 인지한다.
- 목을 과도하게 젖히지 않는다.
- 커프가 없는 튜브는 8세 미만의 어린이에게 사용한다.
- 어린 아이에게는 직선형 후두경날을 사용한다.

생리학적
- 빠른 산소 포화도의 저하를 예상해야 함

약물 용량 및 장비 선택
- 길이 기반 시스템을 사용. 기억에 의지하거나 암산을 하지 마십시오.
- 비위관은 영아에게 중요한 기도 보조 장치다.
- 소아용 비호흡기 마스크를 준비해 둔다.

기도 확보에 실패했거나 어려운 경우의 기도 대안
- 외과적 윤상갑상연골절개술 - 10세까지 금기
- 블라인드 비기관삽관 - 10세까지 금기
- 콤비튜브 - 키가 120 cm 이상인 경우에만 사용 가능
- 바늘 윤상갑상막절개술 - 허용됨

표 25-6 기계환기의 시작

I. 초기 설정		
환기 모드	압력 제한	볼륨 제한
호흡수	20~25/min	연령에 따라 12~20/min
호기 말 압력(cm H_2O)	3~5	3~5
FiO_2	1.0(100%)	1.0(100%)
흡기 시간	≥0.6초	≥0.6초
흡기/호기 비율	1:2	1:2
압력/볼륨 설정	압력 제한 모드의 경우, 최대 흡기압(PIP)을 15~20 cm H_2O로 시작하여 흉부 상승을 평가하고 필요에 따라 더 높은 압력으로 조정한다. 볼륨 제한 모드의 경우, 8~12 mL/kg의 호기량부터 시작하여 더 낮은 용량에서 시작하여 20~30 cm H_2O의 PIP까지 증가시킴. 이는 초기 설정 지침일 뿐이며 흉부 상승을 평가하여 설정을 조정해야 함.	
II. 임상적으로 평가하고 조정	대부분 볼륨 순환식 인공호흡기를 사용하여 인공호흡을 하게 됨. 가슴이 잘 올라오지 않거나 얼굴 색이 나쁘고 호흡음이 감소하면 더 많은 볼륨을 주입해야 하며, 기흉이 발생했거나 튜브가 막혔는지 확인해야 함. 튜브의 크기와 위치가 적절하며 누출이 없는지 확인한다. 압력 순환식 인공호흡기를 사용하는 경우, 앞서와 같은 소견은 PIP를 늘려야 함을 나타냄.	
III. 혈액 검사 결과	동맥혈 가스 검사는 설정이 안정화된 후 약 10~15분 후에 실시해야 하며, 인공호흡기 설정을 조정 후 추가 샘플이 필요할 수 있음. ($ETCO_2$ 및 SpO_2로 환기 상태를 모니터링하지 않는 경우).	

TIPS AND PEARLS

소아 환자에서의 RSI

소아 RSI의 절차는 기본적으로 성인과 동일하지만 몇 가지 중요한 차이점이 있음

- 준비
  - 약물 투여 및 장비 선택 시 연령 및 크기 관련 문제를 해결할 수 있는 소생술 보조 도구(예: 브로슬로우-루텐 시스템)를 사용
- 사전 산소 공급
  - 어린이는 성인보다 산소 포화도가 더 빠르게 떨어지기 때문에 주의 필요
  - 안전한 무호흡 시간을 최대화하기 위해 무호흡 산소공급을 보조적으로 고려
- 생리적 최적화
  - 저혈압이 발생할 경우 체중 기반으로 등장성 수액 또는 혈액을 주입하며 사전 산소화 노력을 극대화함. 1세 미만의 영아에게는 아트로핀을 고려할 수 있음.
- 유도를 통한 마비
  - 성인과 같은 유도제 종류 선택, 길이 또는 체중에 따른 용량 선택.

- SCh 2 mg/kg 정맥주사 또는 로큐로니움 1 mg/kg.
- 산소 포화도(SpO_2)가 90% 미만인 경우 백 인공호흡을 실시한다.

• 보호 장비를 갖춘 포지셔닝
  - 필요 시 셀릭 기법 적용
• 증거를 확보한 배치
  - 성인의 경우 $ETCO_2$로 튜브 배치를 확인한다.
• 삽관 후 관리

대부분의 경우, 삽관 및 기계환기를 하는 소아는 두개 내압 또는 흉강 내압의 상승과 의도치 않은 ETT 이탈을 방지하기 위해 응급실에서 진정제와 마비제를 투여해야 함.

근거가 되는 연구

소아 기도관리 경험 부족이 응급 의료진에게 큰 문제인가?

응급의학이 전문과목으로 시작된 이래로 응급의학과 레지던트들이 소아과에서 받는 수련의 양에 대한 우려가 있어 왔다. 대부분의 수련 프로그램에서 중한 소아에 대한 노출은 중한 성인에 대한 노출보다 적다.[1,2,3] 폐렴구균 및 헤모필루스 인플루엔자 백신의 도입, 수면 자세의 변화로 인한 영아 돌연사 증후군 사망의 감소, 소아과 치료의 전반적인 개선으로 급성 호흡기 질환으로 인한 응급실 방문이 더욱 감소했다. 연간 응급실 방문이 9만 건이 넘는 한 대형 어린이 병원에서 나온 최근의 논문에 따르면 특히 삽관과 같은 중요한 시술에 대한 노출이 충분하지 않은 것으로 나타났다.[4] 한 어려운 기도 교육과정의 비공식 설문조사에 따르면, 소아 기도에 대한 응급의학과 의사의 경험과 숙련도가 많은 의사들의 관심사다. 기도 과정의 집중적인 교육 및 훈련과 기타 고품질 시뮬레이션 프로그램을 통해 의료 수준을 강화할 수 있기를 바란다.[5]

소아의 성공적인 기도관리를 방해하는 특별한 어려움은 무엇인가?

소아 응급기도관리에서는 시간 지연과 인지적 오류가 더 흔하다.[6] 소아 응급 상황은 아이들의 체격이 다양하기 때문에 특히 약물 투여 및 장비 선택과 관련하여 어려움이 발생하기 때문에 더욱 복잡하다. 이러한 정신적 부담(또는 "인지적 부하")은 시간을 절약하고 오류를 줄여주는 소생술 보조 도구를 사용하면 줄일 수 있다. 문헌에 따르면 소생술 보조 도구는 소생 과정에서 이러한 변수가 정신적 부담에 미치는 영향을 완화할 수 있다고 한다.[7] 응급 환자 발생 시뮬레이션을 통해 브로슬로우-루텐 시스템이 이러한 상황과 관련된 인지적 부담을 제거하여 시간 지연과 오류를 줄여주는 것으로 확인되었다.[8]

프로세스를 간소화할 수 있는 범위 내에서(예: 권장 약물 수 제한, 복잡성 및 필요한 결정 횟수 감소) 비판적 사고를 위한 시간을 확보하여 기도관리의 우선순위에 전념할 수 있다. 극도로 위급한 소아를 관리하는 것은 본질적으로 스트레스가 많으므로 이러한 스트레스를 줄이기 위해 RSI는 단순하고 복잡하지 않게 유지해야 한다.

소아 RSI에 아트로핀을 사용해야 하나?

소아에서 아트로핀의 보편적인 사용을 뒷받침하는 증거는 없으며, 현재 문헌에 근거하여 명확하게 결론을 내리기 어려운 문제다. 전통적으로 아트로핀은 드물지만 심각한 부작용인 소아에서의 SCh 투여와 관련된 서맥을 예방하기 위해 사용되어 왔다. 최근의 몇몇 연구에서는 소아에서 아트로핀을 투여하거나 투여하지 않은 SCh에 대한 반응의 차이를 보여주지 못했으며,[9,10] 아트로핀과 노르아트로핀을 투여한 그룹에서 비슷한 수의 심박수가 일시적이고 자체적으로 제한적으로 감소했다. 그러나 흔하지 않은 사건을 다룰 때 이득이 없다는 것을 "증거"로 해석해서는 안 된다. 아트로핀은 또한 잘못 투여할 경우 역설적 서맥과 같은 드물지만 치명적인 부작용이 나타날 수 있다.[11] 아트로핀은 1세 미만 영아의 기도를 조작할 때 심박출량에 대한 심박수에 대한 의존도가 상대적으로 높고 미주 긴장도가 높기 때문에 도움이 될 수 있다.[12] 그러나 대부분의 서맥은 저산소증으로 인한 것이거나 일시적인 미주 매개 반사 반응으로 자연적으로 해결된다. 저산소증이나 반사가 발생하면 이를 치료하는 것이 좋다. 어린이의 RSI 과정을 가능한 한 단순하게 유지하기 위해 아트로핀의 일상적인 사용을 권장하지 않는다. 1세 미만 영아(3, 4, 5 kg, 브로슬로우-루텐 시스템 및 기도 카드의 분홍색 또는 빨간색 영역)와 같은 특수한 상황에서는 아트로핀을 선택적으로 고려할 수 있다.

소아 마비제로 SCh와 로큐로니움 중 어떤 약제가 더 바람직할까?

1990년대에 FDA는 진단되지 않은 신경근 질환 환자에게 SCh를 투여한 후 고혈량성 심정지가 발생한 사례 보고에 따라 소아에게 SCh를 사용하는 것에 대해 금지 문구를 추가했다. 당시 소아 마취과 협회에서는 응급 삽관이 필요한 환자에 대한 위험 대 이득을 근거로 FDA의 결정에 이의를 제기하여 금지를 "주의"로 수정했다. 소아에서 로큐로니움 대비 SCh의 상대적 위험과 이점을 구체적으로 다루어 권장 사항을 제시하는 증거는 아직 없다. 현재로서는 소아 환자의 응급기도관리를 위해 의료진의 선호도에 따라 로큐로니움과 SCh 모두 실행 가능한 옵션으로 고려해야 하지만, 금식이 충분하지 않은 응급 삽관에는 SCh가 여전히 일차적으로 선택되는 약제다.[13,14]

소아 응급기도관리에서 커프드 ETT는 금기인가?

성문하 부위가 제공하는 해부학적 및 기능적 밀폐로 인해 8~10세 미만의 소아에게 커프드 ETT가 안전한지 또는 필요한지에 대한 문제는 한동안 논쟁의 대상이 되어 왔다. 이 문제를 다룬 두 가지 연구가 있다.[15,16] Deakers 등은 수술실, 응급실 또는 중환자실에서 삽관한 환자 282명을 대상으로 관찰적 전향적 비무작위 연구를 수행하였으며, 양 군 간 발관 후 보행 장애, 재삽관의 필요성 또는 장기적인 상기도 합병증에 차이가 없음을 발견했다.[15] Khine 등은 8세 미만 소아를 대상으로 발관 후 크룹 발생률, 부적절한 환기, 마취 가스가 환경으로 누출되는 경우, 공기 누출로 인한 튜브 교체 필요성을 비교했다. 이 연구에서 저자는 커프가 없는 튜브를 사용한 삽관 시도 횟수, 커프가 있는 튜브의 필요 가스량, 주변으로 누출되는 가스의 양에 차이가 없음을 발견했다.[16] 또한 커프가 없는 튜브에서 공기가 많이 누출되면 튜브를 제거하고 교체해야 할 수 있지만, 커프가 있는 ETT에서는 그렇지 않을 수 있으며, 커프에 의한 크기 조절에 더 많은 '오차 여유'가 있다. 어린 소아에게 커프가 달린 튜브를 사용해도 발관 후 후유증이 발생하지 않는 것처럼 보일 수 있지만, 이러한 연구는 응급 삽관에서 흔히 수행되지 않는 관행인 커프 팽창 압력을 모니터링했다는 점을 분명히 해야 한다. 따라서 흉터 및 협착의 잠재적 후유증과 함께 과도한 기관 점막 압력을 피하기 위해 커프가 없는 ETT 사용을 권장하는 것이 합리적이라고 생각한다. 그러나 급성 호흡기 질환 및 천식 환자와 같이 높은 평균 기도압이 예상되는 일부 환자의 경우 처음에는 커프를 수축시킨 후 필요한 경우 팽창시킨 커프가 있는 튜브를 배치하는 것이 적절할 수 있다. 가장 최근의 소아 전문 인공호흡기 표준에서는 누출 압력이 모니터링되는 경우에만 커프튜브를 사용할 것을 권장한다.[17]

비슷한 수준의 사전 산소화 정도를 가진 성인보다 어린이가 더 빨리 탈산소화되는 이유는 무엇인가?

성인의 산소 사용량이 3 mL/kg/min인 것에 비해 영아는 6 mL/kg/min의 산소를 사용한다. 또한 흉벽과 폐의 탄성력의 차이로 인해 무호흡 아동의 FRC 감소는 무호흡 성인보다 훨씬 크다. 소아의 경우 흉벽이 성인보다 더 순응적이며 폐의 탄성 반동은 성인보다 적다. 이러한 요인을 고려하면, 무호흡 환자에서 평형을 이루었을 때 FRC 값은 실제로는 총 폐용량의 약 10%에 불과하게 된다. 이러한 동일한 요인이 자발 호흡 환자에서도 FRC를 감소시키지만 그 정도는 덜하다. 마취를 유도하고 누운 자세를 취하면 FRC는 더욱 감소한다. 산소 소비량 증가와 함께 감소된 유효 FRC의 임상적 의미는 저산소 상태의 마비된 영아가 성인에 비해 사용할 수 있는 폐내 산소 저장량이 불균형적으로 작다는 것이다. 중환자의 폐 병리는 효과적인 사전 산소화 능력을 더욱 감소시킬 수 있다. 따라서 소아 환자에게 사전 산소 공급을 할 때는 이러한 요인을 고려하는 것이 중요하다. 특히 여러 번의 시도가 필요하거나 소아에게 사전 산소화 능력을 저하시키는 장애가 있는 경우, RSI 동안 산소 포화도를 90% 이상으로 유지하기 위해 윤상압력을 줄 수 있는 BMV가 필요할 수 있다.[18,19]

참고문헌

1. Tamariz VP, Fuchs S, Baren JM, et al. Pediatric emergency medicine education in emergency medicine training programs. *Acad Emerg Med*. 2000;7(7):774-778.
2. Chen EH, Cho CS, Shofer FS, et al. Resident exposure to critical patients in the ED. *Pediatr Emerg Care*. 2007;11:774-778.
3. Miele NF. Inadequate exposure to patients in the pediatric emergency department. *Acad Emerg Med*. 2004;11(7):771-773.
4. Mittiga MR, Geis GL, Kerrey BT, et al. The spectrum and frequency of critical procedures performed in a pediatric emergency department: implications of a provider-level view. *Ann Emerg Med*. 2013;61(3):263-270.
5. Overly FL, Sudikoff SN, Shapiro MJ. High-fidelity medical simulation as an assessment tool for pediatric residents' airway management skills. *Pediatr Emerg Care*. 2007;1:11-15.
6. Oakley P. Inaccuracy and delay in decision making in pediatric resuscitation, and a proposed reference chart to reduce error. *BMJ*. 1988;297:817-819.
7. Luten R, Wears R, Broselow J, et al. Managing the unique size-related issues of pediatric resuscitation: reducing cognitive load with resuscitation aids. *Acad Emerg Med*. 2002;9:840-847.
8. Shah AN, Frush KS. Reduction in error severity associated with use of a pediatric medication dosing system: a crossover trial. Paper presented at: The AAP 2001 National Conference and Exhibition, Section on Critical Care; October 2001; San Francisco, CA.
9. McAuliffe G, Bisonnette B, Boutin C. Should the routine use of atropine before succinylcholine in children be reconsidered? *Can J Anaesth*. 1995;42:724-729.

10. Fleming B, McCollough M, Henderson SO. Myth: atropine should be administered before succinylcholine for neonatal and pediatric intubation. *CJEM*. 2005;7(2):114-117.

11. Tsou CH, Chiang CE, Kao T, et al. Atropine-triggered idiopathic ventricular tachycardia in an asymptomatic pediatric patient. *Can J Anaesth*. 2004;51:856-857.

12. Rothrock SG, Pagane J. Pediatric rapid sequence intubation incidence of reflex bradycardia and effects of pretreatment with atropine. *Pediatr Emerg Care*. 2005;21(9):637-638.

13. Robinson AL, Jerwood DC, Stokes MA. Routine suxamethonium in children: a regional survey of current usage. *Anaesthesia*. 1996;51(9):874-878.

14. Weir PS. Anaesthesia for appendicectomy in childhood: a survey of practice in Northern Ireland. *Ulster Med J*. 1997;66(1):34-37.

15. Deakers TW, Reynolds G, Stretton M, et al. Cuffed endotracheal tubes in pediatric intensive care. *J Pediatr*. 1994;125:57-62.

16. Khine HH, Corddry DH, Kettrick RG, et al. Comparison of cuffed and uncuffed endotracheal tubes in young children during general anesthesia. *Anesthesiology*. 1997;86:627-631.

17. American Heart Association. Pediatric advanced life support. *Circulation*. 2005;112:IV-167-IV-187.

18. Agostoni E, Hyatt R. Static behavior of the respiratory system. In: Fishman A, Macklem P, Mead J, Geiger S, eds. *Handbook of Physiology. The Respiratory System. Section III*. American Physiological Society; 1986:113-130.

19. Lumb A. Elastic forces and lung volumes. In: James E, ed. *Nunn's Applied Respiratory Physiology*. 5th ed. Butterworth-Heineman; 2000:51-53.

CHAPTER 26

소아 기도 기술

(Pediatric Airway Techniques)

Robert C. Luten, Christyn F. Magill, Nathan W. Mick | 최솔지

서론

대부분의 경우, 나이가 많은 소아나 청소년에게 사용되는 기도 장치와 기술은 성인에게 사용되는 것과 다르지 않다. 하지만 소아(3세 미만)와 유아(1세 미만)의 경우에는, 독특한 기도 구조를 가지고 있고, 상업적으로 시판된 작은 크기의 구조 장치(rescue device)가 없기 때문에 성인과는 다르게 접근해야 한다. 이 장에서는 이러한 구조 장치(rescue device) 중에서도 소아에게 사용할 수 있고, 성공적으로 사용된 근거가 있는 장치만을 다룰 것이다. 소아의 응급기도관리를 위해서는 이러한 기술들을 반드시 숙달해야 한다.

모든 소아에게 사용할 수 있는 기술

백-마스크 환기와 인공기도 삽관

백-마스크 환기(BMV)와 기관내 삽관에 대한 자세한 설명은 12장 및 15장을 참조하라. 성인과 마찬가지로 비인두 및 구강 기도 유지 장치는 BMV을 사용할 때 함께 사용해야 하며, 특히 구강의 용적에 비해서 혀가 상대적으로 큰 어린이의 경우에 그러하다. 특정 장비(곡선 또는 직선[밀러] 블레이드, 커프가 있는 튜브와 커프가 없는 튜브)사용에 대한 권장 사항과 그 이론적 근거는 25장에 설명되어 있다. 가장 경험이 많은 사람에게도, 성공적인 소아의 기도관리를 위해서는 적절한 크기의 장비를 사용하는 것이 가장 중요하다. 적절한 BMV 기술은 소아 환자에게서 특히 중요하다. 기도 유지를 해야 하는 가장 흔한 적응증은 호흡기질환으로 인한 저산소증(즉, RSV 세기관지염 또는 경련으로 인한 저환기)이기 때문이다. 게다가, 소아 환자는 성인보다 산소헤모글로빈 불포화반응이 빠르게 일어나기 때문에, 빠른연속기관삽관(rapid sequence intubation) 시에 전산소화나 마취 과정에서 자주 일어나는 위 팽만을 방지하기 위해 윤상골 압박(cricoid pressure, Sellick maneuver)과 BMV를 함께 이용하는 방법을 많이 사용한다. 소아 BMV는 더 많은 일회호흡량, 더 높은 호흡속도, 잘 맞는 크기의 장비를 필요로 한다. 소아 기도는

특히 양압 환기에 적합한데, 심지어 상기도 폐색이 있는 경우에도 그렇다(25장 및 27장 참조).

소아에서 성공적인 백-마스크 환기를 하는 법

소아 환자의 성공적인 BMV를 보장하기 위해서는 마스크 밀봉이 적절해야 하며 기도가 열려 있어야 하고, 환자의 나이에 맞는 속도와 양으로 환기를 시켜 주어야 한다. 이 기술의 위험성은, 흥분된 상태에서 밀봉을 위해서 장치의 마스크 부분을 아래로 누르는 바람에 목이 앞으로 구부러지거나 상기도 폐색을 일으킬 수 있다는 점이다. 머리는 앞으로 구부리기보다는 약간 뒤로 젖혀서, 혀와 이완된 인두 때문에 발생할 수 있는 기도 폐쇄를 완화시켜 주어야 한다(그림 26-1).

이전 단락에서 설명한 자세는 보통 한 손으로 C-그립 기술을 사용할 때에 나타날 수 있다. 엄지와 검지로 마스크를 받쳐서 콧등에서 턱의 갈라진 틈까지 대어주고, 눈을 누르지 않도록 주의한다. 나머지 손가락으로 턱의 돌출된 부분을 마스크 쪽으로 들어올려서, 스니핑 자세(sniffing position)가 될 수 있도록 머리를 약간 젖혀준다. 소아의 기관은 유연하기 때문에 잘 폐쇄되어서, 기도 앞쪽에 압력이 가해지지 않도록 주의해야 한다.

양손 기술도 사용할 수 있는데, 이 기술은 성인에서는 성공적인 마스크 환기를 위하여 중요한 기술이지만 소아에서는 선택적으로 적용할 수 있다. 턱을 살짝 벌리고, 앞으로 당기면 기도 폐쇄를 완화시킬 수 있다. 마스크를 얼굴에 밀착시키기 위해서 손바닥의 돌출부를 사용하면서, 입을 약간 벌리고 턱을 더 앞으로 밀어낸다. 손바닥을 이용하는 방법은, 마스크 옆으로 공기가 새어 나가지 않도록 균일하게 밀봉할 수 있도록 만들어준다. 마스크를 적용하면, 다른 사람이 배깅을 해준다. 이렇게 했는데도 환기가 잘 되지 않으면, 자세가 적절한지 다시 평가하고, 구인두 기도 대신에 비인두 기도를 넣어보아야 한다.

과도하게 배깅을 할 경우 위험할 수 있는데, 호기를 할 수 있는 충분한 시간을 주는 것이 중요하다(배깅을 하면서 squeeze, release, release의 세 단어를 반복적으로 이야기함으로써 적절한 속도를 유지할 수 있다). 교과서에서는 어린 소아일수록 빠르게 할 것을 권고한다. 하지만 실제로 이 속도를 모든 연령대에 사용할 수 있다. 소아 혀는 구인두의 크기에 비해서 상대적으로 크고, 상기도를 막는 경향이 크기 때문에 의식이 없는 어린이에게는 백과 마스크로 환기하기 전에 항상 구강내 기도기를 넣어준다.

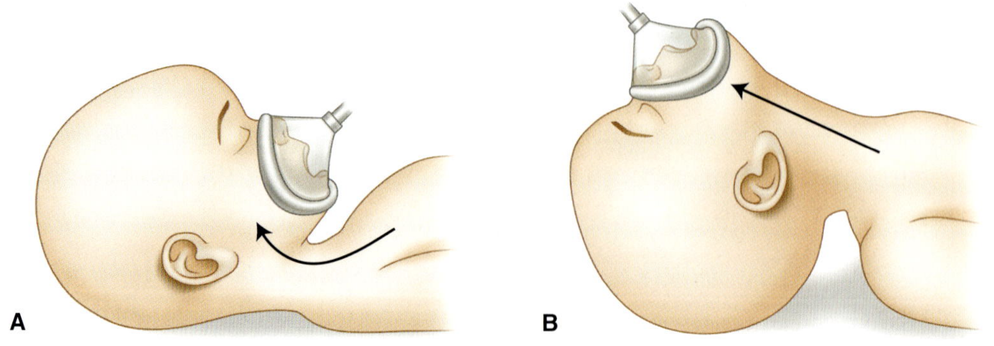

그림 26-1. A. 나쁜 배깅법. 빠른 속도. B. 좋은 배깅법. Sqeeze, release, release. 그림 A는 기도 폐색을 유발하는 구부린 자세를 보여주고 있는 반면 그림 B는 기도 폐색을 완화시키도록 목을 젖히는 자세를 보여준다.

소아에서 성공적인 기도삽관을 하는 방법

삽관 전 처치

1. **적절한 자세 잡기:** 기도의 폐쇄를 예방하고 기도 축을 최적의 위치로 정렬하기 위해서 환자의 자세를 적절하게 잡는 것이 중요하다. 성인에서 후두, 인두 및 구강 축을 맞추기 위해서는 일반적으로 몸통 쪽에서 목을 구부리고 atlanto-occipital joint 위치에서 머리를 뒤로 젖히는 자세를 해야 한다. 소아의 경우 후두부의 상대적인 크기가 크기 때문에 후두부의 높이를 올려줄 필요는 없고, 머리를 뒤로 젖히면 오히려 기도 폐색이 일어날 수 있다. 오히려 atlanto-occipital junction을 전방 전위시키는 것만으로 충분하다(즉, 스니핑 자세를 만들기 위해서 턱을 위로 당기는 것을 의미한다). 작은 영아의 경우에는, 후두부가 커서 바로 눕혔을 때 머리가 가슴 쪽으로 구부러지기 때문에 어깨 뒤에 타월을 넣어 어깨를 올리는 자세를 해 주어야 할 수도 있다. 외이도가 어깨 바로 앞에 위치하는 자세가 좋은 자세이다. 이러한 경험적인 방법을 통해서, 후두부(나이가 많은 소아/성인)나 어깨(작은 유아) 아래에 지지를 해주어야 하는지, 또는 지지를 할 필요가 없는지(작은 소아) 결정할 수 있다(그림 26-2A). 이것은 지침일 뿐이고 환자마다 다르게 적용할 수 있다. 최적의 자세를 잡기 위해서는 빠른 시도가 필요하다. 그림 26-2B는 작은 소아에게 삽관

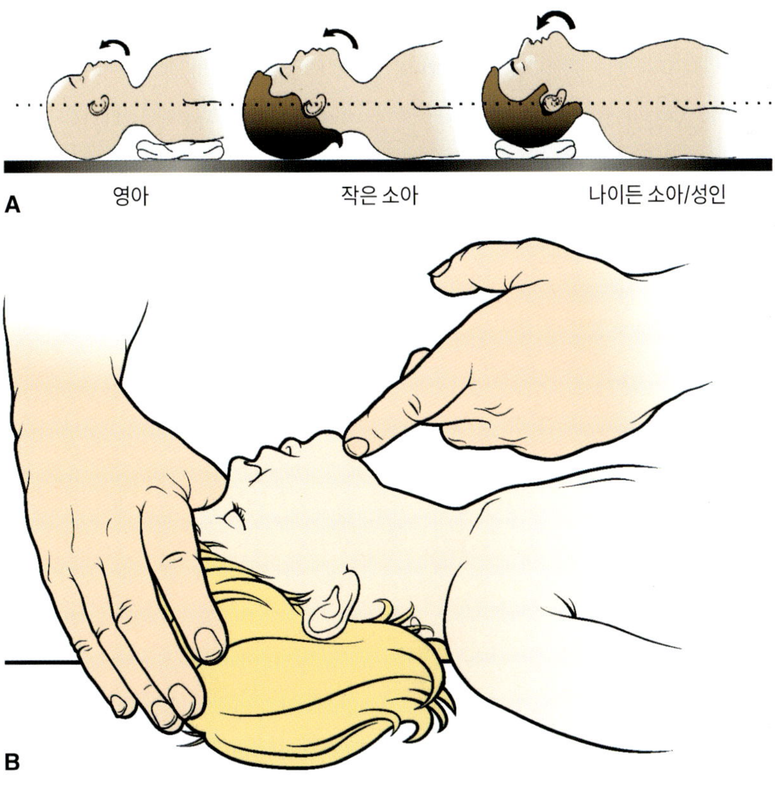

그림 26-2. **A.** 최적의 기도 정렬에 대한 임상적 결정 – 외이도와 어깨 안쪽이 같은 일직선상에 놓이도록 자세를 취한다. **B.** A에서 그린 선을 이용하여 최적의 자세를 잡는 방법 – 작은 어린이의 경우 후두부가 커서 머리를 지지할 필요는 없지만 어깨를 지지해야 할 정도로 후두부가 크지는 않다. 따라서 외이도를 가로지르는 선이 어깨 앞쪽을 지나게 되기 때문에 후두부와 1번 경추가 맞닿는 위치(atlanto-occipital joint)에서 고개를 살짝 젖혀, 스니핑 자세(sniffing position)를 만들어낸다.

을 하는 가장 일반적인 자세인 스니핑 자세를 어떻게 시행할 수 있는지 보여주고 있다. 최적의 자세를 잡았더라도, 기도 조작(후방 상방 우측 압박법, backward upward and rightward pressure maneuver, BURP)을 하여 성문을 더 잘 보이도록 할 수 있다. 이는 특히 기도 위치가 위에 있는 어린 소아와, 최적의 자세를 만들기 어려운 외상 환자에게 도움이 될 수 있다.

2. **테이프로 입술에서 끝까지의 거리 표시하기**: 인공기도(endotracheal tube, ETT)에는 길이를 나타내는 센티미터 표시가 있다. 입술에서 끝까지의 거리는 입술에서 성대와 기관 분지부(즉, 기관의 중간) 사이의 중간 지점까지의 거리이고, 이는 인공기도(ETT)의 이상적인 위치를 나타낸다. 소아 삽관 전에 ETT는 입술에서 끝까지 적절한 거리에 테이프로 명확하게 표시해야 한다. 이것은 의사가 삽관을 하는 동안 깊이를 추정할 수 있는 시각적 알림 역할을 한다.
3. **항상 예상되는 튜브의 크기보다 하나 더 큰 크기와 하나 더 작은 크기의 튜브를 준비하라**: 입술에서 튜브 끝까지의 거리(lip-to-tip distance)를 예측하여, 세개의 튜브 모두에 표시를 해 두어야 한다. 입술에서 튜브 끝까지의 거리는 환자 개인마다 일정하고, 튜브가 더 작건 크건 간에 변하지 않다. 일반적으로는 예상 인공기도 크기의 3배로 추정한다. 예를 들어, 3.5 mm 인공기도를 사용한다고 하면 예상되는 lip-to-tip distance는 10.5 cm로 예측할 수 있다.

직접 후두경

1. **깊지 않게 올려다보기**. 소아 기도는 성인 기도보다 위쪽에 위치하기 때문에, 직접 후두경 검사를 수행할 때 시술자가 성문 개구부를 볼 수 있도록 시선의 각도를 조절해야 한다. 어린이의 이러한 해부학적 특정을 알지 못한다면, 후두경을 "너무 깊게" 위치시켜서, 성문 구조물을 지나치게 될 수도 있다.
2. **탐침(stylet)을 사용하기**. 소아용 인공기도(ETT)는 성인용 튜브보다 작고 유연하기 때문에 모든 소아 삽관에서 stylet의 사용이 권장된다.
3. **측면에서 들어가기**. 성인과 마찬가지로 인공 기도를 삽입할 때 시술자의 시선에서 가운데 아래쪽으로 들어가게 되면 성문 현관(glottic vestibule)을 가리게 된다. 입의 측면에서 접근하게 되면 대상을 시선에서 놓치지 않을 수 있다. 이러한 방법은 성인보다 소아에게 더 중요한데, 어린이는 입이 덜 벌어지고 시야도 좁게 보이기 때문이다.
4. **인공기도를 삽입한 후에 상악골을 이용해서 손을 안정화시키기**. 시술 중 오른쪽 엄지손가락은 자연스럽게 상악골에 닿게 된다. 이 자세를 유지하여 인공기도가 완전히 고정될 때까지 튜브를 붙잡고 있어야 한다.
5. **부지 등의 보조 기구를 이용하는 것을 고려한다**. 어려운 기도나 시야가 이상적이지 않을 경우 부지와 같은 보조 기구는 유용할 수 있다. 부지를 부드럽게 삽입하고, 기관 고리에 닿는 느낌을 느낌으로써 위치를 확인한 후에, 인공기도를 부지를 따라 삽입할 수 있다.

삽관 후 관리

부주의하여 삽관되었던 튜브가 발관되는 일은 빈번하지만 완전히 피할 수 있는 합병증이다. 머리를 움직일 때마다 튜브가 움직이지 않게 하기 위해서 인공기도는 입술에 고정되어야 한다. 목을 구부리면 튜브가 기도 아래쪽으로 더 들어가게 되고, 목을 젖히면 기도 바깥쪽으로 튜브가 이동하게 된다. 이 효과는 성인과 비교하여 후두가 더 큰 어린이들에게서 두드러진다. 튜브가 미끄러져 들어가거나 나가는 것을 방지하기 위해 전통적으로 입술에 인공기도를 고정할 때에는 상악에 고정해왔다. 테이프로 인공기도를 적절하게 고정하기 위해서는 경험이 필요하다. 테이핑의 대안으로 상업적으로 출시된 여러 인공기도 홀더 장치를 사용할 수 있다. 경추 보호대를 적용하면 목의 신전과 굴곡을 방지하고 기관 내에서의 인공기도 위치를 유지하여 예기치 못한 발관을 방지할 수 있다.

백-마스크 환기와 윤상연골 압박

응급기도관리에서 흡인을 막기 위한 방법으로 윤상연골 압박의 인기는 이전보다 떨어졌지만, 위팽만을 예방하는데 도움을 줄 수 있고, 이는 환기 압력이 40 cm H_2O를 초과할 때에도 마찬가지이다. 이는 위 팽창으로 인해 환기가 잘 되지 않고 흡인 위험을 증가시킬 수 있는 영아에게 특히 중요하다.

양압 제한 밸브(팝오프 밸브)

양압 제한 밸브는 하기도에 과도한 압력이 전달되는 것을 방지하고 압력으로 인한 손상의 위험을 제한하도록 설계됐다. 이 밸브는 대부분의 유아 및 소아 소생술 백에 있다.

양압 제한 밸브는 미리 설정된 최고 기도압에서 열려서(20~45 cm H_2O으로 다양하지만, 대부분은 40 cm로 설정함), 폐로 전달될 수 있는 최고 압력을 제한한다. 그러나 상기도 폐쇄, 기도 저항 증가 또는 폐 탄성 감소 상황에 있을 때에는 적절한 환기를 위해서 더 많은 압력을 주어야 할 수도 있다. 이와 같은 상황에서 시술자는 밸브를 비활성화해야 한다. 양압 제한 밸브 이외에도 많은 제조업자들은 압력계를 장치에 적용시켜 백-밸브 마스크 환기를 수행할 때 최고 기도압을 모니터링할 수 있다. 압력계 포트 부위에의 누출은 적절한 가스교환을 위해 달성해야 할 압력까지 도달하는 것을 방해할 수 있다.

백-밸브 마스크 환기가 부적절할 때, 마스크 밀봉과 기도 개방의 적절성을 평가하는 것으로 문제 해결을 시작하지만, 백-밸브 마스크 환기를 시작하기 직전에 "누출 테스트"를 수행하면 양압 제한 밸브의 상태를 설정하고 압력계 위치에서의 누출을 확인할 수 있다(혹은 장치의 다른 부분에서). 누출 테스트는 백에서 마스크를 떼어낸 후, 마스크 포트를 손바닥으로 막은 뒤에 다른 손으로 백을 짜준다. 백이 꽉 조여지면 공기 누출이 없다고 할 수 있다. 백이 꽉 조여지지 않으면 어딘가에서 공기가 새고 있는 것인데 가장 흔하게 양압 제한 밸브나 압력계 포트에서 발생하고 다른 곳에서의 누출도 가능하다. 미리 설정된 압력이 초과할 때만 배출되는 열린 양압 제한 밸브와는 달리 열린 압력 포트에서의 누출은 백을 압축하는 즉시 발생한다. 손실된 부피의 양은 누출되는 구멍의 사이즈에 따라서 달라지게 되는데, 이 테스트는 성인용 백의 오작동 및 누출 여부를 검사하는 데에도 유용하다. 네거티브 테스트(즉 백을 쥐어짜도 꽉 조여져 있는 상태) 후에 손바닥으로 막고 있던 포트를 풀고 백을 꽉 쥐어서, 가스가 백의 흡기 말단에서 적절하게 빠져나오는지를 확인해야 한다.

후두 마스크 기도기

후두 마스크 기도기(laryngeal mask airway, LMA)는 전신 마취를 받는 어린이들을 위한 안전하고 효과적인 기도관리 장치이며 어린이와 영유아에서 기도 문제가 발생했을 때 구조 장치로 사용할 수 있다. 어린이에게 LMA를 사용하는 방법은 올바른 크기를 선택하기만 하면 상대적으로 쉽게 수행할 수 있다. LMA는 어려운 소아 기도에서 성공적으로 사용되어왔고, Pierre Robin Sequence와 같이 어려운 기도를 가진 환자를 위한 대체 장치로 고려해야 한다. 성인과 마찬가지로, 소아의 어려운 기도 역시 LMA와 굴곡성 기관지경 등의 구조 장치들 덕분에 용이해졌다.

LMA에는 몇 가지 중요한 합병증이 있다. 그 중에서는 후두개에 의한 부분적인 기도 폐쇄, 환자의 움직임에 의해서 밀봉이 잘 되지 않는 것, 양압 환기로 인한 공기 누출이 생길 수 있고 이는 어린 영아에게 더 잘 발생한다. 이러한 어린 아동과 유아의 후두개에 의한 폐쇄를 막기 위해 일부 저자는 마스크를 구강을 통해서 거꾸로 삽입한 다음 하인두로 전진하면서 180° 회전하는 배치 기술을 제안했다. LMA는 기도반사가 온전하게 있는 소아 환자나 성인 환자에게는 금기이므로, 각성 기도관리에는 적합하지 않다. LMA사용은 이물질 흡인이 있거나 의심되는 상황에서도 금기인데, 이미 심각한 상황을 더 악화시킬 수 있기 때문이다. 또한 기도 자체가 LMA장치의 뒷부분에 있기 때문에 기도에 폐쇄가 있을 때 적절한 환기 및 산소 공급을 제공할 수 없다. LMA는 신생아부터 청소년까지의 어린이에게 사용할 수 있도록 다양한 크기로 제공된다. 비팽창식 LMA스타일의 성문 외 장치인 I-gel은 다양한 소아용 크기로 제공되며 비슷한 용도로 사용할 수 있다.

경피적 바늘 윤상갑상막절개술 혹은 "니들 크릭(needle cric)"

소아 기도관리에 대한 거의 모든 교과서나 문헌, 강의에서 권장되는 최후의 구조 수단으로 바늘 윤상갑상막절개술을 언급하고 있지만, 그 사용과 안전을 뒷받침하는 문헌은 거의 없다. 바늘 윤상갑상막절개술에 대해서 글을 쓰는 "전문가" 중에서도 살아 있는 사람에게 시술을 해 본 경험이 있는 사람이 거의 없다. 그러나 소아 응급 진료를 하는 모든 임상의는 절차와 적응증에 익숙해야 하고, 응급실에서 쉽게 사용할 수 있는 적절한 장비를 갖추고 있어야 한다. 바늘 윤상갑상막절개술은 "삽관할 수 없고, 산소를 공급할 수 없는" 시나리오로 진행되는 10세 미만의 어린이와, 폐색이 성대 근위(두부 방향)에 있는 경우 생명을 구하는 최후의 수단이 된다. 고전적인 적응증은 BMV와 삽관이 실패한 것으로 판단되는 후두개염이다(후두개염에서는 BMV의 실패는 드물고, 실패한다면 극복할 수 없는 장애물 때문보다는 기술 실패로 인해서 잘 발생한다). 다른 적응증으로는 안면 외상, 혈관 부종 및 위에서 성문 개구부에 접근할 수 없는 상태가 있다. 바늘 윤상갑상막절개술은 이물질을 흡인하였으나 직접 후두경 검사로는 보이지 않는 환자에게는 거의 도움이 되지 않는데, 그 이유는 이물질이 보통 하기도에 있기 때문이다. 크룹에서도 폐색이 성문 아래에 있기 때문에 그 효과가 미심쩍다. 이러한 환자의 경우 블라인드로 바늘 윤상갑상막절개술을 시행하는 것보다는 탐침(stylet)을 사용하여 구강을 통한 인공기도 삽입이 더 효과적일 수 있다. 시중에서 판매되는 다양한 바늘도 경피적 윤상갑상막절개술에 사용할 수 있다(표 26-1). 유아에게 사용하기 적합한 가장 간단한 장비는 다음과 같이 구성된다.

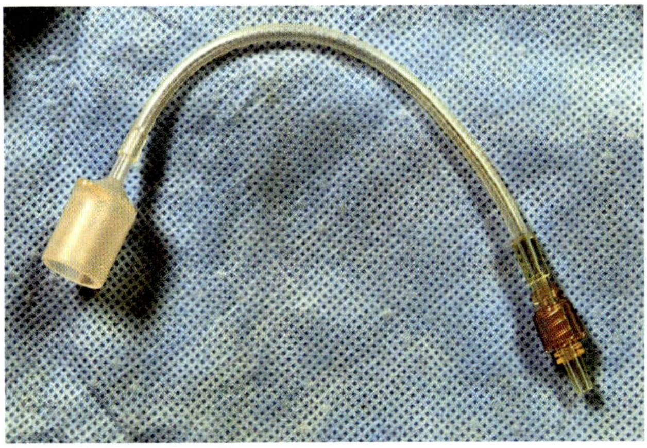

그림 26-3. 니들 크릭 확장 세트의 구성 요소. 이 확장 세트는 표준 IV튜브의 말단 6인치를 잘라낸 후에 2.5 mm 인공기도 어댑터를 삽입하여 구성한다. 백-마스크 환기(BVM)은 어댑터의 근위부 말단에 부착되고, 원위부는 기관으로 삽입된 카테터에 삽입한다. 이 설정은 백이 3.0 인공기도 어댑터에 직접 연결되었을 때 동물 연구에서 관찰된 합병증인 "꼬임" 혹은 카테터 폐쇄에 대한 우려를 줄이면서 백-마스크 환기 중에 더 자유롭게 움직일 수 있도록 한다.

- 14 G 카테터 삽입형 바늘
- 3.0 mm 인공기도 어댑터와(상업적으로 구입하거나 IV 튜브의 말단 6인치를 절단하고 2.5 m 어댑터를 삽입해서 만들 수 있다. 그림 26-3 참조) IV extension을 연결
- 3 mL 또는 5 mL 주사기

키트를 사전 조립해서 투명한 백에 넣고 백을 밀봉한 다음, 소생실 내부의 쉽게 접근 가능한 위치에 테이프로 붙여 놓는 것이 좋다.

표 26-1 시판되는 카테터
이러한 카테터들은 시중에서 구매할 수 있고 구조 옵션으로 사용할 수 있다.
제트 환기 카테터(Ravussin): 사이즈는 16 G는 없고 13 G와 14 G가 있다. 제트 환기 카테터라고 되어 있지만 백-마스크 환기에만 사용하는 것이 좋다.
6 F 쿡 비상용 경기관지 카테터: 사이즈는 5 cm, 7.5 cm 두 가지가 있고 5 cm 카테터만 권장한다.

절차

소아를 바르게 눕힌 다음 머리를 살짝 젖히고 어깨 아래에 수건을 받친다. 이렇게 하면 기관지가 앞으로 위치하여 쉽게 만져질 수 있고 두 손가락을 이용하여 고정시킬 수 있게 된다. 성공의 열쇠는 전반적인 술기 동안 기관을 고정시키는 것이다. 이 절차를 설명하는 많은 교과서에는 "윤상갑상막을 조심스럽게 만지세요"라는 문구가 나오는데 현실적으로 유아기에는 이렇게 하기는 어렵고 필수적이지는 않다. 실제로, 더 어린 소아의 경우에 윤상갑상막을 정확하게 찾는 것이 불가능할 수 있으므로 근위 기관이 사용된다(따라서 이름을 경피적 바늘 기관절개술 vs "니들 크릭"이라고 붙임). 우선 순위는 기도 확보와 산소 공급이다.

윤상갑상막 이외의 기관에 카테터를 삽입하는 것의 합병증은 뒤에서 자세히 다룬다. 기관을 큰 정맥으로 간주하고, 카테터 삽입형 바늘 장치를 머리에서 다리 방향으로 30° 각도로 기울여 삽입한

다. 기관 입구를 확보하기 위해서 공기를 흡인한 다음, 바늘을 천천히 후퇴시키면서 카테터를 부드럽게 앞으로 밀어낸다. 3.0 mm 인공기도 어댑터를 카테터 허브에 연결하고 백 환기를 시작한다. 시술자는 배깅을 하는 도중 큰 저항을 느끼겠지만, 이것은 정상이며 카테터의 작은 직경 및 난기류와 관련이 있다. 이것은 보통 카테터가 잘못 들어가거나 기흉에 의한 폐순응도 장애 때문은 아니다. 이 증가된 저항의 느낌을 익히기 위해서 카테터를 통해서 백-마스크 환기를 연습하는 것도 도움이 된다. 시술자는 폐에 공기가 갇혀서 기압 상해를 방지하기 위해 카테터가 아닌 환자의 성문을 통해서 완전한 호기를 시켜주어야 한다. 흡기 후 가슴이 떨어지는 것을 관찰함으로써 이를 달성할 수 있다.

필요한 압력은 양압 제한 밸브의 한계보다 훨씬 높다. 따라서 카테터를 통해서 공기를 넣기 위해서는 양압 제한 밸브를 비활성화시켜야 한다. 제트 환기는 어린이들에게도 권장되고 있다. 실제로, "니들 크릭"과 제트 환기라는 용어는 문헌에서 필요한 술기로써 자주 언급된다. 현실은 고전적인 제트 환기에 의해서 생성된 압력이 극도로 높고 불필요하며 소아에서 보조 술기로 사용하기에는 잠재적으로 위험할 수 있다.

바늘 환기는 "완전한" 상기도 폐색에서 상대적인 금기이지만(호기를 하지 못하므로 기압상해를 입을 수 있기 때문에), 실제로 "완전한" 폐색은 소아에서 극히 드물다. 폐색의 일반적인 매커니즘에 대한 설명(27장)을 참조하면, 환자의 음성 호흡으로 발생하는 이차적인 기도 폐쇄로 인하여 기도 허탈이 생겨 결국 호흡 정지가 나타나게 된다. 호흡 정지가 발생하면 환자의 음성 호흡이 멈추면서 기도가 이완되고 약간 확장된다. 또한 환자의 음성 호흡을 양압 환기로 대체하면 좁아진 기도를 더욱 확장할 수 있다. 따라서 환기 중의 가스 배출은 일반적으로 문제가 되지는 않는다.

청소년과 성인에게서 이용할 수 있는 기술들

맹목적 경비기관삽관

소아의 경비기관삽관은 소아의 비인두와 인두기관 축의 예리한 각도로 인해서 성공적으로 수행하기 어렵기 때문에 사용하기 쉬운 구조 술기는 아니다. 또한 어린이는 혈관이 많고 연약한 아데노이드 조직이 크게 자리잡고 있어 출혈 위험이 높다. 그러나 직접 시각화 기술은 중환자실 환경에서 만성 인공호흡기 관리를 통해 일반적으로 작은 영아와 어린이에게 사용된다. 인공기도가 구인두 및 하인두를 통과한 후에 직접 후두경으로 보면서, Magill 겸자를 사용해서 기관으로 넣는다. 그러나 이 기술은 응급기도관리에는 도움이 되지 않는다. 일반적으로 10세 미만의 환자에게는 경비기관삽관법을 권장하지 않는다.

King LTS-D

King LTS-D는 소아 크기(5 Kg 미만)의 환자들에게서 사용할 수 있는 성문 외 장치이다. King LTS-D의 장점은 블라인드로 할 수 있도록 설계되었다는 점이며, 단일 백-밸브 마스크의 연결부와 풍선 주입구가 있어 사용이 간편하다.

외과적 윤상갑상막절개술

작은 영유아의 윤상갑상막은 많이 발달되어 있지 않다(그림 26-4). 외과적 윤상갑상막절개술은 10세 미만의 소아에게 시도해서는 안 된다. 10세 미만의 환자들에게서는 백-밸브 마스크 환기를 포함한 경피 바늘 기관 절개술이 권장된다. 권장 연령 제한인 10세는 엄격한 지침은 아니다. 다른 기관삽관 방법과 비교하였던 여러 연구에서 컷오프로 다양한 연령이 권장됐다. 윤상갑상막절개술의 경우 실제로는 크기 때문에 문제가 되는데, 환자의 기도와 윤상갑상막의 크기가 외과적 윤상갑상막절개술을 수행할 수 있는 경우, 즉, 쉽게 식별할 수 있는 지표가 있을 경우에는 연령에 관계없이 수행할 수 있다. 그렇지 않은 경우 바늘 기법을 수행해야 한다. 상업적으로 이용 가능한 키트(Pedia-Trake)를 사용한 윤상갑상막절개술은 성공하거나 안전한 것으로 알려지지 않았다. BOX 26-1은 어린이의 침습적 기도 시술에 대한 권장 사항을 요약한 것이다.

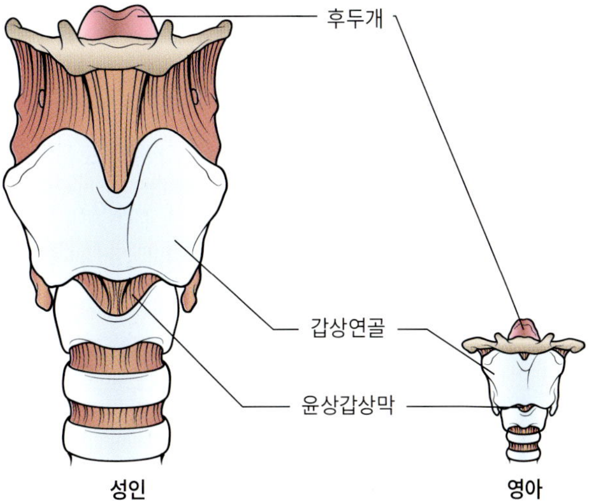

그림 26-4. 윤상갑상막. 성인(왼쪽)과 소아(오른쪽)의 윤상갑상막의 크기 비교. 후두가 더 작을 뿐만 아니라 실제 막도 상대적으로 더 작다는 점에 유의한다. 성인은 막이 기관 둘레의 2/3, 3/4 사이즈인 반면 소아는 기관 둘레의 1/4에서 1/3으로 막의 크기가 작다. 이 소아 그림은 4.5 mm 인공기도를 삽입 가능한 유아의 그림이다.

BOX 26-1 권장되는 소아의 침습적 기도관리법

5세

경피적 바늘 기관절개술 및 백 환기

5~10세

경피적 바늘 기관절개술 및 백 환기[a]
경피 셀딩거 기법 및 백 환기[b]

10세 이상

술자가 선호하는 다양한 상용 키트
외과적 윤상갑상막절제술

[a] 이 연령대에서 이 권장 사항을 뒷받침하는 증거가 부족하다. 그러나 이것이 유일하게 사용할 수 있는 옵션일 수 있으며 추후 더 확실한 기도관리가 필요하다.
[b] 윤상갑상막의 크기가 충분한 경우

근거가 되는 연구

어린이의 바늘 윤상갑상막절개술과 백-마스크 환기는 저산소증과 고탄산혈증을 피하기 위해서 충분한 산소 공급과 환기를 제공하나?

소아 바늘 윤상갑상막절개술을 뒷받침하는 증거는 Cote 등의 30 kg 개를 이용하여 실험한 동물 연구를 기반으로 한다.[1] Cote는 9세에서 10세 어린이의 크기에 가까운 개에게 12 G 카테터와 백이 있는 3.0 인공기도 어댑터를 통해 최소 1시간(연구 기간) 동안 산소를 공급할 수 있음을 입증할 수 있었다. PCO_2의 상승이 확인되었지만 아이들은 일반적으로 가벼운 정도의 고탄산혈증을 잘 견디기 때문에 유의미한 것으로 여겨지지 않았다.[1]

한 성인 후향적 연구에서는 48명의 환자가 13 G 기관내 카테터를 통한 경기관 환기를 통해서 최대 360분 동안 산소화와 환기를 했음을 보고했다. 이 환자들 중 47명의 환자들에게 첫 번째 치료로 경기관 제트 환기(transtracheal jet ventilation, TTJV)를 사용하였고, 6명의 환자들에게는 TTJV가 시작되기 전까지 기존의 배깅 방법을 사용하였다. 수동으로 경기관 환기를 시행하는 동안, 각각의 환자들은 $PaCO_2$의 증가를 보였지만 PaO_2 값은 >100 mmHg로 유지하였다.[2]

어려운 응급 소아 기도를 관리할 때 LMA를 구조 장치이자 대체 기도장치로 고려해야 하나?

어린이의 LMA사용에 관한 대부분의 문헌은 수술실에서의 마취 경험을 통하여 수집되었다. 따라서, 응급 상황에서 LMA 사용에 대한 정보는 거의 없다. 그러나 Lopez-Gil 등의 관찰 연구에 따르면,[3,4] 마취과 레지던트에게 교육하였을 때 LMA사용법은 빠르게 배울 수 있고 합병증의 비율도 낮았다는 것이 입증되었다. 중증 하악후퇴증, Dandy-walker syndrome, Pierre Robin Sequence와 같이 기도가 어려운 소아 환자에게서 LMA가 성공하였던 증례 보고서들이 있다.[5,6]

전향적 연구에서는 LMA를 사용하였을 때 작은 소아(10 Kg미만)에게서 기도 폐쇄, 높은 환기압, 더 큰 흡기 누출 등의 합병증이 더 많이 생겼다고 보고했다. 이 저자들은 작은 소아에게 마취제 투여, 양압 환기, LMA사용을 하기 전에 위험-이득을 잘 평가해야 한다고 권고한다. 중요한 것은, 장기간 인공호흡을 받는 환자를 선택적으로 수행한 연구에서, LMA사용의 성공률이 98%로 높았다는 것이다.[7] 기도관리자는 이러한 잠재적인 합병증을 알고 있어야 하지만, 이 연구는 응급상황에 일반적으로 사용할 수 없으며, 시술자는 LMA를 영아의 구조 장치로서 사용하거나, 실패한 기도 상황에서의 어린 소아에게 사용하거나, 어려운 기도가 예상되는 영아나 어린 소아의 기도관리에서 사용하는 것을 주저해서는 안 된다. 실패한 기도 상황에서 LMA는 확실한 기도를 확보할 수 있을 때까지 효과적인 산소 공급과 환기를 제공하여 생명을 구하는 가교 역할을 할 수 있다.

참고문헌

1. Cote CJ, Eavey RD, Todres ID, et al. Cricothyroid membrane puncture: oxygenation and ventilation in a dog model using an intravenous catheter. *Cut Care Med.* 1988;16:615-619.
2. Ravussin P, Freeman J. A new transtracheal catheter for ventilation and resuscitation. *Can Anaesth Sac J.* 1985;32:60-64.
3. Lopez-Gil M, Brimacombe J, Alvarez M. Safety and efficacy of the laryngeal mask airway: a prospective survey of 1,400 children. *Anaesthesia.* 1996;51:969-972.

4. Lopez-Gil M, Brimacombe J, Cebrian J, et al. Laryneal mask airway in pediatric practice: a prospective study of skill acquisition by anesthesia residents. *Anesthesiology*. 1996;84:807-811.

5. Selim M, Mowafi H, Al-Ghamdi A, et al. Intubation via LMA in pediatric patients with difficult airways. *Can J Anaesth*. 1999;46:891-893.

6. Stocks RM, Egerman R, Thompson JW, et al. Airway management of the severely retrognathic child: use of the laryngeal mask airway. *Ear Nose Throat J*. 2002;81:223-226.

7. Park C, Bahk JH, Ahn WS, et al. The laryngeal mask airway in infants and children. *Can J Anaesth*. 2001;48:413-417.

CHAPTER 27

어려운 소아 기도

(The Difficult Pediatric Airway)

Joshua Nagler, Robert C. Luten | 임성미

서론

정상 유아나 소아의 연령 관련 구조적 및 생리학적 차이는 기도관리를 어렵게 만들 수 있다. 그러나 대부분의 소아 환자에서는, 25장에서 설명한 것처럼, 이러한 차이를 미리 예상하고 대처할 수 있다. 어려운 소아 기도는, 어른과 마찬가지로, 문진을 통해 혹은 신체적 검사를 통해 마스크 환기, 직접 후두경 혹은 기관내삽관이 어려울 것으로 예상되는 경우를 말한다. 소아들에게서, 해부학적으로 어려운 기도에 해당하는 대부분의 경우들은, 선천적 기형이 진단된 경우이거나 정상 해부학적 기도를 변경하는 심각한 손상이 있는 경우이다. 기도관리에 실패한 뒤 어려운 기도였음을 알게 되거나 실패한 기도를 겪게 되는 일은 소아에서는 드물다. 성인 환자의 어려운 기도에 대한 접근법은 2장에 나타나 있고, 반드시 먼저 읽어 보길 바란다. 성인에서 어려운 기도를 예상하고 계획하는 방법은 소아에게도 적용이 가능하다. 잠재적으로 존재하는 어려운 기도를 확인하기 위해 빠르고, 쉽게 기억 가능하며, 민감한 방법들을 사용하는 것이 좋다. 소아와 성인은 어려움의 예측 요소에서 차이가 있다(표 27-1). 예를 들어, 나이에 따른 특징들(예: 턱수염과 55세 이상)과 진행성 질병 과정(예: 경추류마티스 관절염)은 소아에게는 해당되지 않는다. 그러나 비정상적인 안면 특징들을 신속하게 인식하고 폐쇄 질

표 27-1 소아와 성인의 위험 인자 비교

A. 영아와 어린 소아에서는 보통 나타나지 않는 어른의 어려운 기도의 위험 인자들
1. 비만
2. 경부 움직임 감소(외상으로 인한 경추 고정은 포함 안됨)
3. 치아 이상
4. 턱관절 이상
5. 턱수염

B. 성인에서는 나타나지 않는 소아의 어려운 기도의 위험인자들
1. 부종이나 감염으로 인한 폐쇄에 취약한 작은 기도 직경
2. 나이나 크기에 따른 차이를 고려해야 하는데 따른 불편감
3. 자주 겪는 상황이 아니라는 데서 유발되는 불편감

환의 징후를 예측하는, LEMON법은 소아에서도 적용 가능하다(표 27-2). 어려운 기도를 가진 대부분의 소아들은 병의 진행상 이를 예측할 수 있거나 기도관리가 어렵다고 알려진 선천적 기형이 있는 경우이다. 이 장은 소아의 어려운 기도의 일반적인 원인에 초점을 맞추고 해결책을 제공하려고 한다. 표 27-3은 정상적인 소아기도와 어려운 소아기도의 일반적인 접근 방식을 제공한다.

표 27-2	소아에게 LEMON법 적용 시 주의점
외관	• 외관의 종합적인 진단이나 판단은 어린이의 어려운 기도를 예측함에 있어 가장 중요한 예측인자이다. • 외모가 정상에서 변형되어 있으면 비정상적인 기도구조와 연관되며 어려운 기도일 수 있다. • 작은 입, 큰 혀, 들어간 턱, 그리고 심한 안면 외상은 일반적으로 즉시 확인이 가능하다.
평가(3:3:2)	• 소아에서는 검증되지 않았다. • 협조되지 않는 소아나 목이 짧고 굵은 영아에서는 수행이 어려울 수 있다. • 대신 입을 벌리는 정도, 턱 크기 및 후두 위치의 전반적인 평가가 활용될 수 있다. • 만약 3:3:2 평가가 수행된다면, 수행자의 손가락이 아닌 소아의 손가락을 사용해야 한다.
말람파티	• 협조가 문제될 수 있다. • 소아들에 대한 복합적인 데이터가 있다("근거가 되는 연구" 부분 참조).
폐색 비만	• 기도 폐쇄는 소아에서 기도관리에서, 비교적 흔한 적응증이다. • 외관의 종합적평가(look) 다음으로 기도폐쇄에 대한 평가가 소아의 어려운 기도를 인지하는데 가장 중요한 단계이다. • 초점을 맞춘 질병 특이적인 병력청취와 신체검진(음성 변화,침흘림, 천명음 그리고 흉부함몰)을 시행하면, 급성 또는 만성 상부 기도 폐쇄 정확하게 인지할 수 있다. • 비만은 성인에서 보다는 소아의 기도에서 덜 심각하게 다루어 졌었지만, 유병율이 점점 증가하고 있다.
목	• 경추가 고정된 소아 외상 환자의 제한된 경추 움직임은 성인에서와 마찬가지로 어려운 기도에 해당한다. • 선천적 이상으로 인해 경추 움직임 제한은 매우 드물며, 후천적 이상(예: 강직성 척추염 및 경추 류마티스 관절염)은 어린 소아에서는 사실상 나타나지 않는다.

표 27-3	소아 기도에 대한 일반적인 접근 방식 - 정상과 어려운 기도에서
"정상"기도가 예측될 때	
호흡부전 전 단계	• 비재호흡 고유량 비강 캐뉼라 • 비침습적 환기
호흡부전(임박 그리고/혹은 일시적일 때)	• 백-마스크 환기[a]
호흡부전	• 빠른연속기관삽관 • 직접 혹은 비디오후두경
예측되었거나/예측하지 못한 "어려운" 기도	
기관내삽관 불가능, 환기 가능[b]	• 성문외 기구 • 비디오후두경
기관내삽관 불가능, 환기 불가능	• 수술적 기도(바늘, 셀딩거 혹은 개방)
어려운 기도의 가능성이 우려될 때	
• 특정 환자가 정상적인 기도를 갖거나 어려움을 겪을 가능성을 예측하는 것은 임상적인 결정으로, 기도를 확보하기 위해 사용해야 할 장비의 유형을 결정한다. • 임상 평가가 불확실한 경우, 의사는 "깨어 있는 진통 상태"에서 기도 확보를 시행할 것인지 결정한다 • 케타민 2 mg/kg를 투여하면, 환자는 해리상태에서 자발 호흡은 유지하게 되고, 이때 의사는 후두경을 삽입하여 시각적으로 후두 개방이 가능한지 평가하고 다음 기도 확보를 위한 조치를 시행한다.	

a 기도 폐쇄와 같은 상황에서 임시 조치로 유용할 수 있다.
b 신체 이형이 포함된다.

소아의 어려운 기도의 주된 원인들

소아에서 어려운 기도의 원인은 네 가지 그룹으로 분류될 수 있다.

1. 급성 감염성 원인
2. 급성 비감염성 원인
3. 선천성 기형
4. 모르고 있던 비정상구조와 예상치 못한 어려운 기도의 경우

급성 감염성 원인에 따른 어려운 기도

정상적인 구조를 변경시키는 급성 감염의 예는 다음과 같다.

- 급성후두개염
- 크룹
- 세균성 기관염
- 인두뒤 농양
- 루드비히 안자이나(Ludwig's angina)

급성후두개염은 어려운 기도로 이어지는 급성 감염성 경과의 전형적인 예이다. 헤모필루스 인플루엔자 b (Hib) 백신의 도입 이후 질병 발생률은 급격히 감소했지만, 백신 실패 또는 다른 세균 원인으로 인한 증례가 보고되고 있다. 대부분은 양성 그람균에 의한 것이다. 후두와 주변 구조물의 진행성 부종과 종창은 빠르게 상부 기도 폐쇄로 이어질 수 있다. 이 진단이 흔하지 않음에도 불구하고 병원들은 이런 상태의 소아를 빠르게 처치할 응급의학과의사, 마취과의사, 외과의사를 소환할 수 있는 프로토콜을 가지고 있어야만 하다. 급성후두개염이 발생한 소아가 불안해지면, 소용돌이성 기류(turbulent flow)를 증가시켜 기도 폐쇄를 더 악화시킬 수 있다. 기도 평가와 중재는, 필요한 경우 경직 기관지내시경과 수술적 기도관리가 가능한 장비와 인력이 있는 수술실의 통제된 상황에서 시행하는 것이 이상적이다. 그러나 아동의 상태가 급격히 악화되는 경우 응급실에서 백-마스크 환기(BMV), 직접후두경(direct laryngoscopy) 및 기관내 삽관(endotracheal intubation) 시도가 필요할 수 있다. 이러한 노력이 실패한 경우, 바늘윤상갑상막절개술(26장 참조)이 생명을 구할 수 있다. 급성후두개염은 상부기도 폐쇄를 우회하는 침습적 기도관리의 전형적인 적응증으로 알려져 있으며, 막히지 않은 기관을 통해 산소화와 환기를 가능하게 한다.

크룹는 소아들이 기도 협착으로 응급실을 찾는 흔한 원인이다. 그러나 심각한 기도관리가 필요한 경우는 드물다. 일반적으로 크룹은 후두염과 같은 그룹으로 분류되지만 임상적으로 구별되는 질환이다(표 27-4). 성문아래 부분에서 기도가 좁아지면 보다 작은 직경을 갖고 있는 소아의 기도에서는 저항을 엄청나게 증가시킬 수 있기 때문에 호흡곤란(respiratory distress)은 흔히 동반된다(표 27-5). 그러나 크룹 환자들은 중증(toxic appearing)으로 보이는 경우는 드물다. 크룹 환자는 일반적으로 에피네프린과 스테로이드 호흡기치료에 잘 반응하며, 기관내삽관이 필요한 경우는 드물다. 만약 환자가 최악의 상태이거나 약물 치료가 실패한 경우, 기도 저항 증가로 인해 백-마스크 환기는 어려울 수 있지

만, 후두경검사 동안 성문 시야를 확보하는 데에는 보통 영향을 받지 않는다.

만약 크룹인 소아가 기관내삽관이 필요한 정도로 상태가 좋지 않다면, 좁아진 성문하부는 나이나 길이로 예측한 크기의 기관내 튜브가 삽입될 충분한 공간을 제공하지 않기 때문에 예측한 것보다 더 작은 기관내관을 사용해야 한다는 것이다. 그러나 중요한 점은 더 작은 크기의 튜브를 사용하더라도 기관내 튜브 삽입 거리(입술부터 첨부까지의 거리)는 영향을 받지 않는다는 것이다. 따라서, 비록 브로스로우 테이프 같은, 길이(키)에 근거한 참고자료를 사용하는 것이 필요한 삽입 깊이를 정확히 예측할 수 있으며, 튜브 직경(예를 들면 기관내관 사이즈의 3배)에 기초한 삽관 깊이 계산 공식은 크기를 줄인 튜브가 아니라, 나이에 따라 계산한 기관내 튜브 사이즈를 사용하여 계산해야 한다.

세균성 기관염은 급성상기도감염에 의한 호흡부전의 주된 원인이다. 비록 환아가 좀더 나이가 들었고 종종 더 아파보이긴 하지만 크룹에서처럼 세균성 기관염에서의 염증은 성문하부에 발생하기 때문에 기도관리 방법은 크룹에서와 비슷하다. 다시 말해 성문 시야 확보에는 거의 문제가 되지 않는다. 그러나 더 작은 직경의 기관내관를 사용해야 한다. 커프가 달린 기관내관을 사용하는 것은 두 가지 장점이 있다. 첫 번째로, 만약 예상보다 기도의 부종이 덜하다면, 기관내관의 팽창된 커프가 공기의 유출을 막아줄 수 있다. 두 번째로 만약 기도 말단 폐쇄를 유발할 수 있는 분비물이 기도저항을 증가시킨다면, 높은 기도 압력으로 환기가 가능하다. 기관 안에 끈적하고 화농성의 분비물이 있어 세균성 기관염 환자들은 튜브 폐쇄 가능성에 대해 경계하고 모니터링해야 한다.

비록 인두뒤 농양 혹은 다른 심부경부감염은 급성으로 생명을 위협하는 상부기도폐쇄의 감별 진단에 자주 포함되지만, 기도에 문제를 나타내는 경우는 드물다. 환자들은 연하통과 경부 강직을 가장 흔하게 호소한다. 만약 후인두부위 감염이 맞다면, 비록 측인두강 혹은 측면부문들의 척추앞공간은 정상으로 보여도, 경부 측면 사진에서 후인두 공간은 두꺼워져 보이게 된다. 비록 일부 환자에서 수술방에서의 배농이 필요하지만, 대부분의 환자들은 항생제에 반응을 보인다. 비록 응급실에서 적극적인 기도관리가 필요한 경우도 극히 드물다. 만약 기도폐쇄 정도가 응급 기도 중재가 필요할 정도로 심각하다면 성문위기구의 사용은 적합하지 않으며 다른 대체 방법을 고려해야 한다.

루트비히 앙지나는 소아에서 극히 드문 진단이고 응급실에서 응급기도관리가 필요한 것 같지 않다. 만약 그런 경우가 발생한다면, 염증이 있는 아래턱 공간(submandibular space)으로 혀를 밀어내는 것이 어려울 것으로 예측해야 하며, 직접후두경검사보다는 다른 방법이 즉시 가능해야 한다.

비감염성 원인에 의한 어려운 기도

- 이물질
- 화상
- 아나필락시스와 혈관부종
- 외상

이물질 흡인은 아마도 가장 두려운 소아기도문제이다. 그러나 이물질 흡입으로 인해 발생한 소아기도 문제에 접근하는 방법은 28장에서 충분히 다루고 있다.

표 27-4 "가장 두려운" 소아 기도 문제의 처치

질병명	병리와 악화	접근법	이물질 제거술기	2인 백-마스크 환기법	기관내삽관	바늘 윤상갑상막절개술
후두개염	후두상부구조(후두개와 피열 연골 주름)에 영향을 미치는 빠른 병의 진행. 비록 상태가 심하지 않아도 환자는 보통 아파 보인다. 다음과 같은 상황에서 보상부전이 일어날 수 있다.	안정되어 있으면(stable)->관찰->수술방에서 명확한 기도 확보(definitive airway) 보상부전이면: 백-마스크 환기->기관내삽관 실패한 기도: 바늘 윤상갑상막절개술	적응증이 아님	악화된 환자에서 효과적. 술기: 양손으로 밀착. 다른 구조자가 폐쇄를 상쇄할 수 있을 만큼의 충분한 압력으로 환기 시행	보통 성공적이다. 1 mm 작은 사이즈의 튜브를 사용. 속심사용. 흡인시행. 보고 흉부를 누르고, 공기방울이 나오는 것을 확인한다.	바늘윤상갑상막절개술의 전형적인 적응증: 백-마스크 환기와 기관내삽관이 성공적이지 못한 경우
	1. 환자가 역동적인 기도 폐쇄를 일으킬 수 있는 자극을 받거나 수기조작을 받았을때					
	2. 비록 호흡마비가 예측될지라도, 시간이 지남에 따라 피로도가 쌓여 점진적으로 상태악화된 결과로써.					
크룹	점진적인 질병 경과(수시간에서 수일에 걸침) 성문하 기관을 침범하여 역동적인 흡기시 발생하는 폐쇄. 갑자기 악화되기 보다는 보통 점진적으로 악화되며, 호흡근 피로와 연관됨. 그러나 후두개염에서처럼 호흡마비 발생이 예측될 수 있다.	휴식시 협착음->라세믹 에피네프린과 스테로이드 사용 지속적인 악화->중환자실 보상부전: 백-마스크환기->기관내삽관관	적응증이 아님	효과적. stent처럼 작용하여 양압이 폐쇄를 상쇄시킨다. 높은 압력이 필요할 수 있다.	근위부 기도가 정상이면:문제가 되지 않는다. 한 사이즈 작은 기관내관을 고려하라. 속심을 사용하라.	폐쇄가 윤상갑상막보다 원위부이기 때문에 적응증이 되지 않는다.
이물질 흡인 (27장 참고)	이물질을 흡인한 환자는 급성 기도폐쇄로 인한 이차적 보상부전이 발생할 가능성이 있다. 폐쇄의 위치는 하인두부터 성문 상부 또는 하부, 주기관지에 이르기까지 다양하다.	안정시: 관찰->제거 위해 이송 보상부전: 이물질 제거 술기->직접 노출 및 마질집게(Magill forceps)을 이용한 제거->기관내삽관하여 이물질을 주기관지로 밀어버린다.	적절하다면 적응증이 된다(예: 완전 기도 폐쇄)	이물질 제거전에 시도해서는 안 된다. 기관내삽관 시 시행할 수 있다.	이물질을 주기관지로 멀리 밀어버리기 위한 최후의 수단	만약 다른 어떤 시도도 실패한다면 이물질이 폐쇄부위보다 원위부에 있기 때문이며, 대게 적응증이 아니다.

BMV, bag-mask ventilation; epi, epinephrine; ETT, endotracheal tube; FB, foreign body; ICU, intensive care unit; OR, operating room.

표 27-5 기도저항에서 1 mm 부종의 효과

	단면적 변화	저항 변화
영아	44% 감소	200% 증가
어른	25% 감소	40% 증가

이 수치들은 성인과 소아에서 안정적으로 호흡할 때(quietly breathing)의 수치이다. 소아가 울기 시작하면 호흡일(work of breathing)은 32배까지 늘어난다. 이 때문에 소아를 조용히 유지시키고, 겁주지 않으며, 편안한 환경에 있게 하면서 기도를 평가하고 처치준비를 해야 한다는 것이 중요한 원칙이 된다.

상기도 화상이나 흡입 손상(inhalation injury)이 있는지는 구강 내 그을음, 검은 가래, 그을은 코털 또는 안면부 화상 여부로 알 수 있다. 부식물질의 섭취는 안면부와 입인두 점막 손상을 일으킬 수 있다. 만약 상기도 부종이 이미 나타났다면, 환자는 침을 흘리거나, 쉰 목소리, 분명한 협착음(stridor)을 나타낼 수 있다. 크룹처럼 약물치료로 보통은 좋아지는 경과와는 달리 심한 점막 손상이나 부종이 있는 환자는 시간이 갈수록 상태가 나빠질 수 있음을 예측해야 한다. 그래서, 시간이 갈수록 부종이 진행되어 성문 시야 확보와 튜브 통과를 놀랄 만큼 더 어렵게 만들기 때문에, 기관내삽관은 가능한 한 일찍 시행해야 한다(표 27-6). 화상으로 인한 고칼륨혈증의 위험성은 수상 3일 이후에 나타나기 때문에, 석시닐콜린은 빠른연속기관삽관 동안 사용할 수 있다. 회복의 자연적 경과 동안 나타나는 기도 부종의 변화를 수용하기 위해 커프가 있는 기관내관을 사용할 것을 추천한다. 후두마스크 기도기는 삽입이 쉽지 않아서 구조 기구로서 적합하지 않기에 수술적 기도를 위한 기구가 즉시 사용 가능해야 한다.

표 27-6 예측되는 임상 경과에 따른 처치의 적절한 시기

기대(expectant) 처치 그룹
악화된 경우에만 처치 시행:
1. 최종치료(definitive management)를 위해 세부전공의 다학제팀(subspeciality multidisciplinary team) 구성 a. 이물질 b. 후두개염
2. 악화되는 것 같으면 전문가의 도움(subspeciality assistance)을 구한다. a. 기도주위 병변들(예: 후두 뒤 또는 편도 주위 농양); 발현 시 안정하고 악화는 흔하지 않음
조기(early) 처치 그룹
1. 조기개입(선제적으로) a. 약물치료에 반응하지 않을 가능성이 있는 기도 문제 b. 화상 c. 외상
2. 약물적 치료에 빠른 반응이 없다면 조기 개입 a. 아나필락시스(대개 약물치료에 반응한다); 아나필락시스양 반응, 예: 혈관부종(약물치료에 잘 반응하지 않는다)

아나필락시스와 혈관부종(angioedema)는 또한 혀와 성문하부, 후두에서 진행성 부종을 일으킬 수 있다. 치료의 목표는 항상 적극적 약물치료로 부종의 진행을 막는 것이다. 그러나 약물 치료에 빠르게 반응하지 않는 아나필락시스 또는 아나필락시스양(anaphylactoid)반응(예: 혈관부종)에 의해 이차적

으로 기도에 문제가 생긴 환자들은 초기에 중재가 필요하다. 흡입 손상에서 2차적인(back up) 기도관리계획은 즉각적으로 가능한 것이어야 한다.

외상은 소아 기도관리에서 독특한 도전분야이다. 경추 손상의 위험성은 경추의 움직임을 제한하게 되고, 이는 기관내삽관과 최적의 성문시야 확보를 위한 환자의 자세에 영향을 미치게 된다. 추가적으로 안면외상은 효과적인 마스크 밀착을 방해하고 입 벌림을 제한하며, 입인두의 혈액과 분비물은 성문 시야 확보를 어렵게 한다. 돌출된 치아, 혈액, 구토물, 이물질은 기도를 폐쇄시킬 수 있다. 혈종의 증가 또는 전위된 골 손상은 직접 후두경 검사를 어렵게 한다. 경부에 직접적인 외상을 당하면 해부학적 구조가 변형되거나 후두와 기관이 손상되고 중재를 하는 동안 완전히 기도에 문제가 발생할 위험성이 있다. 이러한 문제에도 불구하고 기도관리를 필요로 하는 소아 외상 환자의 대부분은 빠른연속기관삽관으로 처치를 받을 것이다. 비디오후두경은, 경추 고정으로 인한 성문 최적 시각화의 방해를 개선하기 위해 점점 더 많이 사용되고 있다. 경추를 중립적인 자세로 유지한 환자에게서, 과각블레이드(hyperangulated blade)는 직접 후두경검사(direct laryngoscopy)보다 성문 최적의 시각화에 더 효과적이다. 심각한 외상이 있는 경우 후두마스크기도기를 사용하지 못할 수도 있다. 그래서 보조적인 기도관리 계획으로서 동시에 수술적 기도를 준비해야 한다.

선천성 기형에 의한 어려운 기도

선천성 기형에 의한 어려운 기도 환자들은 소아의 어려운 기도관리에서 가장 많은 주목을 받는다. 그러나 앞서 기술된 급성 기도 문제보다 훨씬 드물게 일어난다. 선천성 기형에 의한 기도 이상을 기술한 문헌들은 대게 긴급을 요하지 않는 상황으로, 통제된 상황 하에 정교한 방법이 사용되는 잘 갖춰진 수술실에서 경험이 많은 소아 마취과의사가 처치한 경우였다. 이런 문헌에 의한 정보들은 이러한 기형을 가진 아이들이 응급 상황에서 기도관리가 필요한 경우에는 도움이 되지 않는다.

응급실로 내원하는 선천성 기형을 가진 환자들은 종종 그들의 어려운 기도와는 관계없는 이유로 기관내삽관이 필요하다(예를 들면, 천식에 의한 호흡 부전을 보이는 피에르 로빈 증후군인 아이). 이런 환자들에게 가장 좋은 방법은 시간이 허락된다면, 가능한 한 일찍 이 분야의 전문가를 불러서 침습적인 기도관리가 필요하지 않도록 적극적으로 처치하는 것이다.

소아 기도관리에서 어려움을 예측할 수 있는 수많은 해부학적 기형과 증후군이 존재한다. 이 모든 것을 외우는 것은 실용적이지 못하고 불필요하다. 대신 LEMON 법을 사용하여 공통된 특징을 가지고 네 가지 그룹으로 나눌 수 있다(표 27-2). 이는 작은 턱(소하악증 micrognathic mandible), 큰 혀, 작거나 벌림이 제한된 입, 짧거나 움직이지 못하는 목이다.

소하악증은 소아 기관내삽관을 어렵게 만드는 가장 흔한 해부학적 특징이다. 소하악은 성문입구를 나타나게 하기기위해 후두경 날로 혀와 아래턱 조직을 눌러서 넣을 수 있는 공간(아래턱공긴 mandibular space)을 줄인다(그림 27-1). 심각하게 후퇴한(소하악)아래턱은 이마와 상악에 닿은 선을 아래로 연장시켜 그려보면 알 수 있다(그림 27-2). 육안적으로 정상 구조인 환자에서 이 선은 턱의 끝에 닿는다. 소하악증이 있는 환자에서는, 턱 끝과 선 사이에 간극이 관찰된다. 아래턱에 비해 비교적 큰 혀도 혀를 밀어젖힐 공간을 부족하게 만들어 직접후두경으로 성문을 보는 것을 방해한다.

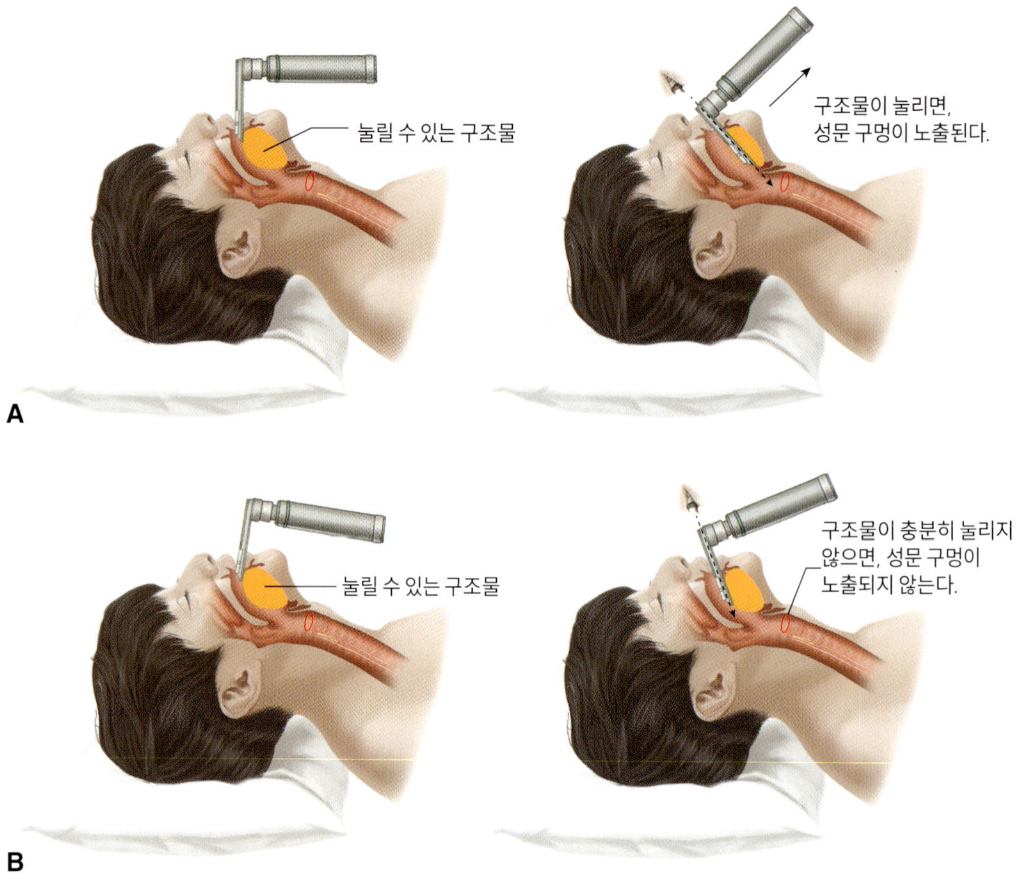

그림 27-1. **A.** 정상 크기의 턱은 후두경 날로 혀와 연관 조직을 아래턱 공간으로 눌러 넣을 수 있는 공간을 제공하여 성문 구멍을 노출시킨다. **B.** 작은 턱은 혀를 충분히 수용할 수 없어서, 후두경 시술자의 시야와 같은 선상에 혀가 남게 된다.

이와 유사하게 작거나 완전히 벌어지지 않는 입은 후두경검사를 어렵게 한다. 구강 내에 적합한 크기의 기구를 넣어 사용하는 것과 일직선의 시야로 후두를 노출시키는 것을 어렵게 한다. 비디오 후경두검사는 시각화를 개선시킬 수 있지만, 좁아진 구강인두공간으로 기도내관(ETT)의 통과는 여전히 어려울 수 있다.

경추 움직임에 제한이 있으면, 구강축(oral axis)을 인두축(pharyngeal axis)과 기관축(tracheal axis)이 일직선에 가깝게 되는 것이 어려워져, 성문의 직접 노출이 어려워진다. 목이 짧으면 성문을 향한 혀 주위의 각도를 크게 하여 후두경 검사나 기관내관의 삽입을 어렵게 한다. 비디오후두경검사는 상부 기도 축이 정렬되지 않은 경우에도 기도 "주위"를 보는 데 도움을 줄 수 있지만, 기도내관(ETT)의 경로가 직선이 아닌 경우에는 여전히 기도내관의 통과가 어려울 수 있다.

위에서 언급한 것처럼, 이미 알고 있거나 새로이 발견한 해부학적 이상을 가진 환자에서는 어려운 기도 알고리즘을 사용해야 한다. 이런 환자들에서 기도 접근은 입이 얼마나 벌어질 것인가, 혀를 턱 쪽으로 얼마나 밀어낼 수 있을 것인가, 제한된 경추 움직임에도 후두가 얼마나 노출될 수 있는가를 평가하기 위해 자각상태(진정제를 투여한 상태)에서 관찰하는 과정이 포함되어야 한다(표 27-3). 만약

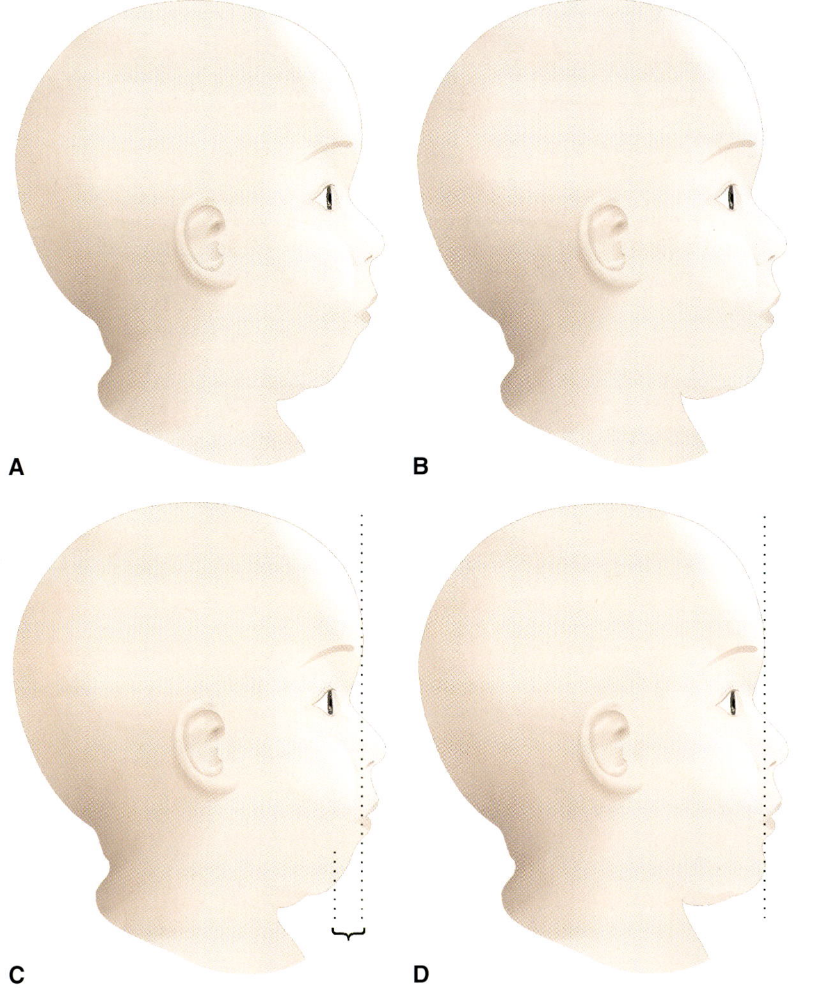

그림 27-2. 주어진 환자가 어려운 기도를 가지고 있음이 항상 분명한 것은 아니다. 소하악증**(A)**은 정상 소아와 비교하지 않는 한 쉽게 알아볼 수 없다. **B.** 정상 환자에서, 이마로부터 선을 그으면**(C)**, 전방 상악골을 거쳐 턱에 닿는다. **D.** 이렇게 되지 않으면, 어느 정도 소하악증을 시사하는 것이다.

자각상태 관찰(awake look)결과 기관내관의 삽입이 어렵다고 판단되면, 신경근 차단제의 사용과 빠른 연속기관삽관을 피하거나 다른 대체 방안이 준비될때까지 미루어야 한다. 다른 가능한 접근은 이 책에서 다루고 있으며 표 27-7에 요약되어 있다.

극단적이거나 붕괴된(crash) 상황에서는 다른 환자에게 사용되는 다른 방법들을 사용하지 못하게 될 수 있다. 다행스러운 것은, 어려운 기도가 예측되었을때 조차도 백-마스크 환기나 기관내삽관처럼 일직선으로 접근하는 법은 대개 성공적이며, 주된 치료 방법으로 남겨두어야 한다.

알려진 기형이 없거나, 어려운 기도가 예측되지 않는 경우

아마도 대부분의 의사에게 가장 큰 두려움은 선천성 또는 후천성 이상을 알지 못한 채 아이의 기도관리를 시작한 후에 예측지 못한 어려움을 만나는 것이다. 다행히 이런 경우는 매우 드물다. 수술실에서 큰 표본 수의 환자를 대상으로 한 마취과 문헌에 따르면, 예측되지 않은 어려운 기관내삽관의 발생률은 매우 낮고, 어려운 기도의 빈도가 낮으며, 삽관자들이 어려운 기도를 가진 환자를 체계적인 전략으로 효과적으로 알아낼 수 있다고 보고하고 있다. 예측되지 않은 소아의 어려운 기도에 대한 처치법은 예측된 어려운 기도의 처치법과 동일하다(표 27-3).

표 27-7 어려운 기도의 선택 가능한 치료법들

어려운 기도 알고리즘은 몇몇의 예외 사항을 제외하고 소아나 어른 모두에서 적용 가능하다. 가장 현저한 차이점은 맹목적 경비기관삽관은 외과적 윤상갑상막절개술처럼, 10세 미만의 소아에서 금기이다. 대부분의 소아는 각성, 비진정 관찰로는 비협조적이다. 성인에서 유용한 대체방안인 콤비튜브는 48인치(122 cm) 미만인 환자에서는 사용할 수 없다. 반면 소아와 어른 모두에서 같은 접근과 선택가능한 치료법들이 추천된다.

소아에게 사용할 수 있는 다양한 기도관리 기구들이 있다. 그러나 자주 사용하지 않기 때문에 이러한 수행 능력을 개발하고 유지하는 것은 어려운 문제이며, 특히 응급상황과 응급시술에서 그러하다. 그래서 더 적은 수의 옵션을 선택하는 것이 아마도 최선일 것이다. 그러나 이는 그것들로 최대한의 경험을 얻기 위해서이다. 다음의 기구들과 술기들은 다른 단계의 임상 능력에서 적절성에 따라 나열되었다.

붕괴상황

성문외 기구
- 후두마스크기도기
- 콤비튜브(키가 48인치[122 cm]초과 시)
- 킹엘티

기관내삽관
- 직접후두경
- 비디오후두경

"수술적 기도"
- 바늘 윤상갑상막절개술 또는 경피적 바늘 기관절개술(<5+세)[a]
- 셀딩거 윤상갑상막절개술(>5세)
- 외과적 윤상갑상막절개술(>10세)

안정된 상황

기관내삽관(자각상태)[b]
기관내삽관(빠른연속기관삽관)
성문외 기구
굴곡성내시경(fiber-optic) 기관삽관
맹목적 경비기관삽관[b]

안정상태 예측 처치 환자들

항상 응급실은 이물질 흡인이나 후두개염 등과 같은 질환의 환자에 대한 계획을 가지고 있어야만 한다. 이는 이런 응급상황에 즉각 반응하고자 하는 자문위원(consultants)의 사전 동의가 보통 요구된다.

a 소아에서 바늘 윤상갑상막절개술이 환기를 위한 최선의 방법이라는 것을 뒷받침하는 출판된 데이터가 없다. 경피적 경기관 제트 환기(transtracheal jet ventilation, TTJV)와 백-마스크환기법 모두 추천된다. 그러나 분명한 뒷받침 자료가 없고, 경피적 경기관 제트 환기와 연관된 압력손상과 합병증의 위험성이 높아서, 시술자가 백-마스크 환기를 사용할 경우 가능한한 빨리 더 명확한 기도로 전환할 것을 추천한다. 만약(셀딩거 또는 수술적 방법에 의해) 윤상갑상막절개술 카테터가 삽입되었다면 백-마스크 환기가 사용되어야만 한다.
b 소아에서는 드물게 시행되었고, 청소년과 성인에게서 가장 성공적으로 시행됨

중재의 시기

어른의 경우처럼, 현재 상태에서 예측되는 임상적 경과는, 나빠질 가능성이 있는 환자의 기도관리에 적극적 개입을 할 것인가 지켜볼 것인가를 결정하는데 중요 요소이다. 표 27-6은 감염성 및 비감염성 원인에 의한 질환들을 예측된 임상 양상에 기초하여 중재의 시기에 따라 그룹화하고 있다. 기대 중재 그룹(expectant intervention group)은 집중적으로 관찰하는(closed observation) 시간보다 중재 시술 그 자체가 더 위험할 수도 있는 경우인데, 관찰하는 동안에는 결정적인 치료를 위한 준비를 빨리 해 두어야 한다. 이런 소아에서는 악화되는 경우에만 응급실에서 적극적인 기도관리가 이루어져야 한다. 대안적으로, 약물적 치료는 환자를 안정화시켜 침습적인 기도관리를 피하거나 수술실과 같은 통제된 환경으로의 이송 및 어려운 기도관리에 전문성을 가진 다학제적 팀을 모집하는 데 충분한 시간을 확보할 수 있게 한다. 이상적인 조건이 아닌 상황에서의 치료는 예기치 않은 결과를 초래할 수 있으므로 가능한 경우 피해야 한다.

소아에서 기도 폐쇄가 임박했음을 나타내는 징후와 증상은 조기 중재 그룹(early intervention group)으로 접근하도록 하는 중요한 예측인자이다. 이런 질환들은 만약 기대 치료(expectant treatment)를 받게 된다면 악화될 가능성이 높은 질환군이다. 위에서 언급했던 것처럼, 예를 들면 쉿소리의 쉰 목소리(raspy voice)를 내기 시작하는 화상을 입거나 부식제를 복용한 환자의 경우이다. 이러한 증상은 진행의 정도와 속도를 예측할 수 없다고 하더라도 악화를 예측하는 증상이다. 그러나 폐쇄가 일어나는 시점으로 진행될 수 있다는 것을 추정할 수 있어야 한다. 이러한 경우 예측이 불가능하다면 기관내삽관은 매우 어려울 것이다. 이러한 이유로 조기 중재는 후기 중재보다 더 추천된다. 약물 치료에 즉각적인 반응을 보이지 않는 아나필락시스 또는 아나필락시스양 반응(예: 혈관부종)에 의해 이차적으로 붕괴된 기도를 가진 환자는 조기 중재가 필요하다.

TIPS AND PEARLS

- 효과적인 소아 기도관리는 어려움을 예측하고 계획하는 데 중점을 둔다
- 성인에서 어려운 기도를 인지하기위한 체계적인 접근방식을 소아에서도 사용할 수 있다. 일반적으로, 분명한 비정상 소견을 찾기(Look의 L)와 상부기도폐쇄에 대한 검사(Obstruction의 O)는 소아에서 LEMON 접근법의 가장 중요한 부분이다.
- 해부학적으로 어려운 소아 기도 중 대부분은 일시적인 감염이나 외상적인 변화로 인해, 정상적인 해부학적 상태가 영향을 받은 경우이다. 이미 알고 있는 선천성 기형은 흔치 않고, 소아들에서 예상치 못한 어려운 기도는 매우 드물다.
- 급성 감염성성 비감염성 기도 응급의 흔한 양상의 적절한 치료를 위해 양상 인지가 중요하다.
- 어려운 소아 기도관리는 어른처럼 어려운 기도 알고리즘을 따라야만 한다. 많은 환자들이 여전히 빠른연속기관삽관과 직접 후두경 검사를 시행 받고 있다.

근거가 되는 연구

소아에서 어려운 기도와 실패한 기도의 확률은 얼마인가?

비록 정의와 문맥은 다양하지만, 소아 데이터는 소아에서 어려운 기도는 드물다는 것을 보여준다. 수술방에서 전신 마취하에 기관내 삽관을 시행한 거의 11,000명 소아들의 데이터베이스를 사용하였을 때, 어려운 기도 발생률은 1%를 조금 넘었지만 1세 미만의 소아에서는 약 5%까지 상승했다. 다른 어려운 기도 정의를 사용하여, 소아 마취 문헌에 실린, 최근 국제 다기관 연구에서도, 약 5%의 소아가 2회 이상의 직접 후두검사가 필요했다. 이러한 환자 중 40%가 기관내삽관 중 산소포화도 90% 이하의 저산소증을 경험했지만, 추적 조사에서는 유병률이나 사망률의 증가는 없었다. 소아 응급실에서 진행된 1,000건 이상의 소아 기관내삽관 삽입(15세 이하) 보고서에 따르면, 첫 시도 성공률은 83%이며 최종 성공률은 99.5%였다. 수술적 기도를 시행한 경우는 보고되지 않았다.

소아의 응급기도관리에서 비디오후두경 사용에 대한 근거는 무엇인가?

현재 소아 환자를 대상으로 한 비디오후두경검사(VL) 사용에 관한 데이터는 제한적이다. 현재 소아 환자를 대상으로 한 무작위 임상시험은 마취학 문헌에서만 존재한다. 단일 센터의 소아 응급실에서의 후향적 연구는 혼재된 결과를 보여준다. 약 500명의 환자를 대상으로한 연구에서는 C-MAC와 직접 후두검사를 비교했을 때, C-MAC에서 첫 번째 시도 성공률이 향상되었으며 부작용도 없었다(aOR = 1.6), 하지만 GlideScope의 경우는 그렇지 않았다(aOR = 0.62). 비슷한 규모의 소아 응급실 연구에서는 직접 후두검사의 첫 번째 시도 성공률이 71%이고 C-MAC 장치를 사용한 경우는 72%였다. NEAR VII 레지스트리에서 600건 이상의 소아 기관내 삽입을 분석한 최근 연구에서는, 비록 최적화 기법을 사용하여 조절하였어도, 첫 번째 시도 성공률이 직접후두경보다 비디오에서 더 높게(aOR=5.5) 나타났다. 중요한 점은 이러한 연구 중 어느 하나도, 어려운 기도가 예상되는 환자에 대한 특정 하위 집단 분석을 수행하지 않았으며, 소아 기도내관 삽입에 대한 이전 경험이 제한적이거나 드물어, 비디오후두경으로 더 많은 혜택을 받을 수 있는 의료진을 위한 잠재적 이점을 다루지 않았다는 것이다. 또한 비디오후두경 사용과 연관된, 품질 보증, 실시간 코칭, 비디오 기반 교육 또는 연구 등의 추가적인 이점도 이러한 연구에서 다뤄지지 않았다.

소아에서 말람파티 점수 체계는 얼마나 신뢰할만한가?

소아들의 혀 크기를 구강 내 공간과 비교하여 평가하는 개념은 여전히 중요하지만, 말람파티(Mallampati) 점수의 예측 가치에 대한 데이터는 소아에서 제한되어 있다. 특히 학령 전 아동들은 테스트에 협조하기 어려울 것이다. "수정된" 접근 방법은 설압자를 이용하여, 입을 벌리고 혀를 누른 상태에서 확인하는 것이다. 원래 연구는 신생아부터 16세까지 476명의 환자를 포함하였다. 말람파티 검사의 예측 민감도는 단 0.162에 불과했다. 중요한 점은 후두경검사에서 시야가 좋지 않은 16명의 환자 중 12명(75%)이 말람파티 클래스 1 또는 2의 기도여서 결과적으로 어려운 기도를 예측하지 못한 것으로 나타났다. 이에 반대로 말람파티 검사에 협조할 수 있는 100명 이상의 소아들을 대상으로 한 연구에서는, 7명이 후두경 검사상 어려운 기도였으나, 단 한명만이 높은 말람파티 점수를 가지고 있어 매우 낮은 민감도(14%)를 보였다. 오직 한 연구에서만, 말람파티 점수가 3 그리고 4인 소아들이, 말람파티 1 또는 2인 소아들과 비교 시, 후두경 검사에서 어려운 기도 발생률이 높아(6.4% 대 0.4%), 잠재적으로 차이의 가치의 보여주었다. 이러한 혼합된 데이터와 이 검사의 어려움을 고려할 때 말람파티 검사는 소아에서 응급기도관리동안 자주 실시되지 않는다.

소아에서 어려운 기도를 예측하기 임상적 도구가 평가되었는가?

개별적인 의인관(individual anthropomorphic)에 따른 측정(예를 들면, 설골-턱끝, 턱끝-갑상연골, 치아 사이의 길이)값과 체계적인 임상적 평가는 성인에 국한된 것이고 소아에서는 아직까지 잘 테스트되지 않았다. 최근 한 연구는, 침상 옆 평가를 통해, 특히 어린 소아들에서, 어려운 후두 검사의 가장 좋은 예측 지표는 그림 27-2처럼 소악증(micrognathia), 관상면(frontal plane)에서 턱까지의 거리로 보고했다. 이러한 한정된 데이터와 논리적인 판단, 경험적 증거들은, 어려운 기도를 예측할 수 있는 특징들을 전체적으로 평가하는 것이 중요하며, 이는 일상적으로 수행되어야 함을 나타내는 것이다.

참고문헌

1. Heinrich S, Birkholz T, Ihmsen H, et al. Incidence and predictors of difficult laryngoscopy in 11,219 pediatric anesthesia procedures. *Paediatr Anaesth*. 2012;22(8):729-736.
2. Disma N, Virag K, Riva T, et al. Difficult tracheal intubation in neonates and infants. NEonate and Children audiT of Anaesthesia pRactice IN Europe (NECTARINE): a prospective European multicentre observational study. *Br J Anaesth*. 2021;126(6):1173-1181.
3. Pallin DJ, Dwyer RC, Walls RM, et al. Techniques and trends, success rates, and adverse events in emergency department pediatric intubations: a report from the National Emergency Airway Registry. *Ann Emerg Med*. 2016;67(5):610-615.
4. Hu X, Jin Y, Li J, Xin J, Yang Z. Efficacy and safety of videolaryngoscopy versus direct laryngoscopy in paediatric intubation: a meta-analysis of 27 randomized controlled trials. *J Clin Anesth*. 2020;66:109968.
5. Pacheco GS, Patanwala AE, Mendelson JS, Sakles JC. Clinical experience with the C-MAC and GlideScope in a pediatric emergency department over a 10-year period. *Pediatr Emerg Care*. 2021;37(12):e1098-e1103.
6. Eisenberg MA, Green-Hopkins I, Werner H, Nagler J. Comparison between direct and video-assisted laryngoscopy for intubations in a pediatric emergency department. *Acad Emerg Med*. 2016;23(8):870-877.
7. Kaji AH, Shover C, Lee J, et al. Video versus direct and augmented direct laryngoscopy in pediatric tracheal intubations. *Acad Emerg Med*. 2020;27(5):394-402.
8. Kopp VJ, Bailey A, Calhoun PE, et al. Utility of the Mallampati classification for predicting difficult intubation in pediatric patients. *Anesthesiology*. 1995;83:A1147.
9. Aggarwal A, Sharma KR, Verma UC. Evaluation of difficult airway predictors in pediatric population as a clinical investigation. *J Anesth Clin Res*. 2012;3(11):1-5.
10. Mansano AM, Módolo NSP, Silva L, et al. Bedside tests to predict laryngoscopic difficulty in pediatric patients. *Int J Pediatr Otorhinolaryngol*. 2016;83:63-68.

CHAPTER 28

소아 기도 내 이물질

(Foreign Body in the Pediatric Airway)

Robert C. Luten, Steven Bin, Christyn F. Magill | 박수현

서론

이물 흡인(FBA)은 소아에서 발생하는 질병과 사망의 흔한 원인이다. 매년 수천 명의 소아들이 질식 관련 증상으로 응급실에 내원하고 있으며, 질식은 영유아 사망의 주요 원인이다. 1~3세의 소아에서 질식과 이물흡인의 위험성이 가장 높다. 이 연령대의 소아는 불완전한 치열과 미숙한 삼킴 협응(immature swallowing coordination), 식사 중에 주의가 산만해지는 경향이 있어 음식물에 질식할 수 있다. 영아의 구강은 내용물이 수직으로 이동하도록 설계되어 있어 고형물을 흡인하거나 질식할 위험이 높다. 소아가 성장하고 발달하면서 구강은 적절히 씹을 수 있도록 내용물을 보다 수평방향으로 이동시킬 수 있게 된다. 또한 이제 막 걷는 데 익숙해진 영유아는 이동하고 탐색하면서 보이는 모든 물건들을 입에 넣으려는 경향이 있다. 이로 인해 보는 사람이 없을 때 발생하는 질식의 위험성이 높아진다. 더 큰 소아들은 주로 핀이나 동전, 작은 장난감 부품, 펜 뚜껑 같은 물건들을 입에 물고 있다 흡인한다.

증상

이물질을 흡인한 소아는 목격하거나 사건을 보고받은 이후 급성 증상을 보일 수 있다. 일반적으로 가족들은 질식이나 구역질이 있은 후 갑자기 일측성 천명음이나 호흡 감소를 동반한 기침이 시작되었다고 보고한다. 이는 주기관지나 하부기관지 이물 흡인의 전형적인 세가지 진단적 증상(classic diagnostic triad; 전형적 세증후)이다. 이물이 더 근위부를 막을 경우, 상기도 부분 폐쇄로 인하여 쉰소리나 협착음이 발생할 수 있다. 기관 또는 후두의 완전 폐쇄는 물리적으로 막히거나 후두 경련이 유발되어 나타날 수 있다. 후두완전 폐쇄의 사망률은 50%에 달한다.

많은 소아들이 목격/보고되지 않은 흡인 사고를 경험한다. 영아는 언어능력이 부족하기 때문에 사건이 발생했을 때 알리지 못한다. 어린 소아들은 부모에게 알려야 할 필요성을 느끼지 못할 수도

있다. 즉각적인 증상이 해소되면 의료진이 최근의 질식 사건에 대해 직접 물어보지 않는 한 양육자조차도 사건의 심각성을 인식하지 못할 수 있다. 그 결과, 호흡기 증상이 천식이나 급성후두염(크룹) 같은 질병으로 오인될 수 있다. 이후 호흡기 감염이 반복되면 만성 이물흡인 진단이 지연될 수 있다. 이는 흡인 발생 몇 주에서 몇 달 후에 발생할 수도 있다.

이 장에서는 이물흡인이 진단되거나 의심되는 상황에서의 응급 급성 기도관리에만 초점을 맞출 것이다.

기술

이물흡인의 치료는 부분 폐쇄인지 완전 폐쇄인지, 그리고 소아의 의식 수준에 따라 접근 방식이 달라진다.

부분기도폐쇄(partial airway obstruction)

이물을 흡인한 소아가 기침이나 울음, 말을 할 수 있다면 적절한 공기 교환이 이루어지고 있는 것을 나타내며 이는 불완전한 기도 폐쇄로 정의된다. 영아기가 지나면 소아들은 자연스럽게 기도 열림을 최대화하는 자세를 취하게 된다. 또한 반사 기침을 하는데, 이는 기도를 확보하는 가장 효과적인 수단이다. 이러한 환자는 "기대치료"를 시행하게 한다. 이러한 환자들에게 부분적인 폐쇄를 완화시키려는 시도는 이물질을 이동시켜 폐쇄 정도를 악화시킬 수 있기 때문에 기대치료를 시행하게 된다.

이물흡인으로 인한 부분 폐쇄가 있는 소아는 가능하다면 수술실에서 관리하는 것이 이상적이다. 수술실을 즉시 사용할 수 없거나, 소아과 전문 인력이 부재한 경우 대체 계획을 세워야 한다. 이물을 제거할 수 있는 적절한 크기의 다양한 기구들을 마련하고, 추후 기도 완전 폐쇄(나중에 설명)로 진행될 경우 확실한 기도관리가 가능하도록 준비한다. 의료진은 일차 기도관리 계획을 결정하고 준비해야 하며, 초기 계획이 실패할 경우를 대비하여 비상 계획을 염두에 두어야 한다.

부분 기도 폐쇄가 있는 소아에 대한 이물질 제거 시도는 응급실에서 거의 시행하지 않는다. 소아에서는 효과적으로 국소 마취를 하더라도, 기도 이물질을 제거 시도에 협조되지 않을 가능성이 높다. 또한, 작은 소아에게 후두경 날을 너무 깊게 넣으면 이물질에 직접적인 압력이 가해져 기도가 더 막힐 위험이 있다. 따라서 대부분의 경우, 가능한 오랫동안 또는 수술실이 준비될 때까지 소아가 반사적으로 이물을 제거할 수 있도록 해야 한다. 환아가 피로한 기색을 보이거나 완전한 폐쇄으로 진행하는 경우에만 제거 시도를 해야 한다. 이러한 상황에서 진정제로 케타민(1~2 mg/kg 정맥주사 또는 4 mg/kg 근육주사)를 투약하면, 호흡 운동과 기도 반사를 유지하면서 안정적으로 해리성 진정을 시킬 수 있다. 일단 진정되면, 의료진은 성문상부 이물질을 확인하기 위해 해부학적 구조를 지속적으로 관찰하고 시야를 유지하면서 신중하게 후두경을 삽입해야 한다.

완전폐쇄로의 진행을 막을 수 없거나, 제거를 시도하면서 완전 폐쇄으로 진행되면 즉각적인 개입이 필요하다.

완전기도폐쇄(complete airway obstruction)

이물흡인이 의심되는 소아가 의식이 있으면서도 말이나 기침을 하지 못한다면, 이는 완전기도폐쇄를 시사한다. 호흡을 시도하면 흉벽 움직임은 지속되지만 공기의 움직임은 없다. 의식이 있는 소아는 겁에 질린 것처럼 보이지만, 영아들은 좀 다 나이가 많은 소아나 성인처럼 목에 손을 대고 숨이 막힌다는 신호를 확실하게 보내지 않는다. 대신 괴로움을 표현하기 위해 꼭 쥔 주먹을 머리 위로 올리면서 눈을 크게 뜨는 경우가 많다.

이물에 의한 완전기도폐쇄 환아가 의식이 있다면 즉시 소아 기본소생술을 시행한다. 흉강내 압력을 생성하여 기도에서 이물질을 배출시키는 것이 목적이다. 영아의 경우, 환아의 머리를 아래로 한 자세로 등 두드리기와 가슴 압박을 한 번에 5회씩 반복하여 시도하는 것이 가장 안전하다. 횡격막하복부 밀어내기(subdiaphragmatic abdominal thrusts; 하임리히법)는 권장하지 않는다. 영아의 간은 상대적으로 커서 늑골연 아래로 돌출되어 있는데, 이를 우발적으로 손상시킬 위험이 있기 때문이다. 1세 이상의 소아에게는 성인과 마찬가지로 하임리히법을 권장한다. 이물질이 배출되거나 환아의 의식이 없어질 때까지 이러한 초기 소생술을 반복한다.

의식이 있는 소아가 협조되지 않는다면, 기구를 사용한 이물질 제거를 시도해서는 안 된다. 기도가 완전히 폐쇄되었다면 산소포화도의 급격한 감소에 의해 환아는 1~2분 이내에 의식을 잃게 되며 이때 제거 시도를 할 수 있다. 이미 의식이 없는 소아에서는 먼저 입인두를 검사하여 이물질의 여부를 확인해야 한다. 만약 뭔가가 보인다면 즉시 제거해야 한다. 이물질이 보이지 않을 때 손가락을 이용하여 맹목적으로 훑어내기를 시행하는 것은 권고하지 않는다. 응급실에서는 이물 확인 및 제거를 위해 후두경 검사를 즉시 시행한다. 이것은 성인 환자와 굉장히 유사하다(44장 참조). 신경근 차단제의 투여는 초기 시도에는 필요하지 않다. 소아가 입을 앙다물고 있거나 기타 근긴장 징후로 인해 후두경 검사가 불가능한 경우에만 속효성 신경근 차단제의 사용이 필요하다. 직접 후두경으로 이물을 확인했다면, 마질 겸자(Magill forceps)나 악어입집게(alligator forceps)를 사용해서 제거해야 한다. 더 심하게 끼이거나 꺼낼 수 없는 위치로 밀려들어가지 않도록 주의해야 한다. 또한 완전 폐쇄를 신속하게 해결하는 것이 즉각적인 목표지만, 가능하다면 주의를 기울여서(유기물은 잘 부스러질 수 있으므로) 기관기관지 분지(tracheobronchial tree) 속으로 깊숙이 떨어질 수 있는 작은 조각이 생기지 않게 조심스럽게 쥐어야 한다.

기본소생술(BLS)과 후두경과 마질 겸자를 이용한 이물 제거가 실패한 경우, 속침과 기관내관을 사용하여 이물질을 한쪽 주기관지 원위부로 밀어내는 시도를 해야 한다. 먼저, 소아소생술 테이프(Broselow-Luten tape; 브로스로우 띠)나 모바일 앱(airway card mobile device app), 또는 기타 공식 등을 사용하여 표준 삽관 깊이(lip-to-tip)를 확인해야 한다. 기관내관에 이 지점을 테이프 등을 이용하여 표시하는 것이 도움이 될 수 있다. 삽관속심(stylet)이 들어있는 상태의 기관내관을 가능한 한 깊숙이 삽관한다. 막고 있던 이물은 기관을 따라 기관용골을 지나 한쪽 주기관지(대부분은 상대적으로 각이 적은 오른쪽)로 밀려 내려가게 된다. 그런 다음 미리 표시한 표준 삽관 깊이까지 기관내관을 다시 빼낸다. 이제 이물질은 한쪽 기관지를 완전히 막은 상태로 다른 쪽 기관지를 통해 효과적인 환기가 가능하여 완전

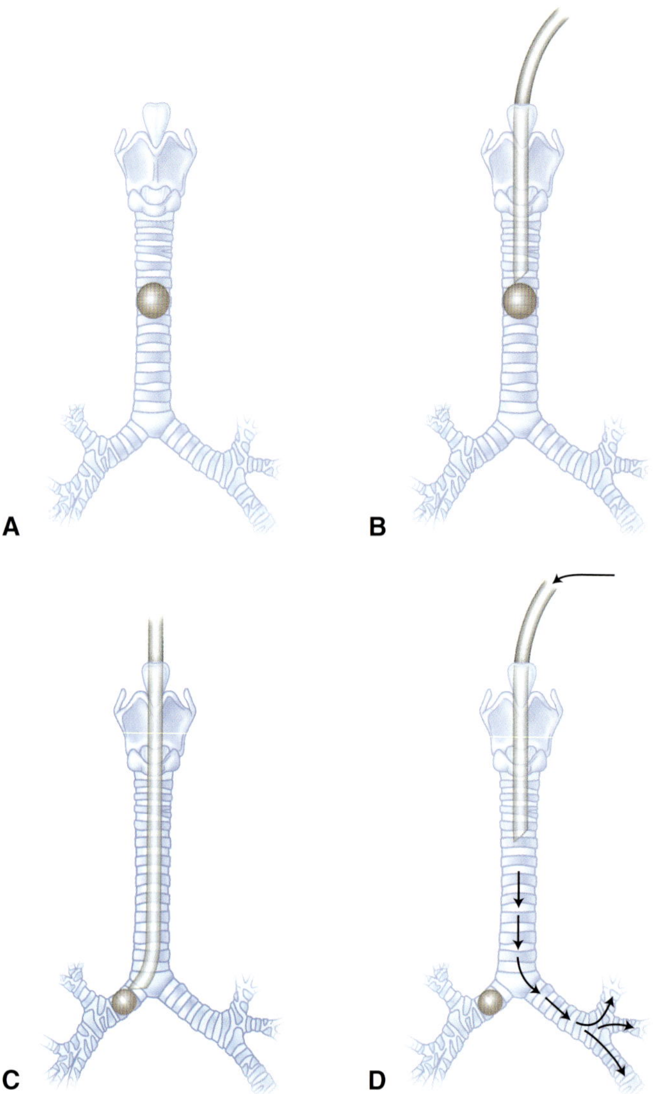

그림 28-1. 기관에 박힌 이물 밀어넣기. **A.** 기관에 이물이 걸린 상태 **B.** 기관내관이 이물이 있는 위치에서 저항을 받음 **C.** 기관내관으로 이물을 주기관지로 밀어넣음 **D.** 기관내관을 표준 삽관 깊이까지 뒤로 이동시키고, 폐쇄되지 않은 폐로 환기

폐쇄에서 단일 폐 환기로 전환된다(그림 28-1 참조). 이 처치 후 환기는 개선되었지만 저항이 높은 경우, 기관내관 끝부분에 음식물과 같은 부드러운 물질이 끼어 공기가 쉽게 통과하지 못했을 수 있다. 이런 경우 기관내관을 교체하여 적절한 깊이에 삽입하면 열린 주기관지를 통해 환기를 할 수 있는 가장 효과적인 수단이 된다.

경피적 접근법(예: 바늘 윤상갑상연골절개술)은 이물흡인에서 거의 적용되지 않는다. 이 접근법에 대한 자세한 내용은 26장에 나와 있다. 바늘 윤상갑상연골절개술은 바늘이 폐쇄의 원위부로 들어갈 때만 성공적이다(예: 윤상 연골에서 성대 바로 아래 이물이 있을 때). 만약 후두경 검사를 시도하는 동안 이물이 보이지 않으면 경피적 접근이 이물보다 원위부로 될 수 없어 시술이 효과적이지 않을 가능성이 높다. 경피적 기도 술기에 따른 환기법은 26장에서 다룬다. 완전 기도 폐쇄 환아의 경우, 성문을 통해 인두로 공기가 빠져나갈 수 없다는 점을 기억해야 한다. 유일한 호기 수단은 카테터의 좁은 내강을 통과하는 것이므로, 호흡을 전달할 때마다 압력 손상의 위험이 증가하게 된다.

강제적 기관삽관과 바늘 윤상갑상연골절개술은 모두 어느 정도의 산소 공급과 환기를 회복하기 위해 고안된 일시적 방법이다. 성공하면 환자를 수술실로 이송하여 기관지경으로 이물질을 제거하거나 필요에 따라 개흉술을 시행할 수 있다.

소아 이물흡인 처치를 위한 단계별 접근 방식에 대한 개요는 그림 28-2에 나와 있다.

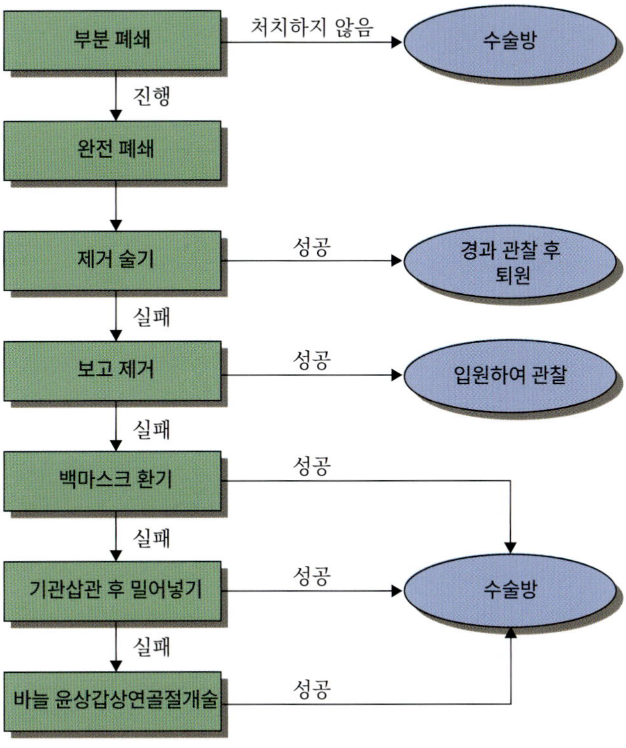

그림 28-2. 흡인된 이물 치료를 위한 단계별 접근법.

TIPS AND PEARLS

- 소아에서 많은 흡인 사건은 목격되지 않으며, 영유아들은 발생한 사건을 말로 표현할 수 없다. 급성 호흡곤란을 보이는 모든 영유아에서 흡인을 의심해야 한다.
- 소아 기도에서 이물을 제거하기에 이상적인 장소는 수술실이다. 필요한 인력과 자원을 가능한 빨리 모이게 한다.
- 반사적인 기침은 부분 기도 폐쇄에서 외부 물질을 제거하는 가장 성공적인 메커니즘일 가능성이 높다. 의식이 있는 소아라면 가능한 편안한 자세로 앉아서 기침하는 것을 방해하지 않도록 주의한다.

- 응급실에서 이물흡인으로 인한 완전 폐쇄가 의심될 경우, 이물이 도달할 수 없는 위치로 밀려나는 것을 방지하기 위해 양압환기 전, 가능한 직접 제거를 시도하기 위해 후두경을 시행해야 한다. 장비를 즉시 사용할 수 없는 경우, 백-마스크 환기를 통해 기도를 열고 이물 주위에 소량의 산소를 공급하여, 후두경으로 이물 확인 및 제거를 시도하거나 이물 제거를 위한 삽관을 시행할 수 있을 때까지 산소 공급을 지원할 수 있다(그림 28-3 참조).

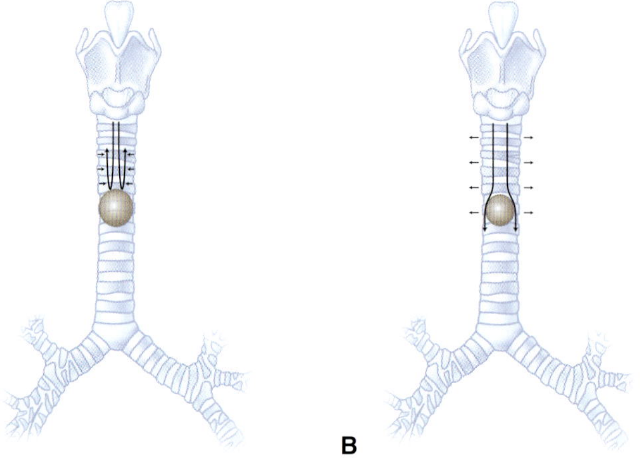

그림 28-3. A. 자발 호흡시, 기도 내 압력이 낮아져 기도 벽이 안쪽으로 당겨져 이물 주변으로 공기가 흐르지 못하게 된다. B. 양압환기시, 기도 벽이 바깥쪽으로 밀려서 이물 주변에 소량의 공기 흐름이 가능해져 최종 치료가 가능할 때까지 일시적으로 산소를 공급한다.

- 1세 미만의 어린이에게서는 간손상 가능성이 있어 하임리히법을 사용하지 않는다.
- 이물질이 성문 위나 바로 아래에서 보이지 않는 소아에게는 윤상갑상연골절개술이 도움이 되지 않으므로 이러한 환자에게는 시도해서는 안 된다.

근거가 되는 연구

소아에게 이물흡인는 얼마나 흔하며, 흡인하는 것은 무엇인가?

미국 질병통제예방센터(CDC) 데이터에 따르면 2019년 10세 미만 소아 153,000명 이상이 질식 관련 증상을 포함한 비의도적 이물 손상으로 응급실에 내원했다.[1] 더욱 충격적인 사실은 10세 미만 소아 1,330명이 질식으로 사망했다는 것이다. 질식은 1세 미만 어린이의 비의도적 사망의 주요 원인이다.[1] 데이터에 따르면 미국에서 음식물 질식으로 인해 5일마다 약 1명의 어린이가 사망하는 것으로 나타났다.[2] 영유아들은 일반적으로 음식물에 질식하는 경우가 많다.[3,4] 유아의 구강은 고형 음식을 처리하는 데 필요한 성숙한 수평 운동이 아니라 내용물을 수직으로 이동하도록 설계되어 있다.[5] 큰 소아는 국가별로 차이가 있지만 핀, 펜 뚜껑, 동전, 작은 장난감 부품과 같은 물건을 입에 물고 있는 경우가 더 흔하다.[4]

대부분 소아 이물흡인은 기도의 어느부위에서 일어나나?

대부분의 기도 이물은 기도의 근위부(후두, 기관, 주기관지)에 위치한다. 데이터에 따르면 소아의 평균 연령이 증가함에 따라 이물이 기도에서 더 원위부에 위치하는 것으로 나타났다. 또한, 이물흡인의 위치가 더 원위부일수록 사망률도 증가한다.[6]

이물흡인 소아의 증상은 무엇인가?

이물질을 흡인한 소아의 전형적인 세증후(triad)는 질식 또는 사레들림, 쌕쌕거림, 비대칭적인 호흡음이다. 그러나 소아의 약 57%만이 이러한 전형적인 증상을 보인다.[6] 목격/보고되지 않은 흡인 사고가 있을 때 진단하려면 이물흡인 가능성을 항상 염두에 둬야한다.

완전 폐쇄 가능성이 있는 경우 맹목적 손가락 훑어내기를 시행해야 하나?

완전 폐쇄된 이물을 신속하게 제거하는 것이 가장 중요하다. 의식이 있는 환자에게는 하임리히법(1세 이상 소아) 또는 등 두드리기와 가슴 압박(1세 미만 소아)을 즉시 시행해야 한다.[7] 환아의 의식이 없어지면 입안을 들여다보고 눈에 보이는 이물질을 제거하는 것이 좋다. 사례 보고자료에 따르면 맹목적인 손가락 훑어내기는 이물을 기도 깊은 곳으로 밀어 넣을 수 있고, 입인두 외상을 유발할 수 있으므로 시행해서는 안 된다.[7-9]

참고문헌

1. United States Centers for Disease Control and Prevention. Ten leading causes of death and injury. Accessed August 28, 2021. https://www.cdc.gov/injury/wisqars/leadingcauses.html
2. Committee on Injury, Violence, and Poisoning Prevention. Prevention of choking among children. *Pediatrics*. 2010;125(3):601-607.
3. Chapin MM, Rochette LM, Annest JL, et al. Nonfatal choking on food among children 14 years or younger in the United States, 2001-2009. *Pediatrics*. 2013;132(2):275-278.
4. Singh H, Parakh A. Tracheobronchial foreign body aspiration in children. *Clin Pediatr (Phila)*. 2014;53(5):415-419.
5. Walner D, Wei J. Preventing choking in children: many factors increase risk of mechanical airway obstruction due to inhalation or ingestion of foreign bodies. American Academy of Pediatrics. Published 2021. Accessed August 28, 2021. https://www.aappublications.org/content/32/4/16
6. Johnson K, Linnaus M, Notrica D. Airway foreign bodies in pediatric patients: anatomic location of foreign body affects complications and outcomes. *Pediatr Surg Int*. 2017;33(1):59-64.
7. Berg MD, Schexnayder SM, Chameides L, et al. Pediatric basic life support: 2010 American Heart Association Guidelines for Cardiopulmonary Resuscitation and Emergency Cardiovascular Care. *Pediatrics*. 2010:126:e1345-e1360.
8. Hartrey R, Bingham RM. Pharyngeal trauma as a result of blind finger sweeps in the choking child. *J Accid Emerg Med*. 1995;12:52-54.
9. Vunda A, Vandertuin L. Nasopharyngeal foreign body following a blind finger sweep. *J Pediatr*. 2012;160(2):353.

Section VII

응급의료서비스 단계에서의 기도관리

CHAPTER 29

응급의료서비스 단계 기도관리 입문

(Introduction to EMS Airway Management)

Michael J. Keller, Michael T. Steuerwald, Estevao M. Lafuente | 김태민

임상적 과제

병원 전 단계는 기도관리를 비롯하여 전반적인 환자 처치에 있어 매우 독특하고 도전적인 환경이다. 이러한 어려움에도 불구하고 응급기도관리의 핵심적인 개념은 병원 전 단계나 병원 단계에서 모두 동일하다. 합병증을 최소화하면서 산소공급과 환기를 유지하는 것이다. 그러나, 이 환경에서는 환자의 질병이 정확히 진단된 상태도 아니며, 장비와 자원도 병원 단계에 비하여 더 제한적일 것이다. 또한, 환자에 대한 접근, 조명, 나쁜 날씨, 비좁은 공간, 환자 이송 시 도로의 진동이나 난기류 그리고 구조자의 안전의 문제가 있을 수 있다. 이러한 요인들을 종합적으로 판단해보면 병원 밖에서의 기도관리가 병원 안에서의 기도관리와 유사할 것이라고 기대하기는 어렵다. 또한, 교육정도, 업무의 범위, 의료지도 여부, 치료 지침, 이송시간, 장비 등 많은 다른 요인들의 차이로 인하여 서로 다른 두 지역의 응급의료서비스 체계에서 시행되는 기도관리가 동일하다고 보기는 어려울 것이다.

병원 전 단계는 대부분의 기도 중재들이 위험성이 높고, 매우 복잡하며 적은 절차에서도 실수가 용납되지 않는다. 이러한 실수 발생의 위험은 신중한 계획, 지속적인 교육, 알고리즘과 체크리스트의 사용, 품질 감독과 철저한 의료지도를 통하여 줄일 수 있다. 응급의료서비스 체계 내의 관리자, 의료감독관, 교육자와 제공자 모두 시행한 처치와 환자의 결과 그리고 최신 문헌에 대한 학습에 철저해야 하며 그 적용과 평가에 참여하고 이를 준수해야 한다.

기도에 대한 접근 방법

응급의료서비스 단계에서 기도관리는 빠른 평가와 동시에 처치가 이루어지는 것에 초점을 맞추어야 한다. 이 단계에서 목표는 전산소증, 저혈압, 흡인과 같은 합병증을 최소화하면서 적절한 산소화와 환기를 유지하는 것이다. 이러한 목표는 다른 중요한 처치 시행과 함께 환자를 구조하고 이송하는 동안에도 적용되어야 한다. 저산소증이나 저혈압이 한 번이라도 발생하면 사망률이 증가하며 두

가지가 모두 나타나면 상황은 훨씬 악화된다. 일반적으로, 정해진 목표를 달성하기 위하여 가장 비침습적이고 시간이 적게 걸리는 기도 중재방법이 선호되는데 이는 응급의료서비스 제공자들이 병원으로 빠르게 이송하려고 하기 때문이다.

다음은 위의 내용을 보여주는 몇 가지 사례이다.

- 우심실부전이 있는 55세 남자 환자가 폐부종으로 인한 심한 호흡곤란을 호소하였으며 초기 산소포화도는 75%였다. 이 환자의 일차적 문제는 산소화이다. 대부분의 응급의료서비스 체계에서 환자에게 편안한 자세를 취해주고 산소를 공급하는 것만으로 문제를 빠르게 해결할 수 없다면 니트로글리세린을 투여하고 이송을 시작하면서 지속성기도양압(continuous positive airway pressure, CPAP)을 적정하는 것이 적절하다. 이뇨제의 투여와 기관내 삽관은 환자를 병원으로 이송하는데 시간이 많이 걸릴 것으로 예상되지 않는 한 뒤로 미룰 수 있다.
- 말에서 떨어진 14세 여자 환자의 GCS가 13점으로 확인되었고, 이 환자를 이송하기 위하여 항공 이송대원이 파견되었다. 환자를 이송하는 동안 혈압이 상승하고 호흡이 저하되면서 환자의 의식상태는 더욱 악화되었다. 비행기 내의 공간이 좁아 항공 이송대원은 빠른연속기관삽관(rapid sequence intubation, RSI) 대신에 성문외 기구(extraglottic device, EGD)를 사용한 빠른연속기도(rapid sequence airway, RSA)를 시행하기로 결정하였다. 환자는 진통제를 투여받고 인공호흡기를 장착하고 정상적인 호기말 이산화탄소분압을 유지할 수 있도록 조절하면서 성문외 기구의 관을 통해 위관을 삽입하고 산소포화도가 100%로 유지될 수 있도록 산소를 공급하였다. 응급의료센터에 도착 후 즉시 전산화단층촬영을 시행하여 경막외혈종이 진단되었고, 신경외과 의사가 도착하기를 기다리는 동안 굴곡내시경을 이용하여 성문외 기구를 기관내관으로 교체하였다.
- 다발성 둔상(blunt trauma)을 입은 27세 여자환자의 GCS가 11점, 수축기혈압이 90 mmHg, 산소포화도가 85%로 확인된다. 환자를 병원으로 이송하는 동안 우선적으로 시행된 처치는 환자를 측면으로 돌려 기도를 유지하고 산소를 공급하면서 긴장성 기흉 발생 여부를 평가하고 수액 투여를 위한 정맥로를 확보하는 것이었다. 응급의료 제공자가 저혈압과 저산소혈증을 처치하면서 과환기를 방지하고 추가적인 흡인(aspiration)을 방지하기 위한 처치가 지속된다면 기도가 확실하게 확보되지 않았더라도 목표는 충족되었다. 만약 응급의료 제공자에게 충분한 시간과 실행 범위가 허용된다면 약물보조기도관리(medication-facilitated airway management, MFAM)를 고려할 수 있다. 그러나 이후에 언급하겠지만, 이런 상황에서 약물보조기도관리의 절차 중에 환자에게 발생할 수 있는 잠재적 위험인 저산소혈증, 저혈압 또는 저이산화탄소혈증에 비해 이점이 크다는 근거는 부족하다.

위와 같은 사례들의 경우, 응급의료 제공자는 특정 술기에 집중하기보다는 합병증을 최소화하면서 가장 적절하게 산소를 공급하고 환기를 유지하는데 중점을 두고 있다. 병원 전 단계에서 약물보조기도관리를 포함한 침습적인 기도관리는 면밀한 의료감시 아래 주의 깊게 시행되는 경우에만 효과를 얻을 수 있다. 환자에 대한 처치는 현재의 임상 상황과 예상되는 경과, 이송시간 및 이송 중 발생할 수 있는 문제 그리고 응급의료 제공자의 경험과 한계, 업무범위에 따라 개별적으로 달라져야 한다고 생각한다. 많은 연구와 고찰에서 병원 전 단계에서 시행한 기관내삽관이 환자의 예후를 호전시키지 못 했거나 때로는 더 악화시킨 것으로 보고되고 있음을 명시해야 한다(32장 참조).

병원 전 단계의 기관내삽관 적응증은 병원에서의 적응증과 동일하지만 사용가능한 자원, 이송방법과 시간, 일부의 상황에서 비교적 덜 침습적인 방법으로 임시적인 치료를 제공하는 요소를 적절하게 고려해야 한다. 또한, 응급의료 제공자에게 가장 중요한 문제는 환자에게 '기관내 삽관이 필요한가?'가 아니라 병원에 도착하기 전에 어떠한 형태로든 침습적인 기도관리가 필요한지 여부를 파악하는 것이다. 응급의료서비스 기도 알고리즘을 통하여 가능한 접근 방법을 31장에서 다룰 것이다.

기도관리 수행에 있어서 수련 단계와 업무 범위

모든 국가의 응급의료서비스를 고려하는 것은 불가능하지만, 여기에서는 미국의 응급의료서비스 체계를 대표적인 모델로 활용할 것이다. 미국의 최신 응급의료서비스 체계는 복잡하며 진화된 모델로 주별, 관할 구역별로 매우 다를 수 있다. 구체적인 업무 범위와 의료 특권은 각각의 주 당국과 기관 또는 단체의 의료 지침에 따라서 부여되지만, 미국 연방 정부는 주 정부가 부분적 또는 전체적으로 채택할 국가적 모델을 정의하기 위하여 상당한 노력을 기울였다. 미국 고속도로 교통안전 위원회(National Highway Traffic Safety Administration, NHTSA)는 2019년 국가 응급의료서비스 업무 범위 모델(National EMS Scope of Practice Model)을 발표하였으며, 2021년에 새로운 국가 응급의료서비스 교육 표준(National EMS Education Standards)을 발표하였다.[2,3] 이 업무 모델(Practice Model) 채택의 목적은 각 주들이 업무관련 법률, 규칙과 규정의 범위를 정하는데 있어서 지침을 주기 위해서이다. 2019년 자료에서는 응급의료 제공자의 자격 단계를 아래와 같이 제시하였다(아래로 내려갈수록 수행할 수 있는 업무 범위가 증가함).

- 응급의료반응자(emergency Medical Responder, EMR)
- 응급구조사(emergency Medical Technician, EMT)
- 상급응급구조사(advanced Emergency Medical Technician, AEMT)
- 전문응급구조사(paramedic)

2019년 업무 범위 자료에 따르면, 전체 주의 76%에서만 응급의료반응자(EMR)의 과거 업무 모델을 사용하고 있었으며, 88%에서는 상급응급구조사(AEMT)의 업무 모델을 상용하고 있었다. 따라서 다양한 정신운동 기술 특권이 주 관할 구역에 따라서 달라질 것으로 가정해야 한다. 몇 가지 주의 특권은 기도관리와 기본적인 장비들에 대하여 업무 범위를 넘어서기도 한다. 예를 들면, 업무 모델에서 응급의료반응자 직원에게 비인두 기도기(nasopharyngeal airway, NP)를 사용하는 것을 권장하지 않고 있지만, 많은 주에서 비인두 기도기를 사용하는 것을 프로토콜에 포함시켰다. 성문외 기구의 사용과 관련하여 또 다른 편차가 존재한다. 대부분의 주에서는 응급구조사(EMT)들이 성문외 기구들을 사용하는 것을 허용할 뿐만 아니라 특히 심정지 상황에서 성문외 기구들을 사용할 것을 권장하고 있다. 주목할 점은 2019년 업무 범위 자료에서는 기본소생술(basic life support)과 전문소생술(advanced life support)과 같은 술기들의 권한을 구분하기 위하여 기존의 명명법을 사용하지 않았다는 점이다. 대신에 교육, 역량, 주 면허, 현지의 의료지도에 따른 자격증을 기반으로 인정된 각 수준에 대한 정신운동 기술을 설명한다(표 29-1).

표 29-1 기도관리와 기도/환기 술기 세트[a]의 선택

술기 - 기도/환기	EMR	EMT	AEMT	Paramedic
비인두 기도기(nasal airway)		X	X	X
구강내 기도기(oral airway)	X	X	X	X
성문상 기도기(supraglottic device)			X	X
백-밸브 마스크(bag-valve-mask, BVM)	X	X	X	X
지속성기도양압(CPAP)		X	X	X
반지방패막절개술(cricothyrotomy)				X
호기말 이산화탄소 모니터링과 파형 캐프노그라피의 해석			X	X
머리젖히고 턱들어올리기(head tilt-chin lift)	X	X	X	X
기관내 삽관(endotracheal intubation)				X
턱밀어올리기(jaw thrust)	X	X	X	X
기도폐쇄 - 직접후두경 술기를 활용한 이물질 제거				X
기도폐쇄 - 손을 사용하여 제거하는 술기들	X	X	X	X
산소 처치 - 고유량 코안캐뉼라				X
산소 처치 - 코안캐뉼라	X	X	X	X
맥박산소포화도 측정기(pulse oximetry)		X	X	X
흡인 - 상기도	X	X	X	X
흡인 - 삽관된 환자에서 기관기관지			X	X

a 선택된 기도관리와 기도/환기 술기 세트의 선택 영역은 2019 미국응급의료서비스 협회(National Association of State EMS Officials's)에 게재된 국가 응급의료서비스 업무범위 모델 2019(보고서 번호. DOT HS 812-666) 지침을 참조하라.

약물보조기도관리(예: RSI)와 관련하여 2016년 연구에서는 미국의 50개 전체와 콜롬비아 특정 지역에서 상당한 차이가 있음이 확인되었다.[4] 이 부분은 현재까지 논란이 계속되고 있는 영역이다(32장에서 확인). 미국 응급의학 저널에 게재된 이 논문은 35개의 주에서만 주 전체의 응급의료서비스 프로토콜을 보유하고 있음을 밝혔다. 35개 중에서 18개의 주는 약물보조 기관내삽관의 사용을 다루고 있는 주 전체의 프로토콜이 존재했다. 또한 논문의 저자들은 주 전체의 일반적인 환자 처치 프로토콜은 보유하고 있지 않았으나 약물보조 기관내삽관을 구체적으로 다루기 위한 주 천체 프로토콜을 보유하고 있는 하나의 주를 확인하였다. 앞에서 언급한 18개의 주 중 하나의 주에서는 진정제만 사용하는 삽관(sedation-only intubation) 프로토콜을 사용하였으며, 11개의 주에서는 성인과 소아 환자에서 약물보조기도관리를 허용한 반면에 7개의 주는 약물보조기도관리를 성인 환자에게서만 허용하고 있었다. 이 18개 주 중 8개의 주는 실제 업무가 실행되기 전에 특정 프로토콜 교육, 실습 및 기계환기의 교육을 의무화하고 있다.

기도의 적절성을 유지하기 위한 메커니즘

미국 응급의료지도의사협회(The National Association of EMS Physicians, NAEMSP)는 2022년 1월에 응급의료 제공자들이 응급의료 서비스 내의 기도관리 훈련 및 교육의 종합적인 특성을 더욱 잘 이해할 수 있도록 돕는 입장문을 발표하였다.[5] 저자들은 기도관리가 정신운동 기술에 대한 좁은 초점을 넘어서 병태생리학, 임상적 판단, 고차원적인 의사결정에 대한 이해까지 확장된다고 정확하게 지적하였다. 개별적인 기도관리 술기의 수행보다는 환자의 결과를 최적화시키는 것이 더욱 중요하다.

임상 술기를 개발하는 것은 종합적인 기도관리 교육과정의 한 부분일 뿐이다. 종합적인 기도관리는 부분들의 합보다 더욱 큰 것이다. 여기에는 다양한 술기의 장단점에 대한 지식뿐만 아니라 적절한 시기에 적절한 환자에게 적절한 술기를 수행하도록 선택하는 임상적 의사결정 능력도 포함된다. 미국 응급의료지도의사협회의 입장문에서 지적했듯이, 모든 종합적인 기도관리 교육과정은 종합적인 접근법을 실행하기 위해 필요한 지식, 술기, 태도의 내재화를 보장하기 위하여 정신운동, 인지, 정서의 세가지 주요 학습영역을 포함해야 한다.

다양한 문제(예: 수술실 내 학습자의 과부하, 수술 환경에서 수행되는 삽관 절차의 수 감소, 책임에 대한 우려)로 인해 초기 및 지속적인 교육과정에서 감독하에 학습자가 실제로 기관내삽관을 수행하는 것이 점점 더 어려워지고 있다. 실제로 기관내삽관을 수행하는 것이 어려워졌으므로 교육기관에서는 모든 기관관리 술기를 현장에서 능숙하게 수행할 수 있도록 학습자를 준비시키기 위하여 고충실도 시뮬레이터를 적절히 사용하는 것뿐만 아니라 시나리오 기반 학습법의 개발에도 능숙해져야 한다.

더 나아가, 현장에서 삽관 시행률은 해당 술기에 대한 자격을 갖춘 응급의료 제공자의 개별 연습 상황에 따라서 매우 낮을 수도 있다. 유럽에서 발표된 한 논문에 따르면, 환자 접촉 건수가 26,000건이 조금 넘는 EMS 기관은 256건의 입기관내삽관을 수행하였다고 한다. 기관에 소속된 전문응급구조사(paramedic)들의 연간 평균 삽관 횟수는 4.2로 0회에서부터 12회까지 다양하게 확인되었다.[6] 인구가 32,000명인 미국 남부 캘리포니아의 작은 마을에서 나온 또 다른 보고서에서는 약 3,100건의 응급구조 요청을 받고 있으며, 2008년에 23건의 삽관을 수행하였다고 밝혔다. 심정지 시 기도관리에 대한 미국심장협회(American Heart Association, AHA)의 기준이 변경됨에 따라서 2016년에 삽관 건수가 단 2건으로 삽관 횟수가 감소하였다.[7] 병원 전 삽관의 빈도가 감소하는 현실은 매우 고난이도이며 빈도가 낮은 침습적인 절차에 대한 역량 확보를 위한 종합적인 교육과정이 개발이 요구된다는 것을 의미한다.

병원 전 기도관리의 인적 요인

앞서 논의한 임상적 어려움은 제공자들의 스트레스를 증가시킨다. 스트레스에 대한 생리적 반응에는 상황 인식의 감소, 기억회상의 감소, 분석적 사고보다는 직관력이 강조 미세 운동능력의 감소가 나타난다. 이러한 반응들은 의료 과실을 유발하기 쉽다. 인적 요인을 인식하고 이해하며 관리하는 것은 환자 안전, 효율성 및 제공자의 건강을 위해 중요하다. 기도관리에서 인적 요인을 조절할 수 있는 기회로는 시뮬레이션 및 스트레스 면역, 의도적인 연습, 인지적 부하 경감 도구가 포함된 교육이 있으나 이에 국한되지는 않는다. 이러한 도구에는 간단한 암기법, 알고리즘, 앱, 소아 장비와 약물투약 계획, 응급 조치 훈련, 기도 체크리스트와 상황 설명이 포함될 수 있다.

상황 설명을 하는 것은 기도관리에 참여한 인력이 주요 전략, 예상되는 문제를 완화시키기 위한 계획, 응급 대응계획을 이해할 수 있기 위함이다. 반면에 체크리스트는 질문과 응답 형식으로 처리되

UNMH Lifeguard Airway Management Tool

Airway briefing

Before arrival or prior to procedure setup

- ❑ **Establish optimal patient position**
- ❑ **Initiate preoxygenation strategy**
  - Regular NC + NRB or BVM/PEEP or BiPAP
- ❑ **Address potential difficulties**
  - Anatomy/spinal precautions
  - Physiology: BP/volume, hypoxia, Rt heart failure, acidosis, hyperdynamic
- ❑ **Verbalize primary plan:** Crash, RSI, DSI, RSA, Awake, SALAD
  - Device: Vl hyperangulated, VL standard + bougie, DL + bougie
- ❑ **Verbalize backup plan:** BMW, EGD, surgical
- ❑ **Verbalize drugs and doses:** induction, paralysis, pressor, postintubation

Airway time-out checklist

Immediately before intubation

❑ **Suction...**	On and ready
❑ **Preoxygenation...**	NRB/BVM and nasal cannula on at __ lpm
Equipment/Personnel	
❑ **Boudie/IGel/NPA/OPA/BMW+PEEP...**	Size ____ iGel ready, PEEP at ___
❑ **Monitor and end tidal CO_2...**	Monitor on. Capnography ready
❑ **Access...**	IV/IO working
❑ **Positioning...**	Optimized
❑ **Assistant(s)...**	Assigned/briefed
Confirm Medications	
❑ **Induction...**	___ mg of ________ ready
❑ **Paralytic...**	___ mg of ________ ready
❑ **Push dose pressor...**	___ μg/mL of ____ ready
Resuscitation	
❑ **Hemodynamics...**	Last BP ___
❑ **Oxygenation...**	Current SpO_2 ___
❑ **Other physiologic difficulties**	Addressed

❑ **PUSH medications. PRESS record—Glidescope. QUIET for induction.**

그림 29-1. 준비단계와 기도확보 술기 시행 직전에 사용되는 기도관리 도구. (Courtesy of University of New Mexico Hospital Lifeguard.)

며 매우 구체적이고 고성능의 항목을 제한적으로 포함하고 있다. 많은 의료기관과 비의료기관에서 체크리스트를 사용해왔으며, 특히 병원 전 단계 기도관리에서 사용하는 것을 강력히 고려해야 한다. 2019년 관찰연구에서 연구자들은 삽관 전 체크리스트를 사용하는 것이 첫 번째와 두 번째 시도에서 삽관 시도의 성공률 증가와 관련이 있다는 것을 보고하였다. 또한, 이 연구에서는 체크리스트를 사용하지 않은 집단에서 식도로의 삽관이 훨씬 많았다는 것을 보고하였다(2.2% vs 0.3%).[8]

실제로 많은 병원 전 기도관리 체크리스트는 전체 절차가 짧은 시간 내에 이루어지기 때문에 기존의 상황설명에 포함되어 있는 항목을 통합하고 있다. 그림 29-1에서 상황 설명과 체크리스트 예시를 보여주고 있으며, 그림 29-2에서는 상황설명과 체크리스트가 혼합된 예시를 보여주고 있다.

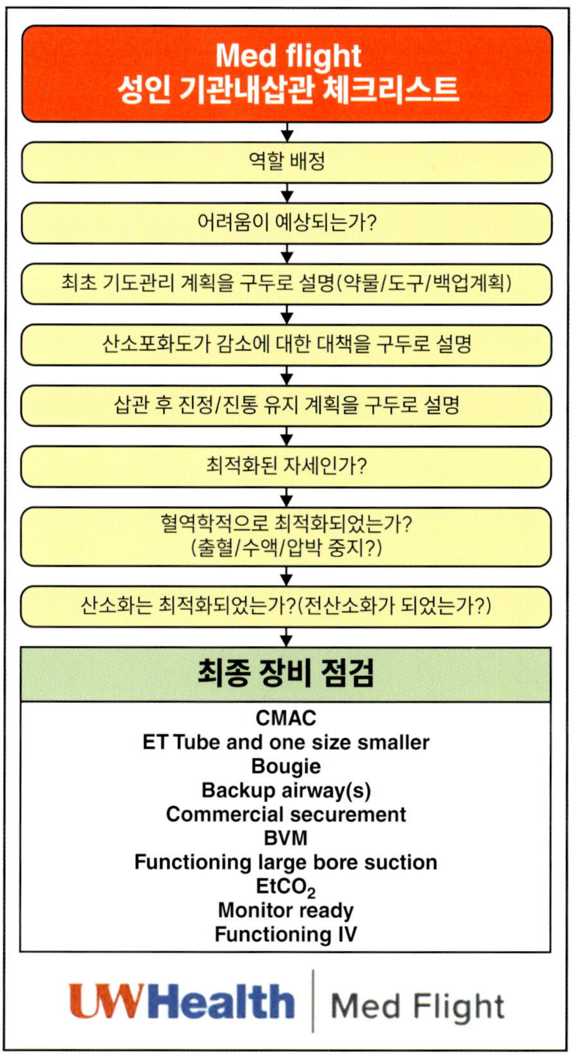

그림 29-2. 성인 삽관 체크리스트. 기도관리 시작 시 이 체크리스트를 상황 설명목적으로 사용하고, 최종 확인을 위하여 술기를 진행하기 전에 즉시 다시 사용한다. (Courtesy of University of Wisconsin Health Med Flight.)

참고문헌

1. Spaite DW, Hu C, Bobrow BJ, Chikani V, et al. The effect of combined out-of-hospital hypotension and hypoxia on mortality in major traumatic brain injury. *Ann Emerg Med*. 2017;69:62-72.
2. National Association of State EMS Officials. *National EMS Scope of Practice Model 2019* (Report No. DOT HS 812-666). National Highway Traffic Safety Administration; 2019.
3. National Highway Traffic Safety Administration. *National EMS Education Standards 2021*. National Highway Traffic Safety Administration; 2021.
4. Riyapan S, Lubin J. The variability of statewide prehospital drug-facilitated intubation protocols in the United States. *Am J Emerg Med*. 2016;34(12):2459-2460.
5. Dorsett M, Panchal AR, Stephens C, et al. Prehospital airway management training and education: an NAEMSP position statement and resource document. *Prehosp Emerg Care*. 2022;26(suppl 1):3-13.
6. Wilbers NE, Hamaekers AE, Jansen J, et al. Prehospital airway management: a prospective case study. *Acta Anaesthesiol Belg*. 2011;62(1):23-31.
7. Sporer K, Jacobs M, Derevin L, Duval S, Pointer J. Continuous quality improvement efforts increase survival with favorable neurologic outcome after out-of-hospital cardiac arrest. *Prehosp Emerg Care*. 2017;21(1):1-6.
8. Klingberg C, Kornhall D, Gryth D, Krüger AJ, Lossius HM, Gellerfors M. Checklists in pre-hospital advanced airway management. *Acta Anaesthesiol Scand*. 2020;64(1):124-130.

CHAPTER 30

병원 전 단계 기도관리 기술

(Techniques in Prehospital Airway Management)

Chivas Guillote, Darren A. Braude | 윤애린

병원 전 단계에서의 기도관리는 많은 어려움이 따른다. 이번 장에서는 이러한 어려움들을 극복하기 위한 특별한 관리방법과 전통적인 기도관리 방법의 응용에 중점을 두고 있다. 또한 이 방법들의 대부분은 보다 일반적인 상황에서 적용할 수 있다. 이 장에서의 다루는 내용은 규범적인 것이 아니며, 지역적인 관행, 법규(미국의 경우 주(州)의 법), 의료 지도에 따라 차이가 있다.

장소 및 환경요인

기도관리를 하기 전, 가능하다면 환자를 안전하고, 사생활이 보호되며, 따뜻하고, 그늘이 지며, 조명이 밝고, 넓은 환경으로 옮겨야 한다. 좁은 장소에 있는 경우, 환자를 보다 넓은 장소로 옮겨야 할 수도 있다. 야외인 경우, 시술에 필요한 장비들을 바로 사용할 수 있는 구급차량으로 환자를 이송하는 것을 선호할 수도 있다. 어떤 상황에서는 환자를 옮기지 않고 현장에서 바로 처치하는 것이 필요하다. 예를 들어 심정지가 온 환자, 끼어 있거나, 근처에 옮길 만한 적절한 장소가 없거나 옮기는 것이 안전하지 않는 경우 등이다.[1-3] 이러한 환경에서 구조자는 꼭 필요한 제한된 기도관리 술기만을 시행해야 한다. 이 경우 안전이 확보되기 전까지 침습적인 기도관리를 연기해야 할 수도 있다.[4]

기도관리를 위한 환자 자세

기도관리를 위한 환자 자세는 병원 전 단계와 병원단계의 처치를 구분짓는 어려운 요소 중 하나이다. 병원 전 단계에서 환자들은 흔히 바닥에 누워 있거나, 부드러운 물체에 기대거나, 끼어 있는 상태로 발견된다. 이러한 독특한 환자 자세로 인해 전산소화를 하거나 기도 관련 처치를 하기 위한 적절한 자세를 잡기가 어려울 수 있다. 응급의료 제공자들은 환자를 발견한 상태에서 처치하려고 하다가 어려움을 자초하기도 한다. 일반적으로 더 나은 자세를 만들기 위한 빠른 조치들은 응급의료 제공자와 환자에게 상당한 이점을 가져다 준다.[5-8]

가능하다면, 기도관리를 하기 전에 환자를 바닥이나 부적절한 장소에서 들것(strecher/pram)으로 옮겨야 한다(그림 30-1). 이 방법은 기도관리를 적절히 할 수 있는 여건을 만들고, 삽관 후 들것으로 이송하는 중에 기관내관이 빠지는 사고 등을 예방할 수 있는 장점이 있다. 인력, 수건, 담요 및 시트 등이 부족할 경우, 스니핑 자세(sniffing position)나 경사로 자세(ramped position)를 만들기가 어려울 수 있다.

저자들은 경추보호 처치를 하지 않은 성인환자에게 대안 방법으로 환자의 머리를 침대 끝으로 미끄러뜨리고 침대 머리부분을 20°에서 45°까지 들어올리는(그림 30-2) 자세를 취하는 것을 도입하

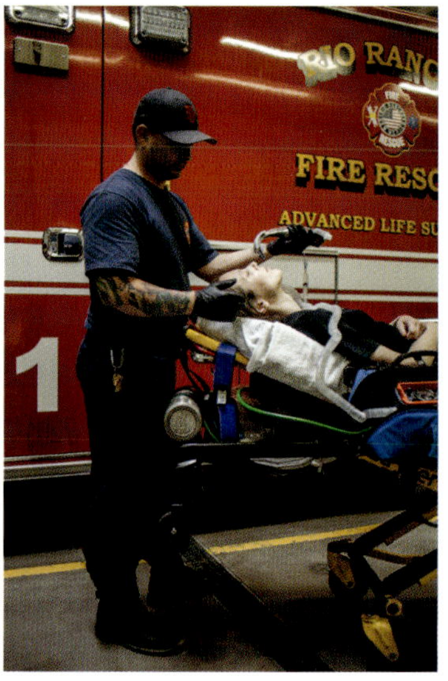

그림 30-1. 적절한 높이에서 기관내삽관을 시행할 수 있도록 환자를 들것으로 옮기고 상체를 들어올린 모습.

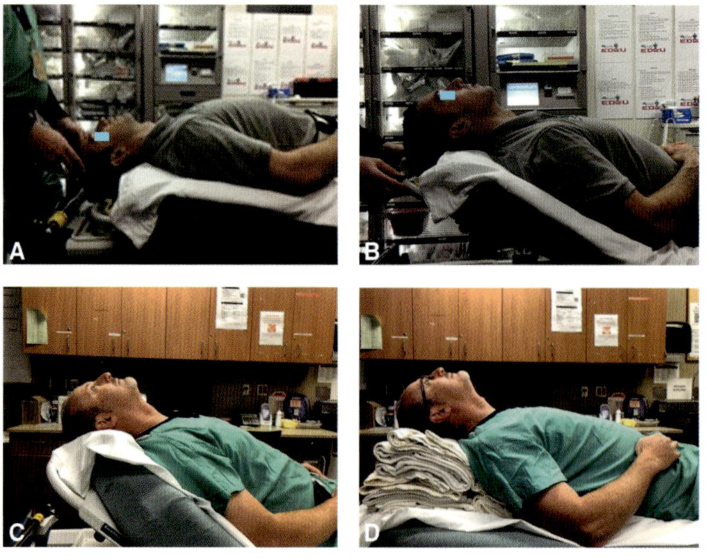

그림 30-2. 경추손상 우려가 없는 환자는 머리를 침대 끝으로 미끄러뜨린 후**(A)**, 침대 머리부분을 20°에서 45°로 들어올려 귀-복장패임 높이를 맞추고 횡경막의 부하를 줄인다**(B)**. 환자가 침대에서 미끄러지지 않도록 발을 먼저 들어올릴 수 있다(변형된 V 자세). **C**와 **D** 사진은 이 자세가 고전적인 경사로 자세와 어떻게 유사한지 보여준다.

기 시작했다. 이 자세는 횡경막에 가해지는 부하를 줄여 호흡생리를 향상시키고, 머리를 앞으로 들어 올리지 않고, 고개를 젖히는 것으로도 귀-복장패임(ear-to-sternal notch)의 정렬을 만들 수 있다.

심정지 환자의 경우, 들것으로 옮기기 적절하지 않거나 어려울 수 있다. 이런 경우에는 고전적인 스니핑 자세(sniffing position)를 만들기 위해 환자의 머리 아래에 수건, 옷, 작은 구조 장비 등을 받칠 수 있다(그림 30-3). 땅에 누워 있는 비만 환자의 경우 적절한 경사로 자세(ramped position)를 만들기 어려운 데, 그 이유는 패드를 더 많이 받쳐야 하고, 이로 인해 가슴압박을 중단해야 하기 때문이다. 이상적으로는 심정지가 아닌 누워 있는 비만 환자는 들것으로 옮기고 필요한 경우 패드를 추가하여 자세를 취해줘야 한다(그림 30-4). 바닥에 반듯이 누워있는 비만한 심정지 환자의 경우, 성문외 기구(EGD)를 이용하여 환기를 시도한다면 적절한 자세가 필요하지 않다. 이물질 제거가 필요하거나, 성문외 기구를 이용한 환기가 효과적이지 않아 후두경검사가 필요하다면, 스니핑 자세(sniffing position)로 시도하는 것이 합리적이다. 후두경검사를 위한 적절한 시야를 얻기 어려운 경우, 두 명의 응급의료 제공자가 환자의 팔을 뻗은 상태로 잡은 후 앞쪽으로 들어올려 경사로 자세를 만들 수 있다(그림 30-5). 이 방법을 시행하는 동안 가슴압박이 중단되므로 수 초 간의 짧은 시간 동안 시행할 수 있다.

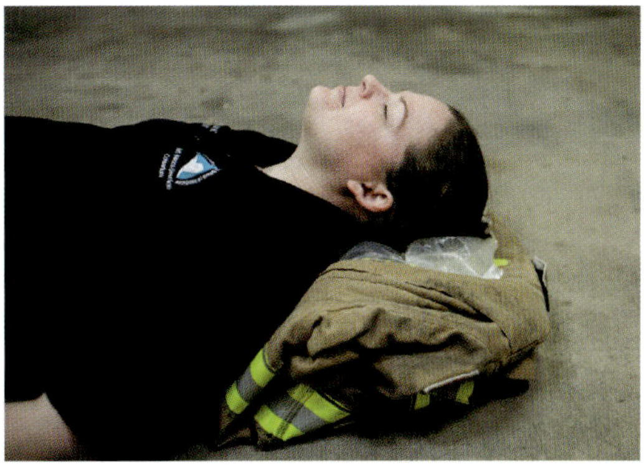

그림 30-3. 소방대원 방호복과 수액 주머니를 이용하여 "스니핑 자세(sniffing position)를 즉흥적으로 만든 모습

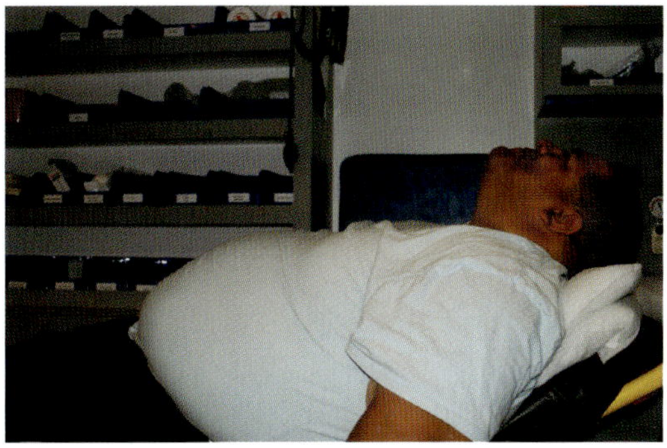

그림 30-4. 패드를 이용하고 들것의 머리부분을 들어올려 비만 환자를 경사로 자세(ramped position)로 만든 모습. (사진 제공 JEMS)

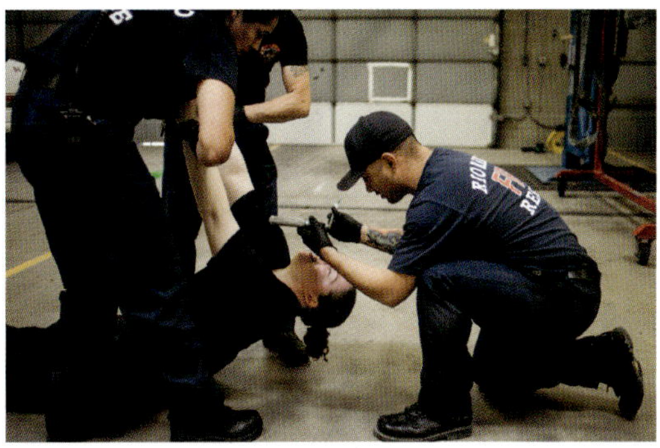

그림 30-5. 바닥에 누워있는 환자에게 다른 보조기구 없이, 짧고 신속하게 기관내삽관을 위한 자세를 만들기 위해 보조자들이 환자의 팔을 당겨 상체를 들어올리고 있다.

환자 감시(모니터링)

기도관리 처치를 받는 환자의 일반적인 모니터링은 병원단계나 병원 전 단계가 동일하다. 산소포화도, 혈압, 호기말 이산화탄소분압 모니터링은 필수이다. 2003년 샌디에고 RSI연구는 바쁜 응급의료 제공자들이 산소포화도 저하의 발생과 지속기간을 정확하게 인지하지 못한다는 것을 보여준다.[9] 저자들은 질관리 검토를 위해 모든 기도관리 상황에 대한 지속적인 활력징후 자료를 저장할 수 있는 능력을 갖추도록 권고한다. 임상치료와 법적 의료기록 문서화를 위해, 침습적인 기도처치를 받는 모든 환자는 삽관 확인과 환기를 감시하기 위해 즉시 이산화탄소감지기를 사용할 수 있어야 한다. 이는 기도처치를 하기 전에 모니터를 침상 옆으로 가져오거나 환자를 모니터로 앞으로 옮겨야 하는 것을 의미한다.

병원 전 단계 기도관리 필수 기술

백-마스크 환기

백-마스크 환기는 12장에서 상세하게 다루었다. 백-마스크를 이용한 환기는 응급의료반응자(emergency medical responder)부터 모든 수준의 응급의료서비스 종사자(emergency medical services [EMS] provider)가 배우는 기초적인 기도관리 술기임에도 불구하고, 다양한 이유로 병원 전 단계에서 적절하게 수행하기가 매우 어렵다. 환자들은 종종 MOANS 암기법(2장 참조)에서 찾아볼 수 있는 다양한 어려운 기도의 예측 요소들을 가지고 있거나, 자세가 적절하지 않을 수 있으며, 환자에게 접근하기 어렵거나 인력이 충분하지 않을 수도 있다. 그리고 무엇보다 가장 중요한 것으로 시술자의 경험이 충분하지 않을 가능성이 있다. 이러한 문제를 극복하기 위한 해결책에는 적절한 기술(적절한 자세, 적합한 기도 보조기구 사용, 가능한 한 2인 술기 사용)을 사용하고, 양손을 자유롭게 사용하기 위해 이송용 인공호흡기를 사용하거나(그림 30-6), 중환자 처치 술기를 시행하거나 감독할 수 있는 경험있는 인력의 배치

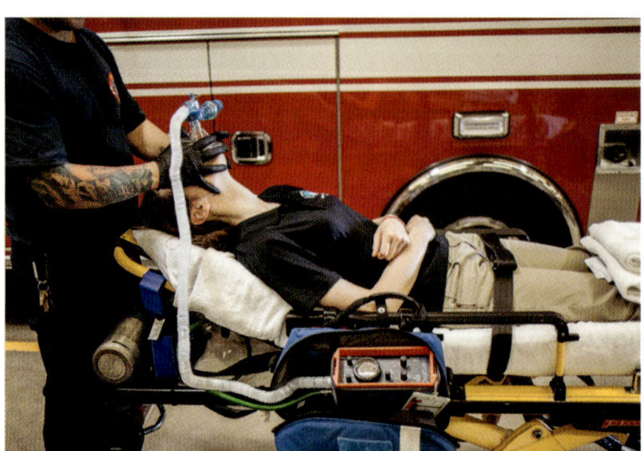

그림 30-6. 이송용 인공호흡기를 사용하면, 응급의료 제공자가 1명이라도 환자의 얼굴에 마스크를 적용할 때 양손을 모두 사용할 수 있어 더 적절하게 밀착시킬 수 있다

등이 있다.[10] 혈액/분비물이 많은 경우, 외상, 비만, 얼굴의 털과 같이 환자의 안면에 마스크를 적절히 밀착시키기 어려운 경우, 해부학적 어려움을 극복하기 위해 성문외 기구 사용을 고려할 수 있다. 인공호흡기 도움없이 혼자서 백-마스크 환기를 지속해야 되는 응급의료 제공자의 경우 'NuMask'를 사용하는 것이 도움이 될 수 있다. 소규모 카데바를 이용한 일개 연구에서 응급의료 제공자들이 혼자서 백-마스크 인공호흡을 수행할 때 NuMask 사용이 이점이 있다는 결과를 보였다.[11]

비침습적 양압 환기

응급의료서비스 분야에서 있어 가장 괄목할 만한 진보 중 하나는, 비침습적 양압 환기(noninvasive positive pressure ventilation, NIPPV)의 개념이 광범위하게 받아들여졌다는 점이다. 이 내용은 9장과 32장에서도 다루었다. 일부 지역에서 응급구조사(EMT) 수준에서 이 술기를 사용할 수 있도록 확장하고 있다. 양압환기(bi-level positive airway pressure, BPAP)보다 지속성기도양압(continuous positive airway pressure, CPAP) 장비가 더 일반적이지만, 둘다 병원 전 단계에서 사용할 수 있고, 그 범위도 일회용 기구부터 복잡한 인공호흡기까지 다양하다. NIPPV는 약물보조기도관리(MFAM) 방법을 적용할 수 없거나 너무 위험하다고 판단될 때, 병원이송을 용이하게 하는 중간 다리역할로 가장 많이 사용된다. 약물보조기도관리(MFAM)를 사용하는 시스템에서는 NIPPV를 전산소화 방법으로 사용할 수 있으며, 어려운 기관내삽관이 예측되거나, 다른 처치의 효과를 기다리는 짧은 기간 양압환기가 필요하거나 "기관내삽관 거부" 의사를 밝혔으나 인공호흡기 보조가 필요한 환자에게 기관내삽관 대안으로 사용해 볼 수 있다. [12] 31장에서 언급한 대로, 의식상태변화(AMS)가 있는 환자에게도 NIPPV를 안전하게 사용할 수 있다고 믿고 있다. 단, 구토의 징후가 없는지 확인하기 위해서 일대일 모니터를 항상 유지할 수 있어야 한다.

병원 전 단계에서 지속성기도양압(CPAP)을 적용하는데 가장 큰 걸림돌은 시끄럽고 혼잡한 환경에서 산소 농도는 낮고, 이산화탄소 농도는 높으며, 불안해하는 환자에게 꽉 끼는 마스크를 착용하게 해야 한다는 것이다. 이 술기에 대한 실제 경험이 거의 없다 하더라도, 응급의료 제공자는 부드럽고, 차분하며 확신에 찬 자세를 유지하는 것이 중요하다. 환자와 눈을 맞추고 "이걸 하고 있으면 숨쉬는 데 도움이 될 거에요"라고 이야기하면서 환자가 마스크를 얼굴에 대도록 도와줄 때까지 기다리는 것이 중요하다. 이상적으로 응급의료 제공자 한 명이 처음 수분 동안 환자에게 '지도'를 하는데 전념해야 한다. 이러한 '지도'를 맡은 사람은 가장 경험이 많은 사람일 필요는 없으나 환자의 협조를 얻어 효과적으로 일을 할 수 있어야 한다.[13,14]

산소와 압축 가스를 사용하는 데 제한이 있다는 점은 병원 전 단계에서 비침습적 양압 환기(NIPPV) 사용에 있어 또 하나의 걸림돌이다. 시중에서 판매되는 NIPPV 기기들의 산소 소모량은 매우 다양하다. 어떤 기기는 분당 환기량이 높거나 마스크 밀착이 좋지 않을 때, 특히 빠르게 산소저장량이 고갈될 수 있다. 환자 이송 시간이 10분에서 15분 이상일 경우, 구조자는 소모량과 공급량을 계산할 수 있어야 하며, 이에 대한 논의는 이어지는 부분에서 다룬다.

기관내 삽관

전산소화 같은 일반적인 기관내삽관 술기에 대해서는 이 책의 전반에 걸쳐 다루고 있다. 또한 병원 전 단계의 기관내삽관에 대한 의사결정 과정에 대해서도 29장에서 별도로 언급하고 있다. 우선 응급의료 제공자는 접근이 제한되거나 적절한 자세를 취하기 어려울 경우, 적어도 더 나은 장소나 적절한 자세를 취할 수 있을 때까지, 성문외 기구를 먼저 사용하는 것을 고려해야 한다.[15,16]

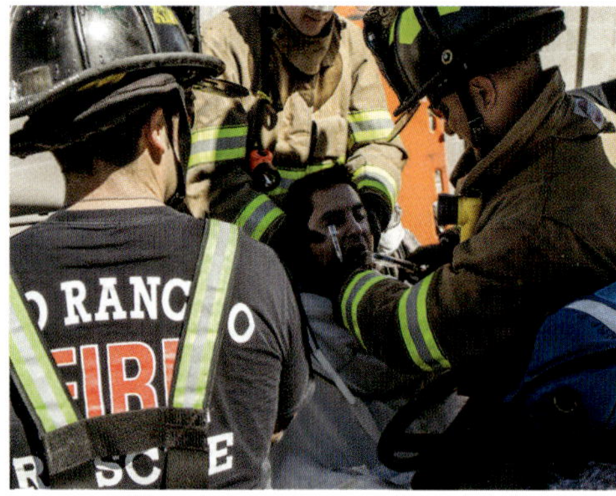

그림 30-7. 물체에 갇혀 있는 환자에게 비디오후두경을 이용하여 삽관을 하기 위해, 시술자가 환자의 앞, 얼굴을 마주보는 자리에 위치하고 있다.

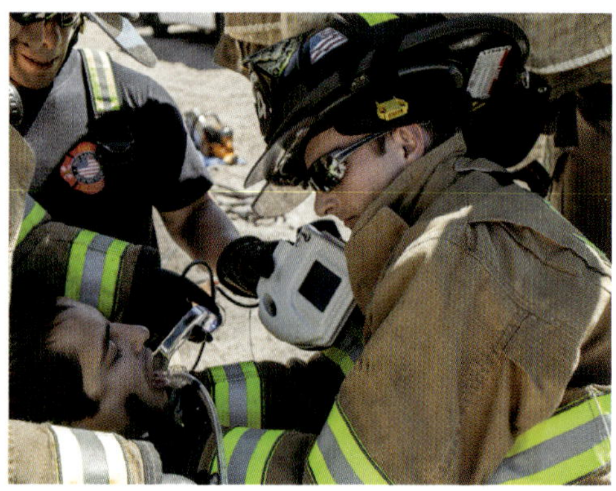

그림 30-8. 갇혀 있는 환자에게 비디오후두경으로 삽관하기 위해 시술자가 환자의 뒤, 위쪽으로 위치한 모습

병원 전 단계에서 흔하게 논의되는 시나리오 중 하나는 앉은 상태로 끼어있는 환자(예: 차 안에 갇혀 있는 운전자)가 침습적 기도관리가 필요한 경우이다. 이런 경우 기관내삽관이 필요할 때, 일반적인 방법은 환자의 앞에서 얼굴을 마주보고 하는 대면 후두경 검사이다(그림 30-7). 이 방법은 익숙하지 않은 상황에서 평소와 달리 반대 손으로 후두경을 잡고 날의 방향이 위쪽이 아래로 향하게 거꾸로 잡는 특이한 기하학적 구조 때문에 혀를 젖히거나 익숙한 동작을 하기 매우 힘들 수 있다. 다수의 연구에서 얼굴과 얼굴을 마주하고 기관내삽관을 해야 하는 경우, 비디오 또는 광학후두경을 사용하는 것이 상당한 이점이 있다는 것을 보여 주고 있다.[17-19] 또다른 방법은 환자의 위쪽에서 접근할 수 있는 경우, 시술자가 환자 뒤편에서서 환자 위에 올라가 고개를 숙일 공간을 마련하여 보다 익숙한 자세로 후두경검사를 시행하는 것이다(그림 30-8).

바닥/땅에 누워 있거나, 앉은 자세, 걸터앉거나 무릎을 꿇고 있는 자세, 엎드려 있거나 옆으로 누워 있는 자세 등으로 있는 환자를 만난 경우, 기관내삽관을 시행하기 위해 선택할 수 있는 다양한 자세가 있다(그림 30-9). 이미 언급한 바와 같이 환자가 바닥에 누워 있는 상태에서 처치를 진행하는 것보다 가능하면 삽관 전 환자의 위치를 재조정하는 것을 권장한다. 비만환자를 기관내삽관에 적절한 자세로 만들기 위한 몇 가지 방법은 앞에서 기술하였다.

처음 삽관을 시도할 때, 외부 후두 조작이나 턱을 들어도 후방 연골을 볼 수 없거나 시야를 확보하기 위해 많은 힘을 써야 할 경우, 기관내삽관이 어렵거나 불가능할 수 있다. 이런 경우, 특히 시술

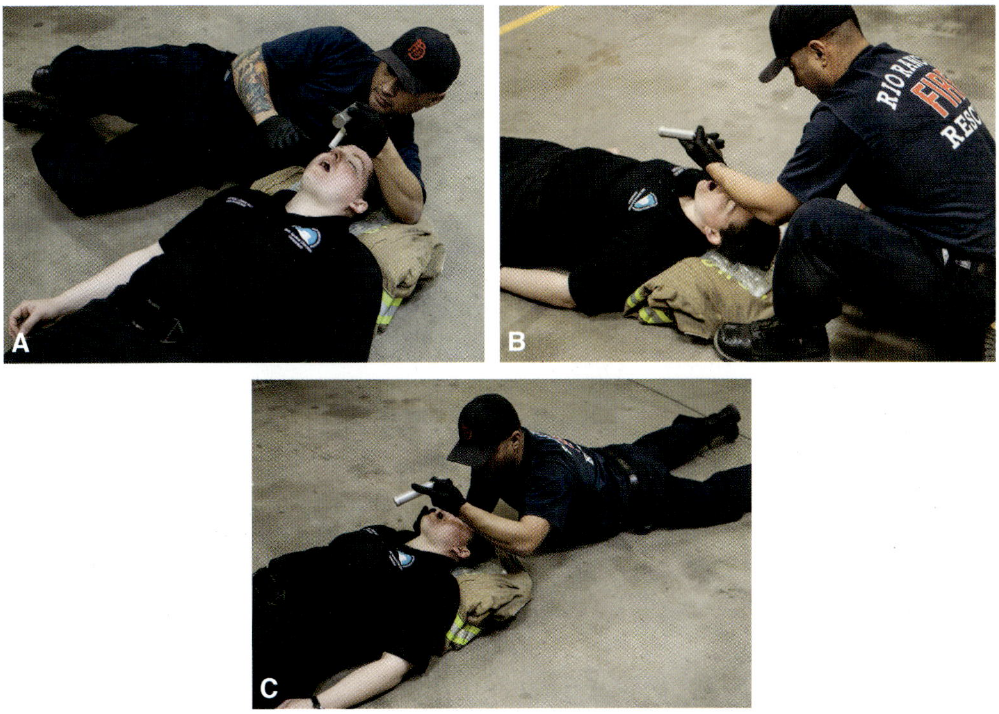

그림 30-9. A-C. 바닥에 누워있는 환자에게 삽관을 하기 위해서 시술자가 왼쪽 측위, 무릎을 꿇거나 엎드려 누워 자세를 취하고 있다. 사진을 보면, 환자를 스니핑 자세나 경사로 자세를 취하게 하였을 때, 시술자가 측면으로 눕거나 엎드린 자세가 술기를 시행하기 더 힘들어 보인다.

자가 상체의 근력이 부족할 때, "2인 접근법(two-person approach)"이 대안이 될 수 있다(그림 30-10). 이 방법은 훈련된 보조자가 환자의 아래쪽에 위치하여 주 시술자로부터 조심스럽게 후두경을 두 손으로 넘겨 받는다. 주 시술자는 필요하다면 보조자에게 세부적인 후두경날의 움직임을 지시할 수 있으나, 저자들의 경험상 시야가 충분히 확보되어 대부분의 경우 이런 지시가 불필요하다.

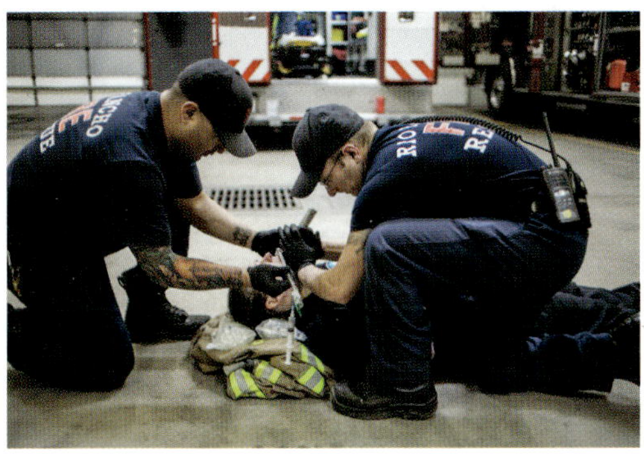

그림 30-10. 두 명이 시행하는 직접후두경검사, 더 편하게 힘을 줄 수 있는 보조 시술자가 후두경을 두 손으로 잡고 손잡이를 당기는 동안, 주 시술자가 방향을 조절하면서 관을 삽입하고 있다.

직사광선이나 밝은 조명이 비치는 환경에서 기관내삽관, 특히 비디오후두경을 사용하는 삽관은 매우 어렵다. 불가피하게 이런 상황에서 삽관을 해야 되는 경우, 담요나 옷, 다른 사람들에게 몸으로 시술자와 환자의 머리 쪽에 그늘을 만들게 하여 시행해 볼 수 있다(그림 30-11). 항공기 안에서의 기도관리는 환경구성에 따라 다른 어려운 요소가 있을 수 있다. 그림 30-12는 Augusta

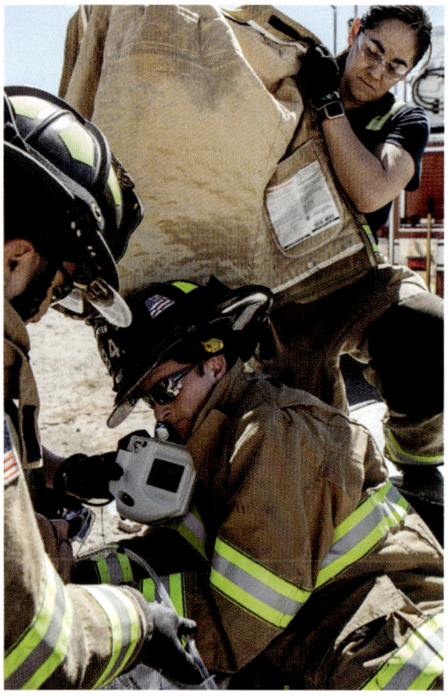

그림 30-11. 외투를 이용하여 그늘을 만들어 햇볕이 비디오후두경 화면에 나타나는 입안 내부의 영상을 방해하는 것을 막는 모습

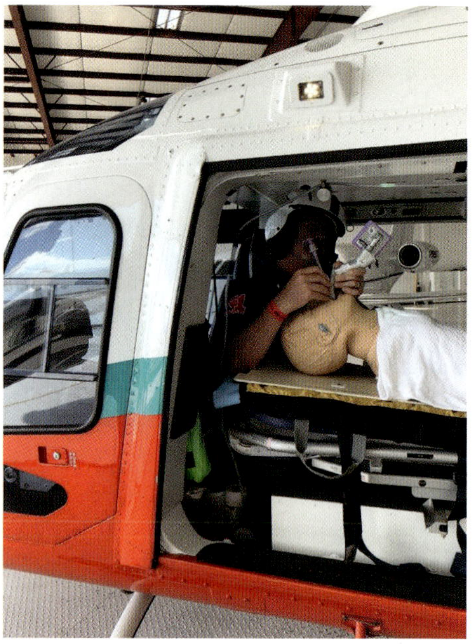

그림 30-12. Augusta AW119 헬리콥터에서 Intubrite 비디오후두경 시스템을 사용하는 시뮬레이션 장면

AW119 헬리콥터에서 Intubrite 비디오후두경 시스템을 사용하는 시뮬레이션 장면이다.

응급상황에서 기도관리를 시행하는 경우, 역류와 흡인의 위험성이 높기 때문에 흡인장비(suction equipment)를 언제든지 사용할 수 있게 준비하고 41장에서 설명한 SALAD 기법을 활용하는 것이 중요하다. 이는 구급차나 항공기, 병원에서 환자 처치하는 것을 선호하는 이유 중 하나이다. 또한 대부분의 휴대용 흡인장비는 다량의 토사물을 처리할 수 없으므로 가능하면 두 대의 장비를 준비하고, 구토할 때를 대비하여 환자를 언제든지 옆으로 돌릴 수 있도록 대비해야 한다.

비디오후두경검사

2001년 처음으로 상용 비디오후두경(VL)이 임상에 도입되었다.[20] 이후 비디오후두경은 병원 및 응급의료서비스 양쪽에서 주요한 기도관리 수단이 되었다. 비디오후두경은 응급의료서비스 시스템(EMS)에서 널리 사용되며, 임상현장에서 최상의 방법으로 권장하고 있다.[21]

전통적인 직접후두경(DL)에 비해 비디오후두경(VL)의 주요 장점은 첫 번째 시도시 삽관 성공률을 향상시킨다는 것이다. 비디오후두경은 Cormack-Lehane 시스템 기준으로 1단계 더 성문시야를 향상시킬 수 있다.[22] 경험이 적은 시술자가 비디오후두경을 사용할 때 직접후두경 보다 더 나은 성과를 보이는데, 이는 응급의학과 의사와 비교했을 때 구급대원의 년간 기관삽관 시술의 수가 적기 때문이다. 응급의료서비스 시스템에서 517명의 환자를 대상으로 한 관찰연구에서 비디오후두경을 사용할 때 첫 번째 시도 성공률이 통계적으로 유의미하게 향상되었다는 것을 보여 주었다.[23] COVID-19 대

유행 기간 동안 알게 것은 개인보호용구를 착용한 구급대원의 첫 번째 시도 성공률과 기관내관 거치 속도가 직접후두경보다 비디오후두경이 뛰어나다는 것이다.[24] 전통적인 직접후두경보다 비디오후두경의 또다른 장점은 감독자(supervisor)가 시술자와 동시에 성문 개구부(glottic opening)를 관찰할 수 있다는 것이다. 이 점은 교육을 용이하게 하고, 다른 의료인이 기관내관의 위치를 확인할 수 있게 한다.[20]

16장에서 설명한 것처럼 다양한 비디오후두경 시스템이 사용 가능하다. 병원 전 단계에서 사용하는 장비는 후두경날의 모양(표준형, 과굴곡형, 직선형)과 기관내관을 장착할 수 있는 채널 가이드가 있는 것과 없는 것으로 분류할 수 있다. 후두경날의 모양과 크기를 다양하게 제공하는 장비와 후두경날의 모양이 한 종류이고, 크기도 하나 또는 두 개 선택할 수 있는 장비도 있다. 또한 후두경과 모니터가 케이블로 연결되거나 후두경 손잡이에 모니터가 장착되어 있는 것도 있다. 대부분의 응급의료서비스 시스템에서는 복잡한 소독이 필요없는 일회용 또는 커버형 후두경날을 선호한다. 응급의료서비스 시스템에서 가장 일반적인 장비의 예로 McGrath Mac(그림 30-13)과 King Vision(그림 30-14)이 있다. 아직까지 특정 비디오후두경을 다른 장비보다 권장할 만한 충분한 근거는 없으며, 모든 비디오후두경은 일관되게 훈련이 필요하다. 다양한 해부학적 어려움을 극복하기 위해서 성인환자에게 표준형 후두경날과 과굴곡형 후두경날의 조합, 소아환자에게는 과굴곡형과 직선형 후두경날을 조합해서 사용하는 전략이 필요하다. 그러나 추가적인 비용과 대상군이 적은 술기에 대한 훈련이 필요하다는 부담이 있다.

사용가능한 경우, 병원 전 단계에서 기관내삽관을 시행할 때 비디오후두경을 우선적으로 사용해야 한다. 응급상황에서 비디오후두경 사용에 대한 절대적인 금기사항은 없다. 상대적 금기사항으로는 기도내 혈액, 구토물, 이물질에 의한 폐색이 있다.[25] 심한 분비물로 인해 최적의 시야가 제한되는

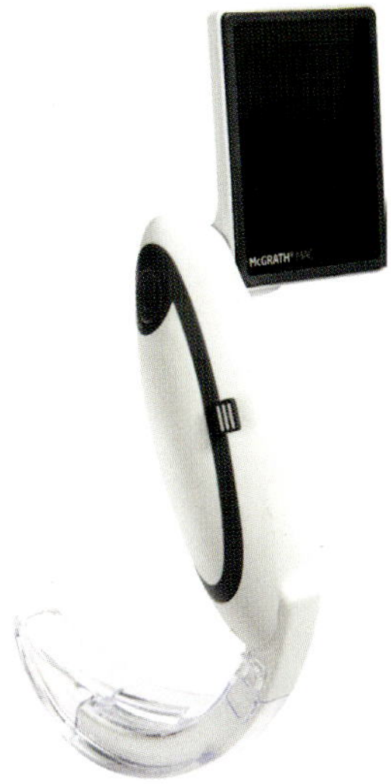

그림 30-13. McGrath 비디오후두경 시스템.

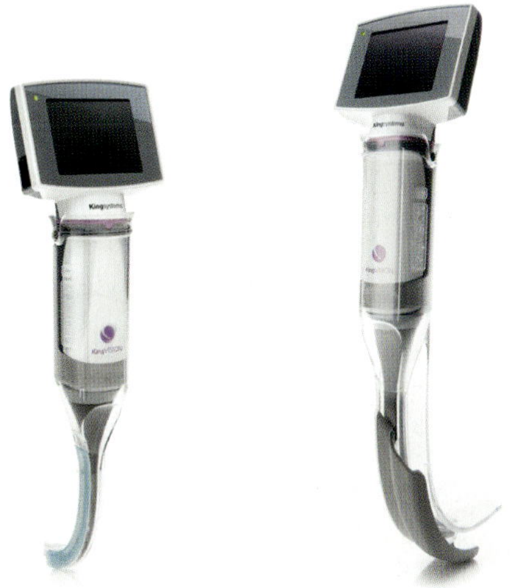

그림 30-14. king vision 비디오후두경.

경우에도, 41장에 언급된 흡인보조 후두경검사(suction-assisted laryngoscopy)와 기도 오염제거법(airway decontamination method)과 같은 특수한 방법의 개발로 심한 기도의 오염에도 불구하고 비디오후두경을 계속 사용할 수 있게 되었다.

기도관리 절차 확인

20장에서 논의한 것처럼 모든 침습적 기도관리 술기는 성공여부를 객관적으로 확인하는 것이 매우 중요하다. 호기말 이산화탄소분압은 주요한 객관적인 확인 방법이다. 몇몇 연구에서 이산화탄소감지기 또는 이산화탄소분압측정기를 사용하지 않는 응급의료서비스 시스템에서 병원 전 단계에서 식도삽관을 알아차리지 못하는 비율이 높은 것으로 나타났다.[27] 모든 응급의료서비스 시스템에서 이 방법을 사용할 수 있어야 하지만, 사용할 수 있다고 해서 항상 사용하는 것을 의미하는 것은 아니다. 심정지 상황에서 호기말 이산화탄소분압이 감지되지 않으면, 기도에 들어가지 않았다고 가정해야 한다. 제대로 삽관되었는지 의심된다면, 삽관을 제거하고 다시 백-마스크 환기를 실시해야 한다. 반대로 산소포화도가 천천히 오르거나 떨어지더라도 호기말 이산화산소분압이 정상 곡선을 보이면, 삽관 상태를 믿고 저산소혈증의 다른 원인을 찾아야 한다.

이산화탄소분압측정기를 사용할 수 없거나 작동하지 않아 다른 객관적인 방법으로 삽관 확인을 해야 하는 상황이 발생할 수 있다. 대신 사용할 수 있는 방법은 부지(bougie)를 이용하는 것으로, 부지를 기관내관 안으로 밀어 넣어 기관연골 링(trachea ring)에 닿는 느낌을 느끼거나 주기관지에 걸려 더 이상 진행하지 않는 느낌(hold up)으로 확인할 수 있다.[28] 또다른 방법으로 흡인을 통해 관의 위치를 확인하는 식도감지기구(esophageal detector device, EDD)를 사용하는 것이다. 기관 내에 위치했다면, 공기가 신속하게 벌브나 주사기를 팽창시키지만, 관이 식도로 들어간 경우 식도내강과 서로 달라붙게 되어 기구 내부로 공기가 들어가는 속도가 줄고 다시 부풀어 오르는데 시간이 걸리게 된다. 병원 전 단계에서 관의 깊이를 확인하기 위한 흉부 방사선 촬영은 어렵다. 중환자 이송팀이 소규모 의료시설에서 기관내삽관을 시행한 경우, 흉부 방사선 촬영이 가능하지만 시간을 지연시켜서는 안 된다. 저자들은 이송 전에 흉부 방사선 촬영이 꼭 필요하다고 생각하지 않는다.

약물보조기도관리

약물보조기도관리(medication-facilitated airway management, MFAM)는 20장에서 자세히 다루고 있다. 병원 전 단계에서 약물보조기도관리에 대한 논쟁은 32장에서 논의하고 있다. 약물보조기도관리는 중증이거나 부상당한 환자에게 시행하는 복잡한 절차이다. 심지어 가장 통제된 환경에서도 위험은 실제 존재한다. 덜 이상적인 조건에서 이를 시행할 경우, 부작용의 가능성이 매우 높아진다. 병원 전 단계에서 약물보조기도관리를 시행하는 기관에서는 전문성을 유지하기 위하여 지속적이고 일관되게 교육을 시행해야 한다. 팀에서는 효과를 높이고 위험을 줄이기 위한 시스템 차원의 해결책을 모색해 보아야 한다. 각기 다른 종류의 약물에 대한 약물라벨 표기와 표준화된 주사기, 물품을 정리하는 가방을 사용하는 것도 그 예가 될 수 있을 것이다(그림 30-15).[29,30]

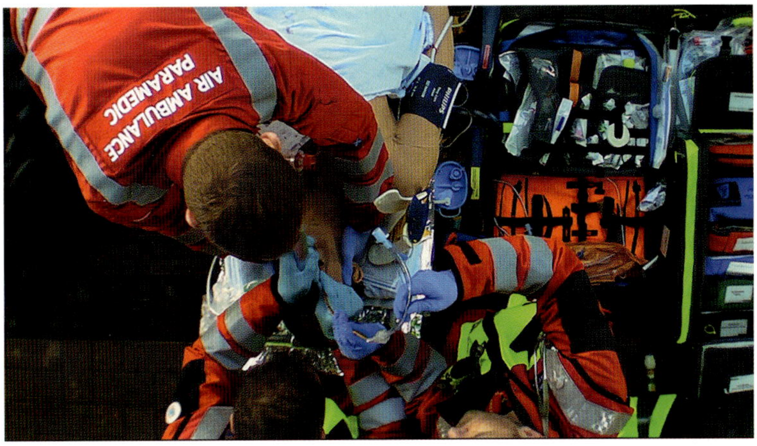

그림 30-15. RSI 시뮬레이션 동안, SCRAM 성인응급기도관리 가방을 사용하는 장면. (Copyright © 2022 Ambu Inc.)

약물보조기도관리는 여러 명의 협업이 필요하지만, 현장의 구급대원은 한 두 명에 불과한 경우가 많아, 현장의 일차 반응자(first responding personnel)를 보조자로 미리 훈련하는 것이 필요하다. 이는 기본소생술과 중급소생술 제공자를 위한 First Airway "Fundamentals of Airway Management" 교육과정의 주요 요소이다. 제공자들은 외부 후두 조작법, 턱 들어올리기와 경추 고정법, 부지를 통해 기관내관을 밀어 넣는 방법과 산소포화도를 감시 방법을 배우게 된다.

환자의 체중은 투여하는 약물의 양과 인공호흡기를 준비하는데 필요하므로, 일차 반응자들이 전문소생술 제공자들에게 환자의 체중이 대략 어느 정도 인지 알리도록 교육하는 것이 도움이 된다. 약물보조기도관리가 필요한 환자는 외상을 가진 남자 성인환자가 가장 많기 때문에 이런 환자에 대비하여 근무시작 직후에 인공호흡기를 미리 준비해 두어 현장에서 조정이 필요한 시간을 최소화할 수 있다. 또한 사용하기 전 모든 장비의 위치와 작동 상태를 미리 확인하여 두는 것도 긴급 상황에서 효율성을 향상시킬 수 있다.

실제 응급의료서비스 시스템 전문가들이 수행하는 약물보조기도관리는 20장에서 다루는 내용과 비슷하지만, 병원 전 단계에서 고려해야 할 특수사항들이 있다. 이를 7 P의 맥락에서 살펴보자.

준비

공간이 제한적이므로 기도관리 물품들을 세심하게 정리하거나 사전에 준비하는 것이 어려울 수 있다. 예를 들어, 항공 구급대원은 환자 이송 전에 앰뷸런스 내에서 MFAM 절차를 수행해야 할 수도 있으며, 대부분의 물품을 항공기에서 가져와야 할 수도 있다. 따라서, 병원 전 단계에서 전문가들은 대부분의 MFAM 물품을 하나의 가방(그림 30-15)에 보관하지만, 일반적으로 약물은 별도로 보관한다. 사전 준비 단계에 약물 용량 계산과 준비, 인공호흡기 설정이 포함된다. 또한, 일차 반응자에게 환자의 체중뿐만 아니라 기도관리 중재의 필요성 같은 정보를 제공하도록 교육하는 것은 매우 도움이 될 수 있다. 체크리스트를 사용할 것을 권장한다. 병원 전 단계에서 추가할 단계는 업무배정과 기대하는 역할을 명확하게 정해야 한다. 예를 들어, 일차 반응자가 외상환자에게 삽관을 하기 위해 경추

고정이나 외부 후두 조작을 보조를 해본 경험이 없을 수도 있다.

전산소화

전산소화는 이상적으로는 모든 상황에서 동일하게 이루어져야 하지만, 병원 전 단계에서는 종종 시간 제약이 있다. 이송 전에 침습적 기도관리가 필요하지만 산소포화도가 70%로 확인된 경우, 긴박하게 처치해야 될 부상이 있거나, 주요 도로가 통제되어 있는 경우 현실적인 타협이 필요할 수 있다. 이는 95% 대신 85%로 만족하거나 빠른연속기관삽관(RSI) 또는 지연연속기관삽관(DSI)과 같은 대안을 의미할 수 있다. 산소 공급이 제한될 수 있고, 이후에 논의하겠지만, "플러쉬(flush) 속도" 대신 산소량을 조절하거나 삽관 직전까지 무호흡 코산소화 시작을 기다리는 등 변형이 필요할 수 있다. 특히 산소포화도 93% 미만일 경우 NIPPV(비침습적 양압 환기)나 신중한 마스크 환기를 항상 고려해야 한다.

생리학적 최적화

전산소화와 마찬가지로 시간제약은 현실적인 타협을 유발할 수 있다. 하지만 생리학적인 상태가 매우 나쁘고 안정화에 필요한 시간이 지나치게 긴 경우 현장에 오래 머무는 것을 정당화하기 충분하지 않는 경우도 있다. 이러한 경우, 소생술 진행과 함께 이송을 시작하고 침습적 기도관리는 병원 이송 이후로 연기하거나 이송 중에 최소한의 조건에서 약물보조기도관리를 시행한다. 이는 많은 실습과 경험을 요구하는 복잡한 위험성-유익성 효과 계산이다. 응급의료 제공자는 이송병원의 팀에게 이러한 결정을 정당성을 알리기 위해서 의료지도/리더십의 신뢰와 지지가 필요하다. 이송된 병원에서는 종종 병원 전 단계 환경을 이해하지 못하거나 일반적으로 덜 정교한 MFAM 접근법 가지고 있을 수 있다.

유도와 마비

약물선택의 근거는 병원 전 단계나 병원 환경도 비슷하지만, 현실적인 이유로 더 적은 옵션이 있을 수 있다. 에토미데이트는 확실하며, 모든 상황에서 적절한 선택이다. 케타민은 합리적인 대안이다. 로큐로니움은 이상적인 신경근 차단제이며, 석시닐콜린 사용 시 동반되는 잠재적 금기사항을 고려할 필요가 없다. 긴 작용시간은 인공호흡기를 적용한 환자를 안정시키는데 도움이 된다. 로큐로니움 사용에 대한 구식의 반대 주장은 "실패한 기도관리에서 더 짧은 지속시간을 가진 석시닐콜린을 투여받은 환자는 깨어날 수 있다"는 잘못된 개념을 중점에 두고 있다. 병원 전 단계 MFAM가 필요한 환자의 상태가 너무 심각하여 "깨어 있는 상태"이어야 하거나 석시닐콜린 효과가 끝난 시점에는 응급의료 제공자는 B 또는 C 계획으로 적절하게 넘어가야 된다.

자세

최적의 자세는 병원 전 단계 상황에서도 동일하게 중요하지만, 앞서 논의한 것처럼 좀더 창의적이어야 한다. 보통 주요한 자세 설정은 전산소화를 하기 전에 완료되어야 한다. 이 단계는 약물 효과가 나타난 후 마지막으로 자세를 설정하는 것을 의미한다.

거치 및 확인

후두경검사와 기관내관 삽입은 기본적인 방법으로 어떤 상황이나 동일하며, 이에 대한 내용은 다른 장에서도 상세하게 다루고 있다. 저자들은 초기 확인과 이후의 모니터링에서 연속파형 이산화탄소 측정기를 사용할 것을 권장하는데, 정량적 색깔변화 이산화탄소 감시기구보다 훨씬 더 많은 정보를 제공한다.

삽관 후 관리

일반적으로 이 단계는 병원과 동일하며 이송 중에 우발적인 위치 이동을 예방하기 위해 기관내관과 성문외 기구를 고정하는 데 특별한 주의가 필요하다.

보통 현장에서 기관내삽관을 시행한 환자의 처치는 병원과 유사하다. 초기 삽관위치 확인 후, 병원 전 처치에서 우선순위는 침습적 기도관리 기구의 우발적이거나 부주의한 위치이동이 생기는 것을 예방하는 것이다. 기관내관이나 윤상갑상막절개술에 비해 성문외 기구가 빠지는 것이 더 낫기는 하지만, 이러한 기구들은 적절한 장비를 사용하여 단단하게 고정해야 한다. 병원 전 단계와 병원 단계에서 사용하는 방법은 동일하다. 환자, 특히 소아 환자가 머리를 움직임에 따라 기관내관의 위치가 움직이는 것을 막기 위해 경추보호대(cervical collar)를 사용하는 것도 추가로 고려해 볼 만하다. 일부 지역에서 이 술기를 흔히 사용하지만, 잠재적인 뇌혈류 저하를 우려하는 의견도 있다.[31] 또다른 문제는 여러 차례 환자가 인계되면서 환자 상태에 대한 "메시지"가 제대로 전달되지 않아, 경추보호대만 보고 경추손상 가정하에 환자가 불필요한 영상 검사를 받게 될 수도 있다. 모든 것을 감안하여, 저자들은 성인환자에게 일상적으로 사용하는 것을 권하지 않으며, 관을 입 부분에서 잘 고정하는 것을 선호한다.

환자는 이산화탄소분압 측정을 포함하여 지속적으로 모니터링해야 한다. 진통제, 진정유도제와 혈역학적 약물 선택은 병원 단계와 유사하다. 시간과 장비가 가능하면 지속적인 약물투여가 바람직하지만, 간헐적인 볼루스 주입도 허용된다. 위관 삽입은 종종 간과되거나 지연되지만, 가능한 삽입한다. 2세대 성문외 기구는 위관 삽입이 용이한 채널을 가지고 있지만, 채널을 통과할 수 있는 크기의 위관을 준비하는 것이 중요하다.

삽입된 전문기도기의 종류와 관계없이 과환기는 많은 환자에게 해롭다는 질높은 근거가 있다.[32] 과환기를 방지하기 위한 최적의 방법은 기계환기를 사용하는 것이다. 저자들은 MFAM시에 항상 인공호흡기의 사용을 권장하며, 기관내삽관이나 성문외 기구를 삽입하는 경우에도 동일하다. 환자를 헬기로 이동할 때까지 인공호흡기 적용이 지연될 수 있지만, 환자의 표준체중(size of the patient), 환자 상태, 이산화탄소분압 수치에 따라 적절한 일회호흡량(tidal volume), 호흡수를 주의깊게 지켜봐야 한다. 인공호흡기는 마스크 환기 및 심정지 처치 중에도 사용할 수 있다. 다양한 장비들이 병원 전 단계에서 사용 가능하고, 호흡수와 일회호흡량 조절만 가능한 간단한 장비부터 중환자실 인공호흡기와 유사한 중환자 이송용 장비까지 다양하다. 이런 다양한 인공호흡기들은 산소농도 조절이 가능하며, 산소공급 유지와 과산소증 방지에 도움이 된다.

단순한 인공호흡기인 ParaPac, pNeuton, CAREvent, AutoVent 등은 일반적으로 호흡수, 호흡량, 호기말 기도 양압(PEEP)을 갖춘 용적조절 환기모드를 제공한다(그림 30-16~그림 30-19). 일부 장비는 50% 또는 100%까지 다양한 농도의 산소를 공급할 수 있다. ReVel 또는 LTV와 같은 고사양 이송용 인공호흡기는 압력과 용적조절 환기모드 뿐만 아니라 호흡감지와 동시성환기 기능도 갖추고 있다. 이러한 인공호흡기는 대부분의 입원환자가 사용하는 인공호흡기 모드와 일치할 것이다. HAMILTON-T1(그림 30-20)과 같은 최고사양의 인공호흡기는 기도압해제환기(APRV), BPAP, 고유량 비강 캐뉼라(HFNC)와 같은 기능을 제공할 수 있다.

Oxylator (CPR Medical Devices, Inc, Ontario, Canada)은 백밸브 마스크와 휴대용 인공호흡기의 조합으로 설명할 수 있다(그림 30-21). 이 장비는 산소로 작동하며, 재사용 가능한 압력조절 인공호흡기로서 얼굴 마스크, 성문외 기구, 또는 기관내관에 연결할 수 있다. 이 장비는 미리 설정된 압력(설정값 20~45 cm H_2O)을 자동 또는 수동방식으로 전달한다. 자동방식에서는 목표 분당 환기량은 분당 10~12 L이다. 압력이 증가하면, 장비에서 산소공급을 차단하고 알람을 울려, 조정이 필요하다는 경고를 하는데, 마스크 환기시 기도유지 상태를 재조정해야 한다는 것을 알리는 훌륭한 신호이다. 모델에 따라 산소 소모량은 분당 30~40 L이지만, 환자에게 공급되는 일반적인 유량은 분당 15~30 L이다. 어떤 방식이든 산소를 상당히 소모하고 일부 환자에게 과환기를 유발할 수 있으므로, 수동방식으로 사

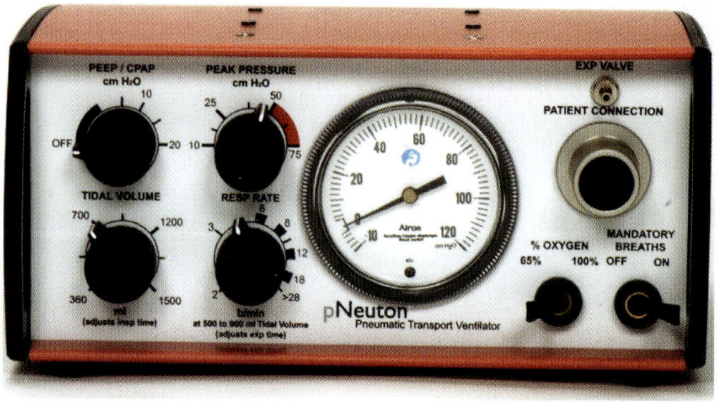

그림 30-16. pNeuton 이송용 인공호흡기. (Courtesy of the Airon Corporation.)

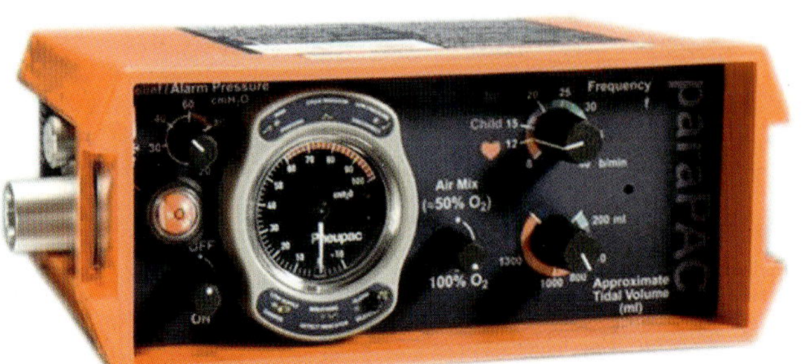

그림 30-17. paraPAC 이송용 인공호흡기. (Courtesy of ICU Medical.)

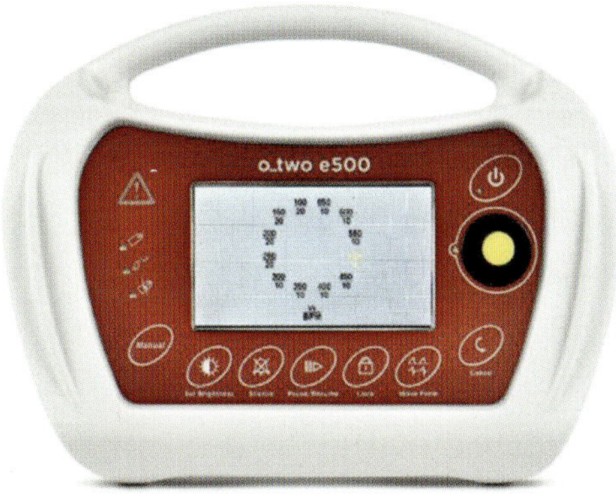

그림 30-18. CAREvent 이송용 인공호흡기. (eSeries Transport Ventilators © 2016 O-Two Medical Technologies Inc. All Rights Reserved.)

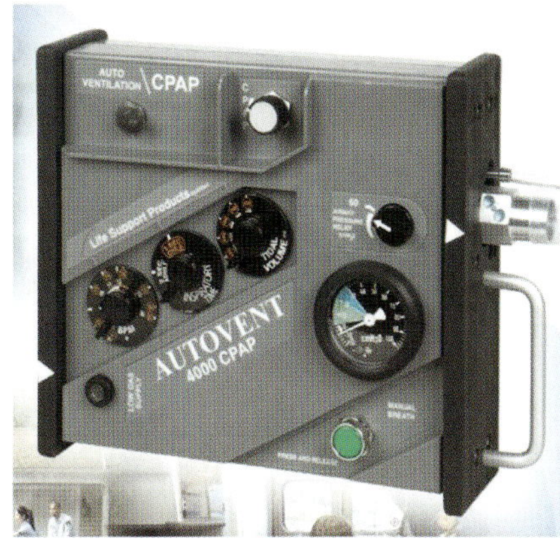

그림 30-19. AUTOVENT 4000 이송용 인공호흡기. (Courtesy of Allied Healthcare Products, Inc.)

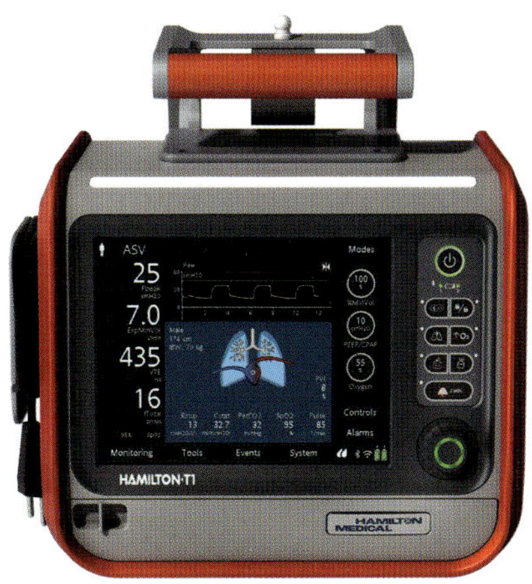

그림 30-20. HAMILTON-T1 인공호흡기. (© Hamilton Medical. All rights reserved.)

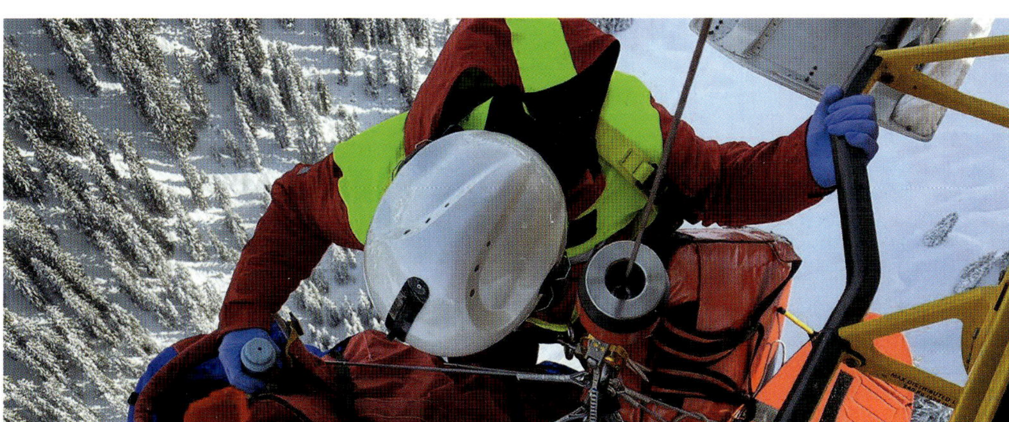

그림 30-21. 독일에서 승강기를 작동하는 동인 Oxylator를 사용하는 사진. (Courtesy of Jan Grundgeiger and Markus Bitsche.)

용하고, 호기말 이산화탄소분압에 맞추어 환기상태를 조정해야 한다. 이 장비는 자발호흡이 있는 환자가 분당환기량 30 L 이상이고 공기가 유입되지 않는다면, 100% 산소를 공급한다. 또한 PEEP 밸브 부착없이 2~4 cm H_2O의 PEEP을 제공한다. 심폐소생술 동안 사용하는 것은 합당하지만, 자발순환회복(ROSC) 후에는 적절하지 않을 수 있다. 일차 반응자(first responder)를 대상으로 한 수술실 및 동물실험 연구는 백-마스크 환기에 비해 효과적이고 우수한 환기를 제공한다는 것을 보여준다.

이송시 고려사항

자세

"기도 환자"의 이송은 기도가 확보된 환자와 그렇지 않은 환자, 두 분류로 나눈다. 가능한 경우, 이미 기도가 확보된 환자는 흡인을 방지하기 위해 머리를 20° 이상 들어올린 자세를 취해 준다. 하지만 이 내용을 뒷받침하는 근거는 제한적이다. 마찬가지로 위관을 삽입하고 흡인기에 연결하는 것은 보편화된 술기이고 직관적이며, 흡인을 방지하는데 도움이 될 것으로 보인다. 그러나 이에 대한 근거도 부족하다.

후자의 분류는 보다 복잡하며 다시 세 가지 주요 하위부류로 나눌 수 있다. (1) 의식상태변화(AMS)를 보이는 환자, (2) 상기도 문제를 가진 환자, (3) 하부기도 문제를 가진 환자. 일반적으로 이송병원 도착 전에 잠재적으로 상태악화가 우려가 되는 경우, 이송 전에 기도를 확보하는 것이 현명하다. 그러나 모든 환자가 다양한 양상으로 존재하고, 위험성과 이점을 평가하고, 지연을 선택할 수도 있는 상황이 있다. 이와 관련하여 29장과 31장에서 설명했다.

충분한 인력이 없을 수도 있고 기도관리에 필요한 자세로 빨리 변경할 수 있는 공간이 있을 수도, 없을 수도 있다. 그렇기 때문에 의식상태변화를 보이는 환자의 기도가 확보되지 않은 경우, 흡인 위험을 감소시키기 위해 옆으로 눕힌 자세와 이상적인 기도관리에 필요한 자세를 취하는 것 사이에서 균형을 맞춰야 한다. 불행하게도 많은 구급항공기에서 기관삽관에 필요한 최적의 경사로 자세(ramped)를 만들기 어렵다. 이러한 이유들로 인해 이송 전 기도관리를 고려해야 한다.

상기도 문제를 가진 환자는 기도를 개방하고 분비물을 배출할 수 있는 자세를 취해야 한다. 운송수단에서 앉거나 똑바로 세운 자세를 취할 수 있으면 활용해야 한다. 이런 환자들은 어려운 기도가 예측되는 요인을 가지고 있으므로 기도확보없이 이송을 할 경우 숙련된 인력이 맡아야 하고, 다른 선택지가 없는 경우에만 한다. 전통적인 딜레마는 주요한 안면손상을 가진 환자가 앉아 있을 경우 안전한 이송이 가능하지만, 평평하게 눕기 위해서는 기관내삽관이 필요할 수 있다. 보다 안전한 자세와 접근이 허용된다면, 그런 환자는 육상 교통수단으로 데려가는 데 시간을 더 투자하는 것이 나을 수 있다. 천식과 같은 하부 기도 문제를 가진 환자는 호흡기능을 최대화하기 위한 자세를 취해준다.

이송을 위한 짐꾸리기

중환자나 부상을 입은 환자는 종종 모니터 전선과 관들로 얽혀 있고, 주변 보호를 위해 특수한 담요로 감싸져 있다. 이동하기 전에는 침습적인 기도가 안전한지 확인해야 한다. 인공호흡기 적용이 가능해야 하며, 특히 산호포화도와 이산화탄소 모니터 장비를 손쉽게 볼 수 있어야 한다. 응급약물 투여를 위해 최소 1개 이상의 정맥로를 확보해야 한다. 기관내관의 위치가 이동되거나 인공호흡기 고장을 대비하여 백-마스크 장비와 성문외 기구(EGD)를 쉽게 사용할 수 있게 준비한다.

산소 소모량/산소통 요인

병원 단계에서는 대유행과 같은 재해상황을 제외하고 산소가 부족한 경우가 없으므로, 임상적 판단에 영향을 미치지 않는다. 반대로 병원 전 단계에서는 일반적으로 산소공급에 제한이 있다. 예를 들어, 병원에서는 보통 빠른연속기관삽관(RSI)를 받는 모든 성인 환자에게는 산소를 최대 속도로 올리고, 비강 캐뉼라로 분당 15리터 산소를 조기에 사용할 수 있다. 그러나 구급차에서는 특히, 이송시간이 긴 경우 산소공급이 고갈될 수 있다. 이러한 상황에서는 원하는 산소포화도를 유지하기에 충분한 양의 산소만 사용하는 것이 현명하며, 비재호흡 마스크를 제거하고 후두경검사를 시작하는 시점까지 비강 캐뉼라를 통한 산소공급은 시작하지 않을 수 있다.

산소 소모량은 환자를 지원하는 방식을 선택하는데 있어 주요 요소이다. 응급의료 제공자는 사용하는 산소통 크기와 산소 소모량 계산공식에 매우 익숙해져야 한다.

사용가능한 분(minute) = 산소통 요인 × (남은 PSI - 용적)/분당 사용 산소량

특정 임상상황에서 기관내삽관을 피하는 것이 임상적으로 이상적일 수 있지만, 이는 전문병원으로의 안전한 이송을 방해할 수 있다. 가습된 고유량 비강 캐뉼라(HFNC)는 산소 소모량이 가장 크다. FiO_2 100%에서 분당 60 L 유량으로 사용할 경우 대형 M 탱크에 있는 모든 산소를 40분 안에 소모한다. 마스크 밀착이 잘되는 동일한 환자를 CPAP 또는 BPAP으로 변경한다면, 더 높은 PEEP과 훨씬 더 낮은 유량으로 보다 효율적인 가스이동으로 동일한 산소화를 달성할 수 있다. 기관내삽관을 하는 것이 전체 산소 소모량를 더 감소시킬 수 있다.

NIPPV(비침습적 양압 환기, non-invasive positive pressure ventilation)의 산소 소모량은 FiO_2 및 전달방식에 따라 크게 다르다. 병원 전 단계 사용할 수 있는 다양한 장비시스템이 있다. 전기로 작동하는 인공호흡기를 사용한 NIPPV는 일반적으로 가장 효율적이고 FiO_2 조절이 가능하지만, 항상 사용 가능하지 않다. 인기있는 일회용, 산소 작동방식의 Pulmodyne의 O_2-MAX는 FiO_2 90%에서 D 탱크 전체를 10분 이내 소모한다. 이는 MFAM을 위한 전산소화 단계에 CPAP 사용은 합리적인 접근법일 수 있으나 FiO_2를 낮출 수 없다면 대부분의 이송에서 지속적인 사용은 불가능할 것이다.

TIPS AND PEARLS

- 가능하면 기도관리를 하기 전에 환자를 안전한 환경과 들것으로 옮겨라.
- 질향상을 위해 기도관리를 시행하는 동안 생체징후를 지속적으로 기록하고 저장하라.
- 스니핑 자세(sniffing position) 또는 경사로 자세(ramped position)를 만들기 위해 침대의 머리부분, 담요 또는 사용 가능한 것을 활용해라.
- 경험이 적은 제공자에게 위임하기 보다는 백-마스크환기를 시행하고 감독할 수 있는 숙련된 인력이 필요하다. 두 명으로 마스크를 얼굴에 밀착시키기 어려운 경우에는 조기에 성문외 기구를 사용하는 것을 고려하라.
- 환자가 지속성기도양압(CPAP)에 적응할 수 있도록 지도할 때에는 지속적으로 정중하고 차분하고 믿음직한 태도를 보여라. 환자가 스스로 마스크를 잡고 있도록 하는 방법도 고려하라.
- 일대일로 가까이에서 살펴볼 수 있는 경우, 의식상태변화를 보이는 환자에게 지속성양압환기(CPAP)를 사용하는 것이 적절할 수 있다.
- 외부 후두 조작, 턱 들어올리기를 하는 동안 경추를 안정적으로 지지하고, 부지를 사용한 삽관, 산소포화도 감시 등을 보조할 수 있도록 보조자들을 훈련시켜라.
- 모든 침습적인 기도 처치는 호기말 이산화탄소분압측정기를 이용하여 객관적으로 확인해야 한다. 호기말 이산화탄소분압이 측정되지 않거나 급격하게 저하되는 경우에는 기구를 제거하고 백-마스크 환기를 시행해야 한다.
- 이송할 병원에 도착하기 전에 환자 상태가 악화될 우려가 있는 경우에는 이송 전에 기도를 확보하는 것이 좋다. 그러나 심폐소생술을 시행 중이거나 침습적 기도관리는 병원에 도착한 이후로 미루는 것이 합리적이다.
- 일관되지 않거나 과환기를 예방하는 가장 이상적인 방법은 인공호흡기를 사용하는 것이다. 약물보조기도관리(MFAM)를 하는 상황에서는 항상 인공호흡기를 사용하는 것을 권한다.
- 산소 소모량은 이송 중 모드 선택에 중요한 요소이다. 사용하는 산소통의 크기와 산소 소모량 계산 공식에 익숙해야 한다.
- 병원 전 단계에서 기관내삽관을 시행할 경우, 가능한 한 처음부터 비디오후두경을 사용한다.

참고문헌

1. Dorian P, Lin S. Improving resuscitation rates after out-of-hospital cardiac arrest: it's complicated. *Circulation*. 2019;139(10).
2. Steinmann D, Ahne T, Heringhaus C, Goebel U. Comparison of airway management techniques for different access in a simulated motor vehicle entrapment scenario. *Eur J Emerg Med*. 2016;23(4): 279-285.
3. Hoyle JD, Jones JS, Deibel M, Lock DT, Reischman D. Comparative study of airway management techniques with restricted access to patient airway. *Prehosp Emerg Care*. 2007;11(3):330-336.
4. Band RA, Salhi RA, Holena DN, Powell E, Branas CC, Carr BG. Severity-adjusted mortality in trauma patients transported by police. *Ann Emerg Med*. 2014;63(5):608-614.e3.
5. Murphy DL, Rea TD, McCoy AM et al. Inclined position is associated with improved first pass success and laryngoscopic view in prehospital endotracheal intubations. *Am J Emerg Med*. 2019;37:937-41
6. Clemency BM, Roginski M, Lindstrom HA, Billittier AJ. Paramedic intubation: patient position might

matter. *Prehosp Emerg Care*. 2014;18(2):239-243.

7. El-Orbany MI, Getachew YB, Joseph NJ, Salem MR, Friedman M. Head elevation improves laryngeal exposure with direct laryngoscopy. *J Clin Anesth*. 2015;27(2):153-158.
8. Schober P, Krage R, van Groeningen D, Loer SA, Schwarte LA. Inverse intubation in entrapped trauma casualties: a simulator based, randomised cross-over comparison of direct, indirect and video laryngoscopy. *Emerg Med J*. 2014;31(12):959-963.
9. Dunford JV, Davis DP, Ochs M, Doney M, Hoyt DB. Incidence of transient hypoxia and pulse rate reactivity during paramedic rapid sequence intubation. *Ann Emerg Med*. 2003;42:721-728.
10. Joffe AM, Hetzl S, Liew EC. A two-handed jaw-thrust technique is superior to the one-handed "E-C clamp" technique for mask ventilation in the apneic unconscious person. *Anesthesiology*. 2010;113: 873-879.
11. McCrory B, Lowndes BR, Thompson DL, et al. Crossover assessment of intraoral and cuffed ventilation by emergency responders. *Military Med*. 2019;184:310-317.
12. Baillard C, Fosse J-P, Sebbane M, et al. Noninvasive ventilation improves preoxygenation before intubation of hypoxic patients. *Am J Resp Crit Care Med*. 2006;174:171-177.
13. Mal S, McLeod S, Iansavichene A, Dukelow A, Lewell M. Effect of out-of-hospital noninvasive positive-pressure support ventilation in adult patients with severe respiratory distress: a systematic review and meta-analysis. *Ann Emerg Med*. 2014;63(5):600-607.e1.
14. Daily JC, Wang HE. Noninvasive positive pressure ventilation: resource document for the National Association of EMS Physicians position statement. *Prehosp Emerg Care*. 2011;15(3):432-438.
15. Gaither JB, Stolz U, Ennis J, Moiser J, Sakles JC. Association between difficult airway predictors and failed prehosptial endotracheal intubation. *Air Med J*. 2015;34(6):343-347.
16. Hansen M, Lambert W, Guise JM, Warden CR, Mann NC, Wang H. Out-of-hospital pediatric airway management in the United States. *Resuscitation*. 2015;90:104-110.
17. Amathieu R, Sudrial J, Abdi W, et al. Simulating face-to-face tracheal intubation of a trapped patient: a randomized comparison of the LMA Fastrach, the GlideScope, and the Airtraq laryngoscope. *Br J Anaesth*. 2012;108(1):140-145.
18. Nakstad AR, Sandberg M. The GlideScope Ranger video laryngoscope can be useful in airway management of entrapped patients. *Acta Anaesthesiol Scand*. 2009;53(10):1257-1261.
19. Wetsch WA, Carlitscheck M, Spelten O, et al. Success rates and endotracheal tube insertion times of experienced emergency physicians using five video laryngoscopes: a randomised trial in a simulated trapped car accident victim. *Eur J Anaesthesiol*. 2011;28(12):849-858.
20. Pieters BM, Eindhoven GB, Acott C, van Zundert AAJ. Pioneers of laryngoscopy: indirect, direct and video laryngoscopy. *Anaesth Intensive Care*. 2015;43 Suppl:4-11.
21. National Association of State EMS Officials NA. *National Model EMS Clinical Guidelines Version 3.0*. NASEMSO; Published online 2022.
22. García-Pintos MF, Erramouspe PJ, Schandera V, et al. Comparison of video versus direct laryngoscopy: a prospective prehospital air medical services study. *Air Med J*. 2021;40(1):45-49.
23. Jarvis JL, McClure SF, Johns D. EMS intubation improves with king vision video laryngoscopy. *Prehosp Emerg Care*. 2015;19(4):482-489.
24. Gadek L, Szarpak L, Konge L, et al. Direct vs. video-laryngoscopy for intubation by paramedics of simulated COVID-19 patients under cardiopulmonary resuscitation: a randomized crossover trial. *J Clin Med*. 2021;10(24).
25. Simpson B, Cunningham L, Holtz M, Donaldson R. *Video Laryngoscopy*. WikEM. Published online July 2021.
26. Fiore MP, Marmer SL, Steuerwald MT, Thompson RJ, Galgon RE. Three airway management techniques for airway decontamination in massive emesis: a manikin study. *West J Emerg Med*. 2019;20(5).
27. Nagler J, Krauss B. Capnography: a valuable tool for airway management. *Emerg Med Clin North Am*. 2008;26(4):881-897, *vii*.
28. Bair AE, Laurin EG, Schmitt BJ. An assessment of an endotracheal tube introducer as an endotracheal tube placement confirmation device. *Am J Emerg Med*. 2005;23:754-777.

29. Moreira ME, Hernandez C, Stevens AD, et al. Color-coded prefilled medication syringes decrease time to delivery and dosing error in simulated emergency department pediatric resuscitations. *Ann Emerg Med*. 2015;66(2):97-106.e3.

30. Orser BA, Hyland S, U D, Sheppard I, Wilson CR. Review article: improving drug safety for patients undergoing anesthesia and surgery. *Can J Anaesth*. 2013;60(2):127-135.

31. Nunez-Patino RA, Rubiano AM, Godoy DA. Impact of cervical collars on intracranial pressure values in traumatic brain injury: a systematic review and meta-analysis of prospective studies. *Neurocrit Care*. 2020;32(2):469-477.

32. Howard MB, McCollum N, Alberto EC, et al. Association of ventilation during initial trauma resuscitation for traumatic brain injury and post-traumatic outcomes: a systematic review. *Prehosp Disaster Med*. 2021;36(4):460-465.

CHAPTER 31

응급의료서비스 단계에서 어려운 기도와 실패한 기도관리

(Difficult and Failed Airway Management in EMS)

Michael T. Steuerwald, Fred Ellinger, Jr., Joseph Loehner | 서혜진

병원 전 단계에서의 어려움

병원 전 단계에서의 기도관리는 병원에서 근무하는 의료진이 경험하지 못한 독특한 상황을 마주한다. 응급의료서비스(emergency medical services, EMS) 환경은 환자와 의료진 모두에게 가혹할 수 있다. 응급의료서비스 제공자는 추가적인 지원이 준비되지 않은 경우가 많다. 병원 전 환경에는 소음, 밝은 햇빛 또는 어둠, 극한의 온도, 환자 접근에 대한 문제와 환자 자세와 관련된 어려움 등 여러 가지 고유한 어려움이 있다. 종합하면, 병원 전 단계에서의 기도관리는 항상 어렵다고 생각해야 한다. 그러나, 성공적인 기도관리를 위하여 쉽게 교정할 수 있는 장애물을 완화하기 위해서는 어려움을 예측하는 명확한 특징에 대한 체계적이고 신중하며 의도적인 평가가 항상 시도되어야 한다. 또한 이러한 평가를 통하여 임상의는 환자의 기도관리 방법을 정보에 근거하여 결정해야 한다. 경험에 따르면 병원 전 약물보조기도관리(medication-facilitated airway management, MFAM)의 오류는 술기 수행의 오류보다는 의사결정의 오류가 더 자주 발생하며, 이는 어려움을 예측하지 못하는 것과 관련이 있다.

병원 전 단계에서 어려운 기도의 예측

전통적으로 기도관리의 어려움은 주로 기도 접근을 방해할 수 있는 해부학적 변수의 존재 여부에 따라 정의되었다. 이러한 속성을 기억하기 위하여 LEMON, ROMAN, RODS, SMART 연상법을 사용한다(2장에서 논의). 위와 같은 연상법은 각각 해부학적으로 어려운 삽관, 백-마스크 환기(BMV), 성문외기구(EGD) 거치, 반지방패막절개술의 어려움을 의미한다. 대부분의 경우 이러한 기도평가 도구는 병원 전 환경에서도 병원 환경과 동등하게 적용된다. 그러나 응급의료서비스(EMS)에서는 LEMON 연상법을 "LEMONS"로 확장하여 "S"에 "산소포화도와 상황"을 반영하여야 한다. 고려해야 할 상황적 요인에는 즉각적인 위험 요소, 인력 및 장비, 자원의 한계, 환경적 고려사항, 환자 접근 및 위치의 제

한, 계획된 이송 수단 및 이송 시간이 포함된다. 예를 들어, 해부학적으로 어려움이 없을 것으로 예측되는 치아가 없는 마른 환자에서 주변온도가 -5°F(-20℃)인 상황이고 눈이 내리는 야간에 차량에 갇혀 있는 경우 관리가 어려워질 수 있다. 낮은 산소포화도는 산소 보유량과 안전한 무호흡 시간이 부족하다는 것을 나타내며, 이는 안전하게 삽관을 시도할 수 있는 시간이 제한적이라는 의미이다.

최근에는 어떠한 환경에서든 고급 기도관리 전에 해결하지 못하면 환자에게 위험 요소로 작용할 수 있는 중요한 생리학적 요인에 대하여 훨씬 더 많은 관심이 집중되고 있다.

여기에는 저혈압, 저산소혈증, 혈량 부족, 산증, 우심실부전과 산소 소비량이 증가한 과역동 상태가 포함되며 이 모든 내용은 3장에서 논의한 것처럼 CRASH 연상법을 사용하여 기억할 수 있다.

병원 전 난제

기본 기도관리는 결코 늦춰서는 안 되지만, 병원 전 의료제공자는 다른 방법으로 효과적으로 산소를 공급하고 환기를 유지할 수 있다면 응급실에 도착할 때까지 최종적인 기도관리를 연기할 수 있는 독특한 선택권을 가지고 있다. 따라서 "이 환자에게 지금 기도관리를 시행하는 것으로 병원에 도착할 때까지 연기하는 것보다 나은가?"라는 질문을 삽관/시기 고려에 대한 기존의 적응증과 더불어 고려해야 한다. 경우에 따라 전문기도관리(예: 빠른연속기관삽관[rapid sequence intubation, RSI])를 시행하기 전에 적절한 병원으로 이송함으로써 안전성을 확보할 수도 있다. 다른 측면에서 흡입 손상이나 아나필락시스와 같은 상황에서는 환자의 상태가 더 악화되기 전에 적극적으로 기도관리를 한다면 더 나은 결과를 얻을 수 있다. 이러한 요인들을 고려하면 침습적인 기도관리의 시행을 결정하는 것은 복잡하며, 각 환자의 생리적 상태뿐만 아니라 어려움 예측 평가에 중점을 두고 사례별로 결정해야 한다. 또한 각 사례에서 잠재적인 이득 또는 장애물로써 개인의 술기 수준을 평가하는 것도 중요하다.

기다리는 것이 더 나은가?

이 질문은 모든 응급기도 상황에서 질문해야 하지만, 병원 전 환경에서 특히 중요하다. 적절한 기관으로 이송까지 15분 정도 소요될 것으로 예상되는 다음의 2가지 경우를 생각해보자.

- 갑자기 쓰러진 80 kg의 40세 남자로, 왼쪽 편마비가 새로 나타났으며, 글라스고우 혼수 척도 6점, 현저한 고혈압, 삼킴반사는 없지만 산소포화도는 99%이며 코안 호기말 이산화탄소분압은 40 mmHg이다.
- 주택 화재에서 구조된 80 kg의 40세 남자로, 협착음이 확인되며 상기도 화상의 증거가 보인다. 비재호흡 마스크 적용에도 산소포화도는 93%이며 점차 상태가 악화되고 있다.

두 환자 모두에서 기도 확보가 필요한 명확한 적응증에 해당되지만, 병원 전 기도관리자의 결정 과정은 특히 긴급 상황에서는 상당히 달라져야 한다. 첫 번째 경우, 환자의 상태가 더 이상 악화되지 않는다면 비용과 잠재적 이점을 평가한 후 응급실에서 삽관하는 것으로 연기하는 것이 가장 좋다.

이렇게 하면 추가적인 자원 활용을 통하여 빠른연속기관삽관을 더 잘 수행할 수 있다. 이 사례에서 환자의 산소화와 환기는 적절한 상태가 유지되고 있다. 이 환자는 분명한 흡인의 위험이 있지만 잠재적인 뇌졸중의 처치를 즉각적으로 시작할 수 있는 기관으로 신속하게 이송하는 것이 흡인의 위험보다 더 환자에게 이점이 있을 것이다. 자세를 잡고, 흡인을 시행하고 필요한 경우 백-마스크환기를 적용을 통하여 주의 깊게 관리한다면 필요한 산소를 충분히 공급할 수 있을 것이다. 이 사례에서 증명되었듯이, 술기 수행 능력이 있다고 해서 항상 술기를 수행해야 하는 것이 아니라는 점을 교육에서 강조해야 한다.

두 번째 경우, 잠재적 위험과 이점을 평가한 결과 응급실에서 삽관하는 것으로 미루지 않는 것이 가장 좋다고 판단된다. 15분 정도 이송과 같은 짧은 지연에도 상태가 더 악화되고 기도가 부어오를 수 있어 환자에 대한 위협이 더욱 커지고 삽관도 점점 더 어려워질 것이다. 또한 환자의 동요로 인하여 환자와 응급의료서비스 제공자 모두에게 안전하지 못한 이송이 될 수 있다. 만약 약물보조기도관리를 할 수 있는 권한을 가진 제공자라면 삽관을 하기로 한 결정이 정당화될 수 있다.

약물보조기도관리 시행자를 위한 응급의료서비스 기도 알고리즘 적용

응급의료서비스 기도 알고리즘은 이 교재에서 앞부분에서 이미 언급한 보편적이고 어려운 기도 알고리즘을 모델로 하고 있다. 기본적인 내용은 동일하지만, 병원 전 상황에서는 이송시간, 지역별 프로토콜, 의료지도 및 기타 요인들을 고려해야 하는 특수성을 가지고 있다(그림 31-1). 이 알고리즘은 약물보조기도관리 시행자가 초기평가와 기본소생술(basic life support, BLS) 기도 처치 후 사용하도록 고안되었다. 침습적인 기도관리가 필요한 경우, 응급의료서비스 기도 알고리즘을 사용하여 최적의 전략을 결정하는 것을 도움받을 수 있다.

첫 번째 단계는 심정지 상황인지 확인하는 것이다. 만약 심정지 상태라면 지역 프로토콜에 따라 심정지 기도관리가 수행되어야 한다. 여기에는 양질의 심폐소생술과 기본소생술 기도처치를 포함하고 있을 것이지만 반드시 삽관을 해야 하는 것은 아니다. 실제로 전 세계의 많은 선진국 응급의료서비스 체계에서 심정지 상황 시 백-마스크환기(BMV)와 성문외 기구로 기도를 확보하는 것에 중점을 두고 있다. 이에 대한 추가적 설명은 32장에서 다룬다.

환자가 심정지 상태가 아니라면, 다음 단계는 기도폐쇄를 매우 빠르게 초래하는 요인으로 인하여 인두를 통하여 기도를 확보할 기회를 잃게 될 것인지를 판단하는 것이다(1장과 5장 참조). 이러한 드문 "부득이한 조치(forced to act)"가 필요한 상황에서는 고위험의 어려운 기도 특징에 관계없이 4중 준비 상태(삽관을 위한 준비, 최적의 백-마스크환기, 성문위기구, 반지방패막절개술)에서 빠른연속기관삽관(RSI)을 실시할 것을 권장한다. 빠른연속기관삽관은 실패할 경우 치명적인 환기 실패로 이어질 수 있지만, 이 상황에서 시도하지 않을 경우 더욱 치명적인 결과를 초래할 가능성이 높다. 성문외 기구는 상황을 일시적으로 완화할 수 있으나, 이러한 유형의 기도폐쇄는 종종 성문외 기구의 끝부분에서 발생하거나, 성문외 기구 배치를 방해하기 때문에 일반적으로 반지방패막절개술이 선호되는 대체/구조 전략이다. 이와 같은 이유로 이 시나리오에서는 빠른연속기도(RSA)는 권장되지 않는다.

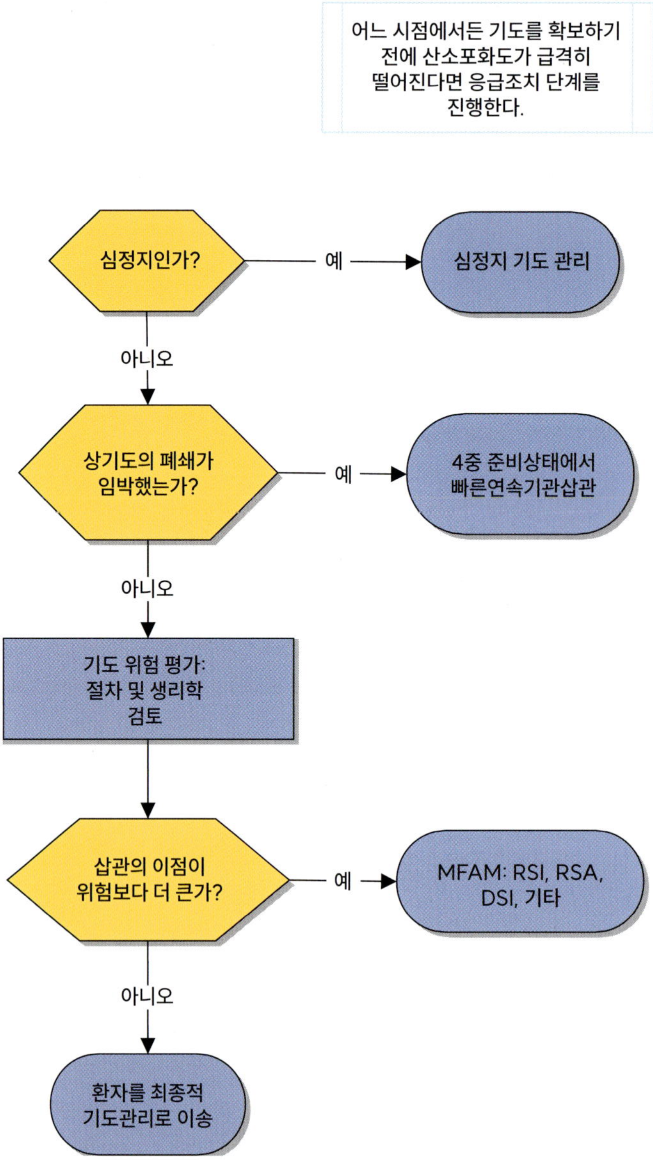

그림 31-1. 응급의료서비스 기도 알고리즘. 지연연속기관삽관(delayed sequence intubation, DSI), 약물보조기도삽관(medication-facilitated airway management, MFAM), 빠른연속기도(rapid sequence airway, RSA), 빠른연속기관삽관(rapid sequence intubation, RSI)

대부분의 기도 상황에서 이러한 "부득이한 조치" 상황에 직면하지 않을 것이며, 완전한 기도평가를 진행할 수 있다. LEMONS, ROMAN, RODS 그리고 SMART 연상법은 해부학적 절차의 어려움을 고려하는데 보조도구로 사용된다. CRASH 연상법은 생리학적으로 악화될 위험을 고려하기 위한 보조도구로 사용할 수 있다. 이 모든 것을 고려하여 위험/이점을 계산해야 한다. 이송 기관으로 신속하게 이송하는 것과 비교하였을 때 삽관의 이점이 위험보다 큰가? 고려해야 하는 요인으로는 장시간 이송하는 동안 진행될 수 있는 기도부종, 30분 이상의 장거리 이송, 흡인의 위험이 높은 환자(예: 의식 수준이 감소하는 경우, 기도 내 출혈 또는 구토) 등이 있을 수 있다. 이러한 요인이 없는 경우, 일반적으로 침습적인 기도관리를 연기하고 적절한 산소포화도를 유지하기 위한 기본소생술 처치를 지속하며 적절한 기관으로 이송하는 것이 좋다. 반면에, 이러한 요인 중 하나 이상 확인되는 경우 기관삽관을 신중히 고려해야 한다. 이러한 결정에 대한 적절한 준비와 질 보증 검토를 보장하는 것은 병원 전 제공자들과 지도의사의 책임이다.

의사결정에서 중요한 것은 백-마스크환기 또는 성문위기구가 삽관 전후 탈포화(desaturation) 상황을 회복할 수 있을 것인지 예측하는 것이다. ROMAN 또는 RODS에 해당하는 특성이 여러 개 있는 경우에는 빠른연속기관삽관(RSI) 또는 빠른연속기도(RSA)를 권장하지 않는다. "병원 기반"의 어려운 기도 알고리즘은 이러한 경우에는 "자각상태 기법(awake techniques)"을 권장한다. 안타깝게도 맹목적 경비기관삽관을 제외하고 자각상태기법은 병원전 기도관리자에서는 사용할 수 없다. 자각상태 기법을 사용할 수 없거나 적합하지 않은 경우, 기본소생술과 면밀한 관찰을 하면서 이송하는 것이 환자에게 최선일 수 있다. 최후의 수단으로 침습적 기도관리가 환자에게 최선이라고 판단된다면, 환자의 목 부위 전면에 접근 준비를 포함하여 빠른연속기관삽관 또는 빠른연속기도를 시행하는 것이 하나의 선택지가 될 수 있다. 다시 말하자면, 이러한 결정에 대한 적절한 준비와 검토는 병원 전 제공자들과 지도의사의 책임이다.

가능하다면, 최소 2명의 숙련된 제공자가 참여하는 것이 권장된다. 2번째 제공자는 결정이 합당한지 확인하기 위하여 견제와 균형을 맞추기 위한 "제2의 의견"을 제시하는 역할을 해야 한다. 그런 다음 약물투여, 활력징후 감시, 외부 후두 조작(external laryngeal manipulation, ELM), 턱밀어올리기(jaw thrust), 부지(bougie) 사용과 같은 일차적 기도관리를 보조하는 역할을 수행한다. 또한 2번째 제공자는 삽관 전후 탈포화 상태와 저혈압에 대비하는 것에 집중해야 한다. 상당한 어려움이 예측되는 경우라면 4중 준비를 권장한다. 저혈압이 확인되었거나 예상되는 경우 혈관수축제와 승압제를 투여하거나 즉시 가능하도록 준비해야 한다. 2번째 기도관리 제공자는 기도관리 술기가 시작되면 1번째 기도관리 제공자가 술기에 집중할 수 있도록 전반적 상황을 유지하는데 매우 유용한 도움을 제공할 수 있다. 기도관리 체크리스트를 사용할 것을 적극적으로 권장한다.

삽관 시도에 실패할 경우, 삽관의 실패가 시야 확보를 방해하는 해부학적 문제와 관련이 되었는지 또는 생리학적 매개변수의 급격한 변화(예: 산소포화도의 급격한 감소)와 관련이 있는 것인지 파악하는 것이 중요하다. 이전 상황에서 첫 번째 시도에서 어떤 일이 발생하였는지를 확인하고 적절한 조치를 취하는 것이 필요할 것이다. 똑같은 과정을 반복하는 것은 생산적이지 못하다. 표준형태의 후두경을 포함하여 부지(bougie)를 사용하는 방법, 머리와 목의 위치를 조정하는 것, 외부 후두 조작(ELM) 적용, 후두경 날의 크기 및 종류의 변경, 시술자를 교체하는 것을 고려한다. 이 과정에서는 지역의 프로토콜이 적용될 가능성이 높을 것이다. 산소포화도가 93% 아래로 떨어진다면 최적의 백-마스크환기를 시행하고 응급조치를 단계를 진행할 준비를 한다. 산소화 상태가 적절하고 초기에 후두개(epiglottis)를 확인할 수 있는 시야가 확보되었다면 추가적으로 삽관을 시도하는 것이 적절할 수 있다. 후두개의 시야가 확보되지 않은 경우에도 성문외 기구나 반지방패막절개술로 방법을 바꾸는 것 또는 병원에서 백-마스크환기를 시행하는 것이 더 적절할 수도 있다.

병원 전 환경에서는 환자의 안전을 위하여 첫 번째 시도의 성공에 집중하는 것이 특히 더 중요하다. 이는 삽관 시도가 한 번만 실패해도 성문외 기구 또는 반지방패막절개술로 바꾸는 것이 필요하다는 것을 의미할 수 있다. 이러한 피할 수 없는 상황의 결과, 드물게 수행되는 술기와 병원 전 환경의 특수적 문제가 결합하여 최적의 술기에도 불구하고 삽관 시도에 실패하는 것은 불가피한 것으로 간주되어야 한다.

약물보조기도관리를 사용하지 않는 어려운 기도

약물보조기도관리를 사용할 수 없는 제공자의 경우 심정지 상황에서 침습적인 기도관리를 수행할 가능성이 높다. 이러한 상황에서는 어떤 형태로든 기도관리를 진행해야 하므로 어려움을 예측하는 것은 한정적으로 유용할 뿐이다.

ROMAN 연상법에서 백-마스크환기가 성공적일지 여부와 관계없이 백-마스크환기는 일반적으로 첫 번째로 시도되는 관리방법이다. 어려움의 예측은 성문외 기구 또는 기타 침습적인 기도관리로 이동하기 위한 역치를 낮출 수는 있지만 진행 여부를 결정할 수는 없다. 마찬가지로 다른 방법이 모두 실패한 경우 SMART에서 어려움이 예측되더라도 반지방패막절개술을 시도해야 한다.

심정지 외에는 약물보조기도삽관(MFAM)을 사용하지 않는 기도관리는 드물게 맹목적 경비기관삽관과 수술적 기도관리로 제한된다. 각 임상의는 환자를 평가하고 즉시 삽관이나 반지방패막절개술이 필요한지 판단하거나 또는 병원 도착 시 추가자원을 요청하여 약물보조기관내삽관을 수행할 수 있을 때까지 기본적인 중재를 통해 환자를 안전하게 유지할 수 있는지 여부를 판단해야 한다. 술기를 시행하는 것의 잠재적 위험성을 인식하고 더 나은 조건에서 시행할 수 있을 때까지 연기할 수 있다면 성숙한 기도관리자이자 환자를 보호할 수 있는 응급의료서비스 제공자이다. 항상 환자에게 무언가를 하는 것이 아니라 환자를 위해 무언가를 해야 한다는 접근 방식을 취하는 것이 좋다. 둔감한 상태의 뇌졸중 환자에게 맹목적 경비기관삽관을 수행하는 것이 성공적일 수도 있지만, 뇌내압(ICP)이 상승하고 흡인 가능성이 증가될 수 있는 위험을 감수할 가치가 있을까? 반면에, 머리와 얼굴에 큰 외상을 입은 환자에서 백-마스크환기로 산소를 충분하게 공급할 수 없으며 입벌림장애(trismus)가 있어 성문외 기구 또는 기관내삽관이 불가능한 환자에게는 업무범위가 허락한다면 즉각적인 반지방패막절개술이 시행되어야 하며, 약물보조기관내삽관을 기다리는 것은 선택사항이 아닐 것이다.

급격하거나 심각한 탈포화 상태

스트레스가 많고, 인지 부하가 높은 병원 전 환경에서는 급격하거나 심각한 탈포화를 해결하기 위하여 권장되는 조치의 단계가 직접적이고 기억하기 쉬워야 한다.

따라서, "실패한 기도 알고리즘(failed airway algorithm)" 보다는 "응급조치 단계(emergency action steps)"(그림 31-2)의 진행이 선호된다.

이러한 응급조치 단계는 특정 환자에서 제공자가 정의한 급격하거나 심각한 탈포화 상태가 발생

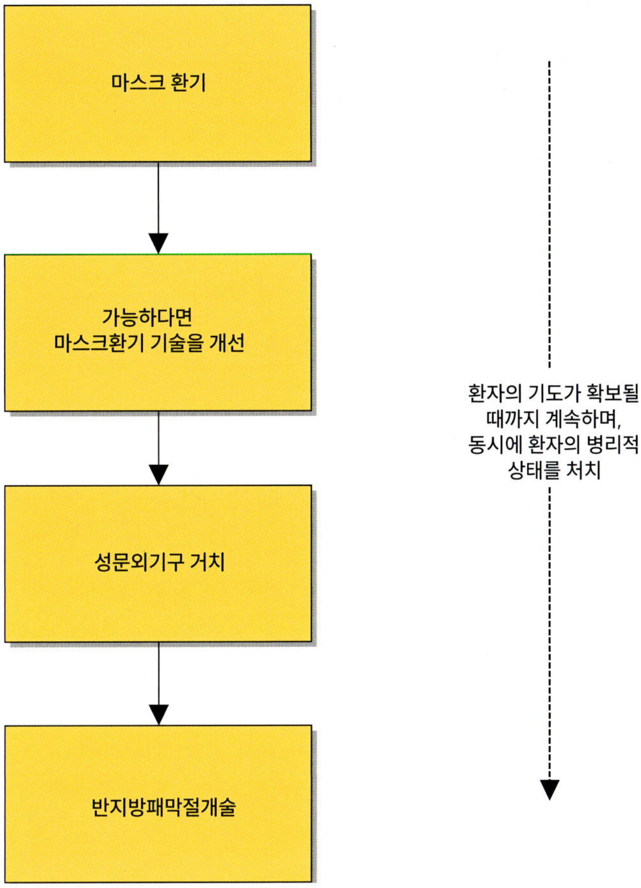

그림 31-2. 응급조치 단계.

할 때 마다 사용할 수 있다.

- 1단계 : 중요하지 않은 업무는 중지
- 2단계 : 최적의 마스크 환기(12장 참조)
- 3단계 : 최대 산소공급과 호기말 기도 양압(PEEP)으로 마스크환기의 개선
- 파형 호기말 이산화탄소분압 측정(capnography), 가슴의 상승, 공기누출을 통한 환기상태의 평가
- 공기가슴증(pneumothorax), 폐색전증(PE), 천식(asthma), 만성폐쇄성폐질환(COPD) 고려
- 4단계 : 성문외 기구(EGD)
- 병원에 도착하기 전까지 산소화와 환기상태를 유지
- 5단계 : 반지방패막절개술(cricothyrotomy)
- 외과적 반지방패막절개술이 선호된다.

현장에서 반지방패막절개술을 사용하는 경우는 드물지만, 응급의료서비스 제공자는 지시가 있을 경우 두려워하지 말고 가능한 빨리 시술을 진행해야 한다.

TIPS AND PEARLS

- 최적의 조건하에서도 모든 병원 전 기도는 어려운 기도로 간주해야 하며, 사전에 기도확보 장비에 대한 비상계획을 세워야 한다.
- 기도평가 연상법(mnemonics)은 병원 전 처치에서 발생하는 상황적 요인 설명에 도움이 될 수 있다.
- 응급의료서비스 제공자는 환자에게 침습적인 기도관리가 필요한지 뿐만 아니라 이러한 기도관리를 병원에 도착할 때까지 안전하게 연기시킬 수 있는 지도 고려해야 한다. 그러나, 급격히 악화되거나 전산소혈증이 심각한 상황이라면 이송하기 전에 안전하게 기도를 확보해야 한다.
- 병원 전 환경에서는 약물보조기도관리가 필요하다면 2명의 전문 기도관리자가 투입되어야 한다.
- 상황과 특정 환자의 맥락에서 기도관리 계획을 고려해야 한다. 일률적인 접근 방식은 불가능하다.
- 다른 방법으로 산소화를 유지할 수 없다면, 주저하지 말고 성문외 기구 또는 반지방패막절술개술로 이동하는 것을 주저하지 마라.
- 기본소생술 조치로 효과적인 가스교환을 제공할 수 있거나 목의 앞부분으로 접근이 가능하다고 확신하지 않는다면 신경근 차단제(neuromuscular blocking agents, NMBA) 또는 강력한 진정제의 사용을 피해라. 다시 말해서, "돌아올 수 없는 강을 건너지 말아라(do not burn bridges)."
- 실패한 시도와 위급한 상황을 구분하는 것은 산소화 상태이므로, 응급의료서비스 기도관리자는 삽관 전 및 삽관 전후의 세심한 산소화 전략에 집중하고 시도가 실패하는 즉시 최적의 백-마스크환기를 사용할 준비를 하는 것이 중요하다.
- 천천히, 체계적인 접근법을 사용하며 의사소통을 해라. 성공은 팀에 달려있다. 심정지 상황에서도 계획을 세우는 것은 중요하다. 체크리스트를 사용할 것을 권장한다.

CHAPTER 32

응급의료서비스 단계의 기도관리에 대한 논란

(Controversies in EMS Airway Management)

Jamie Todd, Lauren M. Maloney, Darren A. Braude | 김병용

서론

병원 전 단계 응급 의료 제공자들은 종종 환자가 최종 목적지에 도착하기 전에 기도를 관리를 해야 한다. 이는 현장에서 발생할 수도 있고, 시설 간 이송 전에도 이루어질 수 있다. 병원 전 단계 응급기도관리의 많은 부분은 이미 확고한 위치를 차지하고 있지만, 다른 몇 가지 측면은 여전히 논란의 대상이 되며 연구가 진행 중이다. 이 장에서는 병원 전 응급기도관리에 대해 현재 논란과 관련된 증거들에 중점을 두었다.

목 앞에서 접근방법

이 일반적인 용어는 다른 술기가 긴급한 상황 및 예측 어려움으로 인해 실패하거나 우회되었을 때 성문 개구부 아래의 기도로 직접 산소를 공급하고 환기를 허용하는 정도의 기도관리에 대한 침습적, 외과적 접근 방법을 설명한다. 일부 상황에서는 기관절개술을 포함할 수 있지만, 응급의료서비스(EMS)에서 이 용어는 윤상연골 막을 통해, 즉 윤상갑상막절개술(cricothyrotomy)을 의미한다. 이 절차는 두 가지의 주요 변형된 방법이 있다. 외과적인 방법으로 개방하는 방법과 바늘을 사용하는 방법으로 셀딩거(seldinger)기법을 포함하는 최소 침습기술로 알려진 방법이 있다.

이 방법은 병원 전 단계에서 중요하지만 매우 드물게 시행되는 술기이다. 영국 응급의료체계(EMS)는 연간 약 150만건의 출동 건수에서 응급구조사들은 매 월 단 한 번의 윤상갑상막절개술를 시행했다고 보고했다. 주요 논란은 (a) 진료범위에서 이 술기를 수행할 수 있는 시행자의 수준, (b) 술기가 수술적인 방법인지, 바늘을 사용하는 방법인지, 그리고 (c) 소아에게 적용 가능한지 여부이다.

목 앞 접근(FONA)은 일반적으로 응급구조사, 항공간호사, 그리고 의사에게만 허용한다. 다른 의

료시행자들이 충분한 교육을 받는다면 이러한 절차를 안전하게 수행할 수 없다는 증거나 이유는 없다. 하지만 문제는 절차에 대한 적절한 적응증을 알기 위해 충분한 경험을 갖는 것이다. 일반적으로 훈련이 덜 된 시행자들은 기본적인 술기에 집중하는 것이 바람직하다. 군사 및 전술 환경에서는 기도관리의 필요성이 높고 다른 기도관리의 방법이 제한적이기 때문에 응급구조사 또는 전투 의무병들에게 이러한 술기를 교육하는 것은 합리적이다. 성인 환자의 경우, 근거의 중요성은 성공률, 합병증 및 수술 시간 측면에서 다른 술기보다 외과적 술기인 윤상갑상막절개술를 권장한다. 병원 내 치료에서는 셀딩거 스타일의 수술 접근법을 대부분 포기했다. 미국 응급의학회(National Association of EMS Physicians)도 이와 같은 권고를 하고 있다. 그럼에도 불구하고 의사가 아닌 병원 전 응급의료현장이나 시행자들이 외과적 윤상갑상막절개술을 계속 제한하는 곳이 많이 있다. 두 번째로 좋은 방법은 경피적 접근방법으로 바늘 위에 카테터를 놓거나 일체형 확장기를 사용하거나 셀딩거 기법을 사용할 수 있다. 이 경피적 접근방법은 다른 술기보다 우수하다는 일관된 증거는 없다. 성인 환자에서 가장 바람직하지 않은 접근방법은 단순히 바늘을 사용한 윤상갑상막절개술이다.

8~12세 어린이의 경우 FONA(후두 앞쪽 접근)의 유일한 방법은 바늘이다. 바늘윤상갑상막절개술을 통한 환기는 제트 주입이 가장 적합하지만 이 방법은 종종 사용할 수 없다. 소아에게 바늘윤상갑상막절개술은 병원 전 단계 응급의료현장에서는 드물게 시행되는 술기이다. 성공률, 합병증 또는 결과에 대한 자료가 거의 없다(950,000건의 출동 중 47건 보고). 이러한 절차는 보통 환자는 이미 회복가능성이 낮거나 기도의 원위부에 이물질이 있는 경우에 수행될 가능성이 높다. 이러한 경우에는 어떠한 환기방법도 실패할 가능성이 높다. 이러한 이유로 일부 지역에서는 병원 전 단계 응급의료 시행자의 업무 범위에서 FONA (front of neck access)방법을 사용하지 않기로 결정했고, 대신 기본 소생술(BLS)의 기도관리와 신속한 이송에 집중하기로 했다.

OHCA 기도관리 전략

병원 전 심정지(OHCA)는 많은 응급의료체계(EMS)에서 가장 흔한 침습적 기도관리를 시행하는 적응증이다. 기관내 삽관(ETI)은 여러 해 동안 우위를 점하던 전략이었다 이 술기의 접근법에 의문을 제기한 최초의 주요 시험 중 하나는 캐나다 온타리오 병원 전 전문 소생술(OPALS)였다. 현재 제시된 증거에서 기관내 삽관이나 다른 외부적인 기도관리 대신에 백-벨브 마스크 환기만으로 관리된 병원 전 심정지(OHCA) 환자의 결과가 개선되었음을 말해준다. 이러한 결과는 조기에 자발순환회복(ROSC)된 환자들이나, 생존 가능성이 높은 환자 그룹으로 인해 왜곡될 수 있다. 그러나 일부 연구자들은 침습적인 기도유지 술기가 실패한 후에 BVM으로 처치를 받은 환자의 결과가 개선된 것을 발견했다. 우리는 아직 병원 전 심정지(OHCA)에서 침습적 기도관리가 본질적으로 해로운 것인지 아니면 BVM에 비해 과환기를 촉진하는지 여부는 알지 못하지만 우리는 과환기가 나쁜 결과에 영향을 미치는 것으로 알고 있다.

현재 병원 전 심정지(OHCA) 환자의 기도관리의 주요 연구 질문은 기관내삽관과 비인두기도의 역할이다. 최근 두개의 크고 무작위 임상실험에서 그 질문에 대한 답을 주었다. 미국의 다중 센터 프로젝트에서 OHCA 환자 3000여 명을 대상으로 기관내삽관(ET)과 후두 튜브(King laryngeal tube)중 하나를 사용하여 무작위로 시행하였다. 첫 번째 시도 성공률은 기관내삽관이 51.6%, 후두 튜브가 90.3%였다. 후두 튜브로 관리된 환자들은 72시간 동안 생존율과 퇴원시 신경학적 예후가 모두 개선되었다. 영국 다기관 연구 프로젝트에서 OHCA 환자를 9300명을 대상으로 기관내삽관과 I-gel중 하나를 사용하여 기도관리를 무작위로 시행했다. 2회 시도 내에 성공한 경우는 기관내산관은 79%, 비인두기도는 87,4% 였다(첫 번째 시도는 보고되지 않았다). 30일 시점에서 두 그룹 간의 기능적인 결과에서 차이점이 없었다. 흥미롭게도 두 개의 시험에서 비인두기도기와 기관내삽관으로 관리된 환자들 사이의 흡인율은 차이가 없었다. 이는 많은 환자가 기도관리 전에 흡인을 했거나 이러한 비인두기도기(EGD)가 병원 전 심정지(OHCA) 발생 시 유사한 흡인 보호 기능을 제공하는 것을 시사한다.

병원 전 심정지(OHCA)에서 기도관리에 대한 술기 방법은 여전히 매우 다양하다. 우리는 현재의 증거로 BVM 또는 비인두기도기(EGD)를 기본 전략으로 지지한다고 믿고 있다. 자격을 갖춘 의료인들에게는 기관내삽관을 허용하는 것은 여전히 타당하지만, 이에 대한 교육으로 기관내삽관 실패시 중단하지 않고 조기에 다른 전력으로 전환하는데 집중해야 한다. 기도관리 전략에 상관없이 과도한 환기를 피하는 것이 매우 중요하다.

약물보조기도관리

약물보조기도관리(medication-facilitated airway management, MFAM)의 빠른연속기관삽관(RSI), 지연연속기관삽관(DSI), 빠른연속기도기(RSA)는 환자의 예후를 개선하는데 도움이 된다는 데이터가 제한적이고 부족하기 때문에 안전에 대한 우려로 응급의료체계(EMS)에서 가장 논란이 많은 영역 중 하나이다(그림 32-1). 여기에는 프로토콜, 용어, 약물 선택, 대상 환자 집단, 필요한 초기 및 지속적인 교육, 절차 적합성 확인의 변동성이 추가된다. 이 광범위한 변동성은 시행자와 의료 감독관 사이에 혼란을 야기할 뿐만 아니라 여러 개의 관할 구역 내에서 타 기관과의 기도관리 관행을 공정하게 비교하기 어렵고 많은 제한이 따른다.

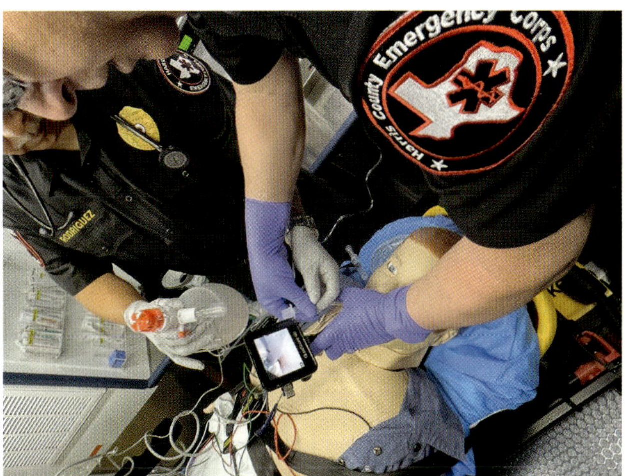

그림 32-1. 병원 전 단계에서 약물보조기도관리과 비디오 후두경 사용의 시뮬레이션. 연속 파형 호기말 이산화탄소분압(capnography)과 호기말 기도 양압(PEEP)검사 사용에 유의하여라.

비록 MFAM이 기관내튜브(ETT)나 비인두기도기(EGD)를 삽관할 때 첫 번째 삽관 성공률은 높일 수 있지만, 삽관이 불가능한 상황을 가능하게 만들지는 않는다. MFAM은 자발적으로 호흡을 하는 환자에게 시행되므로, 환자의 고유한 호흡 노력을 없애고 이를 대체할 수 없는 위험은 확실하게 존재한다.

현재 MFAM과 관련된 논문에서 MFAM시행에 관한 위험과 개선된 환자의 결과는 매우 다양하다. 초기 병원 전 빠른연속기관삽관(RSI) 연구는 중증의 외성상 뇌 손상을 입은 환자의 관리에 집중되었다. 2003년 샌디에이고에서 나온 한 연구에서는 외상성 뇌 손상을 입은 직후 병원 전 단계에서 빠른연속기관삽관(RSI)을 받은 환자에서 더 나쁜 결과와 사망률이 증가했다는 것을 처음 보여주었다. 이 연구는 비교군 대상을 GLASGOW 글래스고 혼수척도 GCS점수가 8점 이하인 환자를 대상으로 하였다. 맥박산소포화도와 호기말 이산화탄소 측정을 지속적으로 기록하여 측정한 결과 RSI를 받은 환자 절반 이상이 RSI 이전에는 허용가능한 산소포화도를 보였지만 RIS 이후에는 저산소증을 보였다. 추가적인 분석으로 과호흡으로 인한 저탄소혈증과 심각한 저산소증(SpO_2 <70%)과 관련하여 더 나쁜 결과와 사망률이 증가함을 말해준다. 이것으로 보아 호기말 이산화탄소($ETCO_2$)를 모니터링하고, 휴대용 인공호흡기를 사용한 병원 전 의료팀에 의해 치료를 받은 환자는 더 나은 예후를 보인 것으로 나타났다.

최근에 개발 및 고안된 종합 임상 관리 번들은 기관내삽관 시 저산소증과 같은 부작용 발생율을 감소시키는 것으로 나타났지만, 이러한 프로그램을 유지하는 데 드는 비용은 엄청난 투자가 필요하다. 따라서 모든 응급의료체계(EMS)가 양질의 MFAM 프로그램을 지원 유지할 수 있는 것은 아니다. MFAM 프로그램은 모든 시행자에게 필수 요건으로 간주되어서는 안 된다. 일부 시스템에서는 의사, 숙련도가 높은 응급구조사나 특수 작전 요원으로 시행을 제한한다. MFAM을 업무범위에 포함하기로 선택한 시스템은 증거뿐만 아니라 예컨대 지역 요소, 이송 시간, 시술 횟수, 성공률 등을 고려해야 한다. 의사가 아닌 시행자가 병원 전 단계에서 MFAM을 시행하려면 응급처치 기술을 유지할 수 있는 마취과 의사를 포함하여, 현지 의료 공동체의 의료감독이 협조적이고 전폭적 지원이 필요하다. 성공적 처치를 보장하기 위해 초기 충분한 교육 프로그램과, 모든 절차에 대해 지속적인 품질 개선 프로세스를 100% 검토해야 하고, 첫 번째 시도의 성공을 최적화하기 위해 응급구조사들의 숙련도 증진하여 EGD를 사용하겠다고 약속하는 것이 최선이 방법이다. 또한 지속적인 호기말 이산화탄소, 휴대용 인공호흡기, 또한 호기말 이산화탄소분압 측정, 휴대용 인공호흡기 및 VL 기술에 대한 지속적인 지원과 예산이 충분하다면 병원 전 단계에서 MFAM시행이 가장 안전하게 제공될 것이다.

지연연속기관삽관

지연연속기관삽관(DSI)은 저산소증, 흥분, 협조가 불가능한 환자에게 전산소화라는 '술기'를 용이하게 하는 술기진정(procedural sedation)을 포함한다. DSI를 시행할 때에는 호흡 자극이나 기도반사를 자극하지 않으면서 안면 마스크 또는 비침습적 양압 환기(NIPPV)법으로 적절한 전산소화를 가능하게 하도록 해리용량 케타민을 천천히 투여한다. 우선 산소 공급이 개선되면 그 다음 순서대로 삽관에 용이하게 하기 위해 마비제제가 투여된다. 이 술기는 소규모 다기관의 병원에서 고도로 숙련된 기도관리 전문가에서 효과적인 것으로 관찰 연구에서 나타났으며 신중하게 수행해야 한다. DSI는 발표된 보고서에 의하면 외래 진료에서 사용은 희박하고 원래 의도했던 대로 저산소증 환자로 사용을 제한하지 않았다. 보고된 몇몇 연구는 혼합된 결과를 보였으며, DSI의 외래 진료 환경에서 안정성과 유효성을 결정하기 위해 더 많은 연구가 필요하다.

Javis 등은 MFAM을 받는 모든 환자에게 저산소증을 예방하기 위해 병원 전 단계에서 DSI를 적용했다. 그들은 엄격한 임상 번들을 시행했는데 이는 환자의 위치 조정에 중점을 두었다. 환자의 코에 삽입된 산소줄을 통해 산소를 공급하고, 2 mg/kg 케타민을 정맥 주사한 후, 호기말 기도 양압(PEEP) 밸브가 있는 마스크를 사용하여 산소를 공급했다. 만약 이러한 노력에도 SpO_2 >94%를 달성하지 못하는 경우, 기관내삽관을 시도하지 않고 대신 위내시경이 시행되거나, 백 밸브마스크(BVM)으로 환기를 계속했다. DSI를 이러한 방식으로 사용하고 산소포화도 목표에 대해 엄격하게 주의를 기울이면 삽관 후 저산소증(SpO_2 <90%)의 비율이 현저히 낮아졌음을 의미한다.

Waack 등은 호주에서 엄격하게 훈련된 중환자 이송 구급대원들이 40명의 환자에게 DSI를 시행한 것을 회고적으로 설명했다. RSI가 필요한 환자들 중 지표를 충족했지만 산소포화도를 높이기 위한 노력을 제한해야 할 정도로 동요된 환자에게 케타민 1.5 mg/kg을 정맥 주사했다. 환자가 동요했음에도 불구하고 개입 전 산소포화도 중앙값은 98%였다. 케타민을 투여한 후, 환자들은 비강관과 함께 BVM을 통해 고속으로 산소를 투여 받았다. 3분간의 사전 산소 투여 후 마비제가 투여되었고, RSI의 나머지 절차가 계속되었다. 산소 포화도가 100%로 증가했고, 모든 환자에게 성공적으로 삽관되었으며, 첫 번째 시도 성공률을 85%였다. 중증 환자를 진정시키는 것은 환자가 호흡곤란이나 흡인으로 이어질 수 있다. 비록 드물지만, 케타민을 빠르게 정맥으로 주입하면 짧은 시간 동안 무호흡이 나타날 수 있다. 기존 문헌에는 환자의 수가 적기 때문에 실제 DSI의 합병증 발생률을 정확히 알 수 없다. 산소포화도 수치가 낮아질 위험이 상당하기 때문에 우리는 적절한 산소공급이 어려운 환자에게 사전 MFAM에서 DSI가 중요한 역할을 할 것으로 믿는다. 현재 산소포화도를 충족한 환자에게서 저산소증을 예방하기 위해 DSI를 일상적으로 사용하는 것은 합리적일 수 있지만 아직 정의가 명확하게 되어있지 않다.

현장에서 시간

병원 전 응급 의료 현장에서는 환자 중심의 처치를 제공하고 추가적인 치료를 하면서 신속하게 병원으로 이송을 하는 것 사이에 항상 균형을 맞춰야 한다. 특히 이동 중인 항공기나 좁은 공간에서는 MFAM절차가 상당히 오래 걸리고 어려울 수 있기 때문에 환자의 결과를 개선시킨다는 증거는 제한적이다. 우리는 '머물러서 치료하고' 또는 '신속히 이송하고'와 같은 'dofma-based'에 기반한 문구에서 벗어나, 증거, 환자의 개별 상태와 위치, 지역의 선호도, 현장에서 치료하는 팀의 능력을 고려하는 신중한 방법으로 나아갔다.

MFAM 전체 절차를 수행하는 걸리는 시간을 고려하는 것은 중요하다. 최근 미국에서 Jarvis 등

연구진에 의해 실시된 지상 기반 연구에 따르면 MFAM을 받은 환자의 평균 현장 시간은 42분인 것으로 나타났다. 반면 호주에서 실시된 항공 의료 연구에 따르면 의료 현장 시간은 1시간 이상인 것으로 나타났다. 이러한 연구들은 "빠른연속기관삽관"에서 "빠른"이 전체적인 신속한 절차가 아니라 "연속적인 단계"를 의미한다는 것을 상기시켜준다.

실습과 훈련을 통해 개인 실시하는 절차를 간소화하여 현장에서 시간을 최소화할 수 있지만, 환자의 안전이 위험을 받을 MFAM절차를 서두르지 말아야 한다. 일부 기관에서는 시술 절차 시간을 단축하고, 이송 중 MFAM을 더 쉽게 수행할 수 있도록 RSA와 같은 전략을 개발했다. 이로 인해 일부 환경에서는 현장에서 체류 시간을 지연하거나 줄일 수 있었다.

궁극적으로 현장에서 시행자는 기관의 정책 및 지침에 따라 매우 신중한 결정을 내려야 한다. 환자의 기도가 제대로 확보되지 않은 경우, 적절한 산소 공급과 환기를 허용하기 위한 보다 즉각적인 개입의 이점은 술기의 안전하게 수행될 수 없는 한 신속한 이송에 대한 필요성은 명백하다. 반면에 병원에서만 제공되며 특정한 긴급한 치료가 필요한 질병이나 부상을 입은 환자의 경우, 기도는 확보되었지만 흡인 위험이 있는 경우, 기도 확보를 위해 이송을 지연하는데 따른 위험보다는 이점이 훨씬 명확하다.

다수의 공급자

응급실이나 병원에서 복잡한 MFAM 절차를 안전하게 수행하는 데 필요한 이상적, 최소한의 공급자 수는 아직 연구되지 않았다. 분명히, 공급자의 교육과 경험은 공급자 수만큼 중요하지만, 이동 중인 구급차에서 MFAM 절차를 수행하는 단독 공급자는 문제가 많다. 최소한의 훈련을 받은 두 명 또는 세 명의 보조인원을 추가하면 마스크 환기와 같은 일을 분담하는 데 도움이 될 수 있지만 여전히 팀장이 모든 인원의 행동을 감독해야 하기 때문에 올바른 중재와 시스템의 균형을 이룰 수 없다. 이러한 상황에서는 경험이 가장 많은 구급대원에게 맡겨야 한다. 일부 시스템에서는 MFAM절차를 수행하기 위해 세 명의 구급대원을 요구하지만, 이는 소수의 구급대 시스템만 감당할 수 있는 특권이다. 우리는 안전한 MFAM을 제공할 수 있도록 적어도 두 명의 숙련된 구급대원이 있어야 한다고 생각한다. 이는 협력, 도전 의식, 서로 간의 소통을 원활하게 한다. 추가 시행자는 적절한 교육을 받으면 효율성과 안정성을 더욱 향상시킬 수 있다. 일반적으로 EMS는 주요 임상적 처치 훈련의 중점을 두지만, 체크리스트 실행, 모니터 감시, 하악견인법의 척추 운동 제한, 후두 기도 조작과 같은 업무에 대한 적절한 기도를 확보하는 보조인원의 훈련이 더욱 많은 강조가 필요하다.

침습적 소아 기도

미국에서 소아 환자의 이송은 EMS 전체에서 약 10%를 차지하지만, EMS 소아 환자와 대면할 때 약 1.5%만이 침습적 기도관리가 필요하다. 영국에서도 구급대원은 소아의 심정지(OHCA)상황에서 12년에 한 번 정도 출동한다는 것으로 나타났다. 이것은 매우 위험하고 빈도가 낮은 사건이지만 이는 병원 전 단계에서 소아에 대한 기관내삽관술을 주목받게 만들었다. 병원 전 단계에서 소아 기도관리에 대한 유일한 전향적이고, 준임의 대조군 연구는 1990년대 중반으로 거슬러 올라가며, BVM과 ETI 사이의 유의한 차이를 발견하지 못했다. 병원 전 단계에서 비디오후두경, 지속적 호기말 호기말 이산화탄소분압 측정, RSI의 사용으로 향후 20년 후에는 다른 결과가 나타날 수 있다. 그러나 소아용 EGD (extraglottic devices, EGDs) 성문외 기구들의 도입은 변화의 가장 큰 원동력이 되었다.

소아 환자의 EGD 삽입 성공률은 ETI 성공률을 능가하는 것으로 나타났다. 환자의 연령이 더 어릴 수록 어려울 수 있다. 또한, EMS에서 EGD 사용이 계속 증가하기 때문에 소아 환자의 EGD 삽입 성공률은 성인 환자와 유사한 것으로 보인다. 미국과 유럽은 많은 지역에서는 소아 기관내삽관술을 일반 구급대원의 업무 범위에서 완전히 제외했다. 우리는 소아 심장정지 상황에서 BVM과 EGD에 대한 초점을 지지한다. 소아 RSI는 데이터가 적은 완전히 다른 상황이다. 소아 기관내삽관술을 계속 수행하는 EMS은 성공률, 합병증 및 결과를 주의 깊게 추적해야 하며, 환자의 안전을 보장하기 위한 프로세스를 갖춰야 한다. 우수한 기관내삽관 결과를 보고한 프로그램은 일반적으로 표준화된 운영 절차 및 치료 알고리즘을 활용하고, 참조 카드 및 체크리스트와 같은 인지 보조 도구를 사용하고, 정기적으로 시뮬레이션 교육을 개최하며, 연간 사전 결정된 실제 필요한 기관내삽관 시행 횟수를 포함하고 있다.

빠른연속기도

빠른연속기도(RSA)는 빠른연속기관삽관(RSI)과 동일한 순서와 약물을 사용하며, 의도적으로 계획된 의도적으로 계획된 성문외 기구(EGD)의 배치를 시도하지 않은 상태로 기관내삽관(ETI) 없이 진행된다. RSA는 시간이 제한되거나 비행기와 같은 공간이 제한되어 신체적으로 제약이 있는 상황에서 신속하게 고급 기도를 확보해야 할 때 RSI보다 좋은 방법이다. 최근 각국에서 선행된 전문 기도관리에 대한 분석은 모든 연령대에서 EGD가 ETI보다 높은 1차 성공률이 더 높다는 것을 보여주었다. RSA에서 EGD의 첫 번째 성공률은 76~91%로 나타났으며, RSA 전체 성공률은 84~100% 범위 내로 나타났다. 주목할 점은, 이러한 RSA 성공 시도 중 다수의 경우 지상에서 또는 항공 이송 중이었고, 경추 예방을 포함한 어려운 예측 요소에도 불구하고 성공한 경우들이 있었다.

일부 의료진은 ETT 커프가 EGD보다 흡인에 대한 보호 기능이 훨씬 뛰어나다는 가정 때문에 ETT 대신 EGD를 삽입하는 것을 주저할 수 있다. 흥미롭게도, 병원 전 단계에서 EGD삽입과 비교하여 ETI삽관 후 흡인 및 인공호흡기에 의해 발생될 폐렴과 같은 합병증 발생률이 통계적으로 유의미한 차이가 없음이 밝혀졌다. 이는 기도관리 이전에 흡인 발생률이 높을 가능성을 말해준다. 특히 RSA는 항공 의료 이송 환경에서 9%, 병원 상황에서는 3%의 낮은 흡인율이 보고되었다. EGD 계속해서 발전함에 따라 더 다양한 크기, 더 나은 위 밀착, 소화를 용이하게 파는 채널의 포함되었다. 이러한 것들이 흡인율 발생율을 개선될 수 있다고 믿는다.

근거들이 계속해서 나오고 있는 가운데, RSA는 지역 시스템과 의료 책임자들이 고려할 수 있는 합리적인 MFAM의 옵션이다. RSA는 특정 상황에서 사용될 수 잇는 유일한 MFAM 기술이거나 RSI

나 DSI의 대안이 될 수 있다. RSA에 선택된 환자는 RODS의 절차에 따라 EGD 실패의 예측 요인이 없어야 한다(2장 참조). EGD를 통한 산소 공급의 성공률은 매우 높지만, 실제로 100%는 아니다. RSA는 광범위한 공급자 교육을 피하거나 시행 전에 현장에서 충분한 자원을 확보할 필요를 없애기 위해 사용해서는 안 된다. EGD 환기가 실패할 때 마스크 환기가 거의 성공하지 못하기 때문에 산소 공급 실패 시 명확한 계획이 있어야 한다. 이는 '구조 기술'로 ETI를 사용하거나 직접 FONA로 전환할 수 있는 것을 의미한다.

병원 전 비침습적 양압 환기

현재 병원 전 단계에서 비침습적 양압 환기(NIPPV)의 사용은 일상적으로 사용되었다. 특히 폐부종, 폐렴 만성폐쇄성폐질환(COPD) 환자 중 저산소증과 호흡곤란이 의심되면 사용된다(그림 32-2). 여기에 대한 논란의 여지 중 하나는 이 기술을 안전하게 사용하기 위한 적절한 면허의 수준이다. 최근 미국 응급의료 의사협회(National Association of EMS Physicians)는 EMT-Basics가 연속양압환기(CPAP)를 사용할 수 있도록 승인했다. 우리도 이러한 입장에 동의한다. 병원 전 단계 처치자를 위해 특별히 설계된 제품은 매우 간단하고, BLS 제공자는 이러한 상황에서 개입할 수 있는 옵션이 작다. 전 세계적으로 수백만 명의 사람들이 매일 밤 집에서 CPAP를 사용하며 잠을 잔다는 것도 주목할 만하다.

정신 상태가 혼란스러운 환자에서 CPAP 사용에 대한 지침은 유의미한 문헌은 없고 여전히 논란의 여지가 있는 영역이다. 오랜 기간 동안 반대에도 불구하고, 우리의 경험과 견해에 따르면, 다른 선택지가 제한적인 병원 전 응급상황에서 불안정한 정신 상태의 환자들에게 CPAP를 안전하게 적용할 수 있다고 생각한다. 다만, 시행자들은 지속적으로 환자를 관찰하고 모니터링하며, 구토가 발생할 경우 즉시 마스크를 제거할 수 있도록 해야 한다.

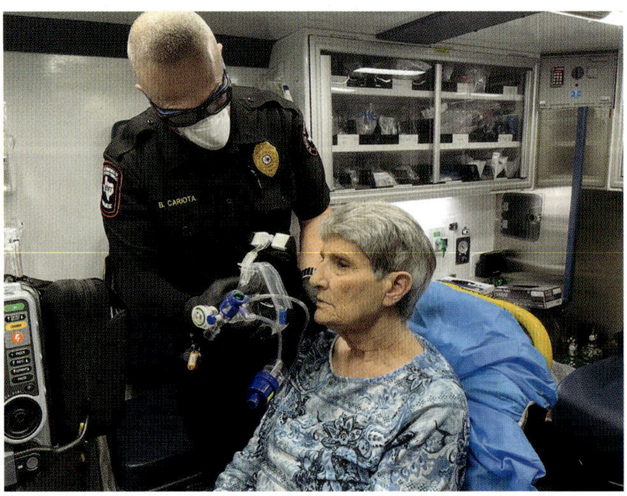

그림 32-2. 병원 전 단계에서 비침습적 양압 환기(NIPPV)의 사용은 호흡곤란과 저산소혈증을 관리하는 술기로 일상적으로 사용되었다.

초기 교육 및 기술 유지

인간의 행동과 학습 방법에 대한 연구는 근육 기억과 의사 결정이 필요한 위급한 환경에서 일정 기간 동안의 반복 기분 훈련을 통해 이점을 얻는다는 것을 보여준다. 이것은 기관내삽관(ETI)와 비인두 기도 모두 해당되며, 익숙함과 경험은 시행자의 스트레스를 줄이고, 합병증을 감소시키며 술기의 성공률을 증가시킨다. 교육 단계에서 명목상 "숙련"을 달성하기 위해 완료해야 할 특정 절차에 대한 합의는 거의 없다. 마찬가지로 모든 지역에서 실제로 기도 술기를 요구할 수 있는 것은 아니다. 연구에 따르면 응급구조학 학생들은 처음 13회의 기관내삽관 시도 동안 성공률이나 합병증 발생률에서 개선된 사항이 없지만, 14~30번째 시도 사이에서는 상당히 개선된 것을 보여주었다. 30번째 기관내삽관 술기를 통해 대부분의 학생들이 통제된 상황에서 90%가 첫 번째 시도 성공률을 달성했다.

연구를 기반으로 표준을 정하는 미국 응급 의료 서비스 전문가 교육 프로그램 인증위원회(CoAEMSP)는 모든 연령대에 걸쳐 최소 50번의 "기도 개입"을 조합하고 연속적인 20번의 상황에서 100%성공을 달성해야 한다고 권장한다. 영국의 College of Paramedics의 안전하고 효과적인 기관내삽관을 위한 합의된 프레임워크는 다양한 임상 환경에서 첫 번째 시도에서 90%의 성공률을 달성하기 위해서는 25회 이상의 기관내삽관이 필요하다고 결정했다. 이 두 가지 기준은 훨씬 더 복잡한 MFAM의 시나리오가 아니라 기관지후두경과 튜브를 통과시키는 특정 기술에 대한 것이다. 단지 의료진이 기관내삽관 술기를 할 수 있다고 해서 MFAM을 수행하기 위한 인지적 기술이나 경험을 가지고 있는 것은 아니다.

이러한 기도 유지 기술이 지속적인 유지에 대한 증거가 거의 없다. 왕은 지난 5년 동안 더 많은 기도기 술기 경험을 가진 구급대원이 환자를 돌보는 경우 환자의 예후가 더 좋았다는 것을 발견했다. 영국 응급구조사협회(UK college of Paramedics)의 합의 기준은, 기관내삽관이 허용되는 각 환자의 연령 그룹(영아, 소아, 성인)에 대해 최소 월 2건의 기관내삽관이 기록되어야 한다는 것이다. 이는 임상 실습이나 시뮬레이션을 통해 수행될 수 있다. 마찬가지로, 미국 의료 이송 시스템 인증 위원회(CAMTS)는 각 연령 그룹별로 적용되는 치료 범위에서 사용되는 기도기에 대해 분기당 최소 1건의 성공적인 기도기 절차를 요구한다. 실제로, 이러한 기관내삽관은 시행자가 수백 건의 기관내삽관을 한 마네킹으로 "업무 완료"로 수행되는 경우가 많다. 이는 응급 상황에서 어려운 환경에서 중요한 절차를 수행하는 능력에 실질적인 도움이 된다는 것은 믿기 어렵다.

여러 명의 의료진 간의 기술 희석도 실제로 큰 문제이다. 일부 상황에서는 특정 기도유지 술기가 일부 시행자들에게만 제한하여 그들이 능력을 유지할 수 있도록 보장하는 것이 합리적인 경우도 있다. 예를 들어, 한 시스템에서 모든 응급구조사에게 OHCA에 대한 성문외 기구 훈련을 시킬 수 있지만, MFAM은 중환자에 대한 한정된 응급구조사로만 제한될 수 있다.

참고문헌

1. Cook TM, MacDougall-Davis SR. Complications and failure of airway management. *Br J Anaesth*. 2012;109:i68-i85. https://academic.oup.com/bja/article/109/suppl_1/i68/293543
2. Bell S. Pre-hospital surgical cricothyroidotomy by advanced paramedics within a UK regional ambulance

service: a service evaluation. *Br Paramed J.* 2017;2:18-21.

3. Difficult Airway Society. DAS guidelines for management of unanticipated difficult intubation in adults 2015. Accessed May 4, 2018. https://www.das.uk.com/guidelines/das_intubation_guidelines
4. Reardon RF, Robinson AE, Kornas R, et al. Prehospital surgical airway management: an NAEMSP position statement and resource document. Prehosp Emerg Care. 2022;26(Suppl. 1):96-101.
5. Langvad S, Hyldmo PK, Nakstad AR, Vist GE, Sandberg M. Emergency cricothyrotomy—a systematic review. Scand J Trauma Resusc Emerg Med. 2013;21:43. https://www.ncbi.nlm.nih.gov/ pmc/articles/ PMC3704966/
6. Crewdson K, Lockey DJ. Needle, knife, or device—which choice in an airway crisis? *Scand J Trauma Resusc Emerg Med.* 2013;21:49.
7. Henlin T, Michalek P, Tyll T, Ryska O. A randomized comparison of bougie-assisted and TracheoQuick plus cricothyrotomies on a live porcine model. *Biomed Res Int.* 2017. https://doi.org/10.1155/2017/4215159
8. Pallin DJ, Dwyer RC, Walls RM, et al. Techniques and trends, success rates, and adverse events in emergency department pediatric intubations: a report from the National Emergency Airway Registry. *Ann Emerg Med.* 2016;67(5):610-615.
9. Hansen M, Lambert W, Guise JM, Warden CR, Mann NC, Wang H. Out-of-hospital pediatric airway management in the United States. *Resuscitation.* 2015;90:104-110.
10. Jabre P, Penaloza A, Pinero D, et al. Effect of bag-mask ventilation vs endotracheal intubation during cardiopulmonary resuscitation on neurological outcome after out-of-hospital cardiorespiratory arrest: a randomized clinical trial. *JAMA.* 2018;319(8):779-787.
11. McMullan JT, Braude DA. Poison, pixie dust and pre-hospital airway management. Acad Emerg Med. 2020;27:431-432.
12. Andersen LW, Granfeldt A. Pragmatic airway management in out-of-hospital cardiac arrest. *JAMA.* 2018;320(8):761-763.
13. Benger JR, Kirby K, Black S, et al. Effect of a strategy of a supraglottic airway device vs tracheal intubation during out-of-hospital cardiac arrest on functional outcome: the AIRWAYS-2 randomized clinical trial. *JAMA.* 2018;320(8):779-791.
14. Jarvis JL, Gonzales J, Johns D, Sager L. Implementation of a clinical bundle to reduce out-of-hospital peri-intubation hypoxia. *Ann Emerg Med.* 2018;72(3):272-279.e1.
15. Ramgopal S, Button SE, Owusu-Ansah S, et al. Success of pediatric intubations performed by a critical care transport service. *Prehosp Emerg Care.* 2020;24(5):683-692.
16. Abid ES, McNamara J, Hall P, et al. The impact of videolaryngoscopy on endotracheal intubation success by a pediatric/neonatal critical care transport team. *Prehosp Emerg Care.* 2021;25(3): 325-332.
17. Davis DP, Hoyt DB, Ochs M, et al. The effect of paramedic rapid sequence intubation on outcome in patients with severe traumatic brain injury. *J Trauma.* 2003;54(3):444-453.
18. Dunford JV, Davis DP, Ochs M, Doney M, Hoyt DB. Incidence of transient hypoxia and pulse rate reactivity during paramedic rapid sequence intubation. *Ann Emerg Med.* 2003;42(6):721-728.
19. Davis DP, Dunford JV, Poste JC, et al. The impact of hypoxia and hyperventilation on outcome after paramedic rapid sequence intubation of severely head-injured patients. *J Trauma.* 2004;57(1): 1-8; discussion 8-10.
20. Poste JC, Davis DP, Ochs M, et al. Air medical transport of severely head-injured patients undergoing paramedic rapid sequence intubation. *Air Med J.* 2004;23(4):36-40.
21. Braude DA, Davis D. Out-of-hospital medication-facilitated airway management: important lessons and limitations. *Ann Emerg Med.* 2018;72(3):280-281.
22. Riyapan S, Lubin J. The variability of statewide prehospital drug-facilitated intubation protocols in the United States. *Am J Emerg Med.* 2016;34(12):2459-2460.
23. National Association of EMS Physicians. Drug-assisted intubation in the prehospital setting position statement of the National Association of Emergency Physicians. *Prehosp Emerg Care.* 2006;10(2):260.
24. Wang HE, Davis DP, O'Connor RE, Domeier RM. Drug-assisted intubation in the prehospital setting (resource document to NAEMSP position statement). *Prehosp Emerg Care.* 2006;10(2):261-271.

25. Weingart SD, Trueger NS, Wong N, Scofi J, Singh N, Rudolph SS. Delayed sequence intubation: a prospective observational study. *Ann Emerg Med.* 2015;65(4):349-355.

26. Waack J, Shepherd M, Andrew E, Bernard S, Smith K. Delayed sequence intubation by intensive care flight paramedics in Victoria, Australia. *Prehosp Emerg Care.* 2018;22(5):588-594.

27. Merelman AH, Perlmutter MC, Strayer RJ. Alternatives to rapid sequence intubation: contemporary airway management with ketamine. *West J Emerg Med.* 2019;20(3):466-471.

28. Jarvis JL, Lyng JW, Miller BL, Perlmutter MC, Abraham H, Sahni R. Prehospital drug assisted airway management: an NAEMSP position statement and resource document. Prehosp Emerg Care. 2022;26:42-53.

29. Shah MN, Cushman JT, Davis CO, Bazarian JJ, Auinger P, Friedman B. The epidemiology of emergency medical services use by children: an analysis of the National Hospital Ambulatory Medical Care Survey. *Prehosp Emerg Care.* 2008;12(3):269-276.

30. Drayna PC, Browne LR, Guse CE, Brousseau DC, Lerner EB. Prehospital pediatric care: opportunities for training, treatment, and research. *Prehosp Emerg Care.* 2015;19(3):441-447.

31. Gausche M, Lewis RJ, Stratton SJ, et al. Effect of out-of-hospital pediatric endotracheal intubation on survival and neurological outcome: a controlled clinical trial. *JAMA.* 2000;283(6):783-790.

32. Ramgopal S, Button SE, Owusu-Ansah S, et al. Success of pediatric intubations performed by a critical care transport service. *Prehosp Emerg Care.* 2020;24(5):683-692.

33. Abid ES, McNamara J, Hall P, et al. The impact of videolaryngoscopy on endotracheal intubation success by a pediatric/neonatal critical care transport team. *Prehosp Emerg Care.* 2021;25(3): 325-332.

34. Prekker ME, Delgado F, Shin J, et al. Pediatric intubation by paramedics in a large emergency medical services system: process, challenges, and outcomes. *Ann Emerg Med.* 2016;67(1):20-29.e24.

35. Reichert RJ, Gothard M, Gothard MD, Schwartz HP, Bigham MT. Intubation success in critical care transport: a multicenter study. *Prehosp Emerg Care.* 2018;22(5):571-577.

36. Jarvis JL, Wampler D, Wang HE. Association of patient age with first pass success in out-of-hospital advanced airway management. *Resuscitation.* 2019;141:136-143.

37. Nwanne T, Jarvis J, Barton D, Donnelly JP, Wang HE. Advanced airway management success rates in a national cohort of emergency medical services agencies. *Resuscitation.* 2020;146:43-49.

38. Heschl S, Meadley B, Andrew E, Butt W, Bernard S, Smith K. Efficacy of pre-hospital rapid sequence intubation in paediatric traumatic brain injury: a 9-year observational study. *Injury.* 2018;49(5):916-920.

39. Kerrey BT, Rinderknecht A, Mittiga M. High risk, low frequency: optimizing performance of emergency intubation for children. *Ann Emerg Med.* 2017;70(6):783-786.

40. Braude D, Richards M. Rapid sequence airway (RSA)—a novel approach to prehospital airway management. *Prehosp Emerg Care.* 2007;11(2):250-252.

41. Jarvis JL, Wampler D, Wang HE. Association of patient age with first pass success in out-of-hospital advanced airway management. *Resuscitation.* 2019;141:136-143.

42. Braude D, Dixon D, Torres M, Martinez JP, O'Brien S, Bajema T. Brief research report: prehospital rapid sequence airway. *Prehosp Emerg Care.* 2021;25(4):583-587.

43. Frascone RJ, Wewerka SS, Burnett AM, Griffith KR, Salzman JG. Supraglottic airway device use as a primary airway during rapid sequence intubation. *Air Med J.* 2013;32(2):93-97.

44. Frascone RJ, Wewerka SS, Griffith KR, Salzman JG. Use of the King LTS-D during medication-assisted airway management. *Prehosp Emerg Care.* 2009;13(4):541-545.

45. Decelle L, Thys F, Zech F, Verschuren F. Ventilation-associated pneumonia after intubation in the prehospital or the emergency unit. *Eur J Emerg Med.* 2013;20(1):61-63.

46. Evans HL, Warner K, Bulger EM, Sharar SR, Maier RV, Cuschieri J. Pre-hospital intubation factors and pneumonia in trauma patients. *Surg Infect.* 2011;12(5):339-344.

47. Steuerwald MT, Robinson BR, Hanseman DJ, Makley A, Pritts TA. Prehospital airway technique does not influence incidence of ventilator-associated pneumonia in trauma patients. *J Trauma Acute Care Surg.* 2016;80(2):283-288.

48. Steuerwald MT, Braude DA, Petersen TR, Peterson K, Torres MA. Preliminary report: comparing as-

piration rates between prehospital patients managed with extraglottic airway devices and endotracheal intubation. *Air Med J.* 2018;37(4):240-243.

49. Wang HE, Schmicker RH, Daya MR, et al. Effect of a strategy of initial laryngeal tube insertion vs endotracheal intubation on 72-hour survival in adults with out-of-hospital cardiac arrest: a randomized clinical trial. *JAMA.* 2018;320(8):769-778.
50. Lee DH, Stang J, Reardon RF, Martel ML, Driver BE, Braude DA. Rapid sequence airway with the intubating laryngeal mask in the emergency department. *J Emerg Med.* 2021;61(5):550-557.
51. Ostermayer DG, Gausche-Hill M. Supraglottic airways: the history and current state of prehospital airway adjuncts. *Prehosp Emerg Care.* 2014;18(1):106-115.
52. Bercker S, Schmidbauer W, Volk T, et al. A comparison of seal in seven supraglottic airway devices using a cadaver model of elevated esophageal pressure. *Anesth Analg.* 2008;106(2):445-448, table of contents.
53. Gladwell M. *Outliers: The Story of Success.* 1st ed. Little, Brown and Co.; 2008:309.
54. Ericsson KA, Krampe RT, Tesch-Römer C. The role of deliberate practice in the acquisition of expert performance. *Psychol Rev.* 1993;100(3):363.
55. van Dongen EV, Kersten IHP, Wagner IC, Morris RGM, Fernández Gl. Physical exercise performed four hours after learning improves memory retention and increases hippocampal pattern similarity during retrieval. *Curr Biol.* 2016;26(13):1722-1727.
56. Mulcaster J, Mills J, Hung O, et al. Laryngoscopic intubation. *Anesthesiology.* 2003;98(1):23-27.
57. Commission on Accreditation of Allied Health Education Programs (CAAHEP), *Standards and Guidelines for the Accreditation of Educational Programs in the Emergency Medical Services Professions*; 2015.
58. College of Paramedics. Consensus statement: a framework for safe and effective intubation by paramedics. https://www.collegeofparamedics.co.uk/COP/Professional_development/Intubation_Consensus_Statement_/COP/ProfessionalDevelopment/Intubation_Consensus_Statement_.aspx? hkey=5c999b6b-274b-42d3-8dbc-651c367c0493
59. Commission on Accreditation of Medical Transport Systems (CAMTS), *Accreditation Standards of the Commission on Accreditation of Medical Transport Systems,* 11th ed. CAMTS; 2018.

Section VIII

특수한 임상 상황

CHAPTER 33

불안정한 환자: 응급기도관리를 위한 심폐 최적화

(The Unstable Patient: Cardiopulmonary Optimization for Emergency Airway Management)

Jarrod M. Mosier, Alan C. Heffner, John C. Sakles | 이상훈

임상적 과제

기도관리의 가장 중요한 목표는 스스로 기초적인 생체기능 유지를 할 수 없는 환자에서 기도를 유지하고 전신의 산소공급과 효과적인 환기를 제공하는 것이다. 수술방에서 안정적인 상태로 준비된 기관내삽관을 하는 것과 달리 중환자에서 기관내삽관은 생리학적으로 심폐기능이 불안한 상태에서 시행된다. 따라서, 이런 환자에서는 유도제 및 양압 환기와 연관된 무호흡이나 혈역학적 변화로 발생하는 부작용에 특히 취약하다. 게다가 기도관리 과정에서 산소공급이나 환기에 실패하면 혈역학적 악화나 심정지가 발생할 위험이 높아진다.

불안정한 환자 상황에서, 응급기도관리자는 혈역학적으로 불안정하거나 삽관 전에 적절한 가스교환을 유지할 수 없는 환자와 직면하게 된다. 이런 환자는 시술 중과 이 후에 급속한 보상실패에 특히 취약하다. 이 장에서는 불안정한 환자에서 기도삽관을 할 때 악화 위험을 줄일 수 있는 기술에 초점을 둘 것이다. 이와 관련된 원리 및 생리학적 기전을 명확하게 이해하는 것은 삽관 기간을 최적화하는데 도움이 될 것이다(4장 참고).

첫 번째 후두경검사 시도의 성공을 위한 최적화

중환자에서 기도관리는 매우 위험한 상황이다. 이러한 취약한 환자들에서 호흡 및 심혈관적 요소를 충분히 고려하여 기관내삽관의 필요성과 시기를 결정해야 한다. 후두경을 사용한 삽관 시도 시 지연이 되거나 반복적인 시도가 이루어지게 되면 부작용 발생의 위험이 증가되므로 기도관리자는 첫 번째 시도에서 기관내삽관을 성공하기 위해 최적화된 여건을 만들어 둬야 된다(23장을 참고). BOX

33-1은 불안정한 중환자에서 안전한 기도관리에 필요한 중요한 실용적인 요소들과 조정사항을 잘 요약하고 있다.

BOX 33-1 불안정한 환자에게서 필요한 고려 및 조정들

- **혈역학적 모니터링과 삽관 전 상태의 최적화**
  - 고위험인자에 대한 현 혈역학적 상태 검토
  - 저혈압, 쇼크지수(SI) ≥ 0.8, 폐고혈압, 우심실 부전, 심낭삼출
  - 급격한 혈역학적 악화 가능 요인에 대한 모니터링 실시
- **고위험환자에서 침습적 지속적 동맥압 모니터링 고려**
  - 급속 대량 수액 투여 또는 승압제 정주를 위한 적절한 정맥로 확보
  - 수액 과부하 또는 우심실부전 없을 시 기도관리 전 경험적 대량 수액 투여(즉, 20 mL/kg, 정질용액)
  - 혈역학적 상태 호전을 위해 삽관을 우선순위에서 적절히 뒤로 미룰 수 있음
  - 저혈압을 치료하거나 피하기 위한 승압제의 시작 및 즉각적인 투여
- **전산소화**
  - 높은 전신 산소추출, 비효과적인 자발호흡, 생리학적인 차단, 장비 제한으로 인한 최적의 전산소화가 이루어지지 않음
  - 급격한 탈산소화로 인해 삽관 시 무호흡상태에서 정상산소화를 유지하는 시간이 짧다
  - 양압 또는 고유량 비강 산소를 통하여 전산소화를 하는 것을 고려해야 한다, 만약 어렵다면, 유량을 증가시키기 위해 일반 비강 캐뉼라와 비재호흡 마스크를 함께 사용해야 한다.
- **빠른연속기관삽관 및 약물사용**
  - 빠른연속기관삽관 약물의 원치 않는 심혈관계 효과가 더 큼
  - 진정수면제 감량 필요
  - 빠른연속기관삽관 약물의 느리게 시작되는 효과
  - 일부 환자는 자각상태 삽관 선택
- **삽관 후 관리**
  - 예상호흡요구량은 삽관계획의 기준이 된다. 높은 분당환기량(minute ventilation)을 가진 환자는 어느 정도 본인 호흡을 조절할 수 있는 각성 상태의 삽관이 필요할 수 있다.
  - 모든 환자는 폐보호 환기(이상체중 kg 당 7 mL 이하)가 필요
  - 내인성호기말양압과 역동적 과팽창 주의
  - 저용량의 마취, 진정제 사용

기도관리의 시점

불안정한 환자에서 기도관리 계획은 복잡해진다. 고전적인 "A-B-Cs"에 집착하여 융통성 없는 방법으로 기도유지와 환기개선을 시도하려 하면 환자 상태가 나빠질 수 있다. 즉시 기관내삽관을 시행하는 것과 삽관 전 지지적 처치를 시행하는 것 중에 우선순위를 정하는 것은 흔한 임상적인 딜레마이다. 이것을 결정하는 데에 다음 세 가지 요소를 고려하는 것이 도움이 된다.

- **호흡기 손상의 가역성과 심각성은 무엇인가?**
  정확한 병태생리학적 메커니즘은 응급실의 중환자에서 초기에는 완전히 파악되지 않을 수 있지만, 호흡기 손상을 유발하는 근본적인 병태생리학에 대한 지식을 아는 것은 최선의 행동 방침을 결정하는 데 중요하다. 예를 들어 가역성 원인에 의한 급성 심인성 폐부종(조절되지 않

은 고혈압 혹은 용적 과부하)은 적극적인 치료에 수 분 안에 반응이 있어 기관내삽관이 필요하지 않게 될 수 있다. 반대로 폐렴이나 급성호흡부전증후군에 의한 저산소증은 빨리 회복되지 않아 가스 교환의 악화를 막기 위해 조기 기관내삽관을 고려할 수 있다. 호흡 부전과 동반된 심각한 호흡기계 내 단락(intrapulmonary shunt)이 있는 상태에서는 전산소화가 어렵다. 이런 환자는 기관내삽관 과정에서 급격한 산소 저하가 발생하는 고위험상태에 놓이게 되고 기관내삽관 이전에 심혈관 허탈까지 일어날 수 있다.

비침습적 양압 환기(NIPPV) 혹은 고유량 비강 산소(high-flow nasal oxygen, HFNO)는 수많은 급성 호흡부전 환자에서 쓸 수 있는 좋은 치료방법이다. 그러나 이런 치료방법이 효과가 없는 경우에는 빠르게 인지하여 기관내삽관으로 이어지는 것이 매우 중요하다. 산소포화도(SpO_2)> 92%를 유지하기 위해 높은 흡입산소분율(>75%)이 필요한 경우를 심각한 호흡기계내 단락이 있다고 판단하며 빠른 회복이 되지 않을 경우 기관내삽관을 강력히 고려해야 한다. 또한, 높은 ROX 지수[(SpO_2:FiO_2)/RR] <3.85는 고유량산소주입관 환자에서 높은 실패 가능성을 의미한다. 불응성 저산소증이 유발될 때까지 기관내삽관이 지연되면 합병증과 부작용의 유병율이 높아진다.

천식이나 만성폐쇄성 폐질환과 같은 폐쇄성 폐질환에 의한 급성 호흡부전이 일어난 경우에 종종 비침습적 환기(noninvasive ventilation)가 효과가 있다. 심각한 폐쇄성 폐질환 환자에서 기계적 환기는 매우 복잡해서 기관내삽관은 대개 비침습적 환기와 약물치료에도 반응이 없는 환자에서 최종적인 방법으로 사용된다. 그러나 이런 환자들은 심각한 고탄산성 산혈증 상태에서 지연된 기관내삽관을 방지하는 데 도움이 되는 조기의 악화 징후를 인지할 수 있는 주의 깊은 모니터링이 필요하다.

대사성 산증에 의한 호흡부전이 발생한 환자는 다른 치료방법을 적용해야 한다. 쇼크(예: 패혈증)로 인해 보상 능력을 초과하는 대사 요구를 가진 환자의 경우, 조기 삽관에 의해서 호흡 근육에 의한 호흡노력 및 산소 소비를 줄이게 되어 대사성 산증 호전에 도움이 된다. 그러나 당뇨병성 케톤산증이나 살리실산 독성 등과 같은 유기산 형성으로 인해 대사요구도가 보상 능력을 초과하는 경우, 환자 스스로 기도를 유지하여 자발호흡으로 보상할 수 있도록 돕는 것이 가장 좋은 방법이다. 이것은 인공호흡기의 물리적인 제한으로 대사성 산증을 보상하기 위한 환자의 호흡 요구를 만족시키지 못하기 때문이다.

- **현재 심혈관 상태와 기관내삽관 전후의 악화 위험은 무엇인가?**

수많은 생명을 위협하는 많은 질환에서 최종적 결과는 심혈관 쇼크이다. 기관내삽관 전 혈역학적으로 불안정하면 기관내삽관 시도 중 혹은 이후에 심정지와 같은 심각한 부작용 발생 빈도가 늘어난다. 삽관 후 저혈압(PIH)은 응급 기도삽관의 50%에서까지 나타나고 이는 사망을 포함한 이상반응과 강력한 연관이 있다. 빠른연속기관삽관과 기계적 환기는 이미 취약한 심폐기능 상태에 중대한 부정적 영향을 줄 수 있다. 심혈관계 상태의 체계적인 평가와 수면유도(preinduction)전 혈역학적 준비는 응급기도관리의 중요한 요소이다.

호흡일(work of breathing)은 상당한 노력이 요구되는 양의 일이나 흔히 과소평가된다. 쇼크상태에 있는 환자는 호흡할 때 심박출량의 많게는 20%까지 혹은 이보다 많이 소모하며, 심혈관적 소생술에 실패한 환자에서 기관내삽관은 종종 주요 장기로 혈류가 재분배될 수 있도록 도와준다. 쇼크가 발생한 원인을 파악하는 것은 쇼크환자에서 기관내삽관의 시행 여부와 시행시점을 결정할 때 중요한 고려사항이다. 양압환기가 심기능에 미치는 영향은 기저 심혈관 상태에 따라 달라진다. 흉강내 양압은 심장의 경벽압(transmural pressure)을 감소시켜서 좌심실 후부하를 감소시킨다. 이러한 효과는 중증의 좌심실부전상태에서 심기능을 개선시킬 수도 있다. 반대로 정상이거나 약간 저하된 심기능을 가진 환자에서는 정맥환류의 저항으로 인해 더 큰 영향을 받기도 한다. 교감신경차단(sympatholysis)을 유도하는 동안 전신 혈압 및 정맥환류양을 유지하기 위해 조기에 수액 소생술과 혈압상승제를 사용하는 것이 이러한 환자, 특히 현저히 혈관이 확장된(예: 패혈증, 간경변 및 아나필락시스) 환자에게 중요하다.

혈관 확장성 쇼크와 좌심실부전과는 반대로 다른 양상의 쇼크에서는 진정유도와 기계환기가 심혈관계 허탈을 유발할 수 있다. 비보상성 우심부전은 기계환기로 인해 정상적으로 증가되는 폐혈관 저항에 매우 민감하다. 심장 압전 환자는 강력한 말초 혈관 수축을 통해 정맥환류를 유지한다. 이러한 두 가지 상태에서는 진정유도제에 의해 교감신경활성도가 소실되거나 기계환기를 시작하면 심혈관계 허탈이나 심정지가 발생할 수 있다. 이런 경우 조기 기관내삽관 보다는 효과적인 치료(응급 심낭배액술을 포함해서)를 우선 시행하기 위해 지연된 기관내삽관을 선택해야 한다. 현장 심장초음파가 중환자에서 혈역학적 상태를 평가하고 기도삽관 후에 혈역학적 효과를 평가하는데 도움이 된다.

대부분의 보상성 쇼크상태의 중환자는 혈압은 정상으로 유지되지만 좁은 맥압을 보인다. 보상되지 않은 쇼크에서는 특징적으로 일시적 또는 지속적인 저혈압이 나타나는데, 이것은 정상적인 관류압을 유지하기위한 생리학적 메커니즘이 압도되어 저관류가 오래 지속되었을 때 나타나는 말기 징후이다. 평균동맥압(MAP) <65 mmHg, 수축기혈압(SBP) <90 mmHg, 혹은 평균동맥압이 기저혈압보다 20 mm Hg 이상 떨어지면 임상적 관류저하의 징후가 보이지 않더라도 비보상성 쇼크라고 평가할 수 있다. 저혈압성 쇼크일 때 응급 기관내삽관 전후 심정지가 최고 15%까지 발생한다. 무조건적으로 즉시 기관내삽관이 필요한 상황이 아니라면 진정유도 전 혈역학적 안정성을 먼저 개선하는 노력이 필요하다.

수축기혈압은 심혈관 상태를 평가할 단일 지표로는 적절하지 않으며, 정상 혹은 높은 혈압도 단독적으로 적절한 혈류의 징후로 해석되어서는 안 된다. 심박수/수축기혈압으로 계산되는 쇼크지수(shock index, SI)는 심장의 효율을 나타내는 간단한 지표로서, 취약한 상태이지만 정상 혈압을 보여 의료진을 현혹시킬 수 있는 환자를 식별해 내는 데에 도움이 된다. 상승된 SI는 응급 기관내삽관을 포함한 여러 환자 상태에서 심혈관기능 악화와 관련이 있다. 기관내삽관 전 SI ≥ 0.8은 기관내삽관 전후로 심혈관기능 악화의 발생 위험을 미리 경고하는 지표이다. 그러나 0.8 미만인 환자의 $^1/_3$에서도 기관내삽관 전후의 심혈관기능 악화가 발생하기 때문에 사실상 모든 응급 기관내삽관 환자에서는 위험이 존재하는 것으로 간주해야 한다.

기관내삽관 시에 산소화가 부적절하면 혈역학적 대상부전(decompensation)의 위험을 높이는 탈포화를 유발할 수 있어 굉장히 위험하다. 약물과 양압환기도 심혈관 기능을 저하시키고 비가역적인 대상부전을 유발할 수 있다. 따라서 약물과 양압환기 모두 환자의 심혈관기능 상태에 따라 조심스럽게 적정시켜야(titration) 한다.

부적절한 자발호흡은 쇼크로 인해 나타나는 말기 후유증이다. 쇼크환자에서 호흡부전이 나타나면, 특히 급격한 저환기(예: 느린호흡, 무호흡)는 임박한 심정지의 징후일 수 있어 예의주시해야 한다. 즉각적 호흡 소생이 필요하지만 심혈관계 소생도 같이 시행해야 한다. 덜 중한 환자의 경우 정질(crystalloid)수액과 혈압상승제를 사용하여 심혈관계 기능 개선을 얻는 한편, 산소공급 또는 백-마스크 보조로 전산소화의 최적화를 통해서도 긍정적 효과를 볼 수 있다.

- **예상되는 임상경과는 어떠한가?**

많은 중환자에서 조기 소생 처치로 쇼크의 진행과 장기 기능부전의 속도가 늦춰지지만 몇 시간 후 악화되는 이상성의 임상경과(biphasic course)를 보인다. 대부분의 경우에 저혈압과 저관류는 개선되지만 초기치료로 완전히 회복되지는 못한다. 수액 소생치료로 인한 조직부종, 말초장기부전의 진행(급성 폐손상), 호흡일의 누적, 대사부채(metabolic debt)는 생리적 예비능을 소진시켜 성공적인 초기 소생치료에도 불구하고 수 분에서 수 시간 안에 호흡부전으로 진행된다. 호흡상태에 특히 주의를 기울여 중환자의 반복적인 재평가가 필요 하다. 호흡일의 증가와 산소요구량 증가는 급성폐손상의 악화 징후이다. 혈역학적 상태는 미묘하지만 점진적으로 악화될 수 있으며 이는 관류장애 또는 혈압상승제의 증량으로 나타난다. 악화의 진행을 인지하면 총체적 심혈관계 부전 및 호흡부전이 발생하기 전에 조기에 기관내삽관을 실행하는 것이 좋다.

불안정 환자에서 전산소화의 고려사항

중환자에서 전산소화의 최적화는 더 어렵다. 부족한 자발호흡, 폐관류와 전신관류의 저하, 높은 전신산소추출(high systemic oxygen extraction), 단락생리(shunt physiology), 장비의 한계(equipment limitation)가 모두 전산소화를 방해한다. 산소포화된 헤모글로빈이 혈액내 산소 함량의 대부분을 차지하지만 전신산소화는 심기능에 의해 조절되고 제한된다. 전산소화를 최적화시켰더라도 탈포화의 정도는 심혈관 기능과 전신산소추출에 달려있다. 임상적으로 상태가 나쁘면 결국 기관내삽관에 완전히 성공할 때까지 무호흡 상태에서 정상 혈중산소농도를 유지하는 시간이 현저히 짧아지게 된다. 기관내삽관 중 고탄산혈증은 산혈증을 악화시킬 수 있는 가능성이 있으며, 이러한 위험을 더욱 증가시킨다.

표준화된 전산소화 방법이 중환자에서는 부적절할 수 있다. 비재호흡 마스크(NRB)를 확실 하게 밀착시키고, 폐쇄순환(closed circuit) 상태에서 3분간 전산소화를 하거나 8번의 폐활량 호흡을 하는 방법은 수술실에서 얻은 데이터를 통하여 만든 것이다. 수술실 밖에서는 비재호흡 마스크가 딱딱한 데다가 밀봉하지 않으면 완벽히 얼굴에 밀착되지 않으며, 흡입산소분율 100%에 근접하기 위해서는 마스크에 부착된 공기주머니를 채워야 한다. 마스크가 밀봉되지 않으면 대기중 공기가 마스크 안으로 들어가며 공기주머니에 의해 공급된 산소와 희석된다. 분당환기량(minute ventilation)이 많다면 공급해주는 산소의 유량을 쉽게 초과할 수 있기 때문에 비재호흡 마스크 전산소화 중 흡입산소분율이 50~65% 수준까지 떨어질 수 있다. 산소유량을 분당 40에서 70 L/min 정도의 "flush flow" 속도까지 올리면 일반 비재호흡 마스크를 사용하여 흡입산소분율을 100% 가까이 유지할 수 있다. 게다가 폐단락이 있는 환자에서는 흡입산소분율을 올려도 저산소혈증을 보인다. 이런 이유 때문에 비침습적 양압 환기(NIPPV) 혹은 고유량 비강 산소(HFNO)를 이용한 전산소화는 높은 흡인산소분율을 제공하기 위한 좋은 방법이며 호기말양압을 통해 폐포 모집(alveolar recruitment)을 증진한다. 고유량 비강 캐뉼라는 가열/가습한 산소를 분당 30에서 70 L/min까지 공급할 수 있는데, 이는 비침습적 양압 환기를 견딜 수 없는 환자의 전산소화에 유용하다. 중환자에서 고유량 코산소주입과 표준적 전산소화 방법을 비교하는 연구들에서 결과들이 서로 다른 것으로 보였으나 RSI가 계획된 가장 심각한 저산소증 환자를 제외하고는 모든 환자에게서 동일하게 나타났다. 마지막으로, 흡입형 산화질소나 흡입형 프로스타글란딘과 같은 저용량 혈관확장제의 흡입은 환기/관류 불균형을 줄이고 전산소화를 개선시킨다. 이와 같은 약제들은 주로 중환자실에서 삽관이 되는 환자들에서 사전 준비를 통하여 사용이 이루어지며 응급실에서 시행되는 기관삽관에서는 거의 사용을 할 수 없다.

후두경 사용 시 상기도를 통해 산소를 공급해주면 안전한 무호흡 기간이 늘어난다. 무호흡 동안 폐순환을 통해 산소가 지속적으로 혈류로 추출되는데, 이것은 상기도와 폐포 사이에 산소 분압경사를 만들어, 결국 상기도에서 폐포로 산소가 확산된다. 중환자에서 무호흡 기간 동안의 산소화에 대한 연구결과는 연구마다 서로 다른 결과를 보이긴 한다. 그러나 이런 저비용 치료는 응급기도관리를 거의 방해하지 않아 고위험 환자에서 권장한다.

기관내삽관 시에 전신산소화는 필수적이다. 심혈관계 기능이 떨어지면 말초혈관과 중심동맥의 산소분합 수치의 시간차(lag)를 더욱 벌린다. 맥박산소포화도 측정기는 신호를 평균해서 나타내므로, 이러한 지연현상이 더 크게 나타나며(11장 참고), 특히 저산소증이 있을 때 두드러지게 나타난다(예: 산화혈색소 해리곡선의 변곡점에서 시작). 동맥혈 탈포화가 급격히 진행 중일 때 이런 지연 현상으로 인해 중심 동맥의 산소화 정도가 말초 동맥 산소화에 반영될 때까지 60초에서 90초까지 지연될 수 있다. 반대로 성공적인 기관내삽관 후 100% 산소의 공급한 뒤에도 산소분압 변화는 늦게 나타날 수 있다. 이마와 귀에 부착하는 탐촉자(probe)는 심장과 거리가 더욱 가까워 말초 탐촉자에 비해 반응이 빠르게 나타날 수 있다. 이러한 이유로 중환자에게는 이마 탐촉자가 선호되며 저혈압 시 말초 탐촉자에 비해 신호탐지능력이 더 신뢰할 만하다. 수축기 혈압이 80 mmHg 미만에서는 피부 동맥 박동으로 산소포화도를 측정하는 것이 정확도가 떨어진다.

혈액학적 최적화

대부분의 중환자는 체액 균형의 부조화 상태이며, 이로 인해 흉강내압 증가와 진정유도제에 더 큰 반응을 보인다. 이러한 체액 균형의 부조화는 체액결핍(예: 출혈성쇼크), 체액과다(예: 신장성 폐부종), 혈관 순응도 이상(예: 패혈증에서 전신 혈관저항 저하), 또는 심장 기능장애(심장성 폐부종, 우심실부전)에 의해야기된다. 기저의 병리생리에 대한 적합한 치료를 위해서는 사려 깊은 소생술이 필요하다.

적극적인 소생을 가능하게 하기 위해서는 적절한 정맥로를 확보해야 한다. 두 번째로, 수액 반응 정도에 대한 확인이 필요하다. 수액부하(fluid challenge)로 인하여 심박출량이 반응하는 지를 평가할 수 있는 여러가지 역동적 평가방법이 있다. 대부분의 환자들은 경험적 수액부하에 대하여 반응하지만, 불안정한 환자에서는 체액 과다로 인한 부작용을 피하기 위해서 수액투여에 대한 반응을 평가해야 한다. 수액 소생술을 받은 환자 또는 역동적 평가에 대해서 반응이 없는 환자들에게는 승압제 투여를 시작해야 한다. 기관내삽관 전 불안정 한 환자에게는 덩이주사보다는 지속적으로 점적정주 방식이 선호된다. 삽관 후 저혈압(PIH) 위험이 높은 환자들에게는 승압제를 바로 투여할 수 있도록 준비해 놓는 것이 좋다.

혈역학적 위험상황에 있는 환자는 기관내삽관과 관련된 위험을 고려하면 집중적인 혈역학적 감시의 적응증이다. 기도삽관 전후 기간 중에는 3~5분간마다 비침습적 혈압 측정을 포함한 지속적 심장기능 감시가 필요하다. 기도삽관 전부터 지속적 감시를 시작해야 한다. 어떠한 측정기구를 사용하든지 혈압은 혈류와 같지 않다는 것을 기억해야 한다(예: 심박출량과 산소운반). 저산소증 또는 후두경검사와 관련이 없는 점진적인 서맥은 종종 심한 쇼크상태와 심정지가 임박했음을 나타내는 징표이다.

진정유도

기도삽관 시 사용하는 약물은 중환자에게는 양날의 검이 될 수 있다. 이런 약물은 기관내 삽관을 용이하게 해 주지만 동시에 쇼크와 심정지를 포함한 심혈관적으로 극도로 나쁜 결과를 야기할 수 있다. 저혈량, 혈관확장 또는 비정상적인 심기능으로 인해 생리학적 보존력이 감소된 환자는 기도관리 과정에서 부작용이 발생할 위험이 더 높다. 저혈압 쇼크 환자들이 그 중 극단의 예 중 하나이다. 대부분의 쇼크상태는 교감신경긴장도가 높아져 있는데, 이것은 최소한의 심박출량을 유지하기 위한 보상적 기전이다.

대부분의 진정유도제는 교감신경긴장도를 크게 낮추고 후두경검사 시 반응성 교감신경 활성을 약화시킨다. 아편계, 진정-수면제 및 신경 이완제를 포함한 내인성 카테콜라민 반응을 없애는 약물은 유사한 해로운 영향을 미칠 수 있다. 내인성 교감신경 긴장도를 줄이면 정맥과 동맥의 혈관확장을 일으키고 정맥환류를 줄여 저혈압을 야기한다. 어떠한 마취 약물은 또한 직접적으로 심근기능약화를 일으키기도 한다.

약물선택은 신중해야 한다. 진정-최면 유도제는 심지어 용량을 줄이더라도 내인성 카테콜라민을 없애게 되어 동맥, 정맥 혈관확장을 일으킨다. 전신 혈관확장으로 인해 정맥환류를 위한 혈압차이가 줄어드는데, 기계환기를 시작하면 흉강내압이 증가하므로 더욱 줄어들게 된다. 어떤 중환자에게는 기관내삽관이 어렵거나 삽관 후 기계호흡이 어려울 것으로 예상되어, 자발호흡을 유지한 상태에서 자각상태 기관내삽관을 하는 것이 최선의 선택이다. 진정유도 약물은 비슷한 교감신경차단을 보이지만 빠른연속기관삽관을 수행하기 위해 필수적이다. 심혈관계에 미치는 나쁜 영향은 약물의 종류와 그 양에 따라 모두 영향을 받는다. 흔히 권장되는 양은 정상적인 혈역학, 심혈관 기능을 가진 환자에 해당되는 것이므로, 이 용량은 매우 중한 환자에게는 치명적일 수 있다. 명백한 저혈압 또는 보상된 쇼크상태에서는 기본의 절반 또는 $^1/_3$의 양이 권장된다. 권장된 약물을 사용하고, 특히 삽관 직후 진정과 진통관리를 적절히 한다면 적절한 진정과 기억상실을 보장할 수 있다.

진정-최면 약물에 따라 심혈관계 영향은 달리 나타난다. Etomidate와 Ketamine 가장 혈역학적으로 안정적인 진정유도 약물로 알려져 있다. 하지만 심혈관계에 영향이 호전적이라도 Etomidate와 Ketamine 모두 쇼크 환자에게 사용할 경우 투여량 조절이 필요하다(예: Etomidate는 Kg당 0.1~0.15 mg, Ketamine은 kg당 0.5~0.75 mg). 최신의 데이터에 따르면 Ketamine은 응급실에서 기관삽관을 하는 동안 etomidate보다 저혈압이 더 많이 유발되었으며 이는 특히 장기간의 질병이력이 있거나 부신의 보존이 적은 환자들에서 더 자주 발생을 하였다. 이러한 경우에는 ketamine의 간접적인 카테콜라민의 방출은 최소이며 심근억제 효과는 증대된다. 약제에 상관없이 어쨌든, 적은 쪽으로 오류를 범하는 것이 과도한 것보다 낫다. 기도삽관자는 투여량 조절과 순환 시간의 지연으로 인해 약물 작용시간이 지연될 것을 예상해야 한다.

신경근 차단제(NMBAs)는 혈역학적 위험성이 적고 투여량은 정상량을 주입해야 한다. Succi nylcholine과 Rocuronium은 둘 다 혈역학적으로 안정적인 신경근 차단제이다. 어려운 기도로 판단된 환자의 경우, 굴곡내시경을 이용하여 국소마취와 제한적 진정(또는 비진정)만을 한 자각상태 기관삽관을 시행하면 어려운 기도를 해결하고 진정유도제로 인한 저혈압이 발생할 가능성도 예방할 수 있다. Succinylcholine만 투여하고 기관내삽관을 시행하는 일은 추천되지는 않지만 매우 심한 쇼크상태의 의식저하 환자나 심정지가 임박한 상태에서 기관내 삽관을 위해 근이완이 필요한데 적은 양의 진정유도 약물도 견딜 수 없는 환자들에게는 필요한 조치일 수 있다.

삽관 후의 관리

기계호흡

삽관 후 양압환기는 조심스럽게 시작해야 한다. 흉강내 양압은 우측 심장으로 돌아오는 정맥환류를 줄이는데, 저혈량 상태에서는 더욱 줄어든다. 긴장성기흉과 자가 호기말 기도 양압(auto-PEEP) 같은 병리적 상황은 흉강내압을 증대시키고 혈역학적으로 부정적인 영향을 끼친다. 대부분 의사들은 긴장성기흉과 연관된 위험성에 대해서 인지하고 있지만 사실 역동적 과팽창(dynamic hyperinflation)이 훨씬 더 흔하다. 의도적이든 의도하지 않았든 과호흡으로 인해 호기시간이 일회호흡량을 완전히 다 내뱉을 수 없을 정도로 짧아진다면 역동적인 과팽창을 야기하고 결국 자가호기말양압이라고 알려져 있는 흉강내 양압을 유발하여 정맥환류를 방해한다. 역동적 과팽창의 위험성은 폐쇄성 폐질환에서 더욱 증가되나 어떤 환자에서도 양압호흡 중 자가호기말양압이 발생할 수 있다. 자가호기말양압을 탐지하지 못한다면 비가역적 저혈압과 심정지가 발생할 수 있다.

기관내삽관 직후 과도한 일회호흡량과 부적절하게 빠른 속도로 호흡하는 과호흡이 특히 도수(manual) 백 환기 중에 흔히 발생한다. 이때가 진정유도제 효과가 동시에 나타나는 취약한 시간이다. 대부분의 소생백(resuscitation bag)은 용량이 1,500 mL이고, 일회호흡량 500 mL를 주기 위해서는 한 손으로 백을 짜야 한다는 것을 알아야 한다. 이와 비슷하게, 호흡 후 백이 빠르게 재팽창 되었다고 해서 다음 호흡을 할 준비가 된 것은 아니다. 속도가 과도하지 않다는 것을 확인하기 위해 시계를 사용하거나 숫자를 세어 박자를 맞추어야 한다. 기도관리자는 다른 의료진이 수동 환기를 도와주고 있다면 과호흡을 하지 않도록 특히 주의해야 한다. 환기량과(백을 짜는 정도) 속도(하나, 둘, 셋, 넷, 다섯, 호흡, 하나, 둘, 셋, 넷, 다섯, 호흡. 같이 박자를 세는 것)를 별도로 지시해야 한다. 단순히 호흡 시 환자의 흉부 소리를 들음으로서 완전한 호기를 위한 충분한 시간을 보장할 수 있다. 다음 호흡을 시작하기전 흉부는 기도의 호기 완료를 의미하는 적막이 있어야 한다. 각 호흡주기가 끝났음을 파악하는 조금 더 정교한 방법으로는 기계호흡을 하고 있을 때 인공호흡기의 시간-기류 그래픽이 0점으로 돌아오는 것을 확인하는 것이다.

기계호흡 전략은 주로 기저 병태생리에 따라 결정한다. 모든 환자에서 이상체중(IBW) 1 kg 당 7 mL의 일회호흡량을 제공하는 폐보호 호흡을 시행하는 것이 좋다(10장 참고).

삽관 후 진정

삽관 후 진정은 진정유도 약물처럼 교감신경차단효과로 인해 저혈압을 일으킬 수 있다. 환자의 안정과 환자-인공호흡기 조화(synchrony)가 최우선이다. 필요한 진정의 수준을 과도하게 예상하는 경우가 종종 있다. 마취제와 수면제는 환자의 컨디션에 따라 맞추어야 한다. 많은 시술자가 저혈압 가능성을 의식하여 벤조디아제핀(예: 로라제팜, 미다졸람)을 프로포폴보다 선호하는데, 선택한 약을 적절하게 적정한 양으로 투여하는 것이 가장 중요하다. 삽관 후 진정의 일차적 방법으로 간헐적 또는 지속적으로 아편유사제를 투여하는 방법이 점점 많이 사용되고 있다. 고통스러운 침습적 술기가 없다면 저혈압을 악화시키거나 승압제 용량을 늘려야 하는 깊은 진정보다는 환자가 기관내삽관을 견딜 정도의 얕은 진정이 선호된다. 에토미데이트는 선호할 만한 혈역학적 특성에도 불구하고 심각한 부신기능저하를 유발할 수 있어서 삽관 후 진정에 사용해서는 안 된다.

삽관 후 저혈압(PIH)은 흔하게 나타나는 임상상황이지만 삽관의 어쩔 수 없는 결과로 받아들여서는 안 된다. 삽관 후 저혈압은 정상 혈압 환자의 응급 기관내삽관 중 $^1/_4$에서 발생하고, 심각한 경우(수축기혈압 <70 mmHg)는 많게는 10%까지 발생을 한다. 삽관 후 저혈압은 병원내 사망 위험도 증가와 독립적으로 연관되어 있다. 삽관 후 저혈압이 나쁜 결과에 직접적으로 기여하는 것인지 또는 단지 심각한 질환의 고위험 표지자인지는 불확실하다. 두 경우 모두 삽관 후 저혈압과 관련된 위험이 있으면, 기도관리와 관계없는 전신 저혈압(비보상성 쇼크)에서와 같이 빠르고 체계 적인 혈역학적 소생술을 시행해야 한다.

요약

기도관리의 궁극적 목표는 전신 산소화와 환기 및 관류를 적절한 수준으로 유지하는 것이다. 불안정한 환자는 생리적 변화가 발생하여 이러한 목표점을 복잡하게 한다. 삽관은 중환자 소생술의 필수적인 부분이지만 삽관 전 관리, 삽관 기술, 약제와 삽관 후 기계환기 전략도 삽관 전후의 혈역학에 영향을 미쳐 결국 환자의 예후와 관련이 있다(표 33-1). 세심한 계획, 조직적인 소생술, 그리고 삽관 전후 관리는 안전한 삽관과 결과를 최적화하기 위함이다.

근거가 되는 연구

누가 삽관 후 저혈압 또는 순환계의 허탈을 일으킬 만한가?

1년간 도시지역 응급의학과에서 삽관된 모든 환자를 조사한 후향성 코호트연구에서 삽관 전 쇼크지수(SI)가 0.8 이상인 경우 삽관 후 저혈압에 대해 67%의 민감도와 80%의 특이도를 보였다.[1] 비슷하게, 삽관 전 쇼크지수가 0.90을 초과하는 경우는 중환자실에서 삽관된 환자 중 삽관 후 저혈압에 3.17의 오즈비(95% 신뢰구간, 1.36~7.73)를 보였다.[2] 삽관 전 쇼크지수가 유용할지라도 정상 쇼크지수를 보인 환자 중 $^{1}/_{3}$에서 삽관 후 저혈압이 나타났다. 최근의 다기관, 다국적 관찰연구에서 중환자의 거의 절반이 합병증이 발생을 하였고 저혈압이 가장 많았다(43%). 반면에, 관찰연구들과 2개의 최근의 예측 점수들은 고령, 삽관 전 저혈압 또는 쇼크, 호흡부전에서 삽관, 그리고 높은 APACHE점수는 모두 삽관 후 심혈관계의 허탈의 강력한 예측인자들이다.[3-7] National Emergency Airway 레지스트리의 최근 15,000건의 삽관에 대한 분석에 따르면 삽관 전 쇼크 또는 저산소혈증은 삽관 전후로 심정지의 위험이 adjusted odds로 6.1와 3.1로 의미있게 증가되는 것으로 나타났다.[8]

삽관과 관련된 혈역학적 부작용에 대한 증거는 무엇인가?

삽관 후 저혈압은 중환자실에서 삽관된 환자의 거의 절반에서 나타나는 것으로 보고된다.[9] 42개의 중환자실에서 1,400건의 연속적인 기도삽관을 연구한 결과 환자 중 30%에서 심한 심혈관계 허탈이 보고되었다.[10] 삽관 전후 저혈압은 삽관과 관련된 사망에 대한 즉각적 위험도를 높일 뿐 아니라 병원 내 사망률, 중환자실 입원기간 연장, 그리고 기계환기 지연 등의 위험도도 높인다.[11,12]

술기 전 산소투여의 최선의 방법을 권장하는 것에 대한 증거가 있나?

42건의 연속적인 삽관을 연구한 전향적 연구에서 Mort는 중환자에서 안면마스크를 사용한 술기전 산소투여에 최선을 다해도 환자 중 20% 미만에서만 효과가 있다는 것을 보여줬다.[13] 그는 재차 시행한 연구에서 술기 전 산소투여 시간을 4분에서 8분으로 2배 늘렸으나 효과의 차이는 없었다.[14] 한 무작위대조시험에서 중환자실의 중환자에게 비침습적 양압 환기를 하면 안면마스크보다 전산소화를 유의하게 호전시키는 것으로 나타났다.[15] 고유량 비강 캐뉼라(HFNC) 사용에 대한 증거는 연구마다 다르다. 두 개의 무작위대조시험에서는 탈포화도에 유의한 차이가 없는 것으로 나타났으나, 한 관찰연구에서는 중환자실 환경에서 고유량 비강 캐뉼라가 도움이 되는 것으로 나타났다.[16-19]

표 33-1 혈역학적 불안정한 환자에서 적절한 기관삽관을 위한 전략

	전산소화	혈역학적 최적화	유도	삽관 후 관리	기타
저혈량성 쇼크	• 안면마스크 + 비강 캐뉼라 • 고유량 비강 캐뉼라 • 양압치료는 적절한 수액치료전까지 저혈압을 악화시킬 수 있음	• 신속한 수액 투여 • 필요 시 빠른 수혈 • 큰 사이즈 정맥로 확보	• 혈역학적 영향이 적은 진정유도제 사용 • 빠른연속기관삽관	• 폐보호 환기 • 내인성호기말양압을 피할 것	• 높은 혈관저항성을 고려할 때 대량 수액 주입이 혈압상승제보다 선호됨
패혈성 쇼크	• 안면마스크 + 비강 캐뉼라 • 고유량 비강 캐뉼라 • 폐렴 또는 급성호흡곤란 증후군 시 비침습적 양압 환기 vs 자각상태 기관삽관	• 경험적 수액 투여 • 수액투여에 따른 반응을 역동적으로 평가 • 반응이 있은 경우 수액 추가투여 • 노르에피네프린 투여	• 혈역학적 영향이 적은 진정유도제 적은 용량 사용 • 빠른연속기관삽관	• 폐보호 환기 • 내인성호기말양압을 피할 것	• 패혈증과 원인에 근거한 혈역학적 치료
우심실 부전	• 안면마스크 + 비강 캐뉼라 • 고유량 비강 캐뉼라 • 비침습적 양압 환기 + 낮은 수준의 호기말양압	• 침상옆 초음파를 이용한 평가 (우심실기능) • 조심스러운 수액투여 • 승압제 조기투여 • 폐혈관 확장제	• 혈역학적 영향이 적은 진정유도제 사용	• 낮은 평균기도압 • 무기폐, 저산소혈증, 과이산화탄소혈증을 예방	
심장 눌림증	• 안면마스크 + 비강 캐뉼라 • 고유량 비강 캐뉼라 • 비침습적 양압 환기는 저혈압을 악화시킬 수 있음	• 수액투여 • 심낭천자가 우선순위가 될 경우 삽관은 지연	• 혈역학적 영향이 적은 진정유도제 적은 용량 사용 • 빠른연속기관삽관	• 대량의 수액투여 • 심낭천자술	
심한 대사성 산증	• 안면마스크 + 비강 캐뉼라 • 고유량 비강 캐뉼라 • 비침습적 양압 환기	• 대상성산증 악화를 피하기 위한 염기성 또는 적절한 균형 수액 사용 • 당뇨병성케톤증시 인슐린 사용 • 독성물질과 관련된 대사성산증 시 조기 투석 고려	• 기계환기의 제한으로 인한 높은 분당환기(>30 L/min)의 경우 신경차단제를 피할 것	• 대상성산증에 대한 호흡보상에 관한 판단 • 삽관 전 분당환기량과 비교평가 • 환자기계호흡 조화	
저산소성 호흡부전	• 비침습적 양압 환기가 선호됨 • 고유량 비강 캐뉼라 • 안면마스크 + 비강 캐뉼라	• 수액투여에 따른 반응에 관한 동적 평가(dynamic assessment) • 불필요한 정맥내수액투여 제한 • 노르에피네프린 점적투여	• 혈역학적 영향이 적은 진정유도제 적은 용량 사용 • 빠른연속기관삽관	• 폐보호환기 • 지속적인 근이완제 사용 • 불응성 저산소혈증 시 높은 양압환기 제공	• 급성호흡곤란증후군, 패혈성쇼크 환자는 심장기능 저하를 보이는 경우가 많으므로 수액치료 후 반응여부에 대한 평가가 반드시 이루어져야 함

참고문헌

1. Heffner AC, Swords DS, Nussbaum ML, et al. Predictors of the complication of postintubation hypotension during emergency airway management. *J Crit Care*. 2012;27:587-593.
2. Trivedi S, Demirci O, Arteaga G, et al. Evaluation of preintubation shock index and modified shock index as predictors of postintubation hypotension and other short-term outcomes. *J Crit Care*. 2015;30:861.e1-861.e7.
3. Russotto V, Myatra SN, Laffey JG, et al. Intubation practices and adverse peri-intubation events in critically ill patients from 29 countries. *JAMA*. 2021;325(12):1164-1172.
4. Smischney NJ, Kashyap R, Khanna AK, et al. Risk factors for and prediction of post-intubation hypotension in critically ill adults: a multicenter prospective cohort study. *PLoS One*. 2020;15(8):e0233852.
5. Halliday SJ, Casey JD, Rice TW, et al. Risk factors for cardiovascular collapse during tracheal intubation of critically ill adults. *Ann Am Thorac Soc*. 2020;17(8):1021-1024.
6. Kim JM, Shin TG, Hwang SY, et al. Sedative dose and patient variable impacts on postintubation hypotension in emergency airway management. *Am J Emerg Med*. 2019;37(7):1248-1253.
7. Lee K, Jang JS, Kim J, Suh YJ. Age shock index, shock index, and modified shock index for predicting postintubation hypotension in the emergency department. *Am J Emerg Med*. 2020;38(5):911-915.
8. April MD, Arana A, Reynolds JC, et al; NEAR Investigators. Peri-intubation cardiac arrest in the Emergency Department: a National Emergency Airway Registry (NEAR) study. *Resuscitation*. 2021;162:403-411.
9. Simpson GD, Ross MJ, McKeown DW, et al. Tracheal intubation in the critically ill: a multi-centre national study of practice and complications. *Br J Anaesth*. 2012;108:792-799.
10. Perbet S, De Jong A, Delmas J, et al. Incidence of and risk factors for severe cardiovascular collapse after endotracheal intubation in the ICU: a multicenter observational study. *Crit Care*. 2015;19:257.
11. Green RS, Edwards J, Sabri E, et al. Evaluation of the incidence, risk factors, and impact on patient outcomes of postintubation hemodynamic instability. *CJEM*. 2012;14:74-82.
12. Green RS, Turgeon AF, McIntyre LA, et al. Postintubation hypotension in intensive care unit patients: a multicenter cohort study. *J Crit Care*. 2015;30:1055-1060.
13. Heffner AC, Swords D, Kline JA, et al. The frequency and significance of postintubation hypotension during emergency airway management. *J Crit Care*. 2012;27:417.e9-417.e13.
14. Mort TC. Preoxygenation in critically ill patients requiring emergency tracheal intubation. *Crit Care Med*. 2005;33:2672-2675.
15. Mort TC, Waberski BH, Clive J. Extending the preoxygenation period from 4 to 8 mins in critically ill patients undergoing emergency intubation. *Crit Care Med*. 2009;37:68-71.
16. Baillard C, Fosse JP, Sebbane M, et al. Noninvasive ventilation improves preoxygenation before intubation of hypoxic patients. *Am J Respir Crit Care Med*. 2006;174:171-177.
17. Semler MW, Janz DR, Lentz RJ, et al; FELLOW Investigators; the Pragmatic Critical Care Research Group. Randomized trial of apneic oxygenation during endotracheal intubation of the critically ill. *Am J Respir Crit Care Med*. 2016;193:273-280.
18. Vourc'h M, Asfar P, Volteau C, et al. High-flow nasal cannula oxygen during endotracheal intubation in hypoxemic patients: a randomized controlled clinical trial. *Intensive Care Med*. 2015;41:1538-1548.
19. Miguel-Montanes R, Hajage D, Messika J, et al. Use of high-flow nasal cannula oxygen therapy to prevent desaturation during tracheal intubation of intensive care patients with mild-to-moderate hypoxemia. *Crit Care Med*. 2015;43:574-583.

CHAPTER 34

외상성 기도

(The Trauma Airway)

Michael G. Gonzalez, Ali S. Raja | 이인혜

임상적 과제

효과적인 기도관리는 중증 외상 환자의 소생에 필수 요소이다. 다발성 손상에서 기도 중재의 시기 및 종류는 우선 순위 결정 및 평가에 의해 영향을 받지만, 기본적으로 외상 환자의 기도 처치는 복잡한 내과적 질환에서의 기도유지 방법과 차이가 없다. 일관된 접근 방법을 유지하고 재연해 낼 수 있는 사고 과정 능력은 기도유지 성공 확률을 높인다.

외상 환자의 삽관 여부는 기도 외에도 수많은 요소들에 의해 결정된다. 1장에서 논의된 삽관의 적응증 중 외상에 의한 혼수 상태로 인해 기도 유지 및 방어 능력이 상실된 경우가 포함된다. 이런 경우 삽관이 필요한 것은 명백하다. 환기나 산소화가 실패하는 경우는 흔치 않다. 환기는 중독이나 두부 외상, 기흉, 혈흉 같은 직접적인 흉부 손상과 종종 관련이 있다. 산소화는 직접적인 흉부 외상에 의해 종종 발생할 뿐만 아니라 쇼크로 인해 발생하는 폐의 광범위한 모세혈관 손상으로 유발되는 폐부종에 의해 발생한다. 이런 상태를 쇼크성 폐(shock lung) 또는 급성호흡곤란증후군(acute respiratory distress syndrome)으로 일컫는다. 외상 환자의 가장 일반적인 기도 삽관의 적응증은 또한 가장 어려운 문제이기도 하다. 이런 상황은 기도 자체, 산소화, 환기가 모두 적절하더라도 다발성 손상, 영상 촬영의 필요성, 혈역학적 불안정성, 아픈 술기의 필요성, 수술의 필요성, 악화 가능성, 공격적인 행동, 기타 다른 고려 사항들을 종합하여 예측되는 임상 상황을 고려하여 기도 삽관을 결정하게 된다.

NEAR (National Emergency Airway Registry) 데이터베이스의 최근 분석에 따르면, 외상에서의 삽관은 모든 응급실(ED) 삽관의 23%를 차지했으며 두부 손상, 다기관 외상, 안면/목 외상 및 환자의 공격성이 가장 흔한 삽관 원인으로 확인되었다("근거가 되는 연구" 참조).

기도에 대한 접근 방법

많은 외상 삽관이 결국 간단한 술기로 성공적으로 끝났다고 할지라도, 모든 손상 환자의 삽관은 잠재적으로 어려운 기도로 다루어야 한다. 두 가지 기본적인 질문을 스스로에게 하여 초점화된 환자 평가를 해야 한다. 첫째, 어려운 해부학적 구조로 인해 삽관 술기가 어려울까? 어려운 기도에 대한 약어(LEMON, ROMAN, SMART, RODS: 2장 참고)를 체계적으로 사용하면 이 질문을 답하는 데 도움이 될 것이다. 둘째, 호흡 생리 기능에 손상을 받았는가? 이 질문은 임상의가 손상 및 처치 또는 환자의 기저질환으로 인해 삽관 전후 및 도중에 발생할 수 있는 변화를 예측해야 함을 의미한다. 생리학적 최적화(3장 및 5장)에 초점을 맞추면 빠른연속기관삽관(RSI)으로 인한 혈역학적 불안정함을 완화하는데 도움이 된다.

어려운 기도의 평가

어려운 기도와 관련한 약어의 (mnemonic) 적용은 현장에서 어려운 기도를 빠르게 인식할 수 있도록 해 준다. LEMON은 2000년에 본 책의 초판에 처음 소개된 이후 최신 전문외상소생술(ATLS)에 기도 평가 방법으로 소개될 정도로 가치가 있다. 약어에 대해서는 2장에 상세히 설명하였으며, 이 파트에서는 외상과 관련한 특별한 부분들에 대하여 기술하겠다.

1. **L**: 외관을 살펴라(Look externally). 얼굴, 구강 및 목에 대한 손상이 해부학적 구조를 변형시켰거나 기도로의 접근을 방해하고 기도내삽관을 어렵게 하거나 불가능하게 할 가능성이 있다. 수염, 출혈, 기존 환자의 얼굴 형태, 해부학적 손상(ROMAN)에 인해 마스크의 완전한 밀폐가 유지되기 어려울 수 있다. 목을 잡고 넘어뜨리거나 혈종이 발생한 목 앞부분의 손상은 성공적인 윤상갑상막절개술(SMART)을 어렵게 하거나 성문외 기구(EGD)의 삽입을 어렵게(RODS) 할 수 있다.
2. **E**: 3-3-2를 평가하라(Evaluate 3-3-2). 둔상 환자는 경추를 고정하는 경우들이 있다. 이런 경추 고정 장치는 기도 삽관의 결정을 내려야 할 때 통상적으로 착용되어 있다. 경추 보호대는 삽관 중 경추 움직임을 제한하는 데에 그다지 효과적이지 않지만 입이 벌어지는 것을 방해하여 후두경 검사와 성문외 기구의 삽입을 모두 힘들게(RODS) 한다. 이러한 경우, 과굴곡 비디오후두경(hyperangulated video laryngoscope)이 일반 형태의 후두경보다 성문을 잘 보이게 할 수 있다. 일차 평가(primary survey)를 용이하게 하기 위해서는 경추고정장치의 앞 부분을 열어야 하며, 삽관 또는 윤상갑상막절개술을 진행하는 동안에는 경추고정장치를 완전히 제거하고 수기 선상 경추 고정(in-line cervical stabilization)이 유지된 상태에서 진행한다. 하악골 골절과 같은 손상은 구강 접근을 오히려 너무 쉽게 하거나 되려 어렵게 만들 수 있어 입을 벌리는 것은 가능한 한 신중하게 접근해야 한다.
3. **M**: 말람파티(Mallampati). 외상 환자는 공식 말람파티 평가에 거의 협조할 수 없다. 기도 삽관 시행자는 환자의 입을 부드럽게 가능한 크게 벌리고 조명이 있는 후두경 날이나 설압자를 이용하여 구강 접근성을 눈으로 확인하여야 한다. 이때 보이지 않았던 상기도의 잠재적인 출혈

이나 파열이 분명히 확인될 수 있다. 이 방법은 구역 반사를 확인하는 것이 아니므로 누르는 것은 삼가야 한다. 입을 벌릴 때 무심코 "구역 반사를 확인"하지 않는 것이 중요하다. 이는 유용한 정보 주지 않을 뿐 아니라 구토를 유발할 수 있다.

4. **O**: 폐쇄(Obstruction), 비만(Obesity). 폐쇄는 출혈이나 혈종에 의해 흔히 발생하며 후두경 검사, 백-마스크 환기(ROMAN), 성문외 기구의 삽입(RODS)을 방해할 수 있다. 외상 환자에서 비만은 비외상 환자에서와 마찬가지로 어려움이 된다.
5. **N**: 목의 가동성(Neck mobility). 모든 둔상 환자는 기도관리 중 경추 부위의 선상 고정(in-line stabilization)이 필요하다. 선상고정법은 명칭에서도 알 수 있듯이 환자를 스니핑 자세(sniffing position)로 만들기 힘들게 하고, 결과적으로 성문을 직접 보기 어렵게 할 것으로 예상할 수 있다. 선상고정법이 필요한 경우, 성문 시야를 향상하기 위해 외부 후두 조작(OELM), 비디오후두경과 같은 다른 방법이나 전체적인 기도관리 계획의 일부로 구조 장치(예: bougie, 성문외 기구, 수술적 장비)의 준비를 고려해야 한다. 머리에 총상을 당한 경우와 목에 관통상을 입은 경우 척추 고정의 필요성과 관련하여 두가지 이견이 있다. 두부 총상 환자들은 총알에 의해 전달된 힘이 머리와 얼굴에 상처를 입힐 수 있지만 그 자체로 척추 골절을 유발하기는 부족하다는 충분한 근거들이 있다. 두 형태의 환자들 모두에서 의사결정은 신경학적 검사를 통해 치료 결정을 해야한다. 간단히 말하자면, 정상적인 신경학적 소견을 보이면 기도의 시야를 개선하기 위해 부드러운 목의 움직임은 허용된다. 신경학적 검사상 이상이 있는 경우는 경추 척수 손상이 있다는 것을 시사하므로 반드시 경추부의 선상고정법을 해야 한다.

특별한 임상적 상황

외상 환자의 기도관리는 응급 진료에서 가장 어려운 임상 상황 중 하나이다. 이런 기도관리를위해서는 다방면의 기술적 지식이 필요하며 재현 가능한 지침(기도관리 알고리즘)에 의거하여 좋은 판단을 내려야 하며 전문적인 기술이 요구된다. 이번 장에서는 몇 가지 고위험 외상 기도 시나리오들과 관련된 고려 사항을 설명할 것이다(표 34-1 참고).

표 34-1	외상 기도의 "ABCs"
A	• 기도손상(airway injury)이 있는가?
B	• 외상성 뇌손상(brain injury)이 있는가?
C	• 상당한 흉부 손상(chest injury)이 있는가? • 경추(cervical spine) 손상 위험이 있는가?
S	• 환자가 쇼크(shock) 상태인가?

A - 기도의 손상

그 자체로 삽관을 반드시 해야만 하는 상황들은 삽관 자체가 매우 어려우며 실패하기 쉽다. 기도의 직접적인 손상은 다음에서 진술하는 손상들에 의하여 발생할 수 있다.

- 악안면 외상
- 목 앞쪽 부분의 둔상 또는 관통상
- 연기 흡입

외상으로 인해 해부학적 구조가 변형된 경우 환자 상태가 치명적으로 악화될 가능성을 최소화시키는 방향으로 접근해야 한다. 기도의 손상 정도는 보통 수준일 수도 있지만 심각할 수도 있으며, 눈에 보이는 수준일 수도 있지만 잠재적일 수도 있다. 두 경우 모두에서 치료의 원칙은 환자에게 위협이 되는 상황의 기도를 조기에 안정화시키는 것이며, 이는 더 많은 선택을 할 수 있게 해 주며, 환자가 안정된 경우 보다 세밀히 환자를 접근할 수 있도록 한다. 기도 알고리즘에 따라 신경근 차단을 시행할지 여부와 일차 기도관리의 방법의 선택, 기도 구조 계획에 대하여 신중한 결정을 내려야 한다. 이동 가능한 자원(장비 및 인력)의 동원, 강력한 리더십, 팀 내 효과적인 의사소통의 중요성은 아무리 강조해도 지나치지 않다.

해부학적으로 변형된 기도에서처럼, 어려운 기도 알고리즘은 종종 각성 상태에서의 삽관(awake intubation)을 결정하게 된다. 심각한 기도 손상 징후(예: 협착음, 호흡곤란, 목소리 변화)가 있는 환자의 경우 삽관의 긴급한 정도도 높지만 신경근 차단제의 사용에 따르는 위험도 역시 높다. 증상이 경한 경우, 기도관리를 계획하고 실행할 시간적 여유가 좀 더 있지만 경미하든 아니든 기도 처치를 지연하는 것은 바람직하지 않다. 의료진은 환자의 산소화에 대한 자세한 평가를 시행해야 하며(즉, 아직 시간이 있는지), 어려운 기도라 하더라도 가능하면 수술적 방법 등의 이중 준비(double setup)가 된 상태에서 빠른연속기관삽관이 적절히 시행 가능한지를 판단해야 한다(제 5장 참고). 이런 결정은 시술자의 백-마스크나 성문외 기구를 사용한 산소화와 직접 후두경 또는 비디오후두경을 이용한 삽관의 성공 가능성에 대한 자신감에 의해 영향을 받는다. 종종 직접 후두경에 의한 삽관이 어려운 환자도 비디오후두경을 사용해 성공할 수 있다. 드물게 급격한 악화로 인해 빠른연속기관삽관을 "강제로 실행"해야 할 수도 있다(5장 참조). 이러한 상황에서는 즉각적인 기도관리의 필요성이 환자의 어려운 기도 속성보다 더 중요하며, 신경근 차단을 사용하여 "최상의 한 번의 시도(one best attempt)"를 해 볼 수 있고, 이 한 번의 시도가 실패할 경우 외과적인 구조 조치가 즉각적으로 이루어져야 한다. 시간적인 여유가 있고 기도가 혈액으로 막히지 않은 경우, 종종 가장 좋은 방법은 각성 상태에서 기도 삽관을 하는 방법으로, 이는 국소 마취제와 진정제만 투여한 상태에서 굴곡내시경(flexible endoscope)을 통해 삽관하는 것이다(17장 참고). 이런 방법은 기도 자체가 심하게 손상 받았을지라도 기도에 대한 평가와 동시에 손상 부위를 통한 세밀한 길찾기를 모두 가능하게 한다. 특히 기관의 손상이 의심되는 경우 다른 삽관 방법으로는 성문의 위와 아래 기도를 모두 볼 수 없기 때문에 기관 손상이 의심되는 경우 특히 이 내시경적 접근 방법이 좋을 수 있다. 기도가 손상된 경우, 사용되는 기관 내관(endotracheal tube)의 내경은 삽관 성공 가능성을 최대화하고 추가적인 기도 손상 가능성을 최소화하기 위해 가능한 한 작아야 한다.

연기 흡입(smoke inhalation)은 가벼운 노출에서부터 사망에 이르는 완전기도폐쇄까지 다양한 스펙트럼으로 나타날 수 있다. 초기 평가는 고위험 병력(예: 밀폐된 공간의 화재)과 고위험 신체검사 소견(예:

코털의 그을음, 코나 입 주위의 그을음, 혀에 그을음이 묻어 있거나, 쉰 목소리, 재가 섞인 가래)의 유무를 발견할 수 있도록 설계해야 한다.

심각한 연기 흡입의 증거가 있는 경우 종종 삽관과 함께 기도를 직접 검사하는 것이 중요하다. 이런 검사는 굴곡내시경 또는 비디오후두경으로 국소 마취 및 초기 용량의 진정제(필요한 경우에만)를 사용한 상태에서 수월하게 진행할 수 있다. 두 장치 모두 기도에 대한 평가와 동시에 즉각적인 기도 삽관을 진행할 수 있다. 성문위부종은 부종이 경미하더라도 진행이 빠르고, 은밀하게 진행할 수 있기 때문에 삽관의 적응증으로 여겨야 한다. 기도 부종은 외관상의 이상을 보이지 않고도 심각하게 악화될 수 있고, 상황이 명백하게 심각해질 정도가 되면 삽관이 즉시 필요하기도 할 뿐만 아니라 극도로 어렵거나 불가능해지기 때문에 기도를 평가하지 않은 상태로 경과 관찰만 하는 것은 위험할 수 있다. 만약 상기도 검사 후 손상이 구강과 비강에만 국한 된 것이 확인이 되고, 성문 상부 영역은 정상으로 밝혀지면, 삽관을 연기하고, 추후 검사는 시술자의 신중한 판단에 맡길 수 있다. 부종의 유무가 불분명한 경우에는 환자의 증상 및 징후가 발생하지 않거나 악화되지 않더라도 주기적으로 반복적인 상기도 검사(예: 30~60분 마다)를 시행하는 것이 좋다.

B - 외상성 뇌 손상

미국 기도관리 연구 레지스트리(NEAR) 연구에 따르면, 두부 외상은 응급실 외상성 기도관리의 가장 흔한 적응증으로 보고되었다. 외상성 뇌 손상(traumatic brain injury, TBI)은 전 세계적으로 손상과 관련된 사망의 가장 큰 원인으로 알려져 있다. 두개내압(ICP) 상승의 예측 여부에 관계없이 신경학적으로 위중한 환자의 관리 원칙은 35장에서 자세히 다루도록 하겠다.

신경학적 상태가 변화하는 경우, 그 원인이 외상성 뇌 손상이든 척추 손상이든 둘 다에 의해 변했든지, 삽관을 시도하기 전에 빠르고 빈틈없는 신경학적 검사가 중요하며 기본 신경학적 상태를 문서화하여 후속 평가 및 치료 결정을 도울 수 있도록 한다. 중증 외상성 뇌 손상 환자의 기도관리 결정은 2차 손상 예방에 초점을 맞춰야 하는데, 이는 저산소증 또는 저혈압의 정도와 기간을 최소화하는 것이다. 2차 손상이라는 용어는 손상 받은 뇌가 저산소증, 저혈압 또는 둘 다에 의해 악화될 때 적용되는 용어이다.

기도관리의 전, 중, 후에 2차 손상의 위험을 줄이기 위해 다음의 구체적인 조치를 취할 수 있다.

첫째 — 현장에 이차 뇌 손상 예방을 위한 원칙을 전달하라. 응급 의료 서비스(EMS) 종사자는 환자가 병원 응급실에 도착하기 전에 체적 소생술(volume resuscitation) 및 산소 요법(oxygen therapy)을 시작할 수 있도록 교육을 받고 장비를 갖추어야 한다. 적절한 관류압(평균 동맥압)과 산소포화도를 유지하는 것이 핵심이다.

둘째 — 삽관 전 환자를 생리적으로 최적화시키고 적절한 뇌 관류가 될 수 있도록 집중하라. 생리식염수, 혈액 제제 또는 둘 다로 적절한 체액을 보충하는 것이 저혈압을 예방할 수 있을 것이다.

셋째 — 빠른연속기관삽관 약물을 현명하게 선택하라. 에토미데이트는 신경 보호 성질이 있고 혈역학적으로 영향이 적어 빠른연속기관삽관 시 유도제로 탁월한 선택이 된다. 보상성 또는 비보상성 저혈량 쇼크가 발생하면 용량을 0.3 mg/kg에서 0.15 mg/kg으로 감소시켜야 한다. 저혈압을 유발할 수 있는 약물(예: 프로포폴, 미다졸람)은 다른 약제를 사용할 수 없는 경우가 아니면 피해야 한다. 케타민(ketamine)은 두부 손상이 있는 경우라도 혈역학적으로 불안정한 상태에서 합리적인 대안약제가 된다. 케타민 또한 환자가 쇼크 상태에 있는 경우 용량을 0.5 mg/kg로 줄여서 사용한다.

넷째 — 과호흡을 피하라. 이전에는 심각한 TBI 관리의 기본 도구로 여겨졌던 과호흡의 사용이 현재는 더 나쁜 결과를 초래하는 것으로 알려졌다. 과호흡이 두개내압를 일시적으로 감소시킨다는 것에 이견은 없다. 그러나 이렇게 두개내압을 일시적으로 낮추어 중추신경계로의 관류를 감소시킴으로써 이차 손상을 예방해야한다는 중심 임무를 위반하게 된다.

C - 경추 손상

심하게 다친 둔상 환자는 확실히 입증되기 전까지는 모두 경추 손상이 있다고 간주하여 기도관리 시 수기선상고정(in-line stabilization)을 해야 한다. 수기선상고정은 삽관 중 척수 손상을 방지하는 데 도움이 되는 것으로 여겨지지만 몇 가지 문제를 일으킬 수도 있다. 약/물질에 중독되었거나 두부 손상을 입은 환자들은 일반적으로 척추고정판(backboard)에 묶여 놓을 경우 불안해하며 다루기 힘들어진다. 이런 경우 신체적 혹은 약리학적 구속이 필요할 수 있다. 외상성 뇌 손상을 입은 환자나 구토 환자를 반듯이 앙와위로 눕힌 경우 흡인이 생길 위험이 커진다. 앙와위 자세에서, 특히 비만 환자의 경우 환기가 방해될 수 있으며 흉부 외상을 입은 경우 문제가 더욱 악화될 수 있다. 고유량의 산소가 모든 환자에게 제공되어야 하며, 흡입(suction) 기구가 즉시 사용될 수 있는 상태로 준비되어야 한다.

기도 삽관 자체는 가능한 한 부드럽게, 이상적으로는 경추 선상고정을 한 상태에서 비디오후두경을 사용하여 수행해야 한다. 보조자에 의한 외부 후두 조작(ELM)을 사용하면 척추 안정성을 변화시키지 않으면서 성문의 시각화를 개선할 수 있다. 환자의 삽관 전 신경학적 상태와 수기선상고정을 시행하였다는 사실이 의무 기록에 명확하게 문서화되어야 한다.

비디오후두경은 목을 중립 자세로 유지한 상태에서 기도관리를 해야할 때 표준 직접 후두경보다 우수하며 외상 환자의 삽관에 가장 성공적인 장치이다("근거가 되는 연구" 참조). 더 짧은 시간 안에 성문을 더 잘 볼 수 있으며 삽관 성공률도 더 높다. 전통적인 굴곡내시경을 이용한 삽관법은 경추 외상 환자에게 여전히 유용한 도구이다. 최근에 투시경(fluoroscope)을 이용한 연구에서 직접 후두경, 비디오후두경, 굴곡내시경 삽관 종류별로 경추의 움직임을 비교한 결과, 굴곡내시경을 이용한 접근법이 경추의 움직임을 최소화함을 확인하였다. 이런 정보를 임상에 적용하면, 비디오후두경은 경추 고정이 필요한 대부분의 둔상 환자들에게 현재 널리 사용되는 최선의 접근법으로 보인다. 굴곡내시경을 이용한 삽관은 불안정한 경추골절이 강력하게 의심되거나 진단된 환자, 해부학적 변형이 동반된 전방 경부 구조물의 손상이 있는 환자에게 적용되어야 하는데, 이런 경우에도 충분한 시간, 적절한 장비 및 숙련된 전문가가 있는 경우 사용될 수 있다.

C - 흉부 외상(chest injury)

흉부 둔상 및 관통상은 기도관리를 하게 만드는 상태와 밀접하게 관련된 손상을 유발한다. 기흉, 혈흉, 동요가슴(flail chest), 폐 좌상, 개방성 흉부 창상 등은 환기와 산소화를 방해한다. 이러한 환자에서 전산소화는 어렵거나 불가능할 수 있으며, 마비 유도시 빠르게 탈산소화될 수 있다. 뿐만 아니라 삽관 후 기관내관을 통한 양압 환기는 단순한 기흉을 긴장성 기흉으로 악화시킬 수도 있다. 기흉이 의심되거나 진단된 경우, 단일 의료 제공자는 가능하다면 삽관 전에 바늘 감압술(needle decompression)을 시행해야 한다. 외상 팀에 의해 소생술이 시행된다면 빠른연속기관삽관을 계획하고 환자가 완전히 유도된(induced) 경우, 종종 정식 흉관 삽입술을 기도 삽관과 함께 시행할 수 있다.

심장 손상의 가능성이 있는 가슴의 관통상은 특별히 주목해야 한다. 급성 외상성 심낭압전(pericardial tamponade)은 빠르게 진행해 매우 치명적일 수 있다. 심낭압전의 생리 상태에서는 심장 전부하(preload)에 의존적으로 심박출량이 결정된다. 이러한 이유 때문에 유도제의 투여나 양압환기 시행 후에 급격한 심혈관계 저하가 발생할 수 있다. 가능하다면 소생 처치 초기에 침상 옆 초음파(bedside ultrasound)를 수행하는 것이 좋다. 심낭 압전이 발견된다면 삽관 전이나 가능한 한 삽관 직후에 즉시 이를 해결해야 한다. 긴급한 삽관이 필요한 심장 손상 환자는 심장 전부하를 증가시키기 위해 신속한 수액 투여가 중요하다. 유도제(케타민 또는 에토미데이트)의 용량은 이러한 상황에서는 상당히 감소되어야 한다(예: 50%).

S-쇼크

다발성 손상 환자군의 쇼크는 크게 출혈성과 비출혈성(예: 긴장성 기흉, 심낭 압전, 심근 좌상, 척수 쇼크)으로 나눌 수 있다. 초점화된 신체 진찰 및 선택적 침상 옆 검사들(흉부 방사선 사진, 골반 방사선 사진, e-FAST)은 원인을 밝히는데 도움을 줄 것이다. 쇼크의 원인을 밝히고 교정하면서 기도관리 선택을 할 때, 이 환자들은 혈역학적 예비가 고갈되어 있다는 것을 고려해야 한다. 일반적으로 다음의 항목을 포함하여 결정한다.

- 환자는 지금 삽관해야 하는지, 더 바람직한 소생술이 진행된 후 시행할지(생리적으로 안정화를 시킬 시간이 있는지)?
- 환자의 혈역학적 상태가 유도제의 선택과 용량에 어떤 영향을 미칠지?

이러한 근본적인 질문에 대한 간단한 대답은 없을지라도 핵심 원칙은 다음과 같다. 혈역학적으로 더 불안정할수록 빠른연속기관삽관 약물의 잠재적인 혈역학적 부작용을 감소시키기 위해 삽관 전에 소생술을 시행하는 것이 더 중요하다.

"보상성 쇼크"에 있는 환자는 믿을 수 없을 정도로 안정적이라고 현혹되게 보일 수 있다. 쇼크의 존재 여부는 절대로 수축기 혈압이 90 mmHg 미만인지의 여부로 단순하게 동일시해서는 안된다. 손상 후 보상 기전 때문에 관류 부전이 상당함에도 불구하고 상대적으로 정상적인 혈압이 종종 유지될 수 있다. 저혈압은 현저하게 비보상된 상황에서 후반에 나타나는 전형적인 소견이다. 시술자는 단순히 수축기 혈압만이 아닌 환자의 전반적인 순환 상태와 소생술에 대한 반응 등을 종합해서 소생용 수액 또는 혈액 제제의 속도와 시기, 양을 결정해야 하며, 유도제의 종류와 용량을 선택해야 한다.

표 34-2는 기도관리 중 생리학적 변화를 예측하고 처치하는 방법에 대한 요약 지침이다. 불안정한 환자의 생리학적 최적화와 기도관리에 대한 자세한 내용은 20장과 33장을 참조하라.

표 34-2 외상성 기도관리 중 예상되는 생리학적 변화들

임상 시나리오	문제	고려사항
기도 손상		
• 얼굴/목 외상	• 삽관은 어려울 것인가?	• 빠른연속기관삽관법vs자각상태삽관법? • 구조 기구들을 확인하라. • 수술적 기도를 준비하라.
• 연기 흡입	• 삽관은 어려울 것인가? • 기도부종이 있는가? • 폐손상에 따른 예비 폐기능이 남아있는가?	• 빠른연속기관삽관법 vs 자각상태삽관법? • 성문외구조기도기는 효과가 없을 수도 있다. • 수술적 기도를 준비하라. • 작은 기관내관을 준비해라 • 빠른 산소포화도 감소를 예측하라.
뇌손상 및 경추손상		
• 혈역학적 손상이 있는 다기관 외상과 동반된 뇌손상	• 삽관유도 동안에 혈압(중추신경계 관류)이 더 떨어질 것인가?	• 전부하를 최적화하라. • 에토미데이트나 케타민의 용량을 감소시켜라. • 다른 유도제를 피하라.
• 경추손상	• 삽관 중 경수 손상의 위험성이 있는가?	• 둔상 환자는 다른 것들로 판명될 때까지 이런 위험을 가지고 있는 상태로 추정되어야 한다. • 선상고정법을 유지하라. • 가능하다면 비디오후두경이나 굴곡내시경을 사용하라.
	• 선상고정법 때문에 기도를 보는 것이 어려울 것인가?	• 직접후두경검사 동안에는 최적의 외부 후두 조작을 시행하라. • 비디오후두경이 직접후두경보다 낫다.
흉부 외상		
• 둔상	• 기흉 또는 혈흉이 있나? • 약물 또는 양압환기가 심혈관계 허탈을 유발하나? • 흉부외상 때문에 예비능(reserve)이 줄어들 것인가?	• 바늘가슴감압술을 고려하라. • 전부하를 최적화하라. • 케타민 또는 감량된 에토미데이트를 유도제로 사용하라. • 빠른 탈포화도(desaturation)를 예상하라.
• 관통상	• 기흉 또는 심낭압전이 있는가? • 약물 또는 양압환기가 심혈관계 허탈을 유발하나? • 흉부외상 때문에 예비능(reserve)이 줄어들 것인가?	• 바늘흉강감압술(needle chest decompression)을 고려하라. • 전부하를 최적화하라. • 케타민 또는 감량된 에토미데이트를 유도제로 사용하라. • 빠른 탈포화도를 예상하라.
• 쇼크	• 약물 또는 양압환기가 심혈관계 허탈을 유발하나?	• 전부하를 최적화하라. • 케타민 또는 감량된 에토미데이트를 유도제로 사용하라.

시행 방법

공격적인 외상 환자(combative trauma patient)에서 마비제(paralysis)와 신속 작용 진정제(rapid tranquilization) 사용의 비교

공격적인 외상 환자는 여러 가지 복잡한 문제를 야기한다. 외상 환자가 공격적이며 지시에 따르지 않는 것은 여러 가지 이유가 있을 수 있는데, 이러한 이유로는 두부 손상, 약물 또는 알콜 중독, 기존 내과적 질환(예: 당뇨병), 저산소혈증, 쇼크, 불안감, 정신 질환 등 여러 가지가 있다.

우선적으로 필요한 것은 환자를 신속하게 제어하여 생명을 위협하는 원인을 찾아내고 교정할 수 있도록 하고, 의료 제공자들의 부상 위험을 최소화하는 것이다. 이러한 환자가 신속 작용 진정제와 신경 안정제를 이용하여 진정시켜야 할지 또는 신경근 차단제를 이용하여 즉시 기도내삽관하는 것이 바람직할지에 대해서는 논란이 있다. 신속 작용 진정제로 할로페리돌을 사용하는 것은 다른 방법에 의하여 통제되지 않는 환자를 진정시키는 안전하고 효과적인 방법으로 입증되어 있다. 할로페리돌과 드로페리돌(droperidol)은 모두 5분 마다 5~10 mg 증량, 최대 20 mg IV 또는 충분한 임상적 반응이 생길 때까지 정맥 주사할 수 있다. 신경근 차단제를 사용하는 빠른연속기관삽관 대신 신속 작용 진정제를 투여할 것인가에 대한 결정은 환자의 응급실 방문 양상 및 손상의 특성에 따라 달라진다. 만일 손상의 성격이나 활력징후 상 삽관이 필요한 환자의 경우, 공격적인 행동과는 관계없이 즉각적인 기관내삽관의 적응증이 된다. 그러나 만일 환자의 1차적인 문제가 주로 통제되지 않는 난폭한 상황이고, 삽관이 필요한 손상이 없는 것으로 보이면 신속 작용 진정제가 적절하다. 많은 상황에서 결정이 딱 잘라 명확하지 않을 수 있으며, 가용 인력/자원과의 판단 및 조정이 필요할 것이다. 환자를 적절히 제어하는 것은 전반적인 치료에서 필수적이다.

외상 환자에서 빠른연속기관삽관(RSI)

다른 측면에서의 환자의 손상에 대한 고려사항들이 논의될 때를 제외한다면 빠른연속기관삽관은 대부분의 손상 환자에게 가장 선호되는 기도관리 방법이다. 외상 환자의 기도관리에 있어 어려움이나 실패의 가능성은 본래 내재되어 있으며, 이후에 백업(구조) 계획을 공식화 하는 것은 기도 중재를 준비하는 데 있어 아주 중요한 부분이다.

다른 중환자들에서처럼 일반, 어려운, 실패한 기도 알고리즘은 임상의사들에게 외상환자에서 일어날 수 있는 수많은 독특한 임상 시나리오들의 안내 지침서로 유용할 것이다(5장 참조). 알고리즘, 빠른연속기관삽관의 약물과 술기, 대안적 기도 술기에 익숙하다면 좋은 결과의 가능성을 높일 수 있을 것이다.

신경근 차단제의 선택

석시닐콜린(succinylcholine, SCh)과 로큐로니움(rocuronium)은 둘 다 외상 환자의 빠른연속기관삽관에 탁월한 선택이다. 석시닐콜린은 빠르고 안정적으로 발현하고 짧은 작용 시간을 가지고 있기 때문에 매우 바람직하다. 로큐로니움은 두부 손상 환자의 조기 신경학적 재평가를 허용한다. 두개내압의 상승이 의심되는 환자에서 석시닐콜린의 사용은 금기증이 아니다. 비록 척수 손상, 광범위 화상, 심한 압궤 손상(crushing injury)이 석시닐콜린 유발성 고칼륨혈증의 위험 요인이지만, 고칼륨혈증을 초래하는 수용체 상향조절(upregulation)이 나타나는데 수 일이 걸리며 이는 급성 손상 상황에서 논쟁거리가 되지 않는다. 석시닐콜린은 손상 후 3일부터 시작하여 6개월 동안(또는 화상 환자의 경우 화상이 치유될 때까지) 이러한 환자에게 금기이다. 이러한 환자에게는 로큐로니움으로 적절히 대체될 수 있다. 로큐로니움을 선택한 경우, 유도제의 작용 시간이 더 짧은 것으로 사용함으로 인한 유도제의 효과가 풀리고 나서 마비만 지속될 가능성을 줄이기 위해 시술 후 진정에 적절한 주의를 기울여야 한다.

진정유도제의 선택

대부분의 상황에서 에토미데이트(etomidate)는 빠른 약제 발현 시간, 혈역학적 안정성, 뇌 대사 산소 요구도에 대한 유리한 효과, 광범위한 사용 경험 때문에 외상 환자에게 선택되는 일차 선택 약제이다. 그러나 혈역학적 안정성에 대한 명성에도 불구하고, 에토미데이트는 손상이 있는 환자의 혈역학적 상태를 악화시킬 수 있으며, 이러한 환자들에게는 유도 용량을 0.15 mg/kg으로 줄이는 것을 권장한다. 에토미데이트에 의한 스테로이드 합성의 일시적 저하가 혈역학적 쇼크인 환자에게 부정적인 영향은 미치지 않는 것으로 나타났다(21장 참고). 진정유도제의 선택에 대해 표 34-3에 요약하였다.

표 34-3 외상환자에서의 빠른연속기관삽관법 진정유도제의 선택

임상시나리오	일차 선택 약제	선택적 사용가능
뇌손상이 없는 경우		
혈역학적으로 안정	에토미데이트	프로포폴, 케타민
쇼크	에토미데이트[a]	케타민[a]
뇌손상이 있는 경우		
혈역학적으로 안정	에토미데이트	프로포폴
쇼크	에토미데이트[a]	케타민[a]

[a] 쇼크가 있는 경우, 용량은 25~50% 감량해야 한다.

실패한 기도

외상환자에서 실패한 기도가 발생하면, 실패한 기도 알고리즘을 따르도록 한다. 삽관 전 평가 시에 LEMON, ROMAN, RODS, SMART 를 사용하면 실패한 기도에 맞닥뜨릴 위험을 줄일 수 있을 것이다. "이중 준비(double setup)"를 위한 윤상갑상막절개술 도구는 항상 사용 가능하게 준비되어 있어야 한다.

TIPS AND PEARLS

- 다발성 외상 환자의 기도관리는 다른 다발성 외상이 아닌 환자들과 동일한 일반적인 원칙을 따르면 된다. 삽관 수행자의 첫 번째 과제는 환자의 외상 자체, 공격적 행동, 심한 손상을 당한 환자를 처치하면서 동반되는 내적 불안감 등으로 인한 혼란 상태를 이겨내는 것이다.
- 상기도 손상이나 연기 흡입이 있는 환자를 단순히 관찰하고자 하는 유혹을 이겨내라. 판단의 지연은 비극적 재앙으로 이어질 수 있다. 비강을 통과하는 굴곡내시경으로 정기적으로 상기도를 평가하라. 경미하더라도 부종이 진행되고 뒤늦게 삽관하는 것은 잘못이다.
- 검사를 위해 응급실에서 검사실로 이동해야 하는 환자나 다른 기관으로 전원할 환자들은 조기에 기도 삽관을 고려하라.
- 응급실에서 기도관리를 하는 경우 직접후두경보다 비디오후두경이 우월하다는 근거가 상당히 많으며 계속 증가하고 있다. 이는 특히 선상 경추 고정(in-line cervical stabilization)이 필요한 외상 환자("근거가 되는 연구" 참고)들에게 해당된다. 외상 환자를 정기적으로 진료하는 임상의는 비디오후두경을 술기에 일상적으로 포함시키는 것에 대해 진지하게 고려해야 한다. 과각화된 비디오후두경은 경추 보호대를 사용하는 환자에게 전통적으로 사용되는 후두경보다 성문을 시각화하는 것에 유리할 수 있다.
- 혈역학적으로 불안정한 외상 환자는 외견상 보이는 것에 비해 더 심한 손상을 입었을 가능성이 있다. 특히 젊은 환자들은 상당한 출혈에도 불구하고 적당히 "정상적인" 혈압을 유지할 수 있다. 숨겨져 있던 불안정성이 진정제 투여나 양압 환기로 갑자기 나타날 수 있다. 삽관의 필요성이 즉각 필요하지 않은 경우, 생리학적 최적화를 수행하여 빠른연속기관삽관을 시행하며 발생할 수 있는 혈역학적 부작용을 최소화해야 한다.

근거가 되는 연구

응급실 외상 환자의 삽관에 대한 대규모 연구가 있는가?

외상 환자의 삽관에 대한 가장 최근의 다기관 분석은 미국 기도관리 연구 레지스트리(NEAR)에서 나왔다. 이 보고서에서 19,071건의 삽관 중 23%가 외상으로 인한 삽관이었다.[1] 가장 흔한 외상 삽관의 원인은 두부 손상, 다기관 외상, 안면/목 외상, 환자의 공격성 때문이었고, 이 원인들이 75%를 차지했다. 대부분(94%)은 첫 번째 시도의 70% 이상에서 응급실 의사가 비디오후두경으로 삽관하였다. 빠른연속기관삽관은 83%의 사례에서 사용된 반면, 다른 12%에서는 약물이 필요하지 않았다(즉, 외상성 심정지 사례). 어려운 기도 속성이 일반적이었다. 72%는 경추부 움직임이 감소한 것으로 보고되었으며, 거의 40%의 사례에서 안면 외상과 기도 내 출혈이 있는 것으로 보고되었다.

외상 환자에서 윤상갑상막절개술은 얼마나 자주 필요한가?

동일한 NEAR 분석에서 4,499명의 환자 중 31명만이 외과적 기도 확보가 필요했고(0.7%, 95% CI: 0.5-1.0), 31명의 외과적 기도 확보가 필요한 환자들 중 7명(23%)이 첫 번째 시도에서 확보 가능하였다.[1]

최근에 발표된 일본 기도 레지스트리 연구에서는 외상으로 삽관된 723명의 환자를 검토한 결과, 환자의 2.2%에서 윤상갑상막절개술이 필요했으며 그 중 거의 모두가 실패한 기도를 구조하기 위해 수행되었다. 수행했을 때 성공률은 높았고 부작용 발생률은 낮았다.[2]

경추손상 또는 두부손상 위험이 있는 외상 환자에서 비디오후두경이 직접 후두경보다 우월한가?

최근 NEAR에서 4,000개 이상의 외상 삽관에 대한 성향 점수 일치 분석(propensity scored matched analysis)에서 비디오후두경은 직접 후두경과 비교하여 첫 시도 삽관 성공에 대한 성향 일치 OR값이 2.2로 관련이 있었다. 이러한 결과는 혼란 변수로 환자 및 센터의 수준에 대해 조정된 값이었다. 외상 환자를 더 많이 보고 비디오후두경 사용률이 더 높은 센터가 센터당 비디오후두경의 사용과 관련된 첫 번째 삽관 성공률이 가장 높았다. 비디오후두경은 외상 환자의 응급기도관리를 위한 기본 도구여야 한다.

참고문헌

1. Trent SA, Kaji AH, Carlson JN, McCormick T, Haukoos JS, Brown CA 3rd; National Emergency Airway Registry Investigators. Video laryngoscopy is associated with first-pass success in emergency department intubations for trauma patients: a propensity score matched analysis of the National Emergency Airway Registry. *Ann Emerg Med*. 2021;78(6):708-719.
2. Nakao S, Kimura A, Hagiwara Y, et al. Trauma airway management in emergency departments: a multicentre, prospective, observational study in Japan. *BMJ Open*. 2015;5(2):e006623.

CHAPTER 35

신경학적 중증환자의 기도관리

(The Neurocritical Patient)

Stephen Bush, Bret P. Nelson | 이정우

임상적 과제

기관내삽관을 요하는 신경학적 중증환자는 응급기도관리를 요하는 주요 환자군 중 하나이다. 신경학적 중증환자의 기관내삽관의 목적은 뇌관류압(cerebral perfusion pressure, CPP)을 유지하고 저혈압 및 저산소증을 완화하여 이로 인한 이차적인 뇌손상을 최소화하거나 방지하면서 안전하고 확실한 최종적인 기관내 삽관(definitive airway)을 하는 것이다. 이 장에서는 신경계 중증환자들 중에서도 간질지속상태(status epilepticus) 및 두개내압(ICP) 상승 환자들에 대해서 주로 초점을 맞추어 살펴볼 것이다.

간질지속상태

경련성 질환의 진단과 치료에 대한 일반적 고찰은 이 책의 범위에서 벗어나는 내용이다. 이 장에서는 경련질환 환자에서의 기도관리에 초점을 맞춘다. 단순경련, 자연호전성(self-limiting) 경련, 전신 경련에서 기도관리는 경련을 멈추고 기도의 폐색으로 인한 저산소증을 막는 것이다. 기관내삽관은 보조적인 산소투여 혹은 일반적으로 사용되는 일차적 항경련제를 사용했음에도 적절한 시간 내에 경련이 멈추지 않아 환자의 상태가 악화될 때 고려되어야 한다. 단순 경련의 경우, 기본 기도술기로 기도를 확보하고, 경련이 끝날 때까지 관찰하며(대부분의 경련은 자연히 멈춘다), 고유량(high-flow)의 산소를 투여하고, 악화 여부를 경계(vigilance)하는 것이 필요한 조치의 전부이다. 단순 및 자연호전성 경련에서는 조직화되지 않은 근육의 운동(uncoordinated motor activity)으로 인해 위 내용물의 배출 운동의 협응 또한 잘 안되기 때문에 기도 흡인을 예방하기 위한 기도보호 조치는 대부분 필요하지 않다.

경련 환자에게서 산소 투여 등 보조적 조치로부터 기관내삽관으로 진행할 시점을 결정하는 것은 중요한 임상 과제이다. 미국 뇌전증 재단(The Epilepsy Foundation)은 간질지속상태에 대한 정의를 '5분 이상 발작이 지속되거나, 5분 미만의 간격으로 1회 이상의 발작이 있으면서 발작 사이에 정상 의식으로 돌아오지 않는 경우'로 정의하였다. 경련 지속시간의 기준이 기존의 기준인 30분에서 5분으로 줄어든 근거는 대다수의 비-간질지속성(non-status-related)인 발작들의 지속시간이 전형적으로 2~3

분으로 훨씬 짧기 때문이다. 신경손상을 막기 위한 뇌의 보상기전은 충분한 산소화에 의존하며, 기저질환이 있는 환자는 대뇌의 혈류가 30분 이전에 줄어드는 경우가 많다. 또한 경련이 오래 지속될수록 약물 요법의 효과가 떨어짐이 일련의 증거에 의하여 알려져 있다. '간질지속상태'의 사망률은 20% 이상이며, 간질 발작의 기간에 따라 증가한다. 따라서, 기관내삽관은 발작이 조기에 종결되지 않는 경우 전반적인 지지요법의 하나로써 조기에 시행되어야 한다. 경련 환자에게 기관내삽관의 절대적, 상대적 적응증은 BOX 35-1에 정리되어 있다.

BOX 35-1 경련 환자에게서 기관내삽관의 적응증

절대적 적응증

1. 기도 폐색이나 저환기로 인한 이차적 저산소증(SpO_2<90%)
2. 기저병인의 치료(예: 두개내 출혈로 인한 뇌압의 상승)
3. 항경련제에 반응하지 않는 지속되는 경련(대사 부채[metabolic debt] 방지[산증과 횡문근융해증])
4. 전신성 간대성 간질지속상태(generalized convulsive status epilepticus)

상대적 적응증

1. 다량의 항경련제로 인한 호흡억제효과 예방(예: 벤조디아제핀 및 바비츄레이트)
2. 진단 검사를 원할하게 진행하기 위해 경련을 멈출 때(예: CT 검사)
3. 지속되는 경련인 경우 기도 보호를 위하여

기도에 대한 접근 방법

자연호전성(self-limited) 경련

대부분의 경련은 저절로 혹은 약물에 반응하여 빠르게 멈추기 때문에 보조적 조치만 필요하다. 환자를 옆으로 눕히기, 안면 마스크를 이용하여 산소를 공급하기, 분비물과 피를 조심스럽게 흡입하기, 폐색이 동반된 경우 완화를 위한 턱밀어올리기(jaw thrust)를 시행하는 것이 대다수의 경우에서 저산소증과 흡인을 예방하기 위해 필요한 모든 조치이다. 경련하는 환자에게 입 안에 구강개구기(물림틀, Bite-blocks)를 사용해서는 안 된다. 이는 적응증도 아니고 상해의 위험만 높아진다. 경련 시 마스크를 이용한 환기 시도는 일반적으로 효과적이지 않고 거의 필요하지 않다.

지속되는 경련

비록 대다수의 저절로 멈추는 경련들은 기관내삽관이 필요하지 않지만, 지속되는 경련의 경우에는 몇 가지 기관내삽관 적응증이 있다. 광범위한 전신성 경련성 움직임은 결국 저산소증, 저혈압, 중증 산증, 횡문근융해증, 저혈당, 그리고 고체온을 유발한다. 고용량, 복합 항경련제 사용에 의해 호흡부전 또한 일어날 수 있다. 고농도 산소를 투여해도 저산소증이 지속되는 경우 즉각적인 기관내삽관 적응증이 된다.

얼마나 오래 경련하면 기관내삽관이 필요한지에 대한 명확한 가이드라인은 없다. 경험에 의한 한

가지 좋은 법칙은 경련이 5분 미만으로 지속되면서 저산소혈증의 증거가 있는 경우(중심성 청색증 또는 산소를 공급함에도 맥박산소포화도가 90% 미만이고 명백하게 부적절한 호흡을 보이는 경우) 또는 항경련제를 투여했음에도 5분 이상 지속되는 경련환자는 기관내삽관을 고려해야 한다는 것이다. 일반적으로, 1차 항경련제(벤조디아제핀)로 대발작이 멈추지 않으면 빠른연속기관삽관의 적응증이 된다. 시간이 허락된다면 경련을 멈추게 하기 위해 Keppra (Levetiracetam)를 60 mg/kg, 최대 4,500 mg까지 정맥으로 벤조디아제핀과 함께 투여한다. 다른 2차 항경련제(Phenytoin, Phenobarbital)는 부하 용량에 최소 20분 이상이 필요하기 때문에 약물 투여를 시작하면서 기관내삽관을 할 것을 권장한다. Propofol이나 phenobarbital 지속투여를 시작하는 경우 호흡 저하 효과가 있기 때문에 기관내삽관의 적응증이 될 수 있다. 이 두 약물은 벤조디아제핀과 상승작용을 일으켜 무호흡 발생 가능성을 높혀 기도관리 필요성을 높인다.

시행방법

빠른연속기관삽관은 경련 환자에게 있어서 일차 선택 방법이다. 빠른연속기관삽관은 기술적 우월함을 보일 뿐만 아니라, 이로 인해 인체의 모든 움직임이 멈추기 때문에 신체가 대사부채(metabolic debt) 교정을 시작할 수 있게 해준다. 그러나 환자가 마비되어 움직임을 멈추었다고 해서 경련이 끝난 것은 아니므로, 이미 투여된 경우를 제외하고 기관내삽관 직후 바로 적절한 항경련제(Keppra 등)의 부하 투여(loading dose)가 필요하다. 경련환자에 대해 권장되는 빠른연속기관삽관 방법은 BOX 35-2에 있다.

BOX 35-2 지속되는 경련 환자의 빠른연속기관삽관

시간	행동
-10~ 분	준비
-10~ 분	전산소화
-10~ 분	삽관 전 최적화(physiologic optimization)
0	마비 및 유도
	케타민 1.5 mg/kg 또는 에토미데이트 0.3 mg/kg 또는 프로포폴 1.5 mg/kg
	석시닐콜린 1.5 mg/kg
+30 초	자세(protection and positioning)
+45 초	튜브위치 확인
+60 초	삽관 후 관리
	미다졸람 점적 0.05~0.2 mg/kg/hr IV 또는 프로포폴 점적 1~5 mg/kg/hr IV
	뇌파감시; 환자의 마비가 지속되는 경우
	심각한 산증이 있는 경우 호흡수를 증가시킴

표준 빠른연속기관삽관은 경련환자에게서 다음과 같이 변형해야 한다.

1. *전산소화*: 호흡 부조화 때문에 전산소화가 최적 목표치에 미달할 수 있기 때문에 맥박산소측정은 중요하다. 석시닐콜린(SCh) 투여 후 완전 이완 전에 산소포화도가 90% 이하로 떨어질 수

가 있기 때문에 기관내삽관을 시도하기 전에 100% 산소와 백과 마스크 장비를 이용해 산소화를 해야 할 수 있고, 기관내삽관 단계 동안 코삽입관(nasal cannula)으로 분당 5~15 L의 산소를 지속적으로 투여할 필요가 있을 수 있다.

2. *유도와 마비*: 에토미데이트는 저혈압이 있는 경우 일차적으로 선택되는 유도제이다. 에토미데이트는 전신 경련에서 경련의 역치를 올려 경련 활동을 억제할 수 있다. 케타민은 경련지속상태를 멈추고 소아에서 기관내삽관의 필요성을 일 수 있음이 밝혀졌다. 프로포폴 또한 1.5 mg/kg 용량으로 유도제로 사용할 수 있다. 경련환자 유도제로서 프로포폴을 사용하는 것에 대한 자료는 거의 없다. 하지만, 약물에 반응하지 않는 불응성 경련지속상태에서 프로포폴 덩이주사 및 점적주사가 경련을 급속하게 억제시킨다는 근거가 있다. 미다졸람은 가능한 대체약물이지만, 혈역학적으로 불안정한 환자에서는 용량을 줄여야 하고, 이는 유도제로서의 기능이 약함을 의미한다. 신경근 차단제로는 작용시간이 매우 짧은 석시닐콜린을 권장한다. 삽관 용량의 로큐로니움은 약 한 시간 동안 마비를 일으키므로 임상의가 뇌파감시를 하지 않으면 경련이 지속되는지 알 수 없게 된다. 수감마덱스(Sugammadex)를 사용할 수 있는 경우, 필요에 따라 로큐로니움의 작용을 역전(reverse)시켜 장기간 마비에 대한 우려를 완화시킬 수 있다.

3. *기관내삽관 후 처치*: 삽관 후 처치에 관해 추가로 세가지 고려사항들이 있다
   - 기관내삽관 후 첫 한 시간 동안은 검사(예: CT 촬영)를 원활하게 하고 조절환기(controlled ventilation)를 통해 산증을 교정하기 위해서, 경련을 억제하는 약제를 사용하여 길고 깊은 진정을 하는 것이 바람직하다. 프로포폴은 진정 상태에서 빨리 회복되므로 경련지속 여부와 신경학적 상태를 반복적이거나 지속적으로 확인할 수 있어 경련환자의 삽관 후 진정 목적으로 자주 사용한다.
   - 작용시간이 긴 신경근 차단제는 가능한 피해야 한다. 그러나 만약 사용되었다면 적절한 용량의 진정제를 병행하고 가능하면 지속적인 뇌파검사를 시행해야 한다. 만약 뇌파검사가 즉시 가능하지 않다면, 항경련제 효과를 평가하기 위해 신경근 차단제를 반복투여 전에 운동마비 효과가 풀리도록 해야 한다. 프로포폴이나 미다졸람과 같은 경련억제제를 이용한 효과적인 진정이 운동마비보다 선호된다.
   - 두개내압상승, 머리 손상, 이전의 신경계 병변, 뇌수막염이 의심되는 환자의 경우에는 두개내압상승 환자의 기관내삽관법을 시행해야 한다(BOX 35-3 참고)

두개내압 상승 환자

두개내압(ICP)이 상승하면 혈류와 산소 공급이 줄어들어 뇌의 생존과 기능에 직접적인 위협이 된다. 특히 두부외상 환자에서 두개내압이 올라가는 것은 나쁜 예후와 밀접한 관계가 있다. 또한 기도관리 때 사용하는 여러 술기나 약제들은 추가적인 두개내압 상승을 유발할 수 있기 때문에 연관된 문제가 더 악화될 수 있다. 또한 저혈압이 있는 다발성 외상 환자의 경우에는 기도관리를 위한 술기 및 약제의 선택이 제한적이다. 이번 장에서는 두개내압 상승 환자의 문제점을 잘 이해할 수 있기 위한

BOX 35-3 약물과 용량

1. 기관내삽관 전 경련처치
   - 로라제팜 0.1 mg/kg IV로 2 mg/분까지 증량투여 또는
   - 디아제팜 0.1~0.3 mg/kg IV로 5 mg/분까지 증량투여 또는 0.5 mg/kg 직장투여 또는
   - 미다졸람 0.1~0.3 mg/kg IV로 5 mg/분까지 증량투여 한 다음
   - Fosphenytoin 20 mg/kg (phenytoin 당량의 밀리그램)
   - Levetiracetam (Keppra) 60 mg/kg로 4,500 mg까지 IV 투여
2. 유도약물(induction agents)
   - 에토미데이트 0.3 mg/kg 또는
   - 프로포폴 1.5~2 mg/kg 또는
   - 케타민 1.5 mg/kg
3. 신경근 차단제
   - 석시닐콜린 1.5 mg/kg
4. 기관내삽관 후 진정과 치료
   - 미다졸람 0.05~0.2 mg/kg/hr IV 점적 정주 또는
   - 프로포폴 1~5 mg/kg/hr IV 점적 정주

기초 지식에 대해 알아보고 이러한 환자에서 추가로 선택할 수 있는 기도관리 방법에 대해 설명할 것이다.

내과적 질환이나 외상으로 인해 두개내압이 상승한 경우, 혈압의 범위에서 혈류를 일정하게 조절하는 뇌의 자동능(autoregulation)이 종종 소실되게 된다. 일반적으로 두개내압은 평균동맥압(MAP) 80~180 mmHg 범위 내에서 일정하게 유지된다. 따라서 두개내압이 상승되었다는 것은 종종 뇌의 자동능이 소실되었다는 것을 의미한다. 이런 상태에서, 과도하게 혈압이 올라가거나 떨어지게 되면 뇌부종 및 뇌허혈을 조장하여 뇌손상이 더욱 악화된다. 외상성 뇌손상 환자에서 혈압이 떨어지면, 극히 짧은 기간의 저혈압일지라도, 뇌기능에 치명적인 영향을 미친다. 저혈압과 저산소증은 두부외상 환자의 사망률 및 이환율을 예측하는 주요 인자로 알려져 있다.

뇌관류압(cerebral perfusion pressure, CPP)은 평균 동맥압과 두개내압의 차이에 의하여 결정되며, 뇌혈류량을 유지시키는 주요 인자이다. 뇌관류압 수식은 다음과 같다.

$$\text{뇌관류압(CPP)} = \text{평균 동맥압(MAP)} - \text{두개내압(ICP)}$$

위 수식을 살펴보면 빠른연속기관삽관에 의해 평균동맥압(MAP)이 떨어지면 뇌관류압(CPP)이 줄어들어 뇌허혈이 악화될 수 있음을 알 수 있다. 반대로, 평균동맥압(MAP)이 상승했으나 그만큼 두개내압(ICP) 상승이 없다면 뇌관류압(CPP)이 증가하므로 뇌 산소화에 긍정적인 영향을 미친다. 일반적으로 두개내압(ICP)은 20 mmHg 미만이고 평균동맥압(MAP)은 100에서 110 mmHg 사이로, 뇌관류압(CPP)은 70 mmHg에 가깝게 유지하는 것을 추천한다. 기도관리를 하는 동안 두개내압(ICP)을 상승시키는 여러 요인이 발생할 수 있다.

후두경검사에 의한 반사-교감신경 반응

성문 상부의 후두에는 감각신경이 풍부하게 분포해 있기 때문에, 후두경검사에 의하여 반사-교감신경 반응(RSRL)이 유발될 수 있다. 그러므로 기관내삽관 시 후두경을 과도하게 사용하거나 특히 기관내관을 삽입하려고 시도하면 직접적인 교감신경 흥분 작용을 유발하여 카테콜라민 분비를 촉진시키며, 결과적으로 심혈관계에 영향을 미치게 된다. 후두경검사를 오래하거나 자극적으로 하면 할수록 교감신경 자극은 더 커진다. 이렇게 카테콜라민이 급격히 많이 분비되면 심박수 및 혈압의 상승과 함께 체순환량이 증가하여 뇌혈류량이 증가한다. 이러한 혈역학적 변화는 두개내압을 올릴 수 있는데, 특히 뇌자동능이 약화된 경우에 더 취약하다. 따라서 기관내삽관 중 반사-교감신경 반응을 약화시켜야 한다. 이러한 반응을 줄이기 위해 기도자극을 최소화할 수 있는 부드러운 술기 시행(숙련된 시술자와 비디오후두경 기구 포함)과 약제를 사용하는 방법(예: 베타 차단제, 아편유사제) 등이 연구되고 있다. 전체적으로, 현재까지의 연구에서는 보조적인 약물로써 부분적인 펜타닐의 사용이 환자의 생존이나 신경학적 예후에 영향을 미치는지에 대한 증거는 불충분하다.

삽관 시 리도카인 사용이 혈역학적 반응을 무디게 한다는 근거는 아직까지는 부족하다. 결과적으로 응급 기관내삽관 시 후두경검사에 의한 반사-교감신경 반응을 줄이기 위한 리도카인 사용은 더 이상 추천하지 않는다.

속효성 베타 차단제인 에스몰롤(esmolol)은 기관내삽관으로 인한 심박수 및 혈압의 변동을 감소시킨다. 하지만 에스몰롤과 같이 작용시간이 짧은 약물이라 하더라도, 외상 환자에서 저혈압을 악화시키거나 기관내삽관 후 혈압 변화의 추이를 감시하는데 혼란을 줄 수 있다. 그러므로 에스몰롤의 안정적인 반사-교감신경 반응의 완화능력에도 불구하고, 응급실에서 외상환자에게 사용하는 것은 추천하지 않는다.

위에서 언급했던 바와 같이, 3~5 μg/kg의 펜타닐도 기관내삽관 시 RSRL 반응을 무디게 하는데 효과가 있다. 하지만 이 접근법은 RSRL은 무디게 할 수 있지만 빠른연속기관삽관을 복잡하게 만들어 약물 투약 오류의 위험성을 증가시키며, 기관내삽관을 수행하는 의사가 더욱 헷갈리게 만들 수 있다. 따라서 펜타닐은 두개내압이 상승된 환자에게 일상적으로 사용하는 것은 권장하지 않으나, MAP가 매우 높고 ICP가 높을 것으로 예상되는 환자에게 사례별(case by case)로 사용된다면 임상적 의의가 있을 것이다. 정리하면, 두개내압 상승이 예측되는 환자에게 교감신경억제제(sympatholytic agents)를 투여하는 것은 논란이 있고, 따라서 빠른연속기관삽관에 약물을 추가함으로써 복잡하게 만들기 때문에 이상 강력하게 권고되지는 않는다.

신경근 차단제에 대한 두개내압반응

석시닐콜린(SCh)은 그 자체로 일시적인 약간의 두개내압 상승을 일으킬 수 있는 것으로 알려져 있으나, 이 주장에 의문이 제기되고 있다. 이 잠재적인 위협은 미미한 것으로 보이며 환자에게 부정적인 영향을 미친 적은 없는 것으로 나타났다. 따라서, 빠른 효과와 짧은 지속시간으로 선호되는 석시닐콜린은 여전히 두개내압 상승 환자들에게서 가장 흔하게 사용되는 신경근 차단제이다.

로큐로니움과 같은 비탈분극성 신경근차단제은 흔하게 사용되며, 최근의 레지스트리 연구에 의하면 절반에 가까운 응급 빠른연속기관삽관에서 로큐로니움을 사용하고 있다. 일반적인 기도삽관 용량으로 1.5 mg/kg IV를 사용하며, 45~60초 뒤에 삽관을 위한 최상의 환경을 제공한다. 로큐로니움은 뇌압상승과 고칼륨혈증과 연관된 위험성이 없기 때문에, 뇌손상환자에게 사용 가능한 옵션 중 하나이다. 중요한 사실 중 한 가지는 로큐로니움의 마비 지속시간은 석시닐콜린보다 길고, 이는 용량 의존적(dose dependent)이라는 것이다. 만약 마비 지속시간이 짧아야 한다면, 석시닐콜린을 사용해야 한다.

진정 유도제의 선택

뇌손상 환자의 기도관리 시에는 뇌관류압(CPP)에 악영향을 미치지 않는 진정 유도제를 선택하는 것이 중요하다. 특히 의료진들은 가능한 뇌관류압을 유지시키면서, 또 뇌에서 산소 사용에 대한 기초대사율($CMRO_2$)을 줄임으로써 뇌 보호작용이 있는 진정 유도제를 선택하려고 한다. 이 효과는 허혈성 심질환에서 심근의 산소요구량을 줄일 수 있는 것으로 보인다.

에토미데이트는 속효성 이미다졸(imidazole) 계열 약제로써 혈역학적 안정성의 이점과 함께 뇌를 보호하는 특징을 나타낸다. 실제로 에토미데이트는 흔히 사용되는 모든 진정 유도제들 중에서 가장 혈역학적으로 안정적이다. 에토미데이트는 뇌의 기초대사율($CMRO_2$)과 두개내압을 감소시키고 뛰어난 혈역학적 안정성을 보이기 때문에 두개내압이 증가된 환자의 진정유도제로 1차적으로 추천된다.

과거에는 케타민은 일반적으로 두개내압을 증가킨다고 생각되어졌기 때문에 두개내압이 증가된 환자에서 추천되지 않았다. 대조군이 없는 자발 호흡이 있는 뇌척수액 통로 폐쇄 환자들의 일련의 증례 보고들이 그 근거였다. 그러나 이 현상을 설명하는 근거는 불명확했고, 최근의 연구에서는 케타민은 머리 외상 환자에게서도 안전하게 사용될 수 있음이 나타났다. 사실 케타민은 뇌혈류를 증가시킬 수 있을지도 모른다. 케타민은 평균동맥압(MAP)을 상승시킬 수 있으므로, 고혈압을 보이는 환자의 경우에는 에토미데이트가 더 선호된다.

기도로의 접근

두개내압이 증가한 환자에서는 후두경검사에 의한 반사 반응 및 추가적인 두개내압 증가 등의 부작용을 피하기 위하여 빠른연속기관삽관법이 선호된다. 신경학적 검사에서 혼수 상태를 보인다고 해서 약물의 사용이 필요없거나 진정유도제의 사용 없이 신경근 차단제(NMBA)만을 사용한 후에 기관내삽관을 해도 된다고 판단해서는 안 된다. 환자가 반응이 없어 보이더라도 적절한 교감신경차단제와 진정유도제가 사용되지 않은 경우 기관내삽관과 후두경 조작은 앞서 언급한 반사들을 유발하게 된다. 두개내압이 상승된 환자들에게 추천되는 빠른연속기관삽관법은 BOX 35-4에 정리되어 있다.

BOX 35-4 두개내압이 상승된 환자의 빠른연속기관삽관

시간	행동
-10~ 분	준비
-10~ 분	전산소화
-10~ 분	삽관 전 최적화(physiologic optimization) * 환자의 사례에 따라 펜타닐 3 μg/kg IV 투여 고려
0	마비 및 유도
	에토미데이트 0.3 mg/kg 또는 프로포폴 1.5~2 mg/kg 또는 케타민 1.5 mg/kg
	석시닐콜린 1.5 mg/kg 또는 로큐로니움 1.5 mg/kg
+30 초	자세(protection and positioning)
+45 초	튜브위치 확인
+60 초	삽관 후 관리
프로포폴 1.5 mg/kg/hr IV 점적 주사	

기계환기의 시작

두개내압이 증가된 환자에서 기계환기를 할 때에는 다음의 세 가지 원칙에 주의해야 한다: (1) 최적의 산소화, (2) 정상 탄산상태(normocapnea), 그리고 (3) 뇌 정맥혈의 충만(venous congestion)을 유발할 수 있는 환기방법(예: PEEP, peak inspiratory pressure의 증가)의 회피.

비록 환자의 예후가 호전되었다는 과학적인 근거는 없었지만, 열광적으로, 그리고 널리 예방적 과환기요법이 채택되었었다. 심각한 뇌손상 환자에게서 권고되는 뇌외상협회(The Brain Trauma Foundation)의 지침에 따르면, 심한 뇌손상 환자에서 과환기요법은 권고되지 않으며 이를 피하기 위하여 동맥혈이산화탄소분압($PaCO_2$)의 최저 하한치를 35~40 mmHg로 설정하여 정상 탄산상태(normocapnea)를 유지하도록 권고한다. 비외상 환자에서 두개내압 증가의 경우에도 마찬가지 지침이 적용될 수 있을 것으로 판단된다(예: 뇌출혈).

효과가 있다는 어떠한 근거도 없지만, 동맥혈이산화탄소분압을 30 mmHg 미만으로 떨어뜨리는 과환기요법은 뇌 허탈의 징후(동공 산대, 대뇌경축자세)가 있거나 급성 두개내압 증가로 인하여 삼투제제(osmotic agent) 및 뇌척수액 배액요법 등의 치료를 시행하였음에도 불구하고 호전되지 않을 시에 제한적으로 사용할 수 있다. 과환기요법은 과도한 저탄산혈증으로 인한 합병증을 예방하기 위해 반드시 지속적인 호기말 이산화탄소분압측정(capnography) 하에서만 시행하여야 한다. 더불어서, 대뇌 허혈을 감시하기 위한 추가적인 신경학적 감시장치를 고려해야 한다. 정상적인 호흡생리에 대해서는 10장에서 기술하였다. 초기 기계환기 환경은 초기 흡입산소분율(FiO_2) 1.0(100%)로 설정한다. 흡입산소분율은 이후에 맥박산소측정법(pulse oximetry)에서 산소포화도가 지속적으로 100%로 유지된다면 낮출 수 있다. 이산화탄소분압도 관찰이 필요한데 동맥혈가스에 의한 방법보다는 지속적인 호기말 이산화탄소분압 측정(capnography)이 더 좋다. 안정적인 상태로 기계환기가 시작된 후 10분 이내에 초기평가를 실시한다. 이른 시기에 자주 신경학적 검사를 해야 하는 경우, 장기간 진정을 위해서는 필요에 따라 쉽게 끊을 수 있고 빠르게 회복될 수 있는 프로포폴이 가장 적절하다. 하지만 통제된 기계 환기가 필요하거나, 튜브가 줄 수 있는 자극을 줄일 필요가 있거나, 환자가 기침을 할 일말의 가능성을 제거할 필요가 있을 경우 깊은 진정(deep sedation)이 필요하다. 프로포폴은 진통제가 아니기 때문에, 펜타닐과 같은 아편계 진통제를 사용하여 기관내 튜브에 대한 환자의 적응을 개선하고 반응을 감소시킨다.

TIPS AND PEARLS

간질지속상태

- 근이완제 없이 시행하는 어떤 방식의 기도관리도 성공하기 어렵기 때문에, 비록 어려운 기도라고 할지라도 빠른연속기관삽관법이 활동성 발작을 하고 있는 환자의 기도관리법으로 선호된다. 어려운 기도의 접근은 어려울 수 있다. 판단하는 것이 가장 기도관리에서 가장 어려운 지점이다. 따라서 백업 계획과 적절한 구조장비(rescue devices)를 준비하여 실패한 기도 상황(failed airway)에 대비하여야 한다.
- 마비된 환자는 계속해서 발작 중일 수 있으므로 근육의 움직임이 없어도 신경학적 손상이 있을 수 있다. 효과적인 용량의 지속형(long acting) 항경련제를 투여하고 장기간 진정을 위해 벤조디아제핀을 이용한다. 가능한 경우 장기간 마비시키는 것을 피한다. 만약 장기간 근이완제를 사용해야 한다면 뇌파검사의 지속 감시가 필요하다.

두개내압 상승 환자

- 빠른연속기관삽관법은 두개내압 상승이 의심되는 환자에서 반드시 필요하며, 기관내삽관에 의한 여러 부작용을 방지하고 적절한 환기를 유지할 수 있도록 한다.
- 에토미데이트는 진정 유도제로 일차 선택 약제이며, 특히 저혈압 환자에서 선호된다.
- 펜타닐은 혈압상승으로 인한 두개내압 상승 환자에게 더 이상 일상적으로(routinely) 투여하는 것을 추천하지 않는다. 이미 빠른연속기관삽관을 통해 환자는 이미 최대 유도 용량의 약물을 투여받았기 때문에 추가적인 교감신경억제제의 효과는 미미할 가능성이 크다. 추가적으로, 어떤 연구도 응급 기관내삽관에서 이러한 약물의 투여가 환자의 예후를 향상시켰다는 것을 확인하지 못했다.

근거가 되는 연구

어떤 진정 유도제가 신경학적 중환자에게 가장 적절한가?

비록 로라제팜과 디아제팜이 급성 경련에 있어 발작을 멈추는데 원형(prototype)이 되는 약물이기는 하나, 이들은 매우 열등한 진정 유도제이다. 경련지속상태에서 이상적인 진정 유도제에 대한 데이터는 아직 없다. 에토미데이트, 프로포폴, 미다졸람 모두 사용 가능한(acceptable options) 유도체이다. 케타민은 특히 소아의 경련지속상태를 멈추는데 효과적인 약물임을 보여줬으며, 좋은 네 번째 선택지가 될 수 있다.[1-4,6,8]

경련 환자의 삽관 후 치료에서 미다졸람, 프로포폴, 또는 페노바비탈의 사용은?

삽관 후 치료에서, 환자는 기억상실(amnesia) 및 불안해소(anxiolysis) 뿐만 아니라, 항간질요법을 최적화하는 약물을 사용하여 진정되어야 한다. 벤조디아제핀은 이런 특성들을 모두 가지고 있으며 이미 응급 치료 상황에서 바로 사용 가능하게 준비되어 있다. 미다졸람은 짧은 반감기, 수용성, 혈역학적 안정성, 그리고 경련지속상태에서의 다양한 임상경험을 바탕으로 디아제팜 및 로라제팜보다 정맥 점적투여로 선호된다.

비록 약물간 효과를 직접적으로 비교하는 전향적 무작위 시험은 없었지만 미다졸람 및 프로포폴이 일차 약제로 선호된다. 중환자실 환경에서는 난치성 발작의 치료에서 프로포폴이 큰 비중을 차지하고 있지만, 응급실에서는 경험이 적고 중환자실에서의 연구로 어떤 결론을 이끌어 내리기에는 너무 작은 연구이다.[5-7] 추천되는 프로포폴의 투여량은 1~2 mg/kg IV 덩이주사(IV bolus, or induction) 후 1~5 mg/kg/hr으로 점적주사 하는 것이다. 더 높은 용량의 투여가 지속되면 프로포폴 투여 증후군(propofol infusion syndrome)이 발생할 수 있다. 케타민 또한 난치성 간질지속상태에서의 사용에 내해 연구되어 왔으며 경련 환자의 삽관 후 치료에서 보조적 치료로써 고려될 수 있다.[8] 일련의 연구를 살펴보면 평균적으로 이런 목적으로 케타민을 사용하는 경우, 평균적으로 2.2 mg/kg/hr의 용량을 정맥 점적 주입하는 것을 살펴볼 수 있다.

두개내압이 상승된 경우 생리학적 최적화가 기능적 예후(functional outcome)를 향상시키는가?

기도관리의 다른 영역에서처럼, 두개내압 상승 환자의 경우는 근거 중심의 기도관리 권고사항을 수립하는 것이 매우 어렵다. 여기에서 논의되는 중재 효과에 대한 연구들 중 대다수는 수술방에서 안정적인 환자들을 대상으로 시행한 연구이며, 그 외 연구들은 중환자실에서 깊게 마취된(deeply anesthetized) 기관내 흡인(tracheal suctioning)을 시행한 환자를 대상으로 한 연구이다. 또한 약물의 투여시간과 용량 등의 조작이 연구마다 유의미하게 차이를 보이기 때문에, 하나의 연구를 다른 연구와 비교하기 어렵게 만든다.

기도 조작(intervention)에 따른 사망, 장애 등의 기능적 예후를 비교한 연구에 대한 문헌은 없었다. 각각의 임상술기들과 약물학적 효과를 비교하기 위하여 뇌관류압(CPP)에 영향을 미치는 심박수, 혈압, 두개내압의 상승 등의 변수가 주로 사용되었다. 그러나 이런 변수들이 장애 등의 의미 있는 임상결과를 대변할 수 있다는 증거는 없으며, 이 측정 변수가 일시적으로 상승했다고 해서 이환과 사망에 의미 있는 영향을 주었다는 증거도 없다. 앞에서 언급했듯이 이 장에서 제시한 중재가 해를 입히고 더 많은 직접적인 증거가 있을 것이라는 증거는 없으므로 두개내압, 혈압 및 심박수의 불리한 변화를 최소화하면 예후를 좋게 하는 데 도움이 될 것이다.

참고문헌

1. Trinka E, Cock H, Hesdorffer D, et al. A definition and classification of status epilepticus—report of the ILAE Task Force on Classification of Status Epilepticus. *Epilepsia*. 2015;56(10):1515-1523.
2. Synowiec AS, Singh DS, Yenugadhati V, Valeriano JP, Schramke CJ, Kelly KM. Ketamine use in the treatment of refractory status epilepticus. *Epilepsy Res*. 2013;105(1-2):183-188.
3. Gaspard N, Foreman B, Judd LM, et al. Intravenous ketamine for the treatment of refractory status epi-

lepticus: a retrospective multicenter study. *Epilepsia*. 2013;54(8):1498-1503.

4. Ilvento L, Rosati A, Marini C, L'Erario M, Mirabile L, Guerrini R. Ketamine in refractory convulsive status epilepticus in children avoids endotracheal intubation. *Epilepsy Behav*. 2015;49:343-346.

5. Shearer P, Riviello J. Generalized convulsive status epilepticus in adults and children: treatment guidelines and protocols. *Emerg Med Clin North Am*. 2011;29:51-64.

6. Glauser T, Shinnar S, Gloss D, et al. Evidence-based guideline: treatment of convulsive status epilepticus in children and adults: report of the Guideline Committee of the American Epilepsy Society. *Epilepsy Curr.* 2016;16:48-61.

7. Rossetti AO, Reichhart MD, Schaller M-D, Despland P-A, Bogousslavsky J. Propofol treatment of refractory status epilepticus: a study of 31 episodes. *Epilepsia*. 2004;45:757-763.

8. Alkhachroum A, Der-Nigoghossian CA, Mathews E, et al. Ketamine to treat super-refractory status epilepticus. *Neurology*. 2020;95:e2286-e2294.

CHAPTER 36

반응성 기도 질환

(Reactive Airways Disease)

Heather Mahoney, Calvin A. Brown III | 오태환

임상적 과제

급성 천식 또는 만성 폐쇄성 폐질환(COPD) 환자의 기도관리는 기관삽관이 더 작은 원위부 기도의 폐색이 라는 주요 문제를 해결할 수 없기 때문에 까다롭다. 그럼에도 불구하고 약물이나 비침습적 호흡 보조를 사용에도 환기 실패 가능성이 있는 경우 기관삽관이 필요하다. 호흡성 산증, 압력손상 또는 높은 흉강 내 압력에 의해 정맥 환류 감소로 발생하는 저혈압이 지속되거나 악화되는 경우 기관삽관 후 환기가 매우 어려울 수 있고 이는 천식이 COPD보다 더 심할 수 있다. 따라서 기관삽관 결정은 신중하게 내려야 한다. 급성 기관지 경련을 조기에 적극적으로 치료하여 삽관을 예방하는 것이 필수적이다. 비침습적 호흡 보조 전략(비침습적 환기 및 고유량 비강 산소)은 기관지 확장제와 스테로이드가 효과를 발휘할 수 있을 때까지 호흡일량(work of breathing)을 줄여 많은 환자에서 기관삽관을 예방할 수 있다.

급성 중증 천식 악화의 초기 관리에는 지속적 또는 누적 β2작용제(β2agonist) 분무 요법(albuterol 10~15 mg/hr 또는 20분 마다)과 항콜린성 분무 요법(20분마다 ipratropum bromide 0.5 mg 3차례)을 사용하여 동적 기관지 경련을 역전시키는 것이 포함된다. 경구 또는 정맥 내 스테로이드 투여는 염증 성분의 치료를 위해 사용된다. 1차 기관지 확장제와 코르티코스테로이드에 반응하지 않는 불응성 급성 천식의 경우, 최근 두 건의 Cochrane review에서 성인에게 황산마그네슘 2 g을, 소아에게 40 mg/kg(최대 2 g까지)을 정맥 투여했을 때 입원 필요성이 각각 25%, 68% 감소했다("근거가 되는 연구" 참조). 기관지 경련이 지속되는 경우 epinerphrine 근주 또는 terbutaline 0.25~0.5 mg을 투여하면 추가적 기관지 확장 효과를 얻을 수 있다. 비침습적 호흡 보조 장치[비침습적 양압 환기(NIPPV) 또는 고유량 비강 산소(HFNO)]를 조기에 사용하면 호흡일량(work of breathing)을 지원하여 기관삽관의 필요성을 줄일 수 있다. 과호흡으로 인해 공기 포획(air-trapping)이 증가하고 자가 호기말 기도 양압(auto-PEEP)이 증가하므로 심한 경우에는 진통제를 고려해야 한다. 불안이 있는 환자는 비침습적 지원을 견디기 어려울 수 있으며, 삽관을 준비하는 동안 가벼운 진통제가 불안 해소와 편안함을 제공할 수 있다. 이러한 진통

제는 환자 침상 옆에서(bedside)에서 신중하게 투여해야 하며, 조기에 과도하게 투여하지 않도록 주의하여 신중하게 적정량을 조절해야 한다. Ketamine, fentanyl 또는 dexmedetomidine이 이러한 목적으로 사용될 수 있다.

만성 폐쇄성 폐질환에서는 동반 질환(특히 심혈관 질환)이 더 큰 역할을 하며, (단기간 기계환기를 하더라도) 예후가 더 나쁘다. COPD 환자의 경우, 항콜린성 치료는 β2-작용제 치료만큼 중요할 수 있다. 스테로이드는 기저 염증을 약화시키는 데에도 중요하다. 많은 천식 환자에서 기관지 경련이 악화되는 것이 아니라 피로가 누적되어 호흡 부전 및 정지로 이어진다. 환자의 상태가 조기 또는 즉시 삽관을 해야 하는 경우가 아니라면, bilevel positive airway pressure (BiPAP)가 특정 COPD 환자에서 입증된 가치가 있고 삽관을 피하는 데 도움이 될 수 있으므로 비침습적 호흡 지원을 시도해 볼 것을 권장한다. 가열 및 가습식 고유량 비강 캐뉼라 회로를 사용하는 HFNO는 NIPPV와 비교하여 호흡일량(work of breathing)을 유사하게 줄일 수 있고 열등하지 않은 것으로 나타났다. 천식 환자의 경우, COPD에서 삽관 후 기계적 환기 관리가 어려울 수 있다. 기도 압력이 높은 경우가 많으며, 환기 관리가 우수하더라도 공기 누적(breath stacking)(auto-PEEP 유발)이 흔히 발생한다. 기계적 환기에 의한 흉강 내 압력 증가는 삽관 전 환자의 호흡일량(work of breathing)으로 인한 용적 감소, 공존하는 심혈관 질환 및 삽관 후 교감신경 긴장 감소와 관련된 혈역학적 변화로 인해서 삽관 전후 기간을 매우 역동적이고 불안정하게 만든다. 인공호흡기 관리는 다음 섹션에서 설명한다.

기도에 대한 접근 방법

이처럼 다양한 비침습적 치료 방법에도 불구하고 급성 중증 천식 악화의 1~3%는 기관삽관이 필요하다. 이러한 환자는 일반적으로 피로해져 있고 기능잔기용량(functional residual capacity, FRC)의 감소와 환기관류불균형(V/Q mismatch)이 있기 때문에 최적의 사전산소투여(preoxygenation)가 어려울 수 있으며 급속한 탈포화(desaturation)를 예상해야 한다. 해부학적 구조가 유리하고 비디오후두경 검사와 삽관이 간단하다고 생각되는 경우, 빠른연속기관삽관(rapid sequence intubation, RSI)이 선호되는 경우가 많다. 환자가 어려운 기도(difficult airway)인 경우, 술자는 각성 술기를 위한 최상의 조건과 최대한의 시간을 확보하기 위해 난이도가 높지 않은 환자보다 더 일찍 삽관을 계획할 수 있다.

술기방법

삽관이 필요한 천식 지속 상태(status asthmaticus) 환자를 관리할 때 가장 중요한 원칙은 가능한 한 신속하게 기도를 완전히 통제하는 것이다. 환자는 일반적으로 호흡 상태가 악화될수록 똑바로 세운 자세를 취하게 되므로 삽관 전 기간 동안 가능한 한 이 자세를 유지해야 한다. 사전산소투여(preoxygenation)는 가능한 한 최대한 이루어져야 한다(8장 참조). 이 단계에서 비침습적 환기는 호흡일량(work of breathing)을 줄이면서 FiO_2 를 증가시키는 수단으로 고려될 수 있다. 선택한 RSI 약물은 환자가 편안한 자세로 대개 똑바로 앉은 상태에서 투여해야 한다. 환자가 의식을 잃으면 침대 머리를 20°각도로 만들고 환자를 앙와위로 눕혀 머리와 목을 위치시킨 다음 후두경 검사 및 삽관을 실시해야 한다.

약물 투약 및 투여

Etomindate와 ketamine은 천식 환자에게 선호되는 유도제이다. Etomindate와 ketamine의 RSI 용량은 각각 0.3 mg/kg IV 및 1.5 mg/kg IV이다. 케타민은 기관지 확장 효과를 통한 이론적 이점이 있지만, 공격적인 기관지 확장제 치료를 시행한 경우 이 효과는 무시할 수 있다. 반응성 기도 질환에서 ketamine의 우월성을 입증하는 데이터는 없으며, etomidate와 임상적으로 동등한 것으로 간주해야 한다. 진행된 심혈관 질환(advanced cardiovascular disease)이 있는 COPD 환자의 경우 ketamine의 catecholamine 자극을 피하기 위해 etomidate를 사용하는 것이 바람직하다. 다른 유도제(예: propofol 또는 midazolam)를 사용할 수도 있지만, 저혈량증 및 흉강 내 압력 변화의 증가로 인해 저혈압이 발생할 수 있다. 1.5 mg/kg의 succinylcholine 또는 rocuronium으로 신경근을 차단하는 것도 똑같이 효과적이다. Rocuronium은 작용 지속 시간이 길고 초기 비동조 환기(asynchronous ventilation)를 예방할 수 있다는 점에서 선호된다.

삽관 후 관리

환자가 성공적으로 삽관되고 적절한 튜브 위치가 확인되면, 환자와 인공호흡기의 동기화를 극대화하기 위해 깊은 진정과 진통제를 투여해야 한다. 신경근 차단제는 일반적으로 기계환기의 첫 몇 시간 동안 필요하며, 이를 통해 비동조(dyssynchrony)없이 최대 호기 시간과 허용적 고탄산혈증(permissive hypercapnia)을 확보할 수 있다. 매우 심한 경우에는 정맥 내 에피네프린 점적 투여를 시작할 수 있다. 최상의 환자 결과를 얻으려면 세심한 인공호흡기 관리가 중요하다. Ketamine과 지속적인 albuterol 및 기타 약제를 추가로 투여할 수 있다.

기계환기

모든 천식 환자는 다양한 정도의 자가 호기말 기도 양압(auto-PEEP)(또는 intrinsic PEEP)과 함께 폐쇄된 작은 기도와 동적 과팽창을 가지고 있다. 자가 호기말 기도 양압이 증가하면 기흉을 유발하는 압력 손상의 위험이 증가한다. 안전한 폐포 감압을 위해서는 호흡 속도를 낮추어 호흡 사이에 날숨의 공기 흐름이 기준선으로 돌아갈 수 있도록 호기 시간을 연장해야 한다. 극단적인 경우에는 분당 8~10회 정도의 낮은 호흡수가 필요할 수 있다. 환자는 폐를 보호하기 위한 일회호흡량(tidal volume)(6~8 mL/kg ideal body weight)을 견딜 수 있지만, 이 전략은 낮은 분당환기량과 폐포환기량 그리고 기관지 경련으로 인한 높은 사강의 조합으로 인해 발생하는 허용적 고탄산혈증을 필요로 한다. 이 전략을 견디고 고탄산혈증이 호흡 중추를 자극하여 호흡욕구를 증가시키는 것을 방지하려면 깊은 진정상태와 일반적으로 지속적인 신경근 차단제가 필요하다.

최고 흡기 시 측정된 압력은 최고흡기압(peak inspratory pressure)이며 기도 저항(기관 내 튜브의 저항 포함)을 측정한 값이다. 이 수치는 압력손상(barotrauma) 또는 용적손상(volutrauma)(고평부압[plateau pressure]에 의해 더 잘 예측되는)에 대한 예측값이 일관되지 않으며 기관지 경련성 질환 또는 폐쇄성 폐 질환이 있는 환자에서 높다. PIP의 갑작스러운 상승은 달리 입증될 때까지 튜브 막힘, 점액 막힘 또는 기흉을 나타내는 것으로 해석해야 한다. PIP가 갑자기 급격히 떨어지면 우발적인 발관 또는 식도 삽관을 나타낼 수 있다.

흡기 종료 시 흡기 밸브를 닫을 때 측정된 폐포 내 압력을 고평부압(plateau pressure, P_{plat})이라고 한다. 30 cmH_2O 미만의 값이 가장 좋으며 일반적으로 압력손상이나 용적손상과 관련이 없다. P_{plat}의 측정 및 추세는 최적의 인공호흡기 설정과 환자의 반응, 공기 흐름 폐쇄의 반전을 확인할 수 있는 훌륭한 객관적인 도구이다. 초기 인공호흡기 설정에서 P_{plat}가 30 cm H_2O를 초과하는 경우, 과팽창을 완화하기 위해 일회호흡량을 낮추는 것을 고려한다.

TIPS AND PEARLS

초기 인공호흡기 설정

- 환자의 ideal body weight를 결정한다.
- FiO_2 1.0(산소 100%)을 사용하여 일회호흡량을 6~8 mL/kg으로 설정한다.
- 호흡수를 분당 8~10회 호흡으로 설정한다.
- 고평부압을 측정하고 <30 cm H_2O로 유지한다.
- 초기에 산소 공급과 기도(고평압부) 압력에 집중하고 허용적 고탄산혈증을 허용한다.
- Propofol 또는 benzodiazepine과 fentanyl과 같은 비히스타민 방출 opioid를 함께 사용하여 지속적인 진정 및 진통을 보장한다.
- 환기 목표를 달성하기 어려운 경우 지속성 비분극성(nondepolarizing) 신경근 차단제를 사용한 마비 치료를 고려한다.
- 환자의 질병 중증도와 치료에 대한 객관적인 반응에 따라 β2-agonist 치료 및 추가 약제 치료를 계속한다.

기계식 환기의 합병증

기계식 인공호흡기를 사용하는 천식 환자에게서 가장 흔하게 나타나는 두 가지 합병증은 폐 손상(압력/용적)과 저혈압이다. 저혈압이 발생하면 즉시 긴장성 기흉을 고려해야 하며, 특히 갑작스럽게 발병한 경우에는 더욱 그렇다. 긴장성 기흉이 없는 환자의 경우, 저혈압은 일반적으로 절대 용적 감소(volume depletion) 또는 자가 호기말 기도 양압(auto-PEEP) 및 흉강내압 증가로 인한 정맥 환류 감소와 관련이 있다. 이러한 합병증 중 하나가 발생할 내재적 위험은 과다팽창의 정도와 직접적으로 관련이 있다. 이 두 가지 중 저혈압은 긴장성 기흉으로 인한 경우가 적지만 놓치면 치명적일 수 있다. 대부분의 천식 환자는 호흡일량(work of breathing) 증가, 천식 악화 시작 후 경구 섭취량 감소, 그리고 전반적인 대사 상태 증가로 인해 혈관 내 용적감소가 발생한다. 이러한 이유로 RSI가 시작되기 전 또는 기계환기 중 초기에 1~2 L의 정질액(crystalloid)를 경험적으로 주입하는 것이 적절하다.

기흉은 환자 침상 옆에서 초음파나 흉부 엑스레이로 빠르게 배제할 수 있다. 기흉이 배제된 후 무호흡 검사를 통해 저혈량증을 유발하는 높은 흉강 내 압력에 대한 검사도 할 수 있다. 환자를 인공호흡기에서 분리하고 맥박 산소 측정으로 적절한 산소 공급이 보장되는 한 최대 1분까지 무호흡 상태를 유지하도록 한다. 용적 감소 상태에서는 평균 흉강 내압이 빠르게 감소하고 혈압이 상승하기 시작하며 맥압이 넓어지고 30~60초 이내에 맥박수가 감소한다. 자가 호기말 기도 양압의 양이 많으면 앞서 설명한 대로 공기 포획(air trapping)의 감소가 필요하다. 자가 호기말 기도 양압이 문제가 되지 않는 경우, 경험적으로 500 mL의 정질액를 주입해야 하며 환자의 반응에 따라 주입을 반복할 수 있다. 심정지가 임박한 환자에서 신체 검진이나 방사선 촬영으로 폐의 원인을 확인하지 못한 경우 즉시 양측 흉관 삽입을 해야 한다. 이후 인공호흡기 압력 설정에 대한 재평가가 필요하다. 천식 환자의 초기 인공호흡기 설정과 잠재적인 인공호흡기 합병증은 COPD 환자와 공유한다.

근거가 되는 연구

천식으로 인한 응급실에서의 삽관은 흔한가 그리고 어떻게 관리하는가?

최근 응급실에서 의학적 적응증으로 삽관한 14,500건 이상을 분석한 결과, 천식으로 인한 삽관은 173건(1.2%)에 불과한 것으로 나타났다. 다른 삽관과 비교했을 때 천식 환자는 BiPAP으로 사전 산소 공급을 받고(63% 대 14%), RSI를 시행받으며(96% 대 81%), ketamine으로 유도할 가능성이 더 높았다(52% 대 12%). 합병증 발생률은 비슷했다.[1]

흡입용 항콜린제는 흡입용 B-agonist 단독으로 사용할때와 비교하여 급성 반응성 기도 질환의 결과를 개선하는가?

항콜린제의 기관지 확장 효과는 잘 알려져 있지만, 급성 기관지 경련 시 항콜린제가 β-작용제와 상승적으로 작용하는지에 대해서는 논란이 있어 왔다. 최근 Cochrane review 2017에 따르면 급성 천식에서 항콜린제와 β-작용제를 병용하면 β-작용제만 사용할 때보다 입원이 감소하고 폐 기능이 개선된다는 결론을 내렸다. 그러나 병용시에는 떨림, 초조함, 불안과 같은 부작용이 더 많았다.[2] 만성 폐쇄성 폐질환에서는 유지성 항콜린제가 도움이 된다. 그러나 급성 악화에서는 아직 명확하지 않다. Cochrane database reivew에서는 급성 COPD 악화 상황에서 흡입 albuterol과 ipratropium bromide를 비교한 4건의 연구를 요약했다. 이 연구들의 통합 데이터(총 129명의 환자)는 albuterol과 ipratropium bromide 그룹 간에 1시간 또는 24시간 후 1초 노력호기량(FEV1)에 차이가 없음을 보여주었다. Albuterol에 ipratropium bromide를 추가해도 albuterol 단독 요법보다 이점이 없었다. 이러한 상대적인 증거 부족에도 불구하고 American Thoracic Society, European Respiratory Society, and the Global Initiative for Chronic Obstructive Lung Disease는 급성 COPD 악화 시 흡입용 ipratropium 사용을 지지하고 있다.[3] 따라서 이용 가능한 증거에 근거하여 항콜린제는 중증 급성 천식 환자에게 표준 요법으로 사용해야 하며 β-작용제만으로는 거의 개선이 보이지 않는 급성 COPD 악화에서 고려되어야 한다.

정맥 내 마그네슘 투여는 급성 천식 환자의 예후를 개선시키는가?

마그네슘은 평활근 이완에 중요한 역할을 하며, 최근 연구에서는 기관지 경련을 완화하는 마그네슘의 역할에 대해 집중하고 있다. 소아와 성인 모두에서 마그네슘 정맥내 주사는 병원 입원 감소 및 폐

기능 개선과 관련이 있는 것으로 나타났다. 두 개의 Cochrane reivew에서 마그네슘은 성인의 입원율을 25%에서 68%까지 감소시킨 것으로 나타났다.[4,5] 마그네슘이 기관삽관의 필요성을 감소시킨다는 적합한 근거는 아직 없다. 이러한 데이터에 근거하여, 중증 천식이나 초기 치료에 반응이 없는 환자에게는 마그네슘 정맥 요법을 보조 요법으로 고려해야 한다.

급성 천식에서 사전 산소화 시도를 개선할 수 있는 비침습적 환기 전략이 있는가?

비침습적 양압 환기(NIPPV)는 환자의 work of breath를 줄이고 사전 산소 공급을 위해 성공적으로 사용되어 왔다.[6] 그러나 심한 경우 초조와 섬망으로 인해 사전 산소 공급 시도가 어려울 수 있다. 최근 다기관 전향적 관찰 연구에서는 안면 마스크 또는 NIPPV를 통한 최적의 사전 산소화가 어려운 섬망이나 동요가 있는 환자에게 사용할 수 있는 지연연속기관삽관(delayed sequence intubation, DSI) 기법에 대해 설명했다.[7] DSI에서는 해리성 용량의 ketamine을 투여하여 사전 산소화를 가능하게 한다. 62명의 환자를 대상으로 한 이 전향적 연구에서 DSI 후 평균 산소 포화도가 증가했으며(90~99%), 고위험군 환자에서도 부작용이 발견되지 않았다. 이 연구의 데이터는 유망하지만 무작위 배정, RSI와의 직접 비교, 작은 표본 크기로 인해 일상적인 사용을 권장하기는 어렵다.[8]

정맥 내 ketamine투여가 급성 천식에 도움이 되는가?

Ketamine은 급성 천식 관리를 위해 자주 논의되어 왔다. Ketamine은 기관지 확장 효과, 과호흡을 늦추는 진통 효과, 적은 호흡 욕구 억제 등의 이론적 이점으로 인해 응급실에서 많이 사용되고 있다. Ketamine은 작용이 빠르게 시작되며 근육 내 또는 정맥내로 투여할 수 있다. Ketamine은 삽관한 소아 환자와 심혈관 질환이 없는 일부 성인의 중증, 난치성 천식 치료로 인정받고 있다. Ketamine은 또한 기존 치료에 불응하는 비삽관 환자, 특히 과호흡 환자에서 비침습적 환기 통한 산소 공급을 촉진하기 위해 사용하도록 제안되었다. 그러나 호흡곤란 환자의 불쾌감 및 동요 증가는 해로울 수 있으므로 이를 고려해야 한다. Ketamine은 순환하는 catecholamine을 증가시키고, 직접적인 평활근 확장제이며, 미주신경 출력(vagal outflow)을 억제하기 때문에 중증 천식 환자의 기도를 관리하는 데 있어 합리적인 선택이 될 수 있다. 그러나 삽관하지 않은 천식 환자의 관리에서 정맥내 ketamine투여의 이점을 입증한 대조 연구는 아직 없다. Ketamine을 사용한 폐 기능의 현저한 개선에 대한 사례 보고는 지속적으로 인기를 끌었지만, 다른 약제에 비해 ketamine의 우월성을 입증한 무작위 연구는 아직 없다. 최근 한 이중 맹검, 위약 대조 연구에서 33명의 소아 천식 환자를 무작위로 케타민 주입(0.2 mg/kg 1회 투여 후 2시간 동안 0.5 mg/hr 투여) 그룹과 35명의 환자를 위약 그룹으로 배정했다.[9] 각 그룹에는 albuterol, ipratropium bromide, glucocorticoids도 투여했다. 두 그룹 간에 폐 지수 점수(pulmonary index score)(호흡수, 천명음, I/E 비율, 보조 근육 사용량, 산소 포화도로 구성)에 유의미한 차이가 발견되지 않았다. 입원율에도 차이가 나타나지 않았다. 현재로서는 작용 기전과 안전성 프로파일을 고려할 때 ketamine이 천식 환자의 RSI에 가장 적합한 약제인 것으로 보인다. Ketamine이 없는 경우 다른 약제를 사용할 수 있다. 삽관하지 않거나 인공호흡기를 사용하지 않는 환자에게 정맥 내 ketamine을 보조 요법으로 사용하는 것을 뒷받침하는 증거는 충분하지 않다.

참고문헌

1. Godwin HT, Fix ML, Baker O, Madsen T, Walls RM, Brown CA 3rd. Emergency department airway management for status asthmaticus with respiratory failure. *Respir Care*. 2020;65(12):1904-1907.
2. Kirkland SW, Vandenberghe C, Voaklander B, Nikel T, Campbell S, Rowe BH. Combined inhaled beta-agonist and anticholinergic agents for emergency management in adults with asthma. *Cochrane Database Syst Rev*. 2017;1(1):CD001284.
3. Singh D, Agusti A, Anzueto A, Barnes PJ, Bourbeau J, Celli BR, Criner GJ, Frith P, Halpin DMG, Han M, López Varela MV, Martinez F, Montes de Oca M, Papi A, Pavord ID, Roche N, Sin DD, Stockley R, Vestbo J, Wedzicha JA, Vogelmeier C. Global Strategy for the Diagnosis, Management, and Prevention of Chronic Obstructive Lung Disease: The GOLD Science Committee Report 2019. *Eur Respir J*. 2019;53:1900164.
4. Griffiths B, Kew KM. Intravenous magnesium sulfate for treating children with acute asthma in the emergency department. *Cochrane Database Syst Rev*. 2016;(4):CD011050.
5. Kew KW, Kirtchuk L, Michell CI. Intravenous magnesium sulfate for treating adults with acute asthma in the emergency department. *Cochrane Database Syst Rev*. 2014;(5):CD010909.
6. Baillard C, Fosse J-P, Sebbane M, et al. Noninvasive ventilation improves preoxygenation before intubation of hypoxic patients. *Am J Respir Crit Care Med*. 2006;174(2):171-177.
7. Weingart SD, Trueger NS, Wong N, et al. Delayed sequence intubation: a prospective observational study. *Ann Emerg Med*. 2015;65(4):349-355.
8. El-Khatib MF, Jamaleddine G, Kanj N, et al. Effect of heliox- and air-driven nebulized bronchodilator therapy on lung function in patients with asthma. *Lung*. 2014;192(3):377-383.
9. Allen JY, Macias CG. The efficacy of ketamine in pediatric emergency department patients who present with acute severe asthma. *Ann Emerg Med*. 2005;46(1):43-50.

CHAPTER 37

변형된 기도와 급성 상기도 폐쇄

(Distorted Airways and Acute Upper Airway Obstruction)

Erik G. Laurin, Ali S. Raja | 장철호

임상적 과제

상기도는 입술과 콧구멍에서 첫 번째 기관고리까지의 해부학적 구조를 의미한다. 상기도의 시작은 비강 경로와 구강 경로의 양쪽 구조로 이루어진다. 그러나 구인두 부위에서 두 경로가 합쳐져 단일 경로로 유지된다. 급성 상기도 변형 및 폐쇄로 생명을 위협하는 가장 흔한 원인은 이 공통영역에서 주로 발생하며 그 중에서 후두가 제일 중요한 부위이다. 또한 혀와 인두의 기저부 장애로 인해서도 폐색이 발생할 수 있다(BOX 37-1). 이 장에서는 상기도를 변형기키거나 폐쇄를 일으켜 발생하는 문제들을 설명한다. 상기도 이물질은 28장과 44장에서 설명하고 있다.

BOX 37-1 상기도폐쇄의 원인

A. 감염
- a. 바이러스와 세균성 후두기관기관지염(예: 크룹)
- b. 인두주위와 후인두부의 농양
- c. 설편도염(설편도는 드물지만 실존하는 선천성기형으로 삽관실패의 잘 알려진 원인 중 하나다.)
- d. 혀나 입 바닥의 감염, 혈종, 농양(예: Ludwig 협심증)
- e. 후두개염(상문염이라고 알려져 있음)

B. 종양
- a. 후두암
- b. 하인두와 설(혀)암

C. 물리적 화학적 원인
- a. 이물질
- b. 열손상(열과 냉기)
- c. 산과 알칼리에 의한 손상
- d. 흡인성 독소

D. 알레르기/특발성: 안지오텐신 전환효소 억제제(ACEI) 유발 혈관부종 포함

E. 외상: 목과 상기도의 둔상 또는 관통상

기도에 대한 접근 방법

상기도 변형이나 폐쇄의 징후는 잘 느껴지지 않을 수 있으며, 생명을 위협하는 변형이나 폐쇄는 갑자기 예기치 않게 발생할 수 있다. 불안을 줄이기 위한 소량의 진정제 또는 국소마취제와 같이 큰 위험이 없어 보이는 약들도 갑작스런 완전기도폐쇄를 유발할 수 있다. 기도관리 장비를 사용하더라도 실패의 확률이 있고 경우에 따라서는 금기일 수도 있다. 상기도 폐쇄 또는 변형된 상기도 해부학적 구조가 있는 환자의 기도관리의 목표는 완전 기도폐쇄가 발생하기 전에 신속하고 적절한 방식으로 기도를 유지하는 것이다. 안정된 기도확보가 이루어 질 때까지 환자는 편안한 자세를 유지해야 한다. 이것은 불안, 두려움, 울음으로 인해 부분적인 기도폐쇄가 완전 기도폐쇄가 될 수 있는 어린이의 경우 특히 주의해야 한다.

기도관리에 대한 적극적인 개입은 언제 해야 할까?

이 책의 1장에서는 기관내삽관 시기에 대한 중요한 질문에 답하고 있다. 기도 폐쇄가 심각하거나 진행성이거나 곧 발생할 것이라 예상되는 경우에는 환자를 다른 장소(예: 수술실 또는 다른 병원)로 이송하는 것을 고려하기 보다 즉각적인 조치(종종 즉각적인 빠른연속기관삽관[RSI] 또는 윤상연골절개술)가 필요하다. 기도관리를 위한 다양한 시도로 시간이 많이 소모되는 경우가 많기 때문에, 불가피한 수술적인 기도관리가 필요한 환자를 빠르게 인식하고 지체 없이 시술을 수행하는 것이 중요하다. 즉시 적절한 기도관리를 해야 하는 적응증을 명확히 하는 것은 중요하다. 이런 경우 어떤 결과를 예상할 수 있을까?

목이나 기도를 관통하는 상처는 환자의 상태를 예측하기 어렵기 때문에 위험한 상황을 초래할 수 있다(34장 참조). 대다수의 전문가들은 위험한 임상증상이 없더라도 기도확보를 권장하는 반면, 다른 전문가들은 예측 관찰을 권장한다. 후자의 전략에는 약간의 문제가 있다. 첫째는 환자가 갑작스레 예기치 못한 완전 기도폐색이 되어 기도확보가 불가능한 상태가 될 때까지 상대적인 무증상인 경우가 많다는 것이다. 둘째는 기관지내시경을 사용하지 않는 한 관찰자는 기도의 앞 부분만 볼 수 있고 기도폐색이 발생할 가능성이 있는 뒤쪽과 아래쪽 부분은 볼 수 없다는 것이다. 즉, 기관지내시경을 사용하지 않으면 "빙산의 일각"만 볼 수 있다.

기도가 확보되지 않은 기간의 시간 경과도 중요하다. 다른 모든 조건이 동일하다면, 8~12시간 사이에 발생하는 혈관부종에 의한 기도부종 환자는 동일한 정도의 부종이 30분 이상 발생한 환자보다 갑작스런 기도폐쇄의 위험이 훨씬 적다. 전반적으로, 기도폐색이 조용하고 빠르게 진행되고 외부에서 알아채기 어려운 상태(예: 혈관부종, 목의 혈관 손상, 후두개염)인 경우 기도를 확보하기 위해 빠르게 행동하는 것이 가장 현명한 일이다.

급성 상기도 폐쇄의 4가지 주요 징후가 있다.

- "뜨거운 감자" 목소리: 단핵구증과 매우 큰 편도선 환자에서 자주 들리는 숨막히는 목소리
- 통증이나 폐쇄로 인해 분비물을 삼키기 어려움: 환자는 전형적으로 앉은 채 몸을 앞으로 기울이고, 분비물을 뱉거나 침을 흘린다.

- 협착음
- 호흡곤란

앞의 두 징후는 반드시 전체 상기도 폐쇄가 임박했음을 시사하는 것은 아니지만, 천명과 호흡곤란은 상기도 폐쇄의 위험 징후다. 천명이 있는 환자는 이미 기도의 50% 이상이 막혀 있으며 즉각적인 치료가 필요하다. 급성폐쇄성후두염을 앓고있는 8~10세 사이의 어린이의 경우는 약물 만으로도 치료가 가능하다. 나이가 많은 어린이와 성인의 경우 협착음이 들리는 것 만으로도 최소 기관내삽관과 더불어 외과적 기도확보의 준비가 동시에 필요할 수 있다. 위와 같은 상황에서는 각성하 기관지내시경을 사용한 기관내삽관이 이상적이며, 필요한 경우 미리 준비된 외과적 기도확보로 빠르게 변경할 수 있어야 한다. 적절하게 백-마스크 인공호흡을 실시하면 후두경련을 포함한 연조직에 의한 기도폐쇄에는 효과적인 경우가 많지만, 일반적으로 혈종에 의한 기도의 외인성 압박과 같은 기도폐쇄를 극복하지 못하므로 안정적인 기도확보를 하기 전 일시적인 기도관리의 방법으로만 사용하여야 한다.

기도가 악화되거나 기도폐색이 발생하면 어떤 옵션이 있을까?

여기서 주요 고려 사항은 다음과 같다.

- 백-마스크호흡이 가능한가?: 마스크 밀봉이 가능한가? 아니면 얼굴 아래부위에서 밀봉이 안 이루어지나? 목을 관통하는 상처가 기도까지 이르러 높은 흡기압에도 환기가 안 이루어지나? 12장에서 논의한 바와 같이, 소생술 환경에서 가장 일반적으로 사용되는 백-마스크 장치는 양압완화밸브가 없고, 적절한 마스크 밀봉을 할 수 있다면 상부기도에서 50~100 cmH_2O의 압력으로 환기를 할 수 있다. 소아 및 신생아의 백-마스크 장치는 쉽게 비활성화할 수 있는 양압환화밸브가 붙어 있는 경우가 종종 있다. 이 정도의 양압은 종종 비만과 같은 과다체중, 혈관부종, 후두개염과 같은 부종, 또는 후두 경련에 의해 발생한 상부 중등도 이상의 기도폐쇄를 극복할 수 있다. 그러나 혈종, 농양, 암, 이물질과 같이 단단하고 고정된 병변은 상부 기도압이 높더라도 백-마스크 장치로 반드시 환기할 수 있다고 장담할 수 없다.
- 기도관리의 문제는 어디서 발생할까? : 병변이 얼굴 또는 구강/비인두 부위에 있고 어떤 이유로든 구강 기관내삽관이 불가능한 것으로 판단되지만 구강으로의 접근이 가능한 경우 후두마스크 기도기 또는 King LT와 같은 성문상부기도장치(EGD)의 사용을 고려할 수 있다. 병변이 성문 주위 또는 그 바로 위에 있는 경우 성문상부기도장치가 효과적이지 않을 수 있으며, 기도폐색 부위를 지나가는 기관내삽관 또는 윤상연골 절개술이 필요하다. 병변이 성대 아래에 있는 경우 윤상연골절개술이 기도폐색 부위를 지나가지 못한다면 완전히 다른 전략이 사용된다 (28장 및 44장 참조).

각성하 기도관리의 장점과 위험요소는?

대부분의 경우 위기 상황이거나 급격히 환자가 악화되지 않는 한 기관지내시경을 사용하여 각성하에 기도의 상태를 확인하는 것이 가장 좋은 방법이다. 기관지내시경 검사는 기도의 평가와 필요한 경우에는 기관내삽관 모두 가능하다(17장 및 24장 참조). 다른 방법으로는 각성하 구강 비디오후두경을 사용하여 구강 기관내삽관을 시행하는 것이 바람직하다. 직접 또는 비디오후두경 검사로 성문이 잘 보이면 기관내삽관을 시행하면 된다. 성문이 잘 보이지는 않지만 후두개가 중앙에 보이면 원발성 후두장애가 아닌 한 빠른연속기관삽관을 시행할 수 있다. 드물지만 깨어있을 때보다 마취유도 및 근이완 후 성문이 더 잘 보이지 않거나 기도관리가 더 어려워지는 경우가 있다. 이러한 이유로 빠른연속기관삽관 약물은 각성하 후두경 검사를 수행하기 전에 주어서는 안되고, 기관내삽관은 빠른연속기관삽관을 수행하기 위해 후두경을 빼서 기관내삽관의 과정을 지연하기 보다는 초기 각성하검사와 병행하여 기관내삽관을 시행하는 것이 바람직할 때가 많다. 병변이 후두부위에 있는 것으로 의심되는 경우 후두, 특히 성문을 굴곡성기관지내시경 등을 이용하여 정확히 확인하며 기관내삽관을 시행하는 것이 중요하다.

빠른연속기관삽관은 필요할까?

구강 기관내삽관이 가능하고 백-마스크 환기와 성문상부기도장치를 사용하여 환자의 기도관리가 가능하다면 목의 관통상 초기라도 빠른연속기관삽관을 진행하는 것이 가능하다. 즉각적인 외과적 기도확보를 위한 준비도 병행하는 것이 필요하다. 빠른연속기관삽관이나 각성하 기도검사 또는 윤상연골절개술 중 어느 것을 진행할 지는 임상의의 판단이 필요한 부분이다. 흡입화상과 같은 초기 상기도 손상 환자는 손상으로 인한 출혈이나 기도 부종이 진행되기 전에 구강 기관내삽관을 하는 것이 기도관리의 어려움을 피하는 길이기도 하다. 기관내삽관을 성공할 자신이 있거나, 그렇지 않은 경우라도 백-마스크 환기, 성문상부기도장치, 윤상갑상막절개술을 통한 산소 공급을 시기 적절하게 제공할 수 있다는 임상의의 자신감이 필요하다.

상기도 폐쇄 환자는 기도관리가 어려워 직접후두경과 소식자, 굴곡성기관지경, 비디오후두경과 같은 기도관리 장치가 추가로 필요하다. 중증 혈관부종과 같이 직접후두경으로의 접근이 불가능 할 가능성이 높은 상기도폐쇄 환자는 때때로 후두경 날의 각이 큰 비디오후두경을 사용하면 성공적으로 기관내삽관할 가능성이 크며, 가끔 굴곡성기관지경의 적응증이 된다. 후두경 날의 각이 큰 비디오후두경을 사용할 지 결정하는 것은 후두경 날이 움직일 수 있는 구강 내의 공간에 따라 달라진다. 혀와 구개 사이의 공간은 육안 검사와 촉진으로 평가할 수 있지만 혀와 후두 부위의 기저부는 후두경의 날을 삽입할 때까지 알 수 없다. 따라서 후두경 검사와 기관내관 전달이 가능한지 통제된 방식으로 결정하기 위해 깨어 있는 접근 방식("강제 행동" 시나리오를 제외한 모든 시나리오에서)이 필수적이다. 후두경 조작과 기관내삽관이 가능하다면 통제된 상태에서 기도관리를 하기 위해 각성하 기도관리를 하는 것이 바람직하다. 직접후두경으로 기관내삽관을 하는 것은 자체적으로 어려운 점도 있지만, 직접후두경으로 성문의 노출은 잘 이루어지더라도 삽관용튜브가 잘 진입이 안될 수 있다. 대조적으로, 비강 또는 구강을 통해 삽입된 굴곡성기관지경은 직접후두경보다 부분적인 기도폐쇄 부위를 쉽게 지나가고 굴곡성기관지경의 유연성으로 인해 직접후두경보다 폐쇄된 후두를 잘 보여줄 수 있다. 또한, 기관내삽관 튜브가 굴곡성기관지경의 유도에 따라 더 쉽게 전진이 된다.

가장 권장하고 싶은 기도관리의 방법은 비디오후두경과 굴곡성기관지경을 같이 사용하는 방식이다. 비디오후두경의 날은 연조직을 밀어내어 후두를 볼 수 있는 가능성을 올려준다. 이때 성문이 잘 노출되면 바로 기관내삽관을 시행하면 된다. 직접후두경이나 기관내삽관이 어려운 경우, 다른 시술자가 굴곡성기관지경을 이용한 삽관을 수행하는데, 비디오후두경 날이 연조직을 밀어내고 상기도의 공간을 늘려 굴곡성기관지경으로 후두에 접근하기 쉬워진다. 굴곡성기관지경이 기관에 들어가면 비디오후두경 화면을 보면서 발생하는 문제점을 확인하고 해결하며 굴곡성기관지경을 따라 삽관용 튜브를 전진시킨다.

TIPS AND PEARLS

- 급성 상기도 폐쇄나 안정된 기도확보가 이루어지지 않은 환자는 짧은 거리의 이송도 부담된다. 심각한 급성 목의 관통상이나 후두의 둔상환자에서 동적 상기도 폐쇄가 일어날 가능성이 있는 경우에는 이송 전에 기도를 확보하여야 한다.
- 상기도에 발생한 혈관부종은 예측할 수 없는 잠재적 위험으로 급성 발병 시 특히 주의하여야 한다. 입술, 혀 및 인두의 증상 만으로는 기도에 무슨 일이 일어나고 있는지 명확하게 알기 어려울 수 있다. 빠른 예방적 조치를 취하는 것이 꼭 필요하다. 일반적으로 굴곡성기관지경으로 확진을 할 수 있고, 경우에 따라서 기관내삽관을 시행하는 데에도 도움이 된다.
- 급성 상기도 폐쇄, 기도 파열 또는 왜곡된 기도가 있는 환자에서 기도를 확보하고 산소를 공급하고 환기를 유지할 때 항상 어려운 기도관리 환자로 간주하고 시행하여야 하며, 어려운 기도관리 순서도(5장)에 따라야 한다.
- 상기도 폐쇄, 기도 파열, 기도 왜곡이 있는 환자에서 산소 공급이나 환기를 유지할 수 없을 경우 환자는 실패한 기도관리로 간주하고 기도 실패 순서도(4장)를 따라야 한다.
- 상기도 폐쇄 또는 왜곡된 해부학적 구조가 있는 환자에서 시야확보 없이 기도관리를 시행하는 것은 금기이며 시도 자체도 권장되지 않는다.
- 백-마스크 환기만으로는 기도를 확보할 수 없으며, 특히 기도폐색이 고정된 병변으로 인한 경우에는 더 유지가 어렵다.
- 빠른연속기관삽관은 일반적으로 시행자가 강제행동원칙(5장 참조)에 따라 "최선의 일회 시도"를 하거나, 환자의 상태가 안정적이거나, 시행자가 빠른연속기관삽관의 성공 가능성이 높고 이차 시도계획이 마련되어 있지 않다면 금기사항이다.
- 상기도의 자극을 감소시키기 위해 진정제를 투여하거나 국소 마취제를 사용하면 완전기도폐색이 유발될 수 있음을 인식하고, 각성하에서 직접후두경을 사용하기 전에 윤상갑상막절개술을 준비하여야 한다.

근거가 되는 연구

급성 상기도 폐쇄 환자의 응급기도관리에 관한 근거들은 어떤 것들이 있으며, 각성하 기도관리는 자주 사용되나?

NEAR (National Emergency Airway Registry)의 최근 보고서에 따르면 모든 성인환자의 응급기도 환자 중에서 약 1%가 굴곡성기관지경을 시행하며, 이 사례의 대부분은 기도폐쇄 상태에서 사용된다.[1] 더 최근의 NEAR 분석에서 보면 19,071명의 환자 중에서 82명(0.4%)의 환자가 첫 번째 기관내삽관 시도부터 각성하 기관내삽관을 시도하였다. 대부분의 첫 번째 시도(91%)는 응급의학과 전문의가 수행했으며, 혈관부종(32%)과 비혈관부종 기도 폐쇄(31%)의 발생률을 보였다. 첫 시도로 가장 많이 사용된 방법은 굴곡성기관지경(78%)을 사용한 기관내삽관 방법이었다. 모든 각성하 기관내삽관 중에서 첫 번째 시도에서 성공률은 85%(95% CI [76-95%]) 였다.[2]

안지오텐신 전환 효소 억제제(ACEI) 유발 혈관부종 환자 중 기관내삽관을 필요로 하는 환자는 얼마나 되며, 어떻게 치료하여야 하나?

같은 NEAR 코호트에서 98건(0.5%)에서 혈관부종에 때문에 기관내삽관을 시행하였다. 첫 번째 시도에서 81%의 성공률을 보였으며, 응급의학 전문의가 혈관부종 환자의 94%에서 기관내삽관을 하였다. 가장 많이 사용된 기구는 굴곡성기관지경(49%)이었고, 42%에서 비강을 통하여 시행되었다. 초기 기관내삽관 시 진정제와 근이완제가 사용된 경우는 61%, 진정제와 국소마취제 사용한 경우 13%, 국소마취제만 사용한 경우 13%, 진정제만 사용한 경우가 10%였다. 이차 시도가 필요한 19명(19%)의 환자 중 10명에서 기관내삽관을 성공하였다. 윤상갑상막절개술을 2명의 환자(2%)에서 시행하였고, 사망환자는 없었다.[3]

왜곡된 기도에 국소 마취제를 도포하면 완전기도폐쇄가 유발될 수 있을까?

이 주제와 관련된 연구는 없지만, 대부분의 숙련된 기도관리 전문가가 목격하였다고 한다. 발생기전은 명확히 밝혀져 있지 않지만 실제로 발생하는 현상이므로, 기도의 국소마취나 시술을 계획할 때 기존의 기도 폐쇄 유무에 주의를 기울여야 한다. 기도확보 전략을 미리 세우고 완전 기도폐쇄가 발생할 경우 신속한 기도확보를 할 수 있는 준비된 환경에서 기도를 검사하여야 한다.

참고문헌

1. Brown CA 3rd, Bair AE, Pallin DJ, et al. Techniques, success, and adverse events of emergency department adult intubations. *Ann Emerg Med*. 2015;65(4):363-370.
2. Kaisler MC, Hyde RJ, Sandefur BJ, et al. Awake intubations in the emergency department: a report from the National Emergency Airway Registry. *Am J Emerg Med*. 2021;49:48-51.
3. Sandefur BJ, Liu XW, Kaji AH, et al. Emergency department intubations in patients with angioedema: a report from the National Emergency Airway Registry. *J Emerg Med*. 2021;61(5):481-488.

CHAPTER 38

임산부

(The Pregnant Patient)

Megan Leigh Fix, Rebecca L. Kornas | 차원철

임상적 과제

임신으로 인한 생리학적 및 해부학적 변화는 산소 공급, 환기, 기도를 확보 등 모든 기도관리의 측면에서 어려움을 야기한다. 임신 후기에는 특별히 어려울 수 있다. 사실 임산부 환자의 기도관리와 관련된 문제들은 마취와 관련된 산모 사망의 가장 중요한 원인이다. 임신은 환자의 해부학적, 생리학적 특징을 다음과 같은 독특한 방향으로 변화시킨다.

- *산소 예비량 및 산소의 고갈*: 호기예비량(expiratory residual volume, ERV), 잔기량(residual volume, RV), 그리고 기능적 잔기용량(functional residual capacity, FRC)이 대략 20% 감소하고, 태아로 인해 모체의 기초 대사율과 산소 요구량이 증가한다. 이런 변화들은 완전히 사전산소투여(preoxygenation)가 충분히 된 경우에도 무호흡 시 산소포화도가 매우 빠르게 떨어지도록 한다(임신하지 않은 성인의 경우 6~8분이나, 임산부에게는 약 3분). 이런 상황은 비만인 임산부에서 더욱 악화된다.
- *생리적 과호흡*: 프로게스테론은 호흡 드라이브를 증가시켜 과호흡을 유발한다. 임신 초기의 분당 호흡량 증가는 대부분 일회호흡량의 증가에서 기인한다. 이로 인해 '정상' 혈액 가스값이 변경되는데, 이는 기계적인 호흡 관리 시 고려해야 한다. 모체의 $PaCO_2$는 약 32 mm Hg로 떨어지며, 이는 정상 모체 pH를 유지하기 위해 중탄산염(bicarbonate)이 26에서 22 mEq/L로 감소하는 보상작용과 연관되어 있다. 기계적 환기를 할 경우는 적정한 정도로 과호흡 하도록 해야 모체의 pH를 유지할 수 있다. 합리적인 접근법중 하나는 임신 초기의 여성에 대해 분당 호흡량을 약 20% 증가시키고, 출산 즈음에는 40%까지 증가시키는 것이다.
- *임신 후기의 심폐 기능 저하*: 임신 후기의 환자가 바로 누운 자세를 취하게 되면, 임신 자궁이 횡경막을 압박하며, 커진 유방이 흉벽을 아래로 눌러 기능적 잔기 용량(FRC)을 더욱 감소시킨다. FRC 감소 외에도, 임신 후기의 바로 누운 자세에서는 태반이 대동맥 및 대정맥을 압박할 수 있다. 이로 인해 심장으로 향하는 혈류가 크게 감소하며, 이는 모체와 태아의 관류를 저하시킨다. 이러한 현상은 환자를 왼쪽 측면 위치로 놓음으로써 어느 정도 완화시킬 수 있다.

- *후두경 및 백-마스크 환기*(bag-mask ventilation, BMV)*에 대한 영향*: 임신은 후두경 및 BMV에도 영향을 미친다. 체중 증가, 임신 자궁의 확장으로 인한 저항의 증가는 비만 환자에서 보이는 것과 유사한 방식으로 BM를 어렵게 할 수 있다. 증대된 유방 크기 또한 표준 내시경 삽입을 더 어렵게 만들 수 있다. 에스트로겐의 영향과 혈량 증가는 코와 인후의 점막 부종을 초래하여, 호흡기 조직이 취약해져 호흡기 조작시 출혈의 가능성이 높아진다. 이와 같은 점막 부종은 또한 호흡기의 해부학적 구조 변형을 초래하여, 시술자가 구조물을 식별하고, 상부 호흡기를 통해 성대까지 삽관을 진행하는데 어려움을 초래할 수 있다. 이 상부 호흡기 변형은 전자간증, 분만 과정, 그리고 대량의 정질액(crystalloid)을 주입할 때 악화될 수 있다. 혈관의 충혈은 기관의 내경 감소로 이어져, 평소보다 작은 사이즈의 튜브가 필요하게 된다(평균 크기: 6.5~7 mm). 더불어, 충혈된 상부 기도로 인해 BMV가 더 어렵게 된다.
- *흡입 가능성 증가*: 임신이 진행됨에 따라 위산 분비가 증가하여 모체의 위 pH가 감소하고, 게스트린 수준이 증가하며, 위 활동이 감소하고, 위를 비우는 시간이 증가하여 휴식시 위 부피가 증가할 수 있다. 자궁 크기의 증가는 위에 가해지는 압력을 증가시키며, 이는 임신 중 나타나는 식도조임근(gastroesophageal sphincter) 톤 감소와 결합하여 역류 위험을 증가시킨다. 이러한 환자들을 볼 때에는 항상 위 안에 음식물이 가득 차 있다고 가정해야 한다. 신경근육 차단제의 투여는 복부 근육 톤을 잃게 함으로써 위의 상황을 더욱 악화시킬 수 있다. 이런 위장관 생리의 변화는 임신 중기에 시작되지만, 임신 후기에 가장 심각한 문제가 된다.
- *신경근육 차단제에 대한 영향*: 모체의 혈장 콜린에스테라아제(cholinesterase) 활동이 25% 감소하지만, 이것이 석시닐콜린(succinylcholine)의 제거, 반감기, 또는 효과 지속시간에 중요한 영향을 미치지는 않는다. 반면, 베큐로니움(vecuronium)과 로큐로니움(rocuronium)과 같은 아미노스테로이드 근육 이완제에 대한 민감성은 임신으로 인해 증가하기고, 이들 약물의 효과의 지속시간은 늘어날 수 있다.

기도에 대한 접근 방법

임신 초기에는 체액과 FRC 변화가 주로 일어나며, 기도 자체는 크게 변하지 않는다. 임신이 진행된 환자의 경우에는 점차 기관삽관과 BMV 모두가 어려워질 수 있음을 예상해야 한다. 그럼에도 불구하고, 임신 환자의 호흡기 관리 접근법은 응급 삽관의 다른 경우와 다르지 않다. 다만 위의 "임상적 과제" 섹션에서 설명된 임신과 관련된 독특한 특성을 고려해야 하며, 특히 임신 6개월 이후가 어려울 수 있다.

임산부 환자들의 기도관리를 위해 고려해야 할 핵심 사안은 다음과 같다. 임신 3기 환자의 경우, 해부학적으로는 비만 환자와 유사하다 생각하고, 어려운 기도 알고리즘을 사용하라. 만약 LEMON, ROMAN, RODS, 그리고 SMART 기억법을 사용한 평가(2장과 5장 참조) 결과 빠른연속기관삽관(RSI)이 타당하다 판단되면, 백업 장치(예: 성문위기구[extraglottic device])를 준비해야 한다. 또한, 임산부 환자는 더 빠르게 산소 포화도가 떨어질 것을 예상해야 한다.

- 만약 굴곡내시경으로 삽관을 한려 한다면, 구강 삽관이 불가능한 해부학적 이상이 없는 한, 구강 경로를 선택하고, 가급적 비강 경로를 피하는 것이 좋다. 점막은 팽창, 부종, 그리고 손상 가능성이 높기에 비강 삽관은 점막 손상과 출혈의 위험이 크다.
- 최소 3분 동안 100% 산소를 흡입하게 하거나, 폐활량(vital capacity, VC) 호흡을 8회 실시하여 완전한 전산소화를 시켜야 한다. FRC가 감소하기 때문에, 산소 소비는 증가하며, 무호흡은 더 빠르게 포화도를 감소시킨다. 이는 환자가 똑바로 앉은 위치에서 산소를 40~70 L/분으로, 비재호흡 마스크(non-Rebreather, NRB) 현실적으로 가능하다면, 삽관 시도 도중 산소 포화도 감소를 지연시키기 위해, 무호흡 단계 동안은 코삽입관을 통한 산소 공급이 5~15 L/분으로 이루어지는 것이 좋다.
- 모든 마약제와 마취 유도제들은 태반으로 향하는 혈류를 줄이고, 태아로의 혈류도 감소시킬 수 있다. 이러한 약제들은 태반을 통과한다. 근육 이완제는 완전히 이온화된 사중 암모늄염이므로, 쉽게 태반을 통과하지 않는다. 메토프롤롤(metoprolol), 라베탈롤(labetalol), 에스몰롤(esmolol)과 같은 항고혈압제는 태반을 통과하며 태아의 서맥을 유발할 수 있는 위험을 안고 있다. 그러나 응급기도관리의 상황에서는 이러한 태아의 잠재적 약물 노출 가능성보다는 산모의 건강이 우선한다. 다만 이러한 약물들이 투여되고 출산이 곧바로 이루어진다면, 신생아 관리를 맡게 될 의료진에게 모체에 투여된 약제에 대해 확실하게 브리핑해야 한다.
- 윤상연골 압박의 일반적 사용을 지지하는 명확한 증거는 없다. 그러나 위에서 설명한 위장관의 변화 때문에 임산부에게서의 윤상연골 압박은 더욱 의미있을 수 있다. 만약 윤상연골 압박을 시행한다면, 이 술기에 대해 충분히 훈련받고 숙련된 사람이 행해야 하며, 만약 적절치 않다 판단되면 즉시 중지해야 한다.
- 구조용 기도 장비(rescue airway device)로 Laryngeal Mask Arway (LMA), Intubating LMA, iGel, King-LT 등이 비임신 환자의 경우와 비슷하게 사용될 수 있지만, 금식하지 않은 임신 환자에서의 흡인 위험을 고려했을때, 결정적인 기도장치가 가급적 빠르게 필요하다. 이러한 성문위기구를 성공적으로 위치시킨다면, 적절한 가스 교환을 가능하게 하여, 결정적 기도확보를 가능한 시간을 벌고, 외과적인 기도확보를 피할 수 있다. 이러한 노력에도 불구하고, 삽관이 실패하고 BMV나 성문외 기구(EGD)를 사용하여 적절한 산소 공급을 할 수 없는 경우에는 윤강갑상막절개술을 즉시 시행해야 한다. 특히 임신 후기 환자는 빠르게 산소 포화도가 떨어질 수 있기 때문이다.

권장 삽관 절차

준비

RSI의 적절성을 결정하기 전에 LEMON, ROMAN, RODS, 그리고 SMART를 포함한 상세한 어려운 기도 평가를 수행해야 한다. 후두경 사용을 어렵게 하는 다른 요소들이 없더라도, 비만, 가슴 크기 증가, 그리고 생리적 기도 부종은 삽관을 어렵게 할 수 있다. 기본적으로, 어려운 기도의 전형적인 예측자가 없더라도, 임신 후기 환자들에게는 기본적으로 어려운 기도 알고리즘을 사용해야 한다. 비임신 환자와 마찬가지로, 삽관자가 BMV 또는 EGD를 통한 산소화 및 기관삽관의 확신이 없다면, 국소 마취를 사용한 각성 기법(awake techiquge)을 사용해야 한다(5장 참조). 기도관리 장비들을 체계적으로 준비해 놓아야 하는데, 즉각적인 처치를 위한 장비나, 구조 기도 장비(rescue airway device) 들이 여기에 포함된다. 또한 작은 내관 사이즈의 기관 튜브를 stylet을 장착한 상태로 준비하고, bougie, 짧은 핸들의 후두경(가슴 크기 때문에 표준 길이의 후두경 핸들이 걸리는 경우가 종종 있음)등도 준비한다. 무엇보다 구조 기도장비의 경우 담당의에게 익숙한 종류를 준비하고, 나아가 외과적 기도확보 장비도 이 시점에 준비해야 한다.

전산소화

최소한 3분 동안 100% 산소로 호흡을 하여 완전히 전산소화를 해야 한다(위의 내용 참조). 전산소화는 이론적으로는 바로 앉은 자세로 수행되지만, 환자가 바로 누운 상태라면, 대동맥 및 하대정맥 압박을 피하기 위해 약간 좌측으로 기울인 자세를 취하게 해야 한다. 오른쪽 엉덩이 아래에 쿠션 또는 베개를 놓아서 복부를 약간 왼쪽으로 기울이면, 임신 중인 자궁이 하대정맥을 압박하는 위치에서 벗어나게 된다.

생리적 최적화

비임신 환자와 마찬가지로, 임상적으로 적절한 수준으로 수액과 혈액제제를 통해 혈역학 상태를 유지하여야 한다. 임신 후기의 저혈압 환자는 좌측 측위로 눕혀야 한다. 고혈압성 응급은 주로 마그네슘 투여를 통해 치료해야 한다.

진정 및 마비

근육 이완제 선택은 비임신 환자의 경우와 비슷하다. 금기가 아니라면 석시닐콜린 1.5 mg/kg이 주로 쓰인다. 마약 이것이 금기인 상황이라면 로큐로니움을 사용한다. 효과가 오래 지속될 위험을 인지해야 하며, 이상적으로는 1.5 mg/kg 투여한다. 진정유도제의 선택은 비임신 환자의 경우와 마찬가지로 모체의 혈역학 상태에 의해 결정된다. 임신에서 특정 유도제의 사용이나 금지를 지지하는 증거는 없지만, 심한 전자간증이나 자간증의 상황에서는 케타민보다는 다른 약물의 사용을 먼저 고려해야 한다.

자세

유도제를 투여하기 전에 환자의 자세를 적절하게 조정함으로써 기관삽관의 성공률을 크게 향상시킬 수 있다. 비만임신 환자 또는 가슴의 크기가 매우 큰 환자의 경우, 견갑골 사이에 롤이나 베개를 세로로 놓음으로써 후두 구조를 전방으로 이동시키고, 가슴을 목에서 멀어지게 할 수 있다. 뒷머리의 위치조정도 마찬가지로 중요하다. 목의 과도한 신전은 후두 구조를 전방으로 이동시켜 시각화를 방해할 수 있다. 환자의 머리 아래에 패드나 접은 시트를 놓아 중립 위치를 유지하면 이 문제를 해결할 수 있다. 머리를 위로 하는 자세(20~30°)는 자발적으로 호흡하는 환자와 양압 호흡이 필요한 경우 모두 호흡에 도움이 될 수 있다. 직관적으로 보면 윤상연골 압박이 임신 환자에게 더 중요할 수 있지만, 이의 일반적인 사용을 지원하는 증거는 부족하다. 만약 윤상연골을 압박하고도 후두부가 잘 보이지 않는다면, 오히려 압박을 줄여서 시야를 개선하도록 하고, 삽관자가 수기로 후두 조작(laryngeal maniplulation)을 수행하도록 해야 한다.

튜브의 고정 및 확인

비임신 환자와 마찬가지로, 호기말 이산화탄소 감지를 통해 성공적인 기관삽관 여부를 판단해야 한다. 이는 기관삽관을 시행한 의료진의 확신여부에 관계없이 반드시 필요한 절차이다.

삽관 후 관리

임신 중 기계환기 세팅에 대해 널리 받아들여지는 가이드라인은 없지만, 임신 중의 생리학적 변화로부터 일부 아이디어를 얻을 수 있다. 임산부는 대사율이 증가하게 되며, 임신이 진행됨에 따라 분당 환기량이 증가한다. 이는 임신 만기에는 분당 환기량이 30~50% 증가한다는 의미이다. 동맥혈 가스 분석이나 맥박산소포화도 측정기, 호기말 이산화탄소분압 값을 측정하면 기계환기 파라미터 조정에 도움이 될 것이다. ARDS가 있는 임산부는 낮은 일회호흡량 으로 환기를 해야 하지만, 임상적 요구사항을 충족시키기 위해 호흡 속도(분당 12~14로 시작)와 일회호흡량(최대 12 mL/kg까지)을 어느정도 조절할 수 있다. 다만 이는 plateaus pressure가 27 cm H_2O 미만으로 유지되는 상황에서 이루어져야 한다. 만약 환기 압력이 높다면, 환자를 역 트렌델렌버그 자세와 좌측 측위 자세로 놓아 복부 내용물을 횡경막에서 아래로 이동시켜 야 한다. 이는 상황을 일부는 것이 어느정도 상황의 개선을 가져올 수 있다. 또한, 일회호흡량을 줄이고, 호흡 속도를 다소 증가시키는 방법도 고려할 수 있다.

실패한 기도의 이후 관리

응급 기도 삽관이 필요한 모든 환자와 마찬가지로, 신중한 평가에도 불구하고 예상치 못한 어려움이 발생할 수 있다. 임산부에서는 임신에 따른 생리학적 변화를 고려하여 접근 방식이 수정되어야 한다. 여기에는 빠르게 떨어지는 산소포화도와, 흔히 발생하는 호흡기 부종 및 기도 조직의 약화가 포함된다. 우리는 실패한 기도 알고리즘으로 이동하기 전에 후두경 삽입 시도 횟수를 줄이는 것을 권장한다. 모든 환자에게 산소 공급과 환기 유지가 중요하지만, 생리적 예비력이 감소한 임산부에게는 특히 더 중요하다. 실패한 기도 상황에서는 시술자는 가장 익숙하고 경험이 많은 EGD를 선택해야 한다. 만약 두 손을 사용한, 두 사람에 의한 BMV가 절절히 이루어진다면, 윤상갑상막절개술을 시행할 시간을 확보할 수 있다. 그러나 EGD가 적절한 산소 공급과 환기를 제공할 수 없는 경우 수술적 기도확보를 준비해야 한다는 점을 명심하라. 임산부에게서 빠르게 진행하는 상부 호흡기 부종은 후두 구조를 시각화하거나 BMV 또는 EGD로 적절히 환기할 수 없는 흔한 원인이다. 자궁에 의한 이완 운동 저항과 가슴의 무게는 환자의 FRC를 줄이고 성공적인 환기를 방해할 것이다. 이는 환자를 역 트렌델렌버그 자세로 두어 복부 내용물이 꼬리쪽으로 이동하게 함으로써 완화될 수 있다.

요약

임신 후기의 변화는 기도관리를 위해 고려해야 하는 거의 모든 측면에 영향을 미친다. 임신 후기 환자를 어려운 기도로 분류하고, 어려운 기도 알고리즘을 사용하며, 빠른 산소포화도 감소와 후두경 및 BMV의 기술적 허들을 고려한다면, 구조 프로세스를 포함한 타당한 계획을 세울 수 있을 것이다.

TIPS AND PEARLS

- 임신 환자의 머리를 거상하고, 어깨 사이 등에 롤을 위치시키고, 마취유도 및 기관 삽입 직전에 후두부를 잘 지지하는 등 자세를 잘 취한다면, 시야를 확복하고, 기도 삽관의 성공율을 높일 수 있다.
- 산소 포화도의 빠른 감소를 예상해야 한다. NRB 마스크를 통해 전산소화를 수행하고, RSI 동안에는 비관을 통해 산소를 공급함으로 삽관을 위한 시간을 벌 수 있다.
- 상후두부 부종은 삽관 실패의 일반적인 원인이므로, 더 작은 내경의(6.5~7 mm) 기관 튜브가 필요할 수 있다.
- 비디오후두경은 직접 후두경과 비교했을 때 후두 시각화와 튜브 삽입에 대한 상당한 이점을 제공하기에 우선적으로 선택해야 하는 도구이다.
- 비임신 환자와 마찬가지로, 윤상연골 압박은 하나의 옵션이지만, 흡인 위험이 높다고 판단되는 경우에는 더욱 그 의미가 크다. 어려운 후두경이나 실패한 기도의 EGD 삽입을 필요로 하는 경우, 윤상연골 압박을 신속히 해제하면 후두부가 더 잘 보이고 성공률을 개선시킬 수 있다
- 기도관리를 위해서 약물을 고려할 때 기본적인 원칙은 다음와 같다.
  "급성기 상황에서는 산모를 돕는 것이, 궁극적으로 태아를 돕는 것이다."

근거가 되는 연구

임산부에서 어떠한 생리적 특징이 응급기도관리를 더 어렵게 하는가?

임산부의 마취로 인한 장애와 사망률은 감소하고 있지만, 산모 마취에서 문제가 생기는 경우 가장 흔한 원인은 기도 문제다.[1] 임산부 호흡기의 생리학적 변화는 점막에 대한 호르몬 효과, 특히 분만 직전에 상부 호흡기의 동적 부종, 위장관 역류와 흡인 위험 증가, 분당 환기량(TV) 증가, FRC 감소, VC 등이 포함된다.[1-7] 산모의 호흡기가 실제 해부학적으로 더 어려운지에 대해서는 논란이 있다.[1] 산과 호흡기 비상사태는 드물지만 그 결과가 파국적이기 때문에, 최근의 리뷰들은 의료진들이 호흡기 실패 가능성에 대해 실습하고 준비하도록 강력히 권고한다.[4] 임신의 생리학적 변화는 기계적 환기에도 영향을 미치며, 목표는 최고흡기압(peak inspiratory pressure)을 35 cm H_2O 미만으로 유지하고 안정기 압력을 27 cm H_2O 미만으로 유지하는 것이다.[6]

자발호흡이 사라지는 상황에서 산소투여가 안전성을 향상시키는가?

한 시뮬레이션 연구에서는 RSI 동안 100% FiO_2로 3분 동안 비관을 통해 공급하면 산소 포화도가 감소할때까지 시간이 증가한다는 것을 보여주었다.[3] 2015년 산과마취학회와 어려운 호흡기 학회의 지침도 임산부에서 어려운 기도 삽관과 실패한 기도관리를 위해서는, 마취 유도제 투여 직후 비관으로 산소를 공급하면서 백-마스크 환기를 하도록 추천한고 있다.[5]

임산부에게 있어서 어떠한 성문외 기구가 가장 좋은가?

성문외 기구(EGDs)는 저위험, 비응급 제왕절개 수술에서 주로 연구되었으며, 응급실에서 기관내 삽관과 EGDs를 직접 비교한 연구는 출간된 적 없다.[8,9] 기존의 비응급 제왕절개 수술시에 호흡기 관리에 대한 체계적 고찰과 메타 분석에서는 EGD 장치(Classic LMA, Supreme LMA, ProSeal LMA 및 iGel)와 기관내 삽관에서 첫 시도 성공률을 비교하는 5개의 연구를 제시하였는데, 이 연구들은 이들 방법 간 성공률에 차이가 없음을 보여주었다. 그러나, iGel 하위 그룹에 대한 민감도 분석에서는 첫 시도 성공률이 상당히 높았음을 보여주었으며(OR = 3.95, 95% CI, 1.09-14.25; I2 = 0%; *P* = .04) 문제 발생률이 상당히 감소하는 것을 보여주었다(OR = 0.07; 95% CI, 0.01-0.54; *P* = .01).[10,11] 이 동일한 고찰에서, 7개의 연구는 기구 삽입까지의 시간을 평가하였고, EGD 장치 삽입까지의 시간이 기관내 삽관에 비해 통계적으로 유의하게 짧은 -15.8초였다. 품질이 더 높은 무작위 대조 시험(RCTs)만을 평가했을 때, 이 통계적으로 유의한 차이는 더 이상 나타나지 않았고, 그 차이값도 -7.44초로 감소하였다.

임신 환자를 대상으로 한 몇몇 연구들은 실패한 삽관의 상황에서 EGDs를 사용한 것으로, 이들은 구조상황에서의 기구로서 그 용도에 초점을 맞추었다. 이들 연구는 EGDs가 저산소증, 흡입, 기도 손상과 같은 합병증을 피하는데 효과적으로 쓰일 수 있는 구조도구(rescue deivce)임을 밝혔다.[12]

이들 기구들 중 어느 것도 흡인(aspiration)을 근본적으로 예방하지 못하며, 임신의 해부학적, 생리학적 변화로 인해 흡인의 위험성은 더욱 증가한다. 2세대와 3세대 EGDs (LMA Supreme, LMA ProSeal, iGel, King LT, AuraGain)는 위를 감압하기 위해 경구 내시관을 통과시키는 두 번째 통로를 포함하고 있다. LMA ProSeal (~32 cm H_2O)과 iGel (24~26 cm H_2O)의 증가된 밀폐 압력은 비만지수가 높은 경우와 낮은 경우 모두에게 있어 더 높은 환기 압력을 가능하게 한다. 이러한 특징들은 임신 중인 환자에게 유리하게 작용한다. 제한된 데이터를 기반으로, 임신 환자에서는 iGel, 즉 주위 후두 구조를 해부학적으로 반영하도록 설계된 의료용 열가소성 고무로 제작된 EGD가 다른 LMA기구들에 비해 일부 우위를 가지는 것으로 보인다.[13] 그럼에도 불구하고, 구조 장치의 선택은 의료진의 경험과 장치의 가용 여부에 따라 결정되어야 한다.

산과 환자에게 있어서 기관삽관의 실패율은 얼마나 되는가? 최근 어려운 기도관리의 발전과 더불어 실패율은 그 개선되었는가?

마취과학 문헌에서 확인할 수 있는 임신 환자의 실패한 기관 삽입률에 대해 여러 논란이 있지만, 1970년대로 거슬러 올라가는 문헌 중에는 그 발생률을 $^1/_{390}$로 보고한 기록이 있다.[14] 이 기록에서는 60번의 실패한 내시경 삽입마다 1명의 모성 사망이 있을 것이라고 주장한다. 현재는 여러 연구를 통해 이러한 비율이 감소하고 있으며, 산과학에서 일반 마취의 전체적인 비율이 시간이 지남에 따라 감소하고 있음을 확인할 수 있다.[15-17] 산과학에서의 마취과정에 대한 여러 연구 또한 안전성이 점차 개선된다 보고하고 있는데, 합병증이 24%에서 4%로 줄었고, 산소 공급/환기의 문제나, 식도 삽입에 대한 사례도 감소하였다.[16,17] 세 번째 연구에서는 20년간의 데이터를 기반으로 2633명의 환자 중 어려운 내시경 삽입률이 4.7%, 실패한 내시경 삽입률이 0.8%로 보고하였으며, 이 수치는 연구기간 20년 동안 안정적이었다.[18] 이러한 연구들은 임신 환자의 기도관리에는 의미 있는 위험성이 있음을 제시하며, 동시에 이 수치가 안정적이거나 감소하고 있음을 나타낸다. 최근의 한 후향적 연구에서는 3년 동안 180건의 산과 환자의 기관 삽입을 평가하였는데, 163건의 직접 후두경 삽입과 18건의 비디오후두경 삽입 중 157건과 18건에서 각각 첫 시도에 삽관을 성공했다. 한 건의 실패한 직접 후두경 삽입은 비디오후두경을 사용하여 추후 해결되었다.[19] 임신 중 어려운 기도를 예측하고 인식하고, 해부학적, 생리학적 변화를 고려하여 기구 적절히 선택하여, 어려운 기도 알고리즘을 따르는 것이 강력히 권장된다. 나아가 이 영역에서의 지속적인 교육과 훈련을 지속하는 것 역시 매우 중요하다.[5,20]

참고문헌

1. Goldszmidt E. Principles and practices of obstetric airway management. *Anesthesiol Clin*. 2008;26(1):109-125.
2. Gaiser R. Physiologic changes of pregnancy. In: Chestnut DH, ed. Obstetric Anesthesia: Principles and Practice. 5th ed. Mosby; 2014:15-33.
3. Pillai A, Chikhani M, Hardman JG. Apnoeic oxygenation in pregnancy: a modelling investigation. *Anaesthesia*. 2016;71:1077-1080.
4. Mushambi MS, Jaladi S. Airway management and training in obstetric anaesthesia. *Curr Opin Anesthesiol*. 2016;29:261-267.
5. Mushambi MC, Kinsella SM, Popat M, et al. Obstetric Anaesthetists' Association and Difficult Airway Society guidelines for the management of difficult and failed tracheal intubation in obstetrics. *Anaesthesia*. 2015;70(11):1286-1306.
6. Deloya-Thomas, E, Mondragon-Labelle T, Guerrero-Gutierrez, MA, et al. Considerations for mechanical ventilation in the critically Ill obstetric patient. *Critical Care Obstet Gynecol*. 2020;6(4:10).
7. Bhatia PK, Biyani G, Mohammed S, Sethi P, Bihani P. Acute respiratory failure and mechanical ventilation in pregnant patient: a narrative review of literature. *J Anaesthesiol Clin Pharmacol*. 2016;32(4):431-439.
8. Halaseh BK, Sukkar ZF, Hassan LH, et al. The use of ProSeal laryngeal mask airway in caesarean section—experience in 3000 cases. *Anaesth Intensive Care*. 2010;38(6):1023-1028.
9. Yao WY, Li SY, Sng BL, et al. The LMA Supreme in 700 parturients undergoing Cesarean delivery: an observational study. *Can J Anaesth*. 2012;59(7):648-654.
10. Ahmed FI, Hasan AM. I-gel versus cuffed endotracheal tube in elective cesarean section (double-blind randomized study). *Ain-Shams J Anesthesiol*. 2015;8:511-515.
11. White LD, Thang C, Hodsdon A, et al. Comparison of supraglottic airway devices with endotracheal intubation in low-risk patients for Cesarean delivery: systematic review and meta-analysis. *Anesth Analg*. 2020;131(4):1092-1101.
12. Rahman K, Jenkins JG. Failed tracheal intubation in obstetrics: no more frequent but still managed badly. *Anaesthesia*. 2005;60:168-171.
13. Gupta SL, Satya Prakash MVS, Prabu G. Use of i-gel for caesarean section with kyphoscoliosis. *BMJ Case Rep*. 2014.
14. Kinsella SM, Winton AL, Mushambi MC, et al. Failed tracheal intubation during obstetric general anaesthesia: a literature review. *Int J Obstet Anesth*. 2015;24(4):356-374.
15. Mhyre JM. What's new in obstetric anesthesia in 2009? An update on maternal patient safety. *Anesth Analg*. 2010;111:1480-1487.

16. Davies JM, Posner KL, Lee LA, et al. Liability associated with obstetric anesthesia: a closed claims analysis. *Anesthesiology*. 2009;110:131-139.

17. Kuczkowski KM, Reisner LS, Benumof JL. Airway problems and new solutions for the obstetric patient. *J Clin Anesth*. 2010;15:552-563.

18. McKeen DM, George RB, O'Connell CM, et al. Difficult and failed intubation: incident rates and maternal, obstetrical, and anesthetic predictors. *Can J Anaesth*. 2011;58:514-524.

19. Aziz MF, Kim D, Mako J, et al. A retrospective study of the performance of video laryngoscopy in the obstetric unit. *Anesth Analg*. 2012;115(4):904-906.

20. Biro P. Difficult intubation in pregnancy. *Curr Opin Anaesthesiol*. 2011;24(3):249-254.

CHAPTER 39

심혈관계 응급

(Cardiovascular Emergencies)

Rebecca L. Kornas, Stephen Bush | 최대해

임상적 과제

응급실(ED)에는 매일 위중한 환자들이 내원하지만, 고혈압이나 심혈관 응급환자들은 조직관류와 산소화를 유지하는데 관련된 독특한 문제를 가지고 있다. 이러한 환자들은 울혈성 심부전이나 심인성 쇼크를 동반한 과역동적 형태의 심장부전, 허혈성 심장질환(급성 관상 동맥 증후군) 또는 대동맥 박리증 등이 나타날 수 있다. 기도관리 중에는 심혈역학적 변화를 주의 깊게 관찰해야 한다. 심박수와 혈압의 큰 변화를 피해야 하며 심장박출량, 심근 산소 공급과 수요, 그리고 혈관 전단력에 해롭게 영향을 미칠 수 있다. 의료진은 이러한 환자들에게 최적의 약물 투여를 제공하기 위해 노력해야 한다. 응급기도관리 중에는 통증을 완화하고 최면을 유도하며 후두경검사에 의한 반사-교감신경 반응(RSRL)을 완화시키는 노력을 해야 한다. 적절한 진정, 마비 유도 약물 투여를 통해 양호한 삽관 조건을 달성하면서도 삽관 후 저혈압(PIH) 및 관상동맥 관류감소를 유발하지 않도록 해야 한다.

약물 효과와 별개로, 울혈성 심부전을 가진 환자들은 양압 환기로 전환됨에 따라 감소된 전부하로 인해 삽관 후 저혈압(PIH)이 발생하기 쉽다. 이는 호흡 노력이 경감되면서 높은 교감 신경 긴장이 완화되고, 상대적 저탄산혈증과 함께 발생한다.

후두경검사에 의한 반사-교감신경 반응(RSRL)

후두경검사에 의한 반사-교감신경 반응(RSRL)은 후두 상부의 풍부한 감각 신경에 의해 자극된다. 후두경의 사용, 특히 기관내 튜브의 삽입 시도는 통증 수용체를 자극하여 직접적인 신경 활동 및 카테콜아민의 분비를 통해 심혈관계에 대한 교감신경계 활성이 증가한다. 후두경 삽관을 오래 시도하거나 공격적으로 시도하면 교감신경계 자극이 더 커진다. 이 카테콜아민 분비의 증가는 심박수와 혈압 상승을 초래하여 심근의 산소 요구량을 증가시킨다. 허혈성 심장 질환을 가진 환자에서는 이로인해 심근 허혈을 증가, 악화시킬 수 있다. 따라서 이 후두경검사에 의한 반사-교감신경 반응(RSRL)을 완화하는 것이 바람직하다. 후두 삽관 시 자극을 최소화하는 부드러운 삽관 기술(경험 많은 의료진과 비디오

후두경 장치 사용 등)과 약물 보조요법(예: β-차단제 및 합성 아편유사제[opioid])을 사용하여 이러한 완화를 이루는 데 관한 연구가 진행되었다.

단기작용 베타차단제 에스몰롤은 삽관에 대한 심박수와 혈압 반응을 조절할 수 있음이 일관되게 입증되었다. 일반적으로 삽관 3분 전에 2 mg/kg의 용량을 투여한다. 그러나 응급 상황에서 β-차단제의 투여의 투여는 여러가지 이유로 문제가 될 수 있다. 에스몰롤과 같은 단기 작용 약물도 저혈압을 악화시키거나 삽관 직후 혈압이 감소할 수 있다. 에스몰롤은 계획된 마취에서 후두경검사에 의한 반사-교감신경 반응(RSRL)의 완화를 위해 일관되고 신뢰할 수 있지만, 응급 삽관에 사용해서는 안된다.

수술실의 삽관과 관련된 후두경검사에 의한 반사-교감신경 반응(RSRL)을 완화하기 위해 3~5 μg/kg 용량의 펜타닐 투여도 효과가 입증되었다. 심장 또는 신경혈관 응급을 겪고 있는 혈압이 상승한 환자에서도 응급 RSI(빠른연속기관삽관, rapid sequence intubation) 중 아편유사제(opioid)에 의한 교감신경완화(sympatolysis)의 효과를 입증하는 연구자료는 없다. 게다가 RSI를 받는 환자들은 심박수 증가와 관련된 교감신경완화를 위해 미리 일반마취 수준의 진정유도제를 투여받았을 가능성이 있다. 펜타닐의 잠재적인 이점은 투여에 필요한 추가 시간과 약물 투여 오류 가능성과 균형을 이루어야 한다. 이러한 이유로 고혈압 환자의 응급 RSI에서 일반적인 교감신경차단제는 권장되지 않는다. 그러나 심박수, 혈압 또는 혈관 전단력의 상승에 불편을 느낄 수 있는 환자들의 경우 사례별로 고려하는 것이 합리적이다. 이는 궁극적으로 가능한 모든 임상 정보와 의료 공급자의 판단에 따라 결정되어야 한다. 만약 시행한다면, 권장 용량은 3 μg/kg이며 60초 동안 단일 용량으로 투여해야 한다. 이 기술은 후두경검사에 의한 반사-교감신경 반응(RSRL)의 효과적인 완화를 가능하게 하며, 진정 및 근육 이완 전에 무호흡 또는 저환기의 가능성을 크게 감소시킨다(20장 참조). 펜타닐은 현재 저혈압이나 저혈압이 발생할 가능성이 있는 환자 또는 심장 관류를 위해 적절한 혈압을 유지하기 위해 교감신경 자극에 의존하는 환자에게 투여해서는 안 된다. 이러한 경우, 발생하는 저혈압은 추가적인 심근 허혈을 유발할 수 있다.

기관삽관은 가능한 한 부드럽게 수행되어야 하며, 후두경 검사의 시간과 강도를 제한하여 한다. 굴곡내시경 삽관이 직접 후두경(DL)보다 기관 자극이나 후두경검사에 의한 반사-교감신경 반응(RSRL)을 최소화하는데 잠재적 장점을 가지고 있다는 전제하에 여러 연구가 수행되었다. 이러한 연구의 결과는 혼합되어 있으며, 한 방법이 다른 방법에 비해 명확한 임상적 이점이 있는 것은 아니다. 제어된 수술실 환경에서는 기관 내 튜브를 기관에 삽입하는 것이 일반적인 후두경 검사보다 더 자극적이다.

유도제 선택

허혈성 심장질환 환자를 관리할 때는 심근 산소 요구량을 증가시키거나 심근 허혈을 유발하지 않는 마취 유도제를 선택하는 것이 중요하다.

케타민은 도파민과 노르에피네프린의 재흡수를 감소시킴으로써 중추적으로 교감 신경계를 자극한다. 교감 신경계 자극을 통해 케타민은 일반적으로 심박수를 20% 증가시키고 혈압을 25 mm Hg 상승시킨다. 이로 인해 심근 허혈이 발생할 수 있으므로 심한 허혈성 심장질환 환자에게는 피하는 것이 좋다. 그러나 환자가 서맥과 저혈압을 겪고 있는 경우, 케타민의 교감 자극은 환자에게 이점을 줄 수 있으므로 사용할 수 있다. 하지만 이러한 환자의 경우 내재성 카테콜아민이 이미 고갈되어 있을 수 있으므로, 이 시나리오에서 케타민은 직접적인 심근 억제제와 혈관 수축제의 작용을 억제만 작용하여 환자의 혈압과 혈역학을 악화시킬 수 있다.

에토미데이트는 흔히 사용되는 유도제 중에서 가장 혈역학적으로 안정적인 약물로, 특히 심혈관 응급 상황에서 대부분의 응급 삽관에서 선택되는 약물이다. 이는 GABA 수용체에 작용하는 단시간 작용의 imidazole 유도체로, 프로포폴 및 barbiturates와는 다른 수용체를 통해 작용한다. 에토미데이트는 일반 용량에서 심혈관 효과가 최소화되지만, 삽관 시 환자 연령과 활력징후를 고려하여 감소된 용량(0.15~0.2 mg/kg)을 사용하는 것이 권장된다.

마비제 선택

석시닐콜린(용량: 정맥 주입 1.5 mg/kg)은 신경근 접합부(neuromuscular junction)의 아세틸콜린 수용체에 결합하여 근육을 수축시키는 약물이다. 석시닐콜린은 아세틸콜린보다 더 오래 결합하기 때문에 근육의 수축이 일어난 후 약 1분 후에 이완이 시작되고, 약 5~10분 동안 마비가 지속된다. 석시닐콜린은 일시적으로 혈청 칼륨 농도를 0.5~1.0mEq/L 증가시킬 수 있지만, 대부분의 환자에서는 임상적으로 의미가 없다. 그러나 근육이 위축된 선천성 신경근 질환이 있는 환자는 혈청 칼륨 농도가 급격히 증가하여 생명을 위협할 수 있다(22장 참조). 석시닐콜린은 특히 반복 투여 후에 서맥성-리듬 장애를 일으킬 수 있다. 따라서, 환자가 빈맥일 때에도, 심각한 서맥정 부정맥이 발생할 경우를 대비하여 석시닐콜린 두 번째 용량을 투여하기 전에 아트로핀을 준비해 두는 것을 권장한다.

로큐로니움(1.5 mg/kg)은 비탈분극성 근육이완제(nondepolarizing neuromuscular blocker)로, 신경근절 전달물질인 아세틸콜린과 경쟁적으로 작용하여 신경근절 전달을 차단한다. 1 mg/kg 이상의 용량으로 투여하면, 로큐로니움은 석시닐콜린과 유사한 작용 시작 시간을 가지며, 삽관 조건을 생성한다. 그러나 로큐로니움의 용량을 높일수록 첫 번째 시도에서의 성공률이 향상되며, 특히 직접 후두경을 사용할 경우 1.4 mg/kg 이상의 용량에서 최대 이점이 관찰된다(22장 참조). 이는 비급성근육이완제인 로큐로니움에 대한 새로운 권장 용량인 1.5 mg/kg의 기초이다. 로큐로니움은 심장에 어떠한 영향도 나타내지 않는다. 로큐로니움은 1시간 이상 마비 상태를 유지하지만, 석시닐콜린 사용 시 고려해야 할 다수의 금기 및 주의 사항을 고려할 필요가 없다. Sugammadex는 신속 로큐로니움 역전제로 로큐로니움 분자를 아세틸콜린 수용체에서 분리하여 2분 이내에 신경근 차단을 역전시킨다.

기도에 대한 접근 방법

허혈성 심장 질환 환자에서 삽관 중 후두 조작과 관련된 잠재적인 심혈관계 부작용이 있을 수 있지만, 직접 또는 비디오후두경이 고혈압 응급 상황에서 기관삽관된 환자의 예후에 악영향을 미친다는 증거는 없다. 그러나 비디오후두경은 응급실 환자에서 더 성공적인 도구로 입증되었으며, 고혈압 환자에게도 기본 장치로 사용되어야 한다. 고혈압 또는 심혈관 긴급 상황을 겪는 대부분의 환자들은 RSI가 권장되며, 해부학적 또는 생리학적 어려움이 있는 경우에만 각성 상태 기술을 사용해야 한다.

권장 삽관 순서

- **준비**—가능한 경우, 심장 및 흉부 초음파를 실시하여 심장의 전체 기능(수축률, 명백한 벽 운동 이상)과 폐부종의 유무를 확인해야 한다. 이를 통해 삽관 중에 생체 징후 불안정성과 삽관 후 저혈압(PIH) 또는 심정지 유발 가능성이 더 높은 환자를 식별하여 특정 약물 선택과 용량 조정에 도움이 된다.
- **산소화 전처치**—폐부종이 있는 환자의 경우, 산소화 전처치는 중요하다. 가능한 경우, 최적의 산소화 전처치 방법은 비침습적 양압호흡기 또는 고유량 비강 캐뉼라(습도 조절 및 온도 조절된 산소를 최대 60 L/분으로 공급)이다.
- **생리학적 최적화**—고혈압 병력이 있는 환자가 저혈압과 빈맥을 보이는 경우 주의해서 접근해야 한다. 이는 심혈관계 붕괴를 예측할 수 있다. 앞에서 언급했듯이, 교감신경 차단은 선택적이며 일상적으로 권장되지 않는다. 그러나 고혈압 긴급 상황의 극단적인 경우에는 펜타닐을 3 μg/kg의 용량으로 투여하여 후두경 및 삽관에 대한 심박수 및 혈압 반응을 추가로 완화할 수 있다. 에스몰롤 전처치는 심혈관 붕괴의 위험 때문에 권장되지 않는다.
- **마비와 진정**—근이완제에 대해 용량을 줄여서는 안된다. 대신 쇼크 상태의 심혈관 환자에게는 혈류 저하 상태를 고려하여 근육 이완제의 용량을 25% 더 높게 사용해야 한다. 그러나 이 환자군에서는 순환 상태가 불안정하고 모든 진정제가 이러한 상황에서 저혈압 효과를 나타내기 때문에 진정의 용량을 크게 줄여야 한다.
- **자세**—이 환자군은 삽관 전 누워 있는 것을 거의 견디지 못하기 때문에 위의 단계는 환자를 최소 30° upright로 세워서 수행해야 한다. 의식이 상실되면 환자를 최적의 삽관 자세로 신속하게 배치하는 것이 우선 순위가 되어야 한다.
- **증거가 있는 배치**—삽관 후 저혈압(PIH)는 는 CO_2 배출량의 감소와 함께 발생할 수 있으며, 이는 정성적인 CO_2 기기의 정확도를 저하시킬 수 있다. 인라인 $ETCO_2$ 정량 모니터를 사용하는 것이 좋다.

기계환기 시작

심혈관성 쇼크 환자에게 양압 인공호흡을 제공할 때 주의해야 한다. 장시간 또는 높은 압력은 전부하 감소를 유발하고 심박출량을 감소시킬 수 있으며, PIH의 위험을 증가시킬 수 있다. 이 어려운 환자군에서 효과적인 환기를 제공하려면 환기 패턴과 유량의 역동적 균형이 필요하다.

TIPS AND PEARLS

- 케타민은 심장 허혈을 유발할 수 있으므로 허혈성 심장 질환 환자에게 케타민을 사용하지 마십시오. 케타민은 교감 신경계를 자극하여 혈압과 심박수를 증가시켜 심근허혈을 유발시킬 수 있다.
- 펜타닐 혈관수축 억제제의 일상적인 사용이 심장 또는 고혈압 환자의 응급 RSI 중 결과를 개선한다는 데이터는 없다. 이는 RSI의 세번째 약물로 도입할 경우 더 많은 시간과 약물 투여 오류가 발생할 가능성을 야기한다. 모든 임상 정보와 제공자 판단에 따라 개별 사례별로 고려할 수 있다.
- 사용된 진정제의 용량을 조정해야 한다. 이러한 약물은 심부전 환자의 저혈압을 악화시킬수 있다. 또한, 근육 이완을 효과적이고 적시에 보장하기 위해 저혈류 상태의 환자에서 신경근 차단제의 용량을 더 높게 사용하십시오.

근거가 되는 연구

심혈관 응급 상황에서 응급 RSI(빠른연속기관삽관, rapid sequence intubation) 중 펜타닐의 일반적인 사용에 대한 근거가 있나?

펜타닐은 수술실에서 심혈관이나 신경혈관 위기를 겪는 환자의 후두경검사에 의한 반사-교감신경 반응(RSRL)을 완화하기 위해 일반적으로 사용된다. 응급실에서, 삽관이 필요한 심혈관계 응급환자들은 일반적으로 순환기 혈역학적 변수의 극단적인 변화를 보인다. 저혈압 환자 또는 저혈압 위험이 있는 환자에게는 펜타닐을 주의하여 사용해야 한다. 일본의 여러 병원에서 응급실 삽관을 받은 환자들을 대상으로 진행된 연구에서 펜타닐 사용 그룹은 비펜타닐 사용 그룹에 비해 삽관 후 고혈압(PIH 조정된 OR, 1.87; 95% CI, 1.05-3.34; *P* =.03) 위험이 더 높았다. 성향점수(propensity score) 일치를 사용한 민감도 분석에서도 이 연관성은 유의하게 유지되었다(OR, 3.17; 95% CI, 1.96-5.14; *P* <.01). 펜타닐은 응급실에서 드물게 사용된다. 미국 기도관리 연구 레지스트리(NEAR)의 약 15,800명의 의료 환자를 대상으로 한 최근 분석에서, $^1/_3$은 삽관 당시 "고혈압"으로 기록되었지만, 펜타닐은 RSI 약물 전에 2~3% 정도만 투여되었다. 우리가 아는 한, 응급기도관리 중에 펜타닐을 투여했을 때 개선된 생존율이나 기능적 결과를 보여주는 결과 데이터는 없다.

참고문헌

1. Takahashi J, Goto T, Okamoto H, et al. Association of fentanyl use in rapid sequence intubation with post-intubation hypotension. *Am J Emerg Med*. 2018;36(11):2044-2049.
2. April MD, Arana AA, Reynolds JC, et al. Peri-intubation cardiac arrest in the ED: a National Emergency Airway Registry (NEAR) study. *Resuscitation*. 2021;162:403-411.

CHAPTER 40

전염력이 높은 환자에서의 기관삽관

(Intubating the Highly Infectious Patient)

Katelin Morrissette, Jarrod M. Mosier | 이건탁

임상적 과제

2019년 코로나 바이러스(COVID-19)의 대유행에 의해 감염력이 높은 질환을 앓고 있는 환자의 기관삽관 시 의료인의 안전에 대한 우려가 대두되었다. 호기 중에 발생하는 것처럼, 공기가 액체의 경계면을 통과하는 모든 경우에 에어로졸(aerosol)이 발생된다. 비인두의 바이러스의 양을 감안하면, 병실 내 의료 종사자에게 전염될 수 있는 바이러스가 에어로졸 내에 포함되어 있을 위험성이 있다. 특히, 저산소성 호흡 부전 환자의 전산소화에 사용되는 고유량 또는 양압 환기를 적용하는 경우에 초점을 맞추면 감염성 에어로졸 발생 위험성에 대한 우려는 더 커진다. 이론적 및 실험적인 데이터들에 따르면, 호흡기 분비물 전파에는 스펙트럼이 있으며 입자가 작을수록 공기 중에 더 오래 남아 흡입에 의한 바이러스 전파 가능성이 있다.[1] 따라서, (어떤 시술도 감염 전파의 위험성이 전혀 없다고 할 수는 없지만) 세계보건기구(WHO)에서는 에어로졸 발생으로 인한 질병 전파의 위험성이 높다는 근거가 제시된 몇 가지 시술들을 에어로졸 생성 시술(aerosol-generating procedure) 로 정의하였고,[2] 기관삽관은 2021년 5월에 여기에 등록되었다.

2003년에 중증 급성 호흡기 증후군 코로나바이러스(SARS-CoV or SARS-CoV-1)의 유행으로 인해 약 774명이 사망했으며, 기관삽관을 수행하는 의사와 간호사는 다른 형태의 호흡 보조(ventilator support)를 제공하는 경우에 비해 감염될 위험성이 더 높은 것으로 나타났다.[3] 여러 후속 연구들에서도 기관삽관은 감염 전파의 상당한 위험을 수반하는 것으로 밝혀졌지만, N95 호흡기나 안구 보호장비와 같은 개인 보호 장비(personal protective equipment, PPE)를 사용하면 위험성이 감소되었다.[4,5] 다만, 이 연구들에서는 빠른연속기관삽관(rapid sequence intubation, RSI)과 같은 이론적으로 에어로졸 생성을 감소시킬 것으로 예상되는 변수들을 통제하지 않았고 전체 의료진의 감염자수는 상대적으로 낮았다는 점에서 해석에 주의가 필요하다(624건 중 감염 26건, 전체의 약 4%).

2009년에 H1N1독감의 유행에 의해 에어로졸 생성 시술의 안전성 문제가 다시 제기되었다. 바이러스 전파의 위험성을 정량화하기 위해 작은 호흡기 비말에서 RNA가 추출되었다. 환자의 수는 적었

지만, 데이터는 에이로졸 생성 시술에 대한 지속적인 우려를 뒷받침하고 있으며, 이는 기본상태의 공기 샘플보다 RNA 전파의 위험성이 더 높다는 것을 시사하고 있다.[6]

그러나, "에어로졸 생성 시술"과 그렇지 않은 것을 엄격하게 이분법적으로 구분하는 것은 부자연스럽고 환자 특징적인 요인 또는 에어로졸 생성 시술의 다양성(예: 빠른연속기관삽관 vs 기관삽관 중 자발호흡)으로 인해 모든 시술에 따른 위험성이 달라질 수 있다는 점에 주의해야 한다.[7] 어떤 정의를 사용하든 감염 전파의 위험성을 최소화하여 기도관리에 밀접하게 관여하는 의료 종사자의 안전을 확보하기 위해서는 두 가지의 주요 테마가 중요하다: (a) 감염원에 대한 노출 제한, (b) 바이러스 입자의 에어로졸화 감소(표 40-1).

표 40-1 전염성이 높은 환자의 기관삽관 시 감염 전파 위험 완화 전략

감염원에 대한 노출 제한	에어로졸화 감소
개인 보호 장구(N95 호흡기 마스크, 전동식 공기 정화 호흡기, 장갑, 보호 가운, 보안경)	음압 병실
제한된 입원만 병실에 입실	빠른연속기관삽관과 보다 많은 용량의 신경근 차단제 사용
자주 손소독 시행	성문외 기구(EGD)는 구조 장비(rescue device)로만 사용
입벌리기 시행 전 빠른연속기관삽관의 적용	
숙련된 의료진에 의한 기관삽관	
비디오 후두경 사용	
커뮤니케이션 오류를 줄이기 위한 표준화된 절차/시뮬레이션	

감염원에 대한 노출 제한

감염원에 대한 노출 제한의 첫 번째 단계는 후두경이 사용되는 시간을 줄이고 첫 번째 기관삽관 시도 성공률을 높이기 위한 원활하고 잘 계획된 전략 수립을 위한 노력이다. 적절한 개인 보호장구(PPE)의 사용은 감염원에 대한 노출 제한의 핵심이며, 감염 전파 위험 감소를 위해 일상적으로 고려되어야 한다.[4] 중국에서 발생한 COVID-19의 전파에 대한 초기 의료 시스템의 대응 경험은 기관삽관 시에 N95 호흡기 마스크, 전동식 공기 정화 호흡기(powered air purifying respirators, PAPR), 보안경, 보호 가운을 포함한 강화된 보호장구의 사용에 대한 권고로 이어졌다.[8] 전동식 공기 정화 호흡기가 가장 큰 호흡기 보호 기능을 제공하므로 이상적으로는 가능한 경우 전동식 공기 정화 호흡기가 사용되어야 한다. 사용할 수 없는 경우에는 적어도 N95 호흡기 마스크와 보안경을 사용한다. 에어로졸화된 입자가 없는 상황이더라도 에볼라 바이러스와 같이 체액이 표면에 떨어져서 전염될 수 있는 가능성이 있다.[9] 잦은 손씻기, 적절한 착탈의 방법의 적용, 적절한 소독액으로 모든 장비를 세척하는 것이 중요하다.[9,10] 혈액 매개 병원균의 경우, 빠른연속기관삽관을 시행 시 환자에 의해 물릴 가능성을 배제하기 위해 환자가 완전히 마비가 될 때까지 입 벌리기 조작을 보류해야 한다. 신속하고 완전한 마비를 보장하기 위해 보다 많은 용량의 신경근 차단제를 사용한다(적어도 1.5 mg/kg의 석시닐콜린 또는 로큐로니움 정맥 주사). 첫 번째 기관삽관 성공률을 향상시킬 뿐 아니라 환자와 시술자의 사이를 더 멀리 유지하여 체액에 대한 노출을 줄이는 데에도 도움이 되기 때문에 비디오후두경의 사용을 권장한다.[11] 감염성 입자에 대한 노출을 더 줄이기 위하여 몇 가지 장벽 보호의 모델들이 제시되었다.[12,13] 하지만, 이들 중 일부 장치에서는 잠재적으로 에어로졸 입자의 전달을 더 증가시키는 것으로 나타났기 때문에 이러한 장치는 구현하기 전에 효율성을 테스트해야 한다.[14] 장벽 장비는 명확하게 입증되지 않았고 잠재적으로 의료진의 생산성을 저하시키고 삽관의 어려움으로 인해 시도가 중단된 경우에 다음 플랜을 위한 이동성을 제한하기 때문에 권장하지 않는다.

거추장스러운 개인보호 장구, 공기 여과 시스템, 사용되는 모든 차단 시스템 그리고 격리실 환경에서 사용가능한 수단의 제한으로 인해 중대한 어려움들이 발생한다. 특히, 팬이 소음을 발생시키는 전동식 공기 정화 호흡기를 사용하는 경우에는 기관삽관 팀원 간의 의사소통이 심각하게 저하된다. N95 호흡기 마스크는 목소리를 감쇠시키고 얼굴을 가려서 말하는 것을 듣거나 얼굴 표정과 비언어적 수단을 통한 소통을 하는 것을 더 어렵게 만든다. 격리실에서는 보호장구를 탈의 후 다시 착용해야 하거나 팀원이 외부에 있어야 하기 때문에 필요한 장비에 대한 접근성이 떨어지는 경우가 종종 발생한다. 따라서 팀 성과를 향상시키기 위해서 숙련된 시술자가 기관삽관을 수행하는 것뿐 아니라 격리실과 모든 개인보호장구를 착용한 환경에서의 훈련이 일상적으로 시행되어야 한다.

에어로졸 생성 감소

에어로졸화 제한은 환경적인 전략과 시술적인 전략으로 나눌 수 있다. 환경적 전략으로 에어로졸 입자의 공기중 농도를 낮추고 주변 지역으로의 전파를 막기 위하여 밀폐된 음압병실의 사용이 제안되었다.[15,16] 시술적 전략과 관련하여 한 정량적 연구에서는, 강한 기침이 빠른연속기관삽관보다 더 많은 에어로졸 입자를 생성하는 것을 보고했다.[17] 또한 적절하게 안면 밀착이 된 백-마스크 환기는 특별히 에어로졸을 생성하지 않는 것으로 보인다.[17] 다른 양적 연구에서는 전반적으로 더 높은 입자 생성률을 보고했지만 강한 기침이 삽관보다 더 많은 입자 생성으로 이어진다는 점에서는 유사했다.[18] 후자의 연구는 기관삽관 시 사용된 유도 방법을 통제하지 않았기 때문에, 이로 인해 결과가 이질적일 수 있다.[18] 종합하면, 빠른연속기관삽관을 시행하고, 첫 번째 삽관 성공률을 높이기 위한 조치들과 밀폐된 공간에서 감염전파 위험성이 있는 환자와 함께 있는 시간을 줄이는 것이 신중하고 합리적인 시술 전략으로 보인다.

비침습적 산소화 전략과 위험성

고유량 산소와 양압 마스크를 사용하는 전산소화 과정에서 에어로졸 생성에 대한 우려가 제기되었다. 연구들은 일치된 결과를 보이지는 않았는데, 건강한 지원자들을 대상으로 한 연구에서 고유량 비강 캐뉼라(high-flow nasal cannula, HFNC)는 잠재적으로 에어로졸 입자 생성을 증가시키는 반면, 지속적 기도내 양압(continuous positive airway pressure, CPAP)은 에어로졸 입자 발생을 감소시켰다.[19] 그러나 마찬가지로 건강한 지원자를 대상으로 한 다른 연구들에서는 비침습적인 호흡의 방법보다(더 높은 산소 유속에 의해 감소될 수 있는) 격렬한 호흡의 양상이 에어로졸화된 입자의 생성에 더 중요한 요인임을 입증했다.[20, 21] 산소 공급 장비 위에 수술용 마스크를 씌워서 사용하는 것은 입자 생성에 영향을 주지 않는 것으로 보이므로 권장되지 않는다.[22] 고유량 비강 산소 또는 비침습적인 양압 환기가 기관삽관 시술에 관련된 의료진의 감염 위험성을 증가시킨다는 강력한 증거는 없지만 남아 있는 불확실성에 대한 추가적인 연구가 필요하다. 이러한 첨단 전산소화 기술이 제공하는 안전상의 이점은 저산소성 호흡 부전이 있는 중증 폐렴이 있는 상황에서 필요한 안전 예방 조치와 함께 현재의 비침습적 전산소화 기술이 지속적으로 사용될 수 있음을 시사하고 있다.[23] 성문외 기구(extraglottic device, EGD)와 에어로졸 생성에 대한 연구는 제한적이기 대문에 이러한 장비의 사용은 구조 방법(rescue maneuver)으로만 사용되어야 한다.[24] 환자가 편안한 상태이고, 격렬하게 기침을 하는 상황이 아니면 기구를 위치시키는 것은 특별히 위험하지 않을 수 있다. 그러나, 장비를 제거하거나 환기(controlled ventilation) 중에 에어로졸이 발생할 가능성이 있다.[25]

TIPS AND PEARLS

- 기관삽관은 감염 전파의 잠재적인 위험성이 높다.
- 개인 보호장구는 감염 예방에 매우 중요하며 장갑, 보호가운, 눈 보호가 가능한 안면 보호 장비, N95 호흡기 마스크, 철저한 손씻기가 포함된다.
- 적절한 PPE가 적용된 환경에서 비감염 환자와 같은 방법으로 전산소화를 시행한다.
- 덮개가 있는 플라스틱 커튼과 같은 차단 장치는 안전성과 효능에 편차가 매우 크기 때문에 개별적으로 평가되어야 한다. 우리는 이러한 장치의 일상적인 사용은 권장하지 않는다.
- 음압병실의 사용이 권장되며, 음압병실은 바이러스 RNA를 포함하는 에어로졸 입자의 농도를 감소시킬 수 있다.
- 빠른연속기관삽관과 첫 번째 기관삽관 성공률 향상을 위한 모든 노력에 의해 삽관 중 전파를 줄일 수 있다.
- 성문위 기도 장치(supraglottic airway devices, SADs)는 응급상황에서 구조 장비로만 사용해야 하며 안전할 때에 가능한 빠르게 커프가 있는 기관내관으로 교체해야 한다.

참고문헌

1. Jones RM, Brosseau LM. Aerosol transmission of infectious disease. *J Occup Environ Med*. 2015;57(5): 501-508
2. World Health Organization. Infection Prevention and Control during Health Care When Coronavirus Disease (COVID-19) Is Suspected or Confirmed. World Health Organization; 2020.
3. Fowler RA, Guest CB, Lapinsky SE, et al. Transmission of severe acute respiratory syndrome during intubation and mechanical ventilation. *Am J Respir Crit Care Med*. 2004;169:1198-1202.
4. Tran K, Cimon K, Severn M, Pessoa-Silva CL, Conly J. Aerosol generating procedures and risk of transmission of acute respiratory infections to healthcare workers: a systematic review. *PLoS One*. 2012;7:e35797.
5. Raboud J, Shigayeva A, McGeer A, et al. Risk factors for SARS transmission from patients requiring in-

tubation: a multicentre investigation in Toronto, Canada. *PLoS One*. 2010;5:e10717.

6. Thompson K-A, Pappachan JV, Bennett AM, et al. Influenza aerosols in UK hospitals during the H1N1 (2009) pandemic—the risk of aerosol generation during medical procedures. *PLoS One*. 2013;8:e56278.
7. Hamilton F, Arnold D, Bzdek BR, et al. Aerosol generating procedures: are they of relevance for transmission of SARS-CoV-2? *Lancet Respir Med*. 2021;9:687-689.
8. Luo M, Cao S, Wei L, et al. Precautions for intubating patients with COVID-19. *Anesthesiology*. 2020;132:1616-1618.
9. Torabi-Parizi P, Davey RT, Jr., Suffredini AF, Chertow DS. Ethical and practical considerations in providing critical care to patients with Ebola virus disease. *Chest*. 2015;147:1460-1466.
10. Weissman DN, de Perio MA, Radonovich LJ, Jr. COVID-19 and risks posed to personnel during endotracheal intubation. *JAMA*. 2020;323:2027-2028.
11. Wiechmann W, Toohey S, Majestic C, Boysen-Osborn M. Intubating ebola patients: technical limitations of extensive personal protective equipment. *West J Emerg Med*. 2015;16:965.
12. Hill E, Crockett C, Circh RW, Lansville F, Stahel PF. Introducing the "Corona Curtain": an innovative technique to prevent airborne COVID-19 exposure during emergent intubations. *Patient Saf Surg*. 2020;14:22.
13. Yang Y-L, Huang C-H, Luk H-N, Tsai PB. Adaptation to the plastic barrier sheet to facilitate intubation during the COVID-19 pandemic. *Anesth Analg*. 2020;131:e97-e99.
14. Simpson JP, Wong DN, Verco L, Carter R, Dzidowski M, Chan PY. Measurement of airborne particle exposure during simulated tracheal intubation using various proposed aerosol containment devices during the COVID-19 pandemic. *Anaesthesia*. 2020;75:1587-1595.
15. Li Y, Leung M, Tang JW, et al. Role of ventilation in airborne transmission of infectious agents in the built environment—a multidisciplinary systematic review. *Indoor Air*. 2007;17:2-18.
16. Chow TT, Yang XY. Ventilation performance in operating theatres against airborne infection: review of research activities and practical guidance. *J Hosp Infect* 2004;56:85-92.
17. Brown J, Gregson FKA, Shrimpton A, et al. A quantitative evaluation of aerosol generation during tracheal intubation and extubation. *Anaesthesia*. 2021;76:174-181.
18. Dhillon R, Rowin W, Humphries R, et al. Aerosolisation during tracheal intubation and extubation in an operating theatre setting. *Anaesthesia*. 2021;76:182-188.
19. Pearce E, Campen MJ, Baca JT, et al. Aerosol generation with various approaches to oxygenation in healthy volunteers in the emergency department. *J Am Coll Emerg Physicians Open*. 2021;2:e12390.
20. Wilson NM, Marks GB, Eckhardt A, et al. The effect of respiratory activity, non-invasive respiratory support and facemasks on aerosol generation and its relevance to COVID-19. *Anaesthesia*. 2021;76:1465-1474.
21. Gaeckle NT, Lee J, Park Y, Kreykes G, Evans MD, Hogan CJ, Jr. Aerosol generation from the respiratory tract with various modes of oxygen delivery. *Am J Respir Crit Care Med*. 2020;202:1115-1124.
22. Miller DC, Beamer P, Billheimer D, et al. Aerosol risk with noninvasive respiratory support in patients with COVID-19. *J Am Coll Emerg Physicians Open*. 2020;1:521-526.
23. Agarwal A, Basmaji J, Muttalib F, et al. High-flow nasal cannula for acute hypoxemic respiratory failure in patients with COVID-19: systematic reviews of effectiveness and its risks of aerosolization, dispersion, and infection transmission. *Can J Anaesth*. 2020;67:1217-1248.
24. Lim WY, Wong P. Supraglottic airways in the management of COVID-19 patients. *Anaesth Crit Care Pain Med*. 2020;39:589-590.
25. Somri M, Gaitini L, Gat M, Sonallah M, Paz A, Gomez-Rios MA. Cardiopulmonary resuscitation during the COVID-19 pandemic. Do supraglottic airways protect against aerosol-generation? *Resuscitation* 2020;157:123-125.

CHAPTER 41

심하게 오염된 기도

(The Massively Soiled Airway)

Darren A. Braude, Rudolph Princi, James C. DuCanto | 최욱진

임상적 과제

응급의학, 중환자 치료 및 병원 전 단계의 기도관리는 혈액이나 역류 물질의 기도 오염으로 인해 복잡해지는 경우가 많으며, 특히 병원밖심정지의 경우 더욱 그렇다. 기도 내 혈액은 중환자실 환경에서 첫 삽관 실패의 주요 원인 중 하나로 꼽히며, 여러 번의 삽관 시도는 주요 합병증과 분명히 연관되어 있다. 또한 흡인은 수술실 및 중환자실 기관삽관에서 사망의 주요 원인으로 지목되고 있다.

심하게 오염된 기도(massively soiled airway, MSA)는 다량의 역류 또는 객담된 액체와 고체로 인해 상기도가 막히고 오염이 발생하여 산소 공급과 환기를 방해하고 기본 및 전문기도관리가 복잡해지는 것을 말한다. 백-마스크 인공호흡은 필연적으로 폐 흡인을 악화시킨다. 성문외기도는 추가 흡인을 제한하고 산소 공급 및 인공호흡을 일시적으로 중단할 수 있지만, 심하게 오염된 기도에서는 제 역할을 하지 못하므로 반드시 커프가 있는 기관내관으로 교체해야 한다. 기관내삽관은 후두 주요 구조물이 잘 보이지 않음으로 인해 종종 곤란을 겪는다. 위장관출혈이 있는 환자, 만삭(혹은 거의 만삭) 임부, 고도 비만, 위장관 폐쇄, 주요 외상 환자 및 광범위한 구조 마스크 인공호흡을 받은 후 위팽만이 있는 사람 등이 심하게 오염된 기도의 위험군에 속한다.

기도에 대한 접근 방법

기도관리 중 역류 방지 전략

기도관리 중 역류를 예방하기 위해 채택된 가장 중요한 전략은 아마도 빠른연속기관삽관(rapid sequence intubation, RSI)을 사용하고 환자를 머리 위로, 발을 아래로 향하게 하는 자세를 취하는 것이다. 윤상연골누르기는 이제 일반적으로 권장되지 않으며 삽관유도 전 위배액술의 사용은 자체적으로 위험대비이익을 평가해야 한다. 환자의 기도 보호 능력에 제한이 있는 경우 코위관을 넣는 행위는 구토와 흡인을 야기할 수 있다. 또한 하부 식도 괄약근을 통해 이물질을 삽입하면 역류를 촉진할

위험이 있다. 이러한 이유로 삽관 전 위 배액은 일반적으로 상부 위장관 출혈이 있고 정신 상태가 정상인 환자에게만 제한적으로 시행된다. 위장관 약물은 때때로 선택적 수술 환자군에서 위 배출이 느린 것을 상쇄하기 위해 사용된다. 하지만 응급 상황에서는 도움이 되지 않을 수 있다.

전반적으로 인두가 이미 혈액 및/또는 분비물로 오염된 경우에는 이러한 전략 중 어느 것도 도움이 되지 않을 수 있다.

역류 관리 전략

심하게 오염된 기도에 대한 전통적인 접근법은 중력을 이용하여 인두로부터 자연스러운 배액, 비인두가 역류된 물질의 저장소 역할을 하는 것, 기도 오염 물질을 추가로 제거하기 위한 경직성 흡인카테터(rigid suction catheter, RSC)를 사용하기 위해 환자를 고개를 숙이거나 옆으로 누운 자세로 위치를 조정하는 것이다. 삽관 전에 보조적인 인공호흡이 필요한 환자 또는 삽관을 할 수 없는 경우, 대구경 흡인카테터를 사용할 수 있는 성문외기도유지기(EGD)를 사용하는 것이 일반적으로 미스크 환기보다 도움이 된다. "King Laryngeal Tube"와 같은 성문뒤기도유지기(retroglottic EGD)가 특히 도움이 될 수 있다. 삽관 시 일부 전문가들은 식도에 기관 내 튜브를 의도적으로 삽입하여 복부 내용물을 흡입할 수 있도록 식도에 기관내삽관을 고려하기도 한다.

샐러드(SALAD) 기법의 단계

1단계: 흡입 보조 후두경 검사

시술자는 오버핸드 방식으로 오른손에 경직성 흡인카테터를 잡고 SALAD 절차를 시작한다. 경직성 흡인카테터의 곡선이 상기도 모양과 곡선형 후두경의 모양이 일치하도록 한다(경직성 흡인카테터의 끝이 내시경의로부터 멀리 떨어진 아래쪽을 향함). 경직성 흡인카테터 중앙선을 삽입하고 옆으로 쓸어내려 혀 밑으로 그다음엔 하인두쪽으로 진행하여 구인두의 오염을 제거한다. 경직성 흡인카테터는 후두경처럼 단단히 잡고 후두경 삽입 공간을 최대화하기 위해 혀와 하악골을 하방으로 이동시키는 데 사용한다. 곡선형 칼날 직접후두경과 유사한 방식으로 경직성 흡인카테터를 조작하여 혀를 입 바닥으로 압박하고 혀의 기저부를 후인두 벽에서 들어 올려 후두경 삽입을 위한 공간을 만든다(그림 41-1 참조).

2단계: 후두 시각화 달성 중 광학 장치의 오염 방지

경직성 흡인카테터를 계속 사용하여 혀를 전방으로 이동시키고 후두경을 미리 흡입하는 동안 시술자는 후두경의 끝을 하인두로 전진시킨다. 시술자는 후두경의 광학 장치를 환자의 기도를 기준으로 가능한 가장 높은 수직 위치에 환자의 혀 기저부 및 후인두 벽을 기준으로 후두경의 광학 장치를 최대한 수직으로 유지해야 한다. 중력으로 인해 기도 오염 물질이 쌓이는 후두 인두 벽에 닿을 수 있도록 한다(그림 41-2 참조).

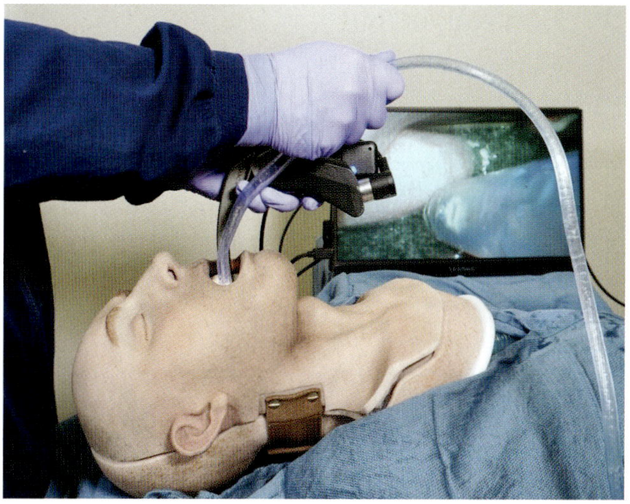

그림 41-1. 흡입 - 보조 후두경 검사.

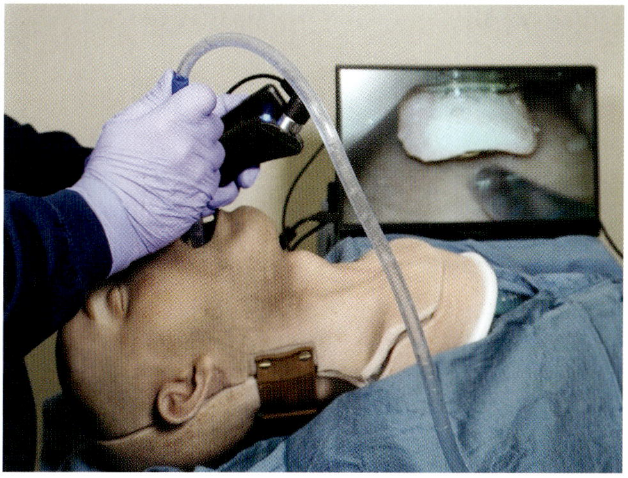

그림 41-2. 후두 시각화.

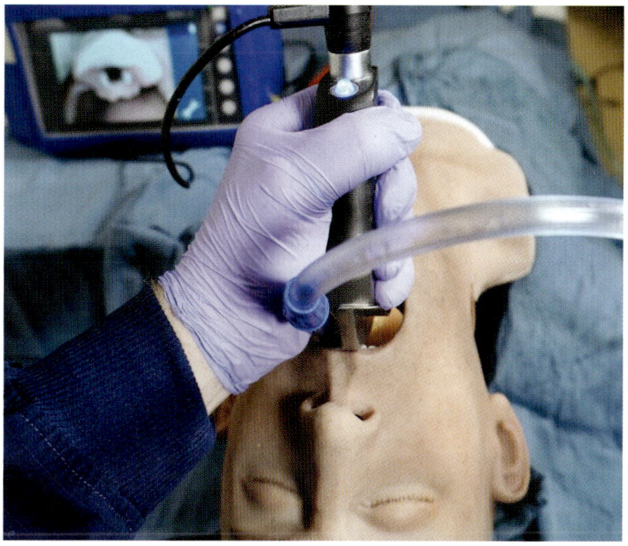

그림 41-3. "SALAD Park" 술기.

3단계: SALAD Park

후두경의 오른쪽에서 왼쪽으로 후두경의 끝을 식도 상부에 두고 삽관 중에 남아 있는 상태로 경직성 흡인카테터를 움직인다. 이 기법은 "SALAD Park"라고 불리며 식도에 위치하면 상부 기도에서 의도치 않게 보충 산소가 흡입되는 것을 최소화할 수 있다. 임상의가 기도를 관리해야 하는 경우 기도 오염의 원인이 구강인두 또는 비인두인 경우, 흡인카테터의 끝부분을 식도 입구에서 빼내어 흡인카테터가 후두 위에서 기도로 넘쳐나는 기도 오염 물질을 배출할 수 있도록 한다(그림 41-3 참조).

4단계: SALAD Poke

기관 내 튜브가 통과하는 공간을 수동으로 확장하여 기관 내 튜브 전달을 단순화할 수 있다.

기관내관을 후두로 통과시킬 수 있는 충분한 구인두 공간이 있는지(혀를 적절히 조절하여) 확인하기 위해 오른손 검지를 후두경 날의 오른쪽 옆에 삽입하여 기관내관이 통과하는 공간을 수동으로 확장한다. 이 기법은 "SALAD Poke"라고 불리며 확장기를 사용하여 중심정맥 카테터를 삽입하기 위한 경로를 넓히는 것과 유사한다. 샐러드 포크는 기관 튜브 삽입의 어려움을 극복한다.

5단계: 인공호흡 전 기관 튜브의 오염 제거

기관내관을 통해 첫 인공호흡을 시행하기 전에 내관을 흡인한다. 이 단계는 간병인이 환자를 치료하는 동안 흡인을 줄이고 기도의 오염을 철저히 제거할 수 있는 최적의 기회를 제공하기 위한 것이다.

요약

심하게 오염된 기도는 기본 및 고급 기도 처치 모두에 큰 도전 과제를 제시한다. 초기에는 위치선정, 흡인, 성문외기도유지기 등이 도움이 될 수 있지만, 이러한 환자는 가능한 한 빨리 삽관이 필요하며, 이는 큰 구경의 흡인카테터를 단계적으로 사용하는 것이 가장 좋다.

TIPS AND PEARLS

- 삽관 전 위 배액은 튜브 배치 자체가 역류의 위험을 증가시키므로 권장하지 않는다.
- 중력을 이용하여 인두 배액을 허용하기 위해 환자를 고개를 숙이거나 옆으로 누운 자세로 배치한다. 인두의 자세 배액을 허용한다.
- 삽관 전에 보조 인공호흡이 필요한 환자 또는 삽관이 불가능한 경우 옵션으로 큰 구경의 흡인카테터를 용이하게 하는 성문외기도유지기를 배치하는 것이 일반적으로 마스크 인공호흡보다 마스크 환기보다 우수하다.
- 큰 구경의 경직성 흡인카테터를 사용하는 SALAD 기법을 사용하는 것이 좋다. 삽관할 때 권장된다.
- 경직성 흡인카테터는 흡인장치 그 이상이다. 후두경처럼 단단히 잡으면 다음과 같은 용도로 사용된다. 혀와 하악골을 하방으로 이동시켜 후두경을 위한 공간을 최대화한다. 후두경을 삽입할 수 있는 공간을 최대화하고 "높고 건조한 상태를 유지"하는 데 도움이 된다.

- 후두경의 오른쪽에서 왼쪽으로 경직성 흡인카테터를 움직여 끝이 식도 상부에 위치하도록 한다. 삽관하는 동안 "주차된" 상태로 유지한다.

근거가 되는 연구

SALAD 기법을 뒷받침하는 증거가 있나?

이 기법의 임상적 유용성을 입증하는 모의 오염 기도에서 얻은 증거가 점점 더 많아지고 있다. 위액 3 L가 역류하는 위 배출구 폐쇄 환자의 유도 및 삽관과 관련된 사례와 호흡기에서 체액이 쏟아져 나와 후두를 가리는 중증 폐부종 환자의 관리와 관련된 사례 등, SALAD 술기의 임상적 효과를 입증하는 두 건의 사례 보고가 발표되었다. 아직 SALAD 술기를 평가한 대규모 사례 시리즈나 무작위 임상시험은 없다.

기도 전문의를 대상으로 심하게 오염된 기도를 관리하기 위해 어떻게 교육하는 것이 좋을까?

SALAD 술기를 사용하려면 다량의 모의 기도 오염 물질을 표현하도록 개조된 기도 마네킹 과제 트레이너에 대한 전용 체험 교육이 필요하다. SALAD 시뮬레이션 마네킹의 구성은 여러 온라인 의학 블로그와 동료 검토 문헌에 설명되어 있다. SALAD 시뮬레이션을 할 수 있도록 제작된 상용 마네킹은 Nasco에서 Life/form S.A.L.A.D. 시뮬레이터로 제공된다.

하나의 단단한 흡인카테터가 다른 것보다 낫을까?

기도가 심하게 오염된 경우, 일반적인 얀커카테터(Yankauer catheter)는 그 유용성이 매우 제한적이다. 대구경 경직성 흡인카테터는 최소 두 개의 제조업체(CONMED 및 SSCOR, Inc.)에서 시판하고 있으며, 다량의 액체 및 부분 고형 기도 오염물질을 쉽게 제거할 수 있다.

비디오후두경과 직접 후두경의 장점은 무엇인가?

표준 형태 및 굴곡진 형태의 비디오후두경을 활용한 SALAD 시뮬레이션 연구에서 어떤 기기의 우월성에 대한 확실한 결론은 없다. NEAR III 위장관출혈 삽관 데이터의 후향적 분석에서 직접후두경 및 비디오후두경 모두 비슷한 성공률과 성문 시야를 보였다. 응급실 내 삽관 및 외상을 조사한 또 다른 코호트 연구에 따르면 첫 번째 통과 성공률에서 비디오후두경(72%)이 직접후두경(63%)보다 유리할 수 있다고 한다. 응급실 삽관에 대한 관찰 연구에 따르면 기도가 혈액이나 구토물로 오염된 590명의 환자에서 직접 후두경(66%)보다 글라이드스코프(81%)의 첫 번째 통과 성공률이 더 높은 것으로 나타났다. 기도가 오염되어 글라이드스코프를 사용할 수 없는 심각한 렌즈 오염은 기도가 오염된 환자의 1.3%에서만 발생했다. 표준 기하학적 구조(즉, 매킨토시 모양)를 가진 비디오후두경은 이미징 시스템이 기도 오염 물질에 의해 가려져도 임상적 유용성을 계속 제공할 수 있다는 장점이 있다. 후두경 검사 시 내시경의 비디오 모듈이 후인두벽보다 높은 혀 기저부에 최대한 가깝게 위치하여 광원의 오염을 제한할 수 있도록 하는 것이 중요하다.

위 용적을 추정하는 데 현장 진료 복부 초음파의 역할이 있나?

위 용적의 이미징은 환자의 신속한 구조와 산소 공급 및 환기 조절이 필요한 응급 상황에서 제한적으로 유용하다. 이 기술은 마취 유도 및 기도관리 전에 환자를 최적화할 수 있는 충분한 시간과 기회가 있는 마취 치료 전에 시술 전 평가를 위한 임상적 관련 도구로서 점점 더 많은 증거가 축적되고 있다.

참고문헌

1. Jost D, Minh DP, Galinou N, et al. What is the incidence of regurgitation during an out-of-hospital cardiac arrest? Observational study. *Resuscitation*. 2015;96:70.
2. Joshi R, Hypes CD, Greenberg J, et al. Difficult airway characteristics associated with first-attempt failure at intubation using video laryngoscopy in the intensive care unit. *Ann Am Thor Soc*. 2017;14(3):368-375.
3. Warner MA, Meyerhoff KL, Warner ME, Posner KL, Stephens L, Domino KB. Pulmonary aspiration of gastric contents: a closed claims analysis. *Anesthesiology*. 2021;135(2):284-291.
4. Cook TM, Woodall N, Frerk C, Fourth National Audit Project. Major complications of airway management in the UK: results of the Fourth National Audit Project of the Royal College of Anaesthetists and the Difficult Airway Society. Part 1: anaesthesia. *Br J Anaesth*. 2011;106(5):617-631.
5. Snow RG, Nunn JF. Induction of anaesthesia in the foot-down position for patients with a full stomach. *Br J Anaesth*. 1959;31(11):493-497.
6. Stept WJ, Safar P. Rapid induction/intubation for prevention of gastric-content aspiration. *Anesth Analg*. 1970;49(4):633-636.
7. Kluger MT, Visvanathan T, Myburgh JA, Westhorpe RN. Crisis management during anaesthesia: regurgitation, vomiting, and aspiration. *BMJ Qual Saf*. 2005;14(3):e4.
8. Fiore MP, Marmer S, Steuerwald MT, et al. Three airway management techniques for airway decontamination in massive emesis: a manikin study. *West J Emerg Med*. 2019;20(5):784-790
9. Root CW, Mitchell O, Brown R, et al. Suction assisted laryngoscopy and airway decontamination (SALAD): a technique for improved emergency airway management. *Resusc Plus*. 2020;1-2:100005.
10. Sakles JC, Corn GJ, Hollinger P, et al. The impact of a soiled airway on intubation success in the emergency department when using the GlideScope or the direct laryngoscope. *Acad Emerg Med*. 2017;24(5):628-636.
11. Pilbery R, Teare MD, Millins M. Soiled airway tracheal intubation and the effectiveness of decontamination by paramedics: a randomised controlled manikin study protocol. *Br Paramed J*. 2018;3(3):16-22.
12. Lin L, Huang C-C, Ong JR, et al. The suction-assisted laryngoscopy assisted decontamination technique toward successful intubation during massive vomiting simulation: a pilot before–after study. *Medicine*. 2019;98(46):e17898.
13. Ko S, Wong OF, Hin C, et al. A pilot study on using suction-assisted laryngoscopy airway decontamination techniques to assist endotracheal intubation by GlideScope® in a manikin simulating massive hematemesis. *Hong Kong J Emerg Med*. 2019;28(5):305-313.
14. Jensen M, Barmaan B, Orndahl CM, Louka A. Impact of suction-assisted laryngoscopy and airway decontamination technique on intubation quality metrics in a helicopter emergency medical service: an educational intervention. *Air Med J*. 2020;39(2):107-110.
15. Heui LJ. Successful endotracheal intubation using suction-assisted laryngoscopy assisted decontamination technique and a head-down tilt position during massive regurgitation. *Soonchunhyang Med Sci*. 2020;26(2):75-79.
16. Frantz E, Sarani N, Pirotte A, Jackson BS. Woman in respiratory distress. *JACEP Open*. 2021:2(1):e12344.
17. DuCanto J, Serrano KD, Thompson RJ. Novel airway training tool that simulates vomiting: suction-assisted laryngoscopy assisted decontamination (SALAD) system. *West J Emerg Med*. 2017;18(1):117-120.
18. Sampson C, Pauly J, Horner J. Low-cost portable suction-assisted laryngoscopy airway decontamination (SALAD) simulator for dynamic emesis. *J Educ Teach Emerg Med*. 2019;4(2):I1-7.

19. Carlson JN, Crofts J, Walls RM, Brown CA 3rd. Direct versus video laryngoscopy for intubating adult patients with gastrointestinal bleeding. *West J Emerg Med*. 2015;16(7):1052-1056.

20. Li T, Jafari D, Meyer C, et al. Video laryngoscopy is associated with improved first-pass intubation success compared with direct laryngoscopy in emergency department trauma patients. *JACEP Open*. 2021;2:e12373.

21. Holtan-Hartwiga I, Johnsena LR, Dahl V, Haidl F. Preoperative Gastric Ultrasound in Surgical Patients who Undergo Rapid Sequence Induction Intubation. *Trends in Anaesthesia and Critical Care*. 2021;38:30-35.

CHAPTER 42

노인 환자

(The Geriatric Patient)

Katren R. Tyler, Stephen B | 최재형

임상적 과제

노인 연령층은 대부분 기저질환을 동반하고 있으며, 젊은 연령층에 비해 질병이나 손상 발생 시 나쁜 예후를 보인다. 노화가 진행되면서 생리적 예비능(reserve)이 감소하고, 이런 현상은 기존의 만성질환에 의하여 악화된다. 따라서 노인에서의 기관내삽관은 합병증이 발생할 위험이 높다. 심혈관질환, 폐의 병리 상태, 노쇠 증후군, 만성적인 기저질환은 기도관리의 위험 요소와 특히 관련성이 높다. 응급기도관리가 필요한 노인 환자는 중증질환 동반 가능성이 높다. 또한 비만일 확률이 높으나 역설적으로 영양실조일 가능성이 높다. 응급실에서 노인 환자의 기관내삽관은 여러 이유로 시행되지만, 대부분 예상되는 임상 경과가 가장 중요한 이유가 된다. 지금 당장 산소화, 환기, 기도 보호에 문제가 없더라도, 노인 환자는 더 장기적이고 까다로운 임상 경과를 보이며 이에 대한 치료의 일환으로 기도관리가 필요할 수 있다. 비침습적 환기 기술은 정보 수집, 의학적 결정, 가족들의 논의를 가능하게 해주는 역할을 한다.

심폐 예비능(reserve)의 감소

연령이 증가하면 폐에서는 가스교환 저하, 기저 산소분압(oxygen tension) 저하 현상이 나타난다. 정상 동맥 산소분압은 20세 이후부터 10년마다 4 mmHg씩 감소한다. 연령이 증가하면 전폐용적(total lung capacity)의 변화는 크게 없지만 기능적 잔기량(functional residual capacity, FRC)과 폐쇄용적(closing volume, CV)은 증가한다. 기능적 잔기량보다 폐쇄용적이 더 증가하면서, 특히 앙와위에서의 폐허탈이 잘 발생하게 된다. 호흡유발중추(central respiratory drive)의 감수성 저하, 호흡근의 약화, 흉곽의 역학적 변화는 저산소증과 고탄산혈증에 대한 보상 능력을 저하시킨다. 결과적으로 유사시 급격한 산소포화도 감소가 발생할 수 있다. 또한 노인의 기도반사 둔화, 삼킴 장애, 약물 작용, 위배출시간 지연은 흡인의 위험을 높인다. 만성 폐쇄성 폐질환(COPD) 또는 폐쇄성 수면 무호흡증이 있는 노인 환자는 부분 보상(partially compensated)된 호흡 부전 상태로 생활하거나, 가정용 산소 혹은 비강 지속성기도양압

(CPAP)을 통한 호흡 보조가 필요할 수 있다.

심장이 노화되면서 수축력 감소, 관상동맥 혈류 감소, 만성 부정맥이 발생할 수 있으며 이는 심박출량 증가 능력의 저하로 이어진다. 베타 차단제, 칼슘 채널 차단제는 심박수 상승을 억제하여 생리적 스트레스에 대한 보상 반응을 억제할 수 있다. 이렇게 상대적으로 고착화된 심박출량은 기관내 삽관 관련 약물에서 보이는, 혈관확장 작용에 대한 생리적 반응을 저하시킨다. 끝으로, 심뇌혈관 질환은 저산소증과 저혈압에 대한 환자의 내성을 감소시킨다.

노인 환자는 삽관 직후 저혈압이 발생하기 쉬우며, 삽관 완료 이후에도 심각한 저혈압이 지속될 수 있다. 연령과 더불어 쇼크지수(shock index: heart rate divided by systolic blood pressure) 상승, 호흡 부전, 말기(만성) 신부전은 삽관 과정에서의 합병증을 증가시킨다.

빠른연속기관삽관(RSI) 직후 1%에서 심정지가 발생하며 이 경우 무맥성전기활동(PEA)이 가장 흔하게 관찰된다. 노인 환자에서는 삽관 후 발생한 저혈압이 심정지의 주요 원인이 된다. 혈역학적으로 불안정한 경우, 시간이 허락한다면, 삽관 전 수액 공급과 혈압 안정화를 시행해야 한다.

노인 환자가 심정지로 응급실에 내원할 가능성이 더 높다. 최근 심정지 상황에서의 이상적인 기도관리 전략에 따르면 심정지 직후의 궁극적인 기도 확보는 이득이 없는 것으로 본다. 의료진은 양질의 가슴압박, 산소 공급, 정맥 환류를 저해하는 과호흡 방지에 집중해야 한다. 이에 대한 내용은 "근거가 되는 연구"에서 자세히 다루도록 하겠다. 하지만 심정지에서는 근긴장과 기도 반사가 저하된 상태이기에 대부분 기술적으로 어렵지 않게 삽관 진행이 가능하다. 전문심장소생술 알고리즘에 따라 심정지에 대한 치료를 해야 하며, 성문외 기구 혹은 백-마스크환기 등의 덜 침습적인 기도관리에 중점을 두어야 한다. 만약 심정지 상태가 오래 지속되거나 자발순환회복이 되는 경우 궁극적인 기도관리가 필요하다.

어려운 기도의 발생 증가

고령은 그 자체로 어려운 백-마스크 환기에 대한 예측 요인이다(2장 참고). 노인 환자는 목의 움직임과 입벌림 제한으로 인해 직접후두경의 사용 역시 어려울 수 있다. 고정된 목의 굴곡 변형은 베개를 제거할 때까지 모를 수 있으며, 이런 경우 기존의 직접후두경 삽관이 어려울 수 있다(그림 42-1). 또한 류마티스 및 여러 염증성 관절염 상태에서는 상부 경추의 불안정성

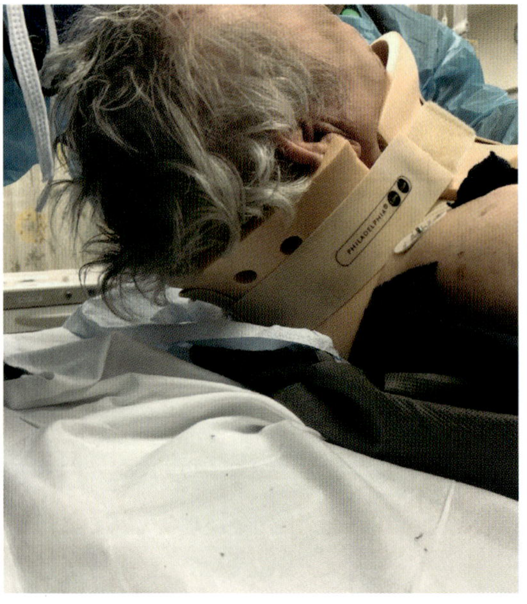

그림 42-1. 노인 환자에서의 고정된 굴곡 변형. 후두경 적용의 어려움과 불량한 시야로 이어진다.

이 존재할 수 있다. 노인의 점막은 약하고 건조하며 탄력이 떨어지기 때문에 손상에 취약하다. 또한 노화와 누적된 질병으로 인한 변화는 성문외기도의 사용을 어렵게 하고 수술적기도가 필요한 경우의 수를 증가시킨다. 이러한 모든 이유로, 충분한 전산소화, 적절한 자세, 삽관 안내도관과 비디오후두경의 적극적인 사용 등을 통해, 기관내삽관을 단 한 번에 성공시키는 것이 좋다.

윤리적 문제

소생술의 다른 모든 측면과 마찬가지로, 기도관리 역시 치료적 중재에 대한 환자의 선호도가 존중되어야 한다. 고령이라는 사실이 전문 기도관리의 금기 사항이 되어서는 안 된다. 불량한 예후는 나이의 많고 적음이 아닌 기능 저하와 동반질환이 원인이다. 연명치료가 부적절하거나 환자가 원하지 않는 경우에는 비침습적 양압 환기를 통하여 호흡 보조가 가능하며 안정을 제공할 수 있다. 삽관 전, 환자에 대한 정보가 부족하거나 사전연명의료의향서가 확인된 경우에는 지속성기도양압 혹은 이중수준 양압환기를 임시로 적용할 수 있다. 이에 대한 내용은 "근거가 되는 연구"에서 자세히 다루도록 하겠다.

기도에 대한 접근 방법

노인 환자는 저산소증에 취약하기에 치료 초기부터 기관삽관을 고려해야 한다. 삽관 전 입벌림장애, 치아결손, 폐경직(stiff lung), 경추 움직임 제한 등의 어려운 기도에 대한 예측 요인을 면밀하게 평가해야 한다. 대부분 시술자는 비디오후두경과 백-마스크 환기 혹은 성문외 기구를 이용한 산소화를 잘 할 수 있기 때문에 대부분 빠른연속기관삽관이 최적의 치료이다. 어려운 기도 평가 결과와는 별개로 노인 환자의 경우 예기치 않은 기도폐쇄에 대비해야 한다. 이를 위해서는 적절한 계획, 의사소통, 구조장비의 준비가 필요하다.

전산소화는 노인 환자에서 특히 중요한데, 노화에 따른 심폐기능 변화와 기저질환이 탈산소화를 가속화하기 때문이다. 이런 이유로, 노인 환자에서의 전산소화의 효과는 젊고 건강한 경우보다 낮을 수 있다. 안면마스크 적용 시 40~50 L/min 이상의 산소유량을 공급해야 하며 기존 방법의 산소화 방법이 적절하지 않다면 시작부터 무호흡 산소화를 고려해 봐야 한다. 진정유도제와 신경근 차단제 투여 후 93% 이상의 산소포화도를 유지하기 위해서 백-마스크 환기가 필요할 수 있으며, 이는 후두경 조작이 한 번이 넘게 시도되는 경우 특히 그러하다. 볼살의 위축과 치아결손으로 인하여 백-마스크 밀봉에 문제가 발생할 수 있으며, 백-마스크 환기 시 비인두 기도기, 구강내 기도기 사용과 함께 2인 1조, 두 손 마스크 고정 기술을 적용하는 것이 가장 좋은 방법이다. 잘 맞는 틀니를 한 경우라면 제거하지 않은 상태로 백-마스크 환기를 하다가 기관내삽관 혹은 성문외 기구 삽입 시 제거한다. 틀니가 빠진 상태이거나 잘 맞지 않거나 이미 이물질로 작용한다면 반드시 제거가 필요하다. 탄력 조직의 감소로 상기도의 허탈과 부분 폐쇄가 발생할 수 있다. 비만으로 인한 상기도의 과다한 조직은 긴장도 소실과 함께 기능성 폐쇄를 촉발할 수 있다. 두경부 혈종과 암으로 인한 입인두 폐쇄가 있을 수 있다. 폐탄성 감소와 흉벽 경직으로 인하여 백-마스크 혹은 성문외 기구를 통한 산소화가 어려울 수 있으며, 만성폐쇄성폐질환 혹은 심부전인 경우 이런 현상은 악화된다.

삽관 전 평가에서 어려운 기도가 예상된다면 시술자는 비디오후두경을 선택하고 최적의 환자 자세를 확보하여 성공 가능성을 최대한 높여야 한다. 부지(gum elastic bougie) 같은 삽관 안내도관이 있다면 준비를 해 둔다. 어려운 기도 알고리즘에 따라, 빠른연속기도삽관 대신 자각상태의 굴곡내시경을 포함한 대체(alternative) 기도유지 방법을 적용할 수 있다(5장 참고). 윤상갑상막절개술은 삽관불가, 산소화 불가 상황에서 종종 필요하지만, 노인 환자는 암종이나 방사선 치료로 인한 조직 변형이나 고정된 경부의 굴곡 변형이 있을 수 있어 시행이 어려울 수 있다.

약 용량과 투여

생리적 최적화

일반적으로 노인 환자는 젊은 성인에 비해 생리적 예비능이 낮고 진정유도제의 혈압 강하 작용에 더 취약하다. 따라서 최상의 심혈관 상태를 유지할 수 있도록 그리고 적정량에서도 발생할 수 있는 중증 저혈압 혹은 순환허탈을 완화할 수 있도록 생리적 최적화를 이루는 것이 중요하다.

20장에서 다루었던 지연연속기관삽관은 삽관 전 급성 착란과 동요를 일으킬 가능성이 높고 저산소증 발생 위험이 높은 노인 연령에게 더 적합할 수 있다. 해리성 진정이 가능한 케타민 용량(1 mg/kg 정맥 투여)을 사용하여 동요와 산소 소모량을 줄이고 산소 공급 순응도를 높이면 저산소증의 빈도와 중증도를 줄일 수 있다. 저혈압 혹은 쇼크 상태인 경우 삽관 전후 순환허탈을 완화하기 위해 승압제를 투여하는 것이 바람직하다. 여기에는 혈역학적 불안정을 벗어나기 위한 소량의 페닐에프린 혹은 에피네프린을 급속 투여하는 방법도 포함한다(push-dose pressors). 하지만 이 방법에 대한 근거는 확실하지 않으며 투여와 관련된 인적 오류의 위험이 따른다. 빠른연속기관삽관 약물 투여 전에 노르에피네프린을 적정 주입하는 것이 바람직한 접근 방식이다. 이렇게 하면 기도관리자가 삽관에 집중하는 동안 다른 동료가 용량을 적정할 수 있다. 삽관 전 노르에피네프린이 필요했던 경우 대부분 삽관 후에도 필요하기 때문에 이런 방식이 합리적이다.

진정유도제와 신경근 차단제

에토미데이트는 우수한 혈역학적 안정성으로 여전히 노인 환자에게 선호되는 유도제이지만, 불안정한 환자에서는 적정 유도 용량일지라도 혈압이나 혈관긴장도를 감소시킬 수 있다. 노인 환자에게는 일반적인 유도 용량의 절반으로 감량해야 하며, 혈역학적 불안정성이 있는 경우 $^{1}/_{3}$로 감량할 것을 추천한다. 프로포폴은 중증 환자에서 심각한 저혈압을 유발할 수 있기 때문에 빠른연속기관삽관이 필요한 노인 환자에게 1차 유도제로 사용하지 않을 것을 추천한다.

케타민은 프로포폴보다 심혈관계 불안정성이 낮아 부신피질 기능이 충분한 젊은 연령층에서 유용하다. 하지만 교감신경유사성질(sympathomimetic properties)은 허혈성 심질환, 뇌혈관질환, 파킨슨병 환자에게 문제를 일으킬 수 있다. 또한 케타민은 간접적인 카테콜아민 분비 작용으로 혈역학적 안정화 효과가 있지만, 노인 환자에서는 부신피질 기능 저하가 있을 수 있고, 이로 인한 역설적인 저혈압과 혈관긴장도 감소가 발생할 수 있다. 따라서 중증 상태의 노인 환자에서는 에토미데이트를 1차 약제로 사용한다(21장 참고).

노인에서는 주로 신경학적 손상이나 퇴행성 신경근장애 같은 석시닐콜린 금기증이 있을 가능성이 높다. 따라서 환자, 병원 전 의료인, 가족에게 병력조사를 하거나 의무기록을 검토하여 금기증 여부를 반드시 확인해야 한다. 신속한 이학적 검사를 통하여 신경학적 이상을 발견할 수 있으며, 증상 발생 후 3일 이상 경과된 경우라면 수용체 상향조절에 의한 고칼륨혈증의 발생 위험이 존재한다. 신부전을 포함한 만성 신장질환은 금기증이 아니다. 노인 환자에서는 비경쟁적 신경근 차단제인 로큐로니움을 1차 약제로 사용하는 추세이며 용량은 젊은 연령과 동일하게 체중을 기준으로 결정한다.

삽관 후 처치

10장과 20장에서 언급된 삽관 후 처치의 원칙은 노인 환자에게도 그대로 적용된다. 진정제(예: 프로포폴)와 진통제(예: 모르핀, 펜타닐)의 과도한 진정효과와 혈역학적 반응을 예상하고 용량 조절을 해야 한다. 삽관 후 비경쟁적 신경근 차단제가 필요한 경우는 드물며, 만약 사용한다면 감량과 투여 간격 연장이 필요하다. 노인 환자에서의 폐순응도 감소는 기계환기 시 기도압력을 증가시키실 수 있다. 만성폐쇄성폐질환에서는 최고흡기압에 한계를 설정하고 호기 시간을 늘리는 것이 추천되는데, 다만 허혈성 심질환 환자에서는 심각한 호흡성 산증이 발생하지 않도록 해야 한다. 양압 환기 시 높은 호기말양압은 저혈압의 원인이 될 수 있는데, 특히 저혈량 상태에서 발생 가능성이 높다. 또한 진정제의 저혈압 효과를 증대시킬 수 있다. 압력 조절환기 방식이 더 선호된다.

TIPS AND PEARLS

- 노인 환자에서는 해부학적인 어려움과 생리학적인 어려움이 함께 발생하는 경우가 많다. 이러한 문제는 젊은 환자의 경우와 동일한 방법으로 판단하고 대처한다. 빠른연속기관삽관은 일반적으로 최선의 방법이다.
- 노인 환자의 탈포화 속도는 빠르기 때문에 전산소화에 최선을 다해야 한다. 무호흡 산소공급(코산소주입관을 통한 15 L/min 유량의 산소 공급)이 탈포화 속도를 지연시킬 수 있다. 유도제 투여 혹은 삽관 시도 시 급속한 저산소증이 발생한다면 백-마스크나 성문외 기구를 통한 구조 환기가 필요할 수 있다. 동요나 섬망이 있는 경우 지연연속기관삽관이 유용할 수 있다.
- 연령에 따른 심혈관계 변화, 기저 질환, 약물 상호 작용으로 인하여 진정유도제에 의한 저혈압 악화가 발생할 수 있기 때문에 진정 수면제는 감량이 필요하다. 심박출량이 감소한 경우 팔의 정맥부터 뇌혈관까지의 관류속도 역시 감소하며 이로 인하여 정맥으로 투여한 약물의 효과 발현 시간이 지연될 수 있음을 예상해야 한다.

근거가 되는 연구

노인 환자의 기관내삽관에서 발생할 수 있는 심혈관계 위험은 무엇인가?

노인 환자는, 유도제의 심혈관계 작용과 양압환기로 인한 정맥환류 감소 작용으로 인하여, 기관내삽관 후 혈역학적 부작용의 위험이 존재한다. 또한 노인 환자는 영양실조와 탈수 가능성이 높으며 결과적으로 저혈량 상태인 경우가 흔하다.[1] 기관내삽관 과정에서의 저혈압 발생률은 25%에 이를 정도로 흔하다.[2] 한 단일 기관의 삽관 레지스트리 연구에서 연령과 삽관 후 저혈압 사이의 연관성을 보고했으며, 70세 이상의 연령이 독립적인 예측인자로 나타났다.[3] 삽관 과정에서 저혈압이 발생할 경우 입원 중 사망률이 약 15배 높았다.[4] 삽관 과정 중 발생한 저혈압이 사망률 증가의 직접적인 원인으로 확인되지는 않았지만, 혈역학적으로 취약한 것은 사실이고, 이는 입원 중 사망 위험이 있는 고위험군으로 분류되었다. National Emergency Airway Registry (NEAR)의 최근 15,000건 이상의 자료에 따르면 삽관 전후 심정지의 총 발생률은 약 1%로 나타났다. 이에 대한 조정 승산비(adjusted odds ratio)를 보면 쇼크 상태로 내원한 환자의 사망률이 가장 높은 것으로 나타났다(aOR>6).[5] 시간이 허락하는 한, 취약한 환자군에게는 삽관 전에 소생 목적의 수액 투여, 유도제 감량, 승압제 투여 등 혈역학적 악화를 완화하기 위한 조치를 취해야 한다. 안타깝게도, 적극적인 조치에도 불구하고 삽관 과정에서의 저혈압은 발생할 수 있다.[6]

고령은 어려운 기도 혹은 기관내삽관 관련 합병증의 독립적인 예측 인자인가?

고령은 어려운 기도 혹은 기관내삽관 과정에서 발생하는 합병증의 독립적인 예측 인자이다.[7] 전반적으로 노인 환자에서의 후두경 검사가 더 어려울 경우가 많다.[8,9] 80세 이상의 연령과 말람파티 3, 4등급과 같은 어려운 기도가 예상되는 경우, 마취 중 기도 손상 발생 가능성이 더 높았다.[10] 삽관 결정은 삽관의 근본적인 적응증(환기 실패, 예상되는 임상 결과)에 따라 신중하게 결정해야 한다. 응급기도관리가 필요했던 노인 환자의 생존율은 삽관 자체보다는 급성질환 및 동반된 기저질환과 연관성이 더 높았다.[11]

빠른연속기관삽관에서 노인 환자에게는 어떤 근이완제를 사용해야 하는가?

노인 환자는 석시닐콜린의 후천적 금기증이 존재할 가능성이 높으며, 대부분 최근에 발생한 뇌졸중이 그 이유가 된다. 하지만 72시간이 경과된, 모든 상하지 운동 뉴런의 손상에서는 시냅스후 수용체의 상향조절과 고칼륨혈증의 위험이 존재한다.[12] 불용성 위축(disuse atrophy) 또한 노인 연령에서의 위험 인자이다. 이론적으로, 세포 내 칼륨의 대량 방출 위험은, 아세틸콜린 수용체가 신경근 말단에서 증식하는, 뇌졸중 발생 이후 3일에서 6개월 사이에 존재한다. 현실적으로 응급 삽관이 필요한 상황에서 완벽한 병력 수집은 불가능하기 때문에, 대다수의 응급실 의료진은 빠른연속기관삽관 시 석시닐콜린보다는 로큐로니움을 선택한다.[13]

승압제 급속 투여(push-dose pressors)는 노인 환자에서 안전하고 효과적인가?

승압제 급속 투여(push-dose pressors or bolus-dose vasopressors)는, 혈역학적 안정 효과가 있는, 페닐에프린, 에피네프린 등으로 이루어진 소량의 승압제 투여 방식이다. 몇몇 연구가 있었으나 노인 환자에 초점을 맞춘 증거는 부족하다. 효과에 대한 증거도 많지 않으며, 이런 방식은 부작용이나 투약 오류의 위험이 존재한다.[14,15]

응급실에서 삽관이 필요했던 노인 환자의 결과는 어떠한가?

최근 발표된 문헌은 응급실 의료진이 오랫동안 추측해 왔던 사실을 확인시켜 주었다. 삽관 이후 생존 퇴원과 가정으로의 복귀 가능성은 환자의 연령에 크게 영향을 받으며 연령이 높을수록 그 가능성이 낮아진다. 65세 이상에서의 응급실 내 삽관은 35%의 병원 내 사망률과 관련이 있었다. 95세 이상인 경우 이 수치는 50%로 증가하며 이 중 14%만이 가정으로 복귀가 가능했다.[16] 이런 사실은 환자 및 가족들과 치료에 대한 목표를 상의할 때 논의되어야 한다.[17] 호흡곤란 환자에게 비침습적 환기 혹은 한시적인 기관내삽관을 고려함으로써 상당한 완화 효과를 볼 수 있다.

참고문헌

1. Pereira GF, Bulik CM, Weaver MA, Holland WC, Platts-Mills TF. Malnutrition among cognitively intact, noncritically ill older adults in the emergency department. *Ann Emerg Med.* 2015;65(1):85-91.
2. Hasegawa K, Hagiwara Y, Imamura T, et al. Increased incidence of hypotension in elderly patients who underwent emergency airway management: an analysis of a multi-centre prospective observational study. *Int J Emerg Med.* 2013;6(1):12.
3. Heffner A, Swords D, Kline J, Jones A. The frequency and significance of postintubation hypotension during emergency airway management. *J Crit Care.* 2012;27(4):417. e419-417 e413.
4. Heffner AC, Swords DS, Nussbaum ML, Kline JA, Jones AE. Predictors of the complication of postintubation hypotension during emergency airway management. *J Crit Care.* 2012;27(6):587-593.
5. April MD, Arana AA, Reynolds JC, et al. Peri-intubation cardiac arrest in the ED: a National Emergency Airway Registry (NEAR) study. *Resuscitation*. 2021;162:403-441.
6. Janz DR, Casey JD, Semler MW, et al. Effect of a fluid bolus on cardiovascular collapse among critically ill adults undergoing tracheal intubation (PrePARE): a randomised controlled trial. *Lancet Respir Med.* 2019;7(12):1039-1047.
7. Johnson KN, Botros DB, Groban L, Bryan YF. Anatomic and physiopathologic changes affecting the airway of the elderly patient: implications for geriatric-focused airway management. *Clin Interv Aging.* 2015;10:1925-1934.
8. Mostafa M, Saeed M, Hasanin A, Badawy S, Khaled D. Accuracy of thyromental height test for predicting difficult intubation in elderly. *J Anesth.* 2020;34(2):217-223.
9. Panjiar P, Bhat KM, Yousuf I, Kochhar A, Ralli T. Study comparing different airway assessment tests in predicting difficult laryngoscopy: a prospective study in geriatric patients. *Indian J Anaesth.* 2021;65(4):309-315.
10. Hua M, Brady J, Li G. The epidemiology of upper airway injury in patients undergoing major surgical procedures. *Anesth Analg.* 2012;114(1):148-151.
11. Zimmerman JJ, Harmon LA, Smithburger PL, et al. Choosing wisely for critical care: the next five. *Crit Care Med.* 2021;49(3):472-481.
12. Martyn JAJM, Richtsfeld MMD. Succinylcholine-induced hyperkalemia in acquired pathologic states: etiologic factors and molecular mechanisms. *Anesthesiology.* 2006;104(1):158-169.
13. Brown CA, 3rd, Bair AE, Pallin DJ, Walls RM. Techniques, success, and adverse events of emergency department adult intubations. *Ann Emerg Med.* 2015;65(4):363-370.e361.
14. Cole JB, Knack SK, Karl ER, Horton GB, Satpathy R, Driver BE. Human errors and adverse hemodynamic events related to "push dose pressors" in the emergency department. *J Med Toxicol.* 2019;15(4):276-286.
15. Holden D, Ramich J, Timm E, Pauze D, Lesar T. Safety considerations and guideline-based safe use rec-

ommendations for "bolus-dose" vasopressors in the emergency department. *Ann Emerg Med.* 2018;71(1):83-92.

16. Ouchi K, Hohmann S, Goto T, et al. Index to predict in-hospital mortality in older adults after non-traumatic emergency department intubations. *West J Emerg Med.* 2017;18(4):690-697.
17. Ouchi K, Lawton AJ, Bowman J, Bernacki R, George N. Managing code status conversations for seriously ill older adults in respiratory failure. *Ann Emerg Med.* 2020;76(6):751-756.

CHAPTER 43

고도비만 환자

(The Morbidly Obese Patient)

Megan Leigh Fix | 최혁중

임상적 과제

세계보건기구와 미국 국립보건원은 체질량지수(BMI)가 25~29.9 kg/m^{2}인 사람을 과체중으로, BMI가 30 kg/m^2 이상인 사람을 비만으로 정의한다. 이를 1단계 비만이라고 한다. 2단계 비만(이전에는 병적 비만으로 불렸음)은 BMI 35~39.9 kg/m^{2}로 정의한다. 3단계 비만(이전의 중증 비만)은 BMI ≥ 40 kg/m^{2}로 정의한다. 2017~2018년 미국 국민건강영양조사(The National Health and Nutrition Examination Survey)에 따르면 미국 성인의 42.4%가 비만인 것으로 추정된다. 미국 성인 인구에 대한 주(state) 단위의 단면(cross-section) 무작위 설문조사인 2017 행동 위험 요인 감시 시스템(Behavioral Risk Factor Surveillance System)에서는 주 별로 비만 유병률에 상당한 차이가 있는 것으로 나타났다. 영국의 제4차 왕립 마취과 및 어려운 기도 학회의 국가 감사 프로젝트(The 4th National Audit Project of the Royal College of Anaesthetists' and Difficult Airway Society, NAP4)에 따르면 병적 비만 환자는 비만이 아닌 환자에 비해 기도관리 후 주요 합병증(사망, 뇌 손상, 수술적 기도, 예기치 않은 또는 장기간의 중환자실 입원) 위험이 4배 더 높다고 보고했다.

기도에 대한 접근 방법

모든 환자의 경우와 같이, 비만 환자의 기도관리를 위해서도 백-마스크환기(BMV), 기관내삽관, 성문외 기구(EGD) 삽입, 윤상갑상막절개술에 대한 특정(어려움) 예측 인자가 있는지 파악하기 위해 체계적인 평가가 필요하다. 비만 자체가 어려운 후두경 검사 예측요인이 되는지, 아니면 비만 환자에게서 다른 삽관 어려움 요인이 있는 경향이 높은 것인지는 논란이 있다. 환자의 특성은 다양하며, 일부 비만 환자는 비만 외에도 어려운 기도에 대한 여러 해부학적 위험 요인을 가지고 있는 반면, 그렇지 않은 환자도 있을 수 있다. 그럼에도 불구하고 병적 비만 환자는 유방, 목, 흉벽, 복부뿐만 아니라 내부로 입과 인두에도 과도한 지방 조직이 있기 때문에 기도관리를 특히 어렵게 만드는 생리적 및 해부학적 변화를 갖고 있다. 마른 환자와 비교할 때, 이러한 과도한 조직 때문에 기도 접근(삽관 및 기관 절개술)과 상기도를 열린 상태로 유지하기가 더 어렵게 된다.

비만 환자는 기도관리 중 생리학적 문제를 일으킬 가능성 또한 높다. 병리학적, 생리학적, 해부학적 변화의 정도는 비만 환자의 비만 정도, 동반 질환의 정도 및 범위와 상관관계가 있다. 병적 비만과 관련된 생리학적 및 해부학적 변화는 **BOX 43-1**에 나열되어 있다. 비만이 기도관리에 미치는 주요 영향은 (a) 기능적 잔기 용량(FRC) 감소와 산소 소비 증가로 인한 이차적인 급속 동맥혈 탈포화(desaturation), (b) 기도관리의 어려움, 특히 과도한 인두 지방 조직으로 인한 폐색 위험 증가와, 무거운 흉벽의 무게 및 복강 내 부피 증가로 횡격막 움직임에 제한되어 생기는 저항증가로 인한 백-마스크 환기의 어려움, (c) 후두경검사, 삽관 및 윤상갑상막절개술의 어려움이다.

비만은 정상 생리의 거의 모든 측면에 영향을 미치며, 특히 호흡기 및 심혈관계에 가장 큰 영향을 미친다. 비만 환자는 주로 환기/관류(V/Q) 불일치로 인해 폐포-동맥 산소구배(oxygen gradient)가 넓어져 이미 저산소혈증 상태인 경우가 잦다. 폐 용적은 여러 가지 장애와 함께 줄어드는 패턴을 보이는데, 그 중 가장 중요한 것은 기능적 잔기용량(FRC) 감소이다. 이러한 지표는 비만 정도에 따라 기하급수적으로 변화한다. 기능적 잔기용량이 감소하는 이유는 복부의 "질량 부하(mass loading)"와 횡격막의 부목(splinting) 효과 때문이다. 기능적 잔기용량이 줄어들면 일반적으로 빠른연속기관삽관(RSI)의 전산소화 단계에서 산소 저장소를 만드는 데 사용되는 가용 잠재 공간이 줄어들게 된다. 기능적 잔기용량이 폐쇄 용량(closing capacity) 범위 내로 떨어질 정도로 감소하면 소기도(small airway)는 폐쇄되고 환기/관류 불일치가 발생할 수 있다. 환자가 앙와위 자세를 취하면 기능적 잔기용량이 더욱 감소하여 환기/관류 불일치, 우측에서 좌측으로의 션트, 동맥 저산소혈증이 악화될 수 있다. 경증 비만에서는 폐활량(VC), 전폐용량(TLC), 기능적 잔기용량이 감소하지 않고 유지될 수 있지만, 고도 비만 환자에서는 최대 50%까지 감소할 수 있다. 기능적 잔기용량이 감소하면 적절하게 전산소화를 하더라도 빠른연속기관삽관 중 무호흡 단계에서 산소화 헤모글로빈이 빠르게 탈포화된다(8장 참조).

병적 비만 환자의 경우 흉벽 순응도(chest wall compliance) 감소, 기도 저항 증가, 비정상적인 횡격막 위치로 인해 호흡일(WOB)이 30%에서 400%까지 증가한다. 이러한 변화로 인해 최대 환기 용량(maximum ventilatory capacity, MVC)이 감소한다. 또한 비만 환자는 과체중으로 인해 대사 활동이 증가하여 산소 소비량과 이산화탄소(CO_2) 생성량이 증가한다. 폐고혈압과 비만 저환기 증후군(obesity hypoventilation syndrome)의 위험성도 비만에 따라 증가한다. 복압 증가와 그에 따른 위산 흡인 가능성이 올라가 흡인성 폐렴이 발생할 위험이 있다. 비만에 따른 심혈관 변화에는 세포 외 용적(ECF) 증가, 심박출량 증가, 좌심실 이완기말 압력 증가 및 좌심실 비대(LVH)의 증가가 있다. 총 혈액량(total blood volume, BV)의 절대값은 증가하지만, 체중 당 혈액량은 마른 환자가 75 mL/kg 정도인데 비해 비만 환자는 50 mL/kg 정도로 줄어든다. 고혈압, 허혈성 심장질환 및 심근병증을 포함한 심장 질환 이환율은 비만 정도와 상관관계가 있다. 기타 변화로는 신장 혈류량(RBF) 및 사구체 여과율(GFR) 증가, 간 지방 침윤, 당뇨병 및 폐쇄성 수면 무호흡증(OSA) 경향 등이 있다(**BOX 43-1**).

BOX 43-1 비만 관련 생리학적, 해부학적 변화

장기 별 비만관련 생리학적 변화	비만관련 해부학적 변화
호흡기계:	
흉강내압 증가, 제한적 호흡패턴: 기능적 잔기량(FRC) 감소, 호기예비량(ERV) 감소, 잔기용량(RLC) 감소	얼굴 둘레와 혀 크기 증가. 인두 면적이 작아짐
호흡일(WOB) 증가, 최대 환기 용량(MVC) 감소	중복 인두 조직(폐쇄성 수면 무호흡증 위험)
환기/관류 불균형(저산소혈증 발생 쉬움)	목둘레 증가
폐동맥고혈압 위험	가슴둘레 증가
비만 저환기 증후군	유방 크기 증가
	복부 둘레 증가
심혈관계:	
심박출량 증가	
혈액량, 일회박출량 증가	
고혈압, 좌심실비대	
대사율 증가: 산소소모(VO_2) 증가, 이산화탄소(CO_2) 생성 증가	
신장:	
신장관류(RBF)와 사구체여과율(GFR) 증가	
간/소화기계:	
간에 지방 침착	
복강내압 증가	
열공성 탈장위험, 식도정맥역류질환(GERD)	
내분비계:	
당뇨 위험 증가	
고지혈증	
혈액:	
심부정맥혈전증 발생 위험 증가	
적혈구증가증(만성 저산소혈증 동반)	
근골격계:	
퇴행성 관절 질환	
누운 자세 변화(Decubital changes)	

BV, blood volume; DVT, deep venous thrombosis; ERV, expiratory reserve volume; GERD, gastroesophageal reflux; LVH, left ventricular hypertrophy; SV, stroke volume; VO_2, oxygen consumption.

흉벽 무게의 증가, 안면 둘레 증가, 인두 조직 과잉은 모두 비만을 어려운 백-마스크환기의 독립적인 위험 요인으로 만드는 데 기여한다(2장 참조). 비만 환자는 혀, 편도 기둥(tonsillar pillars), 연구개 주름(aryepiglottic folds)에 지방 조직이 침착되어 인두 공간이 더 작아지는 경향이 있다. 비만이 있는 환자는 어려운 백-마스크환기의 또 다른 독립적인 위험 요소인 폐쇄성 수면무호흡증 발생 위험성이 증가한다. 비만 환자에게는 백-마스크환기가 어려울 수 있음을 예상해야 하며, 구강내 기도기와 비인두 기도기를 모두 삽입한 상태에서 두 명이서 백-마스크환기를 해야 하는 경우가 많다(two-person technique). 중증 또는 초고도 비만 환자의 경우, 증가된 체중과 저항을 극복하는 데 필요한 마스크 밀폐 압력(mask seal pressure)이 백-마스크로 가능한 수준을 훨씬 초과할 수 있기 때문에 백-마스크환기가 불가능할 수 있다. 또한, 백-마스크환기가 어려울 경우 30%에서 삽관도 어려울 수 있다.

삽관의 어려움은 목 둘레의 증가 및 높은 Mallampati 점수와도 관련이 있다. 윤상갑상막절개술은 목 둘레의 증가, 두꺼운 피하 조직, 해부학적 변형, 랜드마크를 가리는 지방 조직 때문에 더 어렵고, 이로 인해 종종 더 깊고 길게 절개를 해야 한다. 성문외 기구는 무거운 흉벽으로 인한 높은 저항과 횡격막 움직임 제한을 극복하지 못할 수 있다. LMA supreme과 같은 2세대 성문외 기구는 1세대 성문외 기구보다 더 높은 25~30 cm H_2O 정도의 누출 압력(leak pressure) 성능을 갖고 있어 비만 환자에게 더 적합할 수 있다.

테크닉

병적비만 환자는 기도 어려움의 정도가 다양하므로 기관내삽관을 적절히 예측하고 계획하기 위해서는 체계적인 LEMON 평가가 필수적이다(5장 참조). 어려운 기도 알고리즘에 의하면, 기도가 특히 어려워 보이는 경우 신중한 준비와, 국소 마취 및 필요 시 얕은 진정 상태에서 삽관을 시행하는 자각상태 접근법(awake approach)을 권장한다.

비만 환자에게 적절한 전산소화와 최선의 후두경검사 및 기관내삽관 시도를 하기 위해서는 적절한 자세를 취하는 것이 필수적이다. 전산소화를 할 때에는 환자를 똑바로 세우거나(upright) "경사로(ramped)" 자세를 취하는 것이 이상적이다. 똑바로 누운 상태에서 후두경검사를 시행하면 폐포의 탈모집(de-recruitment; 폐포가 collapse되어 가스교환에 참여하지 못하게 되는 것) 및 급속한 탈포화(desaturation)가 발생할 가능성이 있는데, 이러한 경우 환자를 반쯤 누운 상태로 후두경 검사를 시행해야 할 수도 있다. 환자가 똑바로 앉을 수 없는 경우, 그림 43-1과 같이 등 중간 지점부터 어깨와 머리까지 린넨이나 시중에서 판매하는 웨지 베개로 받쳐주면 올바른 자세를 취하는 데 도움이 될 수 있다. 올바른

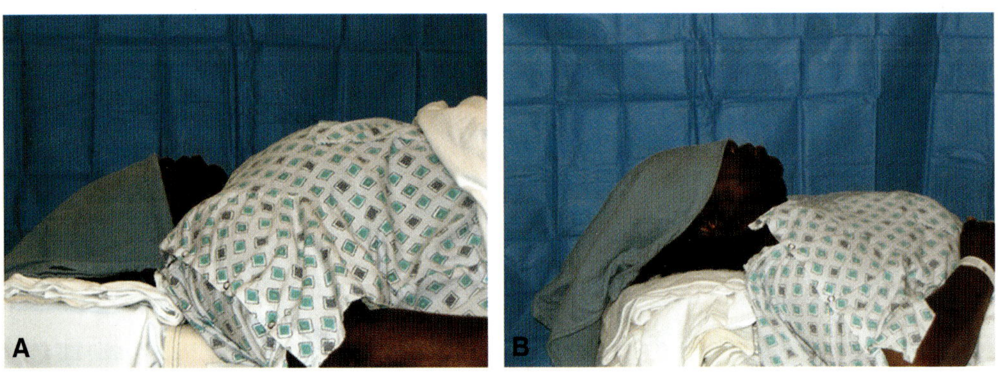

그림 43-1. A. 환자는 유방/가슴의 무게로 인해 기도 접근이 막힌 상태로 누운 상태이다. B. 더 나은 해부학적 랜드마크를 설정하고 기도를 막는 유방/가슴의 무게를 덜어주기 위해 환자를 린넨으로 받치고 있다. 여기서 외이도에서 복장패임까지 가상의 수평선을 그릴 수 있다.

자세인지를 확인하려면 환자를 옆에서 바라본 상태에서 외이도와 복장패임(sternal notch)의 높이가 같은지를 확인한다(두 지점이 가상의 수평선 위에 놓여야 한다). 이 자세는 보다 효과적인 사전 산소 공급을 촉진하고 무호흡으로 동맥이 포화되기 전까지의 시간을 연장시켜준다.

비만 환자는 다른 환자보다 훨씬 빠른 속도로 산소 포화도가 떨어지기 때문에 효과적인 전산소화가 가장 중요하다. 일반인에게는 전산소화 방법으로 3분간 일회호흡량(tidal volume, TV) 호흡을 하거나 100% FiO_2(비재호흡 마스크를 사용하여 플러시유량으로 산소를 공급할 때 FiO_2 100%에 가장 가깝게 공급할 수 있음)로 8회 폐활량(vital capacity, VC) 호흡을 권장하지만, 비만 환자의 경우 이러한 전산소화 기법으로는 충분한 전산소화를 이루기에 불충분할 수 있다. 대기 압력 하에서의 산소 공급 만으로는 부족하며 폐포 모집이 필요하다고 판단되는 경우 비침습적 양압 환기(NIV) 및 호기말 기도 양압(PEEP)을 사용할 수 있다. 누운 자세에서는 전산소화가 어려우므로 금기 사항이 없는 한 비만 환자는 똑바로 앉히거나 역트렌델렌버그 자세를 취해야 한다. 안전 무호흡(safe apnea) 기간을 연장하기 위해 비강 캐뉼라를 통해 15 L/min 유량의 무호흡 산소(apneic oxygen)를 사용한다.

시간과 조건이 허락하는 경우, 특히 병적 비만 환자나 후두경 검사가 어려운 추가 징후가 있는 비만 환자에게는 굴곡내시경 또는 비디오후두경을 이용한 자각상태 기법(awake technique)을 사용하는 것이 바람직하다. 어떤 방법을 선택하든 적절한 기도 장비를 준비하고 제대로 작동하는지 확인해야 하며, 삽관이 극도로 어려운 경우 언제든 도움을 받을 수 있도록 하는 것이 이상적이다. 비디오후두경 검사는 성문을 잘 볼 수 있을 가능성이 높기 때문에 선호된다. 직접 후두경 검사(DL)를 시행할 때는 손잡이가 짧은 후두경이 더 삽입하기 쉬운데, 핸들이 길면 후두경 날을 입 안으로 넣을 때 핸들이 환자의 가슴에 닿아 방해가 되기 때문이다. 백-마스크환기 또는 성문외 기구로 인공호흡하는 동안 환자를 역트렌델렌버그 자세 또는 반기립 자세를 취하면 복부 내용물이 횡경막을 위쪽으로 압박하는 것을 줄이고 유방과 같은 흉벽 조직의 '무게 효과'를 일부 완화할 수 있다. 표준 후두 마스크 기도기와 삽관용 후두 마스크 기도기(intubating LMA) 모두 환기 제공에 효과적인 것으로 나타났으며, 후자는 기관삽관을 위한 도관 역할도 한다. 비디오후두경은 비만 환자의 기도관리에 성공적인 것으로 밝혀졌으며, 비만환자에게 입을 통한 기관내삽관을 계획한 경우 응급기도관리를 위한 기본 장비로 사용된다. 직접후두경 검사(direct laryngoscopy) 중 성문 시야가 최선이 아닌 경우 부지(bougie)가 도움이 될 수 있으므로 즉시 사용할 수 있도록 준비해 두어야 한다.

BMV는 두 명의 의료진이 입인두 및 비인두 기도기를 삽입한 상태에서 양손으로 양측 턱을 밀고(jaw thrust) 마스크를 밀봉해야 하는 경우가 많다. 손으로 백을 짜는 것이 어려울 것으로 예상되는 경우, 기도압력완화밸브(airway pressure relief valve)를 사용하여 지속적인 기도 양압(5~15 cm H_2O)이 전달되도록 설정할 수 있다. 압력에 의한 스텐트 효과 때문에 인두 및 인두 원위부의 기도가 열려 백-마스크환기의 효과를 개선하는 데 도움이 될 수 있다. 얼굴 쪽으로 마스크를 눌러 밀착시키는 것이 아니라 하악골을 마스크 쪽으로 당겨서 밀착하도록 노력하는 것이 중요하다. 비만 환자에게는 "손두덩 그립(thenar grip)"으로 백-마스크환기를 실시할 것을 권장한다(12장 참조). 빠른연속기관삽관 중 상기도 근육이 이완되면 목젖과 후두개 사이의 지방이 많고 부드러운 벽으로 된 인두 조직이 처져 백-마스크환기와 기관내삽관이 더 어려워지는 경우가 많다. 따라서 앞서 설명한 대로 환자를 반쯤 똑바로 세운 자세로 입인두 및 비인두 기도기를 사용해야 할 필요성이 매우 커진다.

중증 비만 환자의 경우 턱이 흉벽과 직접적으로 맞닿아 있어 해부학적 랜드마크를 식별하고 접근하기 어렵기 때문에 윤상갑상막절개술이 극단적으로 어려울 수 있다. 주의 깊게 랜드마크를 찾을 수 있도록 해야 한다. 침상 옆 초음파를 사용하여 윤상갑상막을 식별할 수 있으며, 시간이 허락한다면 삽관을 시작하기 전에 펜으로 피부에 "점"을 찍거나 "표시"를 할 수 있다. 윤상갑상막절개술을 시행하는 경우 목, 얼굴, 가슴부위 지방 주름을 잡거나 젖힐 수 있도록 한 두 명의 보조자가 필요할 수 있다. 모든 환자와 마찬가지로 윤상갑상연골절개술은 촉감을 사용하여 하는 시술이다. 다른 환자와 마찬가지로 개방 부지 보조(open bougie-aided) 윤상갑상연골절개술이 선호되는 기술이다(19장 참조). 마지막으로, 목 직경이 증가하기 때문에 병적 비만 환자에게는 기관절개관 길이가 충분하지 않은 경우가 많다. 윤상갑상 절개구를 통해 6-0 기관내관(ETT)을 통과시켜 확실한 기도를 확보한다.

약물 용량 및 투여

비만은 관련 동반 질환과 함께 약물의 흡수, 효과 발현(onset), 분포용적(Vd), 단백질 결합, 대사, 청소율 등 약물의 약력학 및 약동학의 모든 측면에 영향을 미친다. 비만 환자의 경우 지방 조직이 증가할 뿐만 아니라 전체 과체중 중 약 30%에 달하는 제지방량(lean body mass)도 증가한다. 그러나 제지방량 대비 지방량의 비율이 증가하여 마른 환자와 비교할 때 비만 환자의 제지방량과 수분의 비율은 상대적으로 감소한다. 또한 혈액량과 심박출량이 증가한다. 특정 약제의 체내 분포용적은 약제의 친지질성(lipophilicity) 특성과 함께 이러한 비만 관련 요인의 조합에 의해 영향을 받는다. 일부 약물은 지질 농도 증가의 영향으로 단백질 결합이 제한되어 유리 혈장 농도가 증가한다. 반대로 A1 당단백질이 증가하면 다른 약물의 단백질 결합이 증가하여 유리 혈장 농도가 감소할 수 있다. 간 대사를 거치는 대부분의 약제의 경우 간에 지방 침윤이 많이 발생하더라도 유효 반감기의 변화는 거의 없다. 그러나 신장에서 처리되는 약제는 사구체여과율(GFR)의 증가로 인해 제거 속도가 빨라진다. 이러한 약동학 및 약력학적인 변화로 인해 이러한 약제의 순 효과(net effect)를 어느 정도는 예측하기 어려운 면이 있으며, 용량 조절이 필요할 수 있다.

일반적으로 약제의 친지질성으로 필요한 약제 용량을 가늠할 수 있다. 대부분의 마취제는 친지질성이므로 비만환자에서 약물의 분포와 용량이 증가할 것으로 예상되지만, 이는 장기 말단 청소율(end-organ clearance)이나 단백질 결합과 같은 요인으로 인해 약리학 연구에서 일관되게 입증되지는 않았다. 신경근 차단제와 같은 친지질성 약제는 수분 구획에 머무르는 시간이 적고 약물의 체내 분포에 변화가 거의 없거나 전혀 없다. 이는 일반적으로 이상체중(IBW)을 기준으로 투약 용량을 결정하는 근거가 된다. 그러나 응급 빠른연속기관삽관의 경우 적절한 진정과 신경근 차단을 통해 최적의 삽관 조건을 조성하는 것이 가장 중요하다. 석시닐콜린은 친수성 약물임에도 불구하고 총체중(TBW)에 근거하여 용량을 결정해야 하는 약물이다. 이는 매우 잘 연구되어 왔으며(22장 참조), 병적 비만 환자의 슈도콜린에스테라아제 활성 증가와 관련이 있다. 로큐로니움도 마찬가지이다. 로큐로니움을 이상체중 기반 용량으로 투여하는 것은 수술실 같은 통제된 환경에서 비만 환자에게 사용할 때 알맞지만, 응급실에서는 불완전 마비로 빠르게 포화도가 떨어지는데 삽관이 어려운 '최악의 시나리오'를 초래할 수 있다. 이 시나리오에서는 부족한 용량의 로큐로니움 투여로 인해 환자 스스로의 환기 노력이 없거나 효과적이지 않은데 후두경 검사가 가능할 만큼 입을 벌리고 이완하는 것이 불충분할 수 있다. 총 체중을 기반으로 한 용량으로 투약하면 로큐로니움의 작용 시간이 길어지지만, 로큐로니움의 기본 작용 시간이 45분이기 때문에 이 접근법의 단점은 거의 없다. 또한 제조업체의 권장 사항도 총체중 기반 용량으로 투여하는 것이다. 따라서 응급 빠른연속기관삽관의 경우, 저용량 투여와 그로 인한 최적의 삽관 상태가 아닌 상황을 피하기 위해 모든 신경근 차단제에 대해 총체중 기반 용량으로 투여할 것을 권장한다. 진정유도제는 과량 투여할 경우 심혈관 저하를 유발할 수 있으므로 과량투여를 피하는 것을 목표로 투여해야 한다. 병적 비만 환자의 경우 진정유도제는 제지방체중(LBW)을 기준으로 투여할 것을 권장한다. 표 43-1에는 일반적인 빠른연속기관삽관 약물에 대한 용량 조정 권장 사항이 요약되어 있다.

비만 환자의 약물은 일부 약물은 제지방체중 기준으로, 일부 약물은 총체중 기준으로 투여되기 때문에 기억하기 어려울 수 있다. 제지방체중을 계산하는 데 필요한 이상체중은 환자의 키와 성별에 따라 추정하거나 표 또는 노모그램(nomogram)에서 찾아야 한다. 총체중은 환자가 직접 의료진에게 가르쳐주거나 침대 저울을 사용하여 얻을 수 있다. 제지방체중은 이상체중에 총체중과 이상체중의 차이의 30%를 더한 값으로 생각할 수 있다. 즉, 환자가 과체중이 1파운드 또는 1킬로그램 증가할 때마다 이 중 약 $^1/_3$이 제지방 체중에 더해진다.

표 43-1 기도관리에 흔히 사용하는 약물의 추천용량

약물	용량	비고
Propofol	제지방체중(LBW)	정상 상태에서의 친지질성, 전신 클리어런스 및 V_d는 총체중(TBW)과 상관이 있다. 과도한 지방 및 기타 잘 관류된 장기에 대한 높은 친화성. 높은 간 추출(hepatic extraction) 및 포합(conjugation)은 총체중과 관련이 있다. 심혈관계 기능저하 우려로 유도제 사용시 제지방체중(LBW) 기준으로 용량을 제한한다. 유지용량은 총체중 기준으로 투여시작을 할 수 있지만 진정 척도를 사용하여 효과에 맞게 용량을 적정(titration)한다.
Etomidate Ketamine	제지방체중(LBW) 제지방체중(LBW)	분포용적(V_d) 증가, 간 질환이 있는 경우 용량을 줄여야 할 수 있음. 친지질성, 광범위한(extensive) 간 초회 통과(hepatic first-pass metabolism). 제지방체중(LBW) 기준으로 유도용량 결정
Succinylcholine	총체중(TBW)	친수성, 증가된 혈장 콜린에스테라아제 활성은 체중에 비례하여 증가한다.
Vecuronium	총체중(TBW)	친수성, 분포용적 증가, 클리어런스 감소; 그러나 최적의 삽관 조건을 위해서는 총체중기중으로 투여 권장
Rocuronium	총체중(TBW)	친수성, 분포용적 증가, 클리어런스 감소; 그러나 최적의 삽관 조건을 위해서는 총체중기중으로 투여 권장

삽관 후 관리

비만 환자의 해부학과 생리학적 변화는 인공호흡기 관리에 중요한 영향을 미친다. 초기 일회호흡량은 이상체중을 기준으로 계산한 다음 기도 압력에 따라 조정해야 하며, 산소 공급 및 인공호흡의 성공 여부는 맥박 산소포화도 측정 및 호기말 이산화탄소분압 측정 또는 동맥혈 가스 모니터링으로 확인할 수 있다. 일반적으로 호기말 기도 폐쇄 및 무기폐를 예방하기 위해 최소 5~10 cm H_2O의 PEEP를 사용하는 것이 좋다. 심한 비만인 경우 유방, 복부 지방 또는 흉막의 무게가 흉벽을 누르는 것을 덜어주기 위해 환자를 반기립 자세로 하여 인공호흡해야 할 수도 있다. 이동식 침상 옆 방사선 사진은 비만 환자의 경우 일반적으로 화질이 좋지 않아 임상적 가치가 제한적이지만, 기관내관이 기관지 내에 있는지 여부는 대체로 확인할 수 있다.

TIPS AND PEARLS

- 비만 환자는 생리적 예비력이 감소하고 백-마스크환기, 성문외 기구 사용, 삽관 및 윤상갑상막절개술의 어려움이 예상되므로 적시에 기도를 관리하는 것이 중요하며, 삽관 결정을 미루면 안 된다.
- 많은 비만 환자에게는 일반적으로 자각상태에서 내시경 또는 비디오후두경으로 삽관하는 자각상태 기법이 선호된다. 빠른연속기관삽관을 시행하는 경우, 필요한 장비를 즉시 사용할 수 있도록 구조(rescue) 전략을 잘 세워야 한다.
- 기능적 잔기용량이 감소하면 적절한 산소 보유량(reserves)이 감소하고 비만 환자는 급속한 산소포화도 저하와 저산소혈증에 걸리기 쉽다. 이는 상체를 올리거나 또는 "경사로" 자세, 전산소화를 위한 비침습적 환기 및 PEEP, 적절한 2인 백-마스크환기 기술, 삽관 후 PEEP 적용과 같은 기술을 활용한 신중한 계획을 통해 완화시킬 수 있다.

근거가 되는 연구

비만은 어려운 삽관의 독립적인 위험인자인가?

전통적으로 병적 비만은 어려운 삽관의 독립적인 예측 인자로 설명되어 왔지만, 비만 그 자체인지 아니면 더 일반적으로 설명되는 어려운 삽관의 예측 인자가 기여하는지는 명확하지 않다. 목 둘레와 체질량지수 증가는 모두 어려운 삽관의 독립적인 예측인자로 밝혀졌다. 45,000건 이상의 삽관을 대상으로 한 최근의 대규모 후향적 연구에 따르면 병적 비만 자체는 어려운 삽관의 독립적인 위험 요인은 아니지만, 백-마스크환기의 위험 요인이었다.[1] 비만은 또한 병원 전 환경에서는 어려운 삽관의 위험 요인임이 입증되었다. 2011년에 Holmberg 등[2]은 800건 이상의 병원 전 삽관을 검토한 결과 비만이 삽관 곤란의 독립적인 위험 요인임을 발견했다.

비만 환자에서 비디오후두경이 직접 후두경보다 우수한가?

앞서 설명한 대로 최적의 환자 자세를 취하면 어떤 기법이나 장치를 사용하든 삽관 성공률이 향상된다. 응급실 삽관 환경에서는 비디오후두경이 직접 후두경에 비해 압도적으로 우수했다(16장 "근거가 되는 연구" 부분 참조). 비만 환자에서 비디오후두경과 직접 후두경을 비교한 몇몇 연구에 따르면 비디오 장치를 사용한 기법이 성문 시야를 확보하는 데 훨씬 더 우수하다는 사실이 밝혀졌다. 병적 비만 환자의 경우, GlideScope 후두경이 매킨토시 후두경에 비해 성문 시야가 더 좋고 삽관 난이도 점수가 낮았으며 삽관까지 걸리는 시간은 약간 더 길었다.[3] 마찬가지로, 비만 환자를 대상으로 직접후두경과 세 가지 비디오후두경(Videomac, GlideScope, McGRath)을 비교한 무작위 시험에서는 세 가지 비디오후두경 모두 직접후두경에 비해 성문 시야가 개선되었음을 확인했다. Video-Mac은 튜브를 성공적으로 삽관하는 데 걸리는 시간을 단축했으며, Video-Mac 비디오후두경과 GlideScope 모두 직접후두경 및 McGrath에 비해 더 적은 삽관 시도로 삽관에 성공했다.

비만 환자의 삽관에서 전산소화 및 무호흡 산소화를 위한 자세는 어떤 역할을 하는가?

비만 환자에게는 삽관뿐만 아니라 백-마스크환기도 더 어렵다. 또한 비만 환자는 비만하지 않은 환자보다 산소 포화도가 더 빠르게 감소하므로 전산소화도 더 어렵다. 머리를 어깨보다 앞쪽으로 올려 외이도를 복장패임(sternal notch) 또는 복장뼈각(sternal angle) 높이에 맞추는 자세(그림 43-1)는 산소화와 삽관을 모두 더 쉽게 하는 것으로 나타났다.[5,6] 무호흡 삽관 단계에서 비강 캐뉼라로 5 L/min로 산소를 지속적으로 투여했을 때 산소 헤모글로빈 포화도의 감소가 현저히 지연되었고 포화도가 90% 미만인 환자 수가 더 적었다.

비만 환자에서 비침습적 양압 환기와 폐포 모집 술기(recruitment maneuvers, RM)의 역할은 무엇인가?

비만 환자는 진정유도 및 삽관 중 저산소혈증과 무기폐의 위험이 더 크며, 일부에서는 산소화를 개선하기 위해 비침습적 양압 환기 및 폐포 모집 술기와 같은 추가 기술을 사용하는 것을 지지하고 있다. 비침습적 양압 환기는 쭈그러든 폐포의 재모집률을 증가시키는 것을 목표로 하며, 재모집술기는 무기폐를 감소시키기 위해 삽관 후 일시적으로 흡기압을 증가시키는 것(40초 동안 40 cm H_2O)을 목표로 한다. 66명의 병적 비만 환자를 대상으로 기존 전산소화 방법, 비침습적 양압 환기를 사용한 전산소화, 비침습적 양압 환기를 사용한 전산소화 + 기관내삽관 후 폐포 모집 술기 사용의 세 그룹으로 무작위 배정하여 평가했다. 이 연구에 따르면 비침습적 양압 환기로 전산소화 및 폐포 모집 술기를 사용한 그룹이 기존 전산소화 방법을 사용한 그룹에 비해 동맥혈가스분압 및 호기말 폐용적을 개선시키는 것으로 나타났다.

초음파로 비만 환자의 윤상 갑상막을 정확하게 식별할 수 있나?

앞서 설명한 바와 같이, 비만 환자의 경우 목 둘레가 증가하고 윤상갑상막을 촉감으로 식별할 수 없어 응급 윤상갑상막절개술이 어려울 수 있다. 윤상갑상막을 식별하기 위해 초음파를 사용하는 것에 대한 몇 가지 연구에서 유망한 결과를 얻었다.[9,10] 한 무작위 연구에서는 랜드마크를 식별하기 어려운 인간 사체에서 초음파를 사용하면 합병증(예: 후두 외상)이 74%에서 25%로 크게 감소하고 올바른 삽입 위험이 5.9배 증가한다는 사실이 밝혀졌다.

비만 환자의 백-마스크환기에 가장 적합한 방법은 무엇인가?

위에서 설명한 것처럼 비만 환자에게는 백-마스크환기가 매우 어려울 수 있다. 최근의 한 연구에서는 2인 백-마스크환기를 위한 엄지두덩 그립 기술(Thenar grip technique)과 표준 양손 기술 간의 차이를 조사했다. 이 교차 무작위 시험에 따르면, 백-마스크환기를 하는 동안 엄지두덩 그립 기술이 좀 더 높은 일회환기량을 공급하여 보다 효과적으로 환기되는 것이 확인되었다.

참고문헌

1. Moon TS, Fox PE, Somasundaram A, et al. The influence of morbid obesity on difficult intubation and difficult mask ventilation. *J Anesth*. 2019;33:96-102.
2. Holmberg TJ, Bowman SM, Warner KJ, et al. The association between obesity and difficult prehospital tracheal intubation. *Anesth Analg*. 2011;112:1132-1138.
3. Andersen LH, Rovsing L, Olsen KS. GlideScope videolaryngoscope vs. Macintosh direct laryngoscope for intubation of morbidly obese patients: a randomized trial. *Acta Anaesthesiol Scand*. 2011;55:1090-1097.
4. Yumul R, Elvir-Lazi OL, White PF, et al. Comparison of three video laryngoscopy devices to direct laryngoscopy for intubating obese patients: a randomized controlled trial. *J Clin Anesth*. 2016;31:71-77.
5. Rao SL, Kunselman AR, Schuler HG, DesHarnais S. Laryngoscopy and tracheal intubation in the head-elevated position in obese patients: a randomized, controlled, equivalence trial. *Anesth Analg*. *2008*;107:1912.
6. Collins JS, Lemmens HJ, Brodsky JB, et al. Laryngoscopy and morbid obesity: a comparison of the "sniff" and "ramped" positions. *Obes Surg*. 2004;14:1171.
7. Ramachandran SK, Cosnowski A, Shanks A, et al. Apneic oxygenation during prolonged laryngoscopy in obese patients: a randomized, controlled trial of nasal oxygen administration. *J Clin Anesth*. 2010;22:164-168.
8. Futier E, Constantin JM, Pelosi P, et al. Noninvasive ventilation and alveolar recruitment maneuver improve respiratory function during and after intubation of morbidly obese patients. *Anesthesiology*. 2011;114:1354-1363.
9. Dinsmore J, Heard AM, Green RJ. The use of ultrasound to guide time-critical cannula tracheotomy when anterior neck airway anatomy is unidentifiable. *Eur J Anaesthesiol*. 2011;28:506-510.
10. Siddiqui N, Arzola C, Friedman Z, et al. Ultrasound improves cricothyrotomy success in cadavers with poorly defined neck anatomy: a randomized control trial. *Anesthesiology*. 2015;123:1033-1041.
11. Fei M, Blair JL, Rice MJ, et al. Comparison of effectiveness of two commonly used two-handed mask ventilation techniques on unconscious apnoeic obese adults. *Br J Anaesth*. 2017;118:618.

CHAPTER 44

성인 기도의 이물질

(Foreign Body in the Adult Airway)

Tatsuya Norii, Heather Mahoney, Erik G. Laurin | 이동욱

임상적 과제

이물질에 의한 기도 폐쇄(foreign body airway obstruction, FBAO)는 익숙하지 않은 일련의 어려운 상황을 만든다. 첫째, 불완전한 폐쇄 시, 특정한 술기 또는 이의 결과로 완전한 폐쇄로 전환되어 상황을 악화시킬 수 있다. 둘째, 성문 위 이물질에 의한 완전한 폐쇄라면, 백-마스크 환기 또는 성문 위 기구 삽입과 같은 술기는 이물의 위치를 성문 밑으로 이동시켜 상황을 악화시킬 위험이 있다. 셋째, 기관내삽관 같은 보편적인 시술이 예기치 못한 결과로 이어질 수 있다. 예를 들어, 백-마스크를 짜더라도 이물질에 의해 공기 이동이 전혀 일어나지 않아 문제를 해결하기 어려울 수 있다. 마지막으로 FBAO는 매우 짧은 시간 내에 특정한 평가 및 개입을 필요로 한다.

FBAO 환자는 상기도 폐쇄의 증상을 보이거나, 혼수 상태 및 호흡정지 상태 등 다양한 임상양상을 보인다. 이때 발생 상황이 원인을 알아내기 위한 유일한 근거일 수 있다. 이러한 상황들은 대개 응급실 이외의 곳에서 발생하지만, 불완전한 폐쇄의 완전한 폐쇄로 전환은 응급실에서 발생할 수 있다. 불완전한 폐쇄는 대개 상기도 폐쇄의 징후와 증상을 보인다. 특히 들숨 협착음, 음성변화, 호흡곤란을 보이며, 환자는 공포와 불안을 느낀다. 노인이거나 신체적 또는 정신적 기저질환이 있는 경우, 약물이나 알코올 중독자의 경우 이물질의 흡인 위험이 높아진다.

기도에 대한 접근 방법

의심되거나 확인된 성인의 FBAO 관리는 소아에서의 그것과 유사하며(28장 참조), 이물질의 위치와 완전한 폐쇄의 여부에 따라 달라진다. 위치는 성문 위, 성문 밑 또는 기관용골(tracheal carina) 이하에 있을 수 있다. 이물질의 정확한 위치는 일반적으로 알 수 없기 때문에, 우선 위치가 불확실한 이물질에 대한 접근 방법에 초점을 맞추고, 그 후 기관 내 이물질에 의한 기도 폐쇄 관리의 독특한 문제를 기술했다.

이물질에 의한 불완전한 폐쇄

환자가 불완전한 FBAO로 판단될 경우, 목표는 완전한 폐쇄로 전환을 막으면서 기도를 유지하고 확보하는 것이다. 만약 환자가 협조 가능하며 자발적으로 호흡하고 산소 포화도가 적절한 경우(산소를 투여할 수도 있음), 종종 가장 좋은 접근 방식은 환자의 상태가 악화될 때를 대비하여 긴급 기도 장비를 즉시 사용할 수 있도록 확보하는 것이다. 이때, 수술실에서의 신속한 제거를 위해 해당과에 협의 진료를 시행하는 등, 적절한 조치를 취한다. 일부 이물질은 명백히 접근 가능하며 응급실에서 제거될 수 있다. 그러나 불완전한 성문 위 이물질의 경우, 응급실에서 제거를 시도하면 이물질이 기관으로 이동시켜 응급실에서 일반적으로 사용되는 기관 내 이물질 제거 방법으로는 제거할 수 없게 될 위험이 있다. 수술실로의 이송이 불가능한 경우(예: 다른 병원으로의 이송이 필요한 경우)에는 응급실에서 이물질을 제거할지 여부를 결정해야 한다. 불완전한 FBAO에서 이물질 제거의 첫 번째 단계는 강한 벽면 흡입장치에 연결된 단단한 흡입 기구(예: Yankauer 또는 DuCanto)를 사용하는 것이다. 환자는 종종 이물질이 끼어 있는 위치를 느낄 수 있으며, 흡입 기구를 해당 부위로 접근하는 데 도움을 줄 수 있다.

만약 이 접근 방식이 실패한다면, 어려운 기관내삽관을 위한 의식하 후두경 검사(17장 참조)와 유사한 방법으로 접근하는 것이 가장 좋다. 의료진은 적절한 장비를 준비하고 환자에게 전산소화를 시행한 뒤 절차를 설명하고, 국소마취제 사용과 함께 필요하다면 해리성 제제나 정맥 주입 마취제를 투여하는데, 이때 어떤 약물도 완전한 폐쇄를 유발할 수 있다는 것을 인식해야 한다. 환자를 반앙와위로 국소마취를 시키고, 시행자는 왼손을 이용하여 머리방향에서 후두경을 조심스럽게 삽입하며, 깊은 방향으로 진행할 때마다 확인하여 후두경의 끝이 이물질을 더 밀어내지 않도록 한다. 직접 또는 비디오후두경을 사용할 수 있으며, 두 가지 모두 가능하게 하는 장치(예: Macintosh 형태의 비디오후두경)를 선호한다. 이 기술은 "들어올리고 살피기"의 방식으로 진행되며, 작은 진행(약 1 cm)을 거친 뒤 다시 들어올리고 살피는 것을 반복한다. 산소 공급 또는 약물의 투여를 위해 잠시 술기를 중지하는 것이 필요할 수 있다.

만약 환자가 반앙와위를 취할 수 없는 경우, 이 기술은 환자가 똑바로 앉은 상태로 "face-to-face" 위치에서 후두경을 사용하는 것으로 대체될 수 있다. 이 경우 후두경은 일반적으로 환자의 왼쪽에 위치할 시행자의 오른쪽 손으로 잡는다. 그런 다음 왼손으로 이물질 제거 기구를 잡는다. 또는 굴곡 내시경을 코나 입을 통해 사용할 수 있으며(환자의 이를 보호하기 위해 바이트 블록이 필요), 환자가 똑바로 앉은 상태에서 이물질을 발견할 수 있다. 내시경을 통해 발견 시 대부분 제거 기구를 다루는 두 번째 조작자가 필요하다.

이물질이 인지되면 최적의 제거 기구(마길 집게[magill foecep], 당기개[tenaculum], 수건 클립[towel clip])를 선택한다. 표면이 매끄러운 이물질은 마길 집게로 잡기 어렵다. 이물질을 제거한 이후, 기관 내에 추가적인 이물질이 남아있지 않은 지 후두경을 통한 확인이 필요하다. 환자가 완전히 회복되어 증상이 해결되고 다른 문제가 없는지 확인하기 위해 마취 후 완전히 관찰해야 한다. 일부 환자는 성문 밑의 이물질, 심한 흡인, 외부 이물질 제거 후 상부기도 부종 또는 환자의 만성 건강 문제 및 중독 등의 이유로 입원을 포함한 경과관찰이 필요하다. 또한 복부 밀어올리기(Heimlich 기법)와 같은 응급 상황에서의 이물 제거 술기는 때때로 흉복강 손상을 유발할 수 있다. 따라서 복부 밀어올리기를 받은 환자는 단순방사선검사 또는 컴퓨터 단층 촬영을 이용하여 손상 범위를 신중하게 평가할 필요가 있다. 긴급하고 불완전한 기도 폐쇄는 항상 실제 응급 상황으로 간주되며, 응급실에서 제거가 적절한지 아니면 수술실로 빠른 이송이 필요한지에 대한 조기 결정이 필요하다. 만약 언제든지 기도가 완전히 폐쇄된다면, 다음 문단에서 설명하는 대로 관리해야 한다.

기도의 완전폐쇄

완전한 기도 폐쇄의 경우, 환자는 호흡이나 발성이 불가능하며, 한 손 또는 양손으로 목을 잡을 수 있으며, 이를 보통 '보편적인 질식 징후'라고 한다. 환자는 놀란 듯한 모습을 보일 것이며, 흡기를 시도할 것이다. 일반적으로 기도의 완전한 폐쇄 후 호흡 정지가 발생하면 산소 포화도가 빠르게 떨어져 의식을 유지하기 어렵다.

환자가 의식 소실 여부에 따라 초기 관리 방법이 결정된다. 환자가 의식이 있는 경우, International Liaison Committee on Resuscitation (ILCOR)의 최신 지침에 따르면, 완전한 기도 폐쇄가 있는 성인과 어린이에게 먼저 등 두드림을 시행한 후, 등 두드림이 효과가 없는 경우 복부 밀어올리기를 시도하는 것을 권장한다. 복부 밀어올리기는 이물질이 배출되거나 환자가 의식을 잃을 때까지 반복적으로 시행되어야 한다. 환자가 의식이 있을 때, 상부 기도 이물질을 기구를 이용하여 제거를 시도하는 것은 의미가 없다. 완전한 기도 폐쇄는 환자가 고통스럽고 협조가 어렵기 때문에, 이물질을 잡을 수 없거나 기도의 하부로 이동시킬 수 있다. 복부 밀어올리기로 성공적으로 이물질을 제거하고 환자의 호흡과 발성이 정상인 경우, 몇 시간 동안 관찰하는 것으로 충분하며, 증상이 없는 경우에는 기도를 시진할 필요는 없다. 복부 밀어올리기로 이물질을 제거하는 데 실패하고 환자가 의식을 잃은 경우, 심폐소생술(CPR) 중에 사용되는 가슴 충격을 신속하게 연속적으로 시도할 수 있다.

백-마스크 환기 시행 이전에 즉각적인 직접 또는 비디오후두경 시행이 첫 번째 단계다. 이는 백-마스크 환기 시행이 이물질을 기도 하부로 이동시킬 수 있기 때문이다(그림 44-1 참조). 일반적으로 환자가 무력한 상태이므로, 후두경을 시행하기 위해 마취나 신경근 차단제가 필요하지 않으며 정맥 경로가 확보되기를 기다려서는 안 된다.

성문 위의 FBAO

직접 또는 비디오후두경 시행 시, 성문 위의 이물질을 쉽게 확인할 수 있다. 이물질을 제거하기 위해 마길 집게, 당기게, 수건 클립 또는 기타 적합한 기구를 사용할 수 있다. 이물질 제거 후 후두를 철저히 조사하여 남은 이물질이 없는지 확인해야 한다. 이물질이 제거된 후에는 환자가 즉시 자발적인 호흡을 시작할 수 있다. 환자가 자발적으로 호흡하지 않는 경우, 즉각적인 기관내삽관 및 양압 환기가 필요하며, 이물질 제거 후 첫 시행 중인 후두경 중에 수행될 수 있다(그림 44-1). 이물질을 제거할 수 없는 경우, 즉각적으로 성문 하방의 기도를 확보하기 위해 반지갑상연골절개술을 수행해야 한다. 후두경으로 이물질을 확인할 수 없고 성문이 명확하게 보이는 경우, 이물질이 없거나 성문 밑에 있는

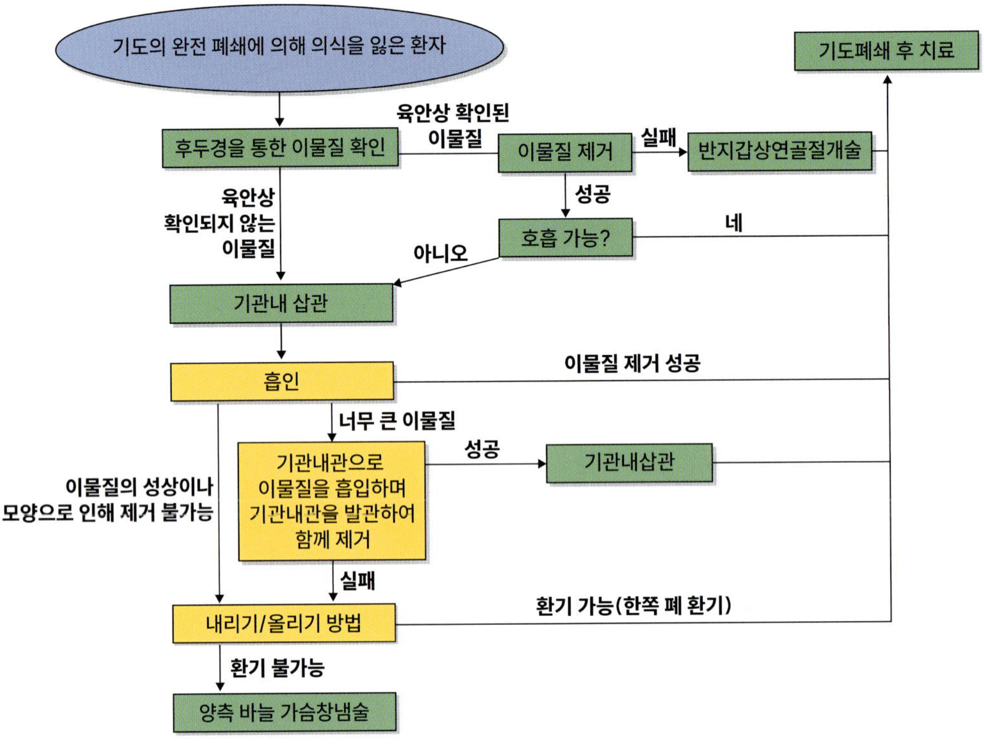

그림 44-1. 이물질에 의한 기도의 완전 폐쇄 치료. 본문 설명을 참조하라.

것이다. 이 경우, 환자는 즉시 기관내삽관 및 환기가 이루어져야 한다. 환기가 성공적인 경우, 이후 심폐소생술은 다른 환자와 마찬가지로 시행된다. 기관내관을 통한 환기 시 전체적인 저항(주머니 짜기에도 공기 이동 없음 및 호흡 말기 이산화탄소 감지 없음)을 보인다면 기관이 완전히 폐쇄된 상태이며, 기관의 완전한 이물폐쇄에 대한 조치를 취해야 한다.

기관의 FBAO

기관의 완전한 기도 폐쇄의 경우, 연속적으로 수행되어야 하는 세 가지 술기가 있다(그림 44-1). 첫 번째 술기는 강력한 음압의 흡인을 통해 이물질을 제거하는 것이다. 기관내삽관 이후, 신생아 태변 흡입기(Neotech Products, Inc., Valencia, CA)를 기관내관의 커넥터에 직접 연결한 다음 벽면 흡인기에 연결한다. 이렇게 하면 의료진이 손가락으로 신생아 태변 흡임기의 측구(side hole)를 조작하여 기관내관을 대구경 흡인 카테터로 사용할 수 있다. 기관내관의 말단을 90°로 미리 절단하여 베벨(bevel)과 Murphy 구멍이 제거되면, "진공 청소기" 효과가 발생하여 효과적이다(그림 44-2 참조). 비슷한 기술은 때때로 매우 오염된 기도에서 수행된다(41장 참조). 이 방법은 이물질이 작을 때 보다 효과적이지만, 이물질이 기관내관 지름보다 큰 경우에는 성공하지 못할 수 있다. 그 경우, 두 번째 술기로 넘어가야 한다.

두 번째 술기의 개괄은 흡인이 이물질을 기관내관의 말단에 위치시키는 데까지 성공했지만 내경을 통과하지 못할 경우, 기관내관과 함께 이물질을 제거하는 것이다. 이 술기를 수행하기 위해 시행

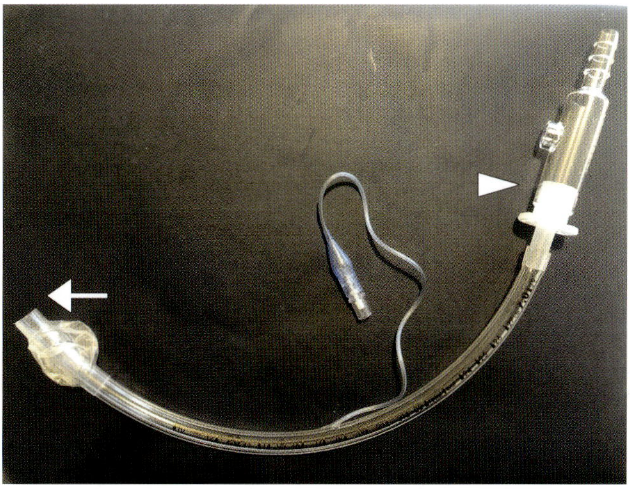

그림 44-2. 신생아 태변 흡입기와 연결된 기관내관. 태변 흡입기는 상방(흰 삼각형)에 연결되어 있다. 기관 내관의 하방은 90도로 잘려 있다(흰 화살표).

자는 지속적인 흡입을 적용하여 이물질을 기관내관의 말단에 위치시키면서(진공 청소기 효과) 함께 제거한 다음, 환자에게 다시 기관내삽관을 시도한다. 이 술기는 시행자가 기관내관의 말단에 있는 이물질을 느끼고, 이물질의 크기나 점도때문에 첫 번째 방법으로 제거되지 못하는 경우에만 수행되어야 한다. 이 술기마저 실패하는 경우, 운영자는 세 번째 술기를 시도할 수밖에 없다.

세 번째 기술인 내리기/올리기 방법(down-then-up)은 기관내관을 하방으로 전진시켜 이물질을 주기관지로 밀어넣고, 그 후에 기관내관을 기관의 중간부분(midtrachea)으로 후퇴시키는 것이다. 시행자는 기관내관을 최대한 아래로 전진시켜 기관내 이물질을 오른쪽(또는 왼쪽) 주기관지로 밀어넣는 것을 목표로 한다. 이물질이 부드러워 기관내관으로 관통할 수 있다면, 기관내관을 가능한 한 깊이 삽입했을 때 환기가 가능하다. 깊이 삽입했음에도 불구하고 기관내관을 통한 환기가 불가능하다면, 이물질이 왼쪽 주기관지나 오른쪽 주기관지로 밀려난 것으로 가정한다. 그런 다음 튜브를 정상 위치로 후퇴시키고, 커프를 팽창시킨 후 환기를 시도한다. 이 전략은 치명적인 기관내 이물질을 조금이라도 시간을 벌 수 있는 주기관지 이물질로 전환시키려는 것이다. 한쪽 폐가 폐쇄되어 있더라도 다른 폐를 통한 환기로 환자를 생존시킬 수 있다.

만약 앞에서 설명한 모든 기술이 성공하지 않는다면, 두 가지 임상적 가능성이 있다. 치료 가능한 유일한 가능성은 한 쪽 주기관지가 폐쇄되고 다른 쪽 폐에서 긴장성 기흉이 발생한 상황이다. 기흉은 FBAO가 발생한 환자의 의식이 있는 동안 또는 구조 시 생성되는 비정상적으로 높은 압력 때문에 발생할 수 있다. 시행자는 어느 주기관지로 이물질이 이동했는지 알 방법이 없기 때문에(오른쪽의 가능성이 높음) 양측 바늘 가슴관삽입을 시행해 긴장성 기흉을 확인하기를 기대한다. 기흉이 확인되지 않는 경우, 두 번째 임상적 가능성은 양측 주기관지 전체 폐쇄로, 어떤 치료를 시행하더라도 생존이 불가능한 상태다.

기관내삽관 후 관리

삽관 후는 임상 상황에 따라 다르다. 이물질이 성공적으로 제거되었지만 환자가 완전히 회복되지 않은 경우(아마도 저산소성 뇌병증에 의해), 일반적인 관리는 심정지 후 회복 중인 환자와 동일하다. 이물질이 한 주기관지로 밀려가 수술실 대기 중인 경우, 폐의 압력손상을 최소화하기 위해 호흡수와 일회호흡량을 감소시켜 반대쪽 폐를 천천히 환기시켜야 한다. 앞서 언급한 대로, 응급 상황에서 기도 폐쇄를 해소하기 위해 응급처치를 받은 환자는 내부 장기 손상 여부를 주의 깊게 평가해야 한다.

TIPS AND PEARLS

- 만약 환자가 불완전한 FBAO를 가지고 안정적이라면, 일반적으로 수술실에서의 최종적인 제거를 준비하는 것이 가장 좋은 방법이다. 하지만 응급실에서 제거해야 할 경우, 성문 위 폐쇄를 성문 아래 폐쇄로 전환하지 않도록 조심스럽고 신중하게 움직여야 한다.
- 성문 위의 완전한 FBAO의 경우 제거가 불가능하다면, 반지갑상연골절개가 필요하다.
- 성문 밑의 완전한 FBAO가 있고 직접 후두경을 통해 확인할 수 없는 경우, 반지갑상연골절개를 통해 기도를 확보할 가능성은 매우 낮으므로 반지갑상연골절개는 권장되지 않는다.
- 성문 위 이물질이 제거되도 의식이나 자발적인 환기가 회복되지 않는 경우, 기관내삽관을 수행해야 한다.
- 완전한 기관 이물질 폐쇄를 가진 환자에서 가장 적합한 술기의 선택은 이물질의 크기와 성상, 그리고 시행자가 각 술기에 대해 익숙하다 느끼는 정도에 따른다. 하지만, 다른 기술을 시도하기 전에 기관내관을 대구경 흡인 카테터로 사용하는 흡입 술기를 시도해야 한다.
- 기관내관을 통한 환기가 불가능한 경우, 내리기/올리기 방법을 사용하여 기관의 이물질을 주기관지로 밀어내고, 기관내관을 보통의 위치로 되돌려 다른 폐의 산소 공급과 환기를 시도해야 한다.

근거가 되는 연구

복부 밀어올리기와 가슴 압박 중 어느 것을 선택해야 하나?

기도를 폐쇄한 이물질의 제거에, 다양한 방법 중 어느 것이 효과적인지 비교한 잘 디자인된 연구는 부족하다. 가슴 압박과 복부 밀어올리기 중 어떤 것이 효과상 우위에 있는지 명확한 증거는 없다. 미국 심장 협회(American Heart Association, AHA)는 2010년 응급심폐소생술 가이드라인에서 의식이 있는 환자에 대한 기도 이물질 제거 방법을 순차적으로 권장하며, 먼저 등을 가볍게 치고 효과가 없는 경우 복부 밀어올리기로 넘어간다.[1] 2020년 AHA 가이드라인 개정에서는 이 접근 방식에 큰 변경이 없었다. 복부 밀어올리기가 반복적인 시도에도 성공하지 못하고 환자가 의식을 잃은 경우 가슴 압박을 시도할 수 있지만, 이는 복부 압박보다 더 효과적일 것이라는 증거는 없다. 비만 환자나 임신 후기 여성의 경우 가슴 압박이 복부 밀어올리기보다 선호된다. 시체 연구에서는 환자가 의식을 잃은 경우 가슴 압박을 사용하면 복부 압박보다 더 큰 기도 압력을 발생시킬 수 있다는 것을 보여주었으며, 이

러한 증거가 AHA의 권고에 반영되었다.[2]

항질식(antichoking) 흡입장치는 FBAO에서 효과적인가?

흔히 알려진 첫 응급조치(예: 복부 밀어올리기)와는 달리, 기도로부터 이물질을 제거하기 음압을 생성하는 조작법이 최근에 주목 받고 있다. 항질식 흡입 장치는 상용화되어 있으며, 해당 장치의 효능을 보여주는 몇 가지 소규모 사례 연구가 있으며, 가정용 진공 청소기를 사용하는 사례도 보고되었다.[3,4] 그러나 연구대상이 적고 방법론적인 한계로 인해 증거의 강도는 약하다. BLS에 대한 최신 ILCOR 2020 의학 연구와 치료 권고안(Consensus on Science and Treatment Recommendations, CoSTR)은 흡입 기반 기도 장치의 일상적인 사용을 권장하지 않는다.

병원전단계 처치로 유용한 것에 대한 근거는 있는가?

한 관찰연구에서는 병원전단계에서 성문 위 기도 이물로 인한 기도폐쇄에서 마길 집게의 사용이 효과적임을 발견했다. 이 연구는 성인과 소아 포함, 기도폐쇄로 인한 병원 밖 심정지 환자 240명을 대상으로 했다. 다변량 분석에서 이 연구는 기도폐쇄로 인한 병원 밖 심정지 환자에서 마길 집게의 사용이 비사용에 비해 더 나은 신경학적 예후와 생존에 관련이 있음을 발견했다(OR, 3.96 [95% CI, 1.21-13.00]). 이를 근거로 2020 CoSTR 권고안에 반영되었다.[3] 반면, 성문 밑의 이물로 인한 기도폐쇄의 치료에 대한 증거는, 여러 기술의 성공을 설명한 논문은 소수만 있어 매우 한정적이다.[5,6]

참고문헌

1. Berg RA, Hemphill R, Abella BS, et al. American Heart Association guidelines for cardiopulmonary resuscitation and emergency cardiovascular care. *Circulation*. 2010;122:S685-S705.
2. Langhelle A, Sunde K, Wik L, et al. Airway pressure with chest compressions versus Heimlich manoeuvre in recently dead adults with complete airway obstruction. *Resuscitation*. 2000;44:105-108.
3. Couper K, Abu Hassan A, Ohri V, et al. Removal of foreign body airway obstruction: a systematic review of interventions. *Resuscitation*. 2020;156:174-181.
4. Norii T, Igarashi Y, Braude D, et al. Airway foreign body removal by a home vacuum cleaner: findings of a multi-center registry in Japan. *Resuscitation*. 2021;162:99-101.
5. Prekker ME, Colip C, Laudenbach A, et al. Emergency department vacuum extraction of an obstructing tracheal foreign body using a meconium aspirator and modified endotracheal tube. *J Emerg Med*. 2021;60(4):e81-e84.
6. Nagata S, Kim SH, Mizushima Y, Norii T. Airway obstruction due to sticky rice cake (mochi): a case series and review of the literature. *Int J Emerg Med*. 2018;11(1):34.

CHAPTER 45

응급기도환자에서 안전한 발관

(Safe Extubation in the Emergency Airway Patient)

Matteo Parotto | 황승연

임상적 과제

발관은 응급 의학에서는 흔하지 않은 시술이다. 그러나 빠른 속도로 회복하고 있는 다물질 과다복용 환자와 같이 특정 상황에서는 발관이 바람직할 수도 있다. 네 번째 국가 감사 프로젝트(Fourth National Audit Project, NAP4)에서 입증된 바와 같이 발관 시 합병증은 지속적으로 발생하고 있으며, 보고된 주요 기도관련 합병증의 약 $^1/_3$을 차지하고 있다. 이러한 발견은 여러 학회의 지침 개발로 이어졌다("근거가 되는 연구" 참조). 이 지침들은 수술 전후(perioperative) 및 중환자 의학에 초점을 맞추고 있지만 발관에 대한 포괄적이고 계획적인 접근의 여러 원칙들은 응급 환자에게도 적용된다. 기관삽관된 환자가 응급실에서 체류하는 시간이 더 증가함에 따라 응급의학과 의사는 발관 과정에 점점 더 많이 관여하는 것 같다. 발관은 기도관리의 중요한 구성 요소이며 기관삽관과 동일하게 세심한 계획 및 의사 소통이 필요하다. 기관삽관과 마찬가지로 잠재적으로 어려운 발관에 대한 인식은 계획 과정에서 중요하다. 응급의학과 의사는 잠재적으로 어려운 발관에 대한 인식과 발관 전략의 수립, 그리고 안전한 발관의 실행에 익숙해져야 한다.

발관 계획

혹독한 겨울, 안전벨트를 착용한 병적 비만인 55세의 운전자가 30분 전 단독 차량사고를 낸 후 응급실에 이송되어 왔다고 생각해보라. 그는 의식 저하로 현장에서 기관삽관을 받았다. 경추고정, 짧은 목 및 과도한 연부조직으로 인해 직접 후두경과 비디오후두경을 모두 사용하여 4번의 삽관 시도가 필요했다. 컴퓨터 단층촬영(CT)에서는 단일 폐타박상이 보였으나 늑골 골절, 동요흉, 또는 기타 주요 손상은 없다. 환자의 혈역학은 정상 범위 내에 있으며 혈중 알코올 농도가 높은 것을 제외하고는 초기 및 반복된 혈액 검사 결과가 안정적이다. 사건이 발생한 지 8시간이 지났고 환자는 응급실에 머무르고 있다. 그는 명령에 반응하고 모든 사지를 움직이며 점점 더 동요(agitated)하여 부드러운 억제대

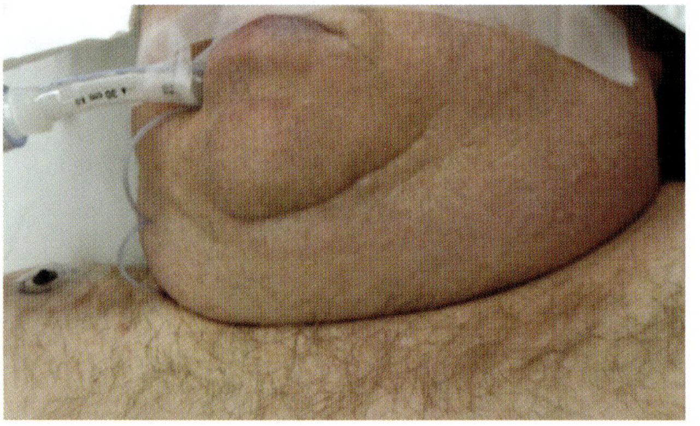

그림 45-1. 기관삽관된 병적 비만의 55세의 운전자(안전벨트 착용)가 응급실로 이송되어 왔다.

의 적용과 진정제의 증량이 필요하다. 그의 혀는 크고 상처가 있다. 2차 평가에서 앞가슴에 약간의 멍이 확인되었다. 활력증후는 안정적으로 유지되었고, 최소한의 기계환기 설정(FiO_2 30%로 압력보조)에서 동맥혈 가스는 PaO_2 100 mmHg, 산소포화도 98%, PcO_2 43 mmHg를 나타냈다. 사용할 수 있는 ICU 병상이 없으므로 이제 발관을 하거나 진정제를 증량해야 한다(그림 45-1). 당신은 어떻게 해야 하는가?

발관 기준

다행히 발관을 고려할 때 따라야 할 일반적인 원칙들이 확립되어 있다. 기관삽관과 달리 발관은 항상 선택적 시술이므로 생리학적, 약리학적 및 상황적 조건들이 최적화된 경우에만 실행해야 한다. 바쁜 응급실에는 항상 시간과 가용 병상에 대한 압박이 있다. 서면 체크리스트를 이용한 접근법은 환자의 발관 준비 상태를 용이하게 할 수 있다. 표 45-1은 발관을 위해 환자를 평가할 때 고려해야

표 45-1	발관 기준
기저 질환의 회복	• 기계환기가 더 이상 필요하지 않음 • 즉각적인 입원 치료가 필요하지 않을 것으로 예상됨
의식 수준	• 환자의 의식 명료 • 진정제 중단
산소화 능력	• 자발호흡 • 일회호흡량> 5~7 mL/kg • FiO_2 30%에서 SpO_2> 92%
환기 능력	• 호기말 기도 양압 <8 mm Hg • 최대 자발음압 >20 cm H_2O
기도 손실 임박의 예측인자	• 스스로 자신의 기도 보호 • 신경근 차단제 역전(train of four> 90) • 최대 호기량> 60 L/min(기침 평가) • 어려운 기관삽관? • 어려운 백-마스크 환기?
폐 분비물	• 구인두 분비물 최소화 • 흡인 위험 최소화

할 최소한의 권장 사항을 강조하고 있다. 발관 실패를 줄이기 위해서 일관되고 예측 가능한 접근 방식이 전체적인 목표가 되어야 한다.

위험 계층화

발관을 결정한 후에는, 어려운 기관삽관, 중환자실 장기 입원, 비용 증가, 사망률 증가 등의 대가를 치러야 하는 발관 실패의 위험이 높은 기도를 식별하는 데 중점을 두어야 한다. Difficult Airway Society에서는 환자를 발관 실패 위험의 저위험군과 위험군으로 계층화할 것을 권장한다(표 45-2 및 표 45-3 참조). 이에 대해서는 뒷부분의 "근거가 되는 연구"에서 자세히 설명한다.

표 45-2	Difficult Airway Society 위험 계층화
저위험군	• 금식 상태? • 합병증이 없는 기도 • 일반 적인 위험 요인들 없음
위험군	• 불확실한 산소 공급 능력 • 잠재적으로 재삽관이 어려움 • 일반적인 위험 인자(표 45-3)

From Mitchell V, Dravid R, Patel A, et al. Difficult Airway Society Guidelines for the management of tracheal extubation. Anaesthesia. *2012;67(3):318-340.*

표 45-3	일반적인 위험인자
기도 위험인자	• 알려진 어려운 기도 • 기도의 악화(외상, 부종, 출혈) • 제한된 기도접근 • 비만/폐쇄성 수면 무호흡증 • 흡인위험
일반적인 위험 인자	• 심혈관계 • 호흡기계 • 신경계 • 대사계 • 특수한 수술적 요구 • 특수한 의학적 요구

이는 추가적인 계획이 필요한 환자를 식별하기 위해 위험군으로 초점을 맞추는데 도움이 되지만, 저위험군으로 확인된 환자라도 발관 시 주의가 필요하다는 점을 기억하는 것이 중요하다. 발관 위험군에서 강조되는 일반적인 위험 인자 중 일부는 표 45-3에 나와 있다.

기도 위험 인자는 발관 전에 미리 파악하기 어려울 수 있으므로 이 섹션에 특히 주목하라. 기관내관의 거치로 인한 후두 자극 외에도 다량의 수액 소생술과 같은 기관삽관 후 중재는 기도 부종을 초래할 수 있으며 발관 후 기도 폐쇄의 위험을 증가시킬 수 있다. 예상되는 질병의 경과도 고려해야 한다. 예를 들어, 얼굴이나 목에 화상이나 연부조직 감염이 있는 경우 처음에 기록됐던 것보다 재삽관하기가 더 어려울 수 있다.

발관 실패는 일반적으로 상기도 폐쇄 또는 재발성 호흡 부전이라는 두 가지 문제 중 한 가지 또는 두 가지 모두에 기인한다. 후두 경련을 포함한 상기도 폐쇄는 즉각적인 호흡곤란(distress) 및 저산소혈증과 관련이 있다. 반면, 재발성 호흡 부전 또는 환자가 외부 도움 없이 스스로 호흡할 수 있는 능력의 점진적인 감소는 중환자실에서 훨씬 더 흔한 문제이다. 즉각적인 상기도 붕괴 및 폐쇄는 중환자실보다 수술 후 환경에서 더 흔하게 발생하지만, 재발성 호흡 부전은 여전히 환자에게 재삽관을 해야 하는 가장 흔한 원인이다. 응급의학에서는 발관에 실패하는 환자의 특성은 알려져 있지 않다. 그러나 약물 과다 복용 후 기도 보호를 위해 삽관한 환자와 같이 응급실에서 발관이 가능한 환자라도 심각한 흡인성 폐장염이 있는 경우 호흡 부전의 위험이 있을 수 있다. 따라서 과거(기관삽관을 하게 된 이유는 무엇이고 삽관은 얼마나 어려웠었는가?), 현재(현재 기도를 보호하고 가스 교환을 유지할 수 있는가?), 미래(기도 폐쇄 또는 호흡 부전 위험이 있는가, 재삽관이 얼마나 어려울 것인가?)를 고려하는 것이 중요하다.

추가 검사

위험군 환자의 경우, 응급실에서 발관을 시도해야 하는지 여부를 먼저 결정해야 한다. 환자의 고위험 특성, 기관삽관 기왕력, 어려운 기도 장비 및 지원의 가용성 등을 고려한 후 발관이 실행 가능하다면, 추가 검사를 통해 발관을 위한 안전성을 충분히 확보하는데 도움이 될 수 있다. 기관내관을 제거한 이후에 상부 기도 폐쇄가 발생할 수 있는 위험을 평가하기 위해 커프 누출 검사를 시행할 수 있다 (BOX 45-1 참조).

BOX 45-1 커프 누출 검사

- **커프 누출 검사란 무엇인가?** 커프 누출 검사는 발관 후 천명음이 발생할 위험이 높은 집단을 예측하는 데 사용된다. 커프 누출량은 흡기시 일회호흡량과 기관내관의 커프가 수축된 상태에서의 평균 호기 일회호흡량의 차이에 해당한다.
- **어떻게 검사하는가?** 다양한 방법론이 문헌에 설명되어 있다. 가장 일반적인 방법은 일회호흡량을 10~12 mL/kg으로 고정시킨 보조 제어 모드를 이용하는 것이다. 그런 다음 커프가 팽창된 상태에서 흡기시 일회호흡량을 측정한다. 이후 커프를 수축시키면, 일반적으로 짧은 기침이 발생한다. 기침이 멈춘 후 4~6회 호흡을 측정하고, 호기시 일회호흡량 중에 가장 낮은 세 값의 평균을 계산한다. 커프를 팽창시켰을 때의 흡기 일회호흡량과 커프를 수축시켰을 때의 평균 호기 일회호흡량의 차이가 커프 누출량을 계산하는 데 사용된다.
- **임상에 적용:** 커프 누출량 <130 mL이면 일반적으로 커프 누출이 없음을 나타내며(검사 양성), 환자가 발관 후 천명음과 발관 실패의 위험에 처할 수 있는 것으로 간주된다. 따라서 커프 누출이 없으면 기도관리자에게 발관 후 합병증 발생 가능성을 경고해야 하며, 이에 따라 계획을 수립해야 한다.

커프 누출 검사는 크룹으로 기관삽관한 소아의 발관 후 천명음을 예측한다. 성인의 경우 커프 누출 검사만으로 발관의 성공 여부를 반드시 예측할 수 있는 것은 아니며, 성공 가능성을 판단하기 위해 다른 여러 기준과 함께 사용될 수 있다("근거가 되는 연구" 참조). 커프 누출은 기관내관 커프의 공기를 빼서 수축시킨 상황에서 호기시 폐에서 나온 공기가 기관내관과 기관 사이를 통해 성문을 통해 배출될 때 발생한다. 기관 대비 큰 기관내관 때문이든 또는 성문 입구의 후두 부종으로 인한 것이든, 기관내관과 기도 점막 사이에 공간이 없을 때 커프 누출은 발생하지 않는다. 기관삽관이 어려운 환자, 큰 기관내관으로 삽관한 환자, 키에 비해 큰 기관내관으로 삽관한 환자, 3일 이상 삽관을 유지한 환자, 여성(키에 비해 큰 기관내관으로 삽관할 가능성이 더 높음) 등의 고위험군 환자에서서는 커프 누출을 확인하라. 커프 누출이 없는 경우 발관 후 천명음의 가능성이 있으며, 따라서 기도 폐쇄 가능성이 우려된다.

커프 누출이 없는 경우, 출판된 가이드라인에서는 스테로이드를 투여하고, 발관 시도를 미룰 것을 제안한다. 또다른 선택지는 후두 부종을 확인하기 위해 기도를 육안으로 관찰하는 것이다. 기도는 직접 후두경, 비디오후두경 또는 비인두경 검사를 통해 평가할 수 있다. 비인두경 검사는 소아 기관지경 또는 비인두경을 이용하고 국소 마취제를 비강에 도포하여 시행할 수 있다(일반적으로 4% 리도카인을 3~4회 분무하면 충분하다.). 비인두경 검사를 하는 경우, 환자를 앉힌 상태에서 목을 앞으로 숙이도록("닭처럼") 하여 하인두 공간을 최대한 개방하여 최상의 시야를 확보하도록 해야 한다. 기관내관 커프를 수축시키고 직접 기관내관 주변의 호흡을 육안으로 평가할 수 있다. 비디오후두경 검사는 환자를 진료하는 의료 전문가들이 기도를 시각적으로 볼 수 있는 '공유정신모형'을 만들 수 있다는 장점이 있다. 비디오후두경 또는 직접 후두경 검사를 위해서는 일반적으로 후두개곡(vallecula)을 포함한 인두 뒤쪽의 국소마취(topicalization)가 필요하다. 진정제가 필요할 수도 있다. 기침의 평가는 최대 호기 유량(peak expiratory flow)을 측정하여 완료할 수도 있다. 60 L/min 미만 값은 발관 실패의 증가와 관련이 있었다.

발관 과정

일반 발관

발관은 항상 계획적이고 준비가 되어야 하는 선택적인 시술이다. 전반적으로, 산소화 및 환기의 유지, 그리고 발관이 실패할 경우에 대한 종합적인 대비가 목표가 되어야 한다. 의식이 있고 자발 호흡을 하는 환자는 발관을 하는 동안 몇 가지 전반적인 목표를 스스로 달성할 수 있다. 그들은 기도를 보호하고 근긴장을 통해 기도 개통성을 유지하며 자발 호흡을 통해 가스 교환을 가능하게 할 수 있다. 이것은 깊이 진정된 환자와 현저히 다른 점이다. 이러한 이유로 인해 발관은 일반적으로 의식이 있는 상태에서 하도록 권장된다.

이는 **표 45-3**에 강조된 발관 기준과 잘 일치한다. 저위험 상황에서 일반적인 발관 과정은 **표 45-4**에 설명된 단계적 과정을 따른다.

합병증

대부분의 저위험 발관은 심각한 합병증 없이 완료된다. 그러나 통제된 상황으로부터 그렇지 않은 상황으로 전환되는 이 시기에 저산소성 손상이 드물지 않기 때문에 반드시 주의를 기울여야 한다. 발관 중 발생할 수 있는 합병증은 **표 45-5**에 나열되어 있다. 합병증을 유발하는 위험 요소를 약화시키는 것이 발관을 계획하는 과정의 구성 요소이다. 위험이 낮더라도 발관 합병증이 발생할 경우 이를 대처할 수 있어야 한다(BOX 45-2 및 표 45-6).

표 45-4	일반적인 단계
1.	발관 기준 충족(표 45-5)
2.	100% 산소 공급
3.	기도 흡입
4.	부드러운 교합저지기 삽입
5.	환자의 머리를 들어 자세를 잡음
6.	테이프 등 기관내관 고정 제거
7.	커프 수축
8.	기관내관을 제거하면서 양압을 가함
9.	안면 마스크로 전환
10.	환기 및 산소화 상태를 지속적으로 확인

표 45-5 발관 합병증
저환기
상기도폐쇄
후두경련(BOX 45-2)
기관지 경련
성대손상
음압폐부종
폐흡인
기침
혈역학적 변화(빈맥, 고혈압, 부정맥, 급성관동맥증후군)

BOX 45-2 후두경련

- **후두경련이란?** 후두경련은 기계적 또는 화학적(흡인, 분비물) 자극에 의해 유발되는 정상적인 성문 폐쇄 반사가 과도하게 지속되는 것을 말한다.
- **위험 요인은 무엇인가?** 후두경련의 위험 요인은 환자 또는 시술 요인으로 나눌 수 있다. 후두경련의 위험을 증가시키는 환자 요인에는 어린 나이(어린이), 흡연자, 그리고 최근 호흡기 감염이 포함된다. 시술관련 요인에는 기도 조작(삽관/발관), 깊은 마취/각성 상태 사이에 전환되는 동안의 자극, 그리고 기도 내 이물질(혈액, 분비물)의 존재가 포함된다.
- **치료:** 치료의 첫 번째 단계는 후두경련과 관련된 위험 요소를 줄이는 것이다. 여기에는 발관 전에 기도를 흡입하고 깊은 마취 상태에서 각성 상태로 전환할 때 발관을 피하는 것이 포함된다. 후두경련이 발생시 즉각적인 인지와 치료가 필수적이다(표 45-6).

표 45-6	후두경련의 치료
1.	도움요청
2.	지속적 양압을 가하고 경련을 "중단"시키기 위해 FiO_2 100%로 투여.
3.	라슨매뉴버(Larson's maneuver): 중지를 하악골 뒤쪽과 유양돌기 앞쪽에 위치시킨다. 턱밀어올리기와 병합하여 사용한다.
4.	저용량 프로포폴 0.25 mg/kg, 지속된다면 고용량 프로포폴 1~2 mg/kg
5.	프로포폴이 효과가 없으면서 성대폐쇄가 지속되고 심한 저산소증이 발생한다면 석시닐콜린 1 mg/kg IV투여. 서맥이 발생하면 아트로핀 1 mg을 고려하라.
6.	해결이 안된다면? 실패한 기도 알고리즘

발관을 위한 보조 도구

기도 교환 카테터

발관 실패의 위험이 높을 것으로 예상되는 환자는 기도 계획의 일부로서 보조 도구가 필요할 수도 있다. 일반적인 방법은 기도로의 접근성을 지속적으로 유지하기 위해 기도 교환 카테터(airway exchange catheter, AEC)를 사용하는 것이다. AEC는 끝이 뭉툭한 얇고 속이 빈 튜브이다. 환기 회로와 호환되는 15 mm 커넥터와 고압(제트) 환기용 루어 잠금 커넥터가 함께 제공된다(그림 45-2). 기관에 AEC를 남겨두는 것은 이 장치의 "비인가" 적용이지만(원래 기관내관 교환을 용이하게 하도록 설계됨) 다음에 기술한 대로 사용하는 것을 전문가와 전문 학회에서 지지한다.

가장 일반적으로 사용되는 AEC는 Cook Medical (bloomington, Indiana, www.cookmedical.com)에서 제조한다. Cook 11F 및 14F AEC는 일반적으로 성인에게 사용되며, 의식이 있는 환자들도 잘 견디고, 내경이 각각 4 mm 및 5 mm보다 큰 기관내관과 호환된다. 19F AEC도 사용할 수 있지만 의식이 있는 환자의 50%에서만 견딜 수 있다. 모든 AEC에서 그 끝이 기관분기부 상방에 있는지 여부에 따라 환자가 견딜 수 있는지 여부가 달라진다. 따라서 AEC의 숫자는 기관내관의 숫자에 맞추어 정렬되어야 한다. 이 장치를 견딜 수 있도록 도와주는 것으로 나타나지 않았기 때문에 AEC를 통해 또는 그 주변에서 리도카인이 필요하지는 않다. 환자는 11F 또는 14F AEC가 거치된 채로 발성할 수 있다. AEC를 사용하는 방법은 표 45-7 및 그림 45-3에 제시되어 있다.

AEC와 관련된 합병증으로는 기흉, 기복강, 기도관리 중 저산소증, 하부 기도 천공, 또한 잠재적으로 천공을 유발할 수 있는 비의도적인 식도내 거치 등이 있다. AEC를 통한 산소 주입 및 제트 환기가 가능하지만, 안면 마스크, 비강 캐뉼라 또는 지속적 기도 양압 환기(CPAP)로 발관 후 산소 보충을 유지해야 한다. AEC를 통한 산소 주입 및 제트 환기는 치명적인 압력손상이 합병증으로 발생할 수 있으며 "삽관 불가 및 산소화 불가(CICO)" 상황을 제외하고는 피해야 한다.

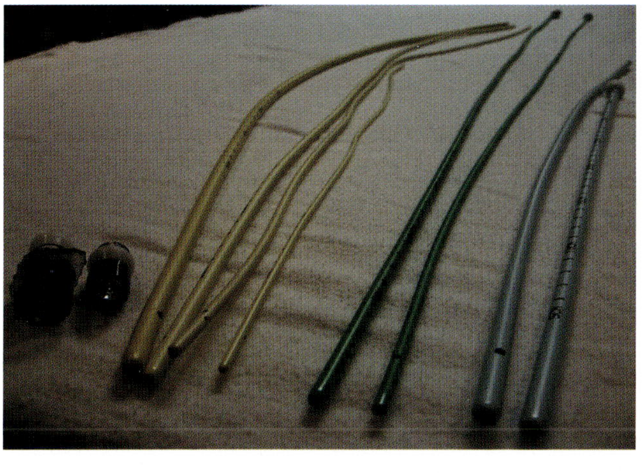

그림 45-2. 기도교환카테의 예시. Aintree catheters 와 Rapid Fit connectors.

표 45-7 기도교환카테터(AEC)

1.	AEC 11F 또는 14F 선택
2.	AEC의 삽입 깊이. 끝이 기관분기부 위에 놓이는지 의심되는 경우 삽입 전에 굴곡내시경으로 기관내관 깊이를 검사해야 한다.
3.	AEC를 통한 산소 주입은 훈련된 전문가에 의해 생명을 위협하는 상황을 제외하고는 사용해서는 안 된다. 산소화를 위한 다른 대체 방법을 이용하여라.
4.	미리 정해진 깊이(보통 20~22 cm)까지 기관내관을 통해 윤활제가 발라져 있는 카테터를 삽입한다. 저항이 있다면 더 이상 삽입하지 말라.
5.	관 제거 전 구인두 흡인
6.	고정된 자세에서 AEC를 통해 발관을 진행한다.
7.	입 측면과 이마에 테이프로 AEC를 제자리에 고정한다(그림 45-3).
8.	혹시 발생할 수도 있는 폐쇄를 감지하기 위해 호기말 이산화탄소분압 측정기가 적용된 안면 마스크를 씌운다.
9.	비위관과 혼동하지 않도록 AEC를 명확하게 표시한다.
10.	발관에 실패하면 직접 또는 비디오후두경의 보조하에 카테터를 통해 재삽관한다(표 45-8).

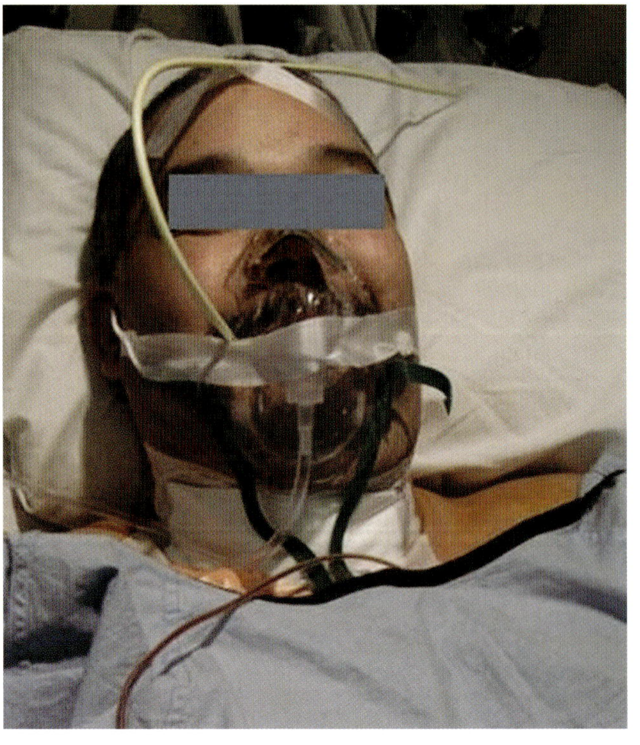

그림 45-3. 기도교환카테터를 이마에 붙이고 있는 환자. 산소를 투여하기 위해 안면마스크를 사용하고 있다는 점을 주목하라. (Reprinted by permission from Springer Nature: Duggan LV, Law JA, Murphy MF. Brief review: supplementing oxygen through an airway exchange catheter: efficacy, complications, and recommendations. Can J Anesth. 2011;58(6):560-568.)

이러한 상황이 발생하면 외과적으로 기도에 접근하기 위해 목을 준비하는 동안 낮은 유속(1~2 L/min)으로 투여하는 것이 선호된다. 발관 후 AEC를 제거하는 시기는 많은 논쟁이 있으며, 환자의 호흡 예비력, 어려운 재삽관 가능성 및 임상 경과에 따라 개별화되어야 한다. 24시간 이상 기도에 남겨

놓을 수도 있다.

비디오후두경은 직접 후두경에 비해 1차 시도 성공률이 더 높기 때문에 AEC를 통한 재삽관은 비디오후두경을 사용하여 수행해야 한다. 비디오후두경이든 직접 후두경이든 후두경 없이 AEC를 통해 기관내관을 삽관하는 것은 AEC 이탈을 포함하여 높은 실패율과 관련이 있다.

환자는 반좌위 자세를 취하여 성문에서 연부 조직이 떨어질 수 있도록 해야 한다. 흡입은 재삽관하기 전이나 하는 동안 유용하며 바로 사용할 수 있어야 한다. 가능하면 환자의 머리가 신전되어야 한다. 삽관하는 사람은 발판이나 침대 프레임 등 침대 머리보다 높은 곳에 있어야 한다(이 또한 방에 있는 모든 사람의 주의를 끌 수 있다!). 재삽관은 국소마취만으로, 진정제로, 또는 완전한 유도를 통해 시행할 수 있다. 덱스메데토미딘(프리덱스)은 특히 동요하는 환자에게 유용한 보조 약제가 될 수 있다. 표 45-8은 기도의 재확보를 위한 AEC 사용 순서를 보여 준다. 삽관 접근법과 마찬가지로 실패 시 잘 짜여진 계획이 중요하다.

표 45-8 재삽관을 위한 기도교환카테터

1.	환자의 자세: 최대한 앉히고, 구강 및 하인두 흡입 시행하라.
2.	안면 마스크를 통해 지속적 기도 양압으로 100% 산소를 투여하거나, 고유량 비강 캐뉼라를 적용하라.
3.	끝이 뭉툭하고 부드러운 작은 기관내관을 선택하라.
4.	적응증에 해당하면 마취제 또는 국소 마취제를 투여하라.
5.	직접 또는 간접 후두경을 이용하여 혀를 한쪽으로 치우고 AEC를 통해서 기관내관(사면이 앞쪽을 향함)을 삽입하라.
6.	시간이 허락한다면 호기말 이산화탄소분압 측정기를 이용하여 기관내관의 위치를 확인하라.

AEC, airway exchange catheter.

AEC의 측면을 "감싸는" 크기의 기관내관을 선택해야 한다. 다시 말해, 지금은 산소 공급을 위한 시간이지 더 큰 기관내관을 선호할 때가 아니다. AEC의 외벽과 기관내관의 내벽 사이의 근접한 정도가 이 기술의 성패를 좌우한다. 둘 사이에 상당한 공간이 있으면 성문 구조물이 이 공간에 "걸리게" 되어 기관내관의 통과를 방해하고 잠재적으로 AEC가 이탈할 수 있다. 이 문제에 대한 해결책으로는 더 작은 크기의 기관내관을 선택하거나 Aintree© 카테터를 사용하여 AEC의 크기를 "늘리는" 방법이 있다(그림 45-4).

기관내관으로 성문에 도달할 때 기관내관을 시계 반대 방향으로 돌리면 통과에 도움이 된다. 기

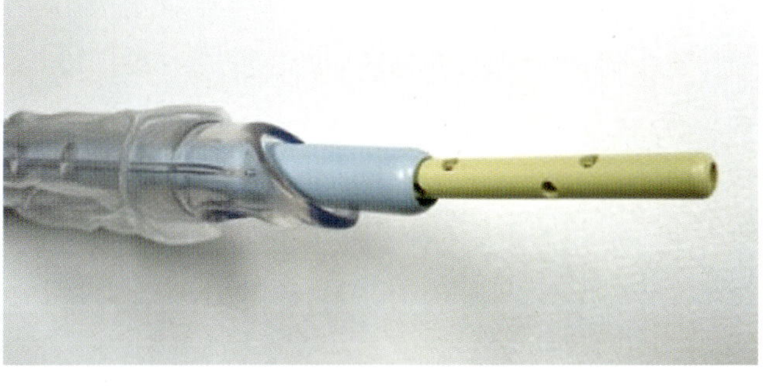

그림 45-4. 연조직이 기도교환카테터와 기관내관 사이에 끼이는 것을 방지하기 위하여 Aintree© 19F 카테터로 피복된 11F 기도 교환 카테터. (From Law JA, Duggan LV. Extubation guidelines: anaesthetists' use of airway exchange catheters. Anaesthesia. 2012;67(8):918-919.)

관내관의 앞쪽 가장자리는 기관내관의 오른쪽에 있으며, 이렇게 하면 기관내관을 오른쪽 성문 구조로부터 멀어지게 한다. 앞에서 설명한 것과 같은 작은 조작을 이용하면 AEC를 통한 재삽관 성공률을 높일 것이다.

마지막으로, 다른 시술과 마찬가지로 단계적 발관계획의 일부로 AEC를 사용하려면 약간의 경험과 연습이 필요하다. 저자들은 시술자가 수월하게 생각될 때까지 이러한 장치를 사용해 본 경험이 있는 마취과 또는 중환자실 동료에게 자문을 구할 것을 권장한다.

비침습적 환기 및 고유량 비강 산소 요법

발관 후 비침습적 환기는 성인 중환자실에서 발관 실패 위험이 높은 환자, 특히 만성 폐쇄성 폐질환, 비만, 발관 실패의 위험이 높은 특징이 있는 환자에서 유용한 보조 수단으로 평가되어 왔다("근거가 되는 연구" 참조). 발관 후 즉시 이상기도양압(bilevel positive airway pressure, BiPAP)을 적용하여 초기 흡기 양압은 8~16 cmH_2O, 호기 양압은 4~6 cmH_2O 범위로 설정하는 것이 권장된다. 그런 다음 PaO_2 및 $Paco_2$에 따라 설정을 조정한다. BiPAP을 사용하는 경우 최소 24시간은 지나야 효과를 볼 수 있다. 응급실에서 시행되는 발관에 보조적 수단으로 간헐적인 비강 양압 환기를 단기간 적용하면 실패율이 감소하는지 여부는 아직 밝혀지지 않았다. 그러나 중환자실 환자군에서 입증된 전반적인 이점과 폐쇄성 수면 무호흡증 및 비만 환자에 대한 수술 후 이점을 고려할 때, 임상적으로 적응증에 해당하는 경우 기도 계획의 일부로 발관 후 BiPAP 적용에 대한 고려가 포함되어야 한다.

연구에 따르면 발관 후 고유량 비강 산소를 적용하면 발관 실패의 위험이 낮은 중환자실 환자에서 재삽관률을 감소시킬 수 있으며, 적응증에 해당한다면 이러한 접근법을 고려할 수 있다("근거가 되는 연구" 참조).

발관 중 진정

삽관 및 양압 환기는 환자에게 불편할 수 있으며, 이는 기계환기 비동기화, 잠재적인 환자 및 의료 종사자 안전 문제(및 물리적 또는 화학적 억제의 필요성)로 이어진다. 발관 동안의 목표는 지시에 따를 수 있고 자신의 호흡 요구를 충족할 수 있는 침착하고 협조적인 환자이다. 발관 후 진정은 환자의 동요 및 섬망, 고위험 특성, 적절한 약물에 대한 접근성과 같은 여러 요인을 감안하여 신중하게 고려해야 한다. 진정이 필요한 경우, 환자가 순응할 수 있도록 하지만 환기구동 및 기도를 보호하기 위한 반사에는 최소한의 영향을 미치는 약제를 사용해야 한다. 덱스메데토미딘은 발관 후 동요 및 섬망의 관리에 도움이 되는 것으로 밝혀졌으며 다른 많은 진정제와 달리 환기구동에 부정적인 영향을 미치지 않는다.

이 장의 시작 부분에 제시된 시나리오에서 환자는 명령을 따를 수 있었지만 간헐적으로 동요했다. 덱스메데토미딘 주입은 처음 1시간 동안 1㎍/kg/hour로 시작했고, 그 후 협조를 용이하게 하기 위해 0.5㎍/kg/hour로 감량했다. 환자가 앉아 있었고, 구인두와 기관내관을 흡입하였다. 정량적 평가에서 130 mL을 초과하는 커프 누출이 있었다. 4% 리도카인을 분무하여 국소마취를 한 후 조심스럽게 비디오후두경을 통해 상기도 연조직 부종의 정도를 평가했다. 상기도 연조직의 움직임을 평가하기 위해 환자에게 여러 번의 호흡을 하도록 요청했다. 기관내관에 표시된 위치와 맞추어 14F AEC를 기관내관을 통해 거치하였다. 기도로 너무 깊이 들어가지 않도록 그리고 잠재적으로 기관분지부에 충돌하지 않도록 주의를 기울였다.

AEC를 안면 마스크에 테이프로 붙였다. 환자는 AEC가 거치된 채로 말할 수 있었다. 그림 45-3의 별도 환자 사진에서 볼 수 있는 것과 같이 AEC를 거치한 상태에서 환자를 4시간 동안 관찰했다. 상기도 허탈의 징후는 없었고, 환자는 호흡 부전의 징후를 보이지 않았다. AEC는 문제없이 제거되었다.

ED에서 발관하는 접근 방법을 개발하는 것은 임상에서 점점 더 중요할 것이며, 불필요한 기계환기 유지를 피함으로써 관련 피해를 줄이는 데 도움이 될 수 있다. 이는 자원 활용을 최적화하는 데 도움이 될 수 있으며, 특히 ICU 수용 능력이 부족하고 수요가 공급을 초과할 때 중요하다. 위험에 처한 기도를 식별하고 그에 따라 계획을 세우는 능력이 필수적이다. 안전한 발관을 위한 서면 기준은 모든 의료 종사자가 발관 계획 및 평가에서 공통 언어를 사용하는 데 도움이 된다. AEC와 발관 이후 즉시 비침습적 기계환기로의 전환 등을 포함하여 발관에 대한 보조적인 조치들에 익숙해지는 것은 자신의 레퍼토리에 추가할 만한 가치가 있는 기술이다.

근거가 되는 연구

어떤 환자가 발관 시 고위험이며, 응급 환자의 안전한 발관을 유도하는 증거가 있는가?

NAP4에 따르면 보고된 주요 기도 합병증의 거의 $^1/_3$이 발관 시 발생하는 것으로 나타났다.[1] 이 주제에 대한 양질의 응급의학과의 연구는 아직 없다. 많은 권고사항은 수술기주위 문헌에서 추정된 것이다.[2,3] American Society of Anesthesiology Closed Claims Project 데이터베이스를 분석한 결과, 사망 또는 뇌사로 이어진 사례의 24%가 발관 시점에 발생했다.[4] 마취통증의학과 문헌에서 인정하는 발관 기준에는 기저 질환의 해결, 적절한 수준의 각성, 적절한 자발 환기 구동, 최소한의 분비물, 자발 호흡 시 산소 포화도가 92% 이상인 경우 등이 있다.[5-7] 외상 환자를 대상으로 한 파일럿 연구에 따르면 발관 체크리스트를 시행하면 발관 실패율이 감소하는 것으로 나타났다.[8] 고위험군 환자에는 알려져 있는 어려운 기도, 비만, 손상된 산소화, 생리적 및 심혈관 예비력 저하가 있는 환자들이 포함된다. 발관 실패는 일반적으로 발관주위(periextubation) 폐쇄 및 후두 경련 또는 진행성 저산소성 호흡 부전의 결과이며, 후자는 중환자실에서 가장 많이 나타난다.[9] 고위험 특징을 보이는 환자는 삽관을 유지하거나 마취통증의학과 또는 이비인후과 전문의의 지원을 받아 발관을 해야 한다.[10]

커프 누출이 있는 경우, 이것은 무엇을 의미하는가?

커프 누출은 기관내관의 커프가 수축된 상태에서 흡기 일회호흡량과 평균 호기 일회호흡량의 차이이다. 적절한 커프 누출의 부족(양성 검사)은 문헌에 따라 다양하게 정의되어 있지만, 110~130 mL 미만의 용적 차이는 양성으로 간주된다. 발관 후 기도 폐쇄의 예측인자로 커프 누출 검사(적절한 누출

부족)를 평가한 9개 연구에 대한 최근 메타분석에 따르면, 양성 검사를 받은 환자는 기도 폐쇄가 발생할 가능성이 4배 더 높았다. 통합 민감도는 63%, 특이도는 86%였다.[11] 또한 최대 흡기 유량이 60 L/min 미만인 경우 발관 실패 발생률이 증가하는 것으로 나타났다.[12]

발관 시 AEC의 역할은 무엇인가?

AEC는 재삽관이 필요하며, 이미 어려운 기도가 있는 것으로 알려져 있거나 의심이 되는 환자에서 1차 시도 성공률을 높이는 것으로 나타났다. Mort 등[13]에 따르면 AEC를 통한 재삽관의 전체 성공률은 92%이며, 일차시도성공률은 87%였다. 민감한 기관분지부를 건드리지 않는다면 의식이 있는 환자에서도 AEC 사용을 잘 견디는 것으로 나타났다.[13,14] AEC를 통한 산소 주입 및 제트 환기는 압력 손상으로 인한 합병증이 발생할 수 있으므로 CICO 상황을 제외하고는 피해야 한다. 1~2 L/min의 낮은 산소 유속이 권장된다.[15] 1차 시도 성공 가능성이 가장 높기 때문에 AEC를 통한 삽관은 비디오 후두경을 사용하여야 한다.[13]

발관 후 비침습적 양압 환기 또는 고유량 비강 산소를 사용해야 하는가?

발관 후 비침습적 기계환기의 사용이 재삽관 비율, 중환자실 사망률 및 중환자실 재실 기간을 줄이는 데 도움이 된다는 증거가 있다.[16] 이는 만성폐쇄성폐질환, 심부전, 만성 호흡기 장애 환자 및 호흡부전으로 인한 발관 실패 위험이 높은 환자에게 가장 유용하다.[16-18] 재삽관 비율을 줄이는 데 도움이 되는 것으로 밝혀진 이상기도양압 적용 시간은 24~48시간 사이이다. 비만 환자의 경우 전신 마취 후 또는 회복실에서 발관 후 지속적 기도양압 사용시 수술 후 호흡기 합병증 발생률이 감소하는 것으로 나타났다.[19] 폐쇄성 수면 무호흡증 환자의 경우 American Society of Anesthesiology는 수술 후에도 지속적 기도양압 또는 이상기도양압을 지속적으로 사용할 것을 권장했다.[20] 발관 후 적용하는 고유량 비강 캐뉼라는 발관 실패 위험이 낮은 중환자실 환자에서 재삽관률을 낮출 수 있으며 비침습적 양압 환기의 대안다.[21,22]

응급실에서 발관한 환자는 무슨 일이 발생하는가?

응급실 발관에 대한 데이터는 드물다. 최근 한 대학병원에서 4년간의 관찰 데이터를 후향적으로 검토한 결과, 응급실에서 202명의 환자의 발관이 시행되었다. 기도 보호(30%), 식도 위십이지장 내시경 검사(28%), 중독/섭취(17.3%), 호흡 부전(14%), 경련(7%), 기타(4%) 등의 이유로 삽관이 시행되었다. 응급실 도착부터 발관까지 걸린 시간의 중위수는 9시간이었다. 거의 $^1/_3$이 '동정적' 발관이었다. 이 응급실-중환자실에서 발관한 나머지 환자(n = 142명, 70%) 중 사망자는 0명이었고, 61%는 내과-외과 유닛에 입원했으며, 10%는 중환자실에 입원했고, 28%는 응급실에서 집으로 퇴원할 수 있었다.[23]

참고문헌

1. Cook TM, Woodall N, Frerk C; Fourth National Audit Project. Major complications of airway management in the UK: results of the Fourth National Audit Project of the Royal College of Anaesthetists and the Difficult Airway Society. Part 1: anaesthesia. *Br J Anaesth*. 2011;106(5):617-631.
2. Popat M, Mitchell V, Dravid R, et al. Difficult Airway Society Guidelines for the management of tracheal extubation. *Anaesthesia*. 2012;67(3):318-340.

3. Law JA, Duggan LV, Asselin M, et al. Canadian Airway Focus Group updated consensus-based recommendations for management of the difficult airway: Part 2. Planning and implementing safe management of the patient with an anticipated difficult airway. *Can J Anaesth*. 2021;8:1-32. Epub ahead of print.
4. Joffe AM, Aziz MF, Posner KL, et al. Management of difficult tracheal intubation: a closed claims analysis. *Anesthesiology*. 2019;131(4):818-829.
5. Murphy C, Wong DT. Airway management and oxygenation in obese patients. *Can J Anesth*. 2013;60(9):929-945.
6. Strauss RA. Management of the difficult airway. *Atlas Oral Maxillofac Surg Clin NA*. 2010;18(1):11-28.
7. Gray SH, Ross JA, Green RS. How to safely extubate a patient in the emergency department: a user's guide to critical care. *Can J Emerg Med*. 2013;15(5):303-306.
8. Howie WO, Dutton RP. Implementation of an evidence-based extubation checklist to reduce extubation failure in patients with trauma: a pilot study. *AANA J*. 2012;80(3):179-184.
9. Thille AW, Boissier F, Ben Ghezala H, et al. Risk factors for and prediction by caregivers of extubation failure in ICU patients. *Crit Care Med*. 2014;(8):1.
10. Cavallone LF, Vannucci A. Extubation of the difficult airway and extubation failure. *Anesth Analg*. 2013;116(2):368-383.
11. Ochoa ME, Marin Model C, Frutos-Vivar F, et al. Cuff-leak test for the diagnosis of upper airway obstruction in adults: a systematic review and meta-analysis. *Intensive Care Med*. 2009;35(7): 1171-1179.
12. Su WL, Chen YH, Chen CW, et al. Involuntary cough strength and extubation outcomes for patients in an ICU. *Chest*. 2010;137(4):777-782.
13. Mort TC. Continuous airway access for the difficult extubation: the efficacy of the airway exchange catheter. *Anesth Analg*. 2007;105(5):1357-1362.
14. Cooper RM, McCarthy S, Urdaneta F. Tolerability of the cook staged extubation wire. *Anaesthesia*. 2018;73:1169.
15. Duggan LV, Law JA, Murphy MF. Brief review: supplementing oxygen through an airway exchange catheter: efficacy, complications, and recommendations. *Can J Anesth*. 2011;58(6):560-568.
16. Bajaj A, Rathor P, Sehgal V, et al. Efficacy of noninvasive ventilation after planned extubation: a systematic review and meta-analysis of randomized controlled trials. *Hear Lung J Acute Crit Care*. 2015;44(2):1-8.
17. Ferrer M, Valencia M, Nicolas JM, et al. Early noninvasive ventilation averts extubation failure in patients at risk: a randomized trial. *Am J Respir Crit Care Med*. 2006;173(2):164-170.
18. Ferrer M, Sellarés J, Valencia M, et al. Non-invasive ventilation after extubation in hypercapnic patients with chronic respiratory disorders: randomised controlled trial. *Lancet*. 2009;374(9695):1082-1088.
19. Neligan PJ, Malhotra G, Fraser M, et al. Continuous positive airway pressure via the Boussignac system immediately after extubation improves lung function in morbidly obese patients with obstructive sleep apnea undergoing laparoscopic bariatric surgery. *Anesthesiology*. 2009;110(4): 878-884.
20. American Society of Anesthesiologists Task Force on Perioperative Management of patients with obstructive sleep apnea. Practice guidelines for the perioperative management of patients with obstructive sleep apnea. *Anesthesiology*. 2014;120(2):268-286.
21. Hernández G, Vaquero C, González P, et al. Effect of postextubation high-flow nasal cannula vs conventional oxygen therapy on reintubation in low-risk patients: a randomized clinical trial. *JAMA*. 2016;315(13):1354-1361.
22. Maggiore SM, Idone FA, Vaschetto R, et al. Nasal high-flow versus venturi mask oxygen therapy after extubation. Effects on oxygenation, comfort, and clinical outcome. *Am J Respir Crit Care Med*. 2014;190:282.
23. Haas NL, Larabell P, Schaeffer W, et al. Descriptive analysis of extubations performed in an emergency department-based intensive care unit. *West J Emerg Med*. 2020;21(3):532-537.

INDEX